Hans G. Zapotoczky und
Peter K. Fischhof (Hrsg.)

# Handbuch der Gerontopsychiatrie

Springer-Verlag Wien GmbH

o. Univ.-Prof. Dr. HANS G. ZAPOTOCZKY
Univ.-Doz. Dr. PETER K. FISCHHOF
Universitätsklinik für Psychiatrie, Graz, Österreich


**Ursprünglich erschienen bei Springer-Verlag Wien New York 1996**
**Softcover reprint of the hardcover 1st edition 1996**


Graphisches Konzept: Ecke Bonk
Gedruckt auf säurefreiem, chlorfrei gebleichtem Papier – TCF

Mit 58 zum Teil farbigen Abbildungen

Die Deutsche Bibliothek – CIP-Einheitsaufnahme
**Handbuch der Gerontopsychiatrie** / Hans G. Zapotoczky, Peter K. Fischhof (Hrsg.). – Wien ; New York : Springer, 1996
ISBN 978-3-7091-7351-0 ISBN 978-3-7091-6563-8 (eBook)
DOI 10.1007/978-3-7091-6563-8
NE: Zapotoczky, Hans G. [Hrsg.]

ISBN 978-3-7091-7351-0

# Vorwort

„Durch die Art, wie sich eine Gesellschaft gegenüber den Alten verhält, enthüllt sie unmißverständlich die Wahrheit – oft sorgsam verschleiert – über ihre Grundsätze und Ziele."

SIMONE DE BEAUVOIR

„Jeder Lebensabschnitt wird, übersieht man ihn im nachhinein, von einem charakteristischen Tonfall geprägt, einer sich laut und leise wiederholenden Melodie."

PETER HÄRTLING

Die ständige Zunahme der Lebenserwartung und des Anteils älterer Menschen an der Gesamtbevölkerung sowie die sprunghafte Entwicklung auf dem Gebiet der Alterspsychiatrie haben die Herausgeber veranlaßt, die neuesten Ergebnisse dieser Wissenschaft in einem Handbuch zusammenzufassen. Wir haben uns dabei bemüht, das Fachgebiet so geschlossen wie möglich darzustellen, möchten aber betonen, daß unsere Darstellung infolge der Fülle und Komplexität des Themas keinen Anspruch auf wissenschaftliche Vollständigkeit erhebt. Angesichts der Tatsache, daß die Alterspsychiatrie eine interdisziplinäre Wissenschaft ist, wird das Fachgebiet durch eine größere Zahl von Beiträgen kompetenter Autoren aus unterschiedlichen Fachrichtungen dargestellt. In den einzelnen Beiträgen werden physiologische und psychopathologische Veränderungen, die sich aufgrund des Alterns ergeben, ebenso ausführlich wie Diagnostik, Therapie und Rehabilitation gerontopsychiatrischer Erkrankungen behandelt.

In den letzten Jahren haben psychische, psychosomatische und psychosoziale Betrachtungsweisen innerhalb der Alterspsychiatrie zunehmend an Bedeutung gewonnen. Wir haben diesen Aspekten daher neben den interdisziplinären medizinischen Bereichen ebenfalls einen breiten Raum gewidmet. Auch die frühzeitige Einschätzung beginnender krankhafter Störungen ist innerhalb der Alterspsychiatrie zunehmend wichtig geworden. Da die Grenzen zwischen dem normalen Alternsprozeß und der Krankheit nicht klar und eindeutig, sondern fließend und häufig schwer zu bestimmen sind, bereitet die Unterscheidung des öfteren besondere Schwierigkeiten. Aus diesem Grund haben wir auch die gebräuchlichsten psychometrischen Verfahren, die beim diagnostischen Vorgehen eine maßgebliche Rolle spielen, in das Handbuch aufgenommen.

Trotz zunehmender Beschäftigung mit dem Fachgebiet der Alterspsychiatrie wissen wir wenig über den älteren Menschen. Das liegt zum Teil daran, daß in unserem Kulturkreis ein übertrieben negatives Bild vom Alter besteht und nach wie vor die allgemeine Meinung vorherrscht, Altern bedeute zwangsweise zunehmende Einschränkung, Verfall und Verzicht auf Lebensqualität. Dem wissenschaftlichen Verlangen, mehr über das Phänomen Alter zu erfahren, steht meist die gesellschaftliche Überlegung im Wege, daß eine sorgfältige Erforschung wenig Sinn habe, da sie weder den Betroffenen noch der Allgemeinheit Nutzen bringe. Es ist uns daher ein besonderes Anliegen, darauf hinzuweisen, daß das Alter nicht nur Grenzen, sondern auch Vorzüge haben kann. Im letzten Lebensabschnitt muß der ältere Mensch keinesfalls resignieren, sondern er kann durch die Auseinandersetzung mit vorangegangenen Lebensperioden zu neuen Einsichten gelangen, und er kann lernen, Schwerpunkte zu setzen, die ihm ein weiteres persönliches Wachstum ermöglichen. Letztlich kommt es beim Altern nicht nur darauf an, wie alt man wird, sondern vor allem darauf, wie man alt wird. Wenn wir älteren Menschen in diesem Sinne helfen wollen, den vollen Wert dieser letzten Lebensperiode auszuschöpfen, ist es notwendig, nicht nur ihre Krankheiten, sondern auch ihre psychosozialen Lebensbedingungen, ihre vielfältigen Probleme und Bedürfnisse zu kennen und zu verstehen.

Mit dem vorliegenden Handbuch haben wir versucht, diesem Ziel ein wenig näher zu kommen. Es richtet sich an Fachärzte, Ärzte für Allgemeinmedizin, in Ausbildung stehende Ärzte, Psychologen, Studenten und an alle mit gerontopsychiatrischen Problemen beschäftigten Menschen.

Die Herausgeber sind dem Verlag und allen Mitwirkenden zu großem Dank verpflichtet. Unser besonderer Dank gilt Frau Sonja Kaplan, die das Manuskript mit viel persönlichem Engagement lektoriert hat.

Hans G. Zapotoczky
Peter K. Fischhof

# Inhaltsverzeichnis


Autorenverzeichnis . . . . . . . . . . XIII

**I. Biologische, psychische und soziale Veränderungen im Verlauf des Alterns**

**1. Das Altern** *(Alexander Friedmann)* . . . . . . . . . . 1

1.1 Das Alter – Wartezimmer zum Tod? . . . . . . . . . . 1
1.2 Die Lebensabschnitte . . . . . . . . . . 3
1.3 Das Altern . . . . . . . . . . 4
1.4 Epilog . . . . . . . . . . 17

**2. Lebensstufen des Gehirns. Neurobiologische Aspekte** *(Franz Seitelberger)* . . . . 19

2.1 Entwicklung und Reifung von Struktur und Funktion des Gehirns . . . . . . . . . . 19
2.2 Aufbau des Gefüges der Gehirnleistungen und Leistungsprodukte; die Gehirn-Umwelt-Beziehung . . . . . . . . . . 26
2.3 Mittlerer Lebensabschnitt. Autonome Leistungsentfaltung: Kognition, Kommunikation und Ich-Bildung . . . . . . . . . . 27
2.4 Alter und Altern . . . . . . . . . . 28
2.5 Höhere Hirnleistungen im Alter . . . . . . . . . . 31
2.6 Kognitive und intellektuelle Kompetenz im Alter . . . . . . . . . . 32

**3. Das Altern des Immunsystems** *(Konrad Schauenstein und Peter M. Liebmann)* . . 43

3.1 Einleitung . . . . . . . . . . 43
3.2 Entstehung, Aufbau und Funktionsweise des Immunsystems . . . . . . . . . . 43
3.3 Regulation der Immunabwehr . . . . . . . . . . 46
3.4 Das Immunsystem, ein sensorisches Organ? . . . . . . . . . . 47
3.5 Altern des Immunsystems – morphologisch-zelluläre Aspekte . . . . . . . . . . 48
3.6 Veränderte Immunfunktionen im Alter . . . . . . . . . . 49
3.7 Klinische Folgen . . . . . . . . . . 51
3.8 Ausblick . . . . . . . . . . 51

**4. Die psychischen Veränderungen** *(Doris Bach)* . . . . . . . . . . 54

Einleitung . . . . . . . . . . 54
4.1 Altersbedingte Veränderungen kognitiver Funktionen . . . . . . . . . . 55
4.2 Altersbedingte Veränderungen der Persönlichkeit . . . . . . . . . . 63

**5. Gesellschaftliche Probleme des Alterns** *(Klaus Zapotoczky und Petra Bauer)* . . 74

Vorbemerkung . . . . . . . . . . 74
5.1 Veränderungen im Berufsleben aus gesellschaftspolitischer Sicht . . . . . . . . . . 74
5.2 Veränderungen der Familie in ihrer Wirkung auf die alten Menschen betrachtet 85
5.3 Einsamkeit und soziale Isolation? Theoretische Konzepte und ausgewählte empirische Befunde zur Altersproblematik . . . . . . . . . . 106

**6. Erotik und Sexualität** *(Wolfgang Walcher und Hans Georg Zapotoczky)* . . . . . . . . 121
6.1 Einleitung . . . . . 121
6.2 Die gesellschaftliche Toleranz gegenüber der Sexualität des älteren Menschen . 121
6.3 Orgasmusorientierung und Zärtlichkeit . . . . . 122
6.4 Sexualität bei psychisch beeinträchtigten älteren Patienten . . . . . 124
6.5 Soziale und demographische Blickpunkte . . . . . 125
6.6 Zusammenfassender Ausblick . . . . . 127

## II. Die psychopathologischen Veränderungen im Alter

**1. Die psychopathologischen Syndrome** *(Siegfried Kanowski)* . . . . . 129
1.1 Einführung . . . . . 129
1.2 Persönlichkeitsveränderungen . . . . . 131
1.3 Das dementielle Syndrom . . . . . 134
1.4 Das Syndrom „depressive Pseudodemenz" . . . . . 138
1.5 Das delirante Syndrom . . . . . 140
1.6 Das depressive Syndrom . . . . . 144
1.7 Das manische Syndrom . . . . . 147
1.8 Angstsyndrome . . . . . 148
1.9 Paranoid-halluzinatorische Syndrome . . . . . 150
1.10 Ergebnisse einer empirischen Syndromanalyse . . . . . 151

**2. Die organisch bedingten Psychosen** *(Peter Fischer)* . . . . . 156
2.1 Delir (akuter Verwirrtheitszustand) . . . . . 158
2.2 Die Demenz vom Alzheimertyp . . . . . 163
2.3 Die Multi-Infarkt-Demenz . . . . . 179
2.4 Präsenile Demenzen . . . . . 183
2.5 Die Epilepsien im Alter . . . . . 194

**3. Die Bewegungsstörungen im höheren Lebensalter** *(Kurt A. Jellinger)* . . . . . 202
3.1 Einleitung . . . . . 202
3.2 Parkinson-Syndrom . . . . . 204
3.3 Essentieller Tremor . . . . . 247
3.4 Ballismus . . . . . 249
3.5 Chorea-Syndrom . . . . . 251
3.6 Dystone Syndrome . . . . . 265
3.7 Medikamentös ausgelöste Dyskinesien . . . . . 271

**4. Die schizophrenen und schizophrenieartigen Psychosen** *(Hans Fabisch)* . . . . 291
4.1 Frühe Theorien . . . . . 292
4.2 Paraphrenie und Spätschizophrenie . . . . . 293
4.3 Endzustände . . . . . 297
4.4 Organische Grundlagen . . . . . 298
4.5 Prämorbide Persönlichkeitseigenschaften . . . . . 299
4.6 Hinweise zur Therapie . . . . . 299

**5. Die affektiven Psychosen** *(Hans Georg Zapotoczky und Götz Bertha)* . . . . . 304
5.1 Einleitung . . . . . 304
5.2 Zusammenfassender Überblick über gesicherte Ergebnisse im Alter . . . . . 304
5.3 Endzustände nach Affektstörungen . . . . . 305
5.4 Zusammenfassung . . . . . 308

**6. Die psychogenen Störungen** *(Alexander Friedmann, Kenneth Thau, Peter K. Fischhof und Patricia Kahane)* . . . 310
6.1 Zur Phänomenologie psychogener Störungen im höheren Lebensalter . . . 311
6.2 Die psychogenen Störungen beim älteren Menschen . . . 313

**7. Die psychosomatischen Störungen** *(Gerald Gatterer)* . . . 318
7.1 Einleitung . . . 318
7.2 Definitorische Probleme . . . 318
7.3 Prävalenz psychosomatischer Störungen im höheren Lebensalter . . . 319
7.4 Ursachen für die Vernachlässigung des psychosomatischen Aspektes in der Geriatrie . . . 320
7.5 Unterschiede psychosomatischer Erkrankungen in verschiedenen Lebensaltern . . . 321
7.6 Mögliche Ursachen für das Ansteigen psychosomatischer Erkrankungen im höheren Lebensalter . . . 323
7.7 Psychosomatisch orientierte Behandlungsmöglichkeiten . . . 323
7.8 Zusammenfassung . . . 325

**8. Schlaf und Schlafstörungen** *(Thomas Stompe und Alexander Friedmann)* . . . 328
8.1 Das Schlaf-EEG des jungen Erwachsenen . . . 329
8.2 Änderungen des Schlafes im höheren Alter . . . 330
8.3 Schlafstörungen als Krankheitssymptom . . . 333

**9. Abhängigkeitskrankheiten** *(Herwig Scholz)* . . . 337
9.1 Häufigkeit und Verbreitung von Alkohol- und Medikamentenproblemen bei Älteren . . . 337
9.2 Erscheinungsformen und Verlaufsbilder später Alkoholismusformen . . . 338
9.3 Charakteristische Verlaufskriterien . . . 340
9.4 Spezifische Auslöser und Verstärker bei Abhängigkeitskrankheiten im Alter . . . 341
9.5 Motivationsarbeit und Behandlungsmöglichkeiten . . . 342
9.6 Möglichkeiten zur Prävention spät entstehender Abhängigkeiten . . . 345
9.7 Zusammenfassung . . . 345

**III. Die Diagnostik in der Gerontopsychiatrie**

**1. Die gerontopsychiatrische Untersuchung** *(Hans Georg Zapotoczky und Martina Schönauer-Cejpek)* . . . 347
1.1 Das ärztliche Gespräch . . . 347
1.2 Der psychopathologische Befund . . . 349
1.3 Die Anamnese . . . 351
1.4 Die allgemein körperliche Untersuchung . . . 353
1.5 Die neurologische Untersuchung . . . 354

**2. Die Psychometrie** *(Peter K. Fischhof)* . . . 360
2.1 Einleitung . . . 360
2.2 Psychometrische Grundlagen . . . 360
2.3 Diagnostische Hinweise . . . 361
2.4 Die psychometrischen Meßverfahren . . . 362
2.5 Zusammenfassung . . . 380

**3. EEG und EP bei normalem und pathologischem Altern** *(Bernd Saletu)* . . . 384
3.1 Normales Altern . . . 384

3.2 Pathologisches Altern ... 388
3.3 Beziehungen zwischen CT, EEG, klinischen und psychometrischen Daten ... 391
3.4 Pharmako-EEG/EP-Mapping in der Klassifikation und Beurteilung der Pharmakodynamik von Nootropika ... 394
3.5 EEG/EP-Mapping im Rahmen eines therapeutischen Monitoring ... 397
3.6 Zusammenfassung ... 401

**4. Funktionelle Bildgebung in der Gerontopsychiatrie** *(Ivo Podreka, Thomas Brücke, Daniela Prayer, Susanne Asenbaum, Walter Pirker, Elisabeth Punz und Thomas Heller)* ... 405
4.1 Normales Altern ... 406
4.2 Rezeptor-Studien ... 413

**IV. Therapie und Rehabilitation in der Gerontopsychiatrie**

**1. Psychopharmakotherapie** *(Peter Hofmann, Peter K. Fischhof und Hans Georg Zapotoczky)* ... 421
1.1 Einleitung ... 421
1.2 Antidepressiva ... 423
1.3 Anxiolytika/Tranquilizer/ Hypnotika ... 431
1.4 Neuroleptika (NL) ... 434
1.5 Nootrope Therapie bei Hirnleistungsstörungen im höheren Lebensalter ... 440

**2. Psychotherapie** *(Ilse Kryspin-Exner)* ... 455
2.1 Psychotherapiebedarf und angewandte Psychotherapiemethoden ... 455
2.2 Psychoanalytisch orientierte Psychotherapie ... 456
2.3 Humanistische Psychotherapieverfahren ... 458
2.4 Verhaltenstherapie ... 460
2.5 Paar- und Familientherapie ... 465
2.6 Gruppentherapie ... 466
2.7 Resümee ... 466

**3. Validation – ein humaner Zugang zu alten, verwirrten Menschen** *(Brigitte Scharb)* ... 471
3.1 Was ist Validation? ... 471
3.2 Ausgangssituation ... 472
3.3 Theoretische Grundlagen ... 473
3.4 Die vier Stadien der Desorientierung ... 474
3.5 Grundsätze der Validation ... 475
3.6 Ziele der Validation ... 476
3.7 Validationstechniken ... 476
3.8 Resümee ... 478

**4. Rehabilitation** *(Gerald Gatterer)* ... 480
4.1 Psychosoziale Aspekte ... 480
4.2 Die soziale Betreuung alter Menschen im eigenen Haushalt ... 496
4.3 Die soziale Betreuung alter Menschen im Pflegeheim ... 503

**5. Die Betreuung und Begleitung Schwerkranker und Sterbender – eine Darstellung aus psychologischer Sicht** *(Sonja Kaplan)* ... 514
5.1 Thanato-Psychologie ... 514
5.2 Begriffsklärungen ... 515

5.3 Aufklärung – oder der Umgang mit der Wahrhaftigkeit . . . 518
5.4 Orte des Sterbens . . . 523
5.5 Die Bedeutung des Todes für den alten Menschen . . . 523
5.6 Verhalten und Erleben von Sterbenden . . . 525
5.7 Trauern . . . 527
5.8 Suicid . . . 528
5.9 Begleiten angesichts des Todes . . . 528
5.10 Epilog . . . 529

Sachverzeichnis . . . 533

# Autorenverzeichnis

*Asenbaum Susanne, Dr. med., Dr. phil., Wien*
Facharzt für Neurologie und Psychiatrie an der Neurologischen Universitätsklinik Wien, Veröffentlichungen über verschiedene neurologische Themen mit besonderer Berücksichtigung der Anwendung nuklearmedizinischer Untersuchungstechniken in der Neurologie. Adresse: Neurologische Universitätsklinik Wien, Währinger Gürtel 18–20, A-1090 Wien

*Bach Doris, Mag. Dr. phil., Wien*
geb. 1966; Klinische Psychologin in der Neuen Poliklinik Wien-Alsergrund, Gesundheitspsychologin, Psychotherapeutin (Logotherapie und Existenzanalyse), Psychologische Praxis mit Schwerpunkt Geriatrie, Supervisionen für Pflegepersonal und Therapeuten in geriatrischen Langzeitpflegezentren, Lehrauftrag für *Gerontopsychologie* im Aus- und Fortbildungscurriculum für Pflegehelfer, Lehrauftrag für *Psychologie* an der Akademie für höhere medizinisch-technische Berufe, über Diplomarbeit und Dissertation hinausreichend weitere Publikationen zum Thema Geriatrie im Rahmen internationaler Kongresse und in den Zeitschriften „Age and Aging" und „Zeitschrift für Gerontologie". Adresse: Psychologische Praxis, Edelhofgasse 3/3, A-1180 Wien

*Bauer Petra, Mag. Dr., Linz*
Sozialwissenschaftlerin, Assistentin am Institut für Pflege- und Gesundheitssystemforschung der Johannes Kepler Universität Linz, Lehrbeauftragte an der sozial- und wirtschaftswissenschaftlichen Fakultät der Universität Linz. Veröffentlichungen und Forschungsarbeiten zu den Themenschwerpunkten Sozialgerontologie, Pflege- und Gesundheitssystemforschung sowie Gesellschaftspolitik. Adresse: Universität Linz, Institut für Pflege- und Gesundheitssystemforschung, Altenbergerstraße 69, A-4040 Linz

*Bertha Götz F., a.o. Univ.-Prof., Dr. med., Graz*
geb. 1940; nach Medizinstudium und Assistenz am Gerichtsmedizinischen Institut Ausbildung zum Arzt für Allgemeinmedizin und Assistent an der Universitätsnervenklinik in Graz; 1983 Gastarzt am Institute of Neurology/The National Hospital, London; 1986 Abschluß des Habilitationsverfahrens für Psychiatrie; seit 1991 1. Oberarzt an der Universitätsklinik für Psychiatrie der Karl-Franzens-Universität Graz; forensisch-psychiatrischer und neurologischer Sachverständiger. Forschungsschwerpunkt: Klinik der degenerativen Hirnerkrankungen, Hirndurchblutungsstörungen, Psychogeriatrie, organische Psychosen. Adresse: Universitätsklinik für Psychiatrie, Auenbruggerplatz 22, A-8036 Graz

*Brücke Thomas, a.o. Prof., Dr. med., Wien*
geb. 1949; 1975–1977 Assistent am Pharmakologischen Institut der Universität Innsbruck, seit 1978 Assistent an der Neurologischen Universitätsklinik Wien, 1984 Mitarbeit am Institut für Neurobiologie in Lainz bei Prof. Riederer und Jellinger, 1986–1988 Forschungsaufenthalt am National Institute of Health in Bethesda, USA, Habilitation 1990, seit 1995 a.o. Professor. Wissenschaftliche Schwerpunkte: extrapyramidale Erkrankungen, Neuropharmakologie und Neurochemie, SPECT-Untersuchungen von Neurorezeptoren und Transmittern. Klinische Tätigkeit: Leitung einer neurologischen Allgemeinstation und Leitung der Parkinson-Ambulanz an der Neurologischen Universitätsklinik Wien. Adresse: Universitätsklinik für Neurologie, Währinger Gürtel 18–20, A-1090 Wien

*Fabisch Hans, Dr. med. univ., Graz*
Ausbildung zum Arzt für Allgemeinmedizin (Promotion 1982) und anschließend zum Facharzt für Psychiatrie und Neurologie; Leiter einer stationären Funktionseinheit mit dem Schwerpunkt Psychosen. Adresse: Universitätsklinik für Psychiatrie, Auenbruggerplatz 22, A-8036 Graz

*Fischer Peter, Univ.-Doz., Dr. med., Dr. phil., Wien*
Turnusausbildung im Krankenhaus Mistelbach/NÖ mit jus practicandi 1983, 1983–1991 Assistent am Neurologischen Institut der Universität Wien (Neuropsychologie, Neuropathologie) und Aufbau der Wiener Demenzlängsschnittsstudie, seit 1986 Gastarzt an der Universitätsklinik für Psychiatrie, 1991 Facharzt für Psychiatrie und Neurologie, 1991 habilitiert im Fach Psychiatrie zum Thema *Differentialdiagnose der Demenzen*, derzeit Leiter der Gedächtnisambulanz der Klinik, Oberarzt einer allgemein psychiatrischen Station an der Klinischen Abteilung für Allgemeine Psychiatrie der Universitätsklinik für Psychiatrie, Währinger Gürtel 18–20, A-1090 Wien

*Fischhof Peter K., Univ.-Doz., Dipl.-Psych., Dr. med., Wien*
geb. 1927; 1964–1968 psychotherapeutische Ausbildung, 1968 Verleihung des Diploms in Psychologie, 1974 Promotion zum Doktor der gesamten Heilkunde, 1978 Beginn der Forschungsarbeit mit psychopharmakologischen Studien, 1979 Bestellung zum gerichtlich beeideten Sachverständigen für klinische Psychologie, 1980 Anerkennung als Facharzt für Psychiatrie und Neurologie, 1982 Ernennung zum Oberarzt am Psychiatrischen Krankenhaus der Stadt Wien, 1985 Bestellung zum gerichtlich beeideten Sachverständigen für Psychiatrie und Neurologie, 1991 Anerkennung als Arzt für Psychotherapie, 1994 Erteilung der Lehrbefugnis als Universitätsdozent für Psychiatrie an der Karl-Franzens-Universität Graz, zahlreiche wissenschaftliche Publikationen, Mitglied in- und ausländischer wissenschaftlicher Arbeitskreise, Vereine, Verbände und Gesellschaften. Adresse: Universitätsklinik für Psychiatrie, Auenbruggerplatz 22, A-8036 Graz

*Friedmann Alexander, Ass.-Prof., Dr. med., Wien*
geb. 1948; Facharzt für Psychiatrie und Neurologie, Oberarzt und Lektor der Universitätsklinik für Psychiatrie, Wien, Leiter der Spezialambulanz für Transkulturelle Psychiatrie und Migrationsbedingte Psychische Störungen an der Klinischen Abteilung für Sozialpsychiatrie und Evaluationsforschung der Universitätsklinik für Psychiatrie (Vorstand: Univ.-Prof. Dr. H. Katschnig), Wien, gerichtlich beeideter Sachverständiger für Psychiatrie und Neurologie, Vorstandsmitglied der „Wagner-Jauregg-Gesellschaft“, Vorstandsmitglied von „PRO PARENTE – Verein für Lebensqualität im Alter“, Herausgeber, Mitherausgeber und Autor von zahlreichen Fachpublikationen. Adresse: Universitätsklinik für Psychiatrie, Währinger Gürtel 18–20, A-1090 Wien

*Gatterer Gerald, Dr. phil., Wien*
Univ.-Lektor in Wien und Salzburg, Klinischer Psychologe, Gesundheitspsychologe, Psychotherapeut (Verhaltenstherapie), Leiter der Psychologisch-Psychotherapeutischen Ambulanz des Geriatriezentrums am Wienerwald (Wien). Forschungsschwerpunkte: Rehabilitation, Psychodiagnostik und Psychotherapie im Alter, Organisationsentwicklung für Betreuungseinheiten für ältere Menschen. Adresse: Schloßmühlgasse 22, A-2351 Wiener Neudorf

*Heller Thomas, Dr. med., Wien*
geb. 1962; Studium der Medizin an der Universität Wien, Promotion zum Doktor der gesamten Heilkunde 1990, derzeit in Ausildung zum Facharzt für Neurologie. Adresse: Krankenanstalt Rudolfstiftung der Stadt Wien, Juchgasse 25, A-1030 Wien

*Hofmann Peter, Univ.-Ass., Dr. med., Wien*
geb. 1961; nach Promotion (1987) Gast- und Assistenzarzt an der Psychiatrischen Universitätsklinik Wien, seit 1990 Assistent an der Universitätsklinik für Psychiatrie in Graz. Adresse: Universitätsklinik für Psychiatrie, Währinger Gürtel 18–20, A-1090 Wien

*Jellinger Kurt A., a.o. Univ.-Prof., Dr. med., Wien*
geb. 1931; Facharzt für Neurologie und Psychiatrie, Venia legendi für Neurologie, Neuropathologie und Neuroanatomie, 1973 a.o. Univ.-Prof. am Neurologischen Institut der Universität Wien, seit 1976

Vorstand der Neurologischen Abteilung des Krankenhauses Lainz der Stadt Wien, seit 1977 Leiter des Ludwig-Boltzmann-Instituts für Klinische Neurobiologie, Mitglied zahlreicher nationaler und internationaler wissenschaftlicher Gesellschaften; zahlreiche Herausgeberschaften, 1020 wissenschaftliche Vorträge und 755 Publikationen aus verschiedenen Gebieten der Neurologie, Neuropathologie, Neuroonkologie, Neurochemie und Neurodegeneration. Adresse: Neurologische Abteilung, Krankenhaus Lainz, Wolkersbergenstraße 1, A-1130 Wien

*Kahane Patricia, Wien*
geb. 1953; Studium der Geschichte und Diplom als Übersetzerin für Französisch, Englisch und Deutsch in Genf und in Jerusalem, 1979–1985 Besitzerin und Leiterin des wissenschaftlichen und Literatur-Verlages „Medusa" (Berlin-Wien), mit einem überwiegend ethnologischen, philosophischen und psychoanalytischen Programm, 1988 Produzentin des Films *Was geht mich der Frühling an?* (mit Heinz Büttler): Interviews mit langlebigen Bewohnern eines Wiener Alten- und Pflegeheimes. Seit 1989 ehrenamtliche Ombudsfrau der Einwohner des *Maimonides-Zentrums*, des geriatrischen Pflege-, Pflegewohn- und Pensionistenheimes der Israelitischen Kultusgemeinde Wien, daselbst Initiatorin und Förderin des *Psychosozialen Betreuungsprojektes* seit 1993. Adresse: Universitätsklinik für Psychiatrie, Währinger Gürtel 18–20, A-1090 Wien

*Kanowski Siegfried, Univ.-Prof., Dr. med., Berlin*
geb. 1935; Facharzt für Psychiatrie, Vorstand des Instituts für Gerontopsychiatrie an der Universitätsklinik für Psychiatrie in Berlin, Vorstand der gerontopsychiatrischen Abteilung des Max-Bürger-Spitals der Stadt Berlin. Wissenschaftliche Arbeiten auf dem Gebiet der Psychopathologie (bes. Depressionen und Demenzen), der Psychopharmakatherapie (bes. Nootropica) und der Gerontopsychiatrie. Adresse: Institut für Gerontopsychiatrie, Freie Universität Berlin, Nußbaumallee 38, D-14050 Berlin

*Kaplan Sonja, Dr. phil., Wien*
Klinische Psychologin, Gesundheitspsychologin und Psychotherapeutin i.A.; interdisziplinäre Dissertation (Institut für Neurophysiologie an der Medizinischen Fakultät bei Prof. Dr. H. Petsche) auf dem Gebiet der Hirnforschung; Forschungsauftrag und wissenschaftliche Publikationen. Adresse: Psychiatrisches Krankenhaus, Pav. IV/3, Baumgartner Höhe 1, A-1140 Wien

*Kryspin-Exner Ilse, Univ.-Doz., Dr. phil., Wien*
Nach dem Studium der Psychologie Tätigkeit an der Universitätsklinik für Psychiatrie, Wien, und am Ludwig-Boltzmann-Institut für Suchtforschung, 1975–1988 Univ.-Ass. an der Universitätsklinik für Psychiatrie, Innsbruck, Habilitation 1988, Assistenzprofessorin am Institut für Psychologie der Universität Wien, Lehrbeauftragte in Innsbruck und Wien; im Leitungsteam des Hochschullehrgangs zum Klinischen Psychologen und Gesundheitspsychologen sowie des interfakultären Hochschullehrgangs „Psychotherapeutisches Propädeutikum" an der Universität Wien; daneben freiberufliche Tätigkeit in psychologisch/psychotherapeutischer Praxis; Supervisorin im Rahmen der verhaltenstherapeutischen Ausbildung; wissenschaftliche Publikationen zum Thema hirnorganische Grundlagen psychischer Störungen v.a. aus dem psychiatrischen und Suchtbereich, der Belastungsdiagnostik und Störungen des Bewegungsapparates. Der therapeutische Schwerpunkt liegt in der Verbindung von Verhaltenstherapie und Neuropsychologie. Adresse: Institut für Psychologie der Universität Wien, Liebiggasse 5, A-1010 Wien

*Liebmann Peter M., Mag. Dr., Graz*
geb. 1966; Studium der Biologie, nach Lehrauftrag am Institut für Zoologie der Universität Graz Vertragsassistent am Institut für Allgemeine und Experimentelle Pathologie der Universität Graz, seit 1994/95 Lehrauftrag *Psychoneuroimmunologie*; zahlreiche wissenschaftliche Veröffentlichungen. Adresse: Institut für Allgemeine und Experimentelle Pathologie, Universität Graz, Mozartgasse 14/II, A-8010 Graz

*Pirker Walter, Dr. med., Wien*
Assistenzarzt an der Neurologischen Universitätsklinik in Wien, wissenschaftlich tätig auf dem Gebiet extrapyramidaler Bewegungsstörungen. Adresse: Universitätsklinik für Neurologie, Währinger Gürtel 18–20, A-1090 Wien

*Podreka Ivo, a.o. Univ.-Prof., Dr. med., Wien*
geb. 1945; Studium der Medizin und Tätigkeit an der II. Medizinischen Klinik und ab 1975 an der Neurologischen Universitätsklinik in Wien, Leitung des Hirnkreislauflabors (1978), Leitung der Station D bzw. (nunmehr) 15H (1984–1994), Venia docendi für Neurologie und Nuklearmedizin, seit 1991 außerordentliche Professur, seit 1994 Primarius der Neurologischen Abteilung in der Krankenanstalt Rudolfstiftung in Wien. Arbeitsschwerpunkte klinisch: Schlaganfall, chemotherapeutische Behandlung von malignen Hirntumoren, Hirndurchblutungsmuster bei Epilepsie; technisch-nuklearmedizinisch: Etablierung der nichtinvasiven Hirndurchblutungsmessung mit $^{133}$Xenon unter Einsatz der Gammakamera, Verbesserung der SPECT-Technik für neurologische Untersuchungen. Adresse: Neurologische Abteilung der Krankenanstalt Rudolfstiftung, Juchgasse 25, A-1030 Wien

*Prayer Daniela, Dr. med. habil., Wien*
geb. 1956; Medizinstudium in Wien, Facharztausbildung an der Universität Wien sowie von 1992–1993 an der University of California in San Francisco, seit 1991 Facharzt für Neurologie und Psychiatrie, seit 1996 Facharzt für Radiodiagnostik. Arbeitsschwerpunkt: MRI bei Hirnentwicklungsstörungen. Adresse: Universitätsklinik für Radiodiagnostik, Abteilung für Neuroradiologie, Währinger Gürtel 18–20, A-1090 Wien

*Punz Elisabeth, Dr. med., Wien*
Studium der Medizin an der Universität Wien, Promotion 1986, Turnus im Krankenhaus Tulln und an der Krankenanstalt Rudolfstiftung, anschließend Stationsärztin an der Neurologischen Abteilung der KA Rudolfstiftung, derzeit Ausbildung zum Facharzt für Neurologie. Adresse: Krankenanstalt der Stadt Wien Rudolfstiftung, Juchgasse 25, A-1030 Wien

*Saletu Bernd, o. Univ.-Prof., Dr. med., Wien*
1967 Promotion zum Dr. med. an der Universität Wien, danach Facharztausbildung für Psychiatrie, Neurologie und klinische Pharmakologie in Österreich und USA, 1974 Assistant Professor of Psychiatry, Missouri Institute of Psychiatry, University of Missouri, USA. 1977 Habilitation zum Universitätsdozent für Psychiatrie an der Universität Wien, 1982 Professor für Psychiatrie, zur Zeit Leiter des Schlaflabors, der Schlafambulanz und der Pharmakopsychiatrie an der Universitätsklinik für Psychiatrie, Wien. Zahlreiche Mitgliedschaften und Funktionen in über 15 nationalen und internationalen Gesellschaften; in Herausgebergremien von über 12 internationalen Zeitschriften. Publikation von 11 Büchern und über 420 wissenschaftlichen Artikeln in nationalen und internationalen Zeitschriften auf dem Gebiet der Schlafforschung, Psychiatrie, Psychotherapie, Neurologie, Neurophysiologie und klinischen Pharmakologie. Adresse: Universitätsklinik für Psychiatrie, Währinger Gürtel 18–20, A-1090 Wien

*Scharb Brigitte, Dipl.-Krankenschwester, Wien*
geb. 1949; Sonderausbildung für leitende und lehrende Krankenpflegepersonen, für Sterbebegleitung, in Neuro-linguistischem Programmieren, Supervisionstechniken und klinischer Hypnotherapie, zertifizierte Validationslehrerin und -therapeutin, Lehrbeauftragte für Validation, Direktorin des PflegehelferInnen-Lehrgangs am Schulungszentrum des Kuratoriums Wiener Pensionistenheime. Adresse: Mitterfeldgasse 3/18/5, A-1110 Wien

*Schauenstein Konrad, o. Univ.-Prof., Dr. med., Graz*
geb. 1944; Habilitation über „Allgemeine und Experimentelle Pathologie mit besonderer Berücksichtigung der Immunpathologie“ (1979), 1980 und 1981 Gastforscher am Dept. of Cell Biology des Weizmann-Institutes in Rehovot, Israel, 1986 o. Univ.-Prof. für Allgemeine und Experimentelle Pathologie an der Universität Graz und Bestellung zum Vorstand des Instituts für Funktionelle Pathologie, Leitung der Arbeitsgruppe und des Labors für Immunologie, 1994 Facharzt für Immunologie; Mitgliedschaften in nationalen und internationalen Gesellschaften; Section editor von „Immunobiology“; Forschungsgebiete: Autoimmunität, Altern des Immunsystems, Immun-Neuroendokrinologie, Tumorimmunologie. Adresse: Institut für Allgemeine und Experimentelle Pathologie, Karl-Franzens-Universität, Mozartgasse 14, A-8010 Graz

*Schönauer-Cejpek Martina, Dr. med., Graz*
geb. 1958; Medizinstudium in Graz und Wien, Ausbildung zur Fachärztin für Psychiatrie und Neurologie bei den Barmherzigen Brüdern Graz Eggenberg, im LNKM-Graz, LNKH-Gugging und an der Universitätsklinik für Psychiatrie Graz. Fachärztin seit 1994, derzeit Oberärztin im stationären Bereich, Psychotherapeutin in freier Praxis (Gesprächspsychotherapeutin, Individualpsychologische Analytikerin mit körperorientierter Zusatzausbildung). Adresse: Universitätsklinik für Psychiatrie, Auenbruggerplatz 22, A-8036 Graz

*Scholz Herwig, Univ.-Doz., Dr. med., Treffen*
geb. 1940; nach Beendigung des Studiums an der Karl-Franzens-Universität in Graz 1965 Facharztausbildung an der Univ.-Nervenklinik Graz 1972–1976, Oberarzt an der Abteilung für Neurologie, KH Valduna in Rankweil, Vorarlberg. 1976–1982 Aufbau einer Sonderkrankenanstalt zur Behandlung von Suchtkrankheiten – Krankenhaus Maria Ebene in Frastanz, Vorarlberg, in Gemeinschaft mit Univ.-Doz. Dr. K. Kryspin-Exner, gleichzeitig auch Aufbau einer Drogenstation „Carina", Feldkirch. 1983 Übersiedelung nach Kärnten, Aufbau bzw. ärztliche Leitung der Psychiatrischen Sonderkrankenanstalt zur Behandlung von Suchtkranken – Krankenhaus de la Tour in Treffen, Kärnten, sowie Aufbau eines regionalen Netzes von Nachbetreuungsgruppen, 1985 zusätzlich Bau und ärztliche Leitung einer Abteilung für Neurologie und Psychosomatik im Landeskrankenhaus Villach, 1985 Habilitation in den Fachgebieten Psychiatrie (Habilitationsarbeit: Rückbildung des chronischen Alkoholismus). Wissenschaftliche Schwerpunkte: Neurophysiologie, vaskuläre und entzündliche Erkrankungen des Nervensystems, depressive Störungen, Angst, Alkoholismus. Tätigkeit als Psychotherapeut im Sinne des Österr. Therapiegesetzes sowie für Psychotherapeutische Medizin und Lehrtherapeut der Österr. Ärztekammer. Adresse: Krankenhaus de la Tour, Winklern 40, A-9521 Treffen

*Seitelberger Franz, o. Univ.-Prof., Dr. med., Wien*
geb. 1916; Studium der Medizin an der Universität Wien. 1940 Promotion zum Dr. med. univ. 1954 Habilitation für Neurologie, Neuroanatomie und Neuropathologie. 1959 a.o., 1964 o. Professor für Neurologie. 1959–1987 Vorstand des Neurologischen Institutes der Universität Wien. 1970–1990 Direktor des Institutes für Hirnforschung der Österreichischen Akademie der Wissenschaften. 1984–1986 Fogarty Scholar in Residence an den NIH, Washington. Mitglied zahlreicher nationaler und internationaler wissenschaftlicher Gesellschaften und Akademien. Schwerpunkte der über 430 wissenschaftlichen Publikationen: Neuropathologie degenerativer, alternsbedingter und entzündlicher Prozesse. Adresse: Weimarer Straße 97, A-1090 Wien

*Stompe Thomas, Dr. med., Wien*
geb. 1959; Promotion zum Doktor der gesamten Medizin an der Universität Wien, danach Studium der Humanbiologie und Ethnologie, Ausbidlung zum Facharzt für Psychiatrie und Neurologie an der Psychiatrischen Universitätsklinik Wien. Forschungsschwerpunkte: Psychosen, transkulturelle Psychiatrie und Alterungsprozesse. Adresse: Universitätsklinik für Psychiatrie, Währinger Gürtel 18–20, A-1090 Wien

*Thau Kenneth, Univ.-Doz., Dr. med., Wien*
geb. 1955; Facharzt für Psychiatrie und Neurologie, Psychotherapeut, psychoanalytische Ausbildung (Wiener Psychoanalytische Vereinigung), Stellvertretender Leiter der Klinischen Abteilung für Sozialpsychiatrie und Evaluationsforschung. Leiter der Arbeitsgruppe für Phasenprophylaxe affektiver Erkrankungen. Adresse: Universitätsklinik für Psychiatrie, Währinger Gürtel 18–20, A-1090 Wien

*Walcher Wolfgang, o. Univ.-Prof., Dr. med., Graz*
geb. 1919; Medizinstudium in Graz und Innsbruck, Promotion 1945, 1946 Univ.-Nervenklinik Graz, 1952 psychotherapeutische Ausbildung bei Kretschmer, Langen und Speer in Tübingen, 1954 Facharzt, 1969 Habilitation für Psychiatrie und Neurologie. 1972 a.o. Prof. und Leiter des Departments Psychiatrie der Univ.-Nervenklinik Graz; 1976 korrespondierendes Mitglied der Deutschen Gesellschaft für Psychiatrie und Nervenheilkunde, 1996 Ehrenmitglied der Österr. Gesellschaft für Psychiatrie und Neurologie und der Wissenschaftlichen Gesellschaft der Ärzte in der Steiermark. Wissenschaftliche Arbeitsgebiete: Depressionsforschung, Auslöserfaktoren depressiver Psychosen.

Monographie: *Die larvierte Depression. Gemütserkrankungen im außerpsychiatrischen Bereich. Verbesserung der interdisziplinären Kommunikation.* Adresse: Hochsteingasse 19/13, A-8010 Graz

*Zapotoczky Hans Georg, o. Univ.-Prof., Dr. med., Graz*
geb. 1932; Promotion zum Doktor der Medizin 1958 an der Medizinischen Fakultät der Universität Wien, 1961 Eintritt in die Universitätsklinik fürPsychiatrie und Neurologie in Wien unter Prof. Dr. Hans Hoff, 1966 Facharzt für Psychiatrie und Neurologie. Auslandsaufenthalte an der Psychiatrischen Universitätsklinik Zürich-Burghölzli (unter Prof. Dr. Manfred Bleuler), in London, Institute of Psychiatry (unter Prof. Dr. Isaac Marks), sowie bei Prof. Dr. Vic Meyer (Middlesex-Hospital). 1982 a.o. Prof. an der Psychiatrischen Universitätsklinik in Wien, 1991 o. Univ.-Prof. an der Medizinischen Fakultät der Karl-Franzens-Universität Graz; Mitglied zahlreicher nationaler und internationaler wissenschaftlicher Gesellschaften und Akademien. Gegenwärtiger Forschungsschwerpunkt: Entstehung und Behandlung von Angststörungen, Verlauf von Depressionen (bisher 245 wissenschaftliche Arbeiten, 3 Bücher, Herausgeber von 10 Publikationen in Buchform). Adresse: Universitätsklinik für Psychiatrie, Auenbruggerplatz 22, A-8036 Graz

*Zapotoczky Klaus, o. Univ.-Prof., Dr. iur*
geb. 1938; Studium der Rechtswissenschaft an der Universität Wien und der Sozialwissenschaften in Löwen, Belgien (Lizentiat der Sozial- und Wirtschaftswissenschaften); Lehrbeauftragter an der Hochschule für Sozial- und Wirtschaftswissenschaften in Linz, Vorstand des Interdisziplinären Forschungsinstituts für Entwicklungszusammenarbeit (IEZ) und Vorstand des Instituts für Pflege- und Gesundheitssystemforschung (IPG) der Johannes Kepler Universität Linz, Vorsitzender des Kuratoriums der Österreichischen Forschungsstiftung für Entwicklungshilfe in Wien (ÖFSE); zahlreiche wissenschaftliche Publikationen im In- und Ausland. Adresse: Johannes Kepler Universität, Institut für Soziologie, Altenbergerstraße 89, A-4040 Linz

# I. Biologische, psychische und soziale Veränderungen im Verlauf des Alterns

## 1. Das Altern

*Alexander Friedmann*

Altern ist ein Prozeß, der mit der Zeugung, also dem Verschmelzen von Ei- und Samenzelle, beginnt und mit dem Tode endet. So gesehen ist Altern also kein eigener Lebensabschnitt, sondern eine naturgegebene, charakteristische Eigenschaft des Lebens als solches.

Dem Altern haften in unseren kulturellen Breiten und Traditionen im wesentlichen zwei Vorstellungen an, die ihm den Charakter des Negativen geben: Die eine ist der Umstand, daß das Altern in unausweichlicher Weise den Menschen seinem Tode näherbringt und schließlich mit ihm endet; die andere betrifft die mit dem Alternsprozeß verbundenen irreversiblen Einschränkungen der sozialen Optionen, des körperlichen Wohlbefindens und körperlicher Funktionen, aber auch die befürchteten Verluste geistiger Kapazitäten. In diesem Lichte gesehen, ist es nur natürlich und folgerichtig, daß das höhere Alter als „Winter des Lebens" und als „Wartezimmer zum Tod" empfunden und daß das Altern wie eine Krankheit („Senectus ipsa morbus") behandelt wird, wie eine Krankheit allerdings, deren Prognose infaust und Behandlung aussichts- und daher sinnlos ist.

### *1.1 Das Alter – Wartezimmer zum Tod?*

Die Feststellung, daß „nur wer jung stirbt, der nicht altert", trägt die Züge des Humorigen, weil die Angst vor dem Tode in den abendländischen beziehungsweise monotheistischen Kulturen so gut wie jede persönliche rationale Auseinandersetzung mit ihm zu vermeiden sucht und diesbezügliche Einsichten verdrängen oder anderswie abwehren läßt. Selbst während des längeren Sterbeprozesses Todgeweihter setzen meist Abwehrmechanismen ein, deren Sinn es ist, Hoffnungen aufrechtzuerhalten und Erkenntnisse der Unausweichlichkeit zu unterdrücken.

Die von Kübler-Ross beschriebene Abfolge von *Leugnung, Auflehnung, Feilschen, Resignation* und schließlicher *Akzeptanz*, die als natürlich für die Entwicklung der menschlichen Einstellungen während des Sterbens angesehen wird, ist in ihrer Beschreibung und Regelhaftigkeit ungesichert, vielleicht selbst nur Ausdruck der Hoffnung, die Vater dieser Vorstellung ist, und sicherlich nicht nur von der Kulturalität, sondern auch von der Individualität des Betroffenen abhängig.

Zwei Ereignisse im Leben des Menschen sind fundamentaler, ja elementarer Natur: Das erste ist das Geborenwerden, das zweite das Sterben. Während das erstere üblicherweise freudig begrüßt, beziehungsweise dankbar angenommen wird, wird letzteres verzweifelt gefürchtet und betrauert. Die spekulative und selbstmitleidige Phantasie im Angesicht des Todes, lieber gar nicht erst geboren worden zu sein, ist jedoch nur ein Zeichen dafür, daß man dem Leben während seines Durchschreitens oder während seines Ausklingens keine sinnvollen Inhalte, keinen realitäts- und diesseitsbezogenen Sinn gegeben hat, sondern es mit Unsterblichkeits- und Größenphantasien erfüllt und möglicherweise letztlich vergeudet hat.

Alles Lebende wirkt und strebt danach, sich selbst zu erhalten – die Überlebensstrategien in der Natur sind so vielfältig wie die in ihr vorkommenden Arten. Daraus abzuleiten, daß der Tod in unausweichlicher Weise das Schrecklichste ist und sein muß, was passiert, ist zwar aus unserer Sicht verständlich und legitim, aber mit Sicherheit nicht richtig.

In der Tierwelt etwa ist es eher die Regel, daß dem Sterben ohne Kampf begegnet wird, ähnlich dem Schlaf des Ermüdeten. Auch sterbende Kleinkinder, welchen ja die Erfahrung des Lebens, des Alterns und des Todes fehlt, verhalten sich nicht wesentlich anders, vorausgesetzt, ihre Bezugspersonen signalisieren ihnen den Schrecken nicht, den sie selbst angesichts dieses Sterbens empfinden; Neugier ist beim Kind naheliegender als Sorge oder Angst. Es ist offensichtlich so, daß es die menschliche Fähigkeit zur Reflexion, die mit der Reifung entsteht, sowie tradierte Lebens- und Todesvorstellungen sind, die dem Sterben und dem Tod jenen affektiv negativ besetzten Charakter verleiht, den wir ihm beimessen. In manchen, zum Beispiel den fernöstlichen Kulturen wird der Tod in anderer Weise verstanden und angenommen; wenn – wie bei manchen nordamerikanischen Indianerstämmen – die Vorstellung vom eigenen Dasein als fast grenzenlos in die Natur eingebettetes Phänomen verinnerlicht ist, verliert das Sterben den Charakter des Katastrophalen und wird mit Gleichmut durchlebt. Wenn jenseitsorientierte Vorstellungen mit dem Tod verbunden sind, wird dies wie das Durchschreiten eines Tores in eine bessere Welt, zuweilen sogar freudig begangen. Dennoch ist das Phänomen des Trauerns um den Verstorbenen auch in solchen Kulturen vorhanden: Es drückt – oder sollte jedenfalls ausdrücken – aber nicht eine Art Mitgefühl mit dem Dahingegangenen, sondern das Bedauern über den (vorläufigen) Verlust eines Menschen aus, der zum Spektrum der eigenen sozialen und kommunikativen Erlebniswelt gehört und dieses bereichert hat, nun aber fehlt. In solchen Kulturen lernen die Kinder, den Tod als trauriges Ereignis für die Hinterbliebenen, nicht aber für den Sterbenden zu erleben, wodurch er seinen Schrecken verliert oder gar nicht erst entwickelt.

Eine besondere Rolle bei den Vorstellungen, das Altern und das Sterben betreffend, kommt dem Phänomen *Schmerz* zu: Schmerz ist physiologisch ein Alarmsignal, das der Körper gibt, um darauf hinzuweisen, daß er bedroht ist, überlebensrelevante Funktionen einzubüßen. Als Alarmsignal haftet ihm natürlich der Charakter des Bedrohlichen an, sodaß er nicht nur das Körperlich-nozizeptive, sondern auch das Seelisch-ängstigende auslöst. Phänomenologisch gesehen ist Schmerz also ein elementares Ereignis, das altersunabhängig mit dem Sterben und dem Tod assoziiert ist. In diesem Lichte gesehen wird verständlich, daß der Selbstmordgedanke bei unbehebbaren oder/und chronischen schweren Schmerzzuständen einer Tendenz entspricht, nicht sosehr das Leben, als vielmehr das Sterben zu verkürzen, das nun intellektuell als sinnwidriger, weil andere Erlebnisweisen verhindernder Teil des Lebens vom eigentlichen Leben losgelöst wird.

Andererseits darf das Phänomen „Schmerz" als häufiger Begleiter der Multimorbidität des höheren Lebensalters nicht darüber hinwegtäuschen, daß es auf der Ebene der zwischenmenschlichen Kommunikation oft auch ein Mittel ist, Zuwendung zu erhalten, ohne daß sich der Betroffene der demütigenden Erkenntnis stellen muß, daß er von der Zuwendung anderer abhängig geworden ist: Die Klage über körperlichen Schmerz wird hier zu einem „legitimen" Mittel, Aufmerksamkeit zu erhalten und gleichzeitig emst genommen zu werden, hilft also auch, seelischen Schmerz zu reduzieren.

## 1.2 Die Lebensabschnitte

Aus vielerlei und sicher nicht bloß aus beschreibenden Gründen wird das Leben des Menschen normativ in Abschnitte geteilt und mit Begriffen besetzt, auch wenn diese Einteilung im Widerspruch zur Vorstellung steht, das Leben als einzigen biologischen und seelischen Prozeß zu verstehen.
Hier spielen mehrere Intentionen eine Rolle: Zum einen spiegeln diese Einteilungen Realitäten wider, wie etwa

1. *sozial:* die totale Abhängigkeit des Säuglings, die subtotale des Kleinkindes und des Greisen von der Hilfe anderer Personen oder
2. *juridisch:* die Fähigkeit zur Eigenverantwortung und zur Schuldhaftigkeit beim Mündigen, die Schuldunfähigkeit und Strafunmündigkeit des Kindes und
3. *wirtschaftlich:* der Ausstieg aus den beruflichen Tätigkeiten und aus der Produktivität, die Leistungsminderung und die relative Einengung als Konsument im höheren Lebensalter.

Zum anderen bestimmen solche Klassifikationen der Lebensabschnitte versicherungsrechtliche, pädagogische, medizinische und psychologische Elemente des menschlichen Lebens in der Gesellschaft, ihre Organisation, Wert- und Funktionsvorstellungen und vieles andere mehr.
Sie sollten jedoch nicht über die hinter ihr verborgene Wahrheit hinwegtäuschen, daß das Leben *nicht nur* Alterungsprozeß ist, und daß das Altern nur in bestimmten Bereichen und auch hier in individuell unterschiedlicher Weise vor sich geht.
Die Altersspezifität beziehungsweise die statistisch alterstypischen psychologischen und körperlichen Probleme berücksichtigend, hat die Weltgesundheitsorganisation (WHO) eine (für die industrialisierten Länder modifizierte) Etappeneinteilung des menschlichen Lebensablaufs vorgelegt (Tabelle 1).
Im Lichte des bisher Gesagten wird der Unterschied der Begriffe und Wissenschaftszweige „Gerontologie" und „Geriatrie" verständlich:
Während die Gerontologie als Zweig der Biologie die biologischen Vorgänge des Alterns zu erforschen sucht und ihr Augenmerk auf den gesamte Lebensablauf von der Zeugung bis zum Tod richtet, beziehungsweise alle Lebensformen untersucht, ist die Geriatrie als Zweig der Medizin mit den Störungen und Krankheitsvorgängen ab dem deutlichen Involutionsalter des Menschen befaßt.
Die psychologischen und psychiatrischen Vorgänge dieses Lebensabschnittes sind Gegenstand der Gerontopsychiatrie. Angesichts der Multimorbidität, die den höheren Lebensaltern eigen ist – spätere Abschnitte dieses Buches sind ihr gewidmet –, darf nicht wundern, daß dieses Gebiet das enge Zusammenwirken der befaßten somatisch orientierten medizinischen Disziplinen (Kardiologie, Angiologie, Orthopädie, Rheumatologie, Neurologie usw.) mit der Psychiatrie erforderlich macht.
Dies ist für die Behandlung der psychischen Störungen cerebroorganischer Genese und bei der sekundären Mitbeteiligung des Gehirns bei anderen körperlichen Erkrankun-

**Tabelle 1**

| Jahre | | Bezeichnung | Biologie | |
|---|---|---|---|---|
| 0–1 | Geburt, Säuglingszeit | Kinder | Kindheit | 1. Alter: |
| 1–3 | Kleinkindeszeit | | | Vorbereitung |
| 3–6 | Kindergartenzeit | | | |
| 6–14 | Pflichtschulzeit | | | |
| 14–18 | Mittelschul- und Lehrlingszeit | Jugendliche | Pubertät | |
| 18–25 | Studienzeit und frühe Berufszeit | | Adoleszenz | |
| 25–40 | | Reifer Mensch | Erwachsenenalter | 2. Alter: |
| 40–50 | | | Involutionsbeginn | Beruf |
| 50–65 | | Alternder Mensch | | |
| 65–75 | | Älterer Mensch | | 3. Alter: |
| 75–85 | | Alter Mensch | Generalisierter | Pensionsalter |
| 85–100 | | Sehr alter Mensch | Abbau | |
| >100 | | „Langlebige“ | | |

gen („exogene Reaktionstypen“, „cerebroorganische psychische Störungen“) unerläßlich und versteht sich wohl von selbst. Darüber darf aber nicht vergessen werden, daß der alte Mensch – mit und ohne somatische Altersmorbidität – auch in seinen seelischen Aspekten spezieller Berücksichtigung bedarf, bedenkt man, daß er in erlebbarer und auch beobachtbarer Weise in einen Lebensabschnitt getreten ist, der mit dem manchmal gewollten und häufiger noch erzwungenen Rückzug aus vielen Bereichen seines bisherigen Lebens verbunden ist.

## *1.3 Das Altern*

Betrachtet man die körperlichen Veränderungen, die mit zunehmendem Alter und speziell im höheren Lebensalter des Menschen sichtbar werden, müssen zwei an sich selbständige, aber in Interdependenz stehende Prozesse und Ereignisse Erwähnung und Erläuterung finden. Das eine ist der physiologische Alterungsprozeß, der jedem Lebewesen eigen ist, unverhinderbar und weitgehend unbeeinflußbar. Das andere sind Prozesse und Ereignisse, die nicht nur schicksalshaft eintreten und die das physiologische Altern quantitativ beschleunigen oder/und in Einzelbereichen aus der genetisch vorgezeichneten Bahn werfen.

Die Kontroverse darüber, ob es Lebewesen gibt oder geben könnte, deren Lebensdauer unendlich ist, ist uralt, wurde bereits in der Antike geführt und findet sich in zahleichen, zum Teil prähistorischen Mythen wieder. Aber schon sehr früh werden bereits Menschen erwähnt (zB. Methusalem), die offenbar um vieles älter wurden als die meisten ihrer Mitmenschen.

Neuere demographische Daten und Befunde weisen weiters darauf hin, daß es nicht nur eine kleine Gruppe alter Menschen gibt, die mehr als hundert Jahre alt werden, sondern auch darauf, daß sie sich oft besserer Gesundheit und Vitalität erfreuen, als viele 80–90jährige, ja sogar als gar manche 60–70jährige. So wird mehr und mehr deutlich, daß das Ausbrechen der Alzheimer-Krankheit jenseits des 95. Lebensjahres mit den weiteren Lebensjahren immer unwahrscheinlicher wird.

### 1.3.1 Der physiologische Alterungsprozeß

In der Neuzeit, insbesondere in der ersten Hälfte des 20. Jahrhunderts, wurde sie von der Vorstellung des Nobelpreisträgers CARRELL dominiert, wonach es jedenfalls einige tierische Zellen gäbe, die, würden sie aus ihrem Organisationsverband gelöst und in ein entsprechend vorbereitetes künstliches Lebensmedium eingebracht, ewig leben könnten.
Erst in den 60er Jahren gelang HAYFLICK in einer Kultur menschlicher Bindegewebszellen, also in Zellen mit hoher Differenzierungs-, Wachstums- und Vermehrungspotenz, der Nachweis, daß diese auch dann absterben, wenn sie in einem für sie idealen Medium gehalten werden. Dieser bahnbrechende Versuch gab der gerontologischen Forschung eine neue Wendung hin zur Erforschung einer angenommenen genetischen Information, die das für die Zelle erreichbare Alter von vornherein festlegt, aber auch hin zu Überlegungen, die die mögliche alters- oder umweltbedingte Mutation und, in deren Folge, Alterungs- und Absterbeprozesse solcher Zellen betrafen.
Daraus abgeleitet war es nur ein kleiner, aber mühsamer Schritt festzustellen, daß die Schnelligkeit der Alterungsprozesse im tierischen und menschlichen Organismus, also auch die physiologische Lebenserwartung in Jahren, von der Regenerationsfähigkeit seiner verschiedenen Zellen und Zelltypen abhängig sein dürfte.
Soweit wir heute wissen, kann die Lebenserwartung tierischer Zellen bis zu etwa 180, vielleicht sogar 250 Jahre (große Schildkröten) und menschlicher Zellen um 120 Jahre betragen; Alterungsprozesse aber sind mit sehr wenigen möglichen Ausnahmen (manche Einzeller, Hydren und Parasiten) in allen Fällen spätestens im letzten Lebensdrittel nachweisbar. Das einzige, was Alterungsprozesse an sich bremsen und die Lebensdauer damit verlängern kann, sind stoffwechselverlangsamende Umstände in vitro, wie etwa niedrige Temperaturen.
Andererseits spielen bei der vorhersehbaren Lebenserwartung verschiedener Arten auch der Cephalisationsindex (Verhältnis: Gehirn-/Körpergewicht) und die Schnelligkeit ablaufender Stoffwechselprozesse eine Rolle, wobei sich ersteres förderlich, zweiteres reduzierend auf die Lebensdauer auswirkt.
All diese Überlegungen betreffen letztlich die Alterungsvorgänge, sagen aber nur wenig über ihre ursprüngliche Verursachung aus. In der Tat blieb die Antwort auf diese Frage bislang im Dunkeln und Gegenstand philosophischer Spekulationen. Die biologischen Wissenschaften haben diesbezüglich drei Theorien formuliert:

– Die erste – die sogenannte „Fehlertheorie" – bezieht das Prinzip der „regelhaften Zufälligkeit" ein und besagt, daß im Laufe des Lebens aller Gewebs- und Zelltypen „Fehler" in den genetischen Informationsprogrammen (Zellentartung) und, subsequent, in der Enzymproduktion auftreten, was Alterungsprozesse auslöst und gestaltet.
– Die zweite postuliert die Existenz einer genetischen Information in jeder einzelnen Zelle, deren Funktion gleichsam die Festlegung des Ablaufdatums ihrer Reduplikationspotenz ist; der Beginn des sichtbaren Alterns hinge mit dem Zeitpunkt zusammen, wo solche Zellfamilien in ihren Funktionen fehlerhaft zu werden beginnen, um schließlich abzusterben. RINGEL nennt dieses Konzept „Programmtheorie".
– Die dritte Theorie geht davon aus, daß Zellen solange nicht altern, wie sie in für sie bewältigbarer Weise beansprucht und vor Aufgaben gestellt werden, die sie zur Adaptation und Differenzierung zwingen. Die Alterung würde hier mit dem Zeitpunkt einsetzen, wo die Adaptations- und Differen-

zierungspotenz der entsprechenden Zellen ausgeschöpft und ihre Variabilität erschöpft ist.

Ergänzend sei hinzugefügt, daß diese Theorien die wohl größte Wahrscheinlichkeit aus ihren Überlegungen ausklammern, nämlich die, daß interkurrente Erkrankungen und Noxen verkürzenden Einfluß auf die vielleicht genetisch anders „geplante" Lebensdauer nehmen (siehe hiezu beispielsweise 1.3.2, „Der pathologische Alterungsprozeß").

### *1.3.1.1 Das sichtbare Altern*

Daß der Begriff „Altern" im üblichen Sprachgebrauch nicht auf Entwicklungszeichen des Säuglingsalters, wie den Verlust der Lanugobehaarung, oder des Jugendalters, wie das Einsetzen von Stimmbruch oder Schambehaarung angewandt wird, hat damit zu tun, daß diese Lebensetappen mit Evolution, mit der Entwicklung positiver Fertigkeiten und Eigenschaften, nicht aber mit deren Verlust zu tun haben.

Die danach einsetzenden Zeichen vergehender Lebensjahre, wie die Elastizitätseinbuße der Augenlinse (ab dem 15. Lebensjahr) oder die erste Faltenbildung im Gesicht (ab dem 20. Lebensjahr) werden ebenfalls kaum noch mit dem Begriff „Altern" assoziiert, sondern gelten als „lästige Unannehmlichkeit" oder als Folge ungesunder Lebensgewohnheiten. Dies hat wohl mit dem Umstand zu tun, daß auch diese Lebensabschnitte noch als evolutiv und „lebensvorbereitend" angesehen werden. Erst jene Veränderungen, die die Jahre während der mehr oder weniger stabilen Berufstätigkeit, dem „Plateau des Lebens", auf den Körper zeichnen, werden als Alternssymptome verstanden – wohl, weil die Auffassung vorherrscht, der Leistungsgipfel sei nun erreicht und als nächstes sei der Abbau zu erwarten.

Daß dieser Prozeß im Grunde genommen nicht exakt mit Jahreszahlangaben gekennzeichnet werden kann, zeigt die Betrachtung von Durchschnitten der Lebenserwartung über die Jahrhunderte: Alleine zwischen 1900 und 1990 ist dieser Durchschnitt von etwa 60 auf 75 gestiegen. Selbst wenn diese Verschiebung der durchschnittlichen Lebenserwartung um die massive Senkung der Säuglingssterblichkeit in den Ländern der ersten und zweiten Welt korrigiert würde, stünde man vor der Tatsache, daß um 1900 ein 60jähriger Mensch üblicherweise als alt galt, während diese Kennzeichnung heute erst mindestens 10 Jahre später verwendet wird. Ähnliches betrifft auch den durchschnittlichen Zeitpunkt der ersten Mutterschaft und des Klimakteriums; was hingegen die Menarche anlangt, ist das Gegenteil wahr.

Eine weitere Feststellung, diesmal aus dem Erkenntnisschatz der Pathologen, ist für Überlegungen zur Alterung des Menschen interessant. Die Obduktion verstorbener alter Menschen zeigt, daß die Alterung innerer Organe keineswegs synchron vor sich geht: Von Mensch zu Mensch verschieden und nicht immer durch Krankheiten bedingt, finden sich postmortal immer auch Organe, an welchen der Zahn der Zeit nicht genagt hat, Organe, die ebenso aus der Leichenöffnung junger Menschen stammen könnten (DOBERAUER). Es ist sogar so, daß unter den verstorbenen „Langlebigen" nicht nur Todesursachen festgestellt werden, die im Zusammenhang mit ihrem zuvor erkrankten „schwächsten Punkt" standen, sondern auch Obduktionen ohne lokalen Befund und mit der post-mortem-Diagnose „Altersschwäche" abgeschlossen wurden.

Die in Tabelle 2 wiedergegebenen Beispiele einzelner Alterungszeichen sind in diesem Lichte zu sehen: Sie sind zwar Zeichen des Alterns, sagen aber nicht immer etwas über die individuelle Lebenserwartung aus – also auch nicht über Sterben und Tod.

Im großen und ganzen ist das Altern des Menschen äußerlich am Elastizitätsverlust der Haut und ihrer Runzelung, an der Verminderung der Haupthaare und ihrer Tendenz zu ergrauen, an der Verminderung seiner Körpergröße durch Demineralisation des Skeletts, osteoporotische Mikroeinbrüche und durch die generelle Haltungsänderung, an der Verlangsamung und Exkursionseinschränkung seiner Bewegungen und der Abnahme seiner Körperkraft zu erkennen. Intern ist dieser Prozeß von der generellen Minderung der Leistungsfähigkeit innerer Organe, dem Elastizitätsverlust der Arterien und der Funktionseinschränkung der Sinnesorgane begleitet.

### *1.3.1.2 Das Gehirn*

Die altersbedingten Veränderungen am Gehirn des Menschen gehören wohl zu den in ihren Ursachen rätselhaftesten und zugleich für den Menschen wichtigsten Fragen in bezug auf das Altern überhaupt.
Untersuchungen zeigen, daß das Gehirn nicht nur nach der 2. Lebenshälfte Nervenzellen verliert, was allerdings angesichts der Milliardenzahl solcher Zellen eine nur geringe Rolle spielen dürfte, selbst wenn man weiß, daß sich Nervenzellen nicht teilen

**Tabelle 2**

| Zeitpunkt des Einsetzens | Organ | Ursachen und Folgen |
|---|---|---|
| ca. 12. Lj. | Thymus | Involution und Verschwinden |
| ca. 15. Lj. | Augenlinse | Elastizitätseinbuße – beginnende Altersweitsichtigkeit |
| ca. 22. Lj. | Haut | Kollagen- und Elastinstoffwechsel-Verlangsamung – Elastizitätseinbuße – Runzeln und Falten<br>Beginnender Flüssigkeitsverlust – Runzeln und Falten |
| ca. 35. Lj. | Eizellen | Entstehung erster Eizellen mit Chromosomenanomalien – Risikoanstieg bezüglich Mongolismus – u.a. Störungen des Nachwuchses |
| ca. 35. Lj. | Samenzellen | Wahrscheinlich ohne Störung der Zellqualität, Zellverminderung im Ejakulat |
| ca. 40. Lj. | Haar | Individuell höchst verschieden: Insgesamt Rarefizierung (Mann > Frau), Ergrauung durch Lufteinlagerung |
| ca. 40. Lj. | Lunge | Je nach Umweltmilieu (Stadt/Land), pathogenen Einflüssen (Rauchen) und Training (Sport) – Kapazitätsminderung („Konditionsverlust") |
| ca. 40. Lj. | Skelett | Beginn des Elastizitätsverlusts der Bandscheiben, Knorpel verlieren Wasser, Verminderung der Exkursionsspielräume der Gelenke |
| ca. 45. Lj. | Ovarien | Involution und Minderexkretion – Klimakterium, u.U. vermehrter Haarverlust. Später: Osteoporose |
| ca. 50. Lj. | Haut | Lipofuszineinlagerung – Pigmentflecken des Alters |
| ca. 50. Lj. | Herz Kreislauf | Elastizitätsverlust der Arterien durch Musculariszunahme, Lipofuszineinlagerung ins Myokard, Verdickung der Herzklappen – Blutdruckanstieg, Linkserweiterung und -verdickung des Herzens |
| ca. 55. Lj. | Prostata | Hyperplasiebeginn – Behinderung des Urinierens |
| ca. 60. Lj. | Harnblase | Elastizitätsverlust und Wandverdickung – Reduktion der Aufnahmekapazität |
| ca. 65. Lj. | Bauch-speicheldrüse | Erste geringe Reduktion der Insulinproduktion – „Altersdiabetes" |

können und daß sich dieses Gewebe daher auch nicht regeneriert.
Mit zunehmendem Alter kann es zu einer Gewichtsreduktion des Gehirns, zur Verschmälerung der Gyri und zur Verbreiterung der Sulci, aber auch zu einer Vergrößerung der liquorgefüllten Hohlräume des Gehirns kommen. Allerdings bedeutet dieser Atrophisierungsprozeß keineswegs, daß die Funktionen des Gehirns parallel dazu verringert oder gestört werden: Offensichtlich sind die funktionellen Reserven dieses Organs groß genug, um kompensatorisch einzuspringen.
Weiters stellen neuere Untersuchungen am Gehirn fest, daß schon physiologischerweise *bestimmte Transmitter mit zunehmendem Alter abnehmen*; am deutlichsten betrifft diese Abnahme die cholinergen Substanzen, die unter anderem eine Rolle bei den Gedächtnisleistungen spielen dürften, und die dopaminergen Substanzen, die bei den Antriebsfunktionen, aber auch bei den extrapyramidal-motorischen Funktionssystemen von Bedeutung sind.
Stellt man diagnostizierbare cerebrale morphologische Abbauzeichen klinisch-psychologisch und psychiatrisch faßbaren gegenüber, bestätigt sich das oben Gesagte in oft eindrucksvoller Weise: Schwerste Demenzzustände sind manchmal mit nur geringfügigen Läsionen des Gehirns vergesellschaftet, in anderen Fällen hingegen zeigen schwerste morphologische Veränderungen des Gehirns oft nur geringe Auswirkungen auf die cerebralen Leistungen des Betroffenen.
Daraus läßt sich der Schluß ziehen, daß der Zusammenhang zwischen Hirnalterung, Hirnabbau und psychischen Auswirkungen dieser Prozesse kein unmittelbar linearer, sondern auch von anderen Faktoren abhängiger ist:
Einer dieser seit langem gesicherten Faktoren ist die Geschwindigkeit, mit der der Abbau vor sich geht: Je langsamer sich ein Abbauprozeß entwickelt, umso besser ist das Gehirn in der Lage, sich ihm anzupassen und die psychischen Folgen durch kompensatorische Mechanismen in Grenzen zu halten. Andererseits wird eine jähe Funktionsstörung des Gehirns seine Kompensationsmöglichkeiten überfordern und zu dramatischen funktionellen psychischen Einbrü-

**Tabelle 3**

| Autoren | Jahr | Aussagen |
|---|---|---|
| Terman und Oden<br>Palmore<br>Lehr | 1959<br>1970<br>1977 | Primär schwach Begabte und wenig/schwach Beschulte bzw. Ausgebildete bauen intellektuell früher ab |
| Glanzer und Glaser<br>Owens<br>Olechowski | 1959<br>1966<br>1976 | Intellektuell im Berufsleben unterforderte Menschen bauen früher ab („Dis-Use-Hypothese"). Funktionen, auch geistige, die nicht zum Einsatz kommen, verkümmern |
| Weinstock und Bennett<br><br>Yarrow | 1968<br>1969<br>1961 | Bei mangelnder Stimulation fallen die intellektuellen und kognitiven Fertigkeiten ab. Dies gilt besonders bei „Verwahrten" („Hospitalismus-Syndrom") |
| Baldwin<br>Thomae<br>Lehr, Schmitz-Scherzer und Thomae<br>Olbrich und Thomae | 1969<br>1970<br>1974<br>1978 | Nicht nur der „objektive Gesundheitszustand", sondern auch der „subjektive", d.h. Lernbereitschaft, Selbsteinschätzung, Zukunftshoffnung und Zukunftsorientiertheit, beeinflussen den geistigen Abbau |

chen führen; auf ein für diese Regel gutes Beispiel sei verwiesen: die wenig dramatischen Veränderungen des Menschen bei sich über Jahre hinziehenden arteriosklerotischen Prozessen im Gehirn und die katastrophale Auswirkung einer plötzlichen cerebralen Durchblutungsstörung.

Ein anderer Faktor, dessen Bedeutung erst in jüngerer Zeit erkannt wurde, betrifft die psychosomatisch-somatopsychischen funktionell-morphologischen Wechselbeziehungen in den cerebralen Feinstrukturen: Tatsächlich scheint bei den funktionellen Auswirkungen von Abbauprozessen nicht nur die diffuse oder fokale Abnahme der Nervenzellzahl im Gehirn eine relevante Rolle zu spielen, sondern auch – vielleicht sogar: vor allem – die Anzahl und Dichte ihrer synaptischen Verbindungen bzw. deren Reduktion.

In der Tat konnte in einer psychometrischen Vergleichsuntersuchung in drei Wiener Altenpflegeheimen (FISCHHOF et al., 1991; FRIEDMANN et al., 1991) nachgewiesen werden, daß die intellektuell-cerebrale Anpassungsfähigkeit im höheren Lebensalter umso eher erhalten blieb, je lern-, erlebnis- und erfahrungsintensiver der betreffende Mensch gelebt hatte, je breiter sein Interessenshorizont und je mobiler seine Lebensgestaltung gewesen – und geblieben – ist. Dieses Studienergebnis korreliert eindrucksvoll mit anderen, von welchen einige in Tabelle 3 aufgelistet sind.

#### *1.3.1.3 Die psycho-cerebrale Kohärenz*

Diese Erkenntnisse bieten nicht nur eine vielleicht überraschende Erklärung für das Phänomen an, daß nicht alle Menschen im höheren Lebensalter den gleichen psycho-cerebralen Funktionseinbußen unterworfen sind, sondern birgt auch einen Hinweis, was der Mensch in jüngeren Jahren tun kann, um den psychischen Folgen unausweichlicher, auch cerebraler Involutionsprozesse vorzubeugen. Jedenfalls ist zusammenfassend festzuhalten, daß die psychischen, intellektuellen und kognitiven Aspekte des Lebens *vor dem Alter* von starkem Einfluß auf den funktionellen Zustand des Gehirns und seine entsprechenden Fertigkeiten im Alter sind. Die Volksweisheit „wer rastet, der rostet" ist wahrscheinlich im Psycho-Cerebralen richtiger als auf jedem anderen Gebiet menschlichen Daseins. Zu Recht kann hier von „psycho-cerebraler Hygiene" bzw. „Prophylaxe" gesprochen werden.

An dieser Stelle jedoch muß auch daran erinnert werden, daß das Gehirn und seine Strukturen in ihrem Funktionspotential auch davon abhängig sind, in welchem Ausmaß es lebenslang gelingt, das Gehirn als Organ vor Schäden und Abbauprozessen zu schützen, indem man neuropathogene Noxen (Traumata, Alkohol-, Analgetika-, Drogenabusus u.a.) meidet oder sorgfältig mit jenen körperlichen Systemen umgeht, die für das Gehirn und seine Funktionen (Herz- und Kreislauf, Ernährung, Atmung, Blut und Stoffwechsel u.a.m.) relevant sind (s. Abschnitt 1.3.2). Hier wiederum kann von „cerebro-psychischer Hygiene" bzw. „Prophylaxe" gesprochen werden.

#### *1.3.1.4 Die Persönlichkeitszüge im höheren Lebensalter*

Es überrascht nicht, daß mit dem cerebralen Abbau auch Veränderungen in der Persönlichkeit des betroffenen Menschen einsetzen. Dies gilt nicht nur für die Folgen pathologischer und beschleunigter Abbauprozesse, sondern auch für das physiologische Altern: Erstere führen eher zu einer Vergröberung der Persönlichkeit; milde Formen imponieren durch die abnehmende Kontrolle des Betroffenen über seine Affekte, Triebe und Verhaltensweisen; in schwereren Fällen gewinnt man den Eindruck, daß der Betroffene seine ganze Erziehung und sein Wertesystem verliert; die schwersten Formen führen zur Versorgungs- und Betreuungsnotwendigkeit des Betroffenen, als

**Tabelle 4**

| Typus | Als Erwachsener | In höherem Lebensalter |
|---|---|---|
| „Reifer Mensch" | Sozial gut integriert und beherrscht, im Handeln spontan, aber nicht impulsiv; genußfähig und tolerant; beschützend, vielseitig; neben dem Beruf Hobbies | Ohne ernstere Probleme |
| „Schaukelstuhl-Mann" | Nie besonders ehrgeizig, gilt als eher passiv, nachgiebig und anderen die Initiative überlassend; freut sich schon früh auf die Pensionierung | „Rocking-chair-man"; hat keine Probleme mit seiner Hilfsbedürftigkeit und verhält sich so, daß er jederzeit Zuwendung erhalten kann |
| „Der Gepanzerte" | Festgefügt-durchorganisiertes, erfolgreiches und leistungsorientiertes Leben; bleibt möglichst lange aktiv, um nie zum „alten Eisen" zu werden | Zäh und eifersüchtig bemüht, unabhängig zu bleiben; hochempfindlich gegen alles, was ihn abhängig machen würde: leidet unter Krankheiten, Altsein, Behinderung. Schlecht anpassungsfähig, starr, „erzkonservativ" |
| „Zorniger alter Mann" | Mißtrauisch, vorsichtig, darauf bedacht, seine Rechte zu schützen, „Prinzipienreiter" | Kleinlich, starrsinnig, streitsüchtig bis zum Querulatorischen. „Schuld an meinen Problemen sind die anderen" |
| „Selbsthasser" | Fühlt sich seit je wenig begabt, insuffizient und überfordert. Wenig Lebensfreude, wenig Selbstwertgefühl | Depressiv, grüblerisch, pessimistisch, selbstentwertend |

ob er wieder zum Säugling geworden wäre. Im Rahmen des physiologischen Alterns hingegen ist die Persönlichkeitsvergröberung sehr selten. Hier ist eher eine Verschärfung der Persönlichkeitszüge zu beobachten, also jener Erlebens- und Verhaltensmerkmale, die den Betroffenen von jeher gekennzeichnet haben. CH. MÜLLER (1969) hat dies wie folgt beschrieben:

„Der alte Mensch ist vor allem durch seine Langsamkeit und die Abnahme seiner Lebhaftigkeit gekennzeichnet ... Sein Interesse für die Umwelt nimmt ab. Er hat nicht mehr die Kraft, sich neuen Dingen zuzuwenden und zieht sich auf sein Innenleben zurück ... Die Grundzüge seines Charakters kommen deutlicher zum Ausdruck ... Der Vorsichtige hat die Tendenz, im Alter mißtrauisch und geizig zu werden. Der Extrovertierte wird zum Schwätzer. Der Ängstliche wird zum Hypochonder ... Der alte Mensch begegnet seinen Schwächen durch eine konservative und starrköpfige Haltung, manchmal durch Hypochondrie. Er versucht, sich Schutzwände zu schaffen und gleichzeitig von seinem neuen Zustand zu profitieren ..."

Unter normalen Umständen bleibt also eine weitgehende Kontinuität in der Persönlichkeit über alle Lebenszeiten hinweg bestehen.

REICHARDS et al. (1962) konnten (bei Männern) retrospektiv fünf Persönlichkeitstypen mit der Absicht abgrenzen, prognostische Aussagen über ihre Situation im höheren Lebensalter zu machen (Tabelle 4).

### *1.3.1.5 Der psycho-cerebro-soziale Zusammenhang*

Neben den somatischen, cerebralen und psychischen Veränderungen, die das Altern des Menschen charakterisieren, kommt es auch zu Veränderungen der sozialen Situation, die oft auch dann dramatisch sein können, wenn sich die physische und/oder psychische Involution in Grenzen hält. Wie relevant auch dieser Aspekt für Überlegungen zur Altersthematik ist, ist daraus abzulesen, daß jede spürbare Veränderung im sozialen Eingebettetsein des alten Menschen ein hohes Risiko für seine altersbedingt geringer gewordene Anpassungsfähigkeit darstellt, das heißt zu psychischen Zusammenbrüchen und – in der Folge – zum raschen Ableben führen kann. So konnte eine Wiener Arbeitsgruppe (KAHANE et al., im Druck) bei einer retrospektiven Untersuchung von Überlebensraten Verwitweter feststellen, daß etwa ab dem 75. Lebensjahr 63 % (!) der Eheleute, die ihre(n) Partner(in) durch Ableben verloren haben, binnen 12 Monaten versterben. Ähnliches konnte auch BOJANOVSKY (1977) bei Untersuchungen über die Auswirkungen der sozialen Isolation alter Menschen feststellen.

Die Veränderung im Sozialen hängt naturgemäß nicht nur von jener des Individuums ab, sondern auch von der ihn umgebenden Gesellschaft, ihrer Kultur und von dem Bild, daß sie sich von der Rolle des alten Menschen in ihrer Mitte macht. So gab es in Europa in früheren Zeiten die Vorstellung von der „Weisheit des Alters", die dem alten Menschen nicht nur eine respektvolle Behandlung und einen eigenen, wichtigen Platz in der Gesellschaft, sondern sogar politische Bedeutung sicherte: Er wurde Mitglied eines „Ältestenrates" (Senat), den es nicht nur auf höchster staatlicher Ebene gab, sondern auch auf der Ebene des Dorfes und der Sippe (*gerontokratische Ordnung*). Dieses gesellschaftliche Bild hatte auch im judäo-christlich-islamischen Raum nicht nur mit dem dekalogischen Gebot „Du sollst Vater und Mutter ehren, auf daß du lange lebest" (2. Mose 20, 12) zu tun, sondern auch mit der weitverbreiteten Erkenntnis, daß der Mensch mit den Jahren an Erfahrung gewinnt und dabei zwar den Blick fürs Detail verliert, dafür aber in größeren und allgemeineren Zügen denkt und urteilt.

Die mit dem höheren Lebensalter einsetzende Verlangsamung der psychischen Prozesse wurde dabei weniger als Belastung für die Geduld der Jüngeren empfunden, sondern vielmehr als Garantie für Bedächtigkeit (= Bedachtsamkeit), Vorsicht und Weitsicht. In der Tat gibt es in der 3. Welt auch heute noch Stammesgesellschaften, die gerontokratisch strukturiert sind.

In den Industriestaaten westlicher Prägung hingegen haben Urbanisierung, Industrialisierung und Technisierung zu existenziellen Verschiebungen im Wertgefüge geführt, wobei Leistung, Produktivität, Konsumverhalten und vor allem Handlungsgeschwindigkeit in den Vordergrund getreten sind: Auf diese Weise ist es zwar gelungen, die durchschnittliche Lebenserwartung zu steigern, zugleich aber ist der alte Mensch hinsichtlich seiner Rolle im gesellschaftlichen Leben auf der Strecke geblieben und wurde (selten) bestenfalls zum geliebten Mitversorgungsobjekt im Familienverband, häufiger hingegen zum weitgehend isolierten gesellschaftspolitischen und ökonomischen Problemfall. Selbst in den ländlichen Regionen, wo Lebenstempo und Raumplanung weniger problematisch für die Bevölkerung sind, ist dieser sozialethische Notstand nur graduell geringer ausgeprägt und höchstens weniger augenfällig.

Die hier geschilderten Aspekte des psycho-cerebro-sozialen Zusammenhanges erklären schlüssig, warum die in Abschnitt 1.3.1.2 getroffene Feststellung, daß die intellektuell-cerebrale Anpassungsfähigkeit des Menschen im höheren Lebensalter vom Ausmaß seiner Lern-, Erlebnis- und Erfahrungsintensität, der Breite seines Interessenshorizontes und der Mobilität seiner Lebensgestaltung in Jugend- und Erwachsenenjahren abhängig ist, kein Paradoxon ist.

Man könnte sich ja fragen, ob der isoliert und lebenslang seßhaft lebende Hochgebirgsbauer oder der in der Monotonie der

Sandwüste lebende Beduine eher dement wird, als der am rasenden Puls der Zeit lebende Bewohner einer hektischen Metropole. Oder, umgekehrt und die somatischen Risken der jeweiligen Lebensweise ausklammernd: Wäre in diesem Lichte ein vielseitig interessierter und gebildeter Globetrotter gegen die Demenz gefeit?

Diese Umkehrschlüsse widersprechen obenerwähnter These nur scheinbar: Tatsächlich brächen die Erstgenannten psychisch schnell zusammen und böten das Vollbild der Demenz, versetzte man sie im höheren Lebensalter in die soziale und dynamische Situation eines Großstadtbewohners, da ihre Anpassungsfähigkeiten schon von ihrer bisherigen Lebensweise her überfordert würden. Umgekehrt würde der in die Monotonie einer Einöde verpflanzte Großstadtmensch psycho-cerebral unterfordert, sodaß er seine lebenslang trainierte geistige Regsamkeit bald verlöre, und ähnlich rasch psychisch dekompensierte.

Der Schluß aus diesen Überlegungen liegt nahe: Zum einen bestimmen die Lebensweise während des sogenannten „aktiven Lebens" jene Maßnahmen, die sich als am psychohygienisch im höheren Lebensalter auswirken sollten, zum anderen erweist sich an diesem Beispiel die Richtigkeit der HOFF'schen These, wonach das alte Gehirn „wie ein jagender Hund reagiert: Ist die verfolgte Beute zu schnell, gibt er die Jagd sofort auf, ist es zu langsam, verliert er das Interesse – in beiden Fällen stellt er die Jagd ein".

Von dieser These ausgehend ist folgerichtig der landläufigen Meinung zu widersprechen, Konservativismus gehöre gewissermaßen zwangsläufig zum alten Menschen: Diese Meinung ist nur dann wahr, wenn der alte Mensch keine Möglichkeit mehr sieht, sich dem Neuen zuzuwenden, wenn er sich also an die Vergangenheit und ihre Werte klammern muß, um auch im Alter Haltung bewahren zu können. SARTRE bekennt sich zu einer Gegenthese, wenn er sagt: „Jeder Moment meines Lebens fällt von mir ab wie ein totes Blatt" – poetische Umschreibung eines auf das Gegenwärtige und Zukünftige ausgerichteten Daseinsgefühls, das er später zur Philosophie des Existenzialismus entwickelte, zur Weltanschauung der Freiheit, zu sich selbst auf Distanz zu gehen, sich selbst sozusagen von einer höheren Warte zu betrachten.

Der sogenannte „Alterskonservativismus" wäre somit kein unvermeidliches Charakteristikum, das zur Verständnislosigkeit zwischen den Generationen führen muß, sondern eher ihre Folge, ein bloßer Ausdruck jener Hilflosigkeit, die HEBBEL seinem Meister Anton sagen läßt: „Ich verstehe die Welt nicht mehr." Sicher ist jedenfalls, daß alles, was man im Alter aufgibt, für immer verloren ist, sodaß eine resignative Haltung mit einer Einengung des auch psychischen Aktionsradius verbunden ist, die dann in eine Philosophie des Konservativismus aus bitterer Hilflosigkeit mündet.

### *1.3.1.6 Der alte Mensch und das Altenheim*

Gerade an dieser Stelle erscheint es angebracht, einige Worte zur sogenannten „Altenheimproblematik" zu sagen.

Ohne Zweifel hat die Änderung des Lebensstils durch Industrialisierung und Urbanisierung (Beschleunigung der Abläufe, Massen- und Leistungsgesellschaft, Einengung der Lebensräume, Verkleinerung der Familien, Verkleinerung der Wohnungen), wie schon gesagt, zur Abdrängung der alten Menschen an den Rand der Gesellschaft geführt. Ihre Vereinsamung durch Verlust von gleichaltrigen Freunden und die Distanz zur Generation der Jüngeren, sowie ihre Schwierigkeit, sich ohne Hilfe selbst zu versorgen, hat die Einrichtung von Altenheimen unumgänglich gemacht. In einem positiven Licht betrachtet, kann der alte Mensch hier leben, ohne medizinisch, pflegerisch, diätetisch unterversorgt zu sein; er muß nicht fürchten, den echten und den befürchteten Fährnissen des Alleinelebens hilflos ausgesetzt zu sein und kann sich die Mühen des Einkaufens, des Kochens, der Wäsche usw. ersparen. In einem negativen Licht gesehen aber fördert gerade die Aufgabe der Selbständigkeit die Tendenz zur Regression, das heißt daß die Hilfsbedürftigkeit weiter zunimmt, bis hin zur Selbstaufgabe und zur Verkindlichung.

Die These, die besagt, der Mensch möge den Zeitpunkt nicht versäumen, wo er „ins Heim" übersiedeln kann, ohne mit diesem Bruch in seiner Lebenskontinuität psychocerebral zu dekompensieren, also zu einem Zeitpunkt, wo er noch anpassungsfähig ist, muß kritisch betrachtet und relativiert werden: Diese These ist nur wahr, wenn abzusehen ist, daß der Betroffene psychisch in zunehmende Isolation, vor allem von jüngeren Menschen gerät und daß seine physische Verfassung sich krankheitsbedingt verschlechtert bzw. psychosoziale und physische Behinderungen zu erwarten sind. Wo diese Entwicklung nicht abzusehen ist, kommt die Flucht ins Altenheim einer selbstverwirklichenden Prophezeihung gleich: Jene behindernden Prozesse werden eingeleitet und beschleunigt, deren Auftreten man fürchtete und die zur Flucht „ins Heim" veranlaßten. Dies gilt umsomehr, als die meisten dieser Heime an der Stadtperipherie liegen und deren ghettoisierende Wirkung den Kontakt ihrer ohnehin weniger mobilen Bewohner („Insassen") zu ihrer gewohnten Umgebung und zur Generation der Jüngeren abschneiden.

#### *1.3.1.7 Der alte Mensch und der Tod*

Daß alte Menschen dazu neigen, der Zukunft mit Mißtrauen entgegenzusehen und den Focus ihrer Aufmerksamkeit auf Vergangenes zu lenken, ist eine bekannte Tatsache; zahlreiche Autoren erklären diese Grundhaltung zum einen mit der verminderten intellektuellen Flexibilität und mit der kognitiven Anpassungsproblematik des Alten, die es ihm erschweren, sich den Herausforderungen des Neuen zu stellen, und zum anderen mit dem unbewußten Streben, durch Verdrängung der Realität die zunehmenden Einbußen an körperlichen und geistigen Leistungsfähigkeiten, die erhöhte Erkrankungsanfälligkeit und das Nahen des Todes nicht wahrnehmen zu müssen. Diese Erklärungen können inhaltlich wohl nicht bestritten werden, bedürfen aber doch einiger kritischer Anmerkungen und Ergänzungen.

Diesbezügliche Befragungen hochbetagter Menschen ergeben, daß ihr Tod normalerweise auch für sie kein konkretes und stets präsentes Element ihrer Selbstwahrnehmung ist, auch dann nicht, wenn sie ihm einen gewissen Platz in ihrem Leben einräumen, wie etwa durch Erstellung eines Testaments oder durch Mitgliedschaft in einem Sterbe- und Bestattungsverein; nicht selten nehmen gerade alte Menschen gerne an Begräbnissen teil oder registrieren den Tod Gleichaltriger in einer Doppelrolle, nämlich als gespannte Zuseher ebenso, wie als Mitwirkende an einem Wettbewerb, wer schließlich wen überlebt: Hier findet wohl mehr ein verborgen-koketter, ja spielerischer Umgang mit einem *nicht wirklich unmittelbar* drohenden „Anlaßfall" statt, nicht selten eine wirksame Möglichkeit, den Schrecken im Zusammenhang mit der eigenen Sterblichkeit zu unterdrücken. Ähnlich ist der „Wettlauf" zu verstehen, den manche Menschen mit ihrem Tod durchführen, wenn es ihnen darum geht, „100 Jahre alt zu werden", den „nächsten runden Geburtstag noch zu erleben", noch einmal „Weihnachten zu feiern" oder ähnlich symbolische oder zahlenmystische Ziele zu erreichen.

Obwohl der Tod kein Monopol der Alten ist, sondern in jedem Lebensalter „zuschlagen" kann, also durchaus Anlaß für die Menschen aller Altersgruppen sein könnte, sich mit ihm wenigstens intellektuell auseinanderzusetzen, ist es doch so, daß er während der

Jugend und im Erwachsenenalter eher als Schicksalsschlag erlebt wird, der nur andere, nicht aber einen selbst trifft, im höheren Lebensalter aber diese Form der Verdrängung nicht mehr so gut funktioniert, sodaß andere Formen der Abwehr eingesetzt werden, um das innere Gleichgewicht und ein Maximum an Lebensqualität sicherzustellen.

Solange also solche Abwehrmaßnahmen funktionieren und der eigene Tod im Bewußtsein keine Dinglichkeit erlangt, steht auch der alte Mensch nicht mehr als andere, auch jüngere Menschen im Angesicht des Todes. Diese Tatsache ist in gewisser Weise auch den meisten Angehörigen alter Menschen klar; das ist wohl einer der wesentlichen Gründe, warum sie den Greis nicht mit der Frage konfrontieren, ob er sich schon ein Grab ausgesucht oder sein Testament gemacht hat – auch dann nicht, wenn eine letztwillige Verfügung für die wirtschaftliche Existenz oder den innerfamiliären Frieden „nach dem Anlaßfall" höchste Bedeutung hätte: Sie wollen den Alten „in Ruhe lassen", „ihn nicht kränken" usw. Auch das stellt einen Aspekt dessen dar, was SIMONE DE BEAUVOIR als „Verschwörung des Schweigens" so eindrucksvoll beschrieben hat.

Anders stellt sich die Frage nach der Auseinandersetzung mit dem eigenen Tod, wenn der alte Mensch akut in das Spannungsfeld zwischen seinem Leben (und dessen Qualitäten einer-, seinen Nöten andererseits) und seinem Tod (und dessen Schrecken einer-, seiner Befreiung andererseits) kommen: Auch hier zeigt sich, daß der reife Mensch, der auf ein erfülltes und als sinnvoll erlebtes Leben zurückschaut, den Tod leichter hinnehmen kann, als jener, der mit Bitterkeit erfüllt ist und meint, am Wesentlichen vorbeigelebt und seine Tage vergeudet zu haben. Während ersterer eher Müdigkeit verspürt, vielleicht eine Spur von Bedauern und Reste seiner lebenslangen Neugier, tröstet zweiteren nicht einmal die Erinnerung. Das aber heißt, daß die Qualität des dem Ende Entgegensehens von der Ausgangslage in diesem Bewußtseinsprozeß abhängt, die Ausgangslage im Sinne der Entwicklung der Persönlichkeit in der Jugend und der Abwicklung des Lebens im Erwachsenenalter einerseits, und andererseits, die Ausgangslage zu Beginn des unübersehbaren Sterbeprozesses: Schmerz, Depression, Isolation und Wortlosigkeit machen das Sterben zur Qual und erfüllen die Vorstellungen vom Tod mit Angst und Bitterkeit, während Schmerzlosigkeit, soziales Eingebettetbleiben und weitergehende zwischenmenschliche Kommunikation dem Leidensgeschehen viel an Schärfe zu nehmen vermag.

### *1.3.1.8 Der alte Mensch und sein Altsein*

Ist das Altern ein Leidenszustand per se? Mit anderen Worten: Bringt das Altern mit all seinen Veränderungen im Körperlichen und Sozialen auch zwangsläufig subjektive seelische Leidenszustände mit sich? Die Antwort auf diese Frage ist komplex, so komplex, wie die scheinbar einfache Fragestellung selbst.

Die seelischen Reaktionen auf die mit dem Altern verbundenen Veränderungen hängen wohl davon ab, wie der betroffene Mensch sich in seiner Persönlichkeit entwikkelt hat und wie er bisher gelebt hat; weiters, wie sein Wertesystem strukturiert ist, was für ihn während seines bisherigen Lebens wichtig war und welche seelischen Anpassungsmechanismen ihm zur Verfügung stehen. Eine erste Vorstellung, welche Haltung er im höheren Lebensalter einnehmen wird, kann aus seinen Reaktionen herausgelesen werden, wenn er seine aktive Berufslaufbahn beendet: Menschen, für die die Pensionierung den Verlust an Selbstwertgefühl und den Verlust an Lebensinhalten bedeutet, erleiden mit dem „Pensionsschock" nicht nur einen Knick in ihrer Leistungsfähigkeit, sondern verfallen in eine gereizt-depressive Dauermißgestimmtheit und in ein sozial inkompetenteres Konstanzverhalten. Jede kleinere Krankheit wird als Bestätigung für den eigenen Verfall interpretiert, der soziale Mißerfolg ist vorprogrammiert und wird auch zur Wirklichkeit, weil dieser Mensch eine Dauerabwehrhaltung einnimmt, die dazu führt, daß man den Umgang mit ihm meidet.

Hier ist die indolentere Haltung jener Menschen, die ihre Berufstätigkeit stets nur als notwendigen, aber wenig geliebten Broterwerb empfunden haben, günstiger: Die Pensionierung wird eher als Befreiung erlebt und nicht als Verlust an psychosozialen Optionen, sondern als Gewinn auf diesem Gebiet. Auftretende Störungen wie Krankheiten oder das Ableben nahestehender Menschen werden leichter akzeptiert und verkraftet.

Menschen aber, die zeitlebens neben ihrem Beruf verschiedene Interessen hatten, wie Lesen, Hobbies, Reisen, Naturliebe usw., und auch im Alter ausreichende Möglichkeiten beibehalten, rege zu bleiben, werden ihr Älterwerden kaum wahrnehmen. Dies gilt umsomehr, wenn sie ihre sozialen Kontakte in ihrem Erwachsenenalter nicht auf die eigene Generation beschränkt haben, sondern stets auch mit Jüngeren gesellschaftlichen Umgang pflegten.

In diesem Lichte ist das Erleben auch der körperlichen Veränderungen im höheren Lebensalter zu sehen: Im wesentlichen lassen sich zwei Typen beschreiben:

- Der eine, der das Altwerden mit einem resignativen oder kindisch-trotzigen Sich-gehen-Lassen beantwortet, beschleunigt einen körperlichen, seelischen und sozialen Verfallsprozeß.
- Der andere, dessen Werterleben von Äußerlichkeiten weniger abhängig ist, wird aus seinem Altern nicht ein Aufgeben-Müssen, sondern die Selbverständlichkeit zu ausgefeilteren Anpassungsstrategien ableiten und sich danach verhalten.

Welche Verhaltens- und Erlebnisweisen beim körperlich gesunden alten Menschen zum Tragen kommen, hängt – wie schon angedeutet – von der Reife der Persönlichkeit ab. Gerade hier wird sich zeigen, ob die Konfliktbewältigung auf reife Abwehrmechanismen, wie Humor und Sublimierung, oder auf unreife und neurotische zurückgreift wie Regression, Projektion oder Konversion. Hier entscheidet es sich, ob der ältere Mensch sein Altern durchlebt, oder ob er es depressiv, hypochondrisch, ängstlich und verbittert durchleidet, ob er seine sozialen Fertigkeiten beibehält und zu nützen versteht oder ob er sich verfolgt fühlt, sich durch Mißtrauen und abgewehrten Neid sozial isoliert oder ob er die Befriedigung seines Zuwendungsbedarfs durch die Darstellung körperlicher Symptome zu erzwingen sucht.

Daß die Chronifizierung solcher Störungen der innerseelischen Homöostase sich sekundär auf anderen psychischen Gebieten negativ auswirkt, leuchtet ein: Die Depression z.B. führt nicht selten zur kognitiven Beeinträchtigung, sodaß pathologische Zustandsbilder bis hin zur „Pseudodemenz" auftreten können – ebenfalls nicht selten werden solche Prozesse fehldiagnostiziert und bringen diese Menschen in Pflegeheime, wo sie noch beschleunigt werden. Paranoide Erlebnisinterpretationen wiederum können sich in der Isolation des alten Menschen bis zum psychotischen Vollbild steigern und sein Schicksal in einer kustodialen Abteilung für chronisch psychiatrisch Kranke enden lassen. Diese Gesamtproblematik kann sich bis ins Unlösbare steigern, wenn die hier geschilderten Mechanismen und Prozesse sich vor dem Hintergrund pathologischer cerebraler Abbaukrankheiten in einer pathogenen Wechselwirkung abspielen.

### 1.3.2 Der pathologische Alterungsprozeß

Das bisher in bezug auf das Gehirn Gesagte hat bewußt ausgeklammert, daß der Mensch während seines Lebens weder von Krankheit noch von anderen, seinen Körper schädigenden Ereignissen verschont bleibt. Tatsächlich spielen bei der wirklichen, tagtäglichen Alterung des Menschen nicht nur die „natürlichen, im Alter selbst innewohnenden" zell- und gewebseigenen Abnützungs- und Degenerationsvorgänge eine Rolle, sondern auch die große Zahl von verschiedensten Noxen, die mit dem Lebensstil in all seinen Aspekten zusammenhängen. Und wahrscheinlich muß davon ausgegangen werden, daß es gerade diese *krankhaften* Prozesse und Ereignisse sind, die die an sich bestehende hohe Lebenserwartung des Menschen reduzieren. Korrekterweise dürfte und darf bei diesen Prozessen *nicht von Alterung gesprochen* werden, da – erstens – viele von ihnen schon bei jungen Menschen auftreten und deren Leben „vorzeitig" beenden können; weiters – zweitens –, weil sie keine Alterung im eigentlichen Sinne provozieren, sondern Alterungsprozesse beschleunigen; schließlich – drittens –, weil phänomenologisches Imitieren von Alterung nicht automatisch mit „vorzeitiger Alterung" identisch ist.

Ohne an dieser Stelle auf sie eingehen zu wollen, seien hier taxativ die wichtigsten gehirnpathogenen Faktoren aufgelistet (Tabelle 5).

**Tabelle 5**

| Ursachen | Betroffene Systeme | Konsequenzen im ZNS | Diagnosen |
|---|---|---|---|
| 1. Diätetische Faktoren<br>2. Heredo-konstitutionelle Faktoren<br>3. Lebensstilbezogene Faktoren (z.B. Streß)<br>4. Chronische Noxen (Nikotin, Alkohol, Medikamente, Drogen, Berufsfaktoren)<br>5. Akute Noxen (Trauma, Narkosezwischenfall, Infektionen, Intoxikationen, Berufsfaktoren)<br>6. Genetische Faktoren<br>7. Immunologische Störungen<br>8. Endokrine Störungen<br>9. Paraneoplasien<br>10. Hirntumore und -metastasen | • Stoffwechselsituation (Hyperlipämie, Hyperurikämie, Hypoglykämien)<br>• Herz- und Gefäßsystem (Hypertonie, Gefäßanomalien, Hypotonie, cardiale Insuffizienz, Herzrhythmusstörungen)<br>• Lungenkrankheiten<br>• Leberkrankheiten (M. Wilson, Hepatopathien)<br>• Nephropathien<br>• Endokrine Dysfunktion (Schilddrüse, Pankreas, Nebenschilddrüse)<br>• Vitaminmangel (Vitamin B1, B12, Folsäure, Nikotinsäure)<br>• Erkrankungen des Blutes und des Knochenmarkes (Anämien, Leukosen, Thrombosen) | 1. Arteriosklerose der Hirngefäße<br>• mit chronischer Minderdurchblutung<br>• mit akuter Minderdurchblutung<br>2. Ruptur eines Hirngefäßes<br>3. Chronische Schädigung von Hirnzellen<br>4. Akute Schädigung von Hirnzellen<br>5. Cerebrodegenerative Krankheiten<br>6. Liquorabflußstörung<br>7. Azidosen<br>8. Alkalosen<br>9. Hypoxien | 1. M. Alzheimer u.a. primär degenerative Hirnkrankheiten<br>2. Arteriosklerotische Demenz<br>3. Multi-Infarkt-Demenz<br>4. Intracerebrale Blutung<br>5. M. Parkinson<br>6. Multiple Sklerose<br>7. Encephalitis<br>8. Meningoencephalitis<br>9. Lupus Erythematodes Viszeralis<br>10. PCP-Vasculitis<br>11. AIDS-Encephalitis<br>12. M. Creutzfeld-Jakob<br>13. Progressive Paralyse<br>14. Nolmaldruckhydrocephalus<br>15. Chorea Huntington<br>16. M. Fahr<br>17. und andere |

## *1.4 Epilog*

Das bisher Gesagte will deutlich machen, daß zahlreiche Faktoren auf die Lebenserwartung des Einzelnen Einfluß nehmen, Faktoren, die in der genetischen Ausstattung des Menschen verwurzelt sind, Faktoren, die Teil seines materiellen, psychosozialen, ökonomischen und kulturellen Kontextes sind, Faktoren, die mit seiner individuellen Persönlichkeitsentwicklung und seiner Lebensführung zusammenhängen. Besonders in der Lebenssphäre der Welt der modernen Industrienationen mit all ihren aus dem Überfluß kommenden Belastungen (Nahrungs- und Trinkgewohnheiten, Bewegungsarmut, Schadstoffbelastung) spielen die unmittelbaren Gesundheitsfaktoren in der Lebensführung eine große Rolle. Nicht zuletzt muß bedacht werden, daß die wesentlichsten Ursachen von vorzeitiger (pathologischer) Alterung, von Behinderungen und des „Todes vor der Zeit" im geschädigten Herz-Kreislaufsystem zu suchen sind.

Weiters ist daran zu erinnern, daß in diesem Überfluß und in den zahlreichen Möglichkeiten auf den Gebieten der Freizeit, der Bildung, der Bewegungsfreiheit auch die Chance liegt, sich seelisch/geistig und cerebral auf ein geistig aktives und damit qualitativ lebenswerteres Alter vorzubereiten.

Abschließend soll darauf hingewiesen werden, daß der Sinn einer höheren Lebenserwartung auch von den Wertesystemen abhängt, die dem einzelnen Menschen eigen sind, und von jenen, die das Leben im Alltag einer Gesellschaft prägen. Es ist daran zu erinnern, daß das Primat von Leistungsprinzip und Konsumfähigkeit einer marktwirtschaftlich orientierten Gesellschaft bedeutet, die lebenserhaltenden und lebensbereichernden geistigen, sozialen und kulturellen Werte auf den zweiten Rang zu verdrängen.

# Literatur


Abraham G, Garrone G (1975) Die Haltung des Arztes dem Tod gegenüber. In: Martin E, Junod JP (Hrsg) Ein kurzes Lehrbuch der Geriatrie. Huber, Bern, S 336–343

Baldwin AL (1969) A cognitive theory of socialisation. In: Goslin DA (ed) Handbook of socialization, theory and research. Rand McNally, Chicago, pp 325–345

Barinaga M (1995) Dendrites shed their dull image. Science 268: 200–201

Battegay R (1980) Die Altersheimproblematik. Schweiz ÄZ 11/61

De Beauvoir S (1972) Das Alter. Rowohlt, Hamburg

Berner P, Naske R, Zapotoczky HG (1974) Depressionen im Alter. In: Fellinger K (Hrsg) Aktivitätsprobleme des Alternden – eine psychosomatische Studie. Editiones Roche, Basel, S 77–91

Berner P (1985) Zur psychischen Situation alter Menschen im Altersheim. Mod Geriat I/10: 7

Bojanovsky J (1977) Morbidität und Mortalität der Verwitweten. Fortschr Med 95: 593–596

Carrell A, Ebeling A (1923) Survival and growth of fibroblasts in vitro. J Exp Med 38: 487–497

Comfort A (1965) The process of aging. Weidenfeld & Nicolson, London, pp 152 ff

Doberauer W (1962) Der Einfluß des Lebensalters auf die Granulationsgewebsbildung. Script Geriat, S 167–197

Fischhof PK, Friedmann A, Möslinger-Gehmayer R (1991) Über die Beziehung zwischen erworbener Intelligenz und Hirnleistungsstörungen im höheren Lebensalter. Z Geriat 4: 196–202

Friedmann A, Gathmann P, Fischhof PK (1991) Flexibilité psychocérébrale et réhabilitation gérontopsychiatrique: la démence est-elle irréversible? Psych Med 23: 785–789

Friedmann A, Korn K, Topitz A (1992) Gerontopsychiatrie. In: Friedmann A, Thau K (Hrsg) Leitfaden der Psychiatrie, 4. Aufl. Maudrich, Wien Bern, S 163–175

Fries JF (1980) Aging, natural death and the compression of morbidity. N Engl J Med 303/3: 130–135

GLANZER M, GLASER R (1959) Cross-sectional and longitudinal results in a study of age-related changes. In: BIRREN JE (ed) Handbook of aging and the individual. Chicago University Press, p 736

HÄFNER H, HEIMANN H, PFLUG B (1981) Gerontopsychiatrie. Fischer, Stuttgart

HALLERVORDEN J (1957) Das normale und pathologische Altern des Gehirnes. Nervenarzt 28: 433

HAYFLICK L (1965) The limited in vitro lifetime of human diploid cell strains. Exp Cell Res 37: 614–636

HEBBEL F (1844) Maria Magdalena

LEHR U (1977) Psychologie des Alterns, 3. Aufl. Quelle & Meyer, Heidelberg

LEHR U (1981) Psychologische Grundlagen für Rehabilitation und Aktivierung im Alter. In: HÄFNER H, HEIMANN H (Hrsg) Aktuelle Psychiatrie. 3. Gerontopsychiatrie. Fischer, Stuttgart S 137–146

LEHR U, SCHMITZ-SCHERZER R, THOMAE H (1974) Psychologischer Befund, subjektiver Gesundheitszustand, internistischer Befund. In: SCHUBERT R, STÖRMER A (Hrsg) Schwerpunkte in der Geriatrie. Banaschewski, München, S 94–101

MÜLLER C (1969) Manuel de géronto-psychiatrie. Masson, Paris

OLBRICH E, THOMAE H (1978) Empirical findings to a cognitive theory of aging. Int J Behav Dev 1: 67–82

OLECHOWSKI R (1976) Experimente zur Theorie der Inaktivitätsatrophie intellektueller Funktionen. Z Gerontol 9: 18–24

OWENS WA (1966) Age and mental abilities: a second follow up. J Educ Psychol 57: 311–325

PALMORE E (1970) Normal aging. Duke University Press, Durham

PERLS TT (1995) Vitale Hochbetagte. Spektrum der Wissenschaft 3: 72–77

PLATT J (1978) Biologische Aspekte des Alterns. Internist 19: 393–398

REICHARDS S, LIVSON F, PETERSEN PG (1962) Aging and personality: a study on 87 older men. Wiley, New York

RINGEL E (1993) Das Alter wagen – Wege zu einem erfüllten Lebensabend. Kremayr & Scheriau, Wien

SARTRE JP (1995) Carnets de la drôle de guerre. Gallimard, Paris

SCHEIDEGGER S (1975) Pathologisch-anatomischer Beitrag zum Problem des Alterns und der Alterskrankheit. In: MARTIN E, JUNOD JP (Hrsg) Ein kurzes Lehrbuch der Geriatrie. Huber, Bern S 279–289

STEINHARDT M (1990) Altern – seine Ursachen und seine Biologie. Hirzel, Stuttgart

STROTZKA H (1974) Psychotherapie alter Menschen. In: FELLINGER K (Hrsg) Aktivitätsprobleme des Alternden – eine psychosomatische Studie. Edition Roche, Basel, S 79–91

TERMAN LM, ODEN MH (1959) The gifted group at mid-life. University Press, Stanford

THOMAE H (1970) Theory of aging and cognitive theory of personality. Human Development 13: 1–16

VERZAR F (1975) Biologische Veränderungen im Altern. In: MARTIN E, JUNOD JP (Hrsg) Ein kurzes Lehrbuch der Geriatrie. Huber, Bern, S 23–25

WALCHER W (1974) Die larvierte Depression als Hintergrund eines Leistungsabfalls in der zweiten Lebenshälfte. In: FELLINGER K (Hrsg) Aktivitätsprobleme des Alternden – eine psychosomatische Studie. Edition Roche, Basel, S 77–91

WEINSTOCK C, BENNET R (1968) Problem in communications to nurses among residents of a racially homogenous nursing home. Gerontologist 8: 72–75

WEINSTOCK C, BENNET R (1969) The relation between social isolation and related cognitive skills in residents of a catholic and a jewish home for aged. Proc 8th Intern Congr Gerontol, Washington, p 98

WHO (1981) Social dimension of mental health. WHO, Geneva

WUNDERLI J (1979) Mensch und Altern, 3. Aufl. Karger, Basel

YARROW LJ (1961) Maternal deprivation: toward an empirical and conceptual re-evaluation. Psychol Bull 58: 459–490

# 2. Lebensstufen des Gehirns. Neurobiologische Aspekte

*Franz Seitelberger*

In diesem Beitrag sollen die Lebensstufen des menschlichen Gehirns in Form einer Kurzbiographie behandelt werden, die nur auf die wichtigsten strukturellen und funktionalen Merkmale der Phasen und kritischen Entwicklungsabschnitte in Beziehung zu den jeweiligen Leistungsprofilen eingeht. Dabei bedeutet der Begriff Stufe bzw. Stadium nicht einen selbständig existierenden Teil des Lebenszyklus: Im Gegenteil ist gerade die Kontinuität des organischen Lebensverlaufes im Sinn der Dynamik einer geordneten raumzeitlichen Abfolge wechselnder Konstellationen der mannigfaltigen einzelnen Entwicklungsvorgänge zu betonen. In dieser Sicht bedeutet der Begriff der Entwicklung selbst den dem Leben eigenen, durchgehenden Wandlungsprozeß.

Das Gehirn, das hinsichtlich seiner Funktion beim Menschen als ein „Organ über den Organen" bezeichnet werden kann, ist seiner physischen Natur nach aber durchaus ein „Organ neben Organen". Es verwundert jedoch nicht, daß es wie in manch anderer Hinsicht auch in seiner Entwicklung Besonderheiten aufweist, die im übrigen Organismus kein Gegenstück besitzen, aber gerade für seine speziellen Leistungen entscheidend sind. In diesem Beitrag werden die elementaren Grundlagen der Entwicklung, die durch die rasanten Fortschritte von Molekularchemie, Genetik, Immunologie und experimenteller Zytologie erkennbar wurden, nicht systematisch berücksichtigt; er beschränkt sich zunächst auf eine knappe Darstellung der Bildung und Reifung des bereits als nervöses Zentralorgan determinierten Gehirns.

## *2.1 Entwicklung und Reifung von Struktur und Funktion des Gehirns*

### 2.1.1 Morphogenese

In der *Organogenese* des Gehirns kann man zwei Abschnitte unterscheiden: Der *erste Abschnitt*, in dem nach der Bildung der Keimanlage die äußere Form des Organs und seiner Teile festgelegt wird, ist die *Morphogenese*; sie entspricht der *Embryonalperiode* der intra-uterinen Entwicklung bis einschließlich des 6. Schwangerschaftsmonats. Der *zweite Abschnitt*, in welchem die gewebliche Differenzierung und Reifung der einzelnen Organabschnitte erfolgt, ist die *Histogenese*; ihr entspricht die *Fetalperiode* (vom 7. Schwangerschaftsmonat bis zur Geburt). Die Histogenese des Gehirns ist aber zur Zeit der Geburt noch in Gang und erfolgt zu wesentlichen Teilen erst postnatal, vorwiegend im 1. Lebensjahr; die Fetalzeit des Gehirns reicht also weit in die Postnatalperiode hinein: das ist der reguläre Tatbestand der „physiologischen Frühgeburt" des menschlichen Gehirns. Die in der Auseinandersetzung mit der Umwelt erfolgenden distinkten Reifungs- und Anpassungsvorgänge kommen z.T. erst im 2. oder am Beginn des 3. Lebensjahres zum Abschluß.

Die Entwicklung des Gehirns bis zur Vollreife erstreckt sich also über einen langen Zeitraum des Individuallebens. Zwar ist seine gestaltliche Entwicklung in den Hauptzügen im 3. Schwangerschaftsmonat abgeschlossen; die Teilprozesse aber erfolgen heterochron (verschiedenzeitig), einige noch in der Fetalzeit oder sogar erst nach der Geburt, z.B. die Endgestaltung der Kleinhirnrinde. Darin kommt die regional-zeitliche Bedarfsstufung beim Aufbau der komplexen Funktionsverteilung zum Ausdruck; es ist einsichtig, daß vor der Feindifferenzierung z.B. der Großhirnrinde die tiefe, tragende cerebrale Infrastruktur gebildet werden muß. Demgemäß schreitet die Reifung des Zentralnervensystems (ZNS) von den älteren tiefen zu den höher gelegenen Strukturen fort. Das Endhirn erscheint daher in seiner Entwicklung am meisten „retardiert". Seine Embryonalzeit dauert fast bis zur Geburt, seine Fetalzeit – die Ausreifung – beginnt erst um den 7. Gestationsmonat und wird größtenteils postnatal durchgemacht, was insbesondere für die Großhirnrinde zutrifft. Zur Zeit der Geburt ist aber auch in manchen tieferen Hirngebieten die Differenzierung noch nicht abgeschlossen.

### 2.1.2 Histogenese

In der Morphogenese sind Sequenz und örtliches Muster der Teilvorgänge überblickbar und bereits weitgehend bekannt; das raum-zeitliche Programm der zahlreichen und vielfältigen histogenetischen Prozesse aber ist in seinem Kontext schwer durchschaubar und zur Zeit erst unvollständig erforscht. Hier kann nicht annähernd geschildert werden, was die Erstellung der funktionalen Architektur und Organisation des weitaus kompliziertesten Gebildes aus Materie in unserer Erfahrungswelt im einzelnen bedeutet, nämlich eines Systems aus vielleicht 100 Mrd Einzelelementen, der Nervenzellen (NZ), in ungemein dichter wechselseitiger Verknüpfung und in vielfacher Verbindung mit dem Gesamtorganismus (Leib) und der Umwelt (Sensomotorik). Nur auf einige Hauptpunkte soll hingewiesen werden.

Es wurde bereits erwähnt, daß die Endfertigung des Gehirns erst im postnatalen Leben im aktiven Umgang des Organismus mit seiner bestimmten Umgebung erfolgt: Grund dafür ist einerseits, daß die Informationskapazität des Chromosomensatzes für die erforderliche genetische Instruktion nicht ausreichen würde; andererseits macht das aber Sinn, weil die tauglichste Anpassung an die jeweilige Umwelt und Mitwelt nur am unfertigen Organ erzielt werden kann, indem eine unmittelbare Auswahl aus der Palette der dem Gehirn zunächst verfügbaren Verhaltensdispositionen getroffen wird. Genau genommen beginnt die Gehirn-Umwelt-Beziehung während der Embryonalzeit im Mutterleib mit den ersten aktiven neuronalen Netzen. Ob und wieweit in dieser frühen Phase überhaupt exogene formende Einflüsse auf die endogen gesteuerte Entwicklung des Gehirns – außer unter pathogenen Umständen – ausgehen können, ist vorläufig nicht entscheidbar. Zweifellos ist aber die Postnatalzeit für die Individualontogenese von ungleich entscheidenderer Bedeutung.

Die Entwicklung des Nervensystems (NS) im befruchteten Keim geht von der durch einen „neuralisierenden Faktor" induzierten Neuralplatte aus, die sich zum Neuralrohr faltet und am Kopfende drei Ausweitungen bildet, die den späteren Hauptanteilen des Gehirns entsprechen. Die Zellparamente des ZNS werden aus dem Material der Matrix, der Wandauskleidung des Neuralrohres aus undifferenzierten Stammzellen gebildet. An mehreren Stellen der Matrix erfolgt eine enorme Zellvermehrung in Form von Teilungszyklen. Nach mehreren Zyklen verlieren die primitiven Matrixzellen ihre Teilungsfähigkeit und treten als Neuroblasten (unreife Nervenzellen) die Wanderung in die sog. Intermediärschicht des Keimlings oder zu entfernteren Bestimmungsorten an der äußeren Wand des Neuralrohres (Randzone) an, wobei ihnen Fortsätze von sog. radialen Gliazellen, die frühzeitig aus der Matrix entstanden sind, als Leitstrukturen dienen. Am Zielort angelangt, kommt es zur Bildung von Zellaggregaten als Vorstufen künftiger Schicht- und Netzwerkarchitekturen. Die Zellwanderungen kommen im 5. Embryonalmonat zum Abschluß. Bei diesen Vorgängen haben molekulare Erkennungs- und Kontaktvorgänge mittels Signal- und Zell-Adhäsions-Molekülen (CAMs), sowie die Wirkung von Nervenwachstumsfaktoren, z.B. des „nerve growth factor" (NGF), große Bedeutung. Die Zellvermehrung in den Schwerpunktorten (Keimzentren) erfolgt asynchron. Das Keimmaterial wird in den kaudalen Anteilen des ZNS früher aufgebraucht als in den kranialen: im Endhirn finden sich bis zur Geburt Keimlagerreste am Unterhorn der Seitenventrikel und um tiefe Markgefäße.

Für die Bildung der *Faserverbindungen* zwischen Nervenzellgruppen werden die Chemoaffinitäts-Hypothese von R. SPERRY, wonach sich zusammengehörige Fortsätze mittels chemischer Markierungen erkennen, sowie die sog. Faszikulation diskutiert, d.h. die Bewahrung der räumlichen Anordnung im Faserbündel vom Ursprungs- bis in den Zielort.

Auf die Organisation von NZ-Gruppen und orientierten Schichten folgt die *NZ-Differenzierung* mit dem Auftreten der Zellorganellen, dem Aufbau des Zytoskeletts sowie der Bildung und Orientierung der Fortsätze: Axone und Dendriten, sowie der Installierung der Schaltkontakte mit anderen NZ, der Synapsen mit ihren Signal-Übertragungs- und Aufnahme-Strukturen. Damit Hand in Hand geht die funktionale Differenzierung der elektrochemischen Erregungsleitung und der Ausstattung mit Transmittern zur Erregungsübertragung. Die nun einsetzende neuronale Tätigkeit im engeren Sinn wirkt auch am weiteren Entwicklungsgeschehen: pointiert ausgedrückt, gestaltet die neurale Funktion Strukturen und nicht umgekehrt. Das Volumen der NZ-Fortsätze erreicht schließlich ein Vielfaches von dem des Perikaryons (bis 2000mal); ihre geschätzte Gesamtlänge beträgt 1 Mio km! Die durch die leitenden Fortsätze, die das interneuronale *Neuropil* bilden, gewährleistete Verbindungsdichte der NZ, von denen jede einzelne mitunter mehr als 10.000 Synapsen tragen kann, nimmt während der Entwicklung ungemein zu. Daher ist der Abstand zwischen den NZ z.B. der Großhirnrinde bei der Geburt etwa 4mal so groß als zu Beginn des Fortsatzwachstums, was sich im sog. Zell-Grau-Koeffizient ausdrückt, der im übrigen beim Menschen der höchste unter allen Lebewesen ist. Die Funktionshöhe des Gehirns ist offenbar nicht nur von der Zahl der NZ, sondern auch von der Vielfalt der zwischen ihnen bestehenden Kommunikationswege bedingt. Die Länge der Axonfortsätze, manchmal mehr als 1 Meter, erfordert auch besondere, nur den NZ eigene Transportstrukturen für den Energie- und Erhaltungsstoffwechsel. Im Perikaryon der reifenden NZ werden für die hochgestellte Eiweißproduktion der NZ reichlich Membranen des endoplasmatischen Reticulums (Nissl-Substanz) und Mitochondrien vorgesehen.

Betont muß auch werden, daß es im Verlauf der endgültigen regionalen Modellierung des ZNS zu beträchtlichen Zellverlusten als *programmierter Zelltod* kommt, die manchmal ein Mehrfaches der ursprünglichen Zahl betragen, um ein optimales Verhältnis zwischen NZ-Zahl und benötigten Synapsen herzustellen. Solche Anpassungen werden auch postnatal unter konkreten Leistungsbedingungen vorgenommen, z.B. die genaue Führung der monokulären Sehfaserbündel vom seitlichen Kniehöcker zur Sehrinde mit der scharfen Begrenzung ihrer dortigen Eintrittsareale (Dominanzstreifen). Medizinisch ist wichtig, daß in den Bildungsprozessen der ausgereifte Zustand nur am normalen Ort erreicht werden kann; nur im Rindenbereich kann sich eine NZ zur fertigen Rindenzelle entwickeln, nicht aber ein im Marklager verbliebenes dystopisches Exemplar. Daher sind Störungen der Zellwanderung immer mit Reifungsstörungen verbunden und bedingen dadurch auch Bildungsfehler.

### 2.1.3 Neuroglia und Myelinisation

Die *Neuroglia*, das multifunktionale Zellelement des ZNS, geht gleichfalls aus dem Zellbestand der Subventrikularzone des Neuralrohres hervor; ihre Differenzierung setzt nach der Neuroblastenbildung in der 12. Schwangerschaftswoche ein. Aus den Glioblasten (0-2A-Progenitor-Zellen) entstehen unter dem Einfluß mehrerer Faktoren die verschiedenen Formen von Astrozyten. Die Präsenz des Teilungshemmers PDGF (platelet-derived growth factor) dürfte in späteren Stadien, um die Geburt, für die Entwicklung von Pro-Oligodendrozyten, bzw. der reifen Oligodendroglia mitverantwortlich sein. Da PDGF von Astrozyten ausgeschieden wird, könnte ihm – zusammen mit Nervenzellen, die gleichfalls PDGF exprimieren – die zeitliche Programmierung der Oligoproliferation sowie die Kontrolle der Zellzahl mittels programmiertem Zelltod obliegen, was für die Markscheidenbildung von Belang ist. Dem PLP (proteolipid protein) und seiner Variante DM20 dürfte in der Ausdifferenzierung der Oligodendroglia zur Markscheidenbildung eine wichtige Rolle zufallen. Schließlich werden aus dem verbleibenden Matrixmaterial die *Ependymzellen* differenziert. Am spätesten wird aus dem Mesenchym des primitiven NS die *Mikroglia* gebildet.

Die *Myelogenese*, die Bildung der Markscheiden um lange Achsenzylinderfortsätze der NZ, ist mit der Funktion der Oligodendroglia im zentralen NS, bzw. mit jener der Schwann-Zellen im peripheren NS unlösbar verbunden. Die Formalstruktur der Markscheiden beider Bereiche stimmt prinzipiell überein; Teilvorgänge ihrer Bildung verlaufen aber unterschiedlich. Die Markscheiden bestehen aus doppelschichtigen Lipid-Protein-Membranen der Oligodendroglia bzw. der Schwann-Zellen. Eine Oligodendrogliazelle kann die Umhüllung mehrerer Axone besorgen; einer Schwann-Zelle gehört nur ein Markscheidensegment zu.

Die Markscheidenentwicklung konnte in jüngster Zeit durch molekulargenetische Studien weitgehend aufgeklärt werden. Als molekuläre Bausteine sind das eben genannte PLP – der überwiegende und für das „assembling" der Myelinbausteine hauptverantwortliche Anteil – das Po, das MBP (myelin basic protein) und das MAG (myelin-associated protein) sowohl im zentralen als im peripheren Myelin vorhanden, das PMP22/gas3 (peripheral myelin protein) aber nur im peripheren. Einblicke in die komplizierten Teilvorgänge ergab die Analyse von Mutanten und Entmarkungskrankheiten: Z.B. haben Fehler in einzelnen Basen des PLP-Gens, von denen es etliche gibt, Bemarkungsdefekte oder/und Markabbau, auch mit Oligoverlusten zur Folge, deren typisches Muster das Läsionsbild der mutanten „jimpy mouse" ist. Die Punktmutation in einem nicht-kodierenden Anteil desselben Gens (rumpshaker mouse) hingegen, läßt die Oligo heil und das Individuum überleben. Das entspricht weitgehend dem klinisch-neuropathologischen Bild der humanen Pelizaeus-Merzbacher'schen Krankheit und ihrem molekular-genetischen Muster (siehe dazu Abb. 1 und 2).

Anfänge der Markscheidenbildung sind bereits im 4.–5. Embryonalmonat nach dem sichtbaren Hervortreten der grauen (NZ)-Gebiete des Gehirns nachweisbar. Die meisten markhaltigen Bahnsysteme des Hirnstammes und Rückenmarks erhalten zwischen dem 5. Monat und der Geburt ihre Bemarkung, wobei im Rückenmark die efferenten (ausführenden) vor den afferenten (zuführenden) Systemen reifen (siehe dazu

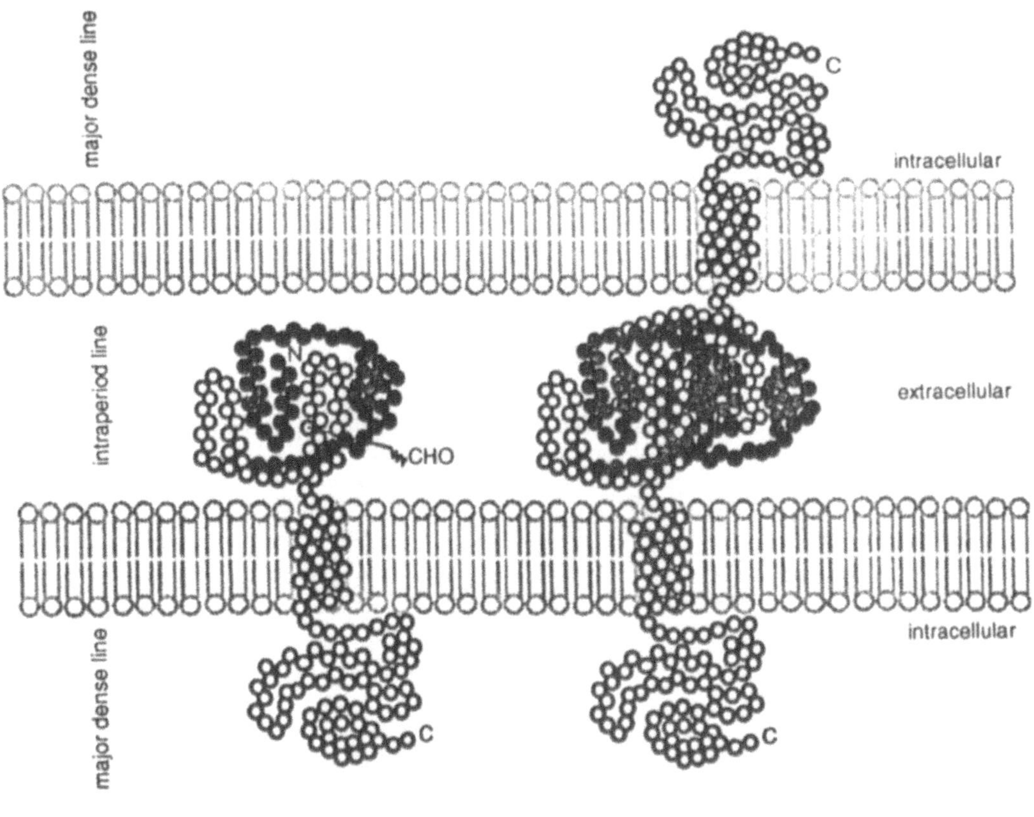


**Abb. 1.** Modell der Membranposition und intermembranösen Interaktion des Po-Proteins der Markscheide, die zur Bildung der „intraperiode line" zwischen zwei aneinanderliegenden Myelindoppelschicht-Membranen führt (G. Lemke, 1993)

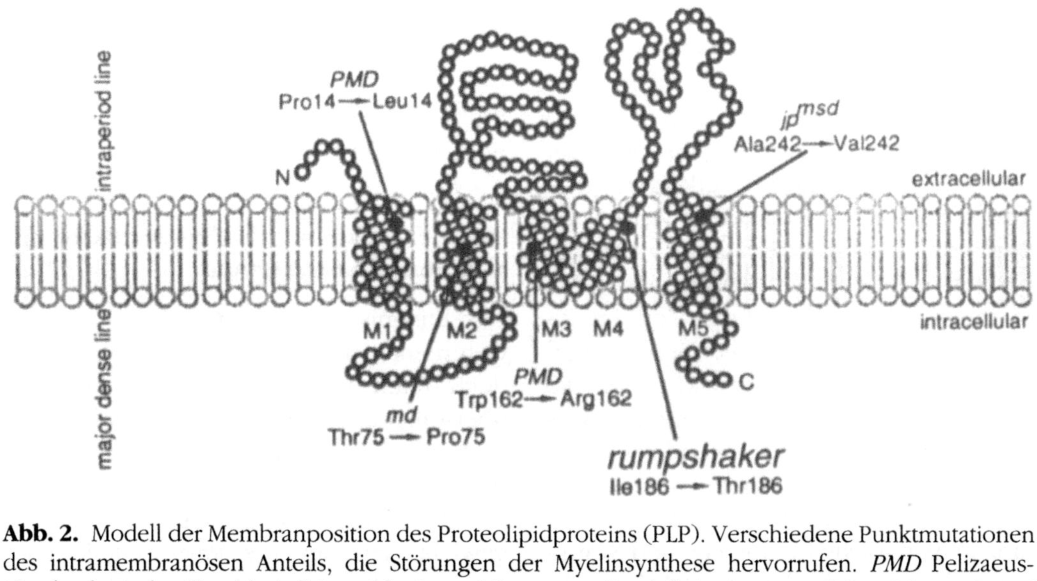


**Abb. 2.** Modell der Membranposition des Proteolipidproteins (PLP). Verschiedene Punktmutationen des intramembranösen Anteils, die Störungen der Myelinsynthese hervorrufen. *PMD* Pelizaeus-Merzbacher'sche Krankheit (Mensch); *jp msd* jimpy myelin deficient mouse (Maus-Mutante); *md* myelin deficient rat (Ratten-Mutante); *rumpshaker* Maus-Mutante, ähnlich PMD

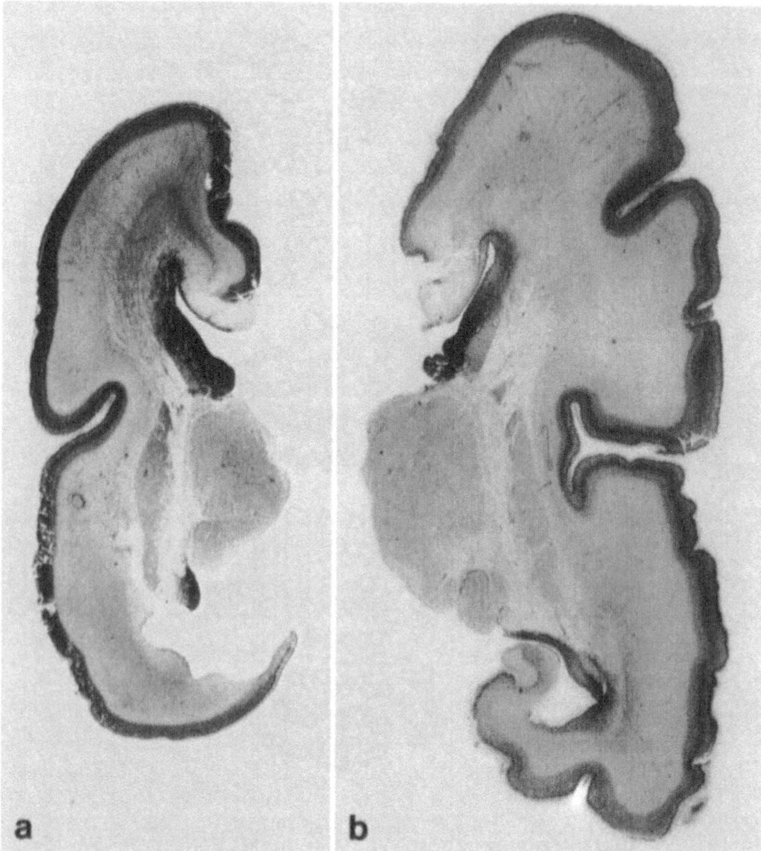


**Abb. 3.** Embryonales Gehirn. **a** 5. Lunarmonat. Rinde: nur die Zentralfurche ist gefaltet. An den Ventrikeln mächtige Keimlager. **b** 7. Lunarmonat. Fortgeschrittene Rindenfurchung. Bildung der Insel erkennbar. Keimlager noch vorhanden

Abb. 3 und 4). In weiten Gebieten des Großhirns erfolgt die Markbildung erst nach der Geburt, sodaß man in den Marklagern postnatal noch lange lipidbeladene Zellen, die Myelinisationsglia, antreffen kann. Die Bemarkung erfolgt in den verschiedenen Fasersystemen zu verschiedener Zeit, im System aber gleichmäßig. Die Gehörs- und Gleichgewichtsbahn werden kurz vor, die Sehfaserung kurz nach der Geburt reif, was der vitalen Bedeutung der räumlichen Orientierung entspricht. Die Pyramidenbahn aber und viele andere hochzentrale Verbindungen, wie solche für Sprache und Kognition, reifen erst viel später. Im 2. Lebensjahr wird das Vollbild der weißen Marklager und großen Faserbündel sowie der Markzeichnung von Rinden und Kernen erreicht.

### 2.1.4 Termine und Stufen der Reifung von Funktionssystemen

Das Ereignis der *Geburt* bedeutet für die Gehirnentwicklung zwar keine Zäsur; jedoch treten um diese Zeit einige nicht zu übersehende Änderungen in der funktionalanatomischen Dynamik der weiterlaufenden Entwicklung auf: Durch die NZ-Reifung und Fortsatzentfaltung steigt das Gehirngewicht stark an; die Relativanteile von NZ-Organellen, z.B. der Mitochondrien und Neurofibrillen, verschieben sich; die Trans-

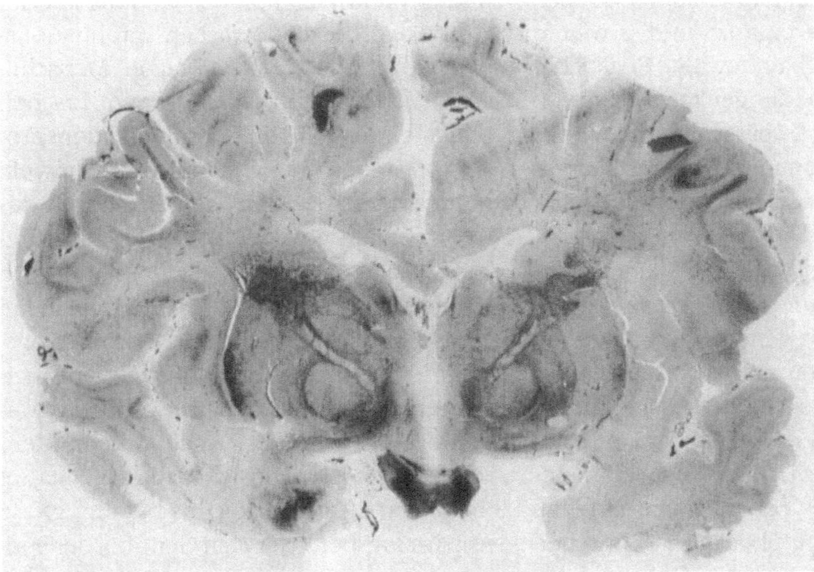

**Abb. 4.** Säuglingsgehirn. Das Großhirn ist noch unbemarkt. Fasersysteme von Hirnstamm und Zwischenhirn sowie das Chiasma opticum sind bereits teilweise bemarkt

mitterfamilie und das Enzymangebot für die Endreifung insbesondere der Großhirnrinde wächst an; diese erfolgt, wie früher erwähnt, in intentionalem Umgang mit der Umwelt und kommt in morphologischer Sicht erst am Ende des 2. Lebensjahrzehntes zum Abschluß. Produktive subzelluläre molekulare Vorgänge und organisatorische funktionale Gestaltungen, die man als diskrete Entwicklung bezeichnen kann, sind aber durchgehende elementare Phänomene organischen Lebens, auf die wir bei Erörterung des Gehirnalterns noch zurückkommen werden.

Die Bereitstellung der nervösen Strukturen als Funktionsträger geht mit ihrer Inbetriebnahme, also der *Funktionsausübung* Hand in Hand: ihre Nutzung entscheidet über ihre Erhaltung und befördert bzw. modifiziert rückwirkend den Herstellungsvorgang i.S. der Selbstorganisation lebender Systeme. Hier kann lediglich am Beispiel der *Motorik* auf einige Aspekte dieses komplexen Aktionsgefüges hingewiesen werden. Schon in früher Embryonalzeit treten motorische Äußerungen auf: in der 9. Woche Massenbewegungen der Extremitäten; in der 10. Woche im Gesichtsbereich Einzelbewegungen als Fremdreflexe. Mit 12 Wochen erscheint der Saugreflex und der Fußsohlenreflex. Die nächste Entwicklungsphase fällt mit der Markscheidenbildung zusammen, die ab dem 5. Monat auch im extrapyramidalen System beginnt und im 6. Postnatalmonat im wesentlichen abgeschlossen sein wird. In den ersten Lebensmonaten können nur Bewegungen vom Fluchtreflexmuster, ungezielte Massenbewegungen und unwillkürliche primitive Bewegungsfolgen durchgeführt werden. Parallel zur Differenzierung der Bewegungen beginnen an den Funktionsträgern der Hirnrinde gegen Ende des 1. Lebensjahres die vielfältigen zytologischen und physiologischen Reifungsvorgänge wie auch die Bildung von Markfaserverbindungen zwischen allen beteiligten Regionen. Der Terminkalender dieser komplexen Vorgänge erscheint genetisch instruiert, wird aber epigenetisch adaptiv ausgeführt. Damit wird eine motorische Grundausstattung grundgelegt, die weiterhin mit erworbenen Bewegungsformen ergänzt und erweitert wird; zunächst durch unbewußte Reaktions- und Gewohnheitsbildungen im Vollzug von Gehen, Greifen etc., später durch bewußte Nutzung von Bewegungsanlagen (Dispositionen) und planmäßiges Erlernen neuer Muster mittels der Fähigkeit der aktionsgeleiteten Anpassung an die gegebenen Situationen und Handlungsziele. Diese motorischen Lernprozesse gehen, wie gesagt, mit der Bildung der motorischen Instanzen der GHR, vor allem aber mit der Ausgestaltung der kortikalen Interkonnektivität in Form übergreifender assoziativer Netzwerke einher, die mit dem 8. Lebensmonat einsetzt. Die volle Verfügung über die motorischen Funktionen im bezeichneten Sinn wird unbeschadet schon früher durch instruiertes Training erworbener Bewegungsspezialisierungen um das Ende des 2. Lebensjahrzehntes erreicht. Offenbar eröffnet die durch die Organunreife des Gehirns bedingte Bewegungsunmündigkeit des Neugeborenen gerade jenen Raum, in welchem sich im Zusammenspiel mit der Umwelt die eigentlich menschliche Aktionsstruktur mit ihrer ungemeinen motorischen Lernfähigkeit und schier unbegrenzten Produktion neuer Bewegungsformen überhaupt entfalten kann. Diese rekursive Beziehung zwischen Aktion und Reaktion gilt in jeweils entsprechend spezifizierter Weise aber auch für die sensorischen Funktionen sowie das Ensemble der sog. höheren Hirnleistungen, das auf den beiden durch die neurale Informationsverarbeitung (IV) verbundenen Grundvermögen der Motorik und Sensorik beruht.

## *2.2 Aufbau des Gefüges der Gehirnleistungen und Leistungsprodukte; die Gehirn-Umwelt-Beziehung*

An dieser Stelle erscheinen kurze Hinweise auf das Gesamtkonzept der Struktur, Organisation und Funktion des Gehirns auf der Grundlage der biologischen Informations- und Systemtheorie angebracht. Menschliches Verhalten in allen seinen Erscheinungsformen wird im Kommunikationsprozeß zwischen Individuum und Umwelt, Natur und Sozietät mit den Strukturen des Gehirnorgans gestaltet und in ihnen verfügbar gehalten. Solche Verschränkung von Lebewesen und Umwelt existiert nur beim Menschen. Der evolutionale Adaptionsprozeß, der in langen Zeiträumen Organismen entstehen ließ, die den Umweltbedingungen gerecht wurden, erscheint beim Menschen in gewisser Hinsicht dadurch entlastet und sogar ausgeschaltet, als bei ihm große Anpassungsbereiche dem Genpool der Spezies entzogen und ihm zur Wahrnehmung und Besorgung mittels seiner informationsverarbeitenden und erzeugenden Organisationen übertragen werden konnten. Das heißt: durch die Tätigung von evolutional bedingten neuen Vermögen der Ontogenese wird die Phylogenese entlastet. Das bezeichnet die faktische Grundlage für die exzentrische Positionalität des Menschen gemäß der Formulierung der philosophischen Anthropologie. Jedes Individuum erlangt aus dieser Position, beginnend in der verlängerten postnatalen Reifezeit des Gehirns im Schnellverfahren umfassender produktiver Informationsverarbeitung und Lernprozesse in Kommunikation mit den Artgenossen die Kenntnis (Kognition) seines Lebensraumes mit seinen Bezügen als Gerüst eines Weltbildes, auf dessen Ontogenese aber hier nicht eingegangen werden soll. Damit kann und muß er ad hoc neue nicht-ererbte Verhaltensinstruktionen generieren, ohne damit die langfristige genetische Evolution der Spezies zu tangieren oder zu prädeterminieren. Der Selektionsvorteil dieser beschleunigten, an das Einzelindividuum adressierten Adaptation ist offenbar gewaltig, da sich die Gehirnentwicklung vom fossilen Vormenschen zum Homo sapiens überaus rasch vollzogen hat.

Dabei erscheint auch wichtig, daß in diesem Prozeß die allgemein zugänglichen Informationsquellen der individuellen Umwelt um die durch Tradition, Sprache, Schrift und Medien bewahrten Erfahrungen der gesamten historischen Menschheit als ihr wertvollstes Kulturgut exponentionell vermehrt wurden.

Der vorstehende Exkurs sei mit der Feststellung beschlossen, daß der Mensch um das 20. Lebensjahr die volle Verfügung über ein Organ, das Gehirn, übernimmt, das nicht nur ohne sein Zutun alle somatischen Lebensfunktionen tätigt und lenkt, sondern ihm in einzigartiger Weise auch die Erfahrung und Kenntnis weiter Bereiche der Welt und seiner selbst ermöglicht, was ihm damit den Vorzug der Verfügung über sich selbst gewährt, zugleich aber auch die Verantwortung für sein Verhalten gegen sich und gegenüber der Mitwelt auferlegt.

## 2.3 Mittlerer Lebensabschnitt. Autonome Leistungsentfaltung: Kognition, Kommunikation und Ich-Bildung

Ab dem Beginn des 3. Lebensjahrzehntes und im folgenden mittleren Lebensabschnitt sind im Gehirn keine auffallenden morphologischen Veränderungen anzutreffen, auch die physiologischen und biochemischen Parameter bleiben etwa im gleichen Niveau. Das läßt aber nicht auf eine unproduktive Erhaltungsphase schließen. Im Gegenteil ermöglicht der Abschluß der Organbildung und Differenzierung, sozusagen die Dachgleiche des Gehirngebäudes, die optimale Nutzung seiner eigentlichen Funktion im Bereich der innovativen *Informationsverarbeitung* (IV): Lernen und Gedächtnis, höhere Kognitions- und Integrationsprozesse, die insgesamt das geistige Leben ausmachen. Um dies im Alltag der Gehirnarbeit zu gewährleisten, sind der physiologische Metabolismus, vor allem aber die neuronalen Strukturen mit ihrer molekularen Neurobiochemie, ihrer Erregungs- und Transportbiophysik auf hohem Aktivitätsniveau gefordert: De facto laufen beständig zahlreiche materiell formative und musterbildende, also produktive Mikroprozesse in geordneter Folge und Wechselbeziehung ab, notwendige organisatorische Änderungen und Umbauten sowie Schadensbehebungen werden i.S. der Plastizität des ZNS vorgenommen. Die nach außen hin wenig auffällige Zeit des Erwachsenenalters bietet somit das Phänomen einer weiterhin hochgestellten feinmorphologischen (auch die Moleküle sind Strukturen!) Organaktivität als Träger der in ihr erfolgenden Ausweitung und Optimierung der Gehirnleistung, vor allem hinsichtlich der nun entscheidend wichtigen *Produkte der Informationsverarbeitung*, die sich nicht nur in den Formen der gegenständlich repräsentierten Wahrnehmungswelt, sondern vorwiegend auch in deren symbolischen Gleichnissen darstellt, die nun objektfreie Vorstellungen, ihre Manipulation im Denken und ihre Kommunikation mittels der Sprache ermöglichen und damit die unterscheidenden, dem Menschen vorbehaltenen Fähigkeiten konstituieren. Die angedeutete geistige (mentale) Ebene der Hirnleistungsprodukte und ihrer Betätigung schließt die Selbsterfahrung als Angelpunkt des sozialen Mitgefühls (Empathie), der humanen Werthaltungen und überhaupt der autonomen Verhaltenskontrolle und Lebensführung mit ein. Auch die Sphäre der Empfindungen und Affekte, das Emotionale, dessen strukturelle Organisation beim Menschen seine volle funktionale Integration in die Gesamtleistung des Gehirns realisiert, kommt in diesem Zeitraum erst zur ausgeglichenen kognitiven und Verhaltensreife. An dieser Stelle ist auch hervorzuheben, daß der späte Eintritt der Geschlechtsreife beim Menschen dem Prozeß der Ich-Entwicklung und der Sozialisierung entscheidend zugute kommt und dem schließlichen Eintritt der sexuellen Reife und Zeugungsfähigkeit die Bedeutung eines überbiologischen Ereignisses in der Persönlichkeitsfirmierung verleiht.

## 2.4 *Alter und Altern*

Nach dem Überschreiten des physischen Lebenshöhepunktes mit voller Entfaltung der individuellen Fähigkeiten und ihrer Wirkungskraft folgt gegen Ende des 6. Lebensjahrzehntes die Phase des *Alters*. Sie ist nur beim Menschen als eine im Verhältnis zur Gesamtlebenszeit relativ ausgedehnte Zeitspanne vorhanden. Auch in den nächstverwandten Arten (Pongiden) ist sie als eigenwertige Lebensphase nur angedeutet unter begünstigenden Umständen bei einzelnen Individuen zu beobachten. Das Alter als reguläres Stadium des Lebensablaufes kann daher als charakteristische Erwerbung des Menschen gelten und neben der Verlängerung der extrauterinen Fetalzeit als eine der biologischen Voraussetzungen der Inkulturierung angesehen werden. Dabei ist aber anzumerken, daß erst der Fortschritt der Zivilisation das volle Erscheinen und Erleben des Alters ermöglichte: Dieser Kulturerwerb verhalf gewissermaßen der biologischen Möglichkeit des „alten Menschen" zur Verwirklichung. Der Mensch tritt mit einem hohen, wie oben ausgeführt selbsterworbenen und verfügbaren Kapital an Leistungsweisen, Erkenntnis- und Verhaltensstrukturen sowie bereitgehaltenen Reserven mannigfaltiger Vermögen und Verhaltensdispositionen in die Altersphase ein, in der die weiterlaufende Tätigkeit des Gehirns im Kontext geänderter innerer und äußerer Bedingungen wieder neue Entwicklungs- und Leistungsaspekte erkennen läßt. Die Bedeutung der Altersphase besteht u.a. darin, daß sie den direkten Kontakt von mehreren Generationen ermöglicht, der jeder Altersstufe den Blick über den gesamten Lebenszyklus öffnet und die Tradition des Kulturgutes in Form von Erfahrung, Wissen und Verhaltensregeln wie auch die Erfolgsbewertung von Anpassungsmustern fördert. Wie sich die Erweiterung des Generationenkontaktes infolge der generellen Erhöhung der Lebenserwartung unter den gegebenen Bedingungen des kurzfristigen Wissensumsatzes und Wandels von Verhaltenseinstellungen auf das Sozialverhalten auswirken wird, bleibt abzuwarten; eine zu starke Relativierung der Position der einzelnen Generationen mit Erhöhung der Verhaltensspannungen zwischen ihnen scheint sich anzubahnen.

Die Altersphase des menschlichen Lebens ist durch eine sich steigernde Polarisierung des Entwicklungsganges gekennzeichnet; dies aber nicht, weil etwa neue Formanten im Entwicklungsprozeß auftreten, sondern infolge des erhöhten Einflusses individuell erworbener kultureller Strukturen und sozialer Positionen gegenüber dem sich allmählich verringernden physischen Vermögen. Da Inhalte, Ziele und Eigendynamik der beiden konstitutiven Bereiche der menschlichen Existenz, d.h. seiner genetisch bedingten Natur und des kulturell geprägten Geistes zunehmend divergieren, wird die gedeihliche Lenkung ihres zweieinigen Zusammenspiels, das bis dahin vom Regime der genetisch instruierten Differenzierungsprozesse garantiert wurde, zur vorrangigen Herausforderung an die Autonomie des alten Menschen.

Vor weiteren wichtigen Umständen der Altersstufe muß aber das Phänomen des *Alterns* selbst erörtert werden. Das Altern ist im gesamten Organismenreich zu beobachten und kann als der organisch bedingte *Leistungswandel* bezeichnet werden, der zwar an einzelnen Stellen schon nach der Geschlechtsreife beginnen kann, aber erst nach dem Ende der Generationsperiode (Zeugungsfähigkeit) verbreitet und zunehmend in Erscheinung tritt, mit allgemeiner Minderung der Adaptationsfähigkeit an Änderungen der Umweltbedingungen einhergeht und schließlich in die Vergreisung mit betontem Leistungsabbau einmündet. Altern bezeichnet die Richtung der organischen Entwicklung. Das Altern ist somit legitimes und obligates Lebensgeschehen. Das Lebensende im Tod bedeutet in dieser Sicht das erreichte Ziel, die Vollendung der Individualentwicklung.

Die *Ursachen des Alterns* sind untrennbar mit den Bedingungen des Lebens verbunden, die vor kurzer Zeit der Erforschung auf der fundamentalen Ebene der Molekularchemie und Genetik zugänglich wurden. Der derzeitige Stand sehr vorläufiger Ergebnisse soll hier kurz dargelegt werden: Die bisher vorgelegten Hypothesen über das Wesen des Alterns betreffen zwei Gruppen von Ursachen: eine genetisch-deterministische und eine stochastisch-indeterministische bzw. chaotische. Die erste beruft sich auf die artspezifische Normierung der Lebensspannen von Zellpopulationen, die nach dem Ablauf einer bestimmten Zahl von Zellteilungen einem „programmierten Zelltod“ anheimfallen, sowie auf Zellteilungsraten, die in speziell transplantierten Gewebekulturen auftreten und nicht vom Alter des Spenders abhängen; ferner auf den Nachweis von mitochondrialen „Alterungs-Genen“ bei Pilzen, deren Mutation das Altern der Pflanzen verhindert! Beim Menschen werden das Chromosom 1 und 4 als Träger solcher Gene verdächtigt. Ein neuer wichtiger Befund scheint zu sein, daß die Chromosomen von somatischen Zellen mit zunehmendem Alter, d.h. nach wiederholten Replikationsteilungen in ihrem Endbereich (Telomere) kürzer werden, was mit dem Unterschreiten einer bestimmten Länge zur Einstellung der Teilungen führt. Demgegenüber führt nach der stochastischen Hypothese die Akkumulation geringfügiger Schäden zum Zelltod: u.zw. nach Annahme einiger Autoren die Fehlerhäufung in der DNA durch zufällige Mutationen. Die bekannte Mutationsrate ist jedoch um Größenordnungen zu klein, um einen entsprechend hohen Ausfall von Genen bewirken zu können. Hingegen ist die Theorie, daß das Altern durch DNA-Schädigungen zusammen mit dem z.T. dadurch verstärkten Absinken der DNA-Reparaturkapazität verursacht sei, sehr plausibel. Dabei darf aber nicht übersehen werden, daß dieses Absinken offenbar genetisch determiniert wird. Somit erscheint das Altern aus einem Zusammenwirken von mehreren verschiedenen Bedingungen zu resultieren.

Die *Alternsvorgänge* als biologisches Substrat des Alterns beginnen und verlaufen im Organismus mit beträchtlichen individuellen Abweichungen voneinander und zwischen den einzelnen Artgenossen; darauf beruht die Unterscheidung zwischen kalendarischem und biologischem Altern. Die verschiedenen Gewebe, Systeme und Zelltypen des Organismus altern verschieden schnell und stark. Altern ist also kein einheitliches synchrones Geschehen, sondern ein Gebinde aus vielen Teilprozessen mit verschieden intensiver und zeitlicher Dynamik. Es verwundert daher nicht, wenn man in der Erforschung des Alterns des Gehirns auf Verhältnisse stößt, die man im übrigen Organismus nicht antrifft, weil sie mit der Komplexität und den geweblichen Besonderheiten dieses Organes in Zusammenhang stehen.

Das Hauptmerkmal des Alterns, die *Atrophie*, der Massenschwund mit relativer Zunahme der festen gegenüber den flüssigen Gewebsbestandteilen, ist auch für das Altern des Gehirns bestimmend und betrifft die funktionstragenden Nervenzellen in besonderer Weise: Sie büßen nach Abschluß der Differenzierung – um die Zeit der Geburt – ihre Teilungsfähigkeit ein und stellen ihren Stoffwechsel mit hoher Proteinproduktion zur Hauptsache in den Dienst der Informationsbearbeitung im weitesten Sinn. Ihr Energiebedarf von 0,64 ml/g/min $O_2$ liegt 20mal höher als der des Gesamtgehirns. NZ sind somit „fixiert postmitotische Zellen“; ihre bei Beginn des postnatalen Lebens vorhandene Anzahl von ca. 100 Mrd

Exemplaren macht somit ein nicht vermehrbares Kapital aus: die täglichen Verluste, die nach manchen Schätzungen bis zu mehreren Tausend betragen können, werden daher nicht ersetzt und häufen sich, ohne aber bis zum Beginn der Altersphase ein signifikantes Ausmaß zu erreichen und ohne von funktionalen Einbußen begleitet zu sein. Ihre ungemein große Anzahl bedeutet eine enorme Funktionsreserve und Reorganisationskapazität, die nicht zuletzt die qualitative Kontinuität der höheren Informationsprozesse einschließlich des Gedächtnisses sowie damit auch die Bewahrung der individualen Geschichtlichkeit und personalen Identität gewährleistet.

Die neuronale Atrophie beginnt in der Regel in den dendritischen NZ-Fortsätzen, reduziert dabei die Zahl der synaptischen Verbindungen mit anderen Neuronen und greift dann erst auf das Perikaryon über. Daher geht der Schädigung und dem schließlich meßbaren Verlust von NZ in ZNS-Populationen ein beträchtlicher Schwund des interneuronalen Fortsatzvolumens (Reduktion des Neuropils) mit rückläufiger, die Richtung des Wachstumsvorganges umkehrender Verringerung der NZ-Distanz voraus, was auch im Absinken des Zell-Grau-Koeffizienten zum Ausdruck kommt. In diesem Zusammenhang ist zu erwähnen, daß in der atrophisierenden Hirnrinde auch NZ zu finden sind, die eine übermäßig reiche Fortsatzentwicklung zeigen: offenbar als Versuch einer Kompensation für die generelle, massive Dendritenatrophie. Ungleich wirkungsvoller erscheinen aber das dem Phänomen der Plastizität angehörende Vermögen, durch Aktivierung ruhender Synapsen, Überbrückung von Lücken in betroffenen Netzwerken oder durch Neuformierung von Schaltplänen mit geringerem Bedarf an Elementen und neurochemischen Betriebsmitteln i.S. einer innovativen Ökonomisierung ein Maximum an Konnektivität zu erhalten. Das Gehirn ist somit im Vergleich zu anderen Organen durch die Unzahl seiner Bauelemente und seiner Wiederherstellungskapazität auffallend gut gegen die Folgen von materiellen Einbußen an seinem spezifischen Gewebe geschützt; es erscheint daher auch für die Anforderungen der Altersperiode genetisch programmiert. Das berechtigt konkret die Forderung, „dem Leben nicht nur mehr Jahre, sondern den Jahren mehr Leben zu geben". Jedenfalls darf das Alter nicht kurzschlüssig als Phase der Regression und Degeneration abgewertet werden; vielmehr beweist es sich als vollwertige und unverzichtbare Lebensstufe u.a. auch durch die aktive Gestaltung von alternativen Formen der Produktivität.

Die Atrophie führt letztlich über den Zellverlust zur Massenreduktion der grauen Formationen, der Rinden, Kerne und Ganglien sowie zur Verkleinerung der bemarkten Strukturen, der Marklager, Kommissuren und Fasersysteme, was insgesamt die Volums- und Gewichtsverminderung des Greisengehirns bedingt. Mit gewisser Regelmäßigkeit werden im gesunden Altern von der Atrophie die phylogenetisch jungen Rindengebiete des Stirn- und Schläfenhirns, die motorischen Systeme des Groß- und Kleinhirns sowie die für die allgemeine Aktivierung und das Gedächtnis bestimmten Regionen des Zwischenhirns stärker betroffen. Dieses Verteilungsmuster erscheint als das organische Substrat für die Schablone des Verhaltens der Greise mit Bewegungsarmut, Verlangsamung und Koordinationsschwäche sowie Verringerung der Merkfähigkeit und Reaktionsverzögerung. Das traditionelle, allein auf dem atrophisierenden Prozeß errichtete Alternskonzept konnte jedoch durch verfeinerte morphologische und umfassende multidisziplinäre Studien erheblich erweitert werden, da sowohl die verschiedenen NZ- wie Gliazelltypen eigene Alterationsvarianten bieten, als auch regionale Gewebsverbände individuelle Alternsmuster hervorbringen. Mehrere Partialsyndrome konnten als Dystrophien (durch Stoffwechselstörung bedingt) identifiziert werden. Nochmals sei auch auf die häufig produktive, strukturbildende Qualität der aktiven, alternden Lebensvorgänge hingewiesen. Was in den obigen Ausführungen über das gesunde Altern knapp ausgeführt wurde, hat für das krankhafte Altern und die Pathologie der Alternskrankheiten, die vielfach als Verzerrungen des normalen Alternsprozesses erscheinen, grundlegende Bedeutung. Von eingehenden Darlegungen muß hier jedoch abgesehen werden.

## 2.5 Höhere Hirnleistungen im Alter

Wenn im folgenden die funktionale Interpretation der Alternsveränderungen des Gehirns versucht wird, muß daran erinnert werden, daß die physischen und psychisch-geistigen Phänomene dieses Organs kategorial verschiedenen Realitätsschichten zugehören. Die Schicht des *Organischen*, d.h. der morphologischen und physiologischen Verhältnisse wurde oben behandelt, die des *Meta-Organischen* bedarf noch gewisser Ergänzungen. Wie schon betont, sind die neuronalen Strukturen und deren neurophysiologische Tätigkeiten und Abläufe die Träger der eigentlichen Gehirnleistungen in den Vorgängen der IV. Diese erfolgt zum weitaus größten Anteil nicht-bewußt selbsttätig und dient vor allem der undurchschaubar komplizierten Aufgabe der Steuerung, Koordinierung und Kontrolle aller Organtätigkeiten im *Leben des Leibes*, das organisatorisch gesehen ein enorm vielteiliges System von aufeinander abgestimmten Regelkreisen verschiedenster Art, Größe und Zeitmaße darstellt. Dazu tritt beim Menschen die Ebene der wesentlich bewußt ausgeführten Bildung und Handhabung begrifflicher und symbolischer, in der Sprache verfügbarer nicht-realer *Leistungsprodukte der IV*, der Vorstellungen, ihrer Gebilde und Abfolgen, in denen das Vermögen unserer Intelligenz, das Denken und Urteilen erfolgt, und aus denen die komplexen, Bedeutung tragenden Formen bestehen, die uns als Weltbild zur umfassenden Orientierung dienen und den Stoff des geistigen Lebens sowie der Domäne der menschlichen Kultur und Kreativität darstellen. Auf das *Bewußtsein*, richtiger das Bewußt-Sein selbst als Medium des psychischen Erlebens und des für die menschliche Seinsweise konstitutiven Selbstbewußtseins, kann nicht näher eingegangen werden. Die drei Funktionsebenen des Organischen, Psychischen und Geistigen begegnen und verbinden sich im Gehirn auf erstaunliche und oft noch nicht verstandene Weise; sie lassen, wie früher gesagt, im Alter eine gewisse Dissoziation erkennen, der aber nicht die Bedeutung einer Beeinträchtigung sondern einer funktionalen Herausforderung zuzumessen ist. Für die *Leistungskapazität* eines IV-Systems gilt die Zahl der Funktionselemente und die Dichte ihrer Verbindungen als Maß; sie ist somit im Falle des Gehirns enorm groß: die Zahl seiner möglichen, signifikant verschiedenen Systemzustände erreicht kosmologische Dimensionen und ist praktisch unerschöpflich. Die Folgen der durch den Atrophieprozeß hervorgerufenen Reduzierung von Neuronenzahl und Neuropil kommen daher, wie früher ausgeführt, erst im Verlauf fortgeschrittenen Alterns und mitbedingt durch den Abfall des Informations-Inputs über die alternden Sinnesorgane zum Ausdruck. Das beständige Absinken der Erregungsbildung und Übertragung verringert insgesamt die IV-Kapazität und führt zur *Verlangsamung der Arbeitsgeschwindigkeit* und Reaktionszeit. Beim gesunden alten Menschen gibt es aber keine sonstigen neurophysiologisch, etwa im EEG objektivierbaren, spezifischen Alternsveränderungen. Die Abnutzungsfolgen im Trägersystem werden offenbar durch die in Lernprozessen erworbenen Qualitäten von Programmierungen und strategischen Umstellungen der IV – dem sog. *Funktionswandel* – dank der Plastizität des Nervensystems ausreichend kompensiert. Auf die Rolle, die hiebei der kognitiven Entwicklung im Alter zukommt, wird später eingegangen werden. Auch erscheint ein Regelkreis wirksam, der ein gutes Funktionsniveau des Gehirns, insbesondere auch der Gedächtnisleistung, mit positiver, d.h. verstärkender Rückkoppelung verbindet und die Lernmotivation, also geistige Aktivität, nachhaltig verstärkt. Auf diese Weise kommen im Alter auch echte Leistungsverbesserungen zustande. Wesentlich ist die funktionale Bedeutung der autonom organisierten und verfügbaren geistigen Gebilde der individuellen und kollektiven Kultur. Der Mensch tritt ja nicht nur mit einem physisch tauglichen Gehirn, sondern auch mit einem großen Schatz an persönlichen Erfahrungen, aktualisierbaren erlernten Kenntnissen, zielgerichteten Antrieben und Verfügungsfähigkeiten in die Altersphase ein. Mit diesem das genetische Erbe überbauenden Eigenbesitz ist Alter eigentlich der Zeitraum der *gesteigerten Individualität*, d.h. der vollen Ausprägung der Sonderart der biohistorisch gewordenen Person. Doch ist dieser Substanzgehalt nur das Rohmaterial für die Weiterentwicklung der Kreativität des Verhaltens, des Positiven und Neuen in der Hirnleistung des alten Menschen. Plastizität ist ja nicht nur eine organische Potenz, sondern bezeichnet auch das schöpferische Entwicklungsmoment des Leistungswandels in dieser Phase, der sich auch als perfekte Ökonomie der Anpassung an innere und äußere Veränderungen, als Improvisationskunst umschreiben läßt. Eine der Formen des Leistungswandels ist die sog. *selektive Optimierung*, d.h. die Konzentration hochmotivierter Lernvorgänge auf ein bevorzugtes Gebiet körperlicher oder geistiger Tätigkeit; dadurch kann noch von Hochbetagten absolut Herausragendes geschaffen werden. Die Lernleistungen richten sich offenbar nicht bevorzugt auf Neuigkeit, sondern auf Neugestaltungen aus dem Gewußten und Gekonnten, wobei nicht mehr mit einem Überfluß agiert sondern mit einer algorithmischen Kombinatorik und Verdichtung von Elementen, Mustern und Programmen, quasi mit einer operationalen Kurzschrift gearbeitet wird. Das wesentlich Menschliche des nicht-determiniert-Seins, der Weltoffenheit und Selbstverfügbarkeit bleibt dabei auch im Alter bestehen. Von hier eröffnet sich ein Ausblick auf die sog. *Weisheit des Alters*, von der später noch die Rede sein wird.

Die angeführten Tatsachen bekräftigen das Wort: „Das Alter ist nicht nur eine biologische, sondern auch eine kulturelle Tatsache."

## 2.6 Kognitive und intellektuelle Kompetenz im Alter

Die in den vorhergehenden Abschnitten dieses Beitrags kritisch erläuterten, im Ergebnis positiven Feststellungen zum Leistungsbild im gesunden Alter stehen im Gegensatz zum gängigen Altersbild der Volksmeinung und dem vieler bisheriger Verhaltensbeobachtungen der Entwicklungs- und Sozialpsychologie. Die *traditionell negative Werteinschätzung des Alters* in der Gesellschaft als Phase des Abstiegs und Abbaus erscheint somit in Frage gestellt. Nachdem bisher die neurobiologischen Grundlagen und Konstellationen des Alterns dargelegt wurden, soll im folgenden für den Zentralbereich des menschlichen Verhaltens, nämlich die *kognitive und intellektuelle Kompetenz*, an Hand des vorliegenden interdisziplinären Beweismaterials die notwendige *Korrektur der verzerrten Bewertung* des Alters begründet werden.

Die folgenden Ausführungen erfordern eine Erweiterung des Diskussionsrahmens. Deshalb ist an dieser Stelle ein orientierender Hinweis auf seine Bezugspunkte einzufügen. Da unser Thema dem multifaktoriellen Komplex des Verhaltens im Alter im weitesten Sinn zugehört, gilt zunächst ein kurzer

Blick den betreffenden Positionen der Psychologie.
Die *Verhaltenspsychologie* ist ein komplexes mehrdimensionales Forschungsgebiet. Die für unser Thema des Verhaltens im Alter wichtigsten Aspekte der betreffenden Phänomene sind:

1. Die persönliche *Lebensgeschichte*, in der sich in Selbstorganisation zwischen Anlage und Umwelt ein unverwechselbares Individuum gebildet hat.
2. Die *Dynamik* des Lebens im Altern, also die Weiterentwicklung und Ausreifung der Verhaltensmuster mit ihren qualitativen Veränderungen und ihrer Offenheit für die Erwerbung neuer Bereiche. Wichtige Themen und Alternsaufgaben stellen die *Ich-Differenzierung* mit dem Abheben von der Berufsrolle, die Transzendenz des Körperlichen in der Auseinandersetzung mit dem eigenen Altern und die Transzendenz der vergänglichen Ich-Identität in der Auseinandersetzung mit dem nahenden eigenen Lebensende dar.
3. Die *kognitive Entwicklung* und *Intelligenzstruktur* einschließlich kreativer Leistungen, die, wie vorgesehen, noch gesondert zu behandeln sind.

### 2.6.1 Lebenszeitliche Aspekte der Verhaltenskompetenz

Unter dem Stichwort der *Kompetenz* faßt man das Gesamtmuster der genannten Dimensionen ins Auge und versteht darunter die Fähigkeit der Anpassung des alten Menschen an die wechselnden Gegebenheiten und sich einstellenden Anforderungen im weitesten Sinn; sie umfaßt die subjektiven und objektiven Aspekte der inter- und intraindividuellen Struktur, die im Lebensprozeß aus dem Widerspiel von psychophysischen Dispositionen und Fähigkeiten resultieren und in actu, d.h. in konkreten Situationen dynamisch umgesetzt werden. Von den verschiedenen Aspekten des Kompetenzbegriffes sind der sozialpsychologische und der ökologische als besonders wichtig für die subjektive Einschätzung der Kompetenz zu betonen. Aus den differenzierten Mustern der Beziehungen zur Mitwelt in Beruf und Familie, sowie – nicht zu vergessen – zur Person des Arztes und zur Umwelt von Wohnung, natürlicher und kultureller Umgebung resultieren die Kompetenzgrade zwischen voller Verhaltenskontrolle und Pflegebedürftigkeit, d.h. die verschiedenen Formen des sog. *funktionalen Alterns.*
*Kompetenz* zeigt sich in aktiver Auseinandersetzung mit den Lebenserfordernissen und Alltagsaufgaben. Sie bewährt sich in der realistischen Annahme der Möglichkeiten und Grenzen des Lebens. Das Urteil über die Gestaltbarkeit der Umstände und die eigene Veränderbarkeit gibt sich in der Zukunftsperspektive zu erkennen: Die Vorausschau richtet sich beim alten Menschen meist nicht mehr auf die ferne Zukunft, sondern auf zeitlich nahe Ereignisse, die mit Nüchternheit und Verantwortung für ihre möglichen Folgen überdacht werden. Gerade in solchen Entscheidungen treten neue Potentiale des Verhaltens hervor: Die Kunst des Kompromisses, kritische Neubewertung der Individualgeschichte und umfassende, von Egoismen gereinigte Beurteilungen.
Die Fülle der empirischen Studien über Kompetenzbewährung und Kompetenzkrisen in den Auseinandersetzungen der Alternden mit Belastungen: ihre Erlebnisweise, ihre Formen, die Einflußfaktoren und Dynamik muß überschlagen werden. Zu erörtern aber ist der Bereich der *kognitiven Entwicklung* im Alter, also die Fragen der Intelligenz, des Lernens und des Gedächtnisses. Dieses thematisch und definitorisch umschriebene Gebiet ist dementsprechend auch methodisch am besten erschlossen, sowie in seinen Ergebnissen durchschaubar und kritisch bewertbar. Es ist auch anzumerken, daß, wie neue Befunde bezeugen, die Kognition von sog. *biological life events*

weitgehed unberührt bleibt, also von Lebensereignissen, die in den anderen Verhaltensbereichen, etwa der Emotionen oder der Antriebe, tiefe und ausgreifende Spuren hinterlassen, was deren kausale Analyse sehr erschwert. Die zentrale IV der *Kognition* erweist sich somit als relativ unabhängig auch von kulturellen Faktoren und als ein vergleichsweise gering komplexer, *instrumentaler Bereich des Verhaltens* mit günstigen Bedingungen für die wissenschaftliche Untersuchung.

### 2.6.2 Alternsbedingter Wandel der Intelligenzfunktionen

Der Begriff *Kognition* bezeichnet im heutigen Sprachgebrauch die Erkenntnisleistungen als Gegenstände wissenschaftlicher Untersuchungen, während das Wort *Erkenntnis* eher philosophischen Erörterungen der Erkenntnisresultate vorbehalten bleibt. Kognition umfaßt die Prozesse und Inhalte des Wissensgewinnes, also Wahrnehmung und Erkennen, Gedächtnis, Lernen sowie Denken und zielgerechtes Planen von Handlungen und Verhalten überhaupt. Mit dem Begriff der *Intelligenz* (I.) wird meistens der sozusagen harte Kern der Kognition bezeichnet, nämlich das logische Denken und das Lösen von Problemen verschiedener Art, sowie die Fähigkeit des Erwerbes und zweckvollen Gebrauches von kulturellem Wissen. Die *Methoden der Intelligenzmessung* richten sich daher einerseits auf das Vorgehen, das „procedural knowledge", wie auch auf die erworbenen Denkinhalte und Strategien, das „factual knowledge". Es ist unentschieden, ob den je unterschiedlichen *Intelligenzstrukturen* eine einheitliche genetische Anlage bzw. ein Generalfaktor oder primär ein erworbenes Leistungsgefüge zugrunde liegt. In der empirischen Forschung wird aber I. allgemein als ein komplexes Phänomen aus vielen vernetzten, z.T. austauschbaren Faktoren betrachtet, das in Selbstorganisation von Anlage und Umwelt erworben wurde. Eine besonders für die Alternsfrage plausible *Theorie der Intelligenzstruktur* ist die von CATTELL und HORN. Sie unterscheidet die *fluide* (flüssige) von der *kristallisierten* I. (siehe dazu auch Abb. 5 auf S. 35 sowie S. 60). Die fluide I. entspricht der elementaren, neurophysiologisch instrumentierten IV; sie läßt einen progredienten altersgebundenen Abbau infolge der schon früher erwähnten Verlängerung des Zeitfaktors der elektrochemischen Hirntätigkeit erkennen. Die kristallisierte I. hingegen entspricht dem organisierten Kulturwissen; sie läßt eine Alternsabnahme vermissen und ist sogar der Leistungssteigerung, z.B. im sprachlichen Ausdruck und im integrierten Sozialverhalten fähig. Kristallisierte I. umfaßt also den Lebensstil und die Gestaltungen der Kultur, die sich ein Mensch beigelegt hat, die er anwenden, weiterentwickeln und vermehren kann. Somit können im Leistungswandel des Alterns quantitative wie auch qualitative *Veränderungen*, d.h. modifizierte Gewichtungen und Beziehungen in der Intelligenzstruktur zum Vorschein kommen (siehe auch S. 58ff.).

### 2.6.3 Methoden und Resultate der Intelligenzforschung im Alter

Die *Untersuchungsmethoden* seien nur allgemein charakterisiert; für die fluide I. gibt es bewährte skalare Testsysteme, die zumeist einfache nicht-sprachliche Symbole, z.B. Zahlen, verwenden und deren Material möglichst neuartig und kulturfrei gehalten werden muß. Schwieriger ist die Messung der kristallisierten I. Sie verwendet sprachliches und kulturelles Material. Hier gibt es – entsprechend der noch im Fluß befindlichen Theoriebildung – verschiedene Modelle, sowie auch Berührungen mit der künstlichen I.-Forschung hinsichtlich des Expertenwissens und mit den Geisteswissenschaften bezüglich des transdiziplinären Problems der Weisheit des alten Menschen.

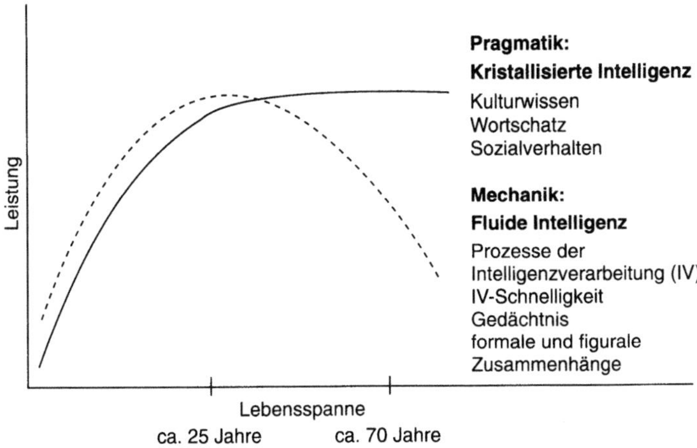


**Abb. 5.** Alter und Intelligenzstruktur (modifiziert nach Baltes)

Die altersvergleichende Untersuchung der kristallisierten I. beweist das früher dargelegte Entwicklungsbild und die Tatsache, daß bei dem überwiegenden Anteil der Bevölkerung bis ins 8. Lebensjahrzehnt keine Rückbildung zu konstatieren ist, daß also Altern nicht schlechthin I.-Verfall bedeutet (siehe Abb. 5).

Aufwendiger gestaltet sich die Objektivierung des Verlaufes der *I.-Entwicklung*. Die traditionelle sog. *Querschnittsmethode* des Vergleiches verschiedener Altersgruppen läßt die individuellen Unterschiede und den Umstand, daß die einzelnen Gruppen verschiedenen Generationen bzw. Kohorten und damit gewandelten kulturellen Umwelten zugehören, unberücksichtigt und kommt unter den gegenwärtigen Bedingungen zu dem *unzutreffenden Defizitbild* der I.-Entwicklung.

Erst die Entwicklung der sog. *Sequenzmethode* mit Kombination von Längs- und Querschnittsuntersuchung bei gleichzeitiger Veränderung von Alter und Generation lieferte die unverzerrten Befunde, die sich von dem stereotypen negativen Bild der Alternsbilanz drastisch abheben (siehe dazu Abb. 6). Die Sequenzmethode erlaubt nämlich, durch Vergleich von Längsschnitt, Querschnitt und Kulturwandel in identischen Altersgruppen die Verlaufsdynamik des Zusammenspiels der relevanten Entwicklungsfaktoren zu analysieren. Da das Erheben der Befunde und Resultate Jahrzehnte dauert – was eine perfekte logistische Planung, wie auch langfristig gesicherte Finanzierung erfordert – kann erst seit relativ kurzer Zeit die Ernte der Ergebnisse voll eingebracht werden. Die größten Projekte dieser Art wurden in den USA gestartet und laufen noch weiter.

Die wichtigsten *Ergebnisse* dieser Studien sind:

1. Im *Entwicklungsverlauf* der I. bestehen ganz erhebliche individuelle Unterschiede, die sich auch im verschieden frühen Beginn eines etwaigen *Intelligenzabbaues* abzeichnen, die aber
2. beim gesunden, heute lebenden Menschen nicht vor dem 6. oder 7. Lebensjahrzehnt beginnt und durchschnittlich nur das sehr geringe Ausmaß *einer* sog. Standardeinheit erreicht. Das bedeutet, daß die I.-Leistungen bei mindestens einem Drittel der 70jährigen über dem Mittelwert der jungen Erwachsenen liegen.
3. Ferner ergibt das Umlegen der Messungen von fluider und kristallisierter I. auf die Sequenzstudien, daß sich die verschiedenen I.-Dimensionen auch intraindividuell in verschiedene Richtungen entwickeln: die sog. *Multidimensionalität* der I.

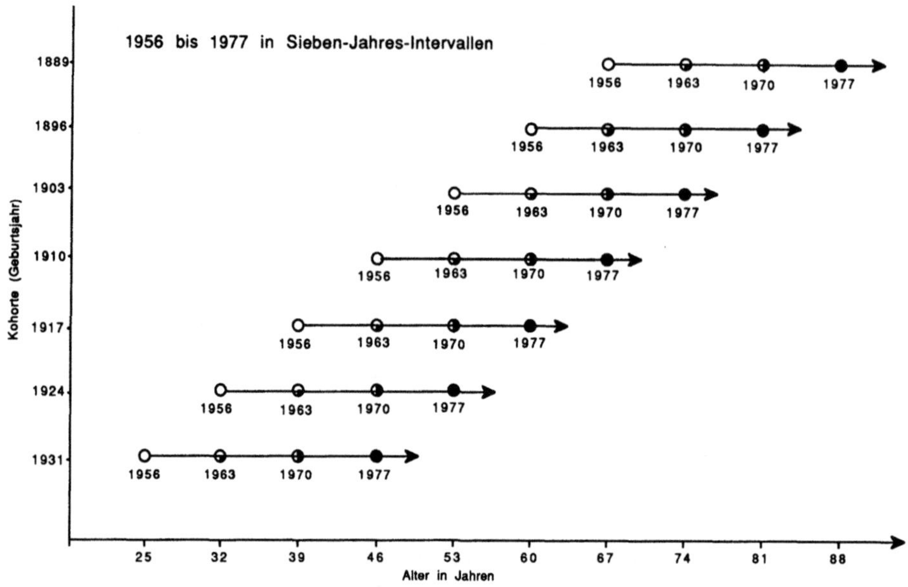


**Abb. 6.** Schema der Sequenzstudie des Intelligenzalters von Schaie

4. Die Unterschiede im kulturbezogenen Altersvergleich können ebenso groß sein wie die zwischen verschiedenen Altersgruppen (siehe dazu Abb. 6). Das bedeutet eine neue Facette des Zutreffens der schon zitierten Feststellung von Simone de Beauvoir: „*Das Altern* ist nicht nur eine biologische, sondern auch eine *kulturelle Tatsache.*“

Diese Ergebnisse lassen zugleich auch *biohistorische* Bedingungen, Erfahrungen und Lernprozesse als *Gestaltungsfaktoren* der I. vermuten. Mit diesem Fragenkomplex beschäftigt sich ebenfalls in großangelegten Studien vor allem die Arbeitsgruppe um P. B. Baltes (siehe dazu Abb. 7). Dabei steht der bereits früher erörterte Begriff der *Plastizität* im Mittelpunkt, der hier die Modifizierbarkeit bzw. die Veränderungsfähigkeit der I. des alten Menschen bedeutet. Entsprechende Untersuchungen dürfen sich daher nicht nur an Stichproben orientieren, sondern müssen auch erkunden, ob ein Proband unter geänderten Meß- und Beobachtungssituationen andere I.-Leistungen erzielen kann; also die Frage nach der *Reservekapazität der I.,* und zwar auch am Alternslängsschnitt. Die *Modifizierbarkeit* der I. unter dem Einfluß von leistungsaktivierenden Verfahren schließlich wird mit Übungsverfahren in Form von angepaßten globalen und adressierten Trainingsprogrammen untersucht.

Die bisherigen *Ergebnisse* bestätigen die Tatsache der Plastizität der I. bei den meisten alten Menschen zwischen dem 7. und 9. Lebensjahrzehnt, nämlich bei ca. 80 %: Durch I. aktivierende Übung wird ein Leistunganstieg erzielt, der dem durchschnittlichen I.-Abbau in den Kontrollgruppen, also dem *einer* Standardabweichung, gleichkommt. Das Training spezifischer Denkstrategien der fluiden I. erbringt einen gleich großen Leistungszuwachs, der mindestens für einen Monat erhalten bleibt. Auch in Interventionen mittels Kombinationen von Teilleistungen der I., z.B. von figuralem und induktivem Denken, werden gleiche Erfolge erzielt. Insgesamt sind also schnelle und anhaltende Leistungsanstiege erreichbar, die sich auf die im Trainingsprogramm jeweils enthaltenen Teilfähigkeiten der I. er-

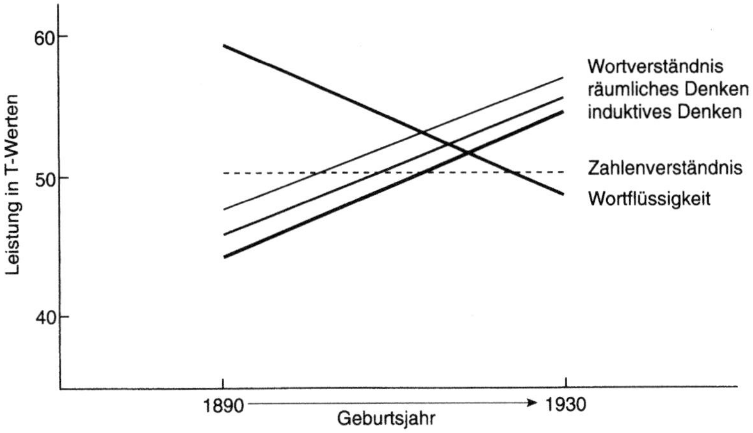


**Abb. 7.** Intelligenzleistungen im Kulturwandel (modifiziert nach SCHAIE et al.)

strecken, aber auch auf verwandte, nicht trainierte Leistungen ausdehnen können. Somit können im Leistungswandel des Alterns quantitative wie qualitative Veränderungen der I.-Struktur, z.B. modifizierte Gewichtungen und Beziehungen von Teilleistungen, erfolgen. Die meisten alten Menschen verfügen also über *Reservekapazitäten* ihrer I.-Leistungen, die im Ausmaß der durchschnittlichen Alternsverluste aktivierbar sind und diese daher *kompensieren* können.

### 2.6.4 Intelligenzdefekte und Gedächtnisstörungen im Alter

Dieses wertvolle Ergebnis ruft nun auch die wichtige Gegenfrage auf den Plan, woher denn eigentlich die altersbegleitenden I.defizite bei immerhin 30 % und mehr der alten Bevölkerung herrühren. Die Feststellung der positiven Beeinflußbarkeit der I. vertrüge sich ja mit der Hypothese, daß ein negativer Entwicklungsverlauf sowie die Diskrepanzen innerhalb der Generationen und der Individuen durch leistungsmindernde Faktoren und Lerndefizite bedingt sein könnten.

In der Tat konnte auf diese Frage in letzter Zeit eine verläßliche Antwort erarbeitet werden. Die betreffenden Untersuchungen richten sich dabei auf kognitive Funktionen, die bisher noch nicht erörtert wurden, nämlich auf solche aus dem Bereich des *Gedächtnisses* als Basis der Lernvorgänge. Methodisch handelt es sich hier wieder darum, nicht eine bloße Dokumentation zu erstellen, sondern die Dynamik der Wechselwirkungen zwischen den Einflußfaktoren zu erfassen. Allgemein gilt die Annahme, daß es in den letzten Lebensjahrzehnten bei fast allen gesunden Personen infolge einer Deaktivierung der IV zum Absinken von Gedächtnisleistungen kommt. Bisher war aber nicht klar, ob dieser Rückgang mit dem biologischen Altern an sich oder mit anderen Einflüssen auf die Gesundheit zu tun hat, oder durch die Auswirkung von Risikofaktoren auf die Hirnleistungen verursacht ist. Solche Effekte, etwa von toxischen und neurotoxischen Schäden, von Hirntraumen und affektiven Verhaltensstörungen konnte man zwar seit langem vermuten, aber nicht überzeugend objektivieren. Dies gelang einer niederländischen Forschergruppe, die ihrem Programm die Arbeitshypothese zugrunde legte, daß im Alter zwischen 20 und 80 Jahren kein oder nur ein geringfügiges Nachlassen des *Kurzzeitgedächtnises* eintritt, wenn keine Begegnung mit einem *Risikofaktor* bzw. – wie sie es nennen – mit einem *biological life event*

(BLE) stattfand. Sie erstellten eine Liste von 9 solchen wahrscheinlichen BLE (siehe Tabelle 1).

In Studien an sorgfältig ausgewählten Gruppen von Gesunden und Personen mit identifizierten Risikofaktoren wurde gefunden, daß die Kollision mit einem oder mehreren Risikofaktorn die altersgebundene Verminderung der Kapazität für das Erlernen von Wörtern verstärkte und die für das Rückholen verzögerte. Gleich signifikante Ergebnisse fanden sich für die Schnelligkeit der reaktiven Auslösung von Bewegungen.

Kürzlich demonstrierte dieselbe Gruppe mit Hilfe des „memory scanning test" von S. Sternberg die Wirkung von Altern und Risikofaktoren auf die Geschwindigkeit der IV im *Kurzzeitgedächtnis* (siehe dazu Abb. 8).

**Tabelle 1.** Potentielle Risikofaktoren für Kognitionsabbau und Hirnschäden (nach Houx et al., 1991)

1. *Neurologische Behandlung* wegen Schlaganfall, Epilepsie, Encephalitis etc.
2. Behandlung wegen *Krankheiten mit möglicher Gehirnbeteiligung*
3. Mehr als drei *Gehirnerschütterungen* oder eine mit einer mehr als 3stündigen Amnesie
4. Mehr als drei *Vollnarkosen* oder eine mehrstündige Narkose
5. Gebrauch von *Medikamenten* mit Einfluß auf *Antrieb* und *Bewußtsein*
6. *Alkoholmißbrauch*
7. Andere *neurotoxische Faktoren* wie *Drogenmißbrauch* oder organische Lösungsmittel
8. *Psychiatrische Behandlung* in den letzten 5 Jahren
9. *Geburtskomplikationen* oder *Entwicklungsstörungen* in der frühen Kindheit

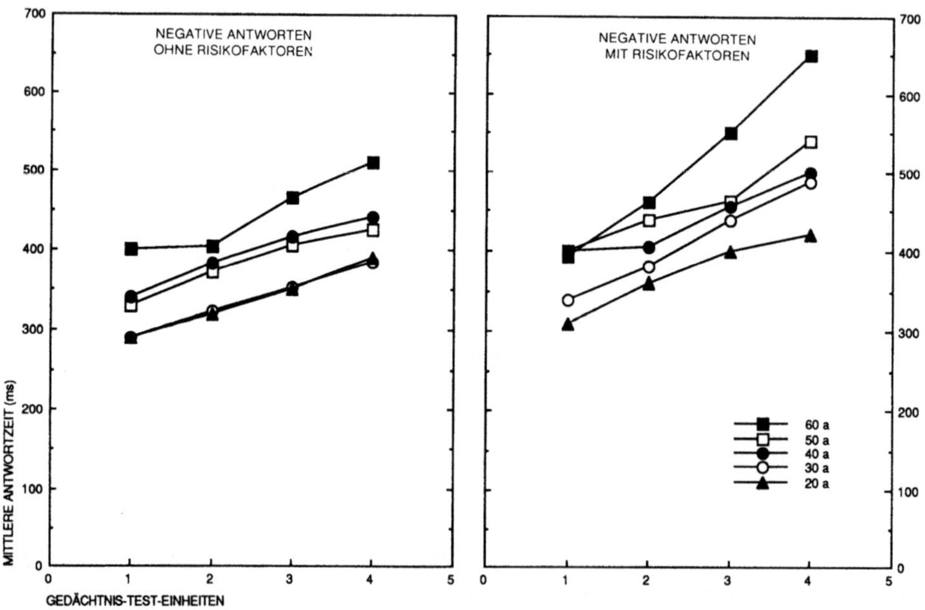


**Abb. 8.** Kurzzeitgedächtnis; Altern und Gesundheit (modifiziert nach Houx et al.)

Im Testverfahren wird zunächst eine Reihe von Zahlen oder Buchstaben angeboten, die vom Probanden behalten werden soll. Hernach wird ein Prüfsymbol präsentiert, über dessen Zugehörigkeit zur ursprünglich angebotenen sog. positiven Menge mit einer Ja/Nein-Anwort entschieden werden muß. Dieser Testablauf umfaßt 4 aufeinanderfolgende, aber voneinander unabhängige Stufen mit je eigenen Latenzzeiten, nämlich:

1. die Enkodierung der Eingabe,
2. ihre serielle Verarbeitung, das „serial memory scanning",
3. die binäre Entscheidung über die Antwort: Ja oder Nein, sowie
4. die Organisation und Ausführung der Anwort.

Die Dauer der wichtigen 2. Stufe ist direkt von der Gedächtnisbelastung durch die Zahl der zu merkenden Menge von Symbolen abhängig. Auf die Dauer der anderen kann man mit Hilfe veränderter Testparameter schließen.

Die Anwendung des adaptierten Sternberg-Tests im Rahmen der umfassenden Studie der IV erbrachte das Ergebnis ihrer signifikanten *Verlangsamung* in allen Aspekten *entlang des Alterns*. Und, besonders wichtig: *Risikofaktoren* hatten in allen Altersgruppen die *nämliche Wirkung*. Daraus folgt, daß entsprechende Beeinträchtigungen der Gehirnleistung die Auswirkungen des biologischen Alterns auf die zentrale IV auch bei Personen unter 65 Jahren verstärken. Die Ergebnisse erwiesen sich als unabhängig vom Bildungsniveau der Probanden und von kulturellen Faktoren (siehe dazu Abb. 8).

Eine ergänzende Bemerkung: diese auf das Altern zugeschnittene Studie gibt keine Auskunft über die Häufigkeit der kognitionsschädigenden Risikofaktoren in der Bevölkerung. Man darf aber annehmen, daß sog. *normales Altern nicht* mit *gesundem Altern* gleichgesetzt werden darf. Zweifellos erhöhen sich aber mit dem Lebensalter die Expositionen gegenüber Risikofaktoren, sodaß die Verlangsamung der IV im Alter zu einem beträchtlichen Teil durch die erlebten Kollisionen mit solchen zustande gekommen sein könnte. Hier tut sich ein weites Feld künftiger epidemiologischer Forschung auf, das nicht nur theoretische Aspekte der Begriffe von Gesundheit und Krankheit betrifft, sondern zu höchst pragmatischen Überlegungen und Handlungskonzepten in der Gesundheitserziehung und Sozialmedizin aufruft.

Ein weiterer Aspekt der berichteten Ergebnisse betrifft die Frage ihrer denkbaren Relevanz für *Alternskrankheiten*, insbesondere die *Demenzen vom Alzheimer-Typ*: Sie sind ja von Störungen der fluiden I. mit massivem Ausfall des Kurzzeitgedächtnisses geprägt und ihre klinische Entwicklung erscheint im wesentlichen allein durch eine Verzerrung des Alternsablaufes mit selektiver Verstärkung der Parameter der Prozeßintensität und der zeitlichen Dynamik i.S. eines vorzeitigen Einsetzens und rapiden Fortschreitens gekennzeichnet. Darauf beruht die hypothetische Annahme eines *Kontinuums von Alternsverlusten der I. und Alternsdemenz*, dessen Verlaufsgradient und erreichtes Ausmaß außer durch Anlagemerkmale in hohem Ausmaß durch die Einwirkung lebenszeitlicher Ereignisse modelliert wird. Die künftige eindeutige Bestätigung solcher Beziehungen zwischen äußeren Bedingungen von Altern und Krankheit würde begreiflich weitreichende Konsequenzen nach sich ziehen.

### 2.6.5 „Weisheit des Alters" und geistige Produktivität im Alter

Nach den vorsichtig-optimistischen Auspizien aus den berichteten Studien über die I.-Entwicklung im gesunden Alter wird zuletzt auch ein Blick auf die schon angesprochene *Weisheit des Alters* getan. Wenn man diesen Begriff kritisch anwenden möchte, wird man auf die der kristallisierten I. zugehörigen Fähigkeiten der Erfahrungsbildung und der Wissensanwendung, also die *Expertise*, hingewiesen. Beispiele wären berufliche Höchstleistungen, künstlerische Kreativität und Perfektion, z.B. im Go- oder Schachspiel. Erwähnung fand bereits die kluge Beschränkung in der *selektiven Optimierung,* durch die ein umschriebenes hohes Leistungsniveau stabilisiert werden kann. Unter *Weisheit* versteht man nun ein wissensgestütztes Können, eine Expertise im Gebiet einer „fundamentalen Pragmatik" der Lebensführung, in der Kognition, Emotion und Volition zur Lebensdeutung und Lebensbewältigung sinnstiftend zusammenwirken; das resultierende komplexe Wissenssystem umfaßt sowohl faktisches wie prozedurales Wissen und kann durch selbstmotivierte Lernprozesse nicht nur erhalten, sondern noch weiterentwickelt werden. Zu seiner empirisch schwierigen Objektivierung wurden besondere Meßmethoden entwickelt, auf die aber hier nicht einzugehen ist. In der personalen Entwicklung erscheinen drei Prozeßbereiche vorrangig von Belang: Lebensplanung, Lebensrückblick (als überblickende, die Gegenwart relativierende, interesselose Betrachtung) und (Bewertung der) Lebensbewältigung. Im Alltagsverhalten interagieren kognitive „Mechanik" und Pragmatik besonders wirkungsvoll, wie es z.B. im motorischen Bereich älteren Schreibkräften oder Pianisten gelingt, die die schnellere Fingerleistung der Jüngeren mittels Vorauslesen des Textes oder der Notenvorlage und dadurch Vorauswissen der Bewegungsabläufe strategisch kompensieren. Die Weisheit der gemeinten Art gibt sich u.a. durch eine Urteilsfähigkeit zu erkennen, die nicht nur die nächsten persönlichen Umstände in die Entscheidungen einbringt, sondern auch die scheinbar fernsten Bedingungen des Beziehungsnetzes, in dem jedes Verhalten zufolge der weltoffenen Positionalität des Menschen steht und in das auch die letzten existentiellen Fragen mit starken Fäden eingeflochten sind. In diesem Zusammenhang sei an die existentialen Phänomene der Transzendenz des Leiblichen und der Ich-Identität erinnert. In solcher Perspektive der Betrachtung von Welt und Leben verändern sich Schwerpunkte und Muster, Wesentliches und Nebensächliches tauschen die Plätze und unleugbar werden manche Haltungen, Urteile und Handlungen dadurch wirklichkeitsnäher, de facto realistischer und auch praktisch richtiger.

Die richtig verstandene Weisheit des Alters imponiert somit als die dem Menschen mögliche positive Lösung des Problems, das an früherer Stelle genannt wurde, nämlich die Bewältigung der alternsbedingten Richtungs- und Erfolgsdifferenz der physischen und psychologischen Entwicklung. In der Altersdynamik und harmonischen Koppelung der Zwillingspartner dieses Zusammenspiels überspielt der mental-kulturelle I.-Erwerb das genetisch-physische Geschehen; pointiert formuliert: Der Geist kommt der Natur zur Hilfe; oder „Kultur als Kompensation".

Es erscheint daher nicht nur als Projektion einer Wunschvorstellung sondern berechtigt, von Weisheit des Alters in dem bezeichneten Sinn zu sprechen. Mit philosophischer Klarheit wird das gleiche von SCHOPENHAUER in ein treffendes Bild gefaßt: „Man kann das Leben mit einem gestickten Stoff vergleichen, von welchem jeder in der ersten Hälfte seiner Zeit die rechte, in der zweiten aber die Kehrseite zu sehen bekäme. Letztere ist nicht so schön, aber lehrreicher, weil sie den Zusammenhang der Fäden erkennen läßt."

Die Entwicklungsvorgänge der Alters-I. sind noch nicht psychologisch exakt faßbar; man bemüht sich aber erfolgreich darum, insbesondere im Hinblick auf die Frage der *wissenschaftlichen Produktivität im Alter.* Neuere Studien in den USA kamen zum Schluß, daß dafür das chronologische Alter keine Rolle spiele und sprechen von der *Altersstabilität* bzw. *Invarianz* der wissenschaftlichen Produktivität. Was dabei die Rolle der fluiden I. anlangt, erscheint es sicher, daß ihre Plastizität für den Normalbereich der Altersleistungen in der Wissenschaft gilt; im Hochleistungsbereich ist dies aber nicht sicher, da dieser sich in den bisher untersuchten Teilgebieten gegen Interventionen mittels Trainingsprogrammen als resistent erwies.

Die vorstehenden Ausführungen konnten die dem menschlichen Leben innewohnende Doppelbestimmung durch Natur und Kultur während der Altersstufe als in stärkster Spannung befindlich erkennen: Die Auseinandersetzung zwischen den ungleichen Partnern erbringt entscheidende Ergebnisse für die Erhaltung des Bildes und der Wirkung der menschlichen Person; der Einsatz der geistigen Kräfte, die sich vielfach auch körperliche Vorgänge dienstbar zu machen vermögen, erscheint aber zugleich als höchst erfolgreich und wertvoll wie auch als tragisch-vergeblich. Der Satz des Liebeslieder-Dichters TERENZ, „Senectus ipse morbus" („Das Alter selbst ist eine Krankheit"), ist daher sicher falsch, während die schmeichelhafte Definition des Moralisten JOUBERT, „Der Zuwachs des Lebens, den wir Alter nennen ...", nur teilweise richtig ist. Im Tod überholt schließlich der Strukturverlust des Gehirns die Strukturanpassung und der Funktionsabbau den Funktionswandel. Diesen unausweichlichen Verlauf erlebt der gesund Alternde am Ende der im Zeitprogramm des Genoms festgelegten Lebensfrist auch in geistiger Gesundheit, d.h. ohne existenzgefährdende Beeinträchtigungen seines Verhaltens. Andererseits ist festzustellen, daß die Rate von krankhaft gesteigertem Hirnaltern und von Alternskrankheiten des Gehirns im engeren Sinn deutlich höher ist als die Krankheitsprävalenz aller anderen Lebensabschnitte; dies deshalb, weil in der Evolution keine Ausmerzungsmaßnahmen gegen spezifische Krankheiten der postgenerativen Phase eingerichtet wurden. Dies ist für die gegenwärtigen Generationen umso belastender, als ihr überwiegender Anteil das durchschnittliche Lebensalter durchmißt, in dessen Endstrecke zwischen dem 70. und 85. Jahr etwa 30 % das klinische Bild der Alternsdemenz, d.h. der intellektuellen Inkompetenz bieten und damit den Verlust der Verhaltensautonomie erleiden.

Mit diesem Beitrag war beabsichtigt, vom neurobiologischen Standpunkt aus deutlich zu machen, daß das Altern des Gehirns einen entwicklungsgeschichtlichen Struktur- und Funktionswandel bedeutet und daß daher das Alter kein Anhängsel oder nur den Ausklang des Lebens, sondern eine biologisch eigenwertige Lebensphase mit einem neuem Adaptationsprofil darstellt. Diese Feststellung sollte der faktischen wie pragmatischen Einschätzung des Alters als einer „wirk"lichen und schöpferischen Lebensperiode von eminenter soziokultureller Bedeutung zugrunde liegen, wie auch dazu auffordern, ihren Beschwernissen bei sich selbst und beim Mitmenschen humane Empathie und Zuwendung zu sichern.

## Literatur

BALTES PB (1983) Zur Psychologie der Intelligenz im Alter – Nur Abbau oder auch Entwicklung? Max Planck Gesellschaft, Jahrbuch 1983. Vandenhoeck & Ruprecht, Göttingen, S 53–71

BALTES PB (1989) Das Doppelgesicht des Alterns. Max Planck Gesellschaft, Jahrbuch 1989. Hubert, Göttingen, S 41–60

BALTES PB (1994) Die zwei Gesichter des Alterns der Intelligenz. Jahrbuch 1993 der Deutschen Akademie der Naturforscher Leopoldina (Halle/Saale). Leopoldina (R. 3) 39: 169–190

BALTES PB, STAUDINGER UM (1993) Über die Gegenwart und Zukunft des Alterns: Ergebnisse und Implikationen psychologischer Forschung. In: Berichte und Mitteilungen der Max Planck Gesellschaft 4/93: Mehr Wissen – mehr Können. Innovation durch Grundlagenforschung. Wendelstein, Rosenheim, S 154–196

BIRREN JE, VERCRUYSSEN M, FISHER LM (1990) Aging and speed of behaviour: Its scientific and practical significance. In: BERGENER M et al (eds) Challenges in aging. Academic Press, London, pp 3–23

COWAN WM (1992) Die Entwicklung des Gehirns. In: Entwicklung und Gene. Spektrum, S 122–132

FINDLAY CS, LUMSDEN CJ (1988) The creative mind. Academic Press, London

GOLDMAN JE (1992) Regulation of oligodendrocyte differentiation. TINS 15: 359–362

HIRSCH-KAUFFMANN M et al (1990) Aging and DNA repair. In: BAYREUTHER K, SCHETTLER G (eds) Molecular mechanisms of aging. Springer, Heidelberg

HOUX PJ, VREELING FW, JOLLES J (1991) Age-associated cognitive decline is related to biological life events. In: IQBAL K et al (eds) Alzheimer's disease, basic mechanisms, diagnosis and therapeutic strategies. Wiley, New York, pp 353–358

HOUX PJ, VREELING FW, JOLLES J (1991) Rigorous health screening reduces age effect on memory scanning task. Brain and Cognition 15: 246–260

JACOB H (1976) Neurobiologie der Lebensalter. Fortschr Neurol Psychiat 44: 617–633

KRUSE A (1989) Psychologie des Alters. In: KISKER KP (Hrsg) Psychiatrie der Gegenwart. 8: Alterspsychiatrie (bearb Cooper B). Springer, Berlin, pp 1–58

MUMFORD MD, GUSTAFSON SB (1988) Creativity syndrome: Integration, application and innovation. Psych Bull 103: 27–43

ROSENMAYR L (1990) Die Kräfte des Alters. Edition Atelier, Wien

SCHAIE KW (1979) The seattle longitudinal study: A twenty-one year exploration in the development of psychometric intelligence. In: SCHAIE KW (ed) Longitudinal studies of adult psychological development. Guildford Press, New York, pp 56–82

LEMKE G (1993) The Molecular genetics of myelination. Glia 7: 263–271

SEITELBERGER F (1969) Biologische Entwicklung des Gehirns. In: OPITZ H, SCHMID F (Hrsg) Handbuch der Kinderheilkunde, Bd 8/1. Springer, Heidelberg, S 36–59

SEITELBERGER F (1978) Lebensstadien des Gehirns – Strukturelle und funktionale Aspekte. In: ROSENMAYR L (Hrsg) Die menschlichen Lebensalter, Kontinuität und Krisen. Piper, München, S 191–221

SEITELBERGER F (1982) Das Altern – ein Entwicklungsgeschehen. In: Aspekte des Menschlichen Alterns. Verlag der Österreichischen Akademie der Wissenschaften, Wien, S 7–19

SEITELBERGER F (1992) Gehirn, Verhalten und Bewußtsein. Systemtheoretische Aspekte. In: KLEIN H-D, REIKERSTORFER J (Hrsg) Philosophia Perennis. Teil I. Peter Lang Verlag, Wien, S 368–381

STERNBERG S (1975) Memory scanning: New findings and current controversies. Q J Exp Psychol 27: 1–32

THOMAE H (1983) Altersstile und Altersschicksale. Huber, Bern

THOMAE H, Lehr U (Hrsg) Formen seelischen Alterns. Enke, Stuttgart

WEINERT FE (1990) Der aktuelle Stand der psychologischen Kreativitätsforschung und einige daraus ableitbare Schlußfolgerungen für die Lösung praktischer Probleme. In: Max Planck-Gesellschaft, Berichte und Mitteilungen 3/90: Generationsdynamik und Innovation in der Grundlagenforschung, S 21–44

# 3. Das Altern des Immunsystems

*Konrad Schauenstein und Peter M. Liebmann*

## *3.1 Einleitung*

Altern – als der universellste biologische Vorgang höher differenzierter Lebewesen – manifestiert sich an der Einzelzelle wie am Gesamtorganismus besonders eindrücklich in bezug auf die Kommunikation und Integration mit der Umgebung, wobei generell gesagt werden kann, daß diese Kommunikation im höheren Alter zunehmend quantitative und qualitative Einbußen erleidet im Sinne einer abnehmenden Sensitivität und Spezifität in der Erkennung von und einer verminderten und/oder veränderten Reaktivität gegenüber externen Signalen. Diese Veränderungen führen dazu, daß der alternde Organismus zunehmend von der Umwelt isoliert wird und letzten Endes am Unvermögen, mit Einflüssen von außen adäquat fertig zu werden, stirbt. Im Hinblick auf die drohende Überalterung der westlichen Gesellschaft und auf das primäre Ziel jedes Menschen, ein langes und lebenswertes Leben zu führen, müssen sich alle diesbezüglichen medizinischen Anstrengungen daher besonders auf die Vorbeugung, Verzögerung und eventuell auch auf die Therapie von Altersprozessen der kommunikativen Organsysteme, wie das zentrale und periphere Nervensystem, das (Neuro-)Endokrinium und das Immunsystem, konzentrieren.

Im folgenden Beitrag wird eine Übersicht über das Altern des Immunsystems gegeben, wobei insbesondere auf die Parallelen und engen wechselseitigen Beziehungen mit dem (Neuro-)Endokrinium und dem Gehirn eingegangen wird.

## *3.2 Entstehung, Aufbau und Funktionsweise des Immunsystems*

Das Wort „Immunsystem“ wurde von Paul Ehrlich geprägt und leitet sich aus lat. „immunis“ (= einer, der im alten Rom keine Steuern zu bezahlen brauchte, also vor den Nachstellungen des Fiskus gefeit war) ab. Dieses Abwehrsystem, das für das Überleben eines Individuums obligat ist, besteht eigentlich aus zwei Systemen, dem phylogenetisch älteren unspezifischen oder natürlichen Abwehrsystem und der spezifischen oder erworbenen Immunabwehr, die in der Evolution erstmals bei primitiven Fischen auftritt. Beide Systeme basieren auf der Funktion mobiler Zellen (Leukozyten), die, über Blutkreislauf und Lymphe wandernd, ständig sämtliche Organe des Organismus überwachen. Hiebei werden unspezifische und spezifische Abwehr primär von unterschiedlichen Leukozytenreihen bewerkstelligt, die aber eng wechselweise miteinander kooperieren und somit ein einziges funktionelles Abwehrsystem konstituieren. Gemeinsam ist diesen Zellen auch, daß sie fremde Strukturen ihrer Umgebung prinzipiell über Erkennungsmoleküle an ihrer Oberfläche registrieren und auf diesen Erkennungsvorgang in verschiedener Weise reagieren.

Die Effektorzellen der unspezifischen Abwehr sind die verschiedenen Granulozyten und Monozyten bzw. Makrophagen, die zeitlebens im Knochenmark gebildet werden und die in relativ einförmiger Weise fremde Strukturen durch Phagozytose und/ oder Abgabe von aggressiven Mediatoren und Enzymen zerstören. Diese stereotype Reaktion ist quantitativ und qualitativ unabhängig von einem vorangegangenen Kontakt mit ein- und demselben Agens, sie ist also unspezifisch, d.h. sie zeigt kein molekulares Erkennungsvermögen und kein Gedächtnis.

Die Zellen der spezifischen Immunantwort sind die Lymphozyten, die zunächst ebenfalls im Knochenmark angelegt werden, aber für die definitive Prägung zu den spezifischen immunkompetenten Zellen in den primären lymphatischen Organen ausdifferenzieren müssen. Dies ist zum einen der Thymus, in dem die T-Lymphozyten gebildet werden, und zum anderen die Bursa Fabricii (bei Vögeln) bzw. das sogenannte „Bursaäquivalent", das sich bei Säugetieren hauptsächlich im Knochenmark selbst befindet, wo die B-Lymphozyten heranreifen (Abb. 1).

T- und B-Lymphozyten haben unterschiedliche Aufgaben im Rahmen der spezifischen Immunabwehr: T-Zellen vermitteln die Phänomene der zellulären Immunität oder Immunreaktionen vom verzögerten Typ, wie z.B. die primäre Transplantatabstoßung, während B-Zellen zu den Plasmazellen reifen, die durch Sekretion von Immunglobulinen (Antikörper) die humorale Immunität bzw. Immunreaktionen vom Soforttyp, wie z.B. einen akuten Transfusionszwischenfall bei Blutgruppenunverträglichkeit, bewirken. Beiden Zellreihen, die ebenfalls eng miteinander kooperieren, ist gemeinsam, daß sie Rezeptoren an ihrer Oberfläche tragen, die bestimmte Fremdstrukturen (Antigene) in spezifischer Weise binden, wobei die Spezifität durch eine der Molekülform

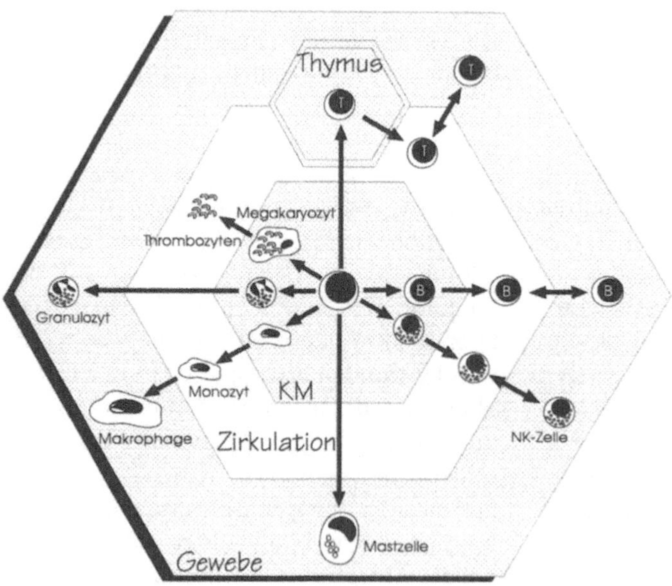


**Abb. 1.** Differenzierung der Zellen des Immunsystems aus einer pluripotenten Stammzelle des Knochenmarks (KM), welches bei Säugetieren auch als primäres lymphatisches Organ für die B-Zellreifung fungiert („Bursaäquivalent")

des betreffenden Antigens komplementäre Konfiguration erreicht wird. Jeder Lymphozyt erwirbt seinen Antigenrezeptor im Rahmen der Reifung in den primären lymphatischen Organen (Thymus, Knochenmark), mit Hilfe dessen er zeitlebens nur ein bestimmtes Antigen binden kann.

Die Aktivierung der spezifischen Immunabwehr durch ein gegebenes Antigen erfolgt, wie dies MACFARLANE BURNET erstmals formuliert hat, durch „klonale Selektion", d.h. dieses Antigen trifft mehr oder weniger durch Zufall jene B- und/oder T-Lymphozyten, deren Antigenrezeptoren es mit hoher Affinität binden (Abb. 2). Diese Bindung führt zur raschen Proliferation dieser Zellen und damit zur Bildung von großen Zellklonen. Gleichzeitig mit dem Wachstum erfolgt in einem bestimmten Anteil der expandierenden Zellfamilie auch die (antigenabhängige) Reifung zu Effektorzellen (zytotoxische T-Zellen bzw. Plasmazellen). Der Rest bildet die sogenannten Gedächtniszellen, die bei einer neuerlichen Konfrontation mit demselben Antigen eine im Vergleich zur Erstantwort wesentlich schlagkräftigere Zweitantwort bewirken. Das physiologische Resultat der Spezifität der Immunantwort ist also das „immunologische Gedächtnis", das seit den Zeiten EDWARD JENNERS in Form der aktiven Vakzination medizinische Anwendung findet.

Die Theorie der klonalen Selektion fordert, daß eine große Anzahl präformierter zellulärer Antigenrezeptoren vorhanden sein muß, soll das Immunsystem den Organismus effizient vor Umwelteinflüssen schützen. Die erforderliche Vielfalt des „Repertoires" für die Bindung von verschiedenen Antigenen wird mit ca. $10^8$ Spezifitäten, das entspricht $10^8$ verschiedenen Rezeptormolekülen, angegeben. Die genetischen Mechanismen, die die Generierung einer so großen Zahl verschiedener Proteine erlauben, bestehen u.a. in der zufälligen Rekombination vieler diskontinuierlich angeordneter Einzelgene im Rahmen der T- und B-Zellreifung. Hiebei kommt es naturgemäß häufig zu Kombinationen, die der eigentlichen Aufgabe der Immunabwehr nicht dienlich sind: Entweder werden nutzlose Moleküle gebildet, die keinerlei Antigenbindungsfähigkeit aufweisen, oder aber es entstehen gefährliche Rezeptoren, die körpereigene Antigene mit hoher Affinität binden und dadurch Anlaß zu pathogenen Auto-

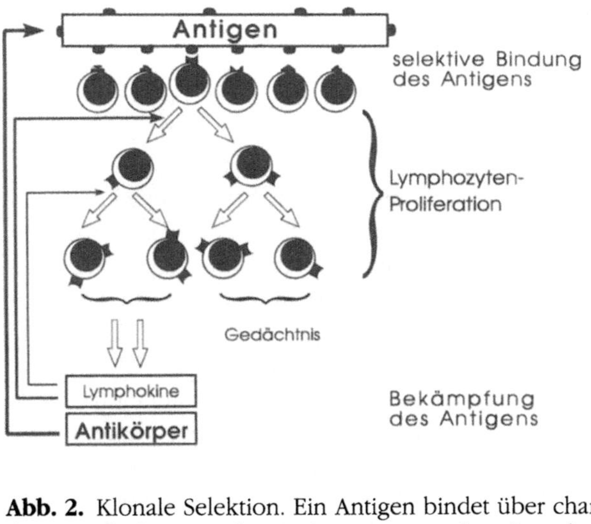


**Abb. 2.** Klonale Selektion. Ein Antigen bindet über charakteristische Bindungsstellen (Epitope) an den spezifisch passenden Antigenrezeptor eines Lymphozyten und bewirkt dadurch selektiv dessen klonale Expansion

immunreaktionen geben können. Die Entscheidung, welche Lymphozyten zum Immunsystem „zugelassen“, und welche auf Grund ihrer Spezifität ausgeschieden werden, wird wiederum in den primären lymphatischen Organen gefällt, wobei nutzlose oder unerwünschte, potentiell gefährliche Zellklone durch Initiation des genetischen Todesprogrammes (Apoptose) eliminiert werden.

Dieses sehr viel komplexere spezifische System kooperiert mit dem unspezifischen System in vielfältiger Weise, wobei letzteres als erste Barriere gegen einen „Eindringling“ gesehen wird. Die aktivierten Granulozyten und Monozyten „präsentieren“ Antigene den Lymphozyten und bewirken dadurch und über humorale Signale deren Aktivierung. Umgekehrt regulieren Lymphozyten über Antikörper und/oder Lymphokine die

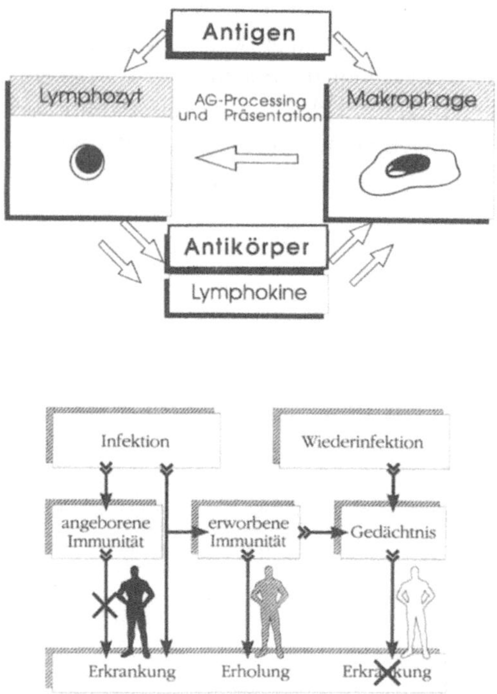


**Abb. 3.** Kooperation von unspezifischer und spezifischer Immunabwehr auf zellulärer (oben) und somatischer Ebene (unten)

Aktivität der Zellen der unspezifischen Abwehr (Abb. 3).

## *3.3 Regulation der Immunabwehr*

Entscheidend für die optimale, zweckentsprechende Funktion ist die dem jeweiligen Bedarf angepaßte Dosierung des Immunsystems. Eine ungenügende Immunantwort führt zum Auftreten von Infektionskrankheiten und/oder malignen Tumoren, während „überschießende“ Immunreaktionen, die also über das Ziel der Abwehr eines Fremdantigens hinausgehen, als sogenannte Überempfindlichkeitsreaktionen ebenfalls pathogen sind. Neben der Quantität muß auch die Qualität – das ist die Spezifität – der Immunreaktion stimmen: Körperfremde Zellen oder Substanzen müssen attackiert werden, während körpereigene Strukturen toleriert werden müssen. Ein Verlust dieser Autotoleranz kann die Grundlage für das Auftreten von Autoimmunkrankheiten sein.

Die Funktionen des Immunsystems müssen also dauernd sehr genau kontrolliert und reguliert werden und es gibt eine Vielfalt von Mechanismen, die die Regulation der Immunantwort garantieren. So reguliert sich das Immunsystem zunächst einmal selbst (intrinsiche Immunregulation) über zelluläre und humorale Mechanismen, die hier nur angedeutet werden können. Als Regulatorzellen der spezifischen Immunität fungieren einerseits die Zellen der unspezifischen Abwehr, hier vor allem die Monozyten, die über Zytokine die Aktivierung und Funktionen von Lymphozyten regulieren. Andererseits werden im Rahmen der T-Zellreihe regulatorische Subsets, Helfer- und Suppressorzellen, unterschieden, die die zelluläre und/oder humorale Immunantwort in antigen-spezifischer Weise positiv oder negativ modulieren. Die humoralen Regulationsmechanismen werden durch Antikörper vermittelt, die auf ihre eigene Produktion ein negatives Feedback ausüben, bzw. die als sogenannte anti-Idiotypen gegen die Antigenbindungsstellen anderer Antikörper gerichtet sind und auf diese Weise deren Bildung und Funktion beeinflussen. Dies ist das Konzept der Netzwerktheorie von NIELS JERNE.

Lange war man von diesen intrinsischen Regulationsmechanismen so fasziniert, daß man vergaß, daß das Immunsystem im Kontext mit dem übrigen Organismus, und hier insbesondere mit den anderen integrativen Systemen, wie Endokrinium und Zentralnervensystem, fungieren muß. Erst in den letzten 10 Jahren hat sich das Konzept einer extrinsischen Immunregulation durchsetzen können, nachdem in zahlreichen Untersuchungen überzeugend gezeigt werden konnte, daß in vivo und in vitro Funktionen von Lymphozyten durch zahlreiche Hormone, Neurohormone und Neurotransmitter beeinflußt werden. Klassisches Beispiel ist die immunmodulierende Wirkung von Glukokortikoiden, die lange bekannt ist und routinemäßig zur medizinischen Immunsuppression eingesetzt wird. Daneben exprimieren Lymphozyten jedoch funktionelle Rezeptoren für eine große Anzahl weiterer Hormone, wie Sexualhormone, und insbesondere für alle neuroendokrinen Parameter der Streßreaktion, wie Katecholamine, Hormone des Hypophysenvorderlappens und endogene Opiate. Alle diese Mediatoren haben ausgeprägte Effekte auf die Aktivierbarkeit und Funktionen von Lymphozyten, was zahlreiche klinisch-anekdotische Beobachtungen unterstützt, daß chronischer Streß und sonstige psychische Ausnahmesituationen die Immunabwehr beeinträchtigen können.

Im Zusammenhang mit diesen Ergebnissen seien hier auch tierexperimentelle Daten zitiert, wonach erhöhte oder verminderte Immunfunktionen durch assoziierte Geruchs- bzw. Geschmacksreize in klassischer Weise konditioniert werden können. Wenngleich der Mechanismus dieser Befunde noch unklar ist, sprechen sie doch sehr eindrücklich für die integrativen Beziehungen zwischen Gehirn und Immunsystem.

## *3.4 Das Immunsystem, ein sensorisches Organ?*

Neuere Daten zeigen, daß zwischen Immunsystem und dem (Neuro-)Endokrinium ein wechselseitiger Dialog besteht (Abb. 4). Einerseits werden, wie im vorigen skizziert, Lymphozyten durch neuroendokrine Signale in ihrer Aktivität gesteuert, andererseits gibt das aktivierte Immunsystem Signale in Form von Mediatoren (Zytokinen) ab, die in verschiedenen Gehirnregionen über spezifische Rezeptoren registriert werden und zur meßbaren Veränderung der jeweiligen neuronalen Aktivität und neuroendokriner Parameter führen. Der Prototyp eines solchen geschlossenen Regelkreises ist die von HUGO BESEDOVSKY erstmals beschriebene Aktivierung der Hypothalamus-Hypophysen-Nebennierenrindenachse durch aktivierte Immunzellen: Immunisierung mit Antigenen oder die intravenöse Verabreichung von Zytokinen führt in Versuchstieren verschiedener Spezies über eine Stimulierung hypothalamischer CRH-Neurone zu einem transienten Anstieg der Plasmaglukokortikoide, die ihrerseits wieder die Aktivität des Immunsystems regulieren. Diesem Phänomen scheint eine physiologische Relevanz in der Fokussierung der Spezifität der Immunantwort auf das betreffende Antigen, und in der Unterdrückung unerwünschter und eventuell pathogener Immunreaktionen zuzukommen. Störungen in diesem Regelkreis prädisponieren in verschiedenen Tiermodellen zum Auftreten von Autoimmunkrankheiten.

Daneben sind in den letzten Jahren noch einige andere Gehirnareale und Mechanismen bekannt geworden, über welche das Immunsystem das Zentrum von seinem

Aktivierungszustand benachrichtigt. So sind vor allem der Hippocampus und die übrigen Strukturen des limbischen Systems mit Rezeptoren für verschiedenste Zyto- und Lymphokine ausgestattet, und es wurde kürzlich nachgewiesen, daß die Aktivierung des Immunsystems zu transienten quantitativen Änderungen in der Expression von Neurotransmitterrezeptoren in diesen Regionen führt. Hier scheinen sich also direkte wechselseitige Beziehungen zwischen dem Immunsystem und dem Sitz für Emotionen und Affekte im Sinne einer echten „Psychoimmunmodulation“ abzuzeichnen. Weiters wurde gezeigt, daß in allen Interaktionen zwischen Immunsystem und Gehirn zentrale und periphere adrenerge und cholinerge Mechanismen wichtige regulierende Funktionen haben. Die Integration zwischen Immunsystem und (Neuro-)Endokrinium scheint überdies noch wesentlich weiter zu gehen, nachdem gefunden wurde, daß Lymphozyten Neurohormone, wie z.B. ACTH und PRL, aber auch Neurotransmitter, wie Acetylcholin und vielleicht auch Katecholamine, selbst produzieren können.

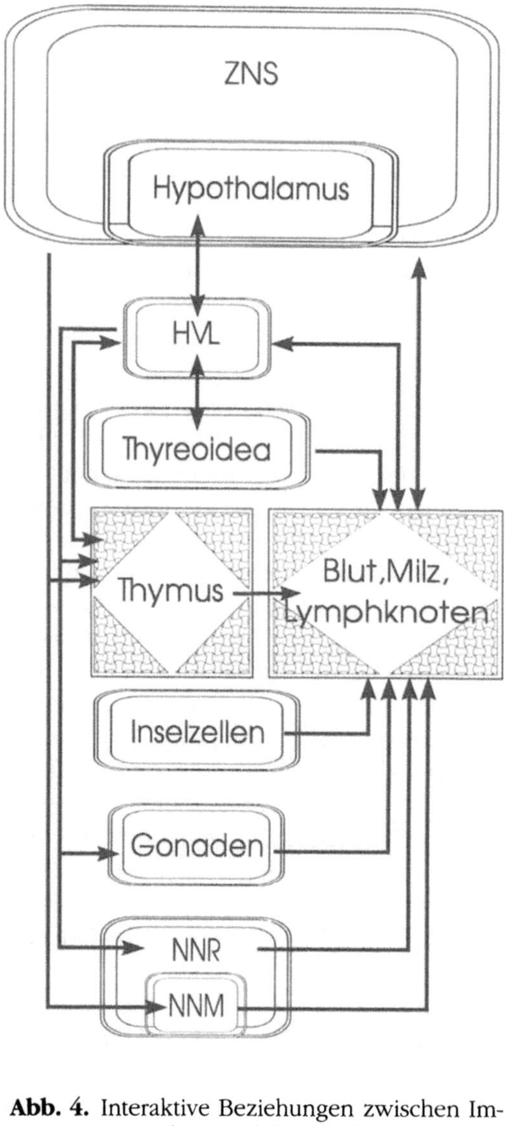


**Abb. 4.** Interaktive Beziehungen zwischen Immunsystem, Gehirn und (Neuro-)Endokrinium

All diese Daten haben zur Formulierung von Theorien geführt, wonach das Immunsystem als Teil eines sensorischen Systems aufzufassen sei, welcher das Zentralnervensystem über den Kontakt mit äußeren Einflüssen (Antigenen) informiert, die über die klassischen sensorischen Rezeptoren des peripheren Nervensystems nicht perzipiert werden.

Inwieweit sich dieses Konzept aufrechterhalten läßt, werden künftige Untersuchungen zu zeigen haben. Eindrucksvoll erscheinen zumindest die Parallelen in den Funktionsweisen von Nervensystem und Immunsystem: Einem Rezeptor-vermittelten Erkennungsvorgang folgen spezifische Reaktionen, die auf vielen Ebenen sehr genau reguliert werden. Darüber hinaus besitzt das Immunsystem ein Gedächtnis und kann „selbst“ von „fremd“ unterscheiden.

## *3.5 Altern des Immunsystems – morphologisch-zelluläre Aspekte*

Altern manifestiert sich im Immunsystem morphologisch besonders früh und eindrücklich in Form der Atrophie des Thymus. Mit Abschluß der Wachstumsphase kommt es zu einem raschen Substanzverlust dieses

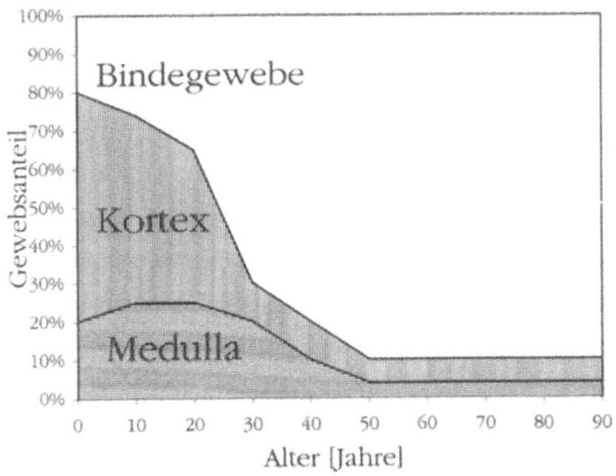


**Abb. 5.** Altersassoziierte Veränderungen der Gewebsanteile des Thymusorgans beim Menschen

Organs, der insbesondere die kortikalen Anteile betrifft, das sind jene Areale, die von den unreifen Thymozyten dicht besiedelt sind, während die Markanteile, die die ausgereiften T-Zellen enthalten, länger persistieren (Abb. 5). Die Ursachen der Thymusatrophie sind nicht bekannt. Manches spricht für eine frühzeitige „klonale Erschöpfung" von Thymuszellen, aber auch primäre hormonelle und neuroendokrine Veränderungen können sekundär zur Thymusatrophie führen. Sicher ist, daß es das epitheliale Stroma des Thymus ist, welches so rasch atrophiert, was sich auch im Verlust seines histomorphologischen Aufbaues und in seiner mangelnden Funktion manifestiert: Die Fähigkeit, lymphatische Vorläuferzellen aus dem Knochenmark zu attrahieren und zur T-Zelldifferenzierung zu bringen, nimmt drastisch ab. Demgegenüber ist der altersbedingte Zellverlust im Knochenmark und in den peripheren Kompartimenten des Immunsystems, wie Blut, Milz, Lymphknoten, Haut und Schleimhäute, proportional zu jenem in anderen Organen. Auch die Proportion der T-Lymphozyten und ihrer Subpopulationen verändert sich im Alter in diesen Organen nur gering, was den Schluß nahelegt, daß die reduzierte Thymusfunktion im Alter immer noch für eine adäquate Ausstattung der Peripherie mit reifen T-Zellen zumindest quantitativ ausreicht, oder aber, daß es eine extrathymische T-Zellreifung gibt, die bei Ausfall des Thymus vermehrt eintritt. Tatsächlich gibt es einige neuere Befunde, die diese letztere Ansicht zu bestätigen scheinen.

## *3.6 Veränderte Immunfunktionen im Alter*

Parallel mit der Involution des Thymus kommt es mit zunehmendem Lebensalter zu charakteristischen quantitativen und qualitativen Veränderungen der Immunfunktionen, die vorwiegend das T-Zellsystem betreffen, während reine B-Zellfunktionen und auch die Funktionen der unspezifischen Abwehr lange unbeeinflußt bleiben und im Alter die verminderten T-Zellfunktionen möglicherweise zum Teil kompensieren können. Die Atrophie des Thymus scheint also die Triebfeder, der primär zugrunde liegende Mechanismus der altersassoziierten Störungen der Immunantwort zu sein und es gibt zahlreiche tierexperimentelle und zelluläre in vitro Befunde, die diese Annahme belegen. So gelingt es z.B. in ingezüchteten Mäusestämmen, eingeschränkte Immunfunktionen alter Tiere durch heterotope Transplantation von Thymusgewebe junger Tiere zu normalisieren.

Abbildung 6 veranschaulicht altersbedingte Veränderungen von T-zellabhängigen Antikörperantworten gegen Fremdantigene beim Menschen und im Versuchstier (Maus). Wie man sieht, kommt es ab demselben Zeitpunkt, zu dem die Thymusinvolution einsetzt, mit steigendem Lebensalter zu einer fortschreitenden Abnahme dieser „regulären" Immunantwort. Qualitative Studien haben gezeigt, daß parallel dazu auch die Spezifität der Immunantwort abnimmt. Während in der Jugend die Antikörperantwort streng gegen das zur Immunisierung verwendete Antigen gerichtet bleibt, treten

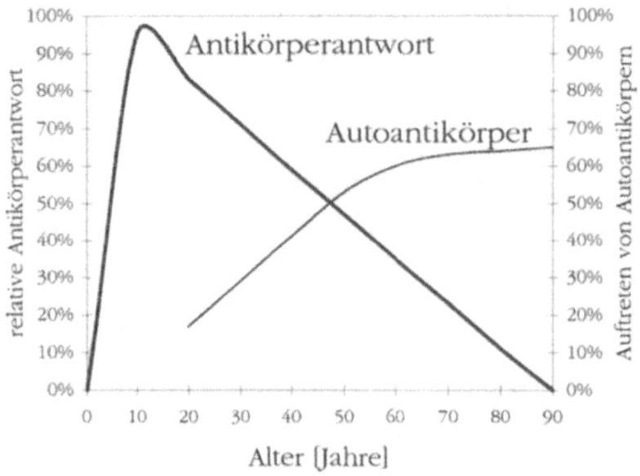


**Abb. 6.** Altersassoziierte Veränderungen der Immunfunktion. Parallel mit der Thymusinvolution (s. Abb. 5) nimmt die Fähigkeit zur Bildung spezifischer Antikörper gegen Fremdantigene kontinuierlich ab. Demgegenüber nimmt die Häufigkeit des Auftretens von Autoantikörpern im Alter zu

bei Immunisierung in höherem Lebensalter zunehmend Immunreaktionen gegen irrelevante Antigene auf. Das feine Unterscheidungsvermögen des Immunsystems geht also verloren. Dies spiegelt sich auch in dem Befund wider, daß in höherem Lebensalter die Frequenz von „verbotenen" Immunreaktionen in Form von Autoantikörpern verschiedener Spezifität zunimmt. Diese Autoantikörper liegen meist in niedrigen Konzentrationen vor und werden oft als Zufallsbefund erhoben. Abgesehen von einigen Ausnahmen ist das Auftreten von echten Autoimmunkrankheiten dadurch nicht erhöht, da diese Krankheiten in ihrer Ätiologie multifaktoriell sind, d.h. das Zusammenwirken mehrerer genetisch bedingter Faktoren erfordern. Möglicherweise kommt dieser Form der „physiologischen Autoimmunität" im Alter sogar eine positive Rolle im Sinne einer „Abraumfunktion" für vermehrt anfallendes Material aus Gewebs- und Zelluntergang zu. Ganz allgemein beobachtet man in höherem Alter im Zuge der abnehmenden Immunreaktion oft auch eine Abnahme in der Aktivität von pathogenen allergisch-hyperergischen Reaktionen.

Auch auf zellulärer Ebene lassen sich altersbedingte quantitative und qualitative Veränderungen der Immunantwort nachweisen: T-Zellen zeigen eine deutlich verminderte proliferative Antwort auf Kontakt mit Mitogenen oder Antigenen und zugleich auch eine verminderte Produktion von autokrinen Wachstumsfaktoren, wie zum Beispiel Interleukin-2. Dieser Defekt läßt sich durch Supplementierung mit Thymusfaktoren teilweise korrigieren. Außerdem wurde er mit einer altersbedingt generell erhöhten Viskosität der Plasmamembran in Zusammenhang gebracht, die zu einer beeinträchtigten Lateralmobilität verschiedener Rezeptor- und sonstiger funktioneller Oberflächenmoleküle führt. Schließlich wurde, analog zu den im vorigen zitierten In-vivo-Daten, gefunden, daß die Antigenspezifität immunisierter T-Lymphozyten auch in vitro abnimmt (Abb. 7).

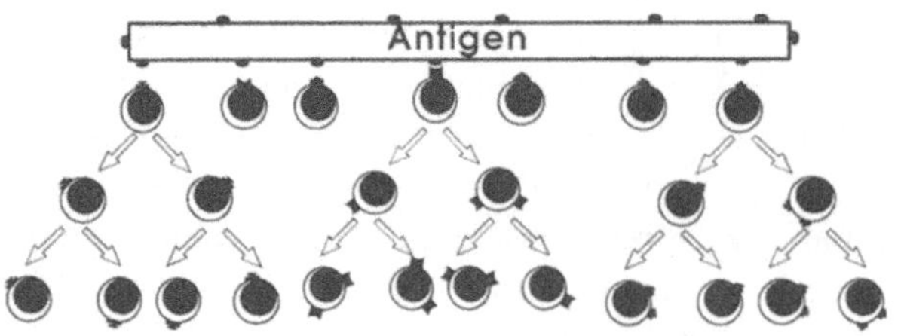


**Abb. 7.** Altersassoziierter Verlust der Antigenspezifität von T-Zellen in vitro. Während die Aktivierung junger Lymphozyten auf antigenspezifische Klone beschränkt bleibt (vgl. Abb. 2), kommt es bei Immunisierung von Zellen des gealterten Immunsystems auch zur klonalen Aktivierung unspezifischer Zellen

Diese Befunde lassen folgende Schlüsse zu:

1. Das Altern des Immunsytems betrifft die verschiedenen beteiligten Zellsysteme nicht gleichmäßig, sondern manifestiert sich vorwiegend auf der Ebene des komplexen T-Zellsystems.
2. Die Phänomene bestehen einerseits in der Abnahme des Unterscheidungsvermögens und andererseits der reduzierten Reaktivität der Immunzellen.
3. Diese Defekte lassen sich in vitro auf Dysfunktionen isolierter T-Lymphozyten zurückführen, sind also weniger als sekundäre Störungen auf Grund geänderter immunregulatorischer Mechanismen aufzufassen, sondern primär als das Produkt einer unzureichenden Maturation im alternden Thymus.
4. Zusätzlich tragen altersbedingte Störungen der intrinsischen und extrinsischen Immunregulation zur gestörten Reaktivität der peripheren Lymphozyten bei. Darüber hinaus können altersbedingte Umstimmungen in der Aktivität des autonomen Nervensystems und des Neuro-Endokriniums die Funktionen und Lebensdauer des Thymusorgans signifikant beeinflussen.

## 3.7 *Klinische Folgen*

Wenngleich, wie im vorigen ausgeführt, die Immunabwehr gegen potentiell schädliche Eindringlinge oder veränderte körpereigene Zellen in mehreren Ebenen redundant abgesichert erscheint, lassen sich doch klinische Folgen des selektiven altersassoziierten Ausfalls der T-Zellabwehr erkennen, nicht zuletzt auf Grund der Tatsache, daß dem T-Zellsystem eine zentrale Rolle in der Regulation sämtlicher anderen Abwehrfunktionen zukommt. Dies äußert sich vor allem in einer erhöhten Anfälligkeit gegen und einem schwereren Verlauf von Infektionskrankheiten jeglicher Genese, wobei hier jedoch sicher die Beteiligung anderer altersbedingter, nicht immunologischer, organspezifischer Faktoren, wie z.B. Veränderungen in der Mikrozirkulation, unspezifischen Clearancefunktionen auf Schleimhäuten u.a. in Betracht zu ziehen ist. Auch die eindeutig belegte erhöhte Inzidenz von malignen Erkrankungen hat, zusätzlich zur reduzierten „immune surveillance" durch T-Zellen, weitere altersbedingte Ursachen, wie ein generell erhöhtes Risiko des Einbaus von DNA-Fehlern bei gleichzeitig verminderter Kapazität zur DNA-Reparatur. Schließlich seien jene chronischen Autoimmunprozesse erwähnt, die zu den klassischen altersassoziierten Krankheiten gerechnet und zumindest teilweise als Resultat einer altersbedingten Dysregulation der Immunabwehr angesehen werden, wie z.B. die chronische Polyarthritis. Neueste Daten sprechen dafür, daß Autoimmunprozesse auch bei Arteriosklerose eine entscheidende Rolle spielen.

## 3.8 *Ausblick*

Die im vorigen diskutierten Befunde sprechen dafür, daß die Dysfunktionen des alternden Immunsystems einen wichtigen Stellenwert in der Ätiologie und Pathogenese typischer „Alterskrankheiten" haben. Dies rechtfertigt sicherlich Bemühungen, die Immunkompetenz des alternden Organismus zu verbessern, wobei gesagt werden muß, daß die diesbezüglichen Erfolge derzeit noch sehr bescheiden sind. Der vorliegende Beitrag soll daher mit der Diskussion prinzipieller Ansatzpunkte der medizinischen Intervention zur Verbesserung der altersbedingten Dysfunktionen des Immunsystems schließen.

Hier lassen sich zunächst allgemeine Maßnahmen nennen, die z.T. bereits in die praktische Geriatrie Eingang gefunden haben und die nachweislich einen positiven Effekt auf verschiedenste somatische Alterserscheinungen, u.a. auch die Immunabwehr, haben. Dazu gehören vor allem diätetische Maßnahmen. Der Einfluß der Quantität und qualitativen Zusammensetzung der Ernährung auf die verschiedenen zellulären und humoralen Immunparameter wird in letzter Zeit sehr intensiv untersucht und es besteht kein Zweifel, daß altersbedingte Störungen in der Nahrungsaufnahme und/ oder -verwertung zu deutlich meßbaren Veränderungen der Immunabwehr führen können. So ist bekannt, daß Unterernährung ganz allgemein zu gestörten Immunfunktionen führt, wobei den einzelnen Nahrungsbestandteilen unterschiedliche Relevanz zukommt. Dies betrifft zum einen die Verfügbarkeit bzw. Verwertung von Glukose – klassisches Beispiel für eine metabolisch bedingte Immundysfunktion sind pyogene Infektionen als Komplikation von Diabetes mellitus –, zum anderen aber vor allem den Gehalt an Proteinen, Gehalt und Zusammensetzung von Lipiden, sowie die Versorgung mit bestimmten Spurenelementen wie Eisen, Kupfer, Selen, oder Zink. Letzteres scheint ein wichtiger Kofaktor für die Thymusfunktion zu sein, nachdem im Tierexperiment gezeigt wurde, daß die experimentelle Gabe von Zink altersbedingte Funktionsstörungen des Thymus weitgehend kompensieren kann. Von den Vitaminen sind vor allem A, B6, B12, E, und Folsäure von Bedeutung.

Diätetische Faktoren scheinen nicht nur im Alter selbst, sondern vor allem auch in ganz frühen Lebensabschnitten auf Altersprozesse generell – und auf die Funktionen des Immunsystems im besonderen – Einfluß zu nehmen. So wurde schon vor langer Zeit an verschiedenen ingezüchteten Mäuse- und Rattenstämmen gezeigt, daß eine kontrollierte kalorische Restriktion auf 70 % der spontanen Nahrungsaufnahme unmittelbar nach der Säugeperiode zu einer hochsignifikanten Verlängerung der mittleren Überlebenszeit führt. Dementsprechend wurden auch signifikante negative Korrelationen zwischen der postpartalen Gewichtszunahme und der individuellen Überlebenszeit erhoben. Solche Versuche wurden auch an sogenannten NZB/NZW-Mäusen durchgeführt, die spontan an einer dem menschlichen Lupus erythematodes entsprechenden Autoimmunkrankheit erkrankt waren und an deren Folgen starben. Hier wurde gefunden, daß auch die spezifischen Autoimmun-Phänomene durch postpartale kalorische Restriktion im Sinne einer Verzögerung des Auftretens sowie einer verminderten Ausprägung signifikant beeinflußt wurden. Wenngleich diese bereits klassischen Experimente oftmals reproduziert werden konnten, steht eine befriedigende Erklärung dieser Befunde noch aus.

Bezüglich einer gezielten Immunintervention muß derzeit ebenfalls noch auf experimentelle Ansätze verwiesen werden. In diesen Modellen wurde u.a. gezeigt, daß die Transplantation von Thymusgewebe junger Tiere, wie auch die Behandlung mit humoralen Thymusfaktoren altersbedingte Dysfunktionen des T-Zellsystems verbessern kann. Auch diese Befunde konnten jedoch bisher nicht auf den Menschen umgesetzt werden. Andere Gruppen haben beschrieben, daß sich die reduzierte T-Zellreaktivität in vitro durch experimentelle Herabsetzung der Membranviskosität peripherer Blutlymphozyten günstig beeinflussen läßt.

Ein vielversprechender neuerer Ansatz zur spezifischen Potenzierung von Immunantworten könnte – z.B. im Zusammenhang mit aktiven Impfungen – die Behandlung mit autologen Zellen sein, die in vitro mit Zytokingenen transfiziert werden und diese in vivo zur Expression bringen. Ein solches Verfahren ist derzeit in klinischer Erprobung mit dem Ziel der Korrektur von tumorspezifischer Immunität.

Zuletzt sei nochmals auf die engen Beziehungen zwischen Immunsystem und (Neuro-)Endokrinium verwiesen. Nachdem wir wissen, daß nicht nur die Funktionen reifer peripherer Lymphozyten, sondern vor allem auch die Integrität und Funktionen des Thymus durch endokrine und neuroendokrine Mediatoren gesteuert werden, ist es gut denkbar, daß in Zukunft durch gezielte Interventionen dieser Art die altersassoziierte Insuffizienz des Thymus und des T-Zellsystems beeinflußt werden könnte. So haben wiederum tierexperimentelle Untersuchungen gezeigt, daß die altersbedingten Veränderungen der Immunfunktionen eng assoziiert mit einem Verlust an zentralen Katecholaminen im Bereich des Hypothalamus sind, und daß pharmakologische Maßnahmen zur Steigerung der hypothalamischen Katecholamine zu deutlich positiven Effekten auf die in vivo Immunantwort und mittlere Überlebensdauer geführt haben. Diese Untersuchungen sind noch im Anfangsstadium und es ist zu erwarten, daß auch über Beeinflussung anderer neuroendokriner Mechanismen Effekte auf die Immunkapazität im Alter zu erzielen sein werden.

Entsprechend ihrer engen Beziehungen altern Immunsystem, (Neuro-)Endokrinium und Zentralnervensystem auch gemeinsam. Das alte Wort von der „mens sana in corpore sano" gilt in zwei Richtungen, und in diesem Sinne sei dieser Aufsatz mit einem Zitat von Friedrich Schiller aus dem Jahre 1780 abgeschlossen, welches seiner medizinischen Dissertation „Versuch über den Zusammenhang der tierischen Natur des Menschen mit seiner geistigen" entstammt:

„Man kann … Seele und Körper zweien gleichgestimmten Saiteninstrumenten vergleichen, die nebeneinander gestellt sind. Wenn man eine Saite auf dem einen rühret und einen gewissen Ton angibt, so wird auf dem andern eben diese Saite freiwillig anschlagen … So weckt … die fröhliche Saite des Körpers die fröhliche in der Seele … dies ist die wunderbare und merkwürdige Sympathie … der Mensch ist nicht Seele und Körper, der Mensch ist die innigste Vermischung dieser beiden Substanzen."

## Literatur


Abbas AK, Lichtman H, Pober JS (1994) Cellular and molecular immunology, 2nd edn. Saunders, Philadelphia

Abo T (1993) Extrathymic pathways of T-cell differentiation: a primitive and fundamental immune system. Microbiol Immunol 37: 247–258

Ader R, Felten DL, Cohen N (1991) Psychoneuroimmunology, 2nd edn. Academic Press, San Diego

Ershler WB (1993) The influence of an aging immune system on cancer incidence and progression. J Gerontol 48: B3–B7

Fabris N (1992) Biomarkers of aging in the neuroendocrine-immune domain. Time for a new theory of aging? Ann NY Acad Sci 663: 335

Meites J (1990) Hypothalamic catecholamines, neuroendocrine-immune interactions and dietary restriction. Proc Soc Exp Biol Med 195: 304–311

Meydani SN (1993) Vitamin/mineral supplementation, the aging immune response and risk of infection. Nutr Rev 51: 106–109

Miller RA (1991) Aging and immune function. Int Rev Cytol 124: 187–215

Song L et al (1993) Age related effects in T-cell activation and proliferation. Exp Gerontol 28: 313–321

Stites DP, Terr I (1991) Basic and clinical immunology, 7th edn. Appleton & Lange, San Mateo

# 4. Die psychischen Veränderungen

*Doris Bach*

## *Einleitung*

„Altern" ist ein natürlicher Entwicklungsprozeß, ein Gesamtereignis, das alle körperlichen, seelischen und sozialen Veränderungen eines Menschen im Laufe seines Lebens umfaßt. Diese Veränderung körperlicher und seelischer Fähigkeiten bzw. Funktionen kann nicht als krankhaft bezeichnet werden (ADAMS, 1986). Allein schon anhand der unterschiedlichsten Definitionen des Alters wird ersichtlich, daß nur die Berücksichtigung aller Ansätze (chronologisch, biologisch, psychologisch, soziologisch) eine hinreichend exakte Vorstellung über das komplexe Gebiet der gerontologischen Forschung zu vermitteln vermag. Nach ROSENMAYR (1978) ist das *psychologische Alter* durch das Aktivitätsniveau einer Person definiert. Bei der Bestimmung des psychologischen Alters finden sich große intra- und interindividuelle Unterschiede, die eine generelle psychologische Altersdefinition problematisch erscheinen lassen.

Oft wird vergessen, daß das Altern nicht erst jenseits irgendeiner Altersgrenze – etwa mit 60 Jahren – beginnt. Altern ist vielmehr ein lebenslanger Prozeß, dessen Weichen bereits in der Kindheit und Jugend gestellt werden. Wenn wir von den „älteren Mitmenschen" sprechen, so meinen wir in der Regel die Gruppe von Menschen „über 60 oder 65 Jahre". Wir vernachlässigen die Tatsache, daß diese Altersgrenze willkürlich gesetzt ist und daß damit eine Altersgruppe von 60- bis ca. 100jährigen zusammengefaßt wird, die durch eine besonders hohe inter- und intraindividuelle Schwankungsbreite charakterisiert ist. Wer dächte je daran, die Gruppe der 10- bis 45jährigen oder die 30- bis 65jährigen zu einem Begriff zusammenzufassen?

Darüber hinaus ist zu vermuten, daß selbst innerhalb der Gruppe der gleichaltrigen 60jährigen oder 70jährigen die Unterschiede hinsichtlich gesundheitlichem Befinden, Persönlichkeitsstruktur, Fähigkeiten und Interessen größer sind als beispielsweise innerhalb der Gruppe der 15jährigen. Gleichaltrige sind nun einmal nicht „gleich", weder in Hinblick auf Leistungsfähigkeit und Erlebensfähigkeit noch bezüglich des individuellen Lebensweges, der ureigenen Lebenserfahrungen und der Lebenszufriedenheit.

In einer Studie von ROSENMAYR (1990) wurde die Frage untersucht „ab welchem Alter man zu den älteren Menschen zählt". Rund 40 % der Befragten gaben das 55. Lebensjahr als Altersgrenze an, knapp zwei Drittel zählten Menschen ab dem 60. Lebensjahr zu den Älteren. Bemerkenswert ist dabei die Beobachtung, daß die Altersgrenze umso höher angegeben wurde, je älter die Befragten selbst waren (ROSENMAYR, 1990).

Die Einstellung zum Alter war im Laufe der Epochen vielfältigen Wandlungen unterworfen. Aus zahlreichen Untersuchungen (ROSENMAYR, 1978; IMHOF, 1982) geht hervor, daß in verschiedenen Kulturkreisen vergangener Jahrhunderte, teils auch heute noch in einigen Ländern der Dritten Welt, eine positive Sichtweise des Alters eng an das „Gebrauchtwerden", also an eine entsprechende Funktion und Kompetenz alter Menschen innerhalb der Gesellschaft geknüpft war. Im Gegensatz dazu herrscht immer dann ein negatives Altenbild vor, wenn alte Menschen funktionslos und kompetenzlos erscheinen. Diese negative Erwartungshaltung gegenüber alten Menschen, die auch in dem Begriff „Defizitmodell des Alterns" zum Ausdruck kommt, beeinflußt ihrerseits das Selbstbild alter Menschen und wirkt verhaltenssteuernd im negativen Sinne (STOSBERG, 1991). Hieraus ergeben sich Konsequenzen für die körperliche Gesundheit und geistige Kompetenz der Betroffenen. Wie STOSBERG (1991) weiters meinte, ist die Annahme falsch, daß die Mitglieder der jüngeren Generation ausschließlich die „Hilfegewährenden" und die ältere Generation ausschließlich die „Hilfeempfangenden" seien. Auch LEHR (1992) betonte in diesem Zusammenhang: „Was rastet, das rostet! Funktionen, die nicht gebraucht werden, verkümmern! – Das gilt sowohl für den körperlichen als auch für den seelisch-geistigen Bereich." Nach LEHR (1992) sollte die Gesellschaft ältere Menschen als Gewinn, als „Ressource" betrachten, nach deren besonderen Vorzügen und Fähigkeiten man fragen und deren spezielle einmalige Erfahrungen man sich zunutze machen sollte. Auf derartigen Einsichten der Interventionsgerontologie basiert die Forderung, das „Defizitmodell des Alterns" durch ein „Kompetenzmodell" zu ersetzen. „So darf abschließend auch darauf hingewiesen werden, daß gerade die richtige Haltung der jungen Generation eine wesentliche Voraussetzung für die Garantie günstiger psychohygienischer Verhältnisse der Alternden darstellt. Jeder einzelne hat dazu seinen Beitrag zu leisten" (HOFF, 1965).

## *4.1 Altersbedingte Veränderungen kognitiver Funktionen*

### 4.1.1 Veränderungen der Reaktionsgeschwindigkeit

Reaktionszeit ist die Zeitspanne,
die eine Person braucht,
um auf einen Reiz zu reagieren.

ARNOLD, EYSENCK, MEILI, 1987

In zahlreichen Untersuchungen wurde eine Verlangsamung der Reaktionsgeschwindigkeit mit zunehmendem Alter festgestellt. Bereits 1884 postulierte GALTON den Beginn dieser altersbedingten Veränderung schon ab dem 30. Lebenjahr, während THORNDIKE (1928) eine Verlangsamung der Reaktionsgeschwindigkeit erst um das 40. Lebensjahr annahm. BIRREN (1965) nannte die Verlangsamung des Verhaltens den „primären Alternsprozeß" und schrieb (1954): „Der Wechsel in der Reaktionslatenz scheint der fruchtbarste Ansatzpunkt der Erforschung der Natur der Altersveränderungen bezüglich des Verhaltens und vielleicht auch für die Bedeutung der Altersveränderungen in der Struktur des Nervensystems zu sein." So vertreten einige Autoren die Meinung, daß der Prozeß der Verlangsamung zentral bedingt sei (WELFORD und BIRREN, 1965) und nicht einfach an einer Adaptation an ein langsameres Tempo liege. In diesem Sinne sind die höheren Latenzzeiten willkürlicher Reaktionen Zeichen einer herabgesetzten Funktion des nervösen Systems, die bei der Übertragung an den Synapsen eine Verzögerung erfahren. Prinzipiell sollte jedoch festgehalten werden, daß die Klärung der Frage, ob die Zunahme der Latenzzeit im rezeptorischen Prozeß peripher oder zentral bedingt ist, bislang noch aussteht (OLECHOWSKY, 1969).

Mit der Frage der altersbedingten Veränderungen der Reaktionszeit hängt die Frage einer im Alter veränderten Psychomotorik eng zusammen.

Unter *Psychomotorik* versteht man erworbene Verhaltensmuster koordinierter, willentlicher Bewegungen, die auch – sofern sie nicht gestört werden – automatisiert ablaufen können und auf eine bestimmte Situation bzw. auf einen bestimmten Stimulus hin erfolgen (WELFORD, 1959). Die daran beteiligten sensorischen, kognitiven und motorischen Komponenten durchlaufen altersbedingte Veränderungen. Die Kriterien einer psychomotorischen Leistung werden testpsychologisch durch die Messung der Reaktionszeit und der Fehleranzahl zu erfassen versucht.

Bei der *Testung psychomotorischer Fähigkeiten* ist zu berücksichtigen, daß je nach Aufgabe verschiedene Funktionsbereiche, wie z.B. sensorische Prozesse bei Diskriminationsaufgaben, unterschiedlich stark gefordert sind. Einzelne Faktoren, die bei psychomotorischen Leistungen Bedeutung gewinnen, sind Koordination, das genaue Zielen („aiming"), die Handgelenk-Finger-Geschwindigkeit („wrist-finger-speed"), die Handgeschicklichkeit und Fingerfertigkeit sowie die Reaktionsgeschwindigkeit und Belastbarkeit (PAWLIK, 1968).

Generell kann bei älteren Menschen eine Verlangsamung psychomotorischer Reaktionen festgestellt werden (WELFORD, 1958, 1959, 1966), wobei die Fehleranzahl bei diesen meist geringer ist als bei jüngeren Probanden (LEHR, 1991). Die Kompensation der im Alter herabgesetzten Leistungsgeschwindigkeit durch erhöhte Genauigkeit dürfte kein spezifisches Charakteristikum für Geschicklichkeitsaufgaben, sondern ein viel allgemeineres, bei älteren Menschen in vielen Situationen auftretendes Merkmal sein (OLECHOWSKY, 1969). Auch WELFORD und SPEAKMAN (1950) konnten diese Ansicht stützen, indem sie zwar eine Steigerung der Bearbeitungszeit ab dem 40. Lebensjahr beobachteten, aber gleichzeitig eine rapide Abnahme der Fehlerzahl feststellten. Dieses Resultat bestätigt die Annahme früherer Autoren, daß ältere Menschen langsamer, aber genauer arbeiten (THORNDIKE, 1928; MILES, 1934).

Wie LEHR (1979) anführte, könnte auch das – teilweise sensorisch bedingte – erschwerte Auffassen einer Situation, aber auch andere Prozesse der Verhaltensänderung wie abnehmende Risikobereitschaft, zunehmende Unsicherheit und mangelndes Training einen Einfluß auf die Abnahme der Leistungsgeschwindigkeit haben. So zeigten sich keine Altersdifferenzen bezüglich der Reaktionszeit und dem Kurzzeitgedächtnis, wenn die älteren Personen in der geprüften Tätigkeit geübt waren (MURRELL, 1966). Aus dieser Untersuchung ließe sich die Vermutung ableiten, daß die oft berichteten Altersdifferenzen für habituelle Tätigkeiten im täglichen Leben irrelevant seien. So ist die von MURRELL (1966) getroffene Unterscheidung zwischen der Neuheit der Gesamtsituation und der Neuheit der von dem Probanden zu lösenden Aufgabe besonders bei Untersuchungen älterer Personen von außerordentlicher Wichtigkeit. Andere Ergebnisse berichtet SHOCK (1952) in seiner Arbeit über die feinmotorische Koordination, in der er nachweisen konnte, daß auch die Geschwindigkeit von gut geübten Tätigkeiten, wie z.B. Schreiben, mit zunehmendem Alter abnimmt. Damit stellt er sich auch gegen die Theorie der Aktivitätshypertrophie (ROHRACHER, 1965: „Funktionen, die oft gebraucht werden, entwickeln sich bis zu ihrem höchst möglichen Entfaltungsgrad, Funktionen, die nicht gebraucht werden, verkümmern oder bleiben unentwickelt"), derzufolge man erwarten könnte, daß die Schreibgeschwindigkeit im Alter laufend gesteigert wird.

LEHR (1979) unterscheidet zwischen einer „prämotorischen" und einer „motorischen" *Reaktionszeit*, da sich die Feststellung, „daß der ältere Mensch grundsätzlich langsamer reagiert", ihrer Meinung nach nicht generell anwenden läßt (LEHR, 1991). Als „prämotorische Reaktionszeit" wird die Zeit vom Erscheinen eines Signals bis zum Beginn der dadurch ausgelösten Bewegung verstanden. Diese ist mit zunehmendem Alter verlängert, d.h. der ältere Mensch braucht längere Zeit, um sich einen Überblick über eine Situation zu verschaffen (SZAFRAN, 1951; THALLAND, 1964; BOTWINICK und THOMPSON, 1966). Die „motorische Zeit" bezeichnet die Zeit vom Beginn bis zum Ende der Bewegung. Diese scheint, nach einigen Studien zu schließen (TALLAND, 1962, 1964, 1968; BOTWINICK und THOMPSON, 1966), weniger altersabhängig zu sein.

Weiters erkannte man die *Wichtigkeit von Vorsignalen*, die im richtigen zeitlichen Abstand zum Hauptsignal geboten werden (BOTWINICK, 1957, 1963; WELFORD, 1952). Durch das Vorsignal wird eine Erwartungshaltung des älteren Menschen ausgelöst, in der eine Antizipation des Hauptsignals erfolgt. Dadurch ist die eigentliche Reaktionszeit auf das Hauptsignal verkürzt.

Ebenso kommt der *Art des Informationsangebots* eine Bedeutung zu: Bietet man älteren Personen eine Vielzahl von Informationen zur gleichen Zeit an, werden diese leichter abgelenkt und dadurch in ihrer Reaktion langsamer (BOTWINICK und BIRREN, 1963).

Entscheidende Altersunterschiede in der Reaktionszeit ergaben sich auch, wenn eine große *Komplexität der Aufgaben* gegeben war (LORSBACH und SIMPSON, 1984). So schneiden ältere und. jüngere Personen annähernd gleich ab, wenn die psychomotorischen Aufgaben übersichtlich und relativ leicht lösbar waren. Nimmt die Komplexität der Aufgaben zu, so ist ein Anstieg der Reaktionszeit und der Fehleranzahl bei älteren Probanden zu beobachten (KAY, 1954).

Die mit dem Alter veränderte Reaktionsgeschwindigkeit steht nicht nur mit der motorischen Geschicklichkeit und mit der Aufmerksamkeitsleistung in Zusammenhang, sondern hängt auch mit der Wahrnehmung aufs engste zusammen. Die altersbedingte *Verminderung der sensorischen Sinnesleistungen* kann teils durch Anpassung an die entsprechende Situation (z.B. Aufgaben des Autofahrens), teils durch medizinische Hilfsmittel (z.B. Brille) bewältigt werden. WESTON (1948) beschrieb ein Experiment, bei dem Probanden unter Zeitdruck eine Aufgabe zu lösen hatten, die eine genaue visuelle Unterscheidungsfähigkeit vorraussetzte. Dabei zeigten ältere Probanden signifikant schlechtere Testergebnisse, wenn der optische Kontrast zwischen dem Testmaterial und dem Hintergrund oder die Beleuchtung schwach war. Eine Verbesserung der Beleuchtung hatte bei älteren Menschen eine stärkere Leistungsverbesserung zur Folge als bei jüngeren. Im Alter ist also für die Erreichung einer bestimmten Wahrnehmungsgeschwindigkeit ein stärkerer Stimulus nötig.

Neben alterstypischen Veränderungen (KRAL, 1958; LEHR, 1977) finden sich in der Literatur Hinweise auf einen Zusammenhang zwischen kognitiven Funktionseinbußen als genereller Prozeß der Verlangsamung und Schwierigkeiten in der Ausübung alltäglicher Verrichtungen (FLEISCHMANN, 1982, 1989). Dies bedeutet, daß der kognitive Prozeß der Informationsverarbeitung durch eine abnehmende Verarbeitungsgeschwindigkeit beeinträchtigt wird. Die Zunahme der Latenz von Informationsverarbeitungs-Prozessen alter Menschen entspricht dabei qualitativ und quantitativ der Leistung eines neuronalen Netzwerks, dessen Verbindungsbahnen unterbrochen oder abgeschwächt sind (CERELLA, 1990). WEISS (1965) konnte beobachten, daß ältere Menschen mehr Darbietungen bis zur richtigen Reproduktion von Lernmaterial benötigten, während sie sich in ihrer Behaltensleistung nicht von jüngeren Personen unterschieden. Ältere Menschen benötigen folglich insgesamt länger für die Bearbeitung neuer Aufgaben, sie können jedoch in vergleichbarer Weise relevante und irrelevante Informationen unterscheiden und bereithalten (EWERT und MARTIN, 1993). Dennoch führt eine Verlangsamung von Denkprozessen im Alter zu einer Verlangsamung von Handlungsprozessen. Somit ist eine Bewältigung des Alltags im Alter erschwert, womit das Risiko der Abhängigkeit von anderen Menschen wächst.

### 4.1.2 Veränderungen der Lern- und Gedächtnisleistungen

„One elderly person says to another, ‚I'd like to live in the past, but I can't remember any of it'."

TEXTBOOK OF GERIATRIC MEDICINE AND GERONTOLOGY, p. 132

Im höheren Lebensalter kommt es bei den meisten Menschen zu einer Abnahme der kognitiven Leistungsfähigkeit. Mehrere zugrundeliegende Prozesse lassen sich hier postulieren (PLATZ und WEYERER, 1990; siehe Abb. 1).

Nachlassende Gedächtnisleistungen zählen neben körperlichen Erkrankungen zu den häufigsten Beschwerden im höheren Lebensalter (KAHN et al., 1975; ZARIT, 1981). Nach LOWENTHAL et al. (1967) geben über 60 % der über 65jährigen in San Francisco Gedächtnisprobleme an. Nach KAHN et al. (1975) klagen zwei Drittel der über 50jährigen Patienten, die sich in ambulanter psychiatrischer Behandlung befinden, über nachlassende Gedächtnisleistungen. Aus psychologischen Untersuchungen (LAZARUS und FOLKMAN, 1984; THOMAE, 1988) zur Auseinandersetzung mit Belastungen im Alter geht hervor, daß es vor allem die kognitiven Einschränkungen sind, die subjektiv als Belastung erlebt werden. Aus medizinischer Sicht dürfen diese Einschränkungen natürlich nicht losgelöst von den ihnen zugrunde liegenden Erkrankungen verstanden werden. Doch in der subjektiven Sicht dominieren die Folgen der Erkrankung, wie z.B. Einbußen in sensorischen und motorischen Funktionen, sowie Behinderungen in der Ausübung von Tätigkeiten im Alltag.

Vergegenwärtigt man sich die Vielzahl der möglichen Faktoren, die die geistige Leistungsfähigkeit beeinflussen können, so versteht man, daß eine eindimensionale Betrachtungsweise dem geistigen Alterungsprozeß nicht gerecht werden kann (ROSENMAYR, 1974). Heute gilt als gesichert, daß kognitive Funktionen auf unterschiedliche Weise altern und Veränderungen dieser Funktionen durch eine Vielzahl von Moderatoren wie Bildungsniveau, Beruf, sozioökonomischer Status und Gesundheit beeinflußt werden (SCHAIE,1990). Im Zusammenhang damit meint THOMAE (1970, 1993), daß jeder Versuch einer Beeinflussung des Alterungsvorganges mehrdimensional angelegt werden müsse. Es erscheint die Altersvariable als solche nur als eine unter vielen Determinanten der geistigen Lei-

- *Hypothese defizitärer sensorischer Register:* Der Leistungsabbau der Sinnesorgane erhöht den Grad der nötigen Anstrengungen, um die Reize der Umwelt wahrzunehmen.
- *Aufmerksamkeits-Defizit-Hypothese:* Beim Lernprozeß erhöht sich die Anfälligkeit für Außenstörungen, was zu Konzentrations- und Aufmerksamkeitsschwierigkeiten führt.
- *Erwerbs-Defizit-Hypothese:* Lernmaterialien mit hoher Schwierigkeit, hohem Neuigkeitsgehalt und hohem Abstraktionsniveau werden im Alter erschwert erworben.
- *Hypothese einer reduzierten Verarbeitungsfähigkeit:* Die für das langfristige Abspeichern erforderliche semantische Kodierung der Information verläuft im Alter verlangsamt.
- *Hypothese des Abruf-Defizits:* Das Abrufen gespeicherter Gedächtnisinhalte erfolgt im Alter häufig erschwert und zudem unspezifischer.

**Abb. 1.** Hypothesen zur Abnahme der kognitiven Leistungsfähigkeit (PLATZ und WEYERER, 1990)

stungsfähigkeit im höheren Alter zu sein. Der Überbewertung der Altersvariablen und Altersnormen versuchte man in der „Bonner Längsschnittstudie des Alterns" (BOLSA) entgegenzutreten (THOMAE, 1993). So wurde die BOLSA so breit angelegt, daß es möglich wurde, „die Mehrdimensionalität der individuellen Verlaufsformen des Älterwerdens aufzuzeigen und das Bedingungsgefüge inter- und intraindividueller Varianten zu erhellen" (LEHR, 1984). In diesem Sinne meint auch KRYSPIN-EXNER (1991): „Die Intelligenz schlechthin gibt es nicht. Manche Faktoren der Intelligenz werden mit dem Alter besser, andere schlechter. Jedenfalls kann man von einem allgemeinen Intelligenzabbau nicht sprechen, und dies ist ein triftiges Argument gegen das Defizit-Modell." Deshalb wird die Gültigkeit eines differenzierten Modells nahegelegt, das sowohl für Abbau wie Kompensationsmöglichkeiten und Aktivieren von Leistungsreserven offen ist (OLECHOWSKI, 1969; LEHR, 1972; BÄCKMANN, 1989; BALTES, 1987). Untersuchungen, die altersbeständige und altersunabhängige intellektuelle Fähigkeiten unterschieden, zeigten, daß eine Vielzahl von Leistungen als dem Alterungsprozeß gegenüber beständig zu betrachten sind und teilweise mit höherem Alter noch gesteigert werden können (JONES und CONRAD, 1933; MILES, 1935; JEROME, 1961).

Bevor aber die Lernleistung älterer Menschen besprochen wird, muß auf die Begriffe „Lernfähigkeit" (Gedächtnis) und „Lernleistung" (Gedächtnisleistung) genauer eingegangen werden.

ROHRACHER (1968) definiert Lernleistung bzw. Gedächtnisleistung als jede „Wirkung vergangener, inzwischen nicht bewußter Vorgänge auf gegenwärtiges Erleben oder Verhalten". Die Lernleistung ist somit eine Funktion vieler Faktoren, die bestimmt wird durch die Motivation des Individuums, durch dessen physische Gesundheit, unter Umständen durch eine vergrößerte Reaktionslatenz, durch eine physiologisch bedingte Abnahme der Hör- oder der Sehschärfe, wie dies in den vorangegangenen Abschnitten erläutert wurde. Entscheidend für die Lernleistung ist nach WEINERT (1967) „die Persönlichkeit des Lernenden, deren vielfältige Fähigkeiten und Vorerfahrungen, ihre Bedürfnisse und Bezüge, die Erwartungen und Befindlichkeiten und Wechselwirkung mit den mannigfachen Eigenschaften des Lernmaterials und den Besonderheiten der erlebten Lernsituation".

Konkret feststellen läßt sich die Lernleistung, d.h. die Differenz der Leistung eines bestimmten Individuums zu verschiedenen Zeitpunkten. Die Frage der Abnahme der Lernleistung mit zunehmendem Alter wird sehr oft mit der Frage nach der altersspezifischen Abnahme der Intelligenzleistung vermengt. Werden nun zur Prüfung der Frage der Lernfähigkeit Intelligenztests verwendet, so darf jedoch keinesfalls die Intelligenzleistung als Lernfähigkeit, sondern immer nur als Lernleistung bezeichnet werden (OLECHOWSKY, 1969).

ROHRACHER (1963) sieht in der Intelligenzleistung vor allem die Notwendigkeit, sich an die Umwelt anzupassen und meinte, daß sich Intelligenz sowohl auf den Leistungs- und Integrationsgrad psychischer Funktionen bei der Bewältigung neuer Aufgaben bzw. Situationen bezieht, als auch auf dynamische Komponenten (Motivationen), welche das Eingehen auf diese fördern. So definiert ROHRACHER (1963) Intelligenz als einen „Leistungsgrad der psychischen Funktionen (Wahrnehmung, Denken, Gedächtnis) bei der Lösung neuer Aufgaben" in einer emotional neutralen Atmosphäre, was jedoch durch Ergebnisse der Ergopsychometrie (HEUMÜLLER, 1990) widerlegt wurde. Weiters muß bei der Vorgabe von Intelligenztests zwischen Speed- und Power-Tests unterschieden werden. Ältere Leute schneiden in Speed-Tests unverhältnismäßig schlechter ab als es ihrer „eigentlichen Intelligenz", d.h. ihrem Leistungspotential entsprechen würde (LORGE, 1936). Dabei würde die Leistung eines älteren Menschen nicht durch die Veränderung von Charaktermerkmalen beeinflußt, sondern von der Abnahme „der Sehschärfe, der Hörschärfe, der Energie, der Reaktionsgeschwindigkeit, der Geschwindigkeit der Koordination sowie das Nicht-Gebrauchen einer Funktion, die Entferntheit von der Schule und auch das Erfülltsein von Lebensproblemen" (LORGE, 1936).

Insgesamt haben sich in der Intelligenzforschung in den letzten Jahren Erkenntnisse durchgesetzt, die das früher postulierte „Defizit-Modell", das dem Alter einen generellen Intelligenzabbau zuschrieb, durch eine differenziertere Anschauung ersetzen (LEHR, 1977; KAUSLER und HAKAMI, 1982; POON, 1985; LIGHT, 1990). Studien, die einen allgemeinen Rückgang der Intelligenz mit zunehmendem Alter postulierten (SALTHOUSE, 1982), beruhen in der Regel auf Querschnittsdaten, wobei nicht berücksichtigt wurde, daß die damals älteren Menschen – im Vergleich zu den Jungen – wahrscheinlich generationsspezifische Benachteiligungen hatten, z.B. eine schlechtere Schulbildung (gemessen an Jahren) und daher auch viele Intelligenzaufgaben nicht bewältigen konnten (SCHAIE, 1980; BOTWNICK, 1977).

Bei der Beurteilung der Intelligenzleistung im höheren Lebensalter ist weiters auf die Unterscheidung von fluider und kristallisierter Intelligenz zu achten (siehe dazu SEITELBERGER, S. 34).

Die Leistungen der kristallisierten Intelligenz sind stark soziokulturell bedingt und lassen sich bis ins hohe Alter durch geistige Aktivität, Übung und Training steigern (siehe Abb. 2).

Die Veränderungen des Zusammenhangs zwischen fluider und kristallisierter Intelligenz über die Altersstufen deuten auf neuartige Fähigkeiten im Alter hin. Diese bestehen darin, daß das Individuum bewußt ein auf Erfahrung basierendes Kontrollsystem einsetzt, das ihm beginnende Verluste in Teilfunktionen (fluide Intelligenz) signalisiert und passende Strategien vorschlägt (PERLMUTTER, 1988). Diese müssen jedoch auf die spezifischen Anforderungen und die veränderten Ressourcen abgestimmt sein (ROTT, 1990). Daß das sogar für verschiedene soziale Schichten gilt, konnte durch HACKER (1984) belegt werden. Vorausset-

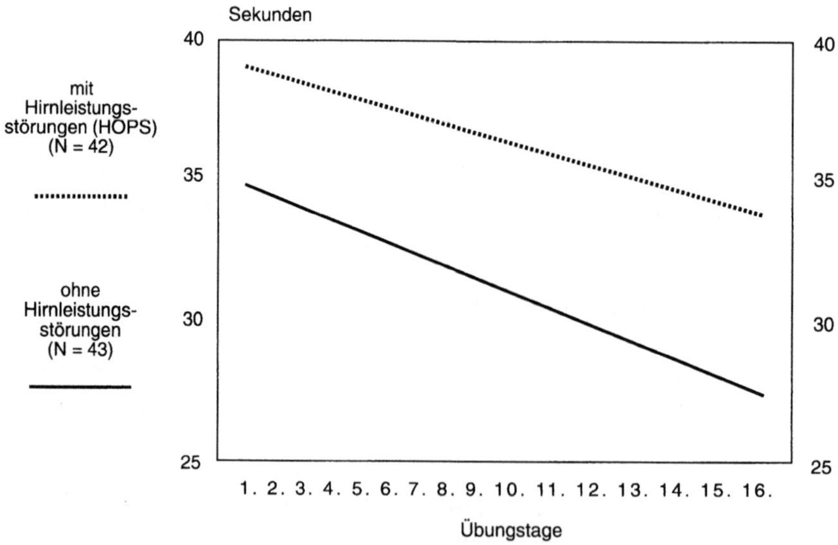


**Abb. 2.** Informationsverarbeitungsgeschwindigkeit bei täglicher Übung (OSWALD und GUNZELMANN, 1991)

zung dafür ist immer eine hohe geistige Aktivität.
Im Gegensatz zur Lernleistung ist die Lernfähigkeit von wesentlich mehr psychischen Funktionen als nur von der Intelligenz abhängig (WOODROW, 1946). Insgesamt legt die Bezeichnung Lernfähigkeit einige Mißverständnisse nahe. Zum einen wird unter dem Begriff „Fähigkeit" ein im Verlauf des Lebens weitgehend konstantes Persönlichkeitsmerkmal verstanden. Diese Annahme scheint jedoch durch die Beobachtung widerlegt, daß die Lernfähigkeit durch Training signifikant verbessert werden kann (ERICSON et al., 1980). Zum anderen wird unter der Bezeichnung „Lernfähigkeit" eine über alle Lernbereiche hinweg weitgehend homogene Fähigkeit verstanden. Doch auch diese Annahme kann empirisch nicht bestätigt werden. Tatsächlich müßte man eine Lernfähigkeit für motorische Aufgaben von einer Lernfähigkeit für verbales Material unterscheiden, weiters eine Lernfähigkeit für sinnvolles und eine für sinnarmes Material (SCHUSTER-OELTZSCHNER, 1991). Abhängig davon, welches Lernmaterial man also verwendet und in welchem Trainingszustand sich die untersuchten Personen befinden, kann man gerade in der Beurteilung der Lernfähigkeit im höheren Lebensalter zu höchst unterschiedlichen Ergebnissen gelangen.

In einer Untersuchung zur Selbsteinschätzung des Gedächtnisses (PREOBRAZHENSKAYA, 1966) betonten alle Probanden eine Divergenz zwischen „mechanischem" und „logischen" Gedächtnis, wobei sie ein merkliches Nachlassen ihres mechanischen Gedächtnisses feststellten, nicht aber einen Leistungsrückgang des logischen Gedächtnisses. Zu Beginn ist diese Reduktion des unmittelbaren Behaltens relativ spezifisch auf Namen und Zahlen beschränkt. Entsprechend dem Ribot'schen Gesetz (RIBOT, 1881) formuliert, werden Gedächtnisinhalte der umgekehrten Reihenfolge ihres Erwerbs wieder abgebaut. Die Prozeßrichtung der Gedächtnisschwäche im Alter ist der gelebten Zeit entgegengesetzt, indem zuerst die Merkfähigkeit, danach das Neu- und schließlich das Altgedächtnis erfaßt werden. CRAIK (1990) beschrieb die folgende Aufteilung über altersabhängige Gedächtnisveränderungen, wobei jedoch bei der Untersuchung des Altgedächtnisses berücksichtigt werden sollte, daß die Art der Informationsaneignung und damit die des Behaltens über die Zeit abhängig ist, von der untersuchten Zeitspanne oder -epoche, und nicht bloß – wie manchmal angenommen (FROMHOLT und LARSEN, 1991) – dem Ribot'schen Gesetz folgt (MARKOWITSCH, 1994).
„Kognitives Alter ist damit nicht gleichbedeutend mit einem allgemeinen Funktions-

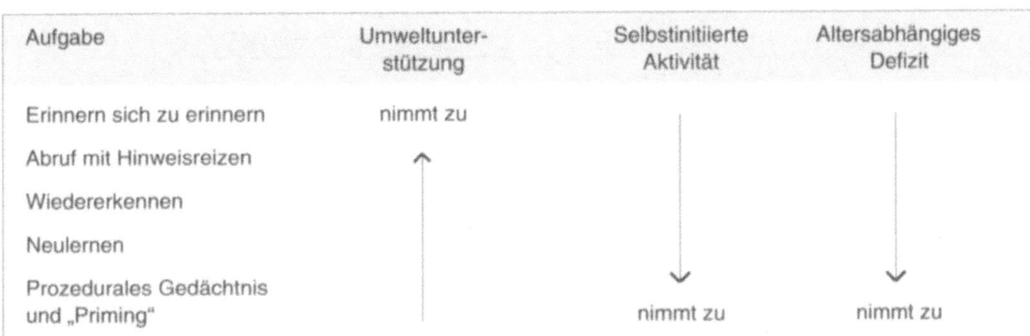


**Abb. 3.** Unterschiedliche Auswirkungen von Alter auf Gedächtnisleistungen (CRAIK, 1990; MARKOWITSCH, 1994)

verlust. Unterschiedliche Fähigkeiten altern auf unterschiedliche Weise" (OSWALD, 1991). Dies wird im Modell der Dedifferenzierung kognitiver Funktionen beschrieben (OSWALD, 1991): Während sich im frühen und mittleren Erwachsenenalter noch verschiedene Bereiche der geistigen Leistungsfähigkeit unabhängig voneinander unterscheiden lassen (z.B. Rechenfähigkeit, sprachliche Fähigkeit), können im höheren Lebensalter im Sinne einer „Verschmelzung" dieser früher unabhängigen Bereiche nur noch zwei Dimensionen unterschieden werden (siehe Abb. 4).

Das Lernen Älterer dauert insgesamt länger als bei Jüngeren. Sie nehmen sich mehr Zeit, prüfen mehr Fragen und gehen nicht so systematisch und effizient vor bei der Lösung neuer Probleme (ARENBERG, 1968; NEHRKE, 1973; OFFENBACH, 1974, BIRREN et al., 1980). Außerdem sind ältere Menschen anfälliger gegenüber Außenreizen und Störungen und können leichter irregeführt werden (HAYSLIP und STERNS, 1979; HARTLEY, 1981). Irrelevante Informationen beeinträchtigen den Lösungsprozeß älterer Personen stärker als bei jungen Erwachsenen (RABBITT, 1965). Anlaufschwierigkeiten beim Lernen müssen berücksichtigt werden und ein Sinnbezug auf das zu Lernende ist eine nützliche Hilfe. So konnte belegt werden, daß Altersdifferenzen signifikant kleiner wurden, wenn Piagetsche Aufgaben in einem sinnvollen Kontext vorgegeben wurden (SINNOTT, 1975). Weiters ist die Anknüpfung von neuem Material („Vernetzung") an bereits bekanntes Material sinnvoll. Alte Menschen scheinen länger an vertrauten oder bewährten Strategien des Problemlösens festzuhalten (OLBRICH, 1991). Ältere Personen beachten eher Komplementarität, im Gegensatz zu den Jüngeren, die eher auf Ähnlichkeiten achten. Formale Denkoperationen unterliegen querschnittlichen Erhebungen zufolge keinem beachtenswerten Altersabfall (OLBRICH, 1991). Schließlich muß auch im Kontext mit Lernen die Rolle von Anregung durch die Umgebung und persönlicher Aktivierung herausgestrichen werden. Alte Menschen reagieren auf unmittelbare Erfolgsbestätigungen mit einem Anstieg der Lernmotivation. Auch im Alter gilt, daß ein Mangel an Förderung und Training (CROVITZ, 1966; LABOUVIEVIEF und GON-

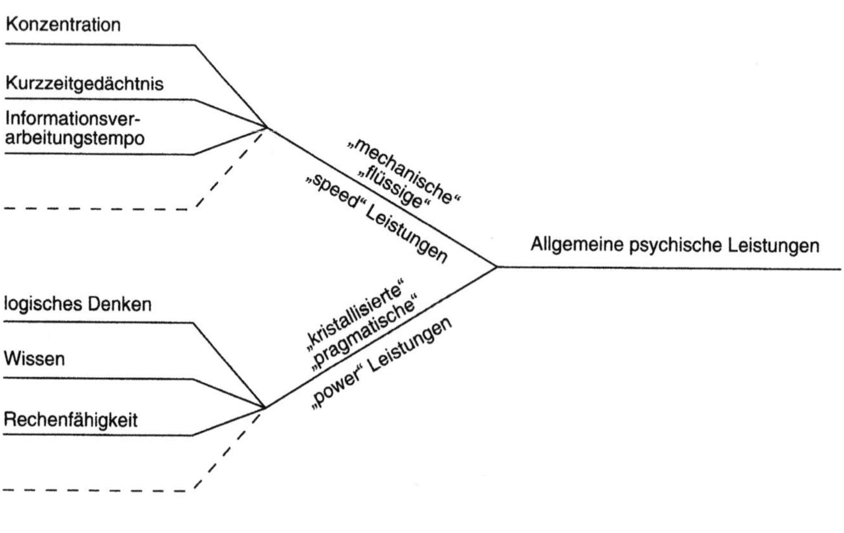


**Abb. 4.** Dedifferenzierung psychischer Funktionen mit dem Alter (OSWALD und GUNZELMANN, 1991)

DA, 1976; CHARNESS, 1985, WEINERT und KNOPF, 1990) die Intelligenz, die Lernmotivation und die Konzentrationsfähigkeit beeinträchtigen. HUPPERT (1991) postuliert, daß ein hoher Ausgangs-IQ, Bildung und das ständige Benutzen des Gehirns für geistige Prozesse protektiv wirken kann. So fand man, daß das Verhalten während des ganzen Lebens über die Veränderungen der geistigen Leistungsfähigkeit im Alter mitentscheidet (RUDINGER, 1980).

Betrachtet man den Lernprozeß als Einheit („Lernfähigkeit an sich"), ist die Abnahme der Lernmotivation ein wesentliches Charakteristikum für die Veränderung des Lernprozesses mit zunehmendem Lebensalter (JEROME, 1961). Der Altersabbau könne also durch erhöhte Lernmotivation kompensiert werden. Einstimmigkeit besteht bei allen Untersuchungen darüber, daß die Phase der Informationsaufnahme altersabhängigen Veränderungen unterworfen sei. Offen bleibt jedoch, ob eine Beeinträchtigung als Folge neurophysiologisch interpretierbarer Verlangsamungsprozesse oder als Folge einer erhöhten Störbarkeit durch intervenierende Informationen anzusehen ist. Daher läßt sich eine derartige Störung möglicherweise auch auf nicht-kognitive Variablen wie z.B. die gegenwärtige psychosoziale Lebenssituation, das Ausmaß gesundheitlicher Belastungen oder die Stimmungsqualität zurückführen.

## *4.2 Altersbedingte Veränderungen der Persönlichkeit*

Vergleicht man die Persönlichkeitsforschung im Rahmen der Psychologie des Alters mit anderen Gebieten, wie zum Beispiel der Entwicklungspsychologie des Kindes- und Jugendalters, so läßt sich ein immer noch weitgehend unbebautes Feld erkennen. Nach NEUGARTEN (1977) spiegelt sich darin einerseits das „Durcheinander", das die persönlichkeitspsychologische Theorie- und Konzeptionsbildung charakterisiert, andererseits sei das Forschungsfeld aus untersuchungsmethodischen Gründen äußerst schwierig. Heute noch gibt es keine eindeutige Sichtweise, was unter „Persönlichkeit" zu verstehen sei; auch scheint es unklar, welche Facetten der Persönlichkeit als entwicklungspsychologisch bedeutsame Merkmale beachtet werden sollen.

Da die individuelle *Persönlichkeit* stark durch die jeweiligen Lebensumstände geprägt ist, konnte bislang keine generell gültige Theorie über die Alterspersönlichkeit erstellt werden. Bei einem Vergleich unterschiedlicher Altersgruppen läßt sich teilweise nicht feststellen, inwieweit die ältere Gruppe nicht eine spezielle Auslese darstellt. Die Untersuchungsergebnisse verschiedener Studien dokumentieren folglich eher Vermutungen als empirisch belegbare Phänomene. Es zeigt sich nur, daß im allgemeinen die interindividuellen Unterschiede im Persönlichkeitsbereich die Altersunterschiede weit übertreffen.

### 4.2.1 Zur Konstanz bestimmter Persönlichkeitszüge

Bestimmte Persönlichkeitszüge bleiben bis ins hohe Alter konstant (TEWS, 1971), andere sind flexibel und noch veränderbar.

Bei der Beantwortung der Frage über Veränderungen oder Konstanz der Persönlichkeit im Alter, stehen sich „trait"-orientierte Forscher, die die These von der Konstanz der Persönlichkeit vertreten (CONLEY, 1985, 1988; FINN, 1986; MCCRAE und COSTA, 1990) und von einer lebenslangen Persönlichkeitsentwicklung ausgehen (NEMIROFF und COLARUSSO, 1985; WHITBOURNE, 1992) gegenüber. Da beiden Positionen ein unterschiedliches Verständnis von Persönlichkeit und Entwicklung zugrunde liegt, konnten jeweils nur bestimmte Ausschnitte der Persönlichkeitsentwicklung methodisch erfaßt werden. So legt der „trait"-orientierte Ansatz seinen Blickpunkt auf manifestes Verhalten, welches objektiv und zuverlässig auf eine konsistente Gruppe von Reizen hin erfaßt werden kann. Dabei werden Kostrukte erschlossen, die eine gewisse „Zeit-überdauernde Konstanz, eine übersituative Generalität und eine überindividuelle Universalität haben müssen, ebenso wie deren Veränderung. Der prozeßorientierte Zugang wendet sich direkt und Individuelles, Spezifisches sowie über die Zeit hin Veränderliches geradezu akzentuierend sowohl dem Verhalten als auch dem Erleben zu" (OLBRICH, 1994). Dabei beschreibt er eher phänomenologisch auch Interaktionen zwischen späterem Erleben und Verhalten mit früherem. Sinnvoll erscheint die Synthese beider Theorien, da dadurch ein umfassendes und integrierendes Verständnis der alternden Persönlichkeit gewährleistet wäre.

### 4.2.2 Einzelergebnisse zur Persönlichkeitsentwicklung im Alter

Nach BÜRGER-PRINZ (1950) wird die Persönlichkeit mit zunehmendem Alter „durchlässiger". Dennoch wird aus der Persönlichkeit „eine nicht mehr wandlungsfähige, siegelhafte, kompakt-eingeengte Starrheit". MÜLLER (1969) faßte die bestimmten Anzeichen des Alters folgendermaßen zusammen: „Der alte Mensch ist vor allem durch seine Langsamkeit und die Abnahme seiner Lebhaftigkeit gekennzeichnet." Der daraus entstehende Verlust der Anpassungsfähigkeit zwinge den alten Menschen dazu, mit seinen Kräften zu sparen, was manchmal weiter als nötig getrieben wurde. „Sein Interesse für die Umwelt nimmt ab. Er hat nicht mehr die Kraft, sich neuen Dingen zuzuwenden, und zieht sich auf sein Innenleben zurück." Einen ähnlichen Ansatz vertreten CUMMING und HENRY (1961) in der von ihnen postulierten „Disengagement-Theorie", derzufolge das Individuum in späteren Jahren zu einem Disengagement motiviert sei und daß im Alter eine Umkehrung des Expansionsstrebens eintrete. Der disengagierte Zustand werde um seiner selbst Willen angestrebt und sei nicht erst die Reaktion auf das Fernhalten von bedeutenden Rollen durch die Gesellschaft. Die Autoren sehen in diesem psychischen Disengagement das eigentlich Spezifische des Alterungsprozesses. Gegen eine rein psychologische Theorie des Alterns spricht jedoch, daß die physischen Kräfte im höheren Alter nachlassen, gefolgt von einer generellen Abnahme der Aktivität. Gegen die Disengagement-Theorie stellt auch BÜHLER (1969) die Ansicht, daß das ganze Leben hindurch ein Bedürfnis nach Expansion (Leistung, Kraft, Selbstaktualisierung) bestehe, daß jedoch mit dem Alter gewisse Restriktionen eintreten. So füge der Mensch bis zu einem gewissen Zeitpunkt immer neue Lebensbereiche hinzu, ab einem bestimmten Alter werden gewisse Lebensbereiche aber aufgegeben bzw. können äußere Verluste nicht mehr kompensiert werden. Offenbar korrespondiere das Alter mit einer Veränderung der Aktivitäten, und zwar werde zu solchen übergegangen, die weniger Pflichtcharakter haben. Das aber bringt mit sich, daß der ältere Mensch in diese neuen Aktivitäten nicht mehr so stark einbezogen ist.

Auch BALTISSEN (1995) beschreibt, daß bei älteren Menschen im Vergleich zu jüngeren Personen die erlebte Aktivität geringer ist. Ob und in welcher Form Aktivität mit Lebenszufriedenheit zusammenhängt, wurde auch in der Bonner Längsschnittsstudie (THOMAE, 1983; THOMAE und LEHR, 1987) untersucht, so wie in anderen Studien zur Krankheitsbewältigung im höheren Lebensalter (KRUSE, 1987). Die Ergebnisse weisen darauf hin, daß nur bei einer Minderheit der Befragten Aktivität mit geringerer und Inaktivität mit hoher Lebenszufriedenheit einhergeht.

Die bislang beschriebenen Ansätze zeichnen ein durchaus negatives Bild der Alters-Persönlichkeit. SCHULTE (1962) betonte: „Wollte man die Psycholgie des Alterns nur im Sinne einer Minusvariation sehen, würde man der Alterspersönlichkeit nicht gerecht werden." Deshalb betonte der Autor die Mehrdimensionalität von Verhaltensänderungen im Alter und beschrieb anhand psychiatrischer Krankengeschichten die Zunahme von Ich-Bezogenheit, die Abnahme von Selbstkritik, Ärger, Aggressivität und Gereiztheit (DEAN, 1962; LARSON, 1978) sowie die Zunahme von „sanften" Zügen wie Milde, Güte, Dankbarkeit und Heiterkeit. In ähnlicher Weise postulierte bereits GRUHLE (1938) eine zunehmende „Abgeklärtheit und Weisheit" als Folge eines „Mangels an Affektivität" oder „beginnender Stumpfheit".

In einer Befragung schätzten sich die über 60jährigen selbst als deutlich „ruhiger, bescheidener, genügsamer, gewissenhafter und strenger gegenüber sich selbst" ein, als jüngere Altersgruppen es tun (ROSENMAYR, 1990).

Fragen nach Altersunterschieden oder -veränderungen in Intensität, Dauer, Verlauf, Qualität, Auslösbarkeit sowie Häufigkeit und Variabilität spezifischer Emotionen sind aufgrund fehlender empirischer Untersuchungen nur unzureichend zu beantworten (JANKE, 1984, 1979). LEHR (1977) weist darauf hin, daß ältere Personen geringere Intensitäten und veränderte Qualitäten von Emotionalität und Motivation aufweisen. Andererseits wurde festgestellt, daß negative Emotionen bei älteren Personen ebenso stark auftreten können wie bei jungen und daß eine einmal aufgetretene Emotion länger andauert (SCHULZ, 1985).

BALTISSEN (1982, 1983, 1988) konnte in einer experimentellen Untersuchung zur Reagibilität auf positive und negative Emotionen induzierende Reize keine signifikanten Unterschiede zwischen den Altersgruppen in der Intensität der somatischen Reaktionen ermitteln, jedoch eine verringerte Reaktivität alter Personen in Erlebnismaßen, sowie eine höhere somatische Reaktionsspezifität ermitteln. Stärkere positive Emotionen werden jedoch seltener als negative berichtet (SCHULZ, 1985), wobei bezüglich der Merkmale Traurigkeit und Depression im deutschsprachigen Raum kein Anstieg gegenüber jüngeren Personen festgestellt werden konnte (HAUTZINGER, 1983; JANKE, 1990; LEHR, 1977).

THOMAE und KRANZHOFF (1979) untersuchten den Zusammenhang zwischen „erlebter Unveränderlichkeit der eigenen Situation" und anderen Erlebens- und Verhaltensvariablen. Jene alten Menschen, die ihre Situation als endgültig, durch eigene Aktivität nicht mehr zu verändern oder zu kontrollieren ansahen, pflegten seltener soziale Kontakte, sie paßten sich Freunden und Verwandten schlechter an, boten häufiger depressive Stimmungsverschiebungen, wiesen Belohnungen aus ihrer Umgebung öfter zurück und suchten seltener Hilfe. LEHR (1979) meinte, daß „eine adäquate Konfliktbewältigung, ein aktives Auseinandersetzen mit Belastungssituationen für viele Menschen mit zunehmendem Alter schwieriger wird" und daß dieser *Mangel an Bewältigungsstrategien* bezeichnend für die Persönlichkeit im Alter sei.

### 4.2.3 Längsschnittunteruchungen zur Persönlichkeitsentwicklung im Alter

Die folgenden Ausführungen beziehen sich auf die wenigen Längsschnittuntersuchungen bei älteren Personen, in denen zugleich auch versucht wurde die Persönlichkeit quantitativ zu erfassen.

MAAS und KUYPERS (1975) stellten in der „Berkeley-Kinder-Studie" (mittels eines standardisierten Interviews wurden 40 Jahre Daten gesammelt) zusammenfassend fest, daß für eine Mehrzahl der Untersuchungsteilnehmer die Veränderungen zwischen der Altersperiode um die 30 Jahre und der um die 70 Jahre keineswegs im Sinne einer Abwärtsbewegung verliefen. Auch beim Meßzeitpunkt um die 70 Jahre seien die Probanden in einer Vielzahl unterschiedlicher

Aktivitäten involviert gewesen, ließen gute Copingmechanismen erkennen und führten ihrer Ansicht nach ein „ausgefülltes" Leben. Für jene Teilpopulation, die aufgrund ihrer Persönlichkeitsmerkmale und Lebensgewohnheiten als eher „problematisch" klassifiziert wurde, erkannte man, daß dies nicht ein Phänomen des Alterns gewesen war, sondern daß sich bestimmte Auffälligkeiten bereits zu früheren Meßpunkten manifestiert hatten.

In der „Baltimore Longitudinal Study of Aging" (COSTA und MCCRAE, 1980) wurde neben anderen Variablen insbesondere die Frage der Persönlichkeitsentwicklung verfolgt. Als das wesentlichste Ergebnis gilt, daß die Entwicklung der Erwachsenenpersönlichkeit weit eher durch Kontinuität und Stabilität (SHOCK, 1984) – vor allem im Bereich der Aktivität – als durch Veränderung gekennzeichnet ist. Weiters zeigte sich ein hoher Grad an Konstanz bezüglich der Dimension „Extraversion" über einen Zeitraum von 20 Jahren (COSTA und MCCRAE, 1984). Ähnliche Daten erhielt man bei der Operationalisierung von „Neurotizismus" (EYSENCK und EYSENCK, 1969). Auch hier zeigte sich eine Konstanz der Werte über Zeiträume von 14–21 Jahren. Sowohl Altersdifferenzen als auch längsschnittlich erfaßte Veränderungen scheinen in Richtung „Zunahme von Introversion" zu deuten.

Die „Duke-University Longitudinal Studies of Aging" (PALMORE, 1970) versuchten in den Auswertungen vor allem die Frage der Veränderung der Aktivität und der Zufriedenheit zu erfassen (MADDOX, 1965). Während eines Zeitraumes von 7 Jahren zeigten sich nur äußerst geringfügige Verschiebungen hinsichtlich der Aktivitätsscores, die jedoch im Bereich der Freizeitaktivitäten eine besondere Reduzierung erfahren. Außerdem konnten bei Frauen stärkere Veränderungstendenzen objektiviert werden. Weiters zeigte SIEGLER (1983) eine beachtliche Stabilität der Persönlichkeitsvariablen, wobei am deutlichsten die Stabilität der Geschlechtsunterschiede war, die weder mit dem Alter noch mit der Zeit variierten.

Ergebnisse einer Untersuchung von SCHAIE und WILLIS (1987) zeigten, daß jüngere Kohorten sowohl in den Maßen der Verhaltensflexibilität als auch der Flexibilität der Einstellungen und Assoziationen signifikant besser abschneiden als Angehörige älterer Kohorten. ERLEMEIER und ANGLEITNER (1970) konnten in einer Untersuchung zeigen, daß Personen mit einem höheren sozialen Status weniger rigide Einstellungen vertraten und extrovertierter waren als Gleichaltrige mit niedrigerem Sozialstatus.

THOMAE (1971) strich in seinen Untersuchungen in der „Bonner Gerontologischen Längsschnittstudie" die Bedeutung einer „kognitiven Persönlichkeitstheorie" für das Altern heraus und wies darauf hin, daß weniger die objektiven Gegebenheiten einer Situation das Verhalten und Erleben des einzelnen bestimmen als vielmehr die Art und Weise, in der das Individuum diese Situation aufnimmt und wie es bestimmte Dinge wahrnimmt und erlebt (vgl. MISCHEL, 1973). So zeigen die Daten bei den 60–75jährigen über einen Zeitraum von 15 Jahren eine weitgehende Konstanz von Aktivität, Anregbarkeit, Steuerung, Angepaßtheit und ausgeglichener Stimmung (THOMAE 1976, 1983; SCHMITZ-SCHERZER und THOMAE, 1983; LEHR und THOMAE, 1987). Damit konnte ebenso wie mit den Ergebnissen der Baltimore Längsschnittstudie (COSTA und MCCRAE, 1980) die häufig vertretene Annahme einer altersbedingten Abnahme der allgemeinen Aktivität widerlegt werden.

### 4.2.4 Zum Selbstbild alter Menschen

Unter dem Begriff „Selbstbild" wird die Art und Weise verstanden, in der sich „das Individuum selbst innerhalb eines sozial bedingten Bezugssystems wahrnimmt" (NEWCOMB, 1959). So konnte in einigen Studien eine altersbedingte Veränderung der Selbsteinschätzung widerlegt werden (BERGLER, 1968; THEISSEN, 1970). Auch FILIPP und KLAUER (1986) fanden in ihren Untersuchungen zur Persönlichkeitsentwicklung eine hohe Stabilität in den Bereichen „Selbstaufmerksamkeit", „Selbstwertgefühl" und „Selbstkonzeptvariablen". Es zeigte sich jedoch, daß die Einstellung der Umgebung, sowie der Umgang mit älteren Menschen weitgehend deren Selbsteinschätzung bestimmt (MASON, 1954). „Begegnet die Gesellschaft dem älteren Menschen mit Hochachtung und begünstigt oder verstärkt damit dessen positive Selbsteinschätzung, dann begegnet der ältere Mensch aus einer inneren Selbstsicherheit heraus den Menschen seiner Umgebung auch eher mit Wohlwollen und Verständnis" (LEHR, 1994). Im Gegensatz dazu erweisen sich jene älteren Menschen aber, bei denen von der Umwelt eine negative Selbsteinschätzung begünstigt wird, in ihrem sozialen Verhalten skeptisch, stärker abwehrend und mißtrauisch (LEHR, 1991).

In Querschnittuntersuchungen fand man, daß das „ideale Selbst" weit positiver beschrieben wird als das Selbstbild, wobei sich in der Altersgruppe der 55–65jährigen die größte Diskrepanz findet. Wurden die Probandengruppen nach der Schulbildung getrennt, so ergab sich, daß die Übereinstimmung zwischen Ich-Ideal und dem Selbstbild umso größer wird, je besser die Schulbildung und die Zufriedenheit mit der gegenwärtigen Situation ist. Diese Ergebnisse stützen die Vermutung NEWCOMB (1959), daß das Selbstbild eher schicht- als altersabhängig sei.

Ein weiterer Punkt für eine positive Selbsteinschätzung älterer Menschen scheint auch der körperliche Gesundheitszustand zu sein. Im gesundheitlichen Bereich stellen Funktionseinbußen hinsichtlich der Hirnleistung und der körperlichen Beweglichkeit, chronische Schmerzen und der Rückgang von Fähigkeiten und Fertigkeiten aufgrund der körperlichen Einbußen wesentliche Belastungsmomente dar (STUHLMANN, 1992). Die Ergebnisse der Bonner Gerontologischen Längsschnittstudie zeigten Zusammenhänge zwischen dem Selbstbild und dem subjektiven Gesundheitszustand: Je stärker der subjektiv empfundene Grad gesundheitlicher Belastung, desto negativer war das Selbstbild dieser älteren Menschen. Dies war ebenfalls der Fall, wenn die Stimmung gedrückt und die Zukunftsperspektive eingeschränkt war (THEISSEN, 1970).

Änliches wurde bei einer Befragung nach den Ängsten gegenüber dem Alter gefunden. Ängste, gleich welcher Herkunft, führen durch Einschränkungen des Verhaltens und Erlebens zu einer Beeinträchtigung der psychosozialen Kompetenz und damit zu einer Störung der Selbstbestimmung und des Selbstwerts. Die meisten der befragten Personen gaben an oberster Stelle die Angst um die Gesundheit und deren Erhaltung an, gefolgt von der Angst vor Abhängigkeit auf Grund Pflegebedürftigkeit und erst an dritter Stelle die Angst vor Einsamkeit (ROSENMAYR, 1990). Für die zukünftigen älteren Generationen verbessern sich aber durch bewußtere Lebensführung, durch höhere Vorsorge und positive Einstellung zum eigenen Körper die gesundheitlichen Bedingungen weiter. Damit zusammenhängend führt auch die Selbsteinschätzung dieser Generation zu einer Erweiterung des Lebenskreises und ihrer Aktivitäten.

### 4.2.5 Zur Kompetenz alter Menschen

Seit 1963 hat sich das Konzept der „Activities of Daily Living" (KATZ, 1963) in der Gerontologie zu einem festen Bestandteil der Beschreibung von Kompetenz in Alltagsfertigkeiten entwickelt (WAHL, 1988; WIENER et al., 1990). In bezug auf das höhere Lebensalter wird Kompetenz weitgehend übereinstimmend als die Fähigkeit des älteren Menschen definiert, auch im Alter Kontakte knüpfen und pflegen zu können, ein weitgehend eigenständiges, sinnerfülltes und dadurch zufriedenes Leben zu führen, mit den Belastungen des Alltags selbstverantwortlich umgehen zu können und seelische Krisen zu bewältigen (Olbrich, 1987; Gunzelmann, 1990).

Auch Alber und Fretz (1988) definierten Kompetenz als die Fähigkeit, im Alter einen weitgehend unabhängigen Lebensstil zu bewahren. Damit gemeint sind einerseits tägliche bzw. regelmäßige Tätigkeiten des täglichen Lebens, wie z.B. essen, baden, anziehen. Andererseits „instrumentelle" Aktivitäten, wie z.B. einkaufen, kochen, finanzielle Angelegenheiten abwickeln (Lawton und Brody, 1969). Zur Objektivierung dienen die zahlreichen Skalen zur Messung von Alltagsaktivitäten (ADL – Activity of daily living). Die „psychosoziale" Kompetenz (Tyler, 1978), die ein relativ komplexes System von Persönlichkeitseigenschaften voraussetzt – wie etwa „aktive Coping-Mechanismen", Planung und Ausdauer in der Verfolgung von Zielen – ist jedoch eine ebenso wichtige Komponente zur Führung eines selbständigen Lebensstils. Ursprünglich im Rahmen der Verhaltenstherapie entwickelt (Wolpe, 1972), umfaßt das Konzept der sozialen Kompetenz emotionale, soziale und kognitive Fähigkeiten in der zwischenmenschlichen Kommunikation. Müller (1981) beschreibt soziale Kompetenz als verantwortungsbewußtes selbstsicheres Verhalten, das zur Verwirklichung eigener Bedürfnisse eingesetzt werden kann. Andere Personen oder deren Freiräume dürfen dabei jedoch nicht verletzt werden. Abler et al. (1988) fand eine weitere Komponente der Kompetenzen und nennt diese „self-efficacy", d.h. das Wissen um die eigene Kompetenz. Die Ergebnisse ihrer Untersuchung bei hochbetagten, selbständig lebenden Menschen zeigten keinen Zusammenhang zwischen dem Ausmaß des Wissens um die eigene Effizienz und der Gesundheit, hingegen fand sich eine enge Beziehung zwischen der Gesundheit und den Maßen der ADL-Scores.

Fragen zum Ausmaß der Kompetenz in Alltagsfertigkeiten mit zunehmendem Alter kommen somit eine erhebliche theoretische und praktische Bedeutung zu. So gibt der Grad der Unabhängigkeit beziehungsweise Abhängigkeit von fremder Hilfe in alltäglichen Aktivitäten entscheidende Hinweise dafür, ob Altern im Sinne einer Kompetenz- oder Defizitperspektive betrachtet werden muß (Wahl, 1992).

Insgesamt deuten alle angeführten Studien nachdrücklich darauf hin, daß das Veränderungsbewußtsein des sich entwickelnden Individuums eine von künftiger Forschung nicht zu vernachlässigende Quelle entwicklungspsychologischen Wissens darstellt (Woodruff und Birren, 1972).

# Literatur

Alber R, Fretz BR (1988) Self-efficacy and efficacy in independently living among eldest old persons. J Gerontol 43: 138–143

Adams C (1986) Der alte Mensch als Patient. In: Kieholz P, Adams C (Hrsg) Der alte Mensch als Patient. Deutscher Ärzte-Verlag, Köln

Arenberg D (1968) Concept problem solving in young and old adults. J Gerontol 23: 279–282

Arnold W, Eysenck HJ, Meili R (1987) Lexikon der Psychologie, 3. Bd. Herder

Baltissen R, Janke W (1982) Probleme der Erfassung emotionaler Reaktionen alter Personen mit Hilfe experimenteller Methoden. Z Gerontol 15: 22–25

Baltissen R (1983) Psychische und somatische Reaktionen auf affektive visuelle Reize bei jungen und alten Personen. Dissertation, Universität Düsseldorf

Baltissen R (1988) Psychische und somatische Reaktionen junger und alter Personen auf affektive Reize: Reaktionsspezifität. Z Gerontopsychol Psychiat 1: 57–73

Baltissen R (1992) Psychometrische Verfahren zur Erfassung von Hirnleistungsstörungen im Alter, II. Durchführungs- und Auswertungsanleitungen. Geriatrie Praxis 4: 78–86

Baltissen R (1995) Psychische Veränderungen im Alter. In: Füsgen I (Hrsg) Der ältere Patient. Problemorietierte Diagnostik und Therapie. Urban & Schwarzenberg, München

Bäckmann L (1989) Varieties of memory compensation by older adults in episodic remembering. In: Poon LW, Wilson BA (eds) Everyday cognition in adulthood and late life. Cambridge University Press, New York, pp 509–544

Baltes PB (1987) Theoretical propositions of life-span developmental psychology: on the dynamics between growth and decline. Dev Psychol 23: 611–626

Bergler R (1968) Selbstbild und Alter. Darmstadt, S 156–169

Birren JE (1955) Age changes in speed of simple responses on perception and their significance for complex behavior. In: Old age in modern world – report of the third congress of the International Association of Gerontology, 1954, pp 235–247

Birren JE (1961) A brief history of the psychology of aging. Gerontologist 1: 69–77

Birren JE (1965) Age changes in speed of behavior: its central nature and physiological correlates. In: Welford AT, Birren JE (eds) Behavior aging and the nervous system. Thomas, Springfield, pp 191–210

Birren JE, Sloane RB (1980) Handbook of mental health and aging. Englewood Cliffs

Botwnick J (1977) Intellectual abilities. In: Birren JE, Schaie KW (eds) Handbook of the psychology of aging. Van Nostrand, New York, pp 580–605

Botwinick J, Birren JE (1963) Mental abilities and psychomotor responses in healthy aged men. In: Birren JE (ed) Human aging. Bethesda, pp 97–108

Botwinick J, Thompson N (1966) Components of reaction time in relation to age and sex. J Genet Psychol 108: 175–183

Botwinkick J, Brinley JF, Birren JE (1957) Set in relation to age. J Gerontol 12: 300–305

Bühler Ch, Massarik H (1969) Lebenslauf und Lebensziele. Fischer, Stuttgart

Bürger-Prinz H (1950) Endzustände in der Entwicklung hyperthymer Persönlichkeiten. Nervenarzt 21

Cattell RB (1971) Abilities – their structure, growth and action. Houghton Mifflin, Boston

Cerella J (1990) Aging and information-processing rate. In: Birren JE, Schaie KW (eds) Handbook of the psychology of aging, 3rd edn. Academic Press, San Diego, pp 201–221

Charness N (1985) Aging and problem-solving performance. In: Charness N (ed) Aging and human performance. Wiley, New York, pp 225–259

Conley JJ (1985) Longitudinal stability of personality traits: a multitrait-multimethod-multioccasion analysis. J Personality Social Psychol 49: 1266–1282

Costa PT Jr, McCrae RR (1984) Personality as a life-long determinant of well-bring. In: Malatesta CZ, Izard CE (eds) Emotion in adult development. Sage, Beverly Hills, pp 141–157

Costa PT, McCrae RR (1988a) Personality in adulthood: a six year longitudinal study of self-reports and spouse ratings on the NEO Personality Inventory. J Personality Social Psychol 54: 853–863

Costa PT, McCrae RR (1988b) Still stable after all these years: personality as a key to some issues in adulthood and old age. In: Baltes PB, Brim OG Jr (1980) Life-span development and behavior, vol 3. Academic Press, New York, pp 65–102

Costa PT, McCrae RR (1991) Facet scales for agreeableness and conscientiousness: a revision of the NEO Personality Inventory. Personality and Individual Differences 12: 887–898

Colarusso CA, Nemiroff RA (1981) Adult developement. A new dimension in psychodynamic theory and practice. Plenum, New York

Craik FIM (1990) Changes in memory with normal aging: a functional view. In: Wurtman RJ, Corkin S, Growdon JH, Ritter-Walker E (eds) Advances in neurology 51. Raven Press, New York, pp 201–206

Crovitz E (1966) Reversing a learning deficit in the aged. J Geront 21: 236–238

Cumming E, Henry WE (1961) Growing old, the process of disengagement. Basic Books, New York

Dean LR (1962) Aging and the decline of affect. J Geront 17: 440–446

Dybwad G (1983) Aging and mental retardation: an international perspective. In: Gaitz ChM, Samorajski T (eds) Aging 2000. Our health care destiny.

Ericson KA, Chase WG, Faloon SE (1980) Acquisition of a memory skill. Science 208: 181–216

Ewert O, Martin M (1993) Das Behalten von relevanter und irrelevanter Information im höheren Lebensalter. Z Gerontol 26: 330–334

EYSENCK HJ, EYSENCK SBG (1969) Personality structure and measurement. Routledge & Kegan, London

FINN SE (1986) Stability off personality self-ratings over 30 years. Evidence for an age/cohort interaction. J Personality Social Psychol 50: 813–818

FILIPP, SH, KLAUER T (1986) Conceptions of self over the life-span: reflections on the dialectics of change. In: BALTES MM, BALTES PB (eds) The psychology of aging and control. Erlbaum, Hillsdale, pp 167–205

FLEISCHMAN UM (1982a) Zur Gültigkeit des Zahlennachsprechens im hohen Lebensalter. Z Gerontol 15: 15–21

FLEISCHMANN UM (1982b) Zum Konzept der flüssigen Intelligenz im hohen Lebensalter. In: HENNING HJ (eds) Application of linear structural relationships models in social sciences. Results from Lisrel-V workshop, May 1982, Bremer Beiträge zur Psychologie, pp 11–36

FLEISCHMAN UM (1989) Gedächtnis und Alter, multivariate Analysen zum Gedächtnis alter Menschen. Huber, Bern

FROMHOLT P, LARSEN SF (1991) Autobiographical memory in normal aging and primary degenerative dementia (dementia of Alzheimer type). J Gerontol 46: 85–91

GALTON F (1884) On the anthropometric laboratory at the late International Health Exhibition. J Antropol Inst 14: 205–221, 275–287

GRUHLE HN (1938) Das seelische Altern. Z Altersforschung I (2): 89–95

GUNZELMANN T, OSWALD WD (1990) Aspekte der Erhaltung von Kompetenz im Alter. Ein Überblick über Konzepte und Materialien. Z Gerontopsychologie -Psychiatrie 3: 25–42

HACKER W, IWANOWA A (1984) Zur psychologischen Bewertung von Tätigkeitsmerkmalen. Z Psychologie 192: 103–121

HARTLEY AA (1981) Adult age differences in deductive reasoning processes. J Gerontol 36: 700–706

HAUTZINGER M (1983) Determinanten depressiver Reaktionen im Alter. Akt Geront 13: 191–194

HAYSLIP B, STERNS HL (1979) Age differences in relationships between crystallized and fluid intelligences and problem solving. J Gerontol 34: 404–414

HEINEMANN W, HENNING J, SCHMIDT O (1994) Lebenssinn und Lebensgestaltung alternder Menschen: Aktivierung oder Unterhaltung? In: Altern, Gehirn und Persönlichkeit. Huber, Bern, S 119–124

HEUMÜLLER D (1990) Beeinflussung der Gedächtnisleistungen geriatrischer Patienten mittels Streß und vigilanzfördernder Medikation. Diplomarbeit, Universität Wien

HOFF H, RINGEL E (1965) Die Psychologie des Alterns. In: DOBERAUER W, HITTMAIR A, NISSEN R, SCHULZ FH (Hrsg) Handbuch der praktischen Geriatrie. Enke, Stuttgart

HUPPERT F (1991) Age-related changes in memory: learning and remembring new information. In: BOLLER F, GRAFMAN J (eds) Handbook of neuropsychology 5. Elsevier, Amsterdam, pp 123–147

IMHOF AE (1986) Historische Demographie. In: SCHIEDER W, VOLKER S (Hrsg) Sozialgeschichte in Deutschland, Bd 2. Handlungsräume des Menschen in der Geschichte. Hogrefe, Göttingen, S 32–63

JANKE W, HÜPPE M (1990) Untersuchungen zur Emotionalität verschiedener Altersgruppen, erfaßt durch mehrere neu entwickelte Fragebogen. Z Different Diagnos Psychol 11: 12–32

JANKE W (1984) Emotionalität. In: OSWALD WD, HERMANN WM, KANOWSKI S, et al (Hrsg) Gerontologie. Kohlhammer, Stuttgart, S 78–95

JANKE W, BALTISSEN R (1979) Critical considerations on methods of assessing emotional and motivational characteristics of old persons. In: HOFFMEISTER F, MÜLLER C (eds) Bayer-Symposium VII. Brain function in old age. Springer, Berlin, S 214–227

JEROME EA (1961) Age and learning – Experimental studies. In: BIRREN JE (ed) Handbook of aging and the individual. Chicago University Press, Chicago, pp 614–654

JONES HE, CONRAD HS (1933) The growth and decline of intelligence: a study of a homogeneous group between the ages of ten and sixty. J. Genetic Psychol Monographs 13: 233–298

KAHN RL, ZARIT SH, HILBERT NM (1975) Memory complaint and impairment in the aged: the effect of depression and altered brain function. Archives General Psychiatry 32: 1569–1573

KATZ S et al (1963) Studies of illness of the aged. J Am Med Ass 185: 914–919

KAUSLER DH, HAKAMI MK (1982) Frequency judgements by young and elderly adults for relevant stimuli with simultaneously present irrelevant stimuli. J Gerontol 37: 438–442

KAY H (1954) The effect of position in a display upon problem solving. Q J Exp Psychol 6: 155–169

KRAL VA (1958) Neuropsychiatric observations in an old peoples home. J Gerontol 13: 169–176

KRUSE A (1987) Kompetenz bei chronischer Krankheit. Z Gerontol 20: 355–366
KRYSPIN-EXNER I (1991) „Alt und abgebaut" – Defizitmodell ist obsolet. In: Doktor's 12: 24
LAWTON MP, BRODY EM (1969) Assessment of older people: Self-maintaining and instrumental activities of daily living. Gerontologist 9: 179–186
LABOUVIE-VIEF G, GONDA JN (1976) Cognitive strategy training and intellectual performance in the elderly. J Gerontol 31: 327–332
LARSON R (1978) Thirty years of research on the subjective well-being of older Americans. J Gerontol 33: 109–125
LAZARUS RS, FOLKMAN S (1984) Stress, appraisal and coping. Springer, New York
LEHR U (1972) Psychologie des Alterns. UTB, Quelle & Meyer, Heidelberg
LEHR U (1977) Interventionspsychologie. Steinkopff, Darmstadt
LEHR U (1979) Interventionsgerontologie. Steinkopff, Darmstadt
LEHR U (1984a) Pensionierung. In: OSWALD WD et al (Hrg) Gerontologie – medizinische, psychologische und sozialwissenschaftliche Grundbegriffe. Kohlhammer, Stuttgart
LEHR U (1984b) The role of women in the family generation context. In: GRAMS-HOMOLOVA V, HOERNING E, SCHAEFFER D (eds) Intergenerational relationships. Hogrefe, Göttingen, pp 125–132
LEHR U (1984c) Psychologie des Alterns, 5. Aufl. Quelle & Meyer, Heidelberg
LEHR U (1991) Sozialpolitische Aspekte des Alterns aus der Sicht der Bundesministerin für Jugend, Familie, Frauen und Gesundheit. In: OSWALD WD, LEHR U (Hrsg) Altern – Veränderung und Bewältigung. Huber, Bern
LEHR U (1991) Psychologie des Alterns, 7. Aufl. Ouelle & Meyer, Heidelberg
LEHR U (1992a) Alt werden in unserer Zeit – eine Herausforderung an Wissenschaft, Wirtschaft und Politik. In: Altern in Österreich: Lebensqualität in Gefahr? Dokumentation des gleichnamigen Symposiums, Wien
LEHR U (1992b) Psychologische Aspekte des Alterns. In: Das Alter. Einführung in die Gerontologie. Enke, Stuttgart, S 203–229
LEHR UM, THOMAE H (1987) Formen seelischen Alterns. Ergebnisse der Bonner Gerontologischen Längsschnittstudie. Enke, Stuttgart
LIGHT LL (1990) Interactions between memory and language in old age. In: BIRREN JE, SCHAIE KW (eds) Handbook of the psychology of aging, 3rd edn. Academic Press, New York, pp 275–289
LORGE I (1936) The influence of the test upon the nature of decline as a function of age. J Educ Psychol 27: 100–110
LORSBACH TC, SIMPSON GB (1984) Age differences in the rate of processing in short-term memory. J Gerontology 39: 315–321
LOWENTHAL MF et al (1967) Aging and mental disorder in San Francisco. Jossey-Bass, San Francisco
MAAS HS, KUYPERS JA (1975) From thirty to seventy: a forty-year longitudinal study of adult styles and personality. Jossey-Bass, San Francisco
MADDOX GL (1965) Fact and artifact: evidence bearing on disengagement theory. Hum Dev 8: 117–130
MARKOWITSCH H (1994) Gedächtnisveränderungen bei normalen und pathologischen Alternsvorgängen. In: KUHN W (Hrsg) Altern, Gehirn und Persönlichkeit. Huber, Bern
MASON EP (1954) Some correlates of selfjudgements in the aged. J Gerontol 9: 324–337
MCCRAE RR (1982) Age differences in the use of coping mechanisms. J Gerontol 29: 454–460
MCCRAE RR, COSTA PT (1990) Personality in adulthood. Guilford, New York
MISCHEL W (1973) Toward a cognitive social learning reconceptualization of personality. Psychol Rev 80: 252–283
MILES WR (1934) Age in human society. In: MURCHISION (Hrsg) A handbook of social psychology. Worcester, pp 596–682
MÜLLER CH (1969) Manuel de géronto-psychiatrie. Masson, Paris
MÜLLER HP (1981) Aufbau sozialer Kompetenz. In: LINDER H, HAUTZINGER W (Hrg) Psychotherapie Manual. Springer, Berlin, S 15–18
MURRELL H (1966) The effect of practice on reported age differences. 7. Internationaler Kongreß für Gerontologie. Sonderdruck
NEHRKE MF (1973) Age and sex differences in discrimination learning and transfer of training. J Gerontol 28: 320–327
NEMIROFF RA, COLARUSSO CA (1985) The race against time. Psychotherapy and psychoanalysis in the second half of life. Plenum, New York
NEUGARTEN BL (1977) Personality and aging. In: BIRREN JE, SCHAIE KW (eds) Handbook of the psychology of aging. Van Nostrand, New York, pp 626–649
NEWCOMB TM (1950) Social psychology. New York (dt Fassung: Meisenheim/Glan, 1959)
OFFENBACH SI (1974) A developmental study of hypothesis testing and cue selection strategies. Dev Psychol 10: 484–490

OLBRICH E (1987) Kompetenz im Alter. Z Gerontol 20: 319–330
OLBRICH E (1991) Denken und Problemlösen. In: OSWALD WD, HERRMANN WM, KANOWSKI S, et al (Hrsg) Gerontologie, Kohlhammer
OLBRICH E (1994) Konstanz oder Veränderung der Persönlichkeit im Alter? Befunde und Diskussion einer Kontroverse. Z Gerontol 27: 83–95
OLECHOWSY R (1969) Das alternde Gedächtnis. Huber, Bern
OSWALD WD, GUNZELMANN TH (1991) Zur Steigerung der geistigen Leistungsfähigkeit durch Übung und Training. In: OSWALD WD, LEHR U (Hrsg) Altern. Veränderung und Bewältigung. Huber, Bern
OSWALD WD et al (1991) Gerontologie, 2. Aufl. Kohlhammer, Stuttgart
PAWLIK K (1968) Dimensionen des Verhaltens. Huber, Bern
PALMORE E (1970) Normal aging. Duke University Press, Durham
PERLMUTTER M (1988) Cognitive potential throughout life. In: BIRREN JE, BENGTSON NL (eds) Emergent theories of aging. Springer, New York, pp 247–268
PLATZ S, WEYERER S (1990) Gedächtnistraining im Alter. Theoretischer Hintergrund und Entwicklung eines Interventionsprogramms für Altenheimbewohner. Z Gerontol 23: 197–204
POON LW (1985) Differences in human memory with aging. Nature, causes, and clinical implications. In: BIRREN JE, SCHAIE KW (eds) Handbook of the psychology of aging, 2nd edn. Van Nostrand, New York, pp 427–462
PREOBRAZHENSKAYA IN, ISTOMINA ZM, SAMOKHVALOVA VI (1966) On mnemic activity in elderly persons. Symposion: Memory and action. 18. Internationaler Kongreß für Psychologie, Kongreßbericht S 168ff
RABBITT PMA (11965) An age-decrement in the ability to ignore irrelevant information. J Gerontol 20: 233–238
ROHRACHER H (1965a) Einführung in die Psychologie, 9. Aufl. Urban & Schwarzenberg
ROHRACHER H (1965b) Gedächtnis und Lernen. In: MEILI R, ROHRACHER H (Hrsg) Lehrbuch der experimentellen Psychologie, 2. Aufl. Bern Stuttgart
ROSENMAYR L (1974) Die Revision der These vom generellen Leistungsabfall im Alternsprozeß. In: FELLINGER K (Hrsg) Aktivitätsprobleme des Alternden. Edition Roches, Basel
ROSENMAYR L (1990) Die Kräfte des Alters. Wiener Journal
ROSENMAYER L (1978) Der alte Mensch in der Gesellschaft. Rowohlt, Reinbek
ROTT CH (1990) Intelligenzentwicklung im Alter. Z Gerontol 23: 252–261
RUDINGER G (1980) Zur Intelligenzentwicklung im Erwachsenenalter. Z Gerontol 13
SALTHOUSE TA (1982) Adult cognition: an experimental psychology of human aging. Springer, New York
SCHAIE KW (1980) Intelligence and problem solving. In: BIRREN, JE, SLOANE RB (eds) Handbook of mental health and aging. Prentice Hall, Englewood Cliffs, pp 262–284
SCHAIE KW (1990) Intellectual development in adulthood. In: BIRREN JE, SCHAIE KW (eds) Handbook of the psychology of aging, 3rd edn. Academic Press, San Diego, S 291–309
SCHAIE KW, WILLIS SL (1987) Generational differences in adult personality: cross-sectional and longitudinal analyses. Vortrag bei der Jahrestagung der „International Society for the Study of Behavioral Developement", Tokio
SCHMITZ-SCHERZER R, THOMAE H (1983) Constancy and change of behavior in old age: Findings from the Bonn Longitudinal Study of Aging. In: SCHAIE KW (ed) Longitudinal studies of adult psychological development. Guilford Press, New York, pp 191–221
SCHULTE W (1962) Zur Psychologie, Psychopathologie und Psychotherapie des Alters. In: KAISER H (Hrsg) Der Mensch im Alter. Umschau, Frankfurt, S 63–66
SCHULZ R (1985) Emotion and affect. In: BIRREN JE, SCHAIE KW (eds) Handbook of the psychology of aging, 2nd edn. Van Nostrand, New York, pp 531–543
SCHUSTER-OELTZSCHNER M (1991) Lernen und Weiterbildung. In: OSWALD WD, HERMANN WM, KANOKSKI S, et al (Hrsg) Gerontologie, 2. Aufl. Kohlhammer, Stuttgart
SHOCK NW (1984) Aging and psychological adjustment. Rev Educ Res 22: 439–458
SHOCK NW et al (1984) Normal human aging: The Baltimore Longitudinal Study of Aging. US Government Printing Office, NIH Publication 84.2450, Washington, DC
SINNOTT JD (1975) Everyday thinking and piagetian operativity in adults. Human Dev 18: 430–443
SIEGLER IC (1983) Psychological aspects of the Duke Longitudinal Studies. In: SCHAIE KW (ed) Longitudinal studies of adult psychological development. Guilford Press, New York, pp 136–190
STOSBERG M (1991) Probleme zwischen den Generationen. In: OSWALD WD, LEHR U (Hrsg) Altern. Veränderung und Bewältigung, Huber Bern

STUHLMANN W (1992) Angst und Selbstsicherheit bei alten Patienten. Z Gerontol 25: 373–379

SZAFRAN J (1951) Changes with age and with exclusion of vision in performance at an aiming task. Q J Exp Psychol 3: 111–118

TALLAND GA (1962) The effect of age on speed of simple manual skill. J Genet Psychol 100: 69–76

TALLAND GA (1964) The effect of warning signals on reaction time in youth and old age. J Gerontol 19: 31–38

TALLAND GA (1968) Human aging and behavior. Academic Press, New York London

TEWS HP (1971) Soziologie des Alterns. Quelle & Meyer, Heidelberg

THEISSEN CH (1970a) Untersuchungen zum Selbstbild älterer Menschen. Dissertation, Universität Bonn

THEISSEN CH (1970b) Das Selbstbild des Alters als Spiegelbild des Altersbildes der Gesellschaft. Steinkopff, Darmstadt, S 239–246

THOMAE H (1970) Theory of aging and cognitive theory of personality. Hum Dev 13: 1–16

THOMAE H (1971) Die Bedeutung einer kognitiven Persönlichkeitstheorie für die Theorie des Alterns. Z Gerontol 4: 8–18

THOMAE H (1976) Patterns of aging. Karger, Basel New York

THOMAE H (1983) Alternsstile und Altersschicksale. Ein Beitrag zur Differentiellen Gerontologie. Huber, Bern

THOMAE H (1987) Alltagsbelastungen im Alter und Versuche ihrer Bewältigung. In: LEHR U, THOMAE H (Hrsg) Formen seelischen Alterns. Enke, Stuttgart, S 92–114

THOMAE H (1988) Das Individuum und seine Welt. Eine Persönlichkeitstheorie. 2. neubearb. Aufl. Verlag für Psychologie, Göttingen

THOMAE H (1993) Die Bonner Gerontologische Längsschnittstudie (BOLSA). Z Gerontol 26: 142–150

THOMAE H, KRANZHOFF EU (1979) Erlebte Unverträglichkeit von gesundheitlicher und ökonomischer Belastung. Z Gerontol 12: 439–459

THORNDIKE EL et al (1928) Adult learning. New York

TYLER FB (1978) Individual psychosocial competence: a personality configuration. Education Psychological Measurement 38: 309–323

WAHL HW (1988) Alltägliche Aktivitäten bei alten Menschen. Konzeptuelle und methodische Überlegungen, Z Gerontopsychol -Psychiat 1: 75–81

WAHL HW (1992) Kompetenzeinbußen im Alter: eine Auswertung der Literatur zu „Activities of Daily Living" und Pflegebedürftigkeit. Z Gerontol 26: 366–377

WIENER JM et al (1990) Measuring the activities of daily living. Comparison across national studies. J Geront Soc Sciences 45: 229–237

WEINERT F (1967) Aufgabenstellung und Problemlage der pädagogischen Psychologie des schulischen Lernens und Lehrens. In: WEINERT F (Hrsg) Pädagogische Psychologie. Köln Berlin S 43–45

WEINERT FE, KNOPF M (1990) Gedächtnistraining im höheren Erwachsenenalter. In: SCHMITZ-SCHERZER R, KRUSE A, OLBRICH E (1990) Altern – ein lebenslanger Prozeß der sozialen Interaktion. Darmstadt, S 91–102

WELFORD AT (1952) The psychological refractory period and the timing of highspeed performance. Br J Psychol 43: 2–19

WELFORD AT (1958) Aging and human skill. Oxford University Press, London

WELFORD AT (1959) Psychomotor performance. In: BIRREN JE (ed) Handbook of aging and the individual. Chicago University Press, Chicago, pp 562–613

WELFORD AT (1966) Industrial work suitable for older people: some British studies (dt in: THOMAE H, LEHR U [Hrsg] Altern – Probleme und Tatsachen. Akademische Verlagsgesellschaft, Frankfurt, 1966, S 269–283)

WELFORD AT, SPEAKMAN D (1950) The employability of older people. In: DERBER M (ed) The aged and society.

WELFORD AT, BIRREN JE (1965) Behavior aging and the nervous system. Thomas, Springfield

WESTON HC (1948) The effect of age and illumination upon visual performance with close sights. Br J Ophthal 32: 645–653

WHITBOURNE SK et al (1992) Psychosocial development in adulthood: a 22-year sequential study. J Personality Social Psychology 63: 260–271

WOLPE J (1972) Praxis der Verhaltenstherapie. Huber, Bern

WOODROW H (1946) The ability to learn. Psychol Rev 33: 147–158

WOODRUFF DS, BIRREN JE (1972) Age changes and cohort differences in personality. Dev Psychol 6: 252–259

ZARIT SH, COLE KD, GUIDER RL (1981) Memory training strategies and subjectice complaints of memory in the aged. Gerontologist 21: 158–164

# 5. Gesellschaftliche Probleme des Alterns

*Klaus Zapotoczky und Petra Bauer*

## *Vorbemerkung*

Ein neues und den modernen Gesundheitsanforderungen entsprechendes Konzept von „Gesundheit" muß über das Frei-Sein von Krankheit hinausgehen und einen jeweils optimalen Zustand körperlichen, geistig-seelischen und sozialen Wohlbefindens anstreben. Die Menschen, jeder Einzelne für sich mit seinen vielfältigen persönlichen Erfahrungen, Wünschen und Enttäuschungen, Fähigkeiten und Fehlern, Personen als Mitglieder bestimmter Gruppen und Organisationen und als Bestandteile von Gesellschaften und Großgebilden, sehen Gesundheit und Krankheit, Jung-Sein und Alt-Sein, aber auch die Prozesse des Alterns, Kränkelns und Gesund-Werdens immer (auch) von ihrer jeweiligen Lebensperspektive und den Besonderheiten ihrer (alltäglichen) Lebenserfahrung her.

Der Alternsprozeß ist daher nicht nur – vielleicht nicht einmal in erster Linie – ein objektiver Vorgang, der bei allen Individuen gleich abläuft, sondern vielfältige und subjektive Angelegenheit, die nicht nur unterschiedliche Handlungsmöglichkeiten eröffnet, sondern der Eigen- und Fremddeutung einen weiten Spielraum läßt.

Ob Senioren sich selbst als „vitale Erfahrungsträger" sehen oder als „Kostenverursacher für die Allgemeinheit" verstehen und auch von der sie umgebenden (Teil-)Gesellschaft dementsprechend betrachtet bzw. eingeschätzt werden, prägt oft auch den Lebensstil der alten Menschen, wobei Männer von diesen Einschätzungen oft mehr geprägt sind als Frauen.

Im folgenden soll der Alternsprozeß unter drei unterschiedlichen Schwerpunkten betrachtet werden: Zuerst werden die Veränderungen im Berufsleben vor allem aus gesellschaftlicher Sicht dargestellt, dann werden die Auswirkungen der Veränderungen der Familie auf das Altern und die alten Menschen behandelt und zuletzt werden Einsamkeit und Isolation reflektiert.

Die dargelegten Aspekte sind Teile von Gesamtprozessen, an denen wir unmittelbar beteiligt sind und die wir – auch aus diesem Grund – nur subjektiv und geprägt durch unsere eigenen Lebenszusammenhänge sehen können. Die Autoren haben sich trotzdem bemüht, Konstanten im Veränderungsprozeß zu entdecken und kritisch darzustellen. PETRA BAUER ist für die Beiträge „Veränderungen im Berufsleben" und „Einsamkeit und Isolation?" verantwortlich, KLAUS ZAPOTOCZKY hat den Beitrag „Veränderungen der Familie in ihrer Wirkung auf die alten Menschen betrachtet" sowie die Einleitung und die Schlußfolgerungen verfaßt.

## *5.1 Veränderungen im Berufsleben aus gesellschaftspolitischer Sicht*

### 5.1.1 Einleitung

Es läßt sich kaum übersehen, daß zahlreiche westliche Industriestaaten gegenwärtig mit einer ausgeprägten Rezession konfrontiert

sind. Die Konjunkturschwäche läßt strukturelle Probleme in der Wirtschaft und hier insbesondere auf dem Arbeitsmarkt verstärkt in Erscheinung treten. Anzeichen für eine tiefgreifende Verbesserung sind nicht in Sicht. Auch nach einer konjunkturellen Erholung wird die strukturelle Arbeitslosigkeit im allgemeinen und die Altersarbeitslosigkeit im besonderen auf einem höheren Niveau verharren als zuvor, wenn nicht entschlossen dagegengesteuert wird.
Mit dem Arbeitsmarktproblem eng verknüpft sind Zeitprobleme der Industriegesellschaft: Arbeits- und Freizeit stellen für den arbeitenden Menschen eine komplementär zueinander stehende, untrennbare Einheit dar. Während die Arbeitszeit ein entsprechendes Einkommen, gesellschaftlichen Status sowie ein soziales Netzwerk sichert, gewährleistet Freizeit die individuelle Verwirklichung von persönlichen Lebenszielen in der außerberuflichen Lebenswelt sowie Erholung und Entspannung. Wesentlich hierbei ist, daß sich mit dem Eintritt in das Pensionsalter dieser Rhythmus der Basisaktivitäten in den Bereichen Arbeit und Freizeit für den einzelnen Menschen grundlegend ändert. Angesichts tiefgreifender Wandlungsprozesse dürfte es darüber hinaus zukünftig in westlichen Industriestaaten zu einer grundlegenden Neuordnung des „Arbeitszeit-Freizeit-Lebenszeit-Verhältnisses" kommen.
Zielsetzung dieser Abhandlung ist es, die tiefgreifenden Veränderungen der wirtschaftlichen und sozialen Struktur der Industriegesellschaften aufzuzeigen, die sich nachhaltig auf das Verhältnis „Arbeitszeit – Freizeit – Lebenszeit" auf gesamtgesellschaftlicher Ebene einerseits und auf den einzelnen Menschen andererseits auswirken.
Dabei versteht sich dieser Beitrag als Analyse der Trends und standpunktbezogene Kritik. Diese Kritik kann ohne Erklärung der gesellschaftlichen, ökonomischen und politischen Motive für diese Trends nicht wirklich umfassend erfolgen. So wird hiermit versucht, ein gleichsam in Umformung befindliches, vielschichtiges Bild verschiedener sozialer, ökonomischer und gesellschaftspolitischer Grundtendenzen der Arbeitszeit, Freizeit und Lebenszeit systematisch darzustellen.

### 5.1.2 Soziale Sicherung im Alter

Fragen bezüglich des Alterns werden zweifellos eine der größten Herausforderungen der Zukunft an Industriegesellschaften sein. Die Altersstruktur der Bevölkerung in westlichen Nationen verändert sich in entscheidender Weise. Dieser Wandel wird sich – laut bevölkerungstheoretischer Berechnungen – in den nächsten Jahrzehnten noch beschleunigen. So weisen demographische Prognosen für Österreich darauf hin, daß bis zum Jahr 2050 jeder zweite Bürger mehr als sechzig Jahre alt sein wird. Die Zahl der Österreicher über achtzig könnte sich von derzeit 274.000 auf 1,4 Millionen verfünffachen, die Zahl der Erwerbstätigen aber von 4,5 Millionen auf 2,5 Millionen sinken.[1]
Die Konsequenzen, die aus dieser Entwicklung gezogen werden müssen, sind sowohl für den einzelnen Menschen als auch für die Gesellschaft lebenswichtig. Es bestehen zweifelsohne Risiken und Gefahren, aber auch große Chancen.
Im modernen Wohlfahrtsstaat besteht heute ein breiter Konsens darüber, daß die finanzielle Absicherung alter Menschen notwendig und gerechtfertigt ist, sodaß die soziale Sicherung im Alter ein fundamentales Anliegen der gesamten Bevölkerung darstellt.
Angesichts dieses hohen Stellenwertes ist es daher nicht überraschend, wenn die Altersvorsorge in den letzten Jahren, insbesondere als Folge der finanziellen Schwierigkeiten der Pensionsversicherung, in den Vorder-

---

1 Vgl ua ÖSTERREICHISCHES STATISTISCHES ZENTRALAMT (Hrsg) Statistisches Jahrbuch für die Republik Österreich 1992, Wien 1993.

grund der öffentlichen Diskussionen gerückt ist.[2]
In Fragen der Einkommenssicherung hat sich die Perspektive sozialer Sicherung und kollektiver Risikosteuerung seit längerem durchgesetzt. In der westlichen Hälfte Europas sind heute fast alle Erwachsenen – durch eigene Beiträge oder durch Mitversicherung beim Ehepartner – sozialversichert.[3]
Ein Großteil der Bevölkerung kann daher im Alter eine Eigenpension beziehen oder eine Hinterbliebenenrente beanspruchen. Auch für jene, deren Pension unter dem Existenzminimum liegt oder die keinen Rentenanspruch erwerben konnten, wird gesorgt. Sie haben daher – unter gewissen Voraussetzungen – Anspruch auf Zuschüsse aus allgemeinen Steuermitteln.
Die gesetzlich garantierte Altersversorgung zielt somit auf die Autonomie der Älteren in westlichen Industriegesellschaften. Niemand soll im Alter auf materielle Zuwendungen der eigenen Kinder, auf Almosen oder Obdachlosenasyle angewiesen sein. Dennoch weist dieses System eine ganze Reihe von Lücken auf.[4]
Immer wieder wird dabei in Österreich das Schlagwort „Pensionsreform" laut. Versucht man diesen Begriff zu hinterfragen, so stellt sich heraus, daß verschiedene Ansichten über den Inhalt einer derartigen Pensionsreform vorhanden sind. Meinungen darüber, welche Elemente die Pensionsreform umfassen sollte und in welchem Ausmaß, für welche Personengruppen und mit welchen Mitteln eine Absicherung durch den Staat oder parastaatliche Institutionen angestrebt werden sollte, divergieren.
Den Stand der Zieldiskussion beschreibt Wolff folgendermaßen: „Ist die Pensionsreform für die einen vor allem eine Verringerung der Aufwendungen, insbesondere mit dem Ziel einer Entlastung des Bundesbudgets, sehen andere als Ziel einer Pensionsreform eine Verbesserung der Richtsätze für die Ausgleichszahlungen, wieder andere sehen es als Aufgabe der Pensionsreform an, Benachteiligungen bestimmter Personengruppen bei den Erwerbseinkommen ... auszugleichen."[5]
Stummvoll berichtet, daß gegenwärtig in Österreich „... ein politisch akkordiertes, grundlegendes, langfristiges Konzept über die Zukunft der Altersvorsorge fehlt; Einzelvorschläge, die geäußert werden, sind zum Teil stark kontroversiell, und die Massenmedien transportieren das Ganze nach dem bewährten Grundsatz ‚bad news are good news'."[6]
Angemerkt werden muß jedoch, daß das Problem der Zukunftsperspektiven des Wohlfahrtsstaates bei einer alternden Bevölkerung nur unzureichend analysiert werden kann, wenn man sich lediglich an demographische und finanzielle Überlegungen hält, die allerdings nach wie vor in den aktuellen sozialpolitischen Diskussionen dominieren.
Um einer umfassenden Thematisierung der Zukunftsperspektiven des Alterns gerecht zu werden, müssen darüber hinaus Faktoren, die sowohl den Umfang als auch den Charakter der Forderungen zukünftiger Generationen beeinflussen, erfaßt werden. Dazu zählen beispielsweise die Art der sozialpolitischen Ausgaben, ihre Auswirkung

[2] Vgl Rürup B, Schneider H, Herausforderungen an den Wohlfahrtsstaat im strukturellen Wandel. In: Hujer R, Schneider H, Zapf W (Hrsg) Herausforderungen an den Wohlfahrtsstaat im strukturellen Wandel, Frankfurt 1992, 3ff.

[3] Vgl Richez N, European pension schemes: the road to convergence? In: Geneva Association (ed) The four pillars. Research programme on social security, insurance, savings and employment, Genf 1992, 3ff.

[4] Vgl Krause-Brewer F, Das Rentenrisiko. Stuttgart 1980, 13.

[5] Vgl Wolff K-H, Soziale Altersvorsorge in Österreich. In: Verband der öffentlichen Wirtschaft und Gemeinwirtschaft Österreichs (Hrsg) Altersvorsorge, Wien 1991, 7.

[6] Vgl Stummvoll G, Vorwort. In: Kohmeier F (Hrsg) So sichern Sie Ihren Lebensstandard. Objektiver Ratgeber für die persönliche Pensionsvorsorge, Wien 1990, 7.

auf die zu befriedigenden Bedürfnisse und die Konsequenzen, die sie für den sozialen Status der älteren Menschen in westlichen Industriegesellschaften haben.

### 5.1.3 Sozialpolitische Maßnahmen und demographisches Altern

#### *5.1.3.1 Allgemeine Funktionsbestimmung der Sozialpolitik*

Nach NAEGELE und TEWS kann gegenwärtig zwischen drei unterschiedlichen Diskussionslinien, die sich mit sozialpolitischen Aspekten des Alterns beschäftigen, unterschieden werden.[7]
Zu den ersteren zählen die allgemeinen (klassisch-historischen) Konzeptionen, welche die Sozialpolitik größtenteils als Reaktion auf soziale Risiken und Gefährdungen in den Lebenslagen der Bevölkerung sieht.[8]
Dabei umfaßt Sozialpolitik für ältere Menschen nach heutigem Selbstverständnis nicht mehr allein den Bereich der Einkommensverteilung im Rahmen der sozialen Alterssicherung, sondern in zunehmendem Maße auch die Befriedigung immaterieller sozialer Bedürfnisse der älteren Menschen durch Sach- und Dienstleistungen im Rahmen der Versorgung mit öffentlichen Gütern und altenspezifischen Infrastrukturmaßnahmen.
Es handelt sich hierbei um eine Erscheinung, die als Teilprozeß im Rahmen der Entwicklung des Sozialstaates angesehen werden kann: um die Entfaltung der zur Einkommensstrategie hinzutretenden Dienstleistungsstrategie in der Sozialpolitik.[9]
Differenziert wird zwischen einer reaktiven und einer präventiven Komponente, wobei in den meisten westlichen Industrienationen in vergangenen Jahrzehnten die reaktive Sozialpolitik überwogen hat.[10] Während die präventive Sozialpolitik auf Risikovermeidung und Risikobegrenzung abzielt,[11] stellt die reaktive Sozialpolitik zumeist eine Kompensation der Folgen vorhandener Risiken dar.[12]
Ein zweiter Ansatz umfaßt Sozialpolitik als Teil von Gesellschaftspolitik, wobei das Ziel in der „Gestaltung von sozialen Lebensverhältnissen insgesamt" liegt. Dieser Auffassung zufolge besteht die Funktion der Sozialpolitik darin, einen Beitrag zum Abbau sozialer Ungleichheiten zu leisten, sodaß eine Sicherstellung und Schaffung von gleichen Lebenschancen für alle Teile der Bevölkerung realisiert werden kann.
In bezug auf den Alternsprozeß kommt sozialpolitischen Maßnahmen somit eine zentrale Rolle zu, da eine derartige Betrachtungsweise den unterschiedlichen Lebenslagen der älteren Menschen Rechnung trägt.[13]
Ein dritter, aus der ökonomischen Tradition stammender Ansatz stellt auf den Produkti-

---

[7] Vgl NAEGELE G, TEWS H-P, Theorieansätze und -kritik zur Alternsentwicklung – neue und alte sozialpolitische Orientierungen. In: NAEGELE G, TEWS H-P (Hrsg) Lebenslagen im Strukturwandel des Alters, Opladen 1993, 347f.

[8] Vgl SCHÖNBÄCK W, Subjektive Unsicherheit als Gegenstand staatlicher Intervention. In: ROLF G, SPAHN PB, WAGNER G (Hrsg) Sozialvertrag und Sicherung, Zur ökonomischen Theorie staatlicher Versicherungs- und Umverteilungssysteme, Frankfurt New York 1988, 45ff.

[9] Vgl GROSS P, BADURA B, Entwurf einer Theorie personenbezogener Dienstleistungen. In: FERBER CH v, KAUFMANN F-X (Hrsg) Soziologie und Sozialpolitik, Opladen 1977, 364ff.

[10] Vgl DIECK M, NAEGELE G, Vorwort der Herausgeber. In: DIECK M, NAEGELE G (Hrsg) Sozialpolitik für ältere Menschen, Heidelberg 1978, 7ff.

[11] Die präventive Sozialpolitik umfaßt beispielsweise den Arbeitsschutz, die Gesundheitsvorsorge und die berufliche Qualifizierung.

[12] Hierzu wären die Arbeitslosenunterstützung, die Sozialhilfe sowie die medizinische Versorgung im Krankheitsfall zu zählen.

[13] Vgl DORNMAYR H, GÖTTLICHER K, SECKAUER H, STELZER-ORTHOFER Ch, Bedarf und soziales Dienstleistungsangebot. In: BACHER J (Hrsg) Handlungsfelder kommunaler Sozialpolitik. Eine sozialwissenschaftliche Fallstudie am Beispiel der Stadt Wels, Linz 1993, 129.

vitätsbeitrag von Sozialpolitik ab. Auf der Mikroebene läßt sich eine einzelwirtschaftliche Produktivitätsfunktion identifizieren, während auf der Makroebene die Produktivität aller Menschen (Konsumenten) innerhalb einer Gesellschaft analysiert wird.

### *5.1.3.2 Die Gestaltung sozialer Sicherungssysteme*

Eine aus der ökonomischen Tradition stammende Thematik der Pensionsvorsorge stellt die Altersversorgung im Sinne eines „Drei-Säulen-Konzepts" dar, demzufolge die Versorgung im Ruhestand aus einem dreistufigen System geleistet wird.[14]
Der größte Teil der Altersversorgung wird diesbezüglich bei der Mehrheit der Bevölkerung von der staatlichen Pensionsfinanzierung getragen, die betriebliche Altersversorgung und die Eigenvorsorge der Privaten erfüllen Komplementärfunktionen.
Fragen zur Finanzierbarkeit des staatlichen Pensionsversicherungssystems sind angesichts tiefgreifender demographischer Veränderungen und des vergleichsweise minimalen Wirtschaftswachstums in den letzten Jahren in den Vordergrund ökonomisch-sozialpolitischer Debatten getreten. Diese Problematik wird sich infolge deutlich steigender demographischer Belastung in Zukunft noch verschärfen.[15]
Dennoch erscheint WOLFF „... eine Weiterentwicklung der sozialen Pensionsversicherung mit dem Ziel, das gegenwärtige Pensionsniveau auch langfristig ... zu finanzieren, möglich ..."[16] WOLFF betont, daß dies allerdings nur gewährleistet werden kann, wenn „... die zur Lösung dieser Fragen zu treffenden Entscheidungen in ihren Auswirkungen... über viele Jahrzehnte bis in die nächste Generation hinein bedacht werden."[17]
Schwierigkeiten bei der Finanzierung der zukünftigen staatlichen Pensionen im Hinblick auf das Verhältnis zwischen den einzelnen Altersgruppen wurden in der von MAJCE durchgeführten Studie „Altersbild und Generationenverhältnis in Österreich" thematisiert, wobei diese als ein wesentliches Konfliktpotential der Zukunft erachtet wurden. Innerhalb der bundesweit durchgeführten Studie bezogen sich zwei Aussagen auf die Verteilung der finanziellen Belastungen zwischen verschiedenen Altersgruppen. Sie lauteten:

1. „Wenn es mit der Pensionsfinanzierung in Zukunft mehr Probleme gibt, dann müssen sich die Pensionisten mit weniger zufrieden geben – den Jüngeren und Berufstätigen können keine noch höheren Beitragszahlungen zugemutet werden.
2. Wenn es mit der Pensionsfinanzierung in Zukunft mehr Probleme gibt, dann müssen sich die Jüngeren mit weniger zufrieden geben – den Pensionisten kann man keine Einkommensverluste zumuten."[18]

Jeweils rund ein Drittel der österreichischen Bevölkerung würde die Pensionisten beziehungsweise die Erwerbstätigen belasten. Darüber hinaus lehnte ca. die Hälfte der

---

[14] Vgl KOHMAIER F, So sichern Sie Ihren Lebensstandard. Objektiver Ratgeber für die persönliche Pensionsvorsorge, Wien 1990, 62ff.

[15] Vgl HAUSER R, Zum Problem der staatlichen Produktion von Verläßlichkeit bei langen Zeiträumen – Möglichkeiten und Grenzen der Gewährleistung sozialer Sicherheit bei schwankendem Wirtschafts- und Bevölkerungswachstum. In: ROLF G, SPAHN PB, WAGNER G (Hrsg) Sozialvertrag und Sicherung. Zur ökonomischen Theorie staatlicher Versicherungs- und Umverteilungssysteme, Frankfurt New York 1988, 147ff.

[16] Vgl WOLFF K-H, Soziale Altersvorsorge in Österreich. In: VERBAND DER ÖFFENTLICHEN WIRTSCHAFT UND GEMEINWIRTSCHAFT ÖSTERREICHS (Hrsg) Altersvorsorge, Wien 1991, 21

[17] Vgl WOLFF K-H, Soziale Altersvorsorge in Österreich. In: VERBAND DER ÖFFENTLICHEN WIRTSCHAFT UND GEMEINWIRTSCHAFT ÖSTERREICHS (Hrsg) Altersvorsorge, Wien 1991, 22.

[18] Vgl MAJCE G, Altersbild und Generationenverhältnis, Wien 1992, 116.

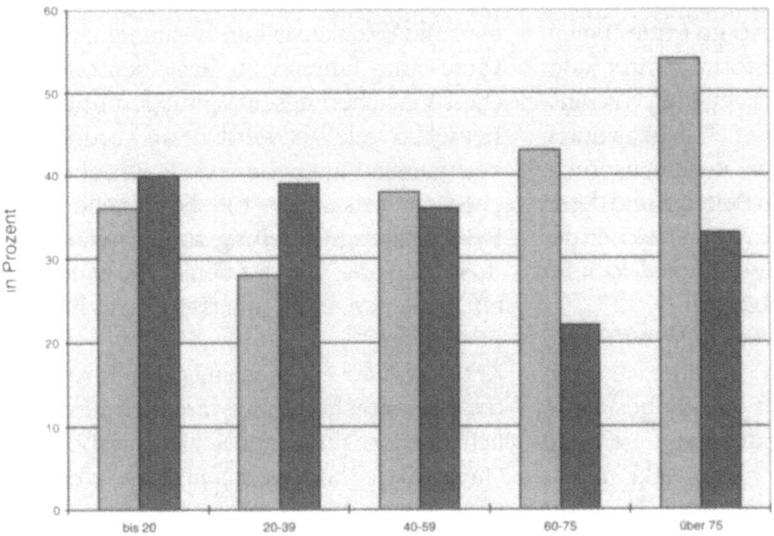


**Abb. 1.** Pensionsfinanzierung: Wer muß Opfer erbringen? – nach Altersgruppen (n = 1500); ▩ Junge müssen verzichten, ■ Alte müssen verzichten

Interviewten dieses Statement, d.h. letztendlich eine einseitige Belastung, ab. Etwa ein Sechstel fand darauf keine Antwort.

Unterschiedliche Meinungen traten bei den verschiedenen Generationen hervor. Einerseits waren rund ein Fünftel der 60–75jährigen und ein Drittel der über 75jährigen für solidarische Verzichte der älteren Generationen. Vice versa schienen 36 Prozent der unter 20jährigen sowie 28 Prozent der 20–39jährigen zur Übernahme von Mehrbelastungen zugunsten der Älteren bereit zu sein. Abbildung 1 zeigt Bereitschaft der befragten Personen nach dem Alter, finanzielle Opfer hinsichtlich der Pensionsvorsorge zu bringen.

Gegenwärtig wird darüber diskutiert, ob durch eine Änderung der Gewichtung zugunsten der privaten Altersvorsorge im Rahmen des „Drei-Säulen-Konzepts" mit der Folge einer vermehrten Kapitalakkumulation in der Gegenwart eine Minderung der zukünftigen Belastung bewirkt werden kann.

Staatliche und private Pensionsversicherung unterscheiden sich im wesentlichen nach dem Verfahren zur Finanzierung ihrer Leistungen und Zielsetzungen.[19]

Die staatliche Pensionsvorsorge basiert auf dem Umlageverfahren. Hierbei werden die Renten durch Konsumverzicht der Erwerbstätigen in Form von Beitragszahlungen finanziert.

Die Beiträge werden dabei so berechnet, daß über die Beitragseinnahmen die Aufwendungen eines Jahres gedeckt sind. Je nach Aufbau der Alterspyramide müssen entweder die Erwerbstätigen oder die Rentner ihren Verbrauch mehr oder weniger einschränken. Die Gestaltung des Generationenvertrages muß diesbezüglich zwischen mehreren Altersgruppen von Zeit zu Zeit neu ausgehandelt werden.[20]

---

[19] Vgl Wolff K-H, Soziale Altersvorsorge in Österreich. In: Verband der öffentlichen Wirtschaft und Gemeinwirtschaft Österreichs (Hrsg) Altersvorsorge, Wien 1991, 7f.

[20] Vgl Steinmann G, Einige Überlegungen zur Ökonomie alter Menschen. In: Imhof AE (Hrsg) Leben wir zu lange? Die Zunahme unserer Lebensspanne seit 300 Jahren – und ihre Folgen, Köln Weimar Wien 1992, 145f.

Auf das Kapitaldeckungsverfahren stützen sich private Pensionsvorsorge-Institutionen. Bei dieser Finanzierungsform erwirbt jeder Versicherte unter Berücksichtigung von Zinsertrag und Erlebenswahrscheinlichkeit durch Vorausfinanzierung einen Rentenanspruch, der über die eingezahlten Beiträge und deren Verzinsung gedeckt wird. Vom Erreichen der Altersgrenze an wird dieser Kapitalstock für die Altersversorgung eingesetzt.[21]

Beim Kapitaldeckungsverfahren wird also laufend Geldvermögen gebildet, um einerseits auch in Zukunft – im Ruhestand – über zusätzliche Kaufkraft zu verfügen und andererseits infolge einer Kapitalakkumulation in der Gegenwart eine Möglichkeit zur Steigerung des Wachstums des Sozialproduktes zu schaffen und somit eine Milderung der zukünftigen Belastungen der aktiven Bevölkerung zu bewirken.

Dies ist aber nur möglich, wenn die heute freigesetzte Kaufkraft auch heute investiert wird; mit anderen Worten, wenn in der Wirtschaft Realkapitalbedarf besteht. Daher ist die Analyse des Zusammenhangs zwischen der Bevölkerungsentwicklung und dem Realkapitalbedarf für eine nach dem Kapitaldeckungsverfahren konstruierte Altersvorsorge sehr wichtig.[22]

GUILLEMARDS umschreibt dieses Konzept als „mechanistische Auffassung", wobei westliche Industriegesellschaften gegenwärtig größtenteils als „Wohlfahrtsstaaten für die Alten" betrachtet werden.[23]

Auch BRAUN gelangt zu einer ähnlichen Auffassung, indem er sozialpolitische Ausgaben für ältere Menschen thematisiert: „Nimmt man alle Sozialausgaben zusammen, die im Laufe eines Jahres vom Staat, den öffentlichen Versicherungseinrichtungen und den Betrieben geleistet werden, und ordnet sie bestimmten Funktionen wie Gesundheitssicherung, Leistungen für die Familie oder Beschäftigungsförderung zu, so stellen die Ausgaben, die sich auf den Tatbestand ‚Alter' beziehen, den umfassendsten Einzelposten dar."[24]

Kritisiert wird am mechanistischen Ansatz, daß wesentliche Einflußvariablen hinsichtlich der Zunahme der Sozialausgaben für ältere Menschen vernachlässigt werden. GUILLEMARDS Ansicht zufolge sind es „... nicht demographische Faktoren, die den stärksten Einfluß auf Höhe und Struktur der Ausgaben für Alte und Gesundheit haben. Es sind politische Entscheidungen, die bei der Zunahme der Sozialausgaben eine entscheidende Rolle ..."[25] spielen.

Die Sozialausgaben können zudem nicht nur als abhängige Variablen betrachtet werden, die durch demographische und politische Faktoren gänzlich zu erklären sind. Eine wesentliche Bedeutung der Sozialausgaben liegt diesbezüglich in der Wirkung von Transferzahlung auf die gesellschaftliche Konstruktion verschiedener Altersgruppen. Allgemein kann nach BERGER und LUCKMANN die Bedeutung der Sozialausgaben hinsichtlich dieser gesellschaftlichen Konstruktion als ein „kohärentes Gebilde von Typisierungen" zwischen den einzelnen Generationen wahrgenommen werden.[26]

Die Wirkung von Transferzahlungen für ältere Menschen steht diesbezüglich in post-

---

[21] Vgl NOWOTNY E, Der öffentliche Sektor. Einführung in die Finanzwissenschaft, 2. Aufl, Berlin 1990, 315f.

[22] Vgl INSTITUT FÜR ÖKONOMETRIE UND OPERATIONS RESEARCH (Hrsg) Gutachten über Zusammenhang zwischen Bevölkerung und langfristigem Realkapitalbedarf, Wien 1986, 5.

[23] Vgl GUILLEMARD A-M, Europäische Perspektiven der Alternspolitik. In: BALTES P, MITTELSTRASS J (Hrsg) Zukunft des Alterns und gesellschaftliche Entwicklung, Berlin New York 1992, 615f.

[24] Vgl BRAUN H, Alter als gesellschaftliche Herausforderung, Regensburg 1992, 61.

[25] Vgl GUILLEMARD A-M, Europäische Perspektiven der Alternspolitik. In: BALTES P, MITTELSTRASS J (Hrsg) Zukunft des Alterns und gesellschaftliche Entwicklung, Berlin New York 1992, 617.

[26] Vgl BERGER PL, LUCKMANN T, Die gesellschaftliche Konstruktion der Wirklichkeit, Frankfurt am Main 1980, 36.

modernen Gesellschaften mit zahlreichen negativen Stereotypen in Verbindung, die die Verhaltenserwartungen der nachfolgenden Generationen nachhaltig beeinflussen können.[27]

Darüber hinaus gilt höheres Alter in den dargestellten ökonomischen Konzepten meist als produktivitätshemmend beziehungsweise als unproduktiv, andererseits lassen jedoch demographische Prognosen die Notwendigkeit vermuten, daß eine Umorientierung hinsichtlich der Betrachtung des alternden Menschen als Teil einer „produktiven" Gesellschaft unerläßlich erscheint.[28]

In der Öffentlichkeit werden ältere Mitarbeiter nach wie vor von vornherein in die Gruppe der Leistungsgeminderten eingereiht, sodaß unter anderem die Bereitschaft, über 50jährige einzustellen, äußerst gering ist. Empirische Untersuchungen verdeutlichen jedoch, daß man keineswegs von einem generellen Leistungsverlust sprechen kann[29] und daß schon heute – selbst für eine automatisierte und hochtechnisierte Produktion – ältere Arbeitnehmer durchaus geeignet sind, eine Partizipation an berufsbegleitenden Weiterbildungsmaßnahmen vorausgesetzt. In Zukunft wird der ältere Arbeitnehmer, der den Umfang mit Technik und Elektronik von Jugend an gewohnt ist, den speziellen Anforderungen einer sich verändernden Arbeitswelt noch besser gerecht werden. Flexibilität und Umstellungsfähigkeit sind diesbezüglich Schlüsselqualifikationen, die frühzeitig erworben und ein Leben lang trainiert werden müssen.

Nach NAEGELE werden sich zukünftig ältere Arbeitnehmer aufgrund demographischer Entwicklungen in einer Situation befinden, die als „doppelte Herausforderung" bezeichnet werden kann.[30]

„Mit Blick auf morgen ... verweist ... der demographische Wandel in fast allen westeuropäischen Industriestaaten auf die Zunahme von ... Arbeitnehmern aus den mittleren und oberen Altersgruppen ..., d.h. die Anforderungen der Arbeitswelt von morgen werden von insgesamt älteren Belegschaften bewältigt werden müssen. Während die erste Herausforderung kurzfristige Reaktionen, vor allem solche der akuten Krisenintervention und Kompensation für... diskriminierte ältere Beschäftigte, Arbeitslose und Frühverrentete erforderlich macht, verlangen die mit den Veränderungen der Arbeitswelt von morgen verbundenen Herausforderungen längerfristig orientierte präventive Konzepte zugunsten der künftigen Arbeitnehmer ..."[31]

Dieser sozialpolitischen Argumentation folgt auch GIARINI und schlägt vor, das derzeit bestehende „Drei-Säulen-Konzept" der Altersvorsorge auf ein sogenannten „Vier-Säulen-Konzept" zu erweitern, welches neben der gesetzlichen Altersvorsorge, der betrieblichen Altersversorgung sowie der Eigenvorsorge der Privaten die Möglichkeit eines gleitenden Übergangs in den Ruhestand offen läßt.[32] Eine grafische Darstellung

---

27 Als Beispiel für eine derartige Charakterisierung sei an dieser Stelle das Bild des weniger aktiven und unterstützungsbedürftigen alten Menschen angeführt.

28 Vgl MINISTERIUM FÜR ARBEIT, GESUNDHEIT UND SOZIALORDNUNG (Hrsg) Initiative 3. Lebensalter, Stuttgart 1992, 11ff.

29 Vgl ARNOLD K, Altern und Leistung: Ergebnisse einer repräsentativen Umfrage. In: LANG E, ARNOLD K (Hrsg) Altern und Leistung, Stuttgart 1991, 152ff.

30 Vgl NAEGELE G, Jung geblieben, alt gemacht? Tendenzen in der staatlichen und betrieblichen Arbeitsmarkt- und Sozialpolitik. Thesen/Kurzfassungen zu der Tagung „Die Zukunft des Alterns", Salzburg, 18.–19. 11. 1993, 4.

31 Vgl NAEGELE G, Jung geblieben, alt gemacht? Tendenzen in der staatlichen und betrieblichen Arbeitsmarkt- und Sozialpolitik. Thesen/Kurzfassungen zu der Tagung „Die Zukunft des Alterns", Salzburg, 18.–19. 11. 1993, 4.

32 Vgl GIARINI O, The fourth pillar. A summary of the Geneva Association Research Programme for 1993 European Year of Older People and Solidarity between Generations. In: The Geneva Papers on Risk and Insurance – Issues and Practice 18: 302ff.

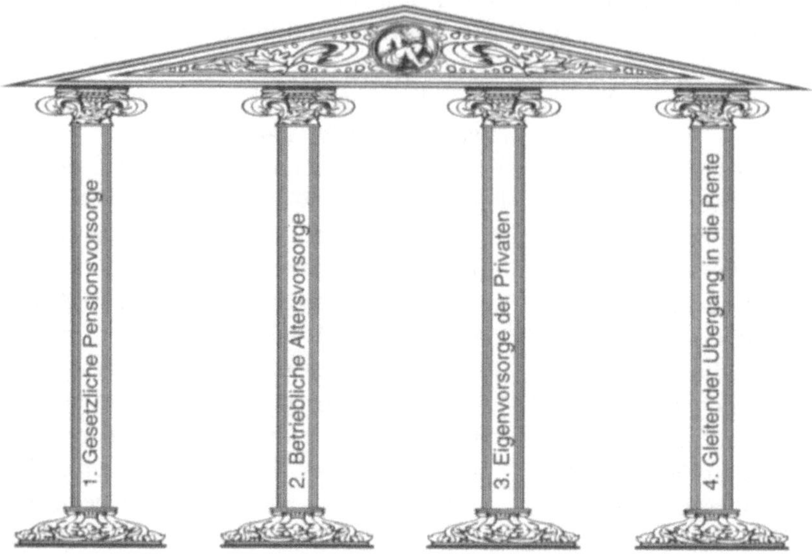
1. Gesetzliche Pensionsvorsorge
2. Betriebliche Altersvorsorge
3. Eigenvorsorge der Privaten
4. Gleitender Übergang in die Rente

**Abb. 2.** Das „Vier-Säulen-Konzept" der Altersvorsorge nach GIARINI

des „Vier-Säulen-Konzepts" erfolgt in Abb. 2.

„The 4th pillar, stricto sensu, is thus the possibility for more and more qualified workers after the age of 60 years to continue employment on a part-time basis in combination with a partial pension. Overall, a Fourth Pillar would contribute financially to to-morrow's pension systems by: (1) providing additional ressources for retirement funding, (2) substituting partial pensions for full pensions for some years, and (3) providing ‚retired' people with a supplementary income."[33]

HELBERGER sieht in der Ermöglichung des Bezugs von Teilrenten im Rahmen des gleitenden Übergangs in den Ruhestand einen spezifischen Aspekt einer Flexibilisierung der Altersgrenze.

Seiner Auffassung zufolge könnten Teilrenten wie Vollrenten mit entsprechenden Zu- und Abschlägen in einem weiten altersmäßigen Bereich seitens der gesetzlichen Pensionsversicherung in westlichen Nationen ermöglicht werden, ohne daß ein untragbar höherer Verwaltungsaufwand entstehen würde. „In welchem Umfang von der Teilrentenoption Gebrauch gemacht wird, wird allerdings weitgehend von der Verfügbarkeit von Teilarbeitsplätzen für Ältere und flankierenden tarifpolitischen Vereinbarungen abhängen."[34]

Die Flexibilisierung der Altersgrenze im Sinne des „Vier-Säulen-Konzepts" sieht LEHR einerseits als einen „Gewinn für die älteren Generationen" an. Andererseits weist LEHR auf die ambivalenten Konsequenzen einer an feste Altersgrenze gebundene Pensionsvorsorge hin:

---

[33] Vgl GIARINI O, The fourth pillar. A summary of the Geneva Association Research Programme for 1993 European Year of Older People and Solidarity between Generations, Genf 1993, 1.

[34] Vgl HELBERGER Ch, Starre Sozialversicherungssysteme für flexibilisierte Arbeitsmärkte? – Möglichkeiten und Probleme einer Flexibilisierung der Gesetzlichen Rentenversicherung. In: ROLF G, SPAHN PB, WAGNER G (Hrsg) Sozialvertrag und Sicherung. Zur ökonomischen Theorie staatlicher Versicherungs- und Umverteilungssysteme, Frankfurt New York 1988, 401.

„Während für sozial Schwächere und kränkliche Menschen die feste Altersgrenze – die ‚Zwangspensionierung' – durchaus einen Gewinn bedeutet, hat sie für kompetente Ältere viele negative Auswirkungen. Eine an ein fixiertes Lebensalter gebundene Verrentungsgrenze geht von einem generellen Altersabbau aus und entspricht dem von der Wissenschaft längst widerlegten Defizitmodell des Alterns. Sie zwingt die noch Leistungsfähigen zum Aufgeben ihrer wichtigsten Rolle und trägt damit generell zum Ansehens- und Prestigeverlust aller Älteren bei."[35]

Die Bilanzierung der Alterspolitik betrifft diesbezüglich vor allem zwei Bereiche. Während der Ausbau der Alterssicherung, der an feste Altersgrenzen gebunden ist, einerseits beträchtliche Auswirkungen auf die ökonomische Integration der älteren Bevölkerung hatte, wurde andererseits die Anhebung des ökonomischen Status von einer Minderung des sozialen Status begleitet.

Im Hinblick auf die von ZAPF erstellte These der „Pluralisierung der Lebensstile" erscheint eine Flexibilisierung der Altersgrenze unabdingbar, um den gestiegenen Wahl- und Kombinationsmöglichkeiten der einzelnen Individuen bei der Gestaltung des dritten beziehungsweise vierten Lebensabschnittes Rechnung tragen zu können.[36]

Angesichts der Herabsetzung des Rentenzugangsalters, die in beinahe allen westlichen Industriegesellschaften zu verzeichnen ist, wurden zahlreiche gerontologische Konzepte entwickelt, die sich auf die durch diese Entwicklung neu entstandene Generation – die sogenannten „jungen Alten" beziehungsweise die sogenannten „neuen Alten" – konzentrieren.[37]

Für WEBER erscheint die Annahme einer weiteren Herabsetzung des Rentenzugangsalters in der Zukunft gewagt zu sein, sodaß seiner Ansicht nach „... die neuen Alten lediglich ein zeitlich limitiertes Phänomen darstellen ... Angesichts der durchaus als bedrohlich zu bezeichnenden Finanzierungsprobleme der Rentenversicherung ist eine gegenläufige Entwicklung in der Zukunft ... zu befürchten – oder vielleicht vielmehr: zu erhoffen."[38]

Auch MARIN gelangt aufgrund finanzieller Überlegungen hinsichtlich der Pensionsversicherung zu dem Resultat, daß eine Verlängerung bzw. eine Flexibilisierung der Lebensarbeitszeit unausweichlich ist und stellt fest, daß gegenwärtig ein Großteil der Pensionierungen auf einem „hohen Unfreiwilligkeitsgrad" beruht.[39]

---

35 Vgl LEHR U, Arbeit als Lebenssinn auch im Alter. In: ROSENMAYR L, KOLLAND F (Hrsg) Arbeit – Freizeit – Lebenszeit. Gundlagenforschung zu Übergängen im Lebenszyklus, Opladen 1988, 29.

36 Vgl ZAPF W, Individualisierung und Sicherheit – Einige Anmerkungen aus soziologischer Sicht. In: ROLF G, SPAHN PB, WAGNER G (Hrsg) Sozialvertrag und Sicherung. Zur ökonomischen Theorie staatlicher Versicherungs- und Umverteilungssysteme. Frankfurt/New York 1988, 371ff.

37 Der Begriff der „jungen Alten" geht aus gerontologischen Fachdiskussionen in den Vereinigten Staaten Ende der sechziger Jahre hervor. Die Amerikanerin B. L. NEUGARTEN stellte in ihrer Publikation „Middle Age and Aging" die jungen Alten den alten Alten gegenüber. Neugarten beschrieb dabei u.a. Merkmale einer veränderten Lebenssituation junger Alter – von ihr eingegrenzt auf die 55- bis 75jährigen – und ihrer veränderten Ansprüche. Ein grundlegender Wandel in Einstellungen und Verhaltensweisen habe sich diesbezüglich in bezug auf Gesundheitszustand, materielle Situation, Bildungsniveau, der politischen Aktivität vollzogen. Ausschlaggebend für diesen Wandlungsprozeß waren insbesondere eine Herabsetzung des durchschnittlichen Pensionseintrittsalters sowie eine damit verbundene grundlegende Neugestaltung des Freizeit-Arbeitszeit-Lebenszeit-Verhältnisses. Vgl NEUGARTEN BL, Middle Age and Aging, Chicago 1968.

38 Vgl WEBER M, Die „neuen" Alten – Zum soziologischen Gehalt eines geänderten Lebensstils im Alter. In: BERNER P, ZAPOTOCZKY K (Hrsg) Gesundheit im Brennpunkt. Zwischen Professionalisierung, Laiensystem und Bürokratie, Bd 3, Linz 1992, 300.

39 Vgl MARIN B, Vom alten zum neuen Generationenvertrag. Schriftliche Fassung zum gleich-

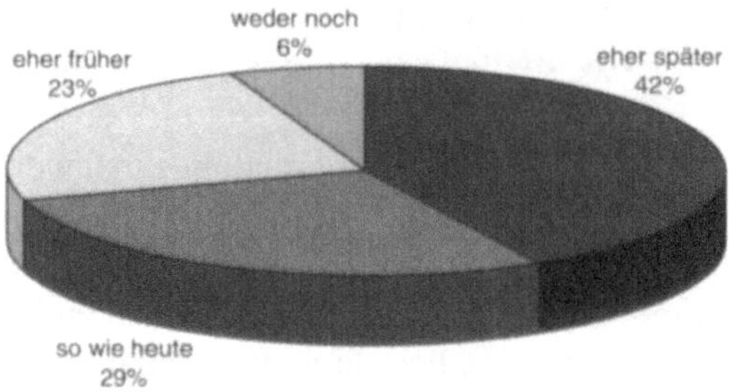


**Abb. 3.** Attitüden hinsichtlich eines flexiblen Pensionsalters. – Glauben Sie, daß die Leute im Durchschnitt eher früher in Pension gehen werden, so wie heute oder eher später? (n = 1000)

Eine in Österreich durchgeführte Studie setzte sich zum Ziel, die Attitüden der Bevölkerung hinsichtlich des Rentenzugangsalters beziehungsweise bezüglich eines flexiblen Pensionsalters zu erfassen. Auch in dieser Untersuchung konnte bestätigt werden, daß eine frühe „Entberuflichung" nicht den Wünschen der meisten österreichischen Arbeitnehmer entspricht, sodaß der Aspekt der „unfreiwilligen Frühpensionierung" deutlich hervortritt.[40] Während sich 42 Prozent der befragten Personen innerhalb der Bevölkerung für ein späteres Eintreten in den Ruhestand aussprachen, plädierten 29 Prozent für eine Beibehaltung des gegenwärtigen Rentenzugangsalters; lediglich 23 Prozent bevorzugten ein früheres Ausscheiden aus dem Berufsleben (siehe Abb. 3).

Wesentlich hierbei ist, daß die Wünsche der Arbeitnehmer nach einer längeren Erwerbstätigkeit häufig nicht im Einklang mit sozialstrukturellen Anforderungen der heutigen Wirtschafts- und Arbeitswelt stehen, sodaß Spitzenqualifikationen, Berufserfahrung und nachweisbare Erfolge längst keinen Arbeitsplatz mehr in westlichen Industriegesellschaften garantieren.

Der Wiener Soziologe Rosenmayr spricht sich mit Nachdruck für die Möglichkeit einer Verlängerung des Arbeitslebens aus – auch wenn momentan nur wenige davon Gebrauch machen: „Wenn nicht einmal der circulus vitiosus verlassen wird, der hier in der globalen Auffassung besteht, daß Arbeit und Leistung dem Alter nicht gemäß seien, wird möglicherweise die Bereitschaft ansteigen, bei Fähigkeit und Freude daran auch länger im Beruf zu verbleiben; damit würden die Pensionskassen auch wieder entlastet."[41]

Auch hier darf die hohe Arbeitsproduktivität hochqualifizierter Älterer nicht übersehen werden. Die Zuerkennung des Rechts auf Arbeit würde die Anerkennung der Vollwertigkeit des alten Menschen unterstützen und von menschenrechtlicher Seite her die Integration der älteren Menschen in die Gesellschaft fördern, auch wenn vom Recht auf die Fortführung der beruflichen Tätigkeit nur eine winzige Minorität tatsächlich Gebrauch macht.

Hinzu kommt, daß aufgrund zahlreicher sozialstruktureller Wandlungsprozesse auf dem Arbeitsmarkt, die Bereitschaft, über 50jährige einzustellen, gegenwärtig sehr gering ist. Angesichts des tendenziell relativ schwachen Wirtschafts- und Beschäftigungswachstums der letzten zwanzig Jahre muß die relativ hohe Rate der Altersarbeitslosigkeit daher als Ausdruck struktureller Mängel und mangelnder Anpassungsfähigkeit an die sich seit den 70er Jahren grundlegend veränderten Rahmenbedingungen angesehen werden.

Diese mangelnde Anpassungfähigkeit zeigt sich diesbezüglich offenkundig bei Innovationsschwächen verschiedenster Produkte, Verfahren und Organisationen, bei ausgeprägten Beharrungstendenzen auf den

namigen Vortrag anläßlich der Tagung „Die Zukunft des Alterns", Salzburg, 19. 11. 1993.

40 Vgl Arbeitsgemeinschaft Fessel/GFK/IFES, „Flexibles Pensionsalter" – Experten: Es bliebe alles beim alten. In: SWS-Rundschau, 28: 1988, 332.

41 Vgl Rosenmayr L, Leistung im Alter und die Bereitschaft zum Ruhestand. In: Grassi E (Hrsg) Der alte Mensch in der Gesellschaft, Reinbek 1978, 71ff.

verschiedensten Gebieten, vor allem bei Löhnen. Zur Bewältigung dieser Strukturmängel bedarf es in allen Bereichen der Wirtschaft und Gesellschaft einer wesentlich größeren Flexibilität, auch auf dem Arbeitsmarkt.
Hierbei muß unterschieden werden zwischen schematischen Arbeitszeitverkürzungen bzw. -verlängerungen, die jeweils eine größere Anzahl von Personen, Betrieben oder Branchen in gleicher Weise betreffen, und der Flexibilisierung von Arbeitszeiten, die in mehr oder weniger differenzierter Weise sowohl auf die individuellen Wünsche der Arbeitnehmer als auch auf die betrieblichen Erfordernisse abstellen und zumeist mit einer Entkoppelung von Betriebs- und Arbeitszeiten einhergehen.[42]
Neben der Flexibilisierung der Arbeitszeit muß künftig auch der Aus- und Weiterbildung im Rahmen der Freizeit große Bedeutung beigemessen werden. Die stetig steigenden Anforderungen in der modernen Industriegesellschaft erfordern von Seiten des alternden Arbeitnehmers die Übernahme ständig neuer Aufgaben und somit ein „lebenslanges Lernen". Freizeit ist nicht nur Zeit der Muße. Freizeit ist zugleich die Chance, mehr aus seinem Leben zu machen, indem der einzelne in seine Zukunft investiert. Durch das Ergreifen der Chancen wird Lebenszeit erst lebenswert, Arbeitszeit interessanter und Freizeit wertvoller und reicher.

## *5.2 Veränderungen der Familie, in ihrer Wirkung auf die alten Menschen betrachtet*

### 5.2.1 Einleitung

Die Auseinandersetzungen über den Stellenwert der Familie in der Gesellschaft wurden seit Ende des Zweiten Weltkrieges zunächst von Sozialwissenschaftlern theoretisch geführt[43], wobei z.T. auf Studien und Ansätze der Zwischenkriegszeit zurückgegriffen wurde.[44] In der gesellschaftspolitischen Auseinandersetzung war auch für die Familie die Studentenrevolte 1968 von großer Bedeutung, weil von dieser Bewegung nicht nur die Autorität und das Machtmonopol des Staates, sondern auch alle anderen Autoritäten in der Gesellschaft kritisiert und diskutiert wurden. GABRIEL und DANIEL COHN-BENDIT haben sieben „unveränderliche Prinzipien" formuliert, „die den Grundbedingungen für eine Veränderung entsprechen", wie sie meinen.[45]
WILLIAM OGBURN hat darauf hingewiesen, daß sich jede Gesellschaft immer in Bewegung befindet[46], daß es aber besonders in Zeiten schnellen und intensiven Wandels vermehrt zu einem Auseinanderdriften der verschiedenen Teilbereiche innerhalb einer Gesellschaft kommt, sodaß sich bei manchen Bereichen ein kulturelles Nachhinken deutlich zeigt. Mit diesen Veränderungsprozessen war in allen Industriegesellschaften auch ein entsprechender Wertewandel[47] verbunden, der viele traditionelle Ordnungsstrukturen in den Hintergrund treten

---

42 Vgl TERIET B, Arbeitszeitflexibilisierung, mögliche Formen, Vielfalt der damit verbundenen Ziele und Interessen, Beurteilungskriterien – eine Problemauflösung. In: Institut für Arbeitsmarkt- und Berufsforschung der Bundesanstalt für Arbeit – Werkstattbericht Nr. 2, 1994, 2ff.

43 KÖNIG R, Die Familie der Gegenwart. Ein interkultureller Vergleich, München 1974.
HARTMANN T, Helmut Schelskys Familiensoziologie, in: BAIER H (Hrsg) H. Schelsky – ein Soziologe in der Bundesrepublik. Eine Gedächtnisschrift von Freunden, Kollegen und Schülern, Stuttgart 1986.

44 HORKHEIMER M, Kritische Theorie. Eine Dokumentation, Bd I. Frankfurt/Main 1968, 277ff.

45 COHN-BENDIT G, COHN-BENDIT D, Linksradikalismus – Gewaltkur gegen die Alterskrankheit des Kommunismus, Reinbek 1968, 269f.

46 OGBURN WF, Kultur und sozialer Wandel. Ausgewählte Schriften. Neuwied Berlin 1968.

47 KMIECIAK P, Wertstrukturen und Wertwandel in der Bundesrepublik Deutschland – Grundlagen einer interdisziplinären empirischen Wertforschung mit einer Sekundäranalyse von Umfragedaten, Göttingen 1976.

ließ und sich auch auf die private Lebensführung der Menschen erstreckte.
Eine Konsequenz dieses Wertewandels ist es, daß in allen Alterskohorten unterschiedliche Lebensstile nebeneinander existieren – bisher bei den alten Menschen noch deutlich weniger als bei den voll im Beruf stehenden Menschen – sodaß von einer „Differenzierung der Lebensstile" gesprochen wird, hinter der allerdings sehr Unterschiedliches stehen kann.
Es kam besonders im deutschen Sprachraum zu einer stark ideologisch geprägten Auseinandersetzung um Ehe und Familie und obwohl 1994 zum „Jahr der Familie" proklamiert wurde, klaffen doch die Ansichten über Ehe und Familie im deutschen Sprachraum auseinander; Ehe und Familie werden häufig als Auslaufmodelle betrachtet. Wenn auch Frau Beck-Gernsheim den Leitartikel von Frau Elisabeth Bauschmied in der Süddeutschen Zeitung vom 4. 1. 1994 „Die Familie ist kein Auslaufmodell" fachkundig kritisiert[48] und somit die nachfolgende Aussage in einigen Punkten relativiert wird (Bezugspunkt der Aussage sind die sog. vollständigen Familien, der untersuchte Zeitraum ist nicht 1991, sondern 1970 bis 1987, und es finden sich keine Aussagen über die Befindlichkeit der Menschen, die in diesen Lebensverhältnissen leben), so zeigt doch das nachfolgende Zitat die übergroße Bedeutung von Ehe und Familie für die Sozialisation von Kindern und Jugendlichen: „85 % der Kinder und Jugendlichen bis 18 Jahre in der BRD wachsen in vollständigen Familien, mit ihren leiblichen, in erster Ehe verheirateten Eltern auf."[49] Auf diesem Hintergrund soll im folgenden eher thesenhaft auf die Probleme von Ehe und Familie in den modernen Gesellschaften eingegangen und die Konsequenzen dieser Probleme für die alten Menschen behandelt werden.

### 5.2.2 Definition von „Familie"

Familie baut auf der Ehe zweier erwachsener Personen verschiedenen Geschlechts auf und wird von diesen zwei Personen und ihren leiblichen und adoptierten Kindern gebildet. Es ist bemerkenswert, daß etwa in Österreich vom Statistischen Zentralamt Familie deutlich anders umschrieben wird[50], was zu erheblichen Verwirrungen von Journalisten und Teilen der Öffentlichkeit geführt hat. Wichtig ist auch festzustellen, daß diese amtliche Definition von Familie mit dem gängigen Familienverständnis der österreichischen Bevölkerung nicht übereinstimmt und daher Aussagen über Familie leicht mißverstanden werden können. Dieser einschränkenden präzisen Formulierung des österreichischen Statistischen Zentralamtes steht eine ziemlich vage Begriffsumschreibung von Laszlo Vaskovics gegenüber, indem Vaskovics meint, daß im angenommenen „ganz normalen Chaos der Liebe" sich weiterhin ganz klare und dominante Muster der Partnerschaften abzeichnen, die in den meisten Fällen zu einer ganz normalen Familie führen.[51] Diese sehr vage Umschreibung

[48] Beck-Gernsheim E, Auf dem Weg in die postfamiliale Familie. Von der Notgemeinschaft zur Wahlverwandtschaft, in: Aus Politik und Zeitgeschichte. Beilage zur Wochenzeitung *Das Parlament*, B 29–30/94, 22. Juli 1994, Bonn 1994, 3f.

[49] Bauschmid E, Familie ist kein Auslaufmodell, in: Süddeutsche Zeitung vom 4. 1. 1994, 4.

[50] Das Statistische Zentralamt definiert „Familie" wie folgt: „Eine Familie bilden Ehepaare mit oder ohne Kinder bzw Elternteile mit Kindern. Kinder nach dem Begriff der Familienstatistik sind alle mit ihren Eltern im selben Haushalt lebenden leiblichen, Stief- oder Adoptivkinder, die selbst noch nicht verheiratet sind bzw selbst noch keine Kinder haben – ohne Rücksicht auf Berufstätigkeit und Alter. Als Kinder gelten auch mit ihren Großeltern lebende Enkelkinder, falls die Eltern – nicht im selben Haushalt wohnen." Österreichisches Statistisches Zentralamt (Hrsg) Statistisches Jahrbuch für die Republik Österreich 1993, Wien 1993, 31.

[51] Vaskovics L, Buba HP, Rupp M, Optionen der Elternschaft und der Lebensgestaltung in nichtehelichen Lebensgemeinschaften, Bamberg 1990.

wird von Frau BECK-GERNSHEIM heftig kritisiert, indem sie meint, daß VASKOVICS in seiner Definition viel Unterschiedliches zusammenfaßt. Unter den Begriff „Kernfamilie" werde bei VASKOVICS unterschiedslos jede Lebensgemeinschaft einbezogen, ob mit oder ohne Trauschein, temporär oder lebenslänglich, einmalig oder sukzessiv und auch die Alleinlebenden würden als „partnerschaftsorientiert" bezeichnet, weil sie eine (eheliche oder nichteheliche) Partnerschaft nicht prinzipiell ausschlössen bzw. sie sogar teilweise anstrebten.

Demgegenüber ist festzuhalten, daß Familie eine gesellschaftliche Einrichtung ist, die durch die besondere Verbundenheit ihrer Mitglieder geprägt ist und durch die Notwendigkeit, in der Gesellschaft die Beziehung zwischen den Geschlechtern und zwischen den Generationen zu ordnen, gestaltet wird. Dementsprechend ist Familie zwar einerseits eine höchst persönliche Angelegenheit aller ihrer Mitglieder, zugleich aber eine gesellschaftliche Institution, deren Bestand, Entfaltung und Funktionstüchtigkeit andererseits auch eine wichtige gesellschaftliche Aufgabe ist, sollen Gesellschaft und ihre Mitglieder nicht auf Dauer beeinträchtigt werden.

### 5.2.3 Zum Wandel der Aufgaben der Familie

Die Aufgaben der Familie haben sich, den Veränderungen der modernen Gesellschaften und insbesondere der Umstrukturierung der Erwerbstätigkeit der Familienmitglieder entsprechend, gewandelt. Heute werden vor allem folgende Aufgaben der Familie hervorgehoben.

#### *5.2.3.1 Psychischer Spannungsausgleich oder Beheimatung in der Familie*

Diese Aufgabe wird heute häufig (z.T. neben der Reproduktionsfunktion) als die Hauptaufgabe der Familie bezeichnet. In der Familie soll es möglich sein, die vor allem im leistungsorientierten Arbeitsprozeß aufgestauten Anspannungen auszugleichen und zu überwinden. Im Familienbereich sollen die Menschen sich so geben können, wie sie wirklich sind, ohne daß ihnen daraus Nachteile und Schwierigkeiten entstehen. Nicht immer sind die Familien in der Lage, dieser wichtigen Aufgabe gerecht zu werden, weil die Charaktereigenschaften und Haltungen, die für eine solche Beheimatung in der Familie notwendig sind, wie z.B. Toleranz, Verständnis für andere Menschen, Zuwendung, zwar als wichtig angesehen werden, aber selten bis gar nicht im außerfamilialen Bereich Unterstützung erfahren. Auch in den Familien selbst wird es dann immer schwieriger, diese Fähigkeiten zu leben.

Wenn – im Unterschied zu früheren Jahrhunderten, in denen die Basis für eine Ehe und Familie der Besitz einer „Vollstelle" in der Landwirtschaft oder das Faktum, „Meister" seines Handwerksberufes zu sein, waren – heute die Basis für Ehe und Familie die persönliche Zuneigung darstellt, dann bleibt es verwunderlich, daß kaum jemand die gesellschaftlichen Bedingungen persönlicher Beziehungen theoretisch behandelt und schon gar nicht solche Erkenntnisse in die Praxis umgesetzt werden, sondern lediglich das offizielle Scheitern von solchen Beziehungen – sichtbar geworden z.B. in Ehescheidungen – beklagt wird, aber auf die sozialen Zusammenhänge im weitesten Sinn nicht eingegangen wird. Auch die Frustrationen zwischen Eltern und Kindern werden bemängelt, die oft zu einem „Sich-selbst-überlassen-Bleiben" der Kinder führen, dem später eine Isolation der Alten folgt, aber systematische Studien und Strategien stehen noch aus.

#### *5.2.3.2 Reproduktionsfunktion*

Auch in den modernen Industriegesellschaften wird diese Funktion in erster Linie von den Familien getragen und daher spielen außereheliche Gemeinschaften und Alleinstehende für diese Funktion nach wie vor eine zum Teil zunehmende, aber doch untergeordnete Rolle. Hatte diese Funktion aber in den früheren Zeiten eine zentrale Aufgabe für jede Familie, so stellen sich heute dieser Funktion sehr viele konkurrierende Werte und Ziele entgegen: Karriere beider Ehepartner, Erfüllen materieller Wünsche (Eigentumswohnung oder Eigenheim, entsprechender PKW) oder Reisen, weitere Ausbildungen usw. Es kann nicht gesagt werden, daß die modernen Menschen und modernen Familien weniger kinderfreundlich wären als früher, aber die beispielhaft oben angeführten konkurrierenden Angebote führen dazu, daß diese Funktion nicht mehr diese übergroße Bedeutung hat wie früher. Josef Schmid hat darauf hingewiesen, wie manche dieser alternativen Zielsetzungen, insbesondere im Bereich der Bildung,[52] bevölkerungspolitisch wirksam werden können. Zugleich muß darauf hingewiesen werden, daß es für jede Gesellschaft, und insbesondere für die Industriegesellschaften von entscheidender Bedeutung ist, ob es diesen Gesellschaften gelingt, sich quantitativ oder qualitativ entsprechend zu reproduzieren, wobei der Pensionszahlungsaspekt durch die Jüngeren nur von untergeordneter Bedeutung ist.

### *5.2.3.3 Sozialisationsfunktion*

Diese wichtige und unverzichtbare Funktion der Prägung der Familienmitglieder und der permanenten Eingliederung der Familienangehörigen in die Gesellschaft, zugleich aber auch die Funktion der kulturellen Formung der nachwachsenden Generation, die René König die „soziokulturelle Geburt“[53] genannt hat, ist für jede Gesellschaft von entscheidender Bedeutung. In der Regel wird bei diesem Sozialisationsprozeß aber nur die Sozialisation der Kinder betrachtet, ein sicher unverzichtbarer und für die Gesellschaft äußerst wichtiger Prozeß. In diesen Sozialisationsprozeß sind aber auch die Erwachsenen einzubeziehen, die nicht selten gewisse asoziale Züge annehmen können, besonders dann, wenn im gesellschaftlichen Prozeß individuelle Leistungen und das persönliche Durchsetzungsvermögen betont bzw. dominant werden. Dieser Sozialisationsprozeß der Erwachsenen durch die eigenen Kinder und der alten Menschen durch die Enkelkinder hilft also, einer Asozialisierung in der Gesellschaft entgegenzuarbeiten und manche Tendenzen der Entwicklung oder Ausbreitung von Asozialität können in den modernen Gesellschaften auf die Schwächung dieser Sozialisationsfunktion zurückgeführt werden.

Tilmann Moser hat beispielhaft auf die Zusammenhänge zwischen gelungener bzw. mißlungener Sozialisation und Kriminalität von Jugendlichen in der Gesellschaft hingewiesen,[54] und es erscheint wichtig und ein grobes Versäumnis der gesellschaftlichen „Kostenkalkulierer“, diese Grundfunktionen und Leistungen der Familie nicht in ihre Berechnungen einzubeziehen bzw. die durch Leistungsdefizite der Familien entstehenden Kosten nicht entsprechend auch monetär zum Ausdruck zu bringen. Da in den modernen Gesellschaften immer mehr und präziser bisher übliche Kostenzusammenhänge berechnet werden und sich auch die moderne Politik stärker als bisher systematisch an diesen Berechnungen orientiert, könnte es sein, daß durch die überkomme-

---

52 Schmid J, Die wachsende Weltbevölkerung. Ursachen, Folgen, Bewältigung, in: Aus Politik und Zeitgeschichte. Beilage zur Wochenzeitung *Das Parlament*, B 35–36/94, 2. September 1994, Bonn 1994, 20.

53 König R, Die Familie der Gegenwart. Ein interkultureller Vergleich, München 1974, 71.

54 Moser T, Jugendkriminalität und Gesellschaftsstruktur. Zum Verhältnis von soziologischen, psychologischen und psychoanalytischen Theorien des Verbrechens, Frankfurt/Main 1970.

nen und immer exakter durchgeführten (aber einseitigen) Berechnungen und deren genaue Beachtung tendenziell falsche (weil einseitige) Berechnungen zur Grundlage der Politik werden und es dadurch zu bestimmten systematischen Fehlkalkulationen und Fehlannahmen kommt.

### *5.2.3.4 Haushalts- und Freizeitfunktion*

Unter dieser Funktion versteht man die Tatsache, daß Menschen, wenn sie heiraten (bzw. zu einem erheblichen Teil auch schon vorher), einen gemeinsamen Haushalt begründen und in diesem mit ihren Kindern zusammenleben. Ehepartner und Kinder verbringen auch in der Regel ihre Freizeit gemeinsam, sodaß diese Funktion die drei anderen bisher behandelten Funktionen, nämlich Beheimatung in der Familie, Reproduktions- und Sozialisationsfunktion mitgestaltet und diese wesentlich in den eigenen vier Wänden bzw. in der gemeinsamen Freizeit wahrgenommen bzw. geleistet werden.
Die Freizeitfunktion bzw. die Funktion des gemeinsamen Erlebens ist zwar zunächst für die Kinder von größter Bedeutung, aber die Qualität und die konkreten Möglichkeiten persönlicher Beziehungen im Alter leben stark davon, ob die Kinder und Enkelkinder auf gemeinsame Erlebnisse zurückgreifen können, wenn die alten Menschen pflegebedürftig geworden sind.
Die zur Kleinfamilie geschrumpfte moderne Normalfamilie und ihre Haushaltsbedürfnisse geben auch die Norm für den modernen Wohnbau ab und prägen damit nicht nur die Lebenssituation von Eltern und Kindern, sondern auch von alten Menschen, für die im Familienverband in der Regel kein Platz vorhanden ist. Schon früh wurde auf diese Tatsache aufmerksam gemacht, allerdings aus dieser Not eine Tugend gemacht und darauf hingewiesen, daß die alten Menschen es vorziehen, nicht mit ihren Kindern und Enkelkindern gemeinsam zu wohnen, sondern möglichst im Nahbereich dieser Kinder und Enkelkinder eine eigene (kleine) Wohnung zu haben, was LEOPOLD ROSENMAYR, die „Intimität auf Abstand" genannt hat.[55] Es könnte aber auch sein, daß die alten Menschen in ihrer von der Gesellschaft oft unterschätzten Anpassungsbereitschaft bzw. unter dem Anpassungszwang an die nunmehr gegebenen Verhältnisse diese Lösung der größtmöglichen Nähe ohne Irritierung der Kinder und Enkelkinder gefunden und akzeptiert haben.
Die Haushaltsfunktion ist auch von großer Bedeutung für die Entwicklung der sog. Alltagskultur, da es für die Menschen und ihre kulturelle Prägung im weiteren Sinn ungemein wichtig ist, ob und wie es ihnen gelingt, ihre unmittelbare Umwelt zu gestalten, den ihnen jeweils gegebenen Raum entsprechend zu formen. Ähnliche Aufgaben stellen sich den unterschiedlichen Familienmitgliedern auch bei der Gestaltung der Freizeitfunktion, die heute durch die verschiedenen Angebote der sog. Freizeitindustrie von selbst gestalteter kreativer und eigenständiger Gestaltung der Freizeit bis zu einer ausschließlichen Außengeleitetheit in der Freizeit reicht.
Eine wichtige Zielgruppe für solche Freizeitgestaltungsmöglichkeiten bilden die sogenannten „jungen Alten", die auf der einen Seite mobil genug und ausreichend interessiert sind und auf der anderen Seite auch reich genug sind, sich solche Angebote (z.B. Erlebnisurlaub, Bildungsurlaub, Schiffsreise) zeitlich und finanziell leisten zu können.

### *5.2.3.5 Plazierungsfunktion*

Unter dieser Aufgabe versteht man die Tatsache, daß die Angehörigen versuchen, vor allem für die nachwachsende Generation möglichst günstige berufliche Positionen zu finden bzw. in gesellschaftlich, wirtschaftlich oder politisch interessanten Positionen

---

[55] ROSENMAYR L, KÖCKEIS E, Umwelt und Familie alter Menschen, Neuwied Berlin 1965, 140.

Familienangehörige zu plazieren. Nicht nur bei Familienbetrieben stellt sich die Frage, wie ein geeigneter Leiter des Unternehmens unter den Familienmitgliedern gefunden werden kann, sondern in vielen Bereichen, in denen Familienangehörige eine wichtige Position innehaben, versuchen sie, diesen Einfluß dadurch zu erhalten, daß die jeweiligen Positionen entsprechend besetzt werden. Hier sehen alte Familienangehörige oft eine wichtige Gestaltungsmöglichkeit, und manche(n) hält dies „jung".

### 5.2.4 Familie als gesellschaftliche Funktion

„Familie" ist für jede Gesellschaft eine wichtige Einrichtung, die das Zusammenleben zwischen den Geschlechtern und den unterschiedlichen Altersgruppen wirksam gestaltet. Von Frau ROSENBAUM[56] wurde die Familie als Gegenstruktur zur Gesellschaft bezeichnet. Frau ROSENBAUM wollte durch diese Bezeichnung darauf hinweisen, daß die Gestaltungs- und Strukturprinzipien der meisten anderen gesellschaftlichen Einrichtungen den Struktur- und Gestaltungsprinzipien der Familie nicht entsprechen und die Familie in der Gesellschaft Werthaltungen wie Verständnis, Zuneigung, Solidarität, Einsatz füreinander, gegen die gesellschaftlichen Wert-Megatrends wie Durchsetzungsvermögen, Leistung, Konkurrenz, Erfolg allein vertreten muß. Es muß aber festgestellt werden, daß Familie als Gegenstruktur zur Gesellschaft nicht existieren kann. „Familie" braucht eine ausreichende gesellschaftliche Stützung (materieller und ideeller Art). Dabei ist die Gefahr sowohl einer Über- als auch einer Unterforderung gegeben.
Es ist aber auch zu fragen, ob nicht auch die Gesellschaft in ausreichendem Umfang in allen ihren Bereichen und nicht nur in der Familie Werthaltungen wie Verständnis, Zuneigung, Solidarität, Einsatz für einander und andere für ihr Funktionieren benötigt. Jedenfalls sind diejenigen gesellschaftlichen Gruppen, die nicht im Mittelpunkt der jeweiligen Gesellschaft stehen, wie z.B. die alten Menschen, aber durchaus nicht nur sie allein, auf solche Haltungen angewiesen.
In der vorindustriellen Zeit war die Familie vor allem eine Arbeits- und Wirtschaftsgemeinschaft. Alle Familienmitglieder, Männer und Frauen, Alte und Junge, Erwachsene und Kinder, hatten damals die Aufgabe der Erhaltung und evtl. Erweiterung dieser Arbeits- und Wirtschaftsgemeinschaft und waren zugleich von dieser existenziell abhängig. ELISABETH BECK-GERNSHEIM nennt diese vorindustrielle Familie eine „Notgemeinschaft"[57], die durch einen „Zwang zur Solidarität" zusammengehalten wurde. In dieser Situation war eine wechselseitige Abhängigkeit aller Familienmitglieder gegeben.
Im Anschluß an Frau BECK-GERNSHEIM wollen wir den grundlegenden Wandel, der sich seither ergeben hat, näher betrachten und dabei drei Bereiche unterscheiden, nämlich den Prozeß der Industrialisierung, den Auf- und Ausbau des Sozialstaates und den Wandel der weiblichen Normalbiographie. Freilich sind seither auch andere Wandlungsphänomene zu registrieren, aber wir wollen uns hier beispielhaft auf diese drei wichtigen Aspekte beschränken:

#### *5.2.4.1 Der Prozeß der Industrialisierung*

Im 19. Jahrhundert hat sich dieser wichtige Wirtschafts- und Gesellschaftsprozeß von England ausgehend immer mehr ausgebreitet und es kam durch diesen Industrialisierungsprozeß zur außerhäuslichen Erwerbstätigkeit der Männer. Bemerkenswert ist, daß in dieser Zeit die bürgerliche Familie zur dominanten Familienform wurde, in der die

---

[56] ROSENBAUM H, Familie als Gegenstruktur zur Gesellschaft, Kritik grundlegender theoretischer Ansätze der westdeutschen Familiensoziologie, Stuttgart 1973.

[57] BECK-GERNSHEIM E, aaO, 3.

Männer ihrer Berufstätigkeit außer Haus nachgingen und die Frauen sich um Heim, Haushalt und Kinder kümmerten. Die Mehrzahl der Arbeiterfamilien folgte diesem typischen Modell auch damals nicht, weil sehr viele Frauen, bedingt durch den geringen Lohn der Männer, gezwungen waren, außerhäuslich erwerbstätig zu sein.

Das Leitbild der bürgerlichen Familie war institutionell abgesichert, das Familienrecht z.B. betrachtete den Mann als das Haupt der Familie, dem die letzte Entscheidung in Familienangelegenheiten übertragen war, und auch das Bildungssystem, die Philosophie und die Kirche stützten diese typische Gestaltungsform der Familie. Es entstand zum Unterschied von der vorindustriellen Gesellschaft eine neue Form wechselseitiger Abhängigkeit. Die Frau war vom Verdienst des Mannes abhängig und wurde nach der Position des Mannes in der Gesellschaft bewertet. Der Mann seinerseits brauchte die alltägliche Hintergrundarbeit der Frau, die Versorgung der Kinder und die Gestaltung des Heimes, sodaß es zu einem neuen Zwang zur Solidarität kam. In dieser „solidarischen" Familie wurden selbstverständlich auch die alten Menschen mitversorgt.

Dem gegenüber können wir heute von einer leitbildlosen Familienvielfalt sprechen, innerhalb derer einzelne Paare und Familien ihr Zusammenleben jeweils zu optimieren trachten. Es gibt ein familiales Gestaltungskontinuum, das zum Teil auch über die oben angeführte Familiendefinition hinausgeht. Es wird von „Ehe ohne Trauschein" und auch von „Ehen" zwischen gleichgeschlechtlichen Partnern gesprochen, was zu einer entsprechenden Verständnisverwirrung führt. Auch plakative Leerformeln unterstützen diese Bezeichnungsverwirrung, wenn etwa ein österreichischer Pastoraltheologe pointiert meint: „Lieber eine Ehe ohne Trauschein als ein Trauschein ohne Ehe", so wird zwar verständlich, daß er für lebendige Beziehungen plakativ eintreten möchte, aber diese Freude am Wortspiel führt dazu, daß diese und andere plakative Leerformeln indirekt dahin wirken, Ehe als Voraussetzung von Familie unnötig zu relativieren.

Gleichzeitig ist die außerhäusliche Erwerbstätigkeit die normale Existenzform jedes erwachsenen Gesellschaftsmitgliedes, und in der Regel ist nur so eine Vollintegration in die Gesellschaft möglich. Frauen, die z.B. nicht außerhäuslich erwerbstätig sind und nach dem Muster der früheren bürgerlichen Familie sich um Haushalt und Kinder kümmern, werden als „Nur-Hausfrauen" bezeichnet. Es wird (indirekt) unterstellt, daß diese Frauen nicht arbeiten, ja nicht einmal arbeitslos seien, und es wird nicht selten angenommen, daß diese Frauen auch nicht arbeitswillig seien.

Durch dieses verständliche und in der gegenwärtigen gesellschaftlichen Situation notwendige Einbeziehen der Frauen in den Arbeitsprozeß wird mitbedingt, daß bisherige „selbstverständliche" Tätigkeiten von Frauen eingeschränkt werden und das Erfüllen traditioneller Familienaufgaben, zu denen neben Kindererziehung auch Kranken- und Altenbetreuung zählten und zählen, immer schwieriger und für die Beteiligten belastender wird.

Abgesehen davon wird mit einer Nichtberufstätigkeit und mit einer Existenz ohne regelmäßiges berufliches Einkommen eine ganze Reihe von gesellschaftlichen Benachteiligungen materieller und immaterieller Art verbunden.

### *5.2.4.2 Auf- und Ausbau des Sozialstaates*

Seit Ende des 19. Jahrhunderts und insbesondere seit dem Zweiten Weltkrieg wird in Europa der Sozialstaat ausgebaut, um die Härten des Marktes zu mildern. Zunächst wurde in Deutschland von der sozialen Marktwirtschaft gesprochen und in jüngerer Zeit wird vor allem in Österreich auf die Notwendigkeit, eine ökosoziale Marktwirtschaft aufzubauen, hingewiesen. In Österreich ruht der Sozialstaat auf dem System der Sozialversicherung, die aus vier Säulen besteht, nämlich der Altersversicherung, Krankenversicherung, Unfallversicherung und der Arbeitslosenversicherung. Voraussetzung für alle diese „Versicherungen" ist eine Erwerbstätigkeit, wobei Ehepartner und Kinder bei dem jeweiligen Erwerbstätigen mitversichert sein können. Durch dieses System der sozialen Sicherung wird der einzelne (z.T. auch dann, wenn er auf dem Arbeitsmarkt nicht funktionsfähig ist und die Sozialhilfe für ihn sorgen muß) unabhängig von der Familie. Insbesondere alte und kranke Menschen werden von der Familie und von den Kindern unabhängig. Dadurch wird direkt und indirekt die Möglichkeit individueller Lebensentwürfe gefördert und gleichzeitig die Bindung an die Familie gelockert. Es kommt zu einer Pluralisierung der Lebensstile.[58]

Diese starke und wirkungsvolle Befreiung der Ehe und der Familie von äußeren Zwängen ermöglichte auf der einen Seite den Auf- und Ausbau der emotionalen Bindungen der Partner und verlangte auf der anderen Seite aber auch die Entwicklung von Werthaltungen und Verhaltensweisen, die diese persönlichen Bindungen fördern, stützen und erneuern helfen. Die gegenwärtige Situation von Ehe und Familie in allen modernen Industriegesellschaften legt die Vermutung nahe, daß es diesen Gesellschaften bisher nicht ausreichend gelungen ist, einerseits die Notwendigkeit der Stützung der gesellschaftlichen Institutionen Ehe und Familie zu erkennen und wirksam in die Praxis umzusetzen und andererseits die betroffenen Menschen noch nicht in der Lage sind, entsprechende Haltungen und Verhaltensweisen zu entwickeln und auf Dauer zu leben. Damit wird klar, daß das, was früher fraglos und oft zwangsweise gegeben war, nämlich die Solidarität zwischen den Familienmitgliedern, nun fraglos nicht mehr gegeben ist, sondern eines bewußten Erwerbes und gepflegter Bewahrung bedarf. Dies trifft im besonderen auch die Solidarität zwischen den Generationen.

#### *5.2.4.3 Wandel der weiblichen Normalbiographie*

Erst in der zweiten Hälfte des 19. Jahrhunderts finden wir in den verschiedenen europäischen Staaten die ersten Studentinnen. Die Medizinische Fakultät der Universität Wien erstellte noch in der 2. Hälfte des 19. Jahrhunderts ein Fakultätsgutachten, in dem festgestellt wurde, daß Frauen wegen der geringeren Gehirnmasse zu einem (Medizin-)Studium unfähig seien. Die stereotypen Vorstellungen von der Stellung der Frau in der (bürgerlichen) Gesellschaft werden auch in der MAX WEBER-Darstellung durch seine Frau (eher nebenbei) sichtbar.[59] Erst viel später wurde diese Lebenssituation bewußt aufgearbeitet und hat in und nach der Studentenrevolution von 1968 auch zu einem neuen Selbstbewußtsein der Frauen geführt.[60] Die Lebenssituation von Frauen, die in irgendeiner Weise aus diesen Schemata ausbrechen wollten, war auch deshalb schwierig, weil *keine Vorbilder* vorhanden und auch kaum Gleichgesinnte zu finden waren, sodaß diese Frauen Einzelkämpferinnen, oft von den anderen Frauen unverstanden, blieben. Die Lebenssituation von Frauen im ausgehenden 19. und beginnenden 20. Jahrhundert zwischen Beschäftigung mit Wissenschaft, Entfaltung in der

---

[58] RICHTER R, Von der Klassenkultur zur Stilisierung des Lebens, in: SWS Rundschau, 28/3, Wien 1988, 333ff.

[59] WEBER M(ARIANNE), Max Weber. Ein Lebensbild, 3. Aufl, Tübingen 1984, 184f.

[60] RODE D, Bildungsbeteiligung und Lebensperspektiven von Frauen, in: BATHE S et al (Hrsg) Frauen in der Hochschule. Lehren und Lernen im Wissenschaftsbetrieb, Weinheim 1989, 94ff. ANDERS A (Hrsg) Autonome Frauen. Schlüsseltexte der Neuen Frauenbewegung seit 1968, Frankfurt/Main 1988.

freien Liebe und in den Strukturen der Macht wird in eindrucksvoller und gut lesbarer Weise von MARTIN GREEN am Beispiel der Situation von ELSE und FRIEDA VON RICHTHOFEN beschrieben.
Entwickelten um die Jahrhundertwende vor allem Frauen der Oberschichte Erwartungen, Wünsche und Lebenspläne, die nicht mehr allein auf die Familie bezogen waren, so breiteten sich diese Werthaltungen im Laufe des 20. Jahrhunderts auf immer mehr Bevölkerungsgruppen aus und stellen heute mehr oder weniger die Normalbiographie der meisten Frauen in der Gesellschaft dar. Die Unterschiede in den Lebenszielwünschen zwischen Männern und Frauen werden immer geringer und die Frauen planen ihre eigene Existenzsicherung und entwikkeln ihre eigenen Interessen, verlangen, die gleichen Rechte zu haben wie die Männer, entwickeln eigenständige Zukunftspläne und möchten die Wahl haben, wie sie ihr Leben im Spannungsfeld zwischen Familie und Beruf gestalten. Auch für die Frauen gilt (ähnlich wie für die Männer) die Logik individueller Lebensentwürfe und es wird die Chancengleichheit zwischen Mann und Frau betont. Wir können sagen, daß auch die Frau hinaus ins feindliche, d.h. existenzsichernde Leben strebt und zugleich auch die Erwartung wächst, daß der Mann wenigstens teilweise ins fremde und ungewohnte Haus zurückkehrt und daß es zu einer gerechten Teilung von Hausarbeit, Kinderpflege, Kindererziehung usw. kommt.
Es besteht kein Zweifel, daß diese Veränderungen der Erwartungen den Männern größere Probleme verursacht als den Frauen, weil die Modernisierungsschübe und gesellschaftlichen Erwartungen die neuen Haltungen der Frauen begünstigen, während die Männer in der Regel seltener diese Veränderungen als neue Chancen und Entfaltungsmöglichkeiten verstehen und – was noch wichtiger ist – empfinden.
Zusammenfassend kann gesagt werden, daß durch diese drei Prozesse, Industrialisierung, Aufbau und Ausbau des Sozialstaates und Wandel der weiblichen „Normalbiographie“ die Veränderungstendenzen der modernen Gesellschaften gut beschrieben sind und diese Änderungen auch Auswirkungen auf die alten Menschen und ihre Lebensgestaltungsmöglichkeiten haben.

### 5.2.5 Phasenspezifische Anforderungen an die Familienmitglieder

Die Anforderungen an die Familienmitglieder, wie sie von anderen Familienmitgliedern, von Freunden und Bekannten und der Gesellschaft artikuliert und eingefordert werden, sind je nach der Phase des Familienzyklus, in dem sich die Familienmitglieder befinden, unterschiedlich und differenzieren sich – je nach den unterschiedlichen Familien(typen) – immer mehr. Im Anschluß an die soziologische Theorie des Familienzyklus,[61] die wir hier entsprechend erweitern, können wir folgende Phasen unterscheiden:

#### *5.2.5.1 Entscheidungsphase*

Diese Phase dauert vom Kennenlernen der Partner über die je individuelle und dann gemeinsame Entscheidung füreinander bis zur Begründung einer Ehe, deren wesentliches Merkmal die Deklaration der auf Dauer angelegten Einheit der Beziehungspartner nach außen darstellt. Voraussetzungen dieser Phase sind Bindungsfähigkeit, Bindungsbereitschaft und Bindungsgelegenheit. Trotz eventuell aber auch wegen der stark entwickelten neuen Kommunikationsmöglichkeiten, deren inhaltliche Komponenten durch die Entwicklung der modernen Kommunikationsmöglichkeiten und der Computer sehr stark zugenommen haben, ist die zweite Seite der Kommuni-

---

61 KÖNIG R, Die Familie der Gegenwart. Ein interkultureller Vergleich, München 1974, 61ff.

kation, nämlich der Beziehungsaspekt,[62] in allen modernen Industriegesellschaften in eine krisenhafte Situation gelangt und dies wirkt sich insbesondere im familiären Bereich besonders nachteilig aus.

### *5.2.5.2 Vorbereitungsphase*

Diese Phase dauert von der Eheschließung bis zur Geburt des 1. Kindes und hat sich in den modernen Industriegesellschaften bei vielen Paaren verlängert, weil der Wunsch nach eigenen Kindern in den modernen Industriegesellschaften stärker als jemals früher in Konkurrenz zu vielen anderen wünschenswerten Möglichkeiten wie weitere Ausbildung, Erwerb und Ausgestaltung einer eigenen Wohnung, Bildungs- und Vergnügungsreisen u.a. getreten ist und die Menschen zugleich den Eindruck haben, daß durch eigene Kinder viele Lebensgestaltungsmöglichkeiten eingeschränkt und durch Kinder viele Pflichten, aber kaum Rechte und gesellschaftliche Anerkennung erworben werden. Vielfach wird der Kinderwunsch aufgeschoben und ist dann später manchmal nicht mehr verwirklichbar.

### *5.2.5.3 Pflege- oder frühe Erziehungsphase*

Diese Phase reicht von der Geburt des 1. Kindes bis zu dem Zeitpunkt, da das letzte Kind ca. 8 Jahre alt wird. Der erste Teil dieser Familienphase wird von allen Sozialwissenschaftler, die sich eingehend mit Sozialisation und familialer Prägung auseinandergesetzt haben,[63] als sehr wichtig für die Formung und Gestaltung der Persönlichkeit der Kinder angesehen und es ist in dieser Phase von besonderer Wichtigkeit, daß den Kindern eine dauernde Bezugsperson, in der Regel zunächst die eigene Mutter und später dann auch der Vater, zur Verfügung steht. In den modernen Industriegesellschaften wird diesen wichtigen gesellschaftlichen Aufgaben der Familie durch entsprechende institutionelle Gestaltungsmöglichkeiten Rechnung tragen, wie Berufsfreistellung, wenigstens eines Familienmitgliedes während der ersten drei Lebensjahre der Kinder, Befähigung der Eltern zur entsprechend optimalen Betreuung der Kinder zwischen Über- und Unterforderung, wobei es darauf ankommt, das richtige Maß zu finden, worauf Jacques Vontobel hingewiesen hat,[64] und ausreichende finanzielle Unterstützung der Familien, weil gerade in dieser frühen Phase der beruflichen Tätigkeit in den modernen Industriegesellschaften die finanziellen Bedingungen für die jungen Eltern relativ ungünstig sind. So wichtig in dieser Phase auch Betreuungsmöglichkeiten der Kinder außerhalb der eigenen Familie wie Kindergärten sind[65], damit die soziale Kompetenz bei den Kindern entfaltet und auch praktisch eingeübt wird, darf trotzdem nicht übersehen werden, daß die Zuwendung beider Elternteile zu den Kindern in dieser Lebensphase von entscheidender Bedeutung ist und die Eltern dafür ausreichend Zeit, Mühe und Zuwendung aufbringen müssen.

### *5.2.5.4 Späte Erziehungsphase*

Diese Phase reicht bis zu dem Zeitpunkt, da das letzte Kind der Familie ca. 16 Jahre alt

---

62 Watzlawick P, Beavin JH, Jackson DD, Menschliche Kommunikation. Formen, Störungen, Paradoxien, Bern Stuttgart Wien 1971, 53ff.

63 Vaskovics L, Familie und religiöse Sozialisation. Eine empirisch-soziologische Studie zur Erforschung der Familie als Sozialisationsträger wertorientierter Verhaltensweisen, Linz 1968.

64 Vontobel J, Leistungsbedürfnis und soziale Umwelt. Zur sozio-kulturellen Determination der Leistungsmotivation, Bern Stuttgart Wien 1970.

65 Zapotoczky K, Die Bildungs- und Erziehungseinrichtung „Kindergarten" aus sozialwissenschaftlicher Sicht, in: Zwink E (Hrsg) Kindergarten-Enquete der Salzburger Landesregierung am 12. Dezember 1986, Salzburg Dokumentationen 92, Salzburg 1987.

wird und in das Berufsleben eintritt. In dieser Phase kommt gemeinsamen erlebnisorientierten Gestaltungen von Freizeit und Urlaub große Bedeutung zu und Leistungsorientierung, Lebenssinn und Lebensstil werden besonders geprägt bzw. auch nicht geprägt. Vor allem ist in dieser Phase auf die Möglichkeit und Notwendigkeit eigenständiger Lebensgestaltung und auf das Selbständigwerden der Kinder zu achten und auch dem Aufbau von Freundschaften und Gruppenbeziehungen ist große Bedeutung zuzumessen.
In beiden Erziehungsphasen kann von der Großelterngeneration ein wichtiger Beitrag zur Lebensgestaltung und Formung der Kinder geleistet werden, die Beziehungsdichte und -qualität in diesen Phasen ist zugleich aber auch mitentscheidend für die Zuwendungsbereitschaft und Zuwendungsfähigkeit der Enkelkinder ihren Großeltern gegenüber, wenn diese später pflege- und/ oder betreuungsbedürftig werden.

### 5.2.5.5 *Auflösungsphase*

Diese Phase dauert bis zu dem Zeitpunkt, da das letzte Kind den gemeinsamen Haushalt verläßt. In dieser für die Eltern meist besonders schwierigen Phase des Loslassens der Kinder und der Befähigung der Kinder, in eigenständiger Weise ihr Leben selbständig zu gestalten, kommt es auf der einen Seite zu einem Trennungsprozeß der Kinder von den Eltern bzw. zu einem Prozeß des Entlassens der Kinder aus dem gemeinsamen Haushalt, ohne daß damit die Grundbindungen und die subsidiäre wechselseitige Hilfsbereitschaft aller Familienmitglieder aufgelöst würden. Das Verlassen des gemeinsamen Haushaltes tritt in den modernen Industriegesellschaften heute früher ein als in den vergangenen Jahrzehnten und dies schlägt sich auch in der Tatsache nieder, daß es immer mehr Einzelhaushalte gibt, weil die Kinder auch dann den gemeinsamen Haushalt mit den Eltern verlassen, wenn sie noch nicht daran denken, eine eigene Familie zu begründen bzw. mit einem Partner auf Dauer zusammenzuleben. Der Anteil der Einpersonenhaushalte an allen Haushalten in Österreich betrug 1971 25,6 %, 1981 28,3 % und 1991 29,7 %.[66]

### 5.2.5.6 *Reduktionsphase*

Diese Phase bildet das alleinlebende, berufstätige Ehepaar, wobei im gesamten Familienzyklus davon ausgegangen wird, daß beide Ehepartner größtenteils berufstätig sind. Diese Phase dauert bis zur Pension eines der Ehepartner, wobei in der Regel davon ausgegangen wird, daß der Pensionseintritt bei beiden Ehepartnern zu ungefähr dem gleichen Zeitpunkt gegeben ist, was in der konkreten Situation durchaus nicht immer der Fall ist. Diese Phase, die heute länger dauert als früher, weil die Kinder den gemeinsamen Haushalt früher verlassen, ist einerseits von einer stärkeren Zuwendung zur beruflichen Tätigkeit gekennzeichnet und wird andererseits stärker für bisher zurückgestellte Lebensinteressen genützt, wobei eigenständige von den Kindern unabhängige Lebenspläne in jüngerer Zeit besonders betont werden.

### 5.2.5.7 *Altersphase*

Diese Phase umfaßt nach Ansicht der Familienzyklus-Theoretiker das alleinstehende Ehepaar im Ruhestand bis zum Tod eines Partners. Diese Altersphase dauerte in früheren Jahrzehnten relativ kurz, kann aber heute durchaus 20 und mehr Jahre betragen und gewinnt somit eine bisher nicht gekannte Bedeutung im Lebenszyklus. Da bei den bisherigen Phasen der Tod eines Partners oder auch die Scheidung, d.h. das Verlassen der Gemeinschaft durch einen Part-

---

[66] ÖSTERREICHISCHES STATISTISCHES ZENTRALAMT (Hrsg) Statistisches Jahrbuch für die Republik Österreich 1993, XLIV. Jahrgang, Neue Folge. Wien 1993, 31.

ner nicht berücksichtigt wurde, erscheint die Beendigung der Altersphase durch den Tod eines Partners (in der Regel des Mannes, da ja die Frauen durch den Umstand, daß sie bei der Eheschließung etwa drei Jahre jünger sind als die Männer und eine um ca. 7 Jahre höhere Lebenserwartung in Österreich haben als die Männer, die Männer um ca. 10 Jahre überleben) nicht sinnvoll. Diese Altersphase müßte daher entweder bis zum Ableben des zweiten Partners verlängert werden oder durch eine Isolationsphase ergänzt werden, die vom alleingebliebenen Partner (in der Regel der Frau) bis zu deren Tod gebildet wird. Heute ist es im allgemeinen noch so, daß dieser alleingebliebene Partner sehr stark aus den familiären Bindungen lebt und von daher die Endphase seines Lebens gestaltet und interpretiert.

#### *5.2.5.8 Zusammenfassende Überlegungen*

Es erscheint mir sehr wichtig, die *jeweiligen Bedürfnisse der einzelnen Familienmitglieder*, aber auch der gesamten Familie in den einzelnen oben geschilderten Phasen des Familienzyklus zu ermitteln, wobei zwischen den *subjektiv empfundenen Bedürfnissen* und den *Anforderungen bzw. objektiven Bedürfnissen*, die dadurch charakterisiert werden, daß sie das umfassen, was in der jeweiligen Phase für die Betroffenen auch dann wichtig ist, wenn sie ein entsprechendes subjektives Bedürfnis noch nicht oder nicht mehr entwickeln, weil durch Bedürfnisweckung in der Gesellschaft diese objektiven Bedürfnisse überlagert sind. Insbesondere ist auch darauf zu achten, wie die verschiedenen sowohl subjektiven wie objektiven Bedürfnisse der einzelnen Familienmitglieder in den jeweiligen Phasen synchronisiert werden können, welche Bedürfnisse warum Vorrang haben und welche (warum) in einer Phase sekundär oder tertiär sind. Es wird unterschiedliche Auffassungen über diese Bedürfnisse und ihre Strukturen geben, die vorgestellt und begründet und deren Unterschiede gemeinsam sowohl durch die jeweiligen Familienmitglieder wie auch von der Gesellschaft diskutiert und argumentiert werden müssen.

Es kann als ein gesellschaftliches Gütekriterium angesehen werden, wie die Familien und die Gesellschaft mit den Bedürfnissen der alten Menschen tatsächlich umgehen, es muß aber auch gesagt werden, daß es bedenklich ist, wenn wegen Pflege- und Betreuungsnotwendigkeiten alle anderen familären Bedürfnisse auf Dauer zurückgestellt werden.

### 5.2.6 Die Stellung der Familie im gesamtgesellschaftlichen Zusammenhang

Von der großen Mehrheit der Österreicher wird die Familie als der wichtigste Lebensbereich bezeichnet (vor Arbeit, Freunden, Freizeit und Politik). Eine repräsentative Studie der österreichischen Arbeitnehmerinnen und Arbeitnehmer, die in den Jahren 1979 und 1987 durchgeführt wurde, zeigt, daß die relative Bedeutung der wichtigsten Lebensbereiche (Familie und Arbeit) deutlich abgenommen hat, die Bedeutung von Freizeit sehr stark und die von Freunden etwas zugenommen hat und der Bereich Politik relativ unverändert an letzter Stelle geblieben ist.[67] Abbildung 4 stellt die Veränderungen dieser fünf Lebensbereiche im Zeitraum 1979 bis 1987 bildlich dar.

Eine detailliertere Untersuchung über Werthaltungen in der österreichischen Bevölkerung, die 1993 vom Market Institut in Linz durchgeführt wurde[68], weist in ähnliche

---

[67] GRAUSGRUBER-BERNER R, GRAUSGRUBER A, Humankapital. Fördern oder vergeuden?, Wien 1990, 31.

[68] MARKET. INSTITUT FÜR MARKT-, MEINUNGS- UND MEDIAFORSCHUNG, Lebensziele. Ergebnisse einer repräsentativen Bevölkerungsumfrage im November 1993, Linz 1993.

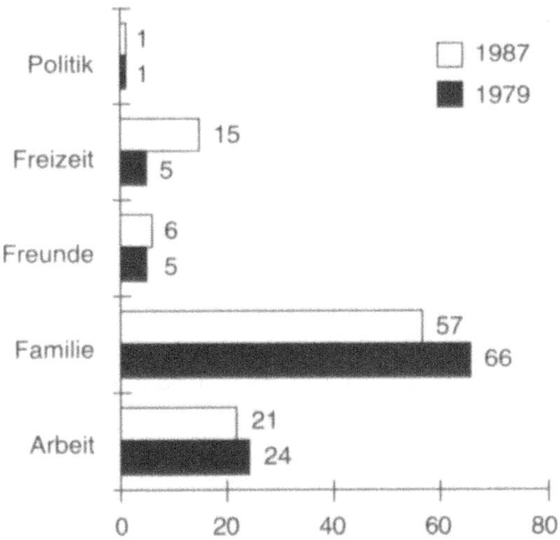


**Abb. 4.** Entwicklung der Bedeutung von 5 Lebensbereichen zwischen 1979 und 1987

Richtung und soll im folgenden dargestellt werden.
Im Anschluß an Untersuchungen in der ehemaligen Tschechoslowakei wurde einer repräsentativen Auswahl aus der österreichischen Bevölkerung ab 14 Jahren (1.002 Befragte) folgende Frage gestellt: „Man hat ja so seine Vorstellungen, was im Leben alles wichtig ist. Hier auf diesen Karten stehen nun verschiedene Dinge, die dabei eventuell eine Rolle spielen könnten. Bitte verteilen Sie die Karten auf das vorliegende Bildblatt je nachdem, wie wichtig die jeweilige Sache für Sie persönlich ist!" Es wurden 33 verschiedene Bereiche genannt, die die Befragten nach den Bewertungskategorien ganz besonders wichtig, ziemlich wichtig, auch noch wichtig, weniger wichtig, ziemlich unwichtig und ganz und gar unwichtig reihen sollten. Nach den Bereichen „Körperliche Gesundheit" (die interessanter Weise mit 67 % Topeinschätzungen deutlich vor der psychischen Gesundheit mit 52 % Topeinschätzungen an erster Stelle rangiert), „Lebenszufriedenheit" und „gesichertes Einkommen haben" (je 56 % Topeinschätzungen) sind den Österreichern Familienwerte am wichtigsten: „Guten Partner haben" und „Kindern gute Zukunft bieten" liegen mit je 55 % Topeinschätzungen deutlich vor Arbeitswerten („Berufliche Tätigkeit" 41 %, „Berufliche Entwicklung" 33 %, „Angemessener Arbeitsplatz" 27 % Topeinschätzungen) und auch deutlich vor konkreteren Lebenssinnwerten („Im Leben einen Sinn erkennen" 31 %, „An Gott glauben" 19 %), wenn auch das diffuse Item „Grundlegende Dinge" mit 51 % Topeinschätzungen sehr stark gewählt wird, aber unklar bleibt, was die Befragten mit diesem Item verbinden. Die Market-Umfrage zeigt, daß Prioritäten im Leben der Österreicher breit gestreut sind und eingehenderer Untersuchungen bedürfen; Familienwerte haben aber einen sehr hohen Rang.

### 5.2.7 Zunahme der intrafamiliären Detailaufgaben und ihre Verteilung auf die Familienmitglieder

Die intrafamiliäre Arbeitsteilung differenziert sich immer mehr und es kommt dadurch zunehmend zu Unsicherheiten bezüglich der gegenseitigen Anforderungen und Erwartungen. Die konkreten Rollensets, die den einzelnen Familienmitgliedern, Vater, Mutter und Kindern in den unterschiedlichen Phasen des Familienzyklus konkret zugeschrieben werden und die vielen sich ständig verändernden Aufgaben im Familienalltag sind immer weniger einheitlich vorgegeben, es kommt vielmehr zu einer Differenzierung der Lebensstile[69] und die einzelnen Familienmitglieder haben auf der einen Seite mehr individuellen Spielraum, wie sie die familiären Rollen zu gestalten und auszuüben gedenken, auf der anderen Seite schwindet aber der entlastende Charakter von vorgegebenen Rollenerfüllungsmustern immer mehr. Selbstverständlichkeiten im familiären Alltag werden selte-

[69] ZAPF W, Individualisierung und Sicherheit. Untersuchungen zur Lebensqualität in der Bundesrepublik Deutschland, München 1987.

ner und die Anforderungen einer aktiven Gestaltung des familiären Alltags und Zusammenlebens führen zunehmend zu einer *Überforderung der verschiedenen Familienmitglieder*, sodaß der Gesamtzusammenhalt oft geschwächt wird.

Beck-Gernsheim spricht von einem Trend in Richtung *Individualisierung der Familie.*[70] Diese Tendenz ist nach Beck-Gernsheim dadurch geprägt, daß der Alltag immer weniger eine allgemeine Familienroutine darstellt, sondern es einer „Inszenierung des Alltags" bedarf, die ständig zu leisten ist, große Anstrengungen verlangt und oft ohne Vorbild entwickelt werden muß. Die *auseinanderstrebenden* Einzelbiographien der Familienmitglieder müssen jeweils zusammengehalten werden, was einer ständigen Abstimmung bedarf. Familie wird daher zum ständigen Balanceakt, zum Bastel-Projekt[71].

Im Zusammenhang mit diesen Tendenzen stellen sich die Fragen der Ressourcenverteilung und der Gerechtigkeit zwischen den Familienmitgliedern in neuer Weise. Es muß geklärt werden, welche Belastungen wem wann zumutbar sind, wer welche Kosten zu tragen hat, welche Ansprüche Vorrang haben und welche Wünsche zurückgestellt werden sollen. Bei der Lösung dieser konfliktreichen Fragenbereiche wirkt zusätzlich die Tatsache belastend, daß in der Regel eine Konfliktkultur nicht eingeübt wurde, sondern harmonisierende Vorstellungen das Zusammenleben prägen.[72] Auch die Fragen, wer was wann und auf wie lange Zeit übernimmt, muß immer wieder und oft in belastender Weise gelöst werden. Es gibt auch kaum Vorbilder, wessen Zeitbedürfnisse wann Vorrang haben sollen oder wer wann „frei" hat. Dazu kommt, daß die moderne Gesellschaft sehr schnellebig ist und niemandem dazu Zeit bleibt, Erfahrungen, Probleme, Wünsche und Sorgen auszutauschen und Menschen, die sich in ähnlicher Lage befinden, einerseits nicht leicht zu finden sind und andererseits mit „ihren" Problemen so beschäftigt zu sein scheinen, daß sie auch bei eigenem Bemühen (das selten genug zustande gebracht werden kann), auf Kooperationsangebote kaum eingehen. Ivan Illich[73] hat den Geschwindigkeitsaspekt eine zentrale Komponente von moderner Industriegesellschaft genannt.

Im folgenden soll anhand einiger konkreter Beispiele aus dem Familienalltag und im Anschluß an Überlegungen von Beck-Gernsheim aufgezeigt werden, wie belastend und schwer lösbar konkrete und immer wieder auftretende Situationen sein können, wobei klar werden dürfte, daß sowohl die konkreten Ausgestaltungsmöglichkeiten dieser Beispiele wie ihre jeweiligen Eigendynamiken beachtet werden müssen.

#### *5.2.7.1 Unterschiedliche Zeitrhythmen und Aufenthaltsorte*

Sowohl die verschiedenen gesellschaftlichen Institutionen, die die Familie entlasten sollen bzw. mit denen der familiäre Alltag notwendigerweise konfrontiert ist wie Kindergärten, Schulen, Fahrpläne von Verkehrsmitteln, berufliche Arbeitszeiten, Öffnungszeiten von Ämtern, Dienstleistungseinrichtungen, Alters- und Pflegeheime, wie auch die Tatsache, daß sich alle diese Einrichtungen oft relativ weit räumlich voneinander getrennt befinden, führen tagtäglich

70 Beck-Gernsheim E, aaO, 8.

71 Hitzler R, Honer A, Bastelexistenz. Über subjektive Konsequezen der Individualisierung, in: Beck U, Beck-Gernsheim E (Hrsg) Riskante Freiheiten. Individualisierung in modernen Gesellschaften, Frankfurt/Main 1994.

72 Simmel G, Der Streit, in: Bühl WL (Hrsg) Konflikt und Konfliktstrategie. Ansätze zu einer soziologischen Konflikttheorie, 2. Aufl, München 1973, 101ff.

73 Illich I, Fortschrittsmythen. Schöpferische Arbeitslosigkeit, Energie und Gerechtigkeit, Wider die Verschulung, Reinbek 1978, 93ff.

dazu, daß eine erhebliche Koordinationsarbeit, die durch ad-hoc-Veränderungen noch belastet werden kann, zu leisten ist. Denn die Anforderungen des Zusammenlebens gehen einerseits dahin, daß sie Kontinuität, Stabilität und wechselseitige Abstimmung verlangen. Andererseits gibt es immer seltener bei den berufstätigen Menschen so etwas wie eine „normale" Arbeitszeit, und zunehmend kann in den verschiedensten Bereichen (wenigstens in einem gewissen Ausmaß) die Zeit frei eingeteilt werden. Diese Freiheit ist aber deswegen in den Familien sehr relativ, weil andere Familienmitglieder nicht vergleichbare oder gleiche Flexibilisierungsmöglichkeiten haben. Da in der Regel diese Familienkoordinationsaufgaben den Frauen überlassen werden, haben die Frauen nicht nur einen großen physischen und psychischen Aufwand bei der Erfüllung dieser Aufgaben zu leisten, sondern beschäftigen in der Regel auch ein Netz von Helfer(innen), sodaß Familie zu einer Art Kleinunternehmen mit entsprechenden Managementaufgaben wird. Diese Aufgabe ist ebenso schwer zu leisten, wie sie in der Gesellschaft wenig anerkannt ist.

### *5.2.7.2 Lebenshintergrund des Partners*

Frau Beck-Gernsheim hat mit Recht darauf hingewiesen,[74] daß in früherer Zeit und auch noch bis nach dem Zweiten Weltkrieg viele Alltagszusammenhänge der Ehepartner selbstverständlich waren und der Erfahrungshintergrund der Partner viele Gemeinsamkeiten aufwies. Erfahrungen, Werthaltungen und Lebensweisen waren durchaus ähnlich geprägt und dadurch war gegenseitiges Verständnis kein selbständiger und immer wieder zu leistender Akt. Auch die Beziehungskreise der Menschen waren homogener, während sich heute Menschen aus unterschiedlichen Milieus, Schichten und Regionen begegnen und es auch durchaus sein kann, daß Menschen aus derselben Region, derselben Schicht ein und dem gleichen Lebensmilieu unterschiedliche Lebensstile und Zukunftserwartungen haben, sodaß Gemeinsamkeiten, Ähnlichkeiten, Zukunftspläne immer wieder neu gemeinsam entwickelt werden müssen. Auch die Akzeptanz der Verwandten des Partners, der Partnerin wird schwieriger.

Wir könnten sagen, daß es heute viele neue Formen von „Mischehen" gibt, und wir können mit Berger und Kellner es durchaus als Kennzeichen der modernen Partnerwahl ansehen, daß zwei Fremde einander begegnen. Berger und Kellner drücken das wie folgt aus:[75] „Die Ehe ist in unserer Gesellschaft ein dramatischer Vorgang, bei dem zwei Fremde aufeinander treffen und sich neu definieren." Gerade diese neue Möglichkeit, sich selbst gewissermaßen im breiten Spektrum der gesellschaftlichen Verhaltensweisen scheinbar präzise bestimmen zu können, führt leicht zu der Situation, daß unterschiedlich geprägte Menschen in der ersten Begeisterung ihrer Liebe zueinander durchaus meinen, daß sie sich (oft mit der gegenseitigen Zuneigung als Basis) auf Dauer so gestalten können, wie sie sich im Augenblick zu definieren beabsichtigen.

Die „Fremdheit" geht nicht auf äußerlich wahrnehmbare Unterschiede und Verschiedenheiten zurück, sondern mit Berger und Kellner kann folgendes gesagt werden: „Die Fremdheit beruht vielmehr auf der Tatsache, daß sie, anders als die Heiratskandidaten früherer Gesellschaftsformationen aus unterschiedlichen ‚face-to-face'-Bereichen kommen." Damit wird deutlich, daß es auf die Prägung durch die spezifischen Beziehungsgruppen, in denen die Menschen groß geworden sind und auf die sie sich beziehen, ankommt.

[74] Beck-Gernsheim E, aaO, 9.

[75] Berger PL, Kellner H, Die Ehe und die Konstruktion der Wirklichkeit, in: Soziale Welt 3, Jahrgang XVI, Göttingen 1965, 222.

Früher waren die Gemeinsamkeiten vorgegeben, heute müssen die Partner auch ihre Gemeinsamkeiten selber entwickeln. „Früher waren Ehe und Familie fest in einem Netz von Beziehungen verankert, die sie mit der größeren Gemeinschaft verbanden ... Es gab nur wenige Schranken zwischen der Welt der Einzelfamilie und der der größeren Gemeinschaft ... Ein und dasselbe soziale Leben pulsierte durch Haus, Straßen und Gemeinde."[76] Es handelte sich also um eine integrierte gemeinschaftlich geprägte Gesellschaftsgestaltung.

Demgegenüber konstatieren BERGER und KELLNER folgendes: „In unserer Gegenwartsgesellschaft hingegen konstituiert jede Familie ihre eigene segregierte Teilwelt." Durch die Notwendigkeit der Eigengestaltung des gemeinsamen Lebens ist ein größerer Einsatz der Familienmitglieder erforderlich. „Ungleich früheren Zeiten, in denen die Gründung einer neuen Ehe nur einen Zuwachs an Differenzierung und Komplexität zu einer bereits bestehenden sozialen Welt bedeutete, finden sich die Ehepartner heute vor der oftmals schwierigen Aufgabe, sich ihre eigene private Welt, in der sie leben werden, selbst zu schaffen." Diese eigene Gestaltung der Lebenswelt ist für die Familienmitglieder in der modernen Gesellschaft deshalb so schwierig, weil einerseits die gegebenen Strukturen nicht mehr entsprechend wirksam sind und es andererseits die Menschen noch nicht ausreichend gelernt haben, und es auch für einzelne äußerst schwierig ist und Gemeinschaftsgestaltungen noch Zukunftsmusik sind, Lebensweisen bewußt zu gestalten.

### *5.2.7.3 Das Beispiel von multikulturellen Familien*

Ehepartner, die aus unterschiedlichen Kulturen stammen und gemeinsam eine Familie aufbauen wollen, müssen sich darum bemühen, unterschiedliche Lebensweisen, divergierende Werte und Denkweisen, aber auch anders geartete Kommunikationsformen, Rituale und Alltagsroutinen zu einer Ehe- und Familienwelt zusammenzufügen. Dies ist äußerst schwierig und verlangt von den beteiligten Partnern nicht nur die Bereitschaft, manches aufzugeben und anderes, bisher Fremdes zu übernehmen, sondern es bedeutet auch die Beantwortung folgender Fragen: Was will ich aus dem reichen, diffusen und oft nicht bewußten Kulturschatz meiner eigenen Kultur bewahren und was aus diesem großen und oft nicht bewußten Reservoir bin ich bereit aufzugeben. Dies setzt voraus, daß die Menschen wissen, bzw. sich entscheiden können, was ihnen tatsächlich wichtig ist und unverzichtbar erscheint.

Ein gewisser Vorteil der multikulturellen Ehen und Familien liegt darin, daß die beteiligten Personen in der Regel um die Schwierigkeiten, die einer gemeinsamen Gestaltung der Lebensführung entgegenstehen, wissen und daß ihnen bewußt ist, daß sie an den und für die Gemeinsamkeiten arbeiten müssen, soll ihnen eine multikulturelle Ehe und Familie gelingen. Auch bei kulturell nicht unterschiedlichen Ehen und Familien sind die Gemeinsamkeitshindernisse oft ähnlich. Diesen Partnern fehlt aber oft die Einsicht, daß Gemeinsamkeit nichts Selbstverständliches ist, sondern bewußt gestaltet und manchmal auch erarbeitet werden muß. In beiden Fällen kann es allerdings dazu kommen, daß die Partner aneinander vorbeileben und ihre je eigenen Welten aufbauen, die dann nebeneinander, wenn nicht gegeneinander bestehen und echten Zusammenhalt gefährden können.

### *5.2.7.4 Scheidungen und Scheidungsfolgen*

In Europa wird in den meisten Ländern ungefähr jede dritte Ehe geschieden, in den Vereinigten Staaten von Amerika ist es jede

[76] BERGER PL, KELLNER H, aaO, 225.

zweite. In Österreich haben wir keine exakte Scheidungsstatistik, insbesondere bleibt auch unklar, aus welchen (tieferen) Gründen der Zusammenhalt von Ehen und Familien gefährdet ist bzw. muß gesagt werden, daß viele Beziehungen zwar nicht offiziell und an Scheidungsziffern ablesbar beeinträchtigt sind, aber tatsächlich den ursprünglich ins Auge gefaßten Erwartungen der beteiligten Partner nicht entsprechen. Dies ist in der Regel auch deswegen der Fall, weil Erwartungen an Ehe und Familie in den meisten modernen Industriegesellschaften überzogen und idealisiert sind und in dieser Form und unter den gesellschaftlichen Bedingungen nicht oder nur kaum verwirklichbar sind. THOMAS GENSICKE hat in diesem Zusammenhang auf die Ignoranz von Arbeitgebern und Politikern hinsichtlich der Schwierigkeiten der meisten Menschen, „mit ihrem Privatleben zurechtzukommen", hingewiesen.[77] Die hohen Scheidungsraten sind also nicht nur ein Zeichen der individuellen Unfähigkeit von Menschen, Gemeinsamkeit zu leben, sondern drücken auch sehr stark die gesellschaftliche Ignoranz aus, Bedingungen zu schaffen, die geeignet sind, ein Zusammenleben auf Dauer in Ehe und Familie zu fördern bzw. zu ermöglichen. In diesem Bereich sind meiner Meinung nach sehr viele Versäumnisse der modernen Industriegesellschaften gegeben, die leider den Gesellschaftsmitgliedern wenig bewußt und den Verantwortlichen zuwenig Herausforderung sind, sich aber stark auf die Möglichkeiten, die alten Familienmitglieder zu betreuen, auswirken.

Schon früh hat RENÉ KÖNIG darauf hingewiesen,[78] daß in den Industriegesellschaften den äußeren Gründen für eine Scheidung große Bedeutung beigemessen wird, die inneren Gründe für den Zusammenbruch einer Ehe aber nicht systematisch erforscht werden. So wird auch verständlich, daß von vielen die Scheidung und nicht die Zerrüttung der Ehe als das eigentliche Problem angesehen wird. In der Regel handelt es sich bei der Zerrüttung einer Ehe, die oft zur Scheidung führt, um einen sich lange hinziehenden Prozeß, während dessen es den Beteiligten nicht (ausreichend) gelingt, immer wieder genug Gemeinsamkeiten zu finden und für diese zu leben und Gegensätze und Trennendes zu überwinden. Diese Aufgabe mag dann schwer und für viele zu schwer sein, wenn die Unterschiede und Verschiedenheiten in Anschauungen, Überzeugungen und Lebensstilen, aber auch bei Erwartungen und Zukunftsplänen größer sind als die Beteiligten angenommen haben und – wie dies in den meisten Gesellschaften der Fall ist – keine Bewältigungsstrategien vorhanden sind bzw. angeboten werden. Es darf Scheidung auch nicht nur negativ gesehen werden. In vielen Fällen ist es bei gegebener Zerrüttung das beste, sich zu trennen und so wenigstens eine gewisse Regelung der gescheiterten Beziehung zu erreichen.

Mangelndes „Konfliktmanagement" führt zunächst zur fortschreitenden Zerrüttung der Ehe und zu einem wenig pfleglichen Umgehen miteinander. Es kann geradezu von einer „Brutalisierung der Gesellschaft", ausgehend von gescheiterten Familienbeziehungen, gesprochen werden, was direkt und indirekt auch die Beziehungen zwischen den Großeltern, Eltern, Kindern und Enkelkindern (mit) prägt.

Wie oben erwähnt, wird in allen idustrialisierten Staaten die Scheidungsrate ständig höher, wobei nicht genau angegeben werden kann, wieviele Ehen bzw. welcher Prozentsatz der geschlossenen Ehen von vorher nicht Verheirateten wieder geschieden werden, weil es keine exakten Scheidungsstatistiken gibt und auch die erneuten Scheidungen von wiederverheirateten Geschiedenen

---

[77] GENSICKE T, Wertewandel und Familie. Auf dem Weg zu „egoistischem" oder „kooperativem" Individualismus? in: Aus Politik und Zeitgeschichte. Beilage zur Wochenzeitung *Das Parlament*, B 29–30/94, 22. Juli 1994, Bonn 1994.

[78] König R, aaO, 9 ff.

in gleicher Weise als Scheidungsfall behandelt werden wie Scheidungen von Erst-Ehen. HANS BERTRAM ist in der Bundesrepublik Deutschland der Scheidungshäufigkeit exakt nachgegangen.[79]

### *5.2.7.5 Wiederverheiratung Geschiedener und Verwandtschaftsverwirrungen*

Formelle Trennungen von Ehen waren in Mitteleuropa früher selten, wenn auch de facto Zerrüttungen durchaus häufig vorkamen. Auch die Katholische Kirche kannte und kennt eine Trennung von Eheleuten und unter bestimmten Bedingungen auch eine Annullierung der Ehe, hat aber immer prinzipiell gegen eine Wiederverheiratung Geschiedener Stellung bezogen. Das tatsächliche Verhalten der Menschen hat sich aber über die Haltung der Katholischen Kirche hinweggesetzt. Heute werden viele Ehen geschieden, 1992 waren es in Österreich 16.296. Trotzdem gab es lediglich 158.080 männliche und 227.557 weibliche Geschiedene.[80] Diese Zahlen zeigen, daß eine große Zahl von Geschiedenen eine weitere Ehe eingeht, wobei die Frauen sich deutlich weniger häufig wiederverheiraten als die Männer. Dies heißt allerdings nicht, daß die nicht mehr Verheirateten alleine leben.

Jede Gesellschaft und auch die Kirchen waren und sind daran interessiert, daß das Zusammenleben der Menschen, insbesondere das Zusammenleben der Geschlechter, sich innerhalb von allgemein gebilligten Regelungen und Ordnungen abspielt. Besonders die Katholische Kirche in Österreich hat sich dafür eingesetzt, das sog. Rentenkonkubinat wenigstens dadurch zu legitimieren, daß sie eine katholische Trauung bei diesen Rentnern und in ähnlicher Weise auch bei Studenten förderte und sogar propagierte, da eine staatliche Heirat mit vielen finanziellen Benachteiligungen der Betroffenen verbunden war und ist und die Kirche ein „wildes Zusammenleben" ablehnte. Bei Geschiedenen wird nun ein gegenteiliger Standpunkt vertreten. Es wird zwar durch die Billigung einer Trennung bzw. Scheidung der Ehegatten auch durch die Katholische Kirche die Meinung vertreten, daß es Situationen geben kann, in denen den Ehegatten ein Zusammenleben nicht mehr möglich ist, und es ist auch gängige Auffassung der Kirche, daß die Menschen, wenn sie eben nicht alleine leben können, heiraten sollen, diese Grundsätze sollen aber dann nicht gelten, wenn es sich um wiederverheiratete Geschiedene handelt. Sicher kann gesagt werden, daß es sich bei der Wiederverheiratung von Geschiedenen nicht um einen Idealfall handelt, aber in den meisten Fällen wird diese Wiederverheiratung das kleinere Übel bzw. ein neuer hoffnungsvoller Anfang für ein geglücktes Leben sein (können) und es ist schwer verständlich, warum der sonst so sehr gewünschte Akt einer offiziellen Erklärung nach außen in diesem Fall so schwerwiegend sein soll, daß eine Ausschließung dieser Menschen von den Sakramenten zwingende Vorschrift sein soll.

Es kann auch nicht darum gehen, ein Grundprinzip wegen einer veränderten Lebenspraxis zu revidieren, sondern es stellt sich die Frage, unter welchen Umständen die Katholische Kirche das Eingehen einer weiteren Ehe, wenn schon nicht gutheißen, so doch dulden kann und damit den gesellschaftlich bedenklichen Fall eines Zusammenlebens in wilder Ehe nicht de facto begünstigt. Es ist für jede Gemeinschaft bedenklich, wenn es zu einer spezifischen Art von Doppelmoral kommt, nämlich daß sich die Regeln quasi verselbständigen und im

---

[79] BERTRAM H, Die Stadt, das Individuum und das Verschwinden der Familie, in: Aus Politik und Zeitgeschichte, Beilage zur Wochenzeitung *Das Parlament.* B 29–30/94, 22. Juli 1994, Bonn 1994, 15ff.

[80] ÖSTERR. STATISTISCHES ZENTRALAMT (Hrsg) Statistisches Jahrbuch für die Republik Österreich 1993, XLIV. Jahrgang, Neue Folge, Wien 1993, 34f.

Prinzip geachtet werden, das tatsächlich praktizierte Leben davon aber deutlich abweicht.

Auch in diesem Zusammenhang muß die Frage gestellt werden, welche Faktoren dafür bedeutungsvoll sind, ob es zu einer Übereinstimmung bzw. Nichtübereinstimmung von Norm und Wirklichkeit kommt. Bezüglich der alten Menschen gilt die Meinung, den Alten sollte respektvoll, verständnisvoll, geduldig und freundlich begegnet werden. In vielen Fällen bleibt es aber bei der – oft durchaus gutgemeinten – Absicht, und das tatsächliche Verhalten sieht anders aus. Welche Faktoren begünstigen nun eine Übereinstimmung zwischen Sollen und Sein?

Zu diesen Faktoren zählen insbesondere:

- die Internalisierung von Normen durch die gesellschaftlichen Rolleninhaber, d.h. die Verinnerlichung der verschiedenen Regeln;
- der Grad der Legitimität der Normen. Hier stellt sich die Frage nach der Rechtmäßigkeit von Regeln und Normen, die wiederum nach MAX WEBER[81] auf folgenden vier Aspekten aufbaut:
  a) auf der Tradition,
  b) auf dem wertrationalen Glauben an die Bedeutung einer Norm, wobei die seinerzeit von HUGO GROTIUS für die Wichtigkeit von Normen aufgestellten drei Wert- und Normursprünge, nämlich Naturrecht, Völkerrecht und von Gott verfügtes Recht zu beachten sind,
  c) auf dem emotionalen Glauben, z.B. an einen charismatischen Führer, der die Mitglieder einer Gesellschaft oder Teilgesellschaft für Regeln, Prinzipien zu begeistern und motivieren versteht, und
  d) auf dem gesatzten Recht, den Normen und den Rechtsvorschriften, die sich eine bestimmte menschliche Gemeinschaft oder Teilgemeinschaft als Regel selbst gegeben hat, wobei in den meisten modernen Gesellschaften der Verfassung und den Verfassungsgesetzen eine qualifizierte Bedeutung zukommt;
- die Strenge und Wirksamkeit von Sanktionen, die bei einem abweichenden bzw. normwidrigen Verhalten verhängt werden. Lange Zeit war man der Meinung, daß strengere Sanktionen für die Einhaltung von Normen günstig wirkten. Aus Erfahrungen der jüngsten Zeit wissen wir (z.B. aus Erfahrungen mit der Straßenverkehrsordnung oder mit Gesetzen hinsichtlich nationalsozialistischer Wiederbetätigung), daß ein jeweiliges Optimum an Strafverfolgung die Wirksamkeit der Strafe garantiert und nicht die absolute Höhe von Sanktionen;
- die Funktionalität von Normen bezüglich der Verhaltensziele von Handelnden. Hiemit ist gemeint, daß Normen in keiner Gesellschaft und keinem gesellschaftlichen Teilbereich Selbstzweck sein dürfen, sondern daß es wichtig ist, einsichtig zu machen, daß die Normen für ein sinnvolles Zusammenleben der Menschen hilfreich und nützlich sind;
- die Norminterpretation durch die Beteiligten. Es ist für die tatsächliche Einhaltung von Normen von größter Bedeutung, wie die Normadressaten die jeweilige Norm interpretieren und es ist für die langfristige Wirksamkeit von Normen bedenklich, wenn (ob gerechtfertigt oder nicht ist hier zweitrangig) die Normadressaten die jeweiligen Normen als ungerecht, als Schikane oder als Lieblosigkeit empfinden oder auch nur der Meinung sind, daß diese Regeln und Vorschriften de facto nicht erfüllbar sind. In manchen Hausordnungen von Altenheimen, aber auch von Krankenanstalten stehen Vorschriften, die nach der Meinung des Personals in einer solchen Ordnung eben stehen müssen, aber im

[81] Vgl WEBER M, Wirtschaft und Gesellschaft, Grundriß der verstehenden Soziologie, 5. Aufl., Tübingen 1980, 19.

konkreten, praktischen Alltag nicht verwirklichbar sind. Beginnt man aber mit der Lüge zu leben und gibt es auf, sich der Wahrheit einer Normverletzung zu stellen, wird die deklarierte Ordnung praktisch irrelevant, und das hat oft menschenunwürdige Folgen;

– der Grad der inneren Übereinstimmung des Normensystems. Für die langfristige Wirksamkeit von Normen ist es sehr wichtig, daß die an einen Adressatenkreis von einem Normträger gerichteten Teilnormen sich zu einem sinnvollen, begründbaren und auch in den Augen der Normadressaten begründeten Gesamtzusammenhang fügen. Dabei ist es von nicht geringer Bedeutung, daß die Repräsentanten der Normgebungsinstanz selbst als Träger und Erfüller dieser Normen gelten und entsprechend beispielhaft wirksam sind.

Jedenfalls wirkt die Zunahme von Scheidungen in allen modernen Industriegesellschaften und die Tatsache, daß diese Geschiedenen mit anderen Partnern verheiratet oder nicht verheiratet zusammenleben und z.T. auch wieder gemeinsame Kinder haben, dahin, daß es zu verwirrenden Verwandtschaftsverhältnissen kommt, deren Regelung eine wichtige gesellschaftliche Aufgabe darstellt und die sich auch auf die Betreuung alter und pflegebedürftiger Menschen aus dem familiären Gesamtbeziehungsumfeld entsprechend auswirken können.

In außereuropäischen Gesellschaften haben wir viele Beispiele von „Fortsetzungsfamilien". In afrikanischen Gesellschaften ist es z.B. üblich, daß eine Witwe beim Ableben ihres Mannes von einem, in der Regel dem ältesten, Schwager aufgenommen wird und mit ihren Kindern nun zu dessen Großfamilie gehört. In vielen Gesellschaften haben auch die Männer mehrere, in der Regel bis zu vier Frauen, sodaß die Kinder zwar den gleichen Vater aber durchaus verschiedene Mütter haben. Wenn nun die Witwe eines Bruders in die Familie aufgenommen wird, dann sind in dieser Familie durchaus auch Kinder mit verschiedenen Vätern. Aber alle diese „Familienverhältnisse" sind geordnet und geregelt und die kulturellen Bedingungen sind für alle Familienmitglieder dieselben, weil sie den gleichen Standards entsprechen.

In den modernen Familien, die durch Zweit- und Drittehen bzw. von Zweit- und Drittpartnern und den jeweiligen eingebrachten Kindern und auch evtl. gemeinsamen Kindern gebildet werden, kommen aber auch dann, wenn es sich um Partner aus der gleichen Gesellschaft handelt, unterschiedliche Familiengestaltungskulturen oft spannungsvoll miteinander in Kontakt, und es ist sowohl für die neuen Partner als auch insbesondere für die Kinder, die nun zu Stief- oder Neustiefkindern werden, schwierig, zu einem gemeinsamen Familienverband zusammenzuwachsen. Es gibt oft unterschiedliche Werthaltungen, Erwartungen und Zukunftsgestaltungspläne und auch der familiäre Alltag war für viele dieser nun neu zusammengewürfelten Haushaltsmitglieder bisher ein anderer. Dazu kommt, daß manche der Kinder zeitweise zum leiblichen Vater oder der leiblichen Mutter wandern, sodaß hier nicht nur zwischen dem sorgeberechtigten Alltagselternteil und dem besuchsberechtigten Wochenendelternteil mit evtl. auch neuer Familie verglichen wird, sondern auch der neue Stiefvater oder die neue Stiefmutter mit dem besuchten leiblichen Vater oder der leiblichen Mutter unter durchaus unähnlichen Bedingungen verglichen werden.

Diese Verhältnisse werden dann noch unübersichtlicher und unsicherer, wenn die neuen Partner nicht in einer offiziellen Ehe zusammenleben und es werden so auch keine neuen Verpflichtungen des „Stiefvaters" oder der „Stiefmutter" den Kindern gegenüber begründet, was für diese Kinder noch zusätzliche Nachteile mit sich bringen dürfte. Ob es sich bei diesen neuen „Verwandtschaftsverhältnissen" tatsächlich um „Wahlverwandtschaften" handelt, wie BECK-GERNSHEIM annimmt[82], muß bezweifelt werden, da in der Regel die stark mitbetroffenen Kinder am „Wahlvorgang" oft sehr wenig beteiligt sind. Wie lebensgefährdend im wahrsten Sinn des Wortes eine solche Situation sein kann, wird in grasser Weise durch den Fall Smith in den Vereinigten Staaten dokumentiert, bei dem eine in Scheidung begriffene Frau sich dazu hinreißen ließ, ihre beiden Kinder im Alter von 14 Monaten und 3 Jahren umzubringen, weil der neue Freund ausdrücklich erklärte, nicht mit diesen Kindern zusammenleben zu wollen. Meiner Meinung nach ist es auch eine rechtspolitisch zu sehr vereinfachte Lösung, daß nun für diese zur Mörderin gewordenen Mutter von vielen Bürgern der USA die Todesstrafe gefordert wird.

Für viele Kinder können die neuen familialen Beziehunggeflechte durchaus nicht mehr Wahlmöglichkeiten, sondern unangenehme und ungeliebte Beziehungsverpflichtungen bedeuten, die vielleicht nicht selten nur äußerlich akzeptiert werden, aber eine tragfähige Solidarität nicht wachsen lassen. Wenn Frau BECK-GERNSHEIM schreibt, „über Scheidung und Wiederverheiratung sind die Menschen heute zwar mit mehr Personen als früher verwandt, aber der Verpflichtungscharakter der Bindungen nimmt stetig ab",[83] so betont sie hier vorwiegend die positiven Seiten einer Scheidung und Wiederverheiratung, nämlich die neuen und vielleicht nicht mehr so tiefgehenden Bindungen, läßt aber den anderen Aspekt dieser Vorgänge, nämlich Bruch von Beziehungen, Verlust von Vertrauen und Schwächung der emotionalen Fähigkeiten beiseite. Diese Beeinträchtigungen von erwachsenen Personen, aber auch die in der Regel leidvollen Prägungen, die Kinder erfahren, werden häufig als persönliches Schicksal und als psychologisch aufzuarbeitende Probleme gesehen, die sie zwar auch sind, die Gesellschaftsrelevanz dieser Phänomene wird aber in der Regel – und meiner Meinung nach nicht zufällig – übersehen oder verdrängt. Auf dieses Individualisieren wird auch von ELIAS hingewiesen.[84]

### 5.2.8 Zusammenfassung und Ausblick

BEUTELMEYER, BACO und STARMAYR sehen den Wandel der modernen Industriegesellschaften und den Wertewandel mit metaphysischen Komponenten folgender Art konfrontiert[85]: Zukunftsangst, Wertevakuum, Heterogenität des sozialen Wandels, schleichender Wandel versus Katastrophentheorie, Mangel an institutioneller Stützung und Ohnmacht. So wichtig diese Komponenten sind und so notwendig eine Auseinandersetzung mit ihnen für die Gesellschaften und alle gesellschaftlichen Teilbereiche insbesondere auch die Familie ist, muß doch gesagt werden, daß diese eher pessimistische Sicht (in der Regel werden nur negative Aspekte angesprochen) auch durch positive Elemente der Veränderungen ergänzt werden muß: Gestaltungschancen, Freude an Neuem, bewußte Lebbarkeit eigener Werte und Überzeugungen, Vielgestaltigkeit des sozialen Wandels als Chance, Neubewertung wichtiger, die Zukunft prägender Phänomene, Konzentration auf neue Werte und Freiraum für deren institutionelle Gestaltung, Fähigkeit neue Werte zu realisieren. Neben dieser Gefahr, Veränderungen und Wandel in erster Linie von der negativen Seite her zu sehen und Verluste und Mängel zu registrieren, ist auch eine unrealistische Idealisierung von gesellschaftlichen Phäno-

[82] BECK-GERNSHEIM E, aaO, 13.

[83] BECK-GERNSHEIM E, aaO, 14.

[84] ELIAS N, SCOTSON JL, Etablierte und Außenseiter, Frankfurt/Main 1990, 13f.

[85] BEUTELMEYER W, BACO U, STARMAYR B, Familie – ein gefährdeter Wert, in: BEUTELMEYER W et al (Hrsg) Strategien für neue Werte. Market-Studienreihe Bd 3, Linz 1994, 85.

menen und insbesondere der Familie problematisch, wenn auch den Österreichern durchaus naheliegend: „Einerseits liegt des Österreichers höchstes Glück in der Vision eines harmonischen Familienlebens, andererseits entwickelt sich ein solches immer mehr zur Utopie."[86] Es wird daher notwendig sein, daß sich die bestehenden und potentiellen Familienmitglieder, also alle Familienangehörigen (zu denen auch die Urgroßeltern und Großeltern zu zählen sind), klar werden, was für sie Familie konkret sein soll und wie sie dieses Verständnis leben wollen und können, und auch die Gesellschaft wird auf Dauer nicht alles Zusammenleben familial nennen können, sondern entfaltende Beziehungen von Ehepartnern und denjenigen, die es werden wollen, unterstützen müssen (und zwar ideell und materiell) und sich auch immer wieder fragen müssen, was zur Lebendigkeit dieser Beziehungen beiträgt und was sie schwächt, sollen die modernen Industriegesellschaften Zukunft haben. Die Vielfalt der Gestaltung familiären Zusammenlebens wird zunehmen, intrafamiliäre Arbeitsteilungen werden von den früheren Rollenklischees immer mehr abweichen und sich weiter differenzieren, doch scheint es unverzichtbar für jede Gesellschaft einerseits zu gesellschaftstragenden Familienformen zu kommen und andererseits alle echten Familienformen – und das sind für mich Gemeinschaften von Menschen, die auf der Ehe zweier erwachsener Personen verschiedenen Geschlechts aufbauen und die auf Kinder (leibliche oder adoptierte) ausgerichtet sind – gesellschaftlich (mit) zu tragen.

Auch hier nützen familienfreundliche Erklärungen, die keine praktischen Konsequenzen in den konkreten politisch gestalteten Lebensbereichen haben, wenig. Es muß daher getrachtet werden, die Bedeutung, die international und national der Familie in Erklärungen eingeräumt wird (kürzlich wieder beim Weltsozialgipfel im März 1995 in Kopenhagen), nicht nur immer wieder zu deklarieren, sondern auch praktisch zu verwirklichen, soll es nicht zu einer Verarmung (im umfassenden Sinn) vor allem der Schwächsten in den Gesellschaften, insbesondere der alten Menschen, der Arbeitslosen, der Frauen und Kinder kommen.

## 5.3 *Einsamkeit und soziale Isolation? Theoretische Konzepte und ausgewählte empirische Befunde zur Altersproblematik*

### 5.3.1 Einleitung

Eine besondere Aufgabe des höheren Erwachsenenalters, die eine Umorientierung und Anpassung erfordert, ergibt sich aus den Veränderungen im sozialen Bereich. Intensive Kontakte zu bestimmten Personenkreisen lockern sich allmählich oder brechen ab, Kontakte mit anderen Menschen werden neu geschlossen – eine Fähigkeit, die man – zu Unrecht – dem älteren Menschen gerne grundsätzlich abspricht. Es gilt mittlerweile in der breiten Öffentlichkeit als Grundüberzeugung, daß das Alter bei den meisten Menschen mit Einsamkeit und sozialer Isolierung einhergeht. Soziale Netzwerke verkleinern sich, der Aktionsradius wird unter anderem aus gesundheitlichen Gründen immer kürzer, so lautet die weithin vorherrschende Meinung. Gänzlich unrichtig ist diese Vorstellung nicht: So erhöht sich mit zunehmendem Alter die Wahrscheinlichkeit, körperliche Beeinträchtigungen hinnehmen zu müssen.[87] Daß das Alter generell mit Abhängigkeit, Einsamkeit und sozialer Isolation einhergeht, kann jedoch mit Sicherheit widerlegt werden. Dies zeigen zahlreiche empirische Studien, so auch die

[86] Beutelmeyer W et al (Hrsg) aaO, 10.

[87] Vgl Hofecker G, Neidermüller H, Physiologie und Pathophysiologie des Alterns. Österr Krankenh-Z (1993) 34: 307.

unlängst beim 27. Deutschen Kongreß der Soziologie vorgestellten Resultate der Berliner Altersstudie (BASE).[88]
In diesem Beitrag gilt es zunächst zu analysieren, daß das, was „soziale Isolation" mit dem Begriff umschreibt, wesentlich komplexer und mehrdeutiger ist, als nach dem alltagspsychologischen Denken zu erwarten ist. Weiters ist zu klären, durch welche Faktoren und Rahmenbedingungen soziale Isolation und Einsamkeit hervorgerufen werden können. Darüber hinaus gilt es darzustellen, in welcher Größenordnung dieser Problembereich bei älteren Menschen auftritt und welche Möglichkeiten zur Prävention bzw. zur Rehabilitation sich anbieten.

### 5.3.2 Einsamkeit und soziale Isolation: allgemeine Überlegungen

GEUSS definiert „soziale Isolation" als Diskrepanz zwischen vorhandener und gewünschter sozialer Interaktion, als das negative Erleben unzureichender Sozialkontakte: „Soziale Isolation tritt dann auf, wenn die Sozialkontakte eines Menschen von diesem nicht hinreichend erlebt werden und wenn dieses Erleben mit negativen Gefühlen verbunden ist ..."[89] Ein zentrales Merkmal sozialer Isolation ist demnach die sogenannte „Ist-Soll-Diskrepanz", bei der die Soll-Lage (der Wunsch nach Sozialkontakten in einem bestimmten Umfang/in einer bestimmten Intensität) nicht der Ist-Lage (dem vorhandenen Ausmaß an sozialen Kontakten) entspricht.

LEHR stellt bei dem Begriff der „sozialen Isolation" die objektiven Gegebenheiten im Bereich sozialer Kontakte in den Vordergrund, während „Einsamkeit" als das subjektive Erleben des sozialen Interaktionsgefüges angesehen wird. Einsamkeit müßte demnach als eine psychische Reaktion auf den Zustand sozialer Isolation angesehen werden.[90] Das subjektive Gefühl der Einsamkeit wird jedoch keineswegs von der objektiven Kontakthäufigkeit beeinflußt. So fühlt sich beispielsweise manch einer einsam, ist aber – an Ausmaß und Art objektiv feststellbarer Sozialkontakte gemessen – keineswegs sozial isoliert. Andere Menschen hingegen, die objektiv verhältnismäßig über wenig Sozialkontakte verfügen und nach außen hin isoliert erscheinen, fühlen sich jedoch keineswegs einsam. Von daher läßt sich nach LEHR festhalten: „Das Ausmaß der Einsamkeitsgefühle ist eher eine Funktion der Erwartungen hinsichtlich der Eltern-Kind-Beziehungen und hinsichtlich anderer Sozialkontakte als eine Funktion der tatsächlichen Kontakte."[91]
Bei der unter der Leitung von BALTES durchgeführten Berliner Altersstudie (BASE)[92] kommt deutlich zum Ausdruck, daß ein Großteil der befragten Senioren mit ihrem momentanen Leben zufrieden ist. Selbst

---

[88] Vgl MAAS I, Lebenslauf und Altern. Ergebnisse der Berliner Altersstudie (BASE). Schriftliche Fassung des gleichnamigen Vortrages anläßlich des 27. Kongreß der Deutschen Soziologie, Halle an der Saale, 3.–7. 4. 1995, 1ff.

[89] Vgl GEUSS H, Einsamkeit und soziale Isolierung bei alten Menschen. In: HOWE J et al (Hrsg) Lehrbuch der psychologischen und sozialen Alternswissenschaft. Bd 2: Psychosoziale Probleme älterer Menschen, Heidelberg 1990, 27.

[90] Vgl LEHR U, Psychologie des Alterns, 7. Aufl, Heidelberg Wiesbaden 1991, 280.

[91] Vgl LEHR U, Psychologie des Alterns, 7. Aufl, Heidelberg Wiesbaden 1991, 280.

[92] Es ist eine Besonderheit der Berliner Altersstudie, daß Vergleiche zwischen Daten aus den einzelnen Schwerpunkten, etwa aus der Medizin, der Soziologie und der Psychologie, möglich sind. Sie ist die erste repräsentative Untersuchung an älteren Menschen in der Bundesrepublik Deutschland, bei der über 500 Männer und Frauen interdisziplinär von Medizinern, Psychologen, Psychiatern und Soziologen befragt und getestet wurden. Darüber hinaus vermittelt die Studie Informationen über eine Gruppe von Senioren, über die es noch verhältnismäßig wenig Erkenntnisse gibt, die Hochbetagten, nämlich über 80 Jahre.

unter sehr eingeschränkten Lebensumständen, bedingt durch körperliche oder geistige Einbußen, zuweilen auch durch Armut, sehen viele der älteren Befragten der Zukunft mit Freude entgegen. Der Anteil jener, die sich von ihren Mitmenschen isoliert betrachten und unter diesem Zustand sehr leiden, beträgt rund 15 Prozent. Umgekehrt bedeutet dies: 85 Prozent der in der BASE untersuchten 70- bis 104jährigen sind nicht „verzweifelt" einsam; die meisten fühlen sich hingegen gut aufgehoben in ihrem „sozialen Netz". Die Studie belegt darüber hinaus, daß die Zahl der Bezugspersonen zwar im Laufe der Jahre abnimmt, nicht jedoch die Intensität der Beziehungen mit Angehörigen, Freunden oder auch Helfern von sozialen Diensten. Diese Beobachtungen zeigen nach der Ansicht der Autoren die Bedeutung von zwei grundlegenden Kräften der menschlichen Psyche. Erstens handelt es sich hierbei um die Fähigkeit, sich an die schwierigsten Lebenslagen anzupassen. Zweitens, ist diese Fähigkeit von großem Nutzen, wenn es um die Maximierung von Wohlbefindenseffekten geht. Für das seelische Gleichgewicht des einzelnen Individuums ist es nämlich nicht entscheidend, wie die physische Konstitution des Körpers sowie der sozioökonomische Status „objektiv" beschaffen sind, sondern wie man „subjektiv" über die jeweilige Lebenssituation denkt. Ältere Menschen bedienen sich diesbezüglich ebenso wie jüngere Menschen häufig mehrerer Techniken, beispielsweise der Technik des sozialen Vergleichs („Dem geht es ja viel schlechter als mir") oder der des Kontrastierens mit früheren Lebensphasen („Ich habe zwei Weltkriege überstanden – dann werde ich mit dieser Arthrose doch wohl auch noch fertig werden").

Repräsentativ für die österreichische Bevölkerung wurden positive und negative Aspekte des Alters von MAJCE erarbeitet und systematisiert. Auffallend hinsichtlich der Vorteile des Alters ist hierbei die große Bedeutung, die der sogenananten „späten Freiheit", dem Freiwerden von beruflichen Zwängen und von Fremdbestimmung zugemessen wird – 38 Prozent der Österreicher sehen darin den größten Vorteil des Alters (siehe Tabelle 1).

Die größten Nachteile des Alters werden eindeutig von der Gesundheitsproblematik dominiert. Knapp drei Viertel aller Österreicher erblicken darin den negativsten Aspekt des Alters, wobei innerhalb dieses Bereiches die körperlichen Defizite die wichtigste Rolle spielen. Einsamkeit und soziale Isolation stehen mit 11 Prozent an zweiter Stelle der Altersnachteile (siehe Tabelle 2).

Ein anderes, differenziertes Resultat, das sich bei der Analyse hinsichtlich der größten Nachteile des Alters ergab, ist eine geschlechtsspezifische Antwortverteilung. Frauen nennen Gesundheitsprobleme und vermehrt noch die Einsamkeitsproblematik häufiger als Männer, was zum einen mit ihrer persönlichen Situation (sie sind im Alter viel eher verwitwet als Männer und klagen eher über Krankheiten und Beschwerden), zum anderen aber auch damit zusammenhängt, daß fast ausschließlich Frauen als Betreuerinnen für hilfs- und pflegebedürftige alte Angehörige beansprucht werden.[93]

Ein Problem bei der Einschätzung der älteren Menschen, aber auch des Alters, durch alte Menschen im Rahmen der von MAJCE durchgeführten Studie bestand darin, daß deren Aussagen nicht ohne weiteres im Sinne einer Selbstbeschreibung („als Alte") interpretiert werden dürfen. Es ist durchaus möglich und entspricht ebenso den Ergebnissen der Berliner Altersstudie (BASE), daß ältere Bürger einen Unterschied zwischen „den Alten" und sich selbst machen, so daß

---

[93] Vgl HÖRL J, Altwerden in Europa. Bedingungen – Tatsachen – Perspektiven. Schriftliche Fassung zum gleichnamigen Vortrag beim I. Österreichischen Kongreß für Alten- und Hauskrankenpflege gemeinsam mit dem III. Seminar für Geriatrie der Österreichischen Ärztekammer, Innsbruck, 6.–8. September 1990, 10ff.

etwa ein negatives Altenstereotyp, welches die Alten selbst vertreten, nicht als Bestätigung dafür gewertet werden darf, daß die negativen Eigenschaftsausprägungen auch real bei der Mehrheit der alten Menschen auftreten. Es sei auch daran erinnert, daß zahlreiche ältere Personen sich selbst nicht als „alt" definieren.

Um solche Fehldeutungen zu vermeiden, wurden die Befragten sowohl zu Angaben

**Tabelle 1.** Die größten Vorteile des Alters, thematisch gruppiert (n = 1.500)[a]

| Thematische Gruppe | Einzelvorteil | Genannt von % der Befragten |
|---|---|---|
| *„Lebenserfahrung"* | Lebenserfahrung | 18 |
| | positive Bilanz ziehen können/ etwas geschaffen haben | 2 |
| | Gelassenheit | 1 |
| | Toleranz | 0[b] |
| | Zusammen | 22 |
| *„Späte Freiheit"* | Ruhe | 10 |
| | mehr Feizeit | 7 |
| | nicht mehr im Berufsleben stehen | 6 |
| | Unabhängigkeit, Ungebundenheit | 4 |
| | mehr Zeit für sich selbst haben | 4 |
| | frei sein von Streß und Leistungsdruck | 2 |
| | Hobbies nachgehen können | 2 |
| | das Leben im Alter genießen | 1 |
| | mehr Zeit für Urlaub/Reisen | 1 |
| | lange schlafen können | 0[b] |
| | Zusammen | 38 |
| *„Materielle Sicherung"* | Pension/Rente | 10 |
| | finanzielle Sicherstellung | 4 |
| | sorgenfreies Leben | 2 |
| | versorgt sein | 0[b] |
| | Zusammen | 17 |
| *Sonstige Angaben* | Gesundheit | 5 |
| | andere Angaben | 2 |
| | Zufriedenheit | 1 |
| | Ansprüche sinken | 1 |
| | mit der Familie zusammen sein | 1 |
| | Enkelkinder haben | 0[b] |
| | gemeinsam alt werden | 0[b] |
| | Kinder sind versorgt | 0[b] |
| | Sport betreiben | 0[b] |
| | Zusammen | 9 |
| *Keine Angaben* | | 14 |
| | Insgesamt | 100 |

[a] Quelle: Majce G, Altersbild und Generationenverhältnis in Österreich, Wien 1992, 49
[b] Fallzahl ergibt weniger als 0,5 Prozent

**Tabelle 2.** Die größten Nachteile des Alters, thematisch gruppiert (n = 1.500)[a]

| Thematische Gruppe | Einzelnachteil | Genannt von % der Befragten |
|---|---|---|
| *„Gesundheitsdefizite"* | Verschlechterung des Gesundheitszustandes | 54 |
| | Einschränkung der Bewegungsfreiheit/ Leistungsabfall | 11 |
| | Pflegebedürftigkeit/Abhängigkeit von anderen | 4 |
| | geistiger Abbau/„Verkalkung" | 1 |
| | behindert sein | 1 |
| | Einschränkungen bei der Lebensgestaltung | 1 |
| | Zusammen | 72 |
| *„Einsamkeit/Isolation"* | Einsamkeit/Kontaktarmut | 8 |
| | Kontaktverlust zur jüngeren Generation | 1 |
| | zu einer Randgruppe werden | 1 |
| | abgeschoben werden (Altersheim) | 0[b] |
| | Zusammen | 11 |
| *Sonstige Angaben* | finanzielle Einbußen | 3 |
| | daß das Leben bald vorbei ist (Tod) | 3 |
| | nicht mehr arbeiten können | 1 |
| | andere Angaben | 2 |
| | Zusammen | 9 |
| *Keine Angaben* | | 7 |
| | Insgesamt | 100 |

[a] Quelle: Majce G, Altersbild und Generationenverhältnis in Österreich, Wien 1992, 52
[b] Fallzahl ergibt weniger als 0,5 Prozent

über ihre Einschätzung „des Alters" bzw. „der alten Menschen" veranlaßt als auch zu Selbstbeschreibungen, in denen sie sich als Personen, nicht als Angehörige bestimmter Kohorten, charakterisieren sollten. Diese Selbstbeschreibung erfolgte unter anderem durch zwei Polaritätsprofile, mittels derer die Befragten sich, erstens zu Beginn des Interviews selbst charakterisieren sollten und zweitens, gegen Ende der Befragung mit denselben Eigenschaften ihre Einstellung von den „älteren Menschen" spezifizieren konnten. Im folgenden werden zunächst für ausgewählte Statements der „persönlichen Eingenschaftszuschreibung" die Mittelwerte der bis 70jährigen mit jenen der über 70jährigen verglichen. Jeder Befragte konnte zwischen 0 und 10 Punkte vergeben, um das Ausmaß, in der er/sie über diese „Eigenschaft" verfügte, zu quantifizieren. Tabelle 3 stellt die Mittelwerte einander gegenüber. Hierbei zeigt sich deutlich, daß sich Ältere und Jüngere innerhalb der österreichischen Bevölkerung in sämtlichen Eigenschaften, die sich in der Befragung als die größten Vor- und Nachteile herauskristallisierten, signifikant voneinander unterscheiden. Besonders hohe Differenzen treten diesbezüglich im Bereich „Gesundheitsdefizite" auf, die Unterschiede im Bereich „Einsamkeit" sind zwar signifikant, aber nicht übermäßig hoch. Diesbezüglich ist zu beachten, daß 80 Prozent der Älteren mit dem Ausmaß ihrer Sozialkontakte zufrieden sind. Lediglich 5

**Tabelle 3.** Mittelwerte ausgewählter „persönlicher Eigenschaften" für die Themenbereiche „späte Freiheit", Lebenserfahrung, Gesundheit und Einsamkeit – Gegenüberstellung der über 70jährigen mit der restlichen österreichischen Bevölkerung[a]

| | Eigenschaft (min = 0, max = 10) | Mittelwert bis 70 | Mittelwert 70+ | Differenz | Signif. (t-Test) |
|---|---|---|---|---|---|
| *Gesundheit* | körperlich fit, gesund sein | 7,3 | 5,0 | 2,3 | ** |
| | Energie, Tatkraft, Vitalität haben | 7,5 | 5,3 | 2,2 | ** |
| | leistungsfähig sein, etwas zustande bringen | 7,5 | 5,4 | 2,3 | ** |
| | gute geistige Fähigkeiten, Lernfähigkeit, Intelligenz | 7,3 | 5,4 | 1,9 | ** |
| | gut aussehen, für andere attraktiv sein | 7,3 | 4,2 | 3,2 | ** |
| *Einsamkeit* | sich langweilen | 1,7 | 2,3 | -06 | * |
| | einsam sein, unter Einsamkeit leiden | 2,0 | 2,6 | -06 | * |
| | das Leben kennen, Lebensweisheit haben | 6,7 | 7,7 | -1,0 | ** |
| *Lebenserfahrung „Späte Freiheit"* | sich frei fühlen, keine Zwänge | 6,1 | 6,7 | -06 | * |

[a] Quelle: Majce G, Altersbild und Generationenverhältnis in Österreich, Wien 1992, 55

Prozent der über 60jährigen möchten öfter Besuche erhalten, wobei dieser Wunsch in ländlichen Gemeinden mit 8 Prozent am höchsten und in Wien mit 4 Prozent am niedrigsten ist. Diese Daten rechtfertigen sicherlich nicht eine Verallgemeinerung vom „vereinsamten und isolierten" alten Menschen. Auch bei den Vorteilen urteilen die Betroffenen so, wie dies den allgemeinen Ansichten von den Vorzügen des Alters entspricht: Ältere sehen sich in einem deutlich höheren Maße mit Lebenserfahrung bzw. Lebensweisheit ausgestattet, als Jüngere sich sehen und sie fühlen sich freier, als die übrige Bevölkerung dies tut. Es wäre offenkundig falsch, davon auszugehen, daß das Altersbild in der österreichischen Bevölkerung ein bloßes Stereotyp ohne jeglichen Bezug zur Realität wäre.

Bei der von Tunstall durchgeführten Studie „Old and alone" zeigten sich ebenfalls signifikante geschlechtsspezifische sowie altersspezifische Unterschiede hinsichtlich des Einsamkeitserlebens. Frauen klagen häufiger über Einsamkeitsgefühle als Männer (34 Prozent zu 19 Prozent) und Personen, die über 75 Jahre und älter sind, klagen mehr als solche, die 65 bis 75 Jahre alt sind. Darüber hinaus klagen jene, denen es gesundheitlich schlechter geht (48 Prozent) mehr als jene, die ihren Gesundheitszustand positiver einschätzen (19 Prozent).[94]

Einen weiteren Zusammenhang fand Goldfarb zwischen dem Gefühl der Einsamkeit und dem Ausmaß an Inaktivität und Lange-

[94] Vgl Tunstall J, Old and alone; a sociological study of old people, London 1966.

weile, den er als „Einsamkeit als Funktion der Langeweile" definiert: Personen, die einen eingeschränkten Interessensradius aufweisen, eine geringe Zielgerichtetheit und eingeschränkte Zukunftsorientierung, die unzufrieden sind und von geringerem Selbstvertrauen, klagen häufiger über Einsamkeit. Menschen, die einen eingeschränkten Aktions- bzw. Interessensradius aufweisen, eine geringe Zielgerichtetheit und eine eingeschränkte Zukunftsorientierung, die unzufrieden sind und von niedrigem Selbstwertgefühl, klagen ebenso häufiger über Einsamkeit.[95]

Neben der „Einsamkeit als Funktion der Langeweile" sieht GOLDFARB einen Zusammenhang zwischen Einsamkeit und Abhängigkeit. Abhängige Menschen seien stärker auf andere Personen angewiesen und so sei es verständlich, daß verminderter Sozialkontakt bei ihnen in verstärkten Ausmaß Einsamkeitsgefühle hervorruft.[96]

### 5.3.3 Zum Ausmaß an sozialen Kontakten im Alter und zur Zufriedenheit mit diesen

Nach KRUSE wird die sich im Alter zeigende Intensität und Qualität von sozialen Beziehungen sowie der Grad der Zufriedenheit von folgenden Faktoren bedingt: Von dem in früheren Lebensabschnitten präferierten Lebensstil, vom Geschlecht, von persönlichkeitsspezifischen und biographischen Momenten sowie von anderen sozialstrukturellen Rahmenbedingungen.[97]

Nach HAVINGHURST sind Menschen mit stärker passiven Verhaltensweisen und stärker häuslich zentriertem Lebensstil dann im Alter zufriedener, wenn ihnen ein Rückzug aus dem Kreis der Sozialkontakte ermöglicht wird.[98] Personen hingegen, die durch eine größere Nach-Außen-Gewandtheit und generell stärkere Aktivität gekennzeichnet sind, sind dann besser an den Alternsprozeß angepaßt, wenn sie ihren aktiven Lebensstil beibehalten können und wenn ihnen eine hohe Rollenaktivität ermöglicht ist.

Ein erfolgreiches und zufriedenes Altern ist diesem Konzept zufolge, das in der Sozialgerontologie als *„Aktivitätstheorie"* bezeichnet wird, zufolge nur dann möglich, wenn die Aktivität der mittleren Lebensjahre aufrechterhalten wird; da gesellschaftlich bedingte Rollen- und Funktionsverluste im Alter nicht zu vermeiden zu seien, sie aber für das Individuum einen unbefriedigenden Rückzug bedeuten, müsse nach Bewältigungsformen und Kompensationsmöglichkeiten gesucht werden, um „Selbstwert- und Zufriedenheitsgefühle durch ein andauerndes Maß an Aktivitäten mit anderen Menschen zu wahren"[99].

Anzumerken ist, daß das in der Aktivitätstheorie eine Tendenz liegt, das Alter nicht als eigenständige soziale Realität zu akzeptieren. Vielmehr wird der Eindruck vermittelt, Alter sei unweigerlich eine negative Lebensphase, ein zu bekämpfendes Schicksal, das nur durch (eine idealisierte) Aktivität zu verhindern ist. Insofern ist die Aktivitätstheorie strenggenommen eine Theorie gegen das Alter.[100] Vernachlässigt werden darüber hinaus nicht kompensierbare Veränderungen, wie etwa irreversible

---

[95] Vgl GOLDFARB AI, Psychodynamics and the three-generation family. In: SHANANS E, KALISH R (eds) Social structure and the family, 1965, 10ff.

[96] Vgl GOLDFARB AI, The psychodynamics of dependency and the search for aid. In: KALISH R (ed) The dependencies of old people. Michigan 1969, 2ff.

[97] Vgl KRUSE A, Sozialkontakte. In: OSWALD WD, et al (Hrsg) Gerontologie, Stuttgart 1984, 444ff.

[98] Vgl HAVINGHURST R, Ansichten über ein erfolgreiches Altern. In: LEHR U, THOMAE H (Hrsg) Altern – Probleme und Tatsachen, Wiesbaden 1977, 567ff.

[99] Vgl AMANN A, Die vielen Gesichter des Alters – Tatsachen, Fragen, Kritiken, Wien 1989, 31.

[100] Vgl BACKES G, Frauen im Alter – ihre besondere Benachteiligung im Alter als Resultat lebenslanger Unterprivilegierung, Bielefeld 1983, 36.

chronische Krankheiten und wesentliche Hintergrundvariablen, wie beispielsweise Schicht-, Geschlechts- und Kohortenzugehörigkeit.

Eine konträre Betrachtung des Alternsprozesses im allgemeinen sowie der sozialen Isolation im besonderen wird von den Vertretern der *Disengagementtheorie* dokumentiert, die vom Postulat des naturgemäßen Rückzuges von Aktivität im Alter ausgehen.[101] Alter wird hier als neue Entwicklungsstufe im menschlichen Leben dargestellt, wobei die Reduzierung der Aktivitäten und sozialen Kontakte nicht allein durch den Druck der Gesellschaft bewirkt wird, „... sondern sich vielmehr in einem wechselseitigen Prozeß zwischen Gesellschaft und Individuum vollziehe und auch einem biologisch bedingten, inneren Bedürfnis des alternden Menschen entspreche"[102]. Das heißt, als eine wichtige Voraussetzung für ein „erfolgreiches" Altern wird das Zusammentreffen der individuellen Bedürfnisse und des gesellschaftlichen Erfordernisses nach Disengagement genannt, wobei im Falle von Differenzen die gesellschaftlichen Erwartungen gegenüber den individuellen Erwartungen ausschlaggebend seien.

TOWNSEND erhob bei einer Stichprobe von 203 älteren Menschen die durchschnittliche Anzahl familiärer und außerfamiliärer Kontakte innerhalb eines bestimmten Zeitraumes.[103] Für jede Art von Kontakt bzw. sozialer Aktivität wurden hierbei Punkte vergeben und so ein wöchentlicher High-Score errechnet, welcher Aufschluß über das Ausmaß an sozialer Isolation geben sollte. Dabei wurden Faktoren erarbeitet, welche mit dem Ausmaß an sozialen Kontakten in Zusammenhang stehen: Der Großteil der sozial isolierten, alten Menschen lebte allein, war älter als der Durchschnitt, hatte keine Kinder oder sonstige Verwandte, die in der Nähe wohnten, war pensioniert und gebrechlich bzw. schwach. TOWNSEND vertritt die Ansicht, daß eine Kombination dieser Faktoren für soziale Isolation und Einsamkeit verantwortlich sei.

Anzumerken ist jedoch, daß mit dieser Methodik, soziale Kontakte und Aktivitäten zu erfassen, sowohl die Funktionalität, Intensität und Dauer der Kontakte unberücksichtigt bleiben als auch andere, eventuell wichtige Kontakte, die unregelmäßig erfolgen.

LAUTH und VIEHBAHN führen eine Reduktion von Sozialkontakten im Alter auf folgende Faktoren zurück:[104]

- *Ausscheiden aus dem Berufsleben*: Erwerbstätigkeit bietet im allgemeinen zahlreiche Möglichkeiten, mit anderen Menschen persönlichen Kontakt aufzunehmen und diesen über einen längeren Zeitraum aufrechtzuerhalten. Dies muß sich auch nicht nur auf den beruflichen Bereich beschränken, sondern kann ebenso auf privater Ebene weitergeführt bzw. intensiviert werden. Durch die berufliche Ausgliederung hat der einzelne keinen Zugang mehr zur Arbeitsorganisation, sodaß ein Mangel an Begegnungsmöglichkeiten mit Kollegen, Vorgesetzten, Untergebenen, Klienten, Kunden, Partnern etc. entsteht. Darüber hinaus können auch private Kontakte mit ehemaligen Kollegen abnehmen. Eine besondere Stellung nehmen diesbezüglich bestimmte Personengruppen

[101] Die Disengagementtheorie geht auf CUMMING und HENRY zurück. Vgl CUMMING E, HENRY W, Growing old – a view depth of the social and psychological process in aging, New York 1961, 11ff.

[102] Vgl FLOSS F, Soziale Ungleichheit im Alter, Diss, Linz 1982, 22.

[103] Vgl TOWNSEND P, Isolation and loneliness in the aged. In: WEISS R (ed) The experience of emotional and social isolation, Cambridge 1973, 175ff.

[104] Vgl LAUTH/VIEBAHN, Soziale Isolierung. Ursachen und Interventionsmöglichkeiten, München Weinheim 1987.

ein, die nie erwerbstätig waren und bei denen diese Problematik lediglich mit Einschränkungen zutrifft.

- *Materieller Status:* Infolge der Berentung bzw. der Pensionierung werden die finanziellen Ressourcen bei den meisten Menschen geringer. Häufig werden die bis dahin gewohnten Reiseaktivitäten mit ihren vielfältigen Kontaktmöglichkeiten verringert. Verwandtenbesuche werden seltener. Einladungen müssen reduziert werden, Restaurant-, Theater-, Kinobesuche etc. werden eventuell im bisherigen Ausmaß unmöglich, in manchen Fällen kann die Wohnung nicht mehr gehalten werden. Die materielle Situation trägt somit gegenwärtig häufig zur Reduzierung der sozialen Kontakte in einem nicht zu unterschätzenden Ausmaß bei.
- *Tod von primären Bezugspersonen:* Der Tod einer primären Bezugsperson kann bei Menschen aller Altersgruppen zur sozialen Isolation führen, aber gerade ältere Personen fällt eine Substitution solcher Beziehungen schwer. So ein Ereignis kann unter anderem dazu führen, daß ein Umzug erforderlich wird, was wiederum einen Verlust von Nachbarn, Freunden und Bekannten bedeutet.
- *Entwicklung des Gesundheitszustandes:* Es ist offenkundig, daß körperliche bzw. geistige Beeinträchtigungen oder gar Gebrechen, deren Auftretenswahrscheinlichkeit mit höherem Lebensalter kontinuierlich zunimmt, den Interaktionsradius eines Menschen wesentlich verringern können. Besteht etwa die Möglichkeit nicht mehr, die eigene Wohnung ohne fremde Hilfe zu verlassen, reduzieren sich zwangsläufig die Möglichkeiten und Chancen zur aktiven Kontaktaufnahme mit anderen Personen; in der Folge nehmen häufig die Besuche ab, da soziale Kontakte einigermaßen symmetrisch gestaltet sein müssen, um von allen Beteiligten als befriedigend erlebt werden zu können. Münden solche Gebrechen schließlich in einen Heimaufenthalt ein, verliert der Betroffene zusätzlich das vertraute Personenumfeld und findet sich in einem Altenheim (völlig) isoliert.

ZIMMERMANN vertritt die Auffassung, daß soziale Isolation durch die Politik der zwangsweisen Pensionierung und der damit einhergehenden knappen materiellen Mittel gefördert wird.[105] Weitere verantwortliche Faktoren werden im Rückgang an Mobilität aufgrund körperlicher Gebrechen, Tod eines Ehepartners, der Verwandten, Freunde oder Bekannte gleichen Alters und in den weitverbreiteten Vorurteilen über die alten Menschen gesehen. Darüber hinaus wirke sich die soziale Isolation desozialisierend auf den alten Menschen, erschwere eine soziale Anpassung, reduziere Unabhängigkeit als Einstellungsmuster und rufe oftmals Verhaltensweisen hervor, die mit psychischen Störungen verbunden sind. Diese psychosomatischen Störungen können wiederum zu irreversiblen Behinderungen in kognitiven und affektiven Bereichen führen.

### 5.3.4 Familiäre und außerfamiliäre Kontakte

Bei der von RENNER durchgeführten Längsschnittuntersuchung an rund 200 Frauen und Männern wurde der Versuch unternommen, die Situation des alternden und älteren Menschen zugleich von mehreren Fragestellungen her anzugehen, um so zu einer mehrdimensionalen Erfassung der spezifischen Situation des Menschen im höheren Lebensalter zu gelangen.[106]

---

105 Vgl ZIMMERMANN R, Alter und Hilfsbedürftigkeit, Stuttgart 1977.

106 Vgl RENNER MMTh, Strukturen sozialer Teilhabe im höheren Lebensalter mit besonderer Berücksichtigung der sozialen Beziehungen zwischen den Mitgliedern der modernen Kernfamilie, Diss, Bonn 1969.

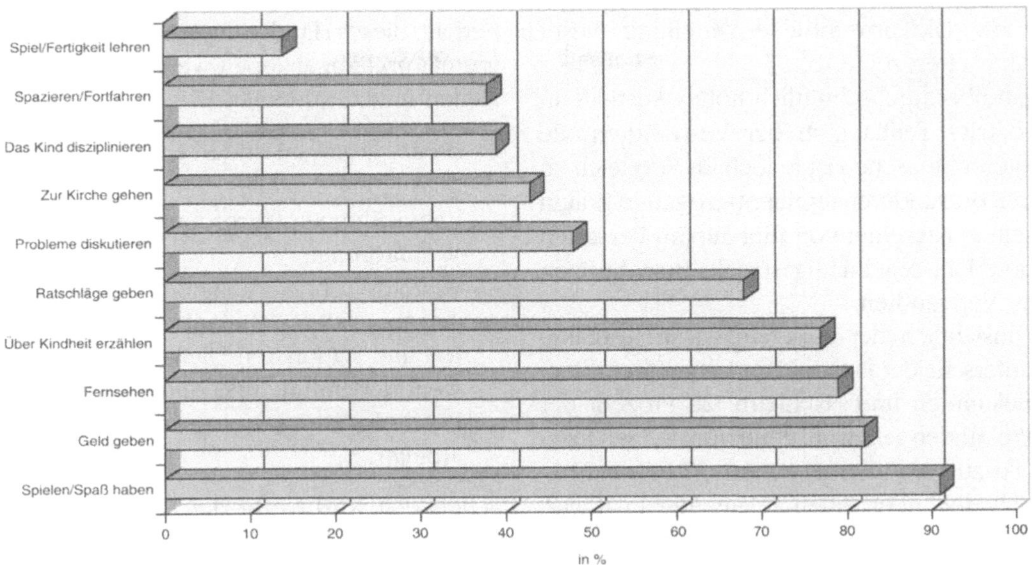


**Abb. 5.** Prozentuelle Verteilung der von Großeltern und Enkelkindern gemeinsam durchgeführten Tätigkeiten

Die Längsschnitt-Erhebung soziologisch und psychologisch relevanter Sachverhalte erfolgte in einem Zeitraum von fünf Jahren, mit drei zunächst im Abstand von einem Jahr am gleichen Personenkreis durchgeführten Untersuchungen von je einer Woche Dauer und einer gleichartigen Wiederholungsuntersuchung nach einem Intervall von zwölf Monaten. Im Rahmen dieser Untersuchung sollte ein möglichst vielschichtiges Bild der aktiven psychosozialen Situation älterer Menschen zwischen dem 70. und 90. Lebensjahr gewonnen werden. Hierbei sollten Dimensionen zur Strukturierung des Lebensraumes älterer Menschen basierend auf der Disengagementtheorie erfaßt und sichtbar gemacht werden. Anhand standardisierter Surveys wurden unter anderem Einstellungen der interviewten Personen erarbeitet. Die Ergebnisse dieser Studie verdeutlichen, daß das Ausmaß an sozialer Teilhabe in der Partnerrolle bei den Befragten als hoch zu bezeichnen ist. Etwa ein Drittel aller befragten Personen mit Kindern unterhält nur wenig oder gelegentlich Kontakt zu den eigenen Kindern, lebt also relativ isoliert von diesen. 75 Prozent der Befragten pflegen sehr gute soziale Beziehungen zu ihren Nachkommen und treffen einander mindestens zweimal innerhalb einer Woche, meist jedoch häufiger. Eine ausreichende soziale Integration konnte darüber hinaus auch im Rollenbereich der Großeltern festgestellt werden. So sind bei knapp drei Viertel der Befragten lebhafte soziale Beziehungen zu der jüngsten Generation festzustellen.

CHERLIN und FURSTENBERG weisen diesbezüglich auf die umfangreichen Dimensionen der gemeinsamen Aktivitäten hin.[107] Demnach unternehmen Großeltern mit ihren Enkelkindern folgendes: Spielen und Spaß haben (91 Prozent), Fernsehen (79 Prozent), über die Kindheit der Großeltern erzählen (77 Prozent), dem Kind Ratschläge erteilen (68 Prozent), die Probleme des Kindes diskutieren (48 Prozent), zur Kirche gehen (43 Prozent), das Kind disziplinieren (39 Prozent), ein Spiel oder eine Fertigkeit lehren

107 Vgl CHERLIN A, FURSTENBERG FJ, The new American grandparent: a place in the family, a life apart, New York 1986.

(14 Prozent), aber auch Geld geben (82 Prozent). Die prozentuelle Verteilung dieser Aktivitäten zeigt Abb. 5.
Ein überdurchschnittlich hohes Ausmaß an sozialer Teilhabe in der Verwandtenrolle älterer Menschen ist jedoch im Vergleich zu den drei anderen familienbezogenen Rollen selten. Nur einer von fünf älteren Personen unterhält regelmäßig soziale Beziehungen zu Verwandten.
Hinsichtlich der außerfamiliären Kontakte unterscheidet RENNER[108] zwischen Freunden, Bekannten und Nachbarn: 28 Prozent der Probanden gaben an, überhaupt keinen Kontakt zu Freunden zu haben. 37 Prozent berichteten über einen relativ regelmäßigen persönlichen Umgang mit Bekannten und bei lediglich 7 Prozent der Interviewten konnte das Höchstmaß an sozialer Teilhabe mit einem Freund durch tägliches Treffen und zahlreiche gemeinsam unternommene Aktivitäten festgestellt werden. 27 Prozent der Befragten gaben an, gelegentlich Kontakt mit Freunden zu haben. Das Ausmaß sozialer Kontakte mit Bekannten weist eine ähnliche Tendenz auf. Auch hier herrschen die mittleren Grade sozialer Teilhabe vor, d.h. sowohl die höchsten als auch die niedrigsten Ausprägungen sozialer Teilhabe mit Bekannten sind bei den befragten Personen selten.
Bei der Kontakthäufigkeit mit Nachbarn stehen einander zwei Gruppen gegenüber: einerseits besteht ein mehr oder weniger distanziertes Verhältnis, andererseits jedoch eine persönliche Beziehung zu den eigenen Nachbarn.

### 5.3.5 Prävention und Intervention

Die wichtigsten Mechanismen und Maßnahmen seien an dieser Stelle lediglich angedeutet, da sie in zahlreichen Beiträgen innerhalb dieses Handbuches ausführlich dargestellt und abgehandelt werden. Zu ihnen zählen unter anderem:

- breiter gestreute und intensivere Vorbereitung auf das Alter;
- Entwicklung und Erprobung alternativer Wohnformen;
- weitere Verbesserungen im Bereich der Angebote der ambulanten, teilstationären und stationären Dienste;
- weitere Beratung und Hilfe durch Ärzte, Psychologen, Soziologen und Sozialarbeiter.

Schließlich wird es für die Zukunft darauf ankommen, die soziale Kompetenz der zukünftigen alten Menschen erheblich zu steigern. Aufgrund der von ZAPF erstellten These der „Pluralisierung der Lebensstile"[109] und einer zunehmenden Selbstenfaltung des einzelnen Individuums mag man der Zukunft aus der heutigen Perspektive mit einem gewissen Optimismus entgegensehen, da die zukünftigen Alten mit den heutigen Alten kaum zu vergleichen sind; als Schlagwort sei hier nur das größere Selbstbewußtsein der heute „Mittelalten" genannt. Auf der einen Seite kann der zweifellos zu beobachtende zunehmende Egozentrismus im Zusammenhang mit der zunehmenden Singularisierung der derzeit heranwachsenden Generation exakt zum Gegenteil führen, nämlich zu einer „subjektiv erwarteten Pflegebedürftigkeit", mit all ihren bereits genannten Folgen, die dann zwangsläufig immer mehr alte Menschen in das soziale Abseits führen muß.[110]

---

[108] Vgl RENNER MMTh, Strukturen sozialer Teilhabe im höheren Lebensalter mit besonderer Berücksichtigung der sozialen Beziehungen zwischen den Mitgliedern der modernen Kernfamilie, Diss, Bonn 1969.

[109] Vgl ZAPF W, Individualisierung und Sicherheit – Untersuchungen zur Lebensqualität in der Bundesrepublik Deutschland, München 1987, 18ff.

[110] Vgl IMHOF AE, Von der schlechten alten Zwangsgemeinschaft zum guten neuen Single? Ein Statement in sieben Punkten. In: ZAPOTOCZKY K, GRAUSGRUBER A, MECHTLER R (Hrsg) Gesundheit im Brennpunkt. Bd 4: Anforderungen und Leistungen, Linz 1994, 297ff.

# Literatur


AMANN A (1989) Die vielen Gesichter des Alters – Tatsachen, Fragen, Kritiken. Wien

ANDERS A (Hrsg) (1988) Autonome Frauen. Schlüsseltexte der Neuen Freuenbewegung seit 1968. Frankfurt/Main

ARNOLD K (1991) Altern und Leistung: Ergebnisse einer repräsentativen Umfrage. In: LANG E, ARNOLD K (Hrsg) Altern und Leistung. Stuttgart, S 152–168

BACKES G (1983) Frauen im Alter – ihre besondere Benachteiligung im Alter als Resultat lebenslanger Unterprivilegierung. Bielefeld

BALTES P, MITTELSTRASS J (Hrsg) (1992) Zukunft des Alterns und gesellschaftliche Entwicklung. Berlin New York

BAUSCHMID E (1994) Familie ist kein Auslaufmodell. In: Süddeutsche Zeitung vom 4. 1. 1994

BECK-GERNSHEIM E (1994) Auf dem Weg in die postfamiliale Familie. Von der Notgemeinschaft zur Wahlverwandtschaft. In: Politik und Zeitgeschichte. Beilage zur Wochenzeitung *Das Parlament*, Bonn

BERGER PL, KELLNER H (1965) Die Ehe und die Konstruktion der Wirklichheit. In: Soziale Welt 3, Jahrgang XVI, Göttingen

BERGER PL, LUCKMANN T (1980) Die gesellschaftliche Konstruktion der Wirklichkeit. Frankfurt am Main

BERNER P, ZAPOTOCZKY K (1992) (Hrsg) Gesundheit im Brennpunkt. Zwischen Professionalisierung, Laiensystem und Bürokratie, Bd 3. Linz

BETRAM H (1994) Die Stadt, das Individium und das Verschwinden der Familie. In: Aus Politik und Zeitgeschichte, Beilage zur Wochenzeitung *Das Parlament*, Bonn

BEUTELMEYER W, BACO U, STARMAYR B (1994) Familie – ein gefährdeter Wert. In: BEUTELMEYER W et al (Hrsg) Strategien für neue Werte. Market-Studienreihe Bd. 3, Linz

BRAUN H (1992) Alter als gesellschaftliche Herausforderung. Regensburg

CHERLIN A, FURSTENBERG FJ (1986) The new American grandparent: a place in the family, a life apart. New York

COHN-BENDIT B, COHN-BENDIT D (1968) Linksradikalismus – Gewaltkur gegen die Alterskrankheit des Kommunismus. Reinbek

CUMMING E, HENRY W (1961) Growing old – a view depth of the social and psychological process in aging. New York

DIECK M, NAEGELE G (1978) Vorwort der Herausgeber. In: DIECK M, NAEGELE G (Hrsg) Sozialpolitik für ältere Menschen. Heidelberg, S 7–13

DITTMANN-KOHLI F (1986) Die trainingsbedingte Veränderung von Leistungsbild und kognitiven Fähigkeiten im Alter. Z Gerontol 19: 309–322

DORNMAYR H et al (1993) Bedarf und soziales Dienstleistungsangebot. In: BACHER J (Hrsg) Handlungsfelder kommunaler Sozialpolitik. Eine sozialwissenschaftliche Fallstudie am Beispiel der Stadt Wels. Linz, S 127–196

ELIAS N, SCOTSON JL (1990) Etablierte und Außenseiter. Frankfurt/Main

FLOSS F (1982) Soziale Ungleichheit im Alter. Diss Linz

GENSICKE T (1994) Wertewandel und Familie. Auf dem Weg zu „egoistischem“ und „kooperativem“ Individualismus? In: Aus Politik und Zeitgeschichte, Beilage zur Wochenzeitung *Das Parlament*, Bonn

GEUSS H (1990) Einsamkeit und soziale Isolierung bei alten Menschen. In: HOWE J et al (Hrsg) Lehrbuch der psychologischen und sozialen Alternswissenschaft. Bd 2: Psychosoziale Probleme älterer Menschen. Heidelberg, S 27–36

GIARINI O (1993) The fourth pillar. A summary of the Geneva Association Research Programme for 1993 European Year of Older People and Solidarity between Generations. The Geneva Papers on Risk and Insurance – Issues and Practice 18: 302–316

GOLDFARB AI (1965) Psychodynamics and the three-generation family. In: SHANANS E, KALISH R (eds) Social structure and the family. pp 10–45

GOLDFARB AI (1969) The psychodynamics of dependency and the search for aid. In: KALISH R (ed) The dependencies of old people. Michigan, pp 1–15

GRAUSGRUBER-BERNER R, GRAUSGRUBER A (1990) Humankapital. Fördern oder vergeuden? Wien

GROSS P, BADURA B (1977) Entwurf einer Theorie personenbezogener Dienstleistungen. In: FERBER C VON, KAUFMANN F-X (Hrsg) Soziologie und Sozialpolitik. Opladen

GUILLEMARD A-M (1992) Europäische Perspektiven der Alternspolitik. In: BALTES P, MITTELSTRASS J (Hrsg) Zukunft des Alterns und gesellschaftliche Entwicklung. Berlin New York, S 614–639

HARTMANN T (1986) Helmut Schelskys Familiensoziologie. In: BAIER H (Hrsg) H. Schelsky – ein Soziologe in der Bundesrepublik. Eine Gedächtnisschrift von Freunden, Kollegen und Schülern, Stuttgart

HAUSER R (1988) Zum Problem der staatlichen Produktion von Verläßlichkeit bei langen Zeiträumen – Möglichkeiten und Grenzen der Gewährleistung sozialer Sicherheit bei schwankendem Wirtschafts- und Bevölkerungswachstum. In: ROLF G, SPAHN PB, WAGNER G (Hrsg) Sozialvertrag und Sicherung. Zur ökonomischen Theorie staatlicher Versicherungs- und Umverteilungssysteme. Frankfurt New York, S 147–194

HAVINGHURST R (1977) Ansichten über ein erfolgreiches Altern. In: LEHR U, THOMAE H (Hrsg) Altern – Probleme und Tatsachen. Wiesbaden, S 567–571

HELBERGER CH (1988) Starre Sozialversicherungssysteme für flexibilisierte Arbeitsmärkte? – Möglichkeiten und Probleme einer Flexibilisierung der gesetzlichen Rentenversicherung. In: ROLF G, SPAHN PB, WAGNER G (Hrsg) Sozialvertrag und Sicherung. Zur ökonomischen Theorie staatlicher Versicherungs- und Umverteilungssysteme. Frankfurt New York, S 381–402

HITZLER R, HONER A (1994) Bastelexistenz. Über subjektive Konsequenzen der Individualisierung. In: BECK U, BECK-GERNSHEIM E (Hrsg) Riskante Freiheiten. Individualisierung in modernen Gesellschaften. Frankfurt/Main

HOFECKER G, NIEDERMÜLLER H (1993) Physiologie und Pathophysiologie des Alterns. Österr Krankenh-Z 34: 307–317

HORKHEIMER M (1968) Kritische Theorie. Eine Dokumentation, Bd. I. Frankfut/Main

HÖRL J (1990) Altwerden in Europa. Bedingungen – Tatsachen – Perspektiven. Schriftliche Fassung zum gleichnamigen Vortrag beim I. Österreichischen Kongreß für Alten- und Hauskrankenpflege gemeinsam mit dem III. Seminar für Geriatrie der Österreichischen Ärztekammer, Innsbruck, 6.–8. September 1990

HUMMEL K (1993) Selbstorganisation der Alten in Genossenschaften. Mitschrift zum gleichnamigen Vortrag anläßlich des Symposiums Zukunft des Alterns – Alter mit Zukunft, Linz, 18. 11. 1993

ILLICH I (1978) Fortschrittsmythen. Schöpferische Arbeitslosigkeit, Energie und Gerechtigkeit, Wider die Verschulung. Reinbek

IMHOF AE (1994) Von der schlechten alten Zwangsgemeinschaft zum guten neuen Single? Ein Statement in sieben Punkten. In: ZAPOTOCZKY K, GRAUSGRUBER A, MECHTLER R (Hrsg) Gesundheit im Brennpunkt. Bd 4: Anforderungen und Leistungen. Linz, S 297–304

IMHOF AE (Hrsg) (1992) Leben wir zu lange? Die Zunahme unserer Lebensspanne seit 300 Jahren – und ihre Folgen. Köln Weimar Wien

INSTITUT FÜR ÖKONOMETRIE UND OPERATIONS RESEARCH (Hrsg) (1986) Gutachten über den Zusammenhang zwischen Bevölkerung und langfristigem Realkapitalbedarf. Wien

KMIECIAK P (1976) Wertstrukturen und Wertwandel in der Bundesrepublik Deutschland – Grundlagen einer interdisziplinären empirischen Wertforschung mit einer Sekundäranalyse von Umfragedaten. Göttingen

KOHMAIER F (1990) So sichern Sie Ihren Lebensstandard. Objektiver Ratgeber für die persönliche Pensionsvorsorge. Wien

KÖNIG R (1974) Die Familie der Gegenwart. Ein interkultureller Vergleich. München

KRAUSE-BREWER F (1980) Das Rentenrisiko. Stuttgart

KRUSE A (1984) Sozialkontakte. In: OSWALD WD, et al. (Hrsg) Gerontologie. Stuttgart, S 444–451

LAUTH, VIEBAHN (1987) Soziale Isolierung. Ursachen und Interventionsmöglichkeiten. München Weinheim

LEHR U (1988) Arbeit als Lebenssinn auch im Alter. In: ROSENMAYR L, KOLLAND F (Hrsg) Arbeit–Freizeit – Lebenszeit. Gundlagenforschung zu Übergängen im Lebenszyklus. Opladen, S 29–46

LEHR U (1991) Psychologie des Alterns, 7. Aufl. Heidelberg Wiesbaden

MAAS I (1995) Lebenslauf und Altern. Ergebnisse der Berliner Altersstudie (BASE). Schriftliche Fassung des gleichnamigen Vortrages anläßlich des 27. Kongreß der Deutschen Soziologie, Halle an der Saale, 3.–7. 4. 1995

MAJCE G (1992) Altersbild und Generationenverhältnis. Wien, S 116

MARIN B (1993) Vom alten zum neuen Generationenvertrag. Schriftliche Fassung zum gleichnamigen Vortrag anläßlich der Tagung „Die Zukunft des Alterns“, Salzburg, 19. 11. 1993

MARKET. Institut für Markt-, Meinungs- und Mediaforschung (1993) Lebensziele. Ergebnisse einer repräsentativen Bevölkerungsumfrage im November 1993. Linz

MINISTERIUM FÜR ARBEIT, GESUNDHEIT UND SOZIALORDNUNG (Hrsg) (1992) Initiative 3. Lebensalter. Stuttgart, S 11ff

MOSER T (1970) Jugendkriminalität und Gesellschaftsstruktur. Zum Verhältnis von soziologischen, psychologischen und psychoanalytischen Theorien des Verbrechens. Frankfurt/Main

NAEGELE G, TEWS HP (1993) Theorieansätze und -kritik zur Alternsentwicklung – neue und alte sozialpolitische Orientierungen. In: NAEGELE G, TEWS HP (Hrsg) Lebenslagen im Strukturwandel des Alters. Opladen, S 329–367

NAEGELE G (1993) Jung geblieben, alt gemacht? Tendenzen in der staatlichen und betrieblichen Arbeitsmarkt- und Sozialpolitik. Thesen/Kurzfassungen zu der Tagung „Die Zukunft des Alterns", Salzburg, 18.–19. 11. 1993

NEUGARTEN BL (1968) Middle age and aging. Chicago

NOWOTNY E (1990) Der öffentliche Sektor. Einführung in die Finanzwissenschaft, 2. Aufl. Berlin

OGBURN WF (1968) Kultur und sozialer Wandel. Ausgewählte Schriften. Neuwied Berlin

ÖSTERREICHISCHES STATISTISCHES ZENTRALAMT (Hrsg) (1993) Statistisches Jahrbuch für die Republik Österreich 1992. Wien

RENNER MMTH (1969) Strukturen sozialer Teilhabe im höheren Lebensalter mit besonderer Berücksichtigung der sozialen Beziehungen zwischen den Mitgliedern der modernen Kernfamilie. Diss Bonn

RICHEZ N (1992) European pension schemes: the road to convergence? In: GENEVA ASSOCIATION (Hrsg) The fourth pillars. Research programme on social security, insurance, savings and employment. Genf, pp 3–7

RICHTER R (1988) Von der Klassenkultur zur Stilisierung des Lebens. In: SWS Rundschau 28/3, Wien

RODE D (1989) Bildungsbeteiligung und Lebensperspektiven von Frauen. In: BATHE S et al (Hrsg) Frauen in der Hochschule. Lehren und Lernen im Wissenschaftsbetrieb. Weinheim

ROSENBAUM H (1973) Familie als Gegenstruktur zur Gesellschaft. Kritik grundlegender theoretischer Ansätze der westdeutschen Familensoziologie. Stuttgart

ROSENMAYR L (1978) Leistung im Alter und die Bereitschaft zum Ruhestand. In: GRASSI E (Hrsg) Der alte Mensch in der Gesellschaft. Reinbek, Hamburg, S 71–110

ROSENMAYR L, KÖCKEIS E (1965) Umwelt und Familie alter Menschen. Neuwied Berlin

RÜRUP B, SCHNEIDER H (1992) Herausforderungen an den Wohlfahrtsstaat im strukturellen Wandel. In: HUJER R, SCHNEIDER, H, ZAPF W (Hrsg) Herausforderungen an den Wohlfahrtsstaat im strukturellen Wandel. Frankfurt, S 3–38

SCHMID J (1994) Die wachsende Weltbevölkerung. Ursachen, Folgen, Bewältigung. In: Aus Politik und Zeitgeschichte. Beilage zur Wochenzeitung *Das Parlament*, Bonn

SCHÖNBÄCK W (1988) Subjektive Unsicherheit als Gegenstand staatlicher Intervention. In: ROLF G, SPAHN PB, WAGNER G (Hrsg) Sozialvertrag und Sicherung. Zur ökonomischen Theorie staatlicher Versicherungs- und Umverteilungssysteme. Frankfurt New York, S 45–64

SIMMEL G (1973) Der Streit. In: BÜHL WL (Hrsg) Konflikt und Konfliktstrategie. Ansätze zu einer soziologischen Konflikttheorie, 2. Aufl. München

STEINMANN G (1992) Einige Überlegungen zu Ökonomie alter Menschen. In: IMHOF AE (Hrsg) Leben wir zu lange? Die Zunahme unserer Lebensspanne seit 300 Jahren – und ihre Folgen. Köln Weimar Wien, S 145–158

STUMMVOLL G (1990) Vorwort. In: KOHMEIER F (Hrsg) So sichern Sie Ihren Lebensstandard. Objektiver Ratgeber für die persönliche Pensionsvorsorge. Wien, S 7–9

TERIET B (1994) Arbeitszeitflexibilisierung, mögliche Formen, Vielfalt der damit verbundenen Ziele und Interessen, Beurteilungskriterien – eine Problemauflösung. Institut für Arbeitsmarkt- und Berufsforschung der Bundesanstalt für Arbeit – Werkstattbericht Nr 2, S 2–12

TOWNSEND P (1973) Isolation and loneliness in the aged. In: WEISS RS (ed) The experience of emotional and social isolation. Cambridge, pp 175–188

TUNSTALL J (1966) Old and alone; a sociological study of old people. London

VASKOVICS L (1968) Familie und religiöse Sozialisation. Eine empirisch-soziologische Studie zur Erforschung der Familie als Sozialisationsträger wertorientierter Verhaltensweisen. Linz

VASKOVICS L, BUBA MP, RUPP M (1990) Optionen der Elternschaft und der Lebensgestaltung in nichtehelichen Lebensgemeinschaften. Bamberg

VONTOBEL J (1970) Leistungsbedürfnis und soziale Umwelt. Zur soziokulturellen Determination der Leistungsmotivation. Bern Stuttgart Wien

WATZLAWICK P, BEAVIN JH, JACKSON DD (1971) Menschliche Kommunikation. Formen, Störungen, Paradoxien. Bern Stuttgart Wien

WEBER M (1980) Wirtschaft und Gesellschaft. Grundriß der verstehenden Soziologie, 5. Aufl. JCB Mohr, Tübingen

WEBER M (1984) Max Weber. Ein Lebensbild. 3. Aufl. Tübingen

WEBER M (1992) Die „neuen" Alten – Zum soziologischen Gehalt eines geänderten Lebensstils im Alter. In: BERNER P, ZAPOTOCZKY K (Hrsg) Gesundheit im Brennpunkt. Zwischen Professionalisierung, Laiensystem und Bürokratie. Bd 3. Linz, S 295–311

WOLFF K-H (1991) Soziale Altersvorsorge in Österreich. In: VERBAND DER ÖFFENTLICHEN WIRTSCHAFT UND GEMEINWIRTSCHAFT ÖSTERREICHS (Hrsg) Altersvorsorge. Wien, S 7–22

ZAPF W (1988) Individualisierung und Sicherheit – Einige Anmerkungen aus soziologischer Sicht. In: ROLF G, SPAHN PB, WAGNER G (Hrsg) Sozialvertrag und Sicherung. Zur ökonomischen Theorie staatlicher Versicherungs- und Umverteilungssysteme. Frankfurt New York, S 371–380

ZAPF W (1987) Individualisierung und Sicherheit – Untersuchungen zur Lebensqualität in der Bundesrepublik Deutschland. München

ZAPOTOCZKY K (1987) Die Bildungs- und Erziehungseinrichtung „Kindergarten" aus sozialwissenschaftlicher Sicht. In: ZWINK E (Hrsg) Kindergarten-Enquete der Salzburger Landesregierung am 12. Dezember 1986. Salzburg

ZIMMERMANN R (1977) Alter und Hilfsbedürftigkeit. Stuttgart

ZULEHNER P, DENZ H (1993) Wie Europa lebt und glaubt. Düsseldorf

# 6. Erotik und Sexualität

*Wolfgang Walcher und Hans Georg Zapotoczky*

## 6.1 Einleitung

Gegenüber der Verwirklichung erotischen Erlebens im Alter bestehen in unserer Gesellschaft noch immer erhebliche Vorurteile. Die Gesellschaft erwartet vielfach, daß alte Menschen keine erotischen Empfindungen und keine sexuellen Wünsche mehr haben, und hat sie mit der Feststellung bedacht, sie seien jenseits von Gut und Böse. Dies postulieren nicht nur die jüngeren Generationen, sondern auch die Älteren selbst vertreten oft diese Meinung. Diese Klischeevorstellung mit der unzutreffenden Einengung des Eros auf den rein sexuellen Bereich beeinträchtigt, ja verhindert sogar allein durch ihr Vorhandensein und ihre häufige Verwendung viele beglückende erotische Begegnungsmöglichkeiten von Frauen und Männern im dritten Lebensalter. Dabei hat PARACELSUS schon vor 500 Jahren gesagt, daß Liebe die beste Medizin sei; heute postuliert BORIS LUBAN-PLOZZA: „Der Mensch ist des Menschen beste Medizin."

## 6.2 Die gesellschaftliche Toleranz gegenüber der Sexualität des älteren Menschen

Die Einstellung jüngerer Generationen gegenüber der Sexualität älterer Menschen hat STEINER-KHAMSI untersucht: jüngere Menschen unterschätzen bei älteren das Ausmaß an Liberalität gegenüber sexuellen Problemen. Das autoerotische und erotische Verhalten der älteren Menschen wird von den jüngeren eher überschätzt. Ältere werden als „Lüstlinge" angesehen, die zwar sexuelle Restriktionen in der Gesellschaft unterstützen, jedoch ohne sich selbst daran zu halten, wenn man sie unbemerkt überschreiten kann. Lediglich sexuelle Verhaltensweisen der Älteren werden von den Jüngeren angemessen beurteilt.

Man erwartet von den älteren Menschen nach der Lebensmitte also sexuelle Zurückhaltung – z.B. gerade in Fragen des außerehelichen Geschlechtsverkehrs, des gemeinsamen Lebens mit einem andersgeschlechtlichen Partner außerhalb einer ehelichen Institution; dies kann dazu führen, daß ältere Menschen in die sexuelle Abstinenz oder in das Ghetto des Verbergens und der Verborgenheit gedrängt werden.

Die Rolle des älteren Menschen als Sexualpartner ist somit stärker als diejenige jüngerer Generationen gesellschaftlich bedingten Einflüssen ausgesetzt und von ihnen bestimmt (SCHNEIDER, 1980). Dies gilt besonders für ältere homosexuelle Menschen, die meist voll der Ablehnung durch die Gesellschaft ausgesetzt sind.

Menschen öffnen sich mit zunehmendem Alter weniger stark erotischen Stimuli (KINSEY, 1948, 1953). Es tritt aber nicht ein totales Desinteresse an erotischen Geschichten, Bildern, Träumen etc. ein, sondern ein mittleres, distanzierteres Interesse. Dies könnte auch auf die Weise interpretiert werden, daß ältere Menschen gegenüber erotischen Stimuli ein differenzierteres Erfahrungswissen aufweisen.

Es wäre eine ganz wichtige gesellschaftliche Aufgabe, und es wird auch immer wieder von namhaften Forschern und Sexualwissenschaftlern versucht, mit den Vorurteilen gegenüber dem Eros im Alter gründlich aufzuräumen und deutlich zu machen, daß sich auch ältere Menschen ihrer erotischen Bedürfnisse nicht zu schämen brauchen, sondern sie im Gegenteil bejahen sollten, weil sie für ihre physische und psychische Gesundheit von großer Bedeutung sind. In der Bundesrepublik und in Österreich wurde durch Untersuchungen festgestellt, daß Menschen in Altersheimen, in denen es erlaubt ist, daß sich Männer und Frauen gegenseitig auf ihren Zimmern besuchen, 7 Jahre älter werden als in Altersheimen, in denen die Bewohner durch Besuchsverbote erniedrigt und entmündigt werden, durch die man sie an der Aufnahme intimer Beziehungen behindert. Außerdem liegt in diesen restriktiven Seniorenverwahrungsanstalten der Medikamentenverbrauch um über 30 % höher. Natürlich sollten Eros und Sexualität im Alter nicht prinzipiell mit Geschlechtsverkehr gleichgesetzt werden. Die Zärtlichkeit, die liebevolle Zuwendung, das Streicheln und die Umarmung und auch das miteinander Sprechen werden im Alter immer wichtiger. Die erotische Spannung zwischen den Geschlechtern ist auch im Alter nicht nur die Triebfeder für alle Freude am geliebten Menschen und für Lustgewinn, sondern sie ist auch ein mächtiger Impuls für Kreativität, Kunst und Kultur.

## *6.3 Orgasmusorientierung und Zärtlichkeit*

Eros und Sexualität stehen ganz wesentlich im Dienste der menschlichen Beziehungen. Als sexuelles Wesen ist der Mensch zugleich auch ein soziales Wesen. Sexuell gestörte Menschen sind fast immer auch in ihren menschlichen und sozialen Beziehungen beeinträchtigt. Der geliebte Mensch ist lediglich der Mensch aus unserer Umgebung, der uns am nächsten kommt. Und gerade der Eros begünstigt die mitmenschliche Aufnahme von Beziehungen.

Menschliche Sexualität ist Sprache der Liebe. Wir lieben, weil wir die Nähe eines anderen Menschen suchen und mit ihm Gemeinschaft erleben wollen. Liebe setzt Vertrauen und Vertrautheit voraus. Wir können nur sexuell lieben, wenn wir es erlernt haben. Wir müssen zärtliche Geborgenheit erlebt und sie in uns wie im anderen entdeckt haben. Die Sprache der Liebe bringt Körperlichkeit, Emotionalität und Bewußtsein ungetrennt zum Ausdruck. Die Wechselseitigkeit des Lebens verlangt, daß diese Gaben auch angenommen werden. Liebe ist durchaus nicht selbstlos, sondern soll selbsterfüllend sein, sie hat nichts mit Egoismus zu tun. Liebe deinen nächsten wie dich selbst. Aber wer sich selbst nicht lieben kann, der kann auch den nächsten nicht lieben. Dies gilt für den alten Menschen genauso wie für den jungen. Je älter der Mensch wird, desto mehr möchte er sich in einer Liebesbeziehung geborgen fühlen, einer Geborgenheit, in der Zärtlichkeit, Hautkontakte, Streicheln, Umarmen, Küssen und körperliche Nähe eine besondere Bedeutung zukommt. Menschen, die sich nicht geborgen fühlen, können weder glücklich sein noch andere glücklich machen. Sie werden oft zu Sonderlingen, mit denen niemand mehr zu tun haben möchte.

Der Umgang mit anderen Menschen muß lebenslang geübt werden. Die intime Beziehung ist ja nur der besonders intensiv erlebte Sonderfall einer sozialen Beziehung. Intime Beziehungen können sich nur entwickeln, wenn Zärtlichkeit und liebevolle Zuwendung am Anfang stehen und beide Partner sich bemühen, kreativ zu sein. Erotik im umfassenden Sinne hat eine seelische wie eine körperliche Funktion. Körper und Seele sind nirgends so innig verbunden wie in der Liebe. Dies gilt auch für den älteren Menschen, und auch dann, wenn es nicht immer zum genitalen Vollzug kommt, sondern sich das intime Zusammensein auf den Austausch von Zärtlichkeiten beschränkt. Man hat wiederholt darauf hingewiesen, daß im Alter eine Umstellung von orgasmuszentrierter auf zärtlichkeitszentrierte Partnerschaft erfolgt.

Im Alter ändert sich der Ablauf sexueller Vorgänge und es ist wichtig, Einsichten in diesen geänderten Ablauf den älteren Menschen zu vermitteln:

Der ältere Mann benötigt mehr Zeit für seine sexuellen Handlungen, bevorstehender Samenerguß muß nicht immer empfunden werden. Auch die Ejakulationsmenge ist geringer. Das Intervall von einer Ejakulation zur nächsten Erektion kann bis zu mehreren Stunden währen.

Dadurch daß sich der ältere Mensch mit diesen normalen Veränderungen seines Sexualverhaltens vertraut macht, können ängstliche Erwartungshaltungen, Sexualängste und zwängliche Einstellungen vermieden werden. Dies gilt auch für die älter werdende Frau: hormonelle Verschiebungen im Klimakterium haben wenig Einfluß auf das Sexualverhalten. Lubrikation und Elastizität der Scheide verändern sich. Die Dauer des Orgasmus ist bei der älteren Frau verkürzt. Wird auf diese veränderten körperlichen Voraussetzungen, die sich normalerweise einstellen, Rücksicht genommen, ist eine ungestörte sexuelle Beziehung bis ins hohe Alter möglich.

Aber das Bedürfnis nach Zärtlichkeit und liebevoller intimer Partnerschaft hat letztlich nur wenig mit dem chronologischen Alter eines Menschen zu tun. Natürlich gibt es enorme individuelle Unterschiede zwischen dem kalendarischen und biologischen Alter. Wir alle kennen 50jährige Greise, die nach dem Motto leben, wie es schon Wilhelm Busch ausgedrückt hat: „Man hat nun alles hinter sich und lebt Gottlob recht tugendlich.“ Andererseits gibt es viele 70jährige Junggebliebene, die geistig und körperlich aktiv sind, und die Bedeutung eines engen Kontaktes mit einer geistig und körperlich ebenso aktiven Frau zu schätzen wissen. Und was für den Mann gilt, trifft ebenso für die Frau zu. Dabei ist festzustellen, daß Veränderungen in der körperlichen Entwicklung auch zu einem veränderten Altersbild beigetragen haben. In Schweden durchgeführte Untersuchungen haben auf Grund verschiedener medizinischer Meßwerte ergeben, daß 70jährige des Jahres 1982 biologisch um 10 Jahre jünger waren als die 70jährigen des Jahres 1972. In den letzten Jahrzehnten hat also offenbar zufolge einer rapiden und progressiven Verschiebung des Alterungsprozesses durch eine bewußte Nachreifung auch eine Wandlung der Alterssexualität stattgefunden.

Dies hat auch zu einer Veränderung der traditionellen Geschlechtsrollen geführt, bei denen früher in gewohnter Weise dem Mann der aktive, der Frau der passive Teil einer Partnerbeziehung zugeordnet war. In Wirklichkeit gehen heute die Fähigkeiten und Wünsche der Partner häufig weit über diese engen Grenzen hinaus in Richtung einer Gleichberechtigung der Geschlechter, was nur heißen kann, daß sich jeder der Partner aktiv und passiv verhalten darf, sowohl in der gesellschaftlichen als auch in seiner sexuellen Rolle. Gleichberechtigung bedeutet somit nicht Gleichmacherei, sondern bewirkt ein soziales Klima, das durch liebevolle und vertraute Gespräche miteinander entsteht, in dem sich menschliche und kulturelle Vielfalt entwickeln können und in dem nicht sexuelles Prestige das Leitmotiv für eine intime Beziehung darstellt. Unsere bisherigen sexuellen Klischees sind weder natürlich noch unabänderlich. Als Mitglieder unserer Gesellschaft haben wir die Verpflichtung, mit diesen Klischees aufzuräumen, den Vorurteilen über die Asexualität im Alter entgegenzutreten und die immer noch verbreitete Ansicht von der Unsinnigkeit, um nicht zu sagen Unanständigkeit eines aktiven Liebeslebens älterer Menschen zu widerlegen. Jedenfalls sollte sich niemand im Alter seiner sexuellen Wünsche zu schämen brauchen, im Gegenteil, was die Natur ihm gegeben hat, sollte im Rahmen seiner Möglichkeiten und Gegebenheiten auch genutzt werden. Die Norm des sexuellen Verhaltens wird vom Sinngehalt einer Beziehung abgeleitet. Der Moraltheologe GRÜNDEL weist in diesem Zusammenhang auf die Worte von AUGUSTINUS hin: „Habe die Liebe, und was du dann tust, das tue!"

## *6.4 Sexualität bei psychisch beeinträchtigten älteren Patienten*

Bei Erkrankung eines Ehepartners z.B. an Morbus Alzheimer kann sich die Einstellung zur Sexualität verändern:

Im Rahmen der Demenzerkrankung ist es möglich, daß es sowohl zu einem Abklingen des sexuellen Interesses kommt als auch zu einer besonderen Akzentuierung. Dies kann den gesunden Partner belasten und bei diesem Schuldgefühle verursachen, etwa dann, wenn der gesunde Partner außereheliche Beziehungen unterhält, was zur brüsken Ablehnung des bisherigen, nun erkrankten Partners führen kann. Trotz anklingender Demenz können bei beiden Partnern, sowohl bei dem Kranken wie bei dem Gesunden, sexuelle Bedürfnisse bestehen, deren Erfüllung die Beziehung und damit die Lebensqualität beider Partner (auch des Kranken!) wesentlich verbessert.

Sexualität kann jedoch unter bestimmten somatischen wie sozialen Bedingungen zum Problem werden: Wie verhält es sich mit der Sexualität alleinstehender älterer Menschen, vor allem alleinstehender älterer Männer? Sind Alkoholismus im Alter und die erhöhte Suizidrate Hinweise darauf, daß hier massivere soziale wie sexuelle Probleme vorliegen? Chronische Erkrankungen, wie Diabetes mellitus, Herzleiden, primäre chronische Polyarthritis etc. oder massivere operative Eingriffe (speziell im Uro-Genitalbereich oder an der Brust der Frau) können zu einem herabgesetzten Selbstwertgefühl veranlassen und die sexuellen Aktivitäten beeinträchtigen.

Auch sexuelle Deviationen (Voyeurismus, Exhibitionismus, Mißbrauch von Kindern und von Jugendlichen) können zum ersten Mal im Alter auftreten; sie haben oft – und meist über den Anlaß hinausgehend – eine massive Ablehnung des betroffenen Patienten, der nicht selten Zeichen einer psychischen Störung (Demenz) aufweist, durch die ursprünglich wohlgesinnte soziale Umgebung zur Folge. Dadurch kommt es nicht selten zum völligen Abbruch von Beziehungen und zur totalen Isolierung, die das soziale wie sexuelle Problem erst recht akzentuiert. In diesen sexuellen Fehlhaltungen drückt sich die emotionale Isolierung des Betroffenen aus, seine affektive Not, darüber hinaus jedoch auch das Unverständnis der sozialen Umgebung, auf die tatsächlichen Bedürfnisse dieses Menschen, die oft in Ansätzen schon länger sichtbar und beobachtbar sind, gezielt hilfreich näher einzugehen. Eine erotische Befriedigung im Alter verhindert auch den Rückfall in kindliche Regression mit Maßlosigkeit im Essen und Trinken und mit erhöhter Aufmerksamkeitszuwendung auf die Verdauungsfunktionen, charakterisiert dadurch, daß der Bauch die sexuellen Ersatzfunktionen übernimmt. Natürlich sollten andererseits auch konsequente sexuelle Herausforderungen vermieden werden, um ältere Menschen nicht einem Leistungsdruck auszusetzen, der zu Überanspruchungsgefühlen führt. Man muß sich allerdings vergegenwärtigen, daß die Sexualität bei beiden Geschlechtern häufig bedeutend länger anhält als viele andere Funktionen.

Vermutlich kommt ihr auch eine gesellschaftliche, geistige und wahrscheinlich auch körperliche Schutzfunktion für den Status der Persönlichkeit auch im Alter zu. Gerade die heitere Gelassenheit in einer Liebesbeziehung älterer Partner ist Ausdruck von Altersweisheit, mit gestärkter Lebensenergie.

Wie erwähnt, wird die sexuelle Aktivität im Alter allmählich geringer. Allerdings finden sich auch hier enorme individuelle Unterschiede. Sowohl für die erotische Sinnesfreude im Alter wie auch für die Sexualfeindlichkeit gibt es historische Beispiele. Schon in der griechischen Antike, in der die Sexualität weitgehend liberalisiert war und Gott Eros als die personifizierte Liebe und als das Schönste der ewigen Götter bezeichnet wurde, gab es Sekten wie die Pythagoräer und Orphiker, die die Sexualität als Beflekkung empfanden, und SOPHOKLES empfahl Enthaltsamkeit, um nicht zum Sklaven körperlicher Genüsse zu werden. Über Agnostiker und die Auslegung der Schriften des PAULUS gelangte die Sexualfeindlichkeit in die christliche Theologie, von der Sexualität als Sünde abqualifiziert wurde. Aber auch SCHOPENHAUER äußerte sich, daß er dem Alter dankbar sei, weil es ihn von dem tyrannischen Ungeheuer des Sexualtriebs befreit habe. Es ist erstaunlich, daß in diesen Äußerungen offenbar die Erinnerungen und Fantasien des göttlichen Geschenkes eines liebenden weiblichen Körpers verblaßt sind oder vielleicht nie als solche beglückend empfunden wurden. Andererseits hat sich GOETHE noch im 8. Lebensjahrzehnt in die entzückende ULRIKE VON LEVEZOW verliebt, und in jüngerer Zeit hat JOHANNES HESTERS mit 86 Jahren eine 40 Jahre alte Frau geheiratet, mit der er schon einige Jahre recht glücklich ist.

Aber neben der Berücksichtigung verschiedener organischer Faktoren, die zur Beeinträchtigung des sexuellen Interesses führen können, muß bedacht werden, daß die Sexualität auch des gesunden älteren Menschen besonders sensibel auf psychische Störfaktoren reagiert. Diese Störfaktoren können in der Psyche des Mannes oder der Frau liegen, hervorgerufen etwa durch eine leib- und sexualfeindliche Erziehung, durch frühere sexuelle Erlebnisse. Sie können aber auch in der Beziehung der Partner zueinander begründet sein. Gerade die psychischen Störfaktoren wirken sich besonders häufig auf die empfindlichsten sexuellen Funktionen, also beim Mann auf die Erektionsfähigkeit, bei der Frau auf die Lubrikation sowie ihre Orgasmusfähigkeit, aus. Bei realer Betrachtung all dieser Faktoren ist es durchaus nicht erforderlich, das Märchen von der erloschenen Sexualität im Alter durch ein neues Märchen von der niemals aufhörenden unveränderten sexuellen Aktivität zu ersetzen. Gerade der Sexorzismus kann in jedem Alter, vor allem auch beim älteren Menschen zu Versagenszuständen, Ängsten und Ausbleiben der sexuellen Befriedigung führen. Andererseits ist es ebenso falsch, wenn der älter werdende Mann glaubt, seine Manneskraft verloren zu haben, wenn die Kräfte nachlassen und das Bedürfnis nach sexueller Befriedigung nicht mehr so eindringlich auftritt wie in jüngeren Jahren. Im übrigen haben sich sportliche, vor allem aber auch geistige Betätigungen als außerordentlich förderlich für das Sexualleben erwiesen. Auch das Umgekehrte kann festgestellt werden: ein befriedigendes Sexualleben im Alter kann die geistige Leistungsfähigkeit hochhalten. Auf diese Weise kann regelmäßige sportliche Betätigung, die natürlich keine Hochleistung zu erbringen braucht, und eine konsequente befriedigende geistige Tätigkeit den Zeitraum der Lebensmitte wesentlich verlängern.

## 6.5 *Soziale und demographische Blickpunkte*

Zunächst muß hervorgehoben werden, daß es im Alter auf die Qualität und nicht so sehr auf die Häufigkeit intimer Beziehungen ankommt. Und Qualität drückt sich in der Fähigkeit aus, eine beiderseits beglückende Beziehung aufzunehmen, in der sich die Partner geborgen fühlen und sich gegenseitig ihre Gefühle, ihre Gedanken und Bedürfnisse mitteilen. Eine intime Beziehung im Alter wird dann stabil bleiben, wenn auch die nötige Distanz eingehalten wird, also jeder er selbst bleiben kann. Wenn im Alter, wie bei der Frau schon immer, mehr die erotische Komponente in den Vordergrund tritt, also die psychosoziale, qualitativ geistig-seelische, dann erfordert dies eine besondere seelische Einfühlsamkeit, eine Atmosphäre des liebevollen Zusammenseins und einer dadurch bedingten intensiveren Stimulation. Schon FRANKL hat hervorgehoben, daß die Sinnfindung in der zweiten Lebenshälfte durch eine Beziehung zum Geistigen des Partners wesentlich erleichtert wird. Es ist sicher kaum möglich, eine gestörte sexuelle Beziehung durch veränderte sexuelle Techniken verbessern zu wollen! ERICH FROMM sagt dazu treffend: „Liebe ist nicht das Ergebnis der sexuellen Befriedigung, sondern sexuelles Glück und sogar die Kenntnis der sogenannten sexuellen Technik sind das Resultat der Liebe."

Nicht selten entwickelt sich bei älteren Männern die Neigung, Beziehungen zu viel jüngeren Frauen aufzunehmen, die altersmäßig vielleicht ihre Tochter sein könnten. Im Volksmund spricht man vielfach vom Johannistrieb. Der Mann fühlt sich durch die Liebe zu einer viel jüngeren Frau als Mann bestätigt und geehrt, möglicherweise erhofft er sich dann auch durch die erheblich jüngere Partnerin einen stärkeren Anreiz. Andererseits sieht die jüngere Frau in dem lebenserfahrenen älteren Mann eine Art Vaterfigur, durch deren Zuneigung sie sich ihrerseits aufgewertet und geborgen fühlen kann. Vielleicht stimmt die längere Erregungsphase des älteren Mannes auch ganz gut mit den Erwartungen der jüngeren Frau überein, schließlich lebt der ältere Mann meist auch in finanziell besseren Verhältnissen, von denen die jüngere Frau nicht ungern profitiert. Oft wird ein solches Verhältnis als Torschlußpanik oder ein vorübergehendes Aufflackern der Sexualität vor dem völligen Erlöschen qualifiziert. Dies ist aber häufig nicht der Fall, da die Ursache für solche, übrigens oft für beide Seiten sehr beglückende Beziehungen zwischen einem älteren Mann und einer jüngeren Frau vielfach in der traditionellen Sexualmoral und der überkommenen Tradition der bürgerlichen Ehe zu suchen ist, die nicht auf eine durchschnittliche Lebenserwartung von 70–80 Lebensjahren angelegt war. Viele junge Frauen starben früher an Geburtskomplikationen, sodaß die meisten Männer im Verlauf ihres längeren Lebens 2 oder 3 Ehefrauen hatten. Sexualität war ja in erster Linie oder sogar ausschließlich zur Zeugung von Kindern moralisch gerechtfertigt. Damit war die Rolle der Frau auf das Gebären und Erziehen der Kinder festgelegt. Daß die Frau ihrerseits sexuelle Bedürfnisse hatte, wurde lange Zeit nicht zur Kenntnis genommen und von den Frauen meist auch gar nicht zum Ausdruck gebracht. Der sogenannte Johannistrieb war hier weniger durch eine Neubelebung des männlichen Sexualtriebes als durch die recht komplexe sozioökonomische und psychosoziale Situation des alternden Mannes bedingt. Die zwangsläufige Folge einer Sexualmoral, die so tat, als ob ältere Menschen Kastraten wären, bestand darin, daß sexuelle Bedürfnisse der Frau, soweit sie überhaupt bemerkt und anerkannt wurden, zumindest nach den Wechseljahren als unangemessen und ungehörig angesehen wurden. Der ältere Mann, der diese Auffassung teilte, mußte, soweit er sich noch sexuelle Bedürfnisse zugestand, auf eine jüngere Frau ausweichen.

Heute werden die Frauen älter als die Männer, und die Ehen bzw. Partnerschaften sind wegen der allgemeinen höheren Lebenserwartung auch von längerer Dauer.

Jedoch auch die alternde alleinstehende berufstätige Frau sehnt sich in der Regel nach einem Erlebnis, das ihre Gefühle befriedigt und ihr die Entwicklung von Eros-Werten ermöglicht. Manche suchen nach einem romantischen Abenteuer, um nachzuholen, was sie versäumt zu haben glauben. Eine Verbindung in diesem Alter bedeutet etwas ganz anderes als die Partnerschaft junger Leute, wobei sich eine Eheschließung oft aus Vernunftgründen verbietet. Für das personale Erleben ist eine späte Liebesbeziehung auch für die Frau von nachhaltigem Wert und oft von entscheidender Bedeutung, denn sie verschafft der älteren Frau einen ganz neuen Zugang zu ihrem eigentlichen weiblichen Wesen. Die geistig seelische Beziehung, die sie zu ihrem Partner entwickelt, führt sie aus der Ich-Haftigkeit, die bisher ihr Darsein bestimmte, heraus. Es kann sich eine beglückende Lebensperiode eröffnen, die neue Perspektiven und Verinnerlichungen enthält. Die mangelnde Jugendfrische wird durch die geistig seelische Reife ersetzt, die Verstehen und Wärme in Geborgenheit ausstrahlt. Der Eros triumphiert hier über den Sexus. Dies soll jedoch nicht darüber hinwegtäuschen, daß ältere Frauen zu einer Bevölkerungsgruppe gehören, die besonders oft davon betroffen ist, keinen Sexualpartner zu treffen. Alleinstehende ältere Frauen haben es besonders schwer, einen Sexualpartner zu finden. Die Partnersuche dieser Menschen nimmt oft merkwürdige Wege: Kontaktanzeigen werden getätigt, Familienangehörige und Freunde bemüht, Kontakte zu neuen Partnern herzustellen, soziale Einrichtungen und Clubs dienen ebenfalls dazu. Bemerkenswert ist auch eine Einrichtung in Teilen der Schweiz. Die Gräber der eben Verstorbenen sind nebeneinander gereiht, wodurch die Möglichkeit entsteht, daß sich Überlebende begegnen, miteinander ins Gespräch kommen und miteinander bekannt werden. Demographische Daten legen nahe, daß Männer mit zunehmendem Alter mehr Chancen haben, eine Partnerin zu finden, weil es mehr jüngere und alleinstehende Frauen gibt.

## 6.6 *Zusammenfassender Ausblick*

Nicht nur im Alter, aber besonders im Alter triumphiert Eros über den Sexus. Daß Eros auch bei völligem Ausfall der genitalen Sexualität zu einer Vertiefung zwischenmenschlicher Beziehung führen kann, kann man bei der Betreuung komplett Querschnittsgelähmter immer wieder beobachten.

Es ist gerade zu eine Ironie des Lebens, daß Behinderte durch eine Rückenmarkverletzung bessere Liebhaber werden. Durch den Wegfall des Wunsches und der Fähigkeit zu einer unmittelbaren sexuellen Befriedigung ist der Querschnittgelähmte imstande, sich Zeit zu nehmen für ein sanftes und zärtliches Liebesspiel. Hierbei kommt es oft zu einem Orgasmuserleben, das im Kopf lokalisiert wird, wobei sicher erotische Fantasien, die auf prätraumatische sexuelle Erfahrungen zurückgehen, eine wichtige Rolle spielen. Bei dem Lernprozeß, der von der primär genital orientierten Sexualität weg- und hinführt zu einer erweiterten erotischen sexuellen Begegnung, entdecken die Betroffenen mit ihren Partnern ihre erogenen Zonen in Hautsegmenten, Brüsten, Brustwarzen, Hals, Ohrläppchen, Lippen, Achselhöhlen usw. Dieser Prozeß impliziert aber auch die Erfahrung, daß nicht nur der aktive Reiz, sondern alle Sinnesorgane wesentlich für erotische Empfindungen sind. Sehen, Hören und Riechen sind Empfindungsqualitäten, die eine bewußte Differenzierung und Intensivierung der erotischen Begegnung beinhalten. Eros ist in jeder Zelle des Menschen verankert! Es ist nicht einzusehen, daß diese Erweiterung und Bereicherung erotischen Erlebens, wie sie diese körperlich schwerst behinderten Menschen empfinden können, nicht auch alten Menschen möglich sein sollte, selbst bei krankheitsbedingtem Verlust der Genitalfunktionen, sofern sie noch in der Lage sind, ihre schöpferischen Kräfte zu entfalten, zu denen vor allem die Liebe gehört. Dies ist vermutlich zumindest von gleich großer Bedeutung wie die heute so weit verbreitete, natürlich auch oft hilfreiche Medikalisierung der Sexualität. Auch betagte Menschen, die sich ihre Liebesfähigkeit erhalten haben, werden durch die Liebe glücklicher, harmonischer und vor allem seelisch gesünder. Klaus Franke hat dies einmal so ausgedrückt: „Das Alter schützt nicht vor der Liebe, aber die Liebe schützt vor dem Alter."

## Literatur

Franke K (1991) Sex Med 20: 20

Frankl VE (1977) Ärztliche Seelsorge. Deuticke, Wien

Fromm E (1970) Die Kunst des Liebens. Ullstein, Berlin

Gründel S (1971) Aktuelle Themen der Moraltheologie. Don Bosco, München

Luban Plozza B (1991) Ars Medici 11

Kinsey AC, Pomeroy WB, Martin CE (1948) Sexual behavior in the human male. Saunders, Philadelphia

Kinsey AC, Pomeroy WB, Martin CE, Gebhard BH (1953) Sexual behavior in the human female. Saunders, Philadelphia

Schneider HD (1980) Sexualverhalten in der zweiten Lebenshälfte. Kohlhammer, Stuttgart Berlin Köln Mainz

v Schumann HJ (1990) Liebe und Sexualität in der zweiten Lebenshälfte. Birkhäuser, Basel

Steiner-Khamsi G, Ergebnisse einer sozialpsychologischen Untersuchung zum Altersstereotyp von 20–40jährigen Schweizern

v Sydow K (1992) Die Lust auf Liebe bei älteren Menschen. Reinhardt, München

Zyran W, Halhuber MJ (1992) Erotik und Sexualität im Alter. Fischer, Stuttgart Jena New York

# II. Die psychopathologischen Veränderungen im Alter

## 1. Die psychopathologischen Syndrome

*Siegfried Kanowski*

### *1.1 Einführung*

„Es gibt keine spezifische Psychopathologie des Alters – es gibt sie doch." Dieser paradox anmutende Widerspruch sei vorausgestellt und kurz erläutert.

Keines der in diesem Kapitel beschriebenen psychopathologischen Syndrome tritt ausschließlich im Alter auf. Es handelt sich durchwegs um „klassische" psychopathologische Syndrome, die psychisches Kranksein auch im übrigen Erwachsenenalter charakterisieren. Altersabhängig ergeben sich allenfalls unterschiedliche Häufigkeitsverteilungen oder Manifestationswahrscheinlichkeiten. Ein Anstieg der Prävalenzraten gilt besonders für hirnorganisch fundierte Syndrome, wie z.B. das delirante Syndrom, das diffuse hirnorganische Psychosyndrom als Kernsyndrom aller dementiellen Erkrankungen und bestimmte Formen von Halluzinosen. So gesehen gelangt man zu einer Bestätigung des ersten Teils der obigen Aussage. Trotzdem ist in der Psychiatrie und in der psychopathologischen Forschung schon lange aufgefallen, daß bekannte psychopathologische Syndrome im Alter charakteristische Variabilitäten i.S. typischer Altersfärbungen erkennen lassen, die z.B. lange Zeit zur Sonderstellung der sogenannten Involutionspsychosen geführt haben, in denen sich besonders depressive und paranoid-halluzinatorische Symptome neben hirnorganischer Einfärbung gemischt haben. Ciompi (1972) zählt folgende acht alternstypische „Eigentümlichkeiten" auf:

1. Die „organische Färbung" bei vielen primär nicht-organischen Alterserkrankungen.
2. Die Tendenz zur Abschwächung, Nivellierung und Destrukturierung profilierter psychopathologischer Syndrome.
3. Neigung zur Erstarrung und Immobilisierung des psychopathologischen Erscheinungsbildes und Tendenz zu schleichend chronifizierenden Verläufen.
4. Die „asthenische Anergie" i.S. einer verminderten Intensität pathologischer Manifestationen bei gleichzeitig verminderter Widerstandsfähigkeit.
5. Durch den „Rückgang massiver und akuter Krankheitserscheinungen zugunsten von diffuseren unspezifischen Residualzuständen" findet sich recht häufig „bei chronisch verlaufenden vorbestehenden psychischen Affektionen" eine Entschärfung kon-

flikthafter Umweltbeziehungen und eine Besserung der sozialen Anpassung.
6. Die Tendenz zur Einengung des Erlebnisfeldes auf den intimsten Lebenskreis und auf den eigenen Körper i.S. einer Somatisierung und Entwicklung hypochondrischer Verarbeitung.
7. Eine besondere Neigung zur Entwicklung von Angst, Depression, Unsicherheits- und Beeinträchtigungsgefühlen bis hin zu wahnhaft-halluzinatorischer Symptomatik.
8. Eine Tendenz zu einer „normalen Neurotisierung“, zu einem Teil zu verstehen als verstärkte Abwehrmechanismen, kompensatorische und regressive Tendenzen, die zu einer Übersteigerung „normaler Verhaltensweisen“ führen.

Aus dieser Sicht betrachtet, läßt sich dann doch eine durch das Altern modifizierte, alterstypische Psychopathologie beschreiben.
KRUSE (1989) bemüht sich in seinem Beitrag zur Psychologie des Alters, *protektive und Vulnerabilitätsfaktoren* vorwiegend aus der Sicht der psychologischen Alternsforschung zu identifizieren, die letztlich die individuelle Schwelle bestimmen, jenseits derer normalpsychologische Anpassungs- und Bewältigungsstrategien in krankhafte Störungen umschlagen. Betrachtet man Alter als vulnerabilitäts- und syndrom-moderierenden Faktor, ist die Basis für eine spezifische Pathologie des Alterns gelegt.
Obwohl die Grenzziehung zwischen Jung und Alt ebenso problematisch und schlecht begründ- und fixierbar ist, wie die Grenze zwischen alternsphysiologischen und alternspathologischen Veränderungen, gibt es doch auf der anderen Seite keinen Zweifel, daß es Junge und Alte und gesunde alte und kranke alte Menschen gibt. Die biologische, psychologische und soziologische Alternsforschung hat sich intensiv bemüht, normothetische Lösungen dieser Probleme zu erreichen, dabei aber lernen müssen, daß die individuell-biographische Analyse des Alternsprozesses, also ein ideographischer Ansatz unbedingt Berücksichtigung finden muß. Die moderne Alternsforschung ist auf diesem Wege zum Bilde des *differentiellen Alterns* gelangt. Der ideographische Ansatz ist auch für die diagnostische Grenzziehung zwischen behandlungsbedürftigem Kranksein und vielleicht unterstützungsbedürftigem, aber nicht im engen Sinne behandlungsbedürftigem Bewältigen normalerweise das ganze Leben begleitender Krisensituationen unverzichtbar. So kann die biographische Anamnese im gegebenen Fall zeigen, daß zwar belastende Verlustereignisse schon immer mit einem vorübergehenden depressiven Rückzug verknüpft waren, aber die aktuelle Symptomatik doch das Ausmaß der früheren Reaktionen deutlich übertrifft und als depressives Syndrom psychopathologisch zu klassifizieren ist. Ähnliches kann für die Bewertung kognitiver Leistungsverluste im Alter geltend gemacht werden. Die besonderen Bedingungen des Alterns werden hier zum Vulnerabilitätsfaktor. Der moderierende Einfluß des Alterns kann etwa kenntlich werden, wenn schon vorher manifestierte depressive Erkrankungen nun plötzlich primär und vordergründig paranoide Symptomatik i. S. des Verfolgtwerdens aufweisen. Die Ergebnisse normothetischer Forschung über psychische Veränderungen im Alter haben diagnostische Relevanz, insofern sie Aussagen darüber bereitstellen, mit wieviel Depressivität oder kognitivem Leistungsverlust durchschnittlich bei 65jährigen, 70jährigen oder 80jährigen zu rechnen ist. Trotzdem wird die Entscheidung, psychisch krank oder gesund, nicht immer aufgrund einer bimodalen Verteilung getroffen werden können, sondern, gerade in der Alterspsychiatrie, wird immer ein breiterer Überschneidungsbereich als „subklinische Manifestation“ psychischer Störbarkeit übrig bleiben. Die entscheidende Frage, ob hier Behandlung notwendig ist oder nicht, kann nur anhand der Einbeziehung mehrfacher Kriterien, die

allgemein in der Psychiatrie üblich sind, getroffen werden. Solche sind: der subjektive Leidensdruck, nicht selten zu ersetzen durch den „objektiven" *Leidensdruck* der nächsten Beziehungspersonen, die *Kompetenz- und Leistungseinbuße* z.B. in den Aktivitäten des täglichen Lebens und schließlich der *Bruch in der persönlichkeitsspezifischen biographischen Kontinuität* auf der Erlebens- und Verhaltensebene.

## 1.2 Persönlichkeitsveränderungen

Kritische Selbsterfahrung und die Beobachtung anderer Menschen, die man gut und über lange Zeit kennt, führen zu zweierlei Erkenntnis über Persönlichkeit und Altern: Einerseits bleibt der Mensch auch bis ins Alter hinein als einmalige, mit sich selbst identische Person erhalten, andererseits unterliegt auch die Persönlichkeit von der Geburt bis zu dem Tode einem dynamischen Wandel; es bestehen offenbar Konstanz und Variabilität gleichzeitig nebeneinander. Dies wirft für die Forschung methodische Probleme auf. Entsprechend äußert Riegel (1972):
„Persönlichkeitsveränderungen im Alter stellen sicherlich eines der am meisten diskutierten Themen der psychologischen Gerontologie dar, gleichzeitig aber auch ein Gebiet, in dem nur wenige stichhaltige Aussagen gemacht werden können. Dieser Zustand hängt mit der begrifflichen und methodischen Schwierigkeit des Untersuchungsgegenstandes zusammen." Die Problematik und Vielschichtigkeit des Alterseinflusses auf die Persönlichkeitsentwicklung wird auch durch neuere Übersichtsartikel (Kruse, 1989; Weinert, 1992) belegt. Sie demonstrieren, daß eine einheitliche integrative und umfassende, auf normothetischer Ebene gewonnene Persönlichkeitstheorie des Alterns noch weitgehend fehlt. Die psychologische Forschung der letzten Jahrzehnte hat sich eher auf die Erfassung von Variablen auf der „subpersonalen Ebene" (Weinert, 1992) konzentriert und hier in separater Analyse und funktionaler Verknüpfung Faktoren wie kognitive Leistungsfähigkeit, Selbstkonzept, Lebenszufriedenheit, Geschlecht, Coping-Verhalten und Streßbewältigung untersucht.
*Klinisch-intuitives* Vorgehen hat offenbar eher den Blick auf negative Altersveränderungen der Persönlichkeit gerichtet. Dabei ist besonders „das Nachlassen der Kontrollfunktionen, die ein Wiederaufleben von Ängsten und Unsicherheit, aber auch von Aggressionen und Mißtrauen bewirken" betont worden (zit. nach Riegel, 1972). In der Zusammenfassung des Autors heißt es weiter: „Im allgemeinen versucht der alternde Mensch – diesen Ansichten entsprechend – krampfhaft, den in früheren Jahren erworbenen intellektuellen und emotionalen Lebensstil fortzuführen, unterläuft dabei jedoch der Gefahr, konservativ und rigide zu wirken. Falls es ihm nicht gelingt, lang erprobte Verhaltensschemata durchzustehen, tendiert er oftmals dazu, auf jugendliche oder kindliche Anpassungsformen zurückzufallen." Nach Ansicht Riegels stehen derartige Beschreibungen keineswegs zu Ergebnissen testpsychologischer und experimenteller Untersuchungen im Widerspruch. Der klinischen Sicht bleiben jedoch – erfahrungsbedingt und fast natürlicherweise – die ebenso möglichen positiven Persönlichkeitsentwicklungen im Alter hin zu Erfahrungsgewinn und Weisheitsbildung, kritischer Distanz und wohl abgewogener affektiver Ausgeglichenheit entzogen.
Scheid (1933) hat senile Charakterentwicklungen beschrieben, die auf psychiatrisch-kasuistischer Beobachtung basierend, sicher eindeutig die Grenze zur Pathologie überschreiten. Er stellt zusammenfassend fest, daß es sich bei seinen Fällen 1. um vorbestehende abnorme psychopathische Persönlichkeiten handelte, 2. „diese Persön-

lichkeiten zugleich eine abnorme oder prozeßhafte Charakterentwicklung im Senium zeigten, in deren Verlauf es zu quantitativen Verschiebungen in derjenigen Zone des Charakters kam, die wir mit Klages als Artung des Charakters bezeichnen. Hierdurch wurden z.T. abnorme, nach außen auffallend in Erscheinung tretende Züge, Strebungen, Triebfedern usw. deutlicher oder es kam zur dauernden Annahme einer bestimmten Charakterhaltung, die im früheren Leben nur gelegentlich eine Rolle spielte". 3. „Durch die von KLAGES angenommene senile Veränderung des ‚Temperamentes', zum Gefüge des Charakters gehörig, erhielten alle unsere Fälle deutlich die Färbung des Alters, jene Schwerbeweglichkeit und Schwerfälligkeit, die es unmöglich macht, sich nach den wechselnden Situationen des Lebens umzustellen".

Die von SCHEID (1933) beschriebenen Fälle weisen eindeutig psychotische Verhaltensstörungen i.S. von Bestehlungs- und Verfolgungswahn und passager sogar Halluzinationen auf und lassen auch eine organische Einfärbung der Symptomatik vermuten. SCHEID betont allerdings, daß in keinem Falle Gedächtnisstörungen oder andere kognitive Leistungseinbußen bestanden, die die Diagnose Demenz gerechtfertigt hätten, so daß „die oft schwachsinnig anmutenden Denkprodukte und Handlungen" allein aus der charakterologischen Veränderung verständlich erschienen. Damit taucht die Frage auf, ob es in der Tat eine „Demenz der Persönlichkeitsstruktur" ohne intellektuellen Leistungsverlust, etwa i.S. des reinen organischen Persönlichkeitswandels gibt, eine Frage, die jenseits von Begriffsdiskussionen wohl faktisch nicht zu beantworten ist. Die eigene Erfahrung lehrt, daß massive Einengungen und Zuspitzungen der Persönlichkeitsstruktur oftmals in den letzten Lebensjahren vor dem Tode zu beobachten sind, wobei auch hier die Frage offen bleiben muß, ob dies den Beginn einer dementiellen Erkrankung anzeigt, d.h. der organische Persönlichkeitswandel sich *vor* dem kognitiven Leistungsknick manifestiert. Unterschiedliche topische Akzentuierungen neuropathologischer Prozesse, wie sie z.B. M. Pick und M. Alzheimer und damit auch deren klinische Erscheinungsbilder unterscheiden, lassen jedenfalls als denkbar erscheinen, daß kognitiver Leistungsverlust und organischer Persönlichkeitswandel auch unabhängig voneinander als Folge dementieller Prozesse in Erscheinung treten können.

An dieser Stelle ist nun das klinische Syndrom der *organischen Persönlichkeitsveränderung* näher zu beschreiben.

Im Zentrum des Syndroms stehen Veränderungen von Charakter- bzw. Persönlichkeitsmerkmalen, welche die Patienten in ihrem bis jetzt geführten Leben individuell geprägt haben (organische bedingte Wesensänderung). v. BAEYER (1947) hat drei Variationsmuster unterschieden: die hypo-, hyper- und heterotypische Variante.

Die *hypotypische* Variante zeichnet sich durch eine Nivellierung des ursprünglichen Persönlichkeitsprofils mit Verlust an Individualität und Nuancenreichtum des Verhaltens aus, man kann auch von einem Verblassen des individuellen Charakters sprechen. Bei der *hypertypischen* Variante treten vorher schon vorhandene Charakterzüge in den Vordergrund, die dazu tendieren, stereotyp das Verhalten der Erkrankten in inadäquater Weise zu bestimmen. Gleichzeitig kommt es wiederum zu einem Verlust an Nuancierungsmöglichkeiten und Differenzierungsfähigkeit des Verhaltens, die vor der Erkrankung die durchaus schon bestehenden Persönlichkeitsmerkmale moderiert oder maskiert haben. Standardbeispiele der Literatur sind die Entwicklung des Sparsamen zum Geizigen, des Redseligen zum kritiklosen Schwätzer, des Vorsichtigen zum Mißtrauischen und des Erregbaren zum Jähzornigen. Diese hypertypische Veriante der Persönlichkeitsveränderung ist vor allen Dingen am Beispiel seniler Persönlichkeitszuspitzungen (s. SCHEID, 1933; BÜRGER-PRINZ, 1950) beschrieben worden. Treten fehlende Bremsung und Regulierung triebhafter Impulse und Abbau moralischer und ästhetischer Hemmungen sowie Verlust sozialer und sittlicher Prinzipien hinzu, ist diese Variante im Zusammenhang mit Schädigungen des Stirnhirns („Stirnhirnsyndrom") gesehen worden.

Die *heterotypische* Persönlichkeitsveränderung führt zu einer organisch bedingten partiellen oder völligen Umstrukturierung des Persönlichkeitscharakters. Dies kann sich darin ausdrücken, daß eine zuvor freundliche und friedliche Persönlichkeitsstruktur innerhalb kurzer Zeit in ein reizbar-aggressives Charakterbild verwandelt oder ein eher vertrauensseliger Mensch unter dem Einfluß eines organischen Hirnprozesses nun permanent mißtrauisch-paranoide Reaktionsweisen offenbart.

Die beschriebenen Persönlichkeitsveränderungen finden sich bei aufmerksamer Beobachtung als fast regelhaftes Teilsyndrom dementieller Erkrankungen (s. Demenzsyndrom, Abb. 1), und es ist immer wieder betont worden, daß es diese Veränderungen sind, die vor allem die Angehörigen aufs höchste irritieren, beunruhigen, von ihnen auch oft als erste Veränderungszeichen bemerkt und viel stärker bewertet werden als Gedächtnisstörungen und kognitiver Leistungsabbau.

Die Irritation der Angehörigen durch den Persönlichkeitswandel wird verständlich, weil dergestalt schwerwiegende Wesensänderungen auch zu einer für die Umgebung meist unverständlichen Störung im *sozialen Verhalten* der Erkrankten führen, die oft ganz und gar im Gegensatz zu den bisherigen Erfahrungen im persönlichen Umgang steht. Oft wird durch die Wesensänderung die pflegerische Betreuung durch die Angehörigen, aber auch durch professionelle Kräfte wesentlich erschwert. Sowohl permanentes Heischen nach liebevollen Kontakten, „klebriges Nichtloslassenkönnen" und Distanzlosigkeit als auch aggressive Abwehr aller liebevoll gemeinten pflegerischen Zuwendung oder permanentes mißtrauisch-paranoides Beobachten der Angehörigen und Pflegenden, oft verbunden mit Verdächtigungen können die Zuwendung zur Pflegebereitschaft massiv überfordern. Dies ist vor allem dann der Fall, wenn die Persönlichkeitsveränderungen im Rahmen dementieller Erkrankungen wesentlich stärker ausgeprägt sind als der kognitive Leistungsverlust. Dieser wird von Angehörigen eher als Krankheitszeichen identifiziert, während jene häufig als plötzlich ausgebrochene „Bösartigkeit" oder verweigerte Kooperationsbereitschaft angesehen werden. Zur Belastung kann allerdings auch die Übersteigerung gewünschter Soziabilität zur sogenannten „Hypersozialität" werden, wenn eigenständige Wünsche, Intentionen und Aktivitäten dabei völlig verlorengehen und das Verhalten des Erkrankten nur noch durch Gefügigkeit und Fremdwilligkeit geprägt ist.

*Verlangsamung des psychischen Tempos, Beeinträchtigungen des Antriebs und Störungen der affektiven Regulation* werden weiterhin als Zeichen der organischen Persönlichkeitsveränderung beschrieben. Es muß allerdings darauf hingewiesen werden, daß diese Symptome sich mit der Symptomatik des hirnorganischen Psychosyndroms (s. dementielles Syndrom, S. 134) überschneiden. Die Verlangsamung des psychischen Tempos zeigt sich in einer Schwerfälligkeit des Handelns, Denkens und Sprechens, aber auch der Bewegung, verbunden mit Tendenzen zum Haften und Beharren, umständlicher und weitschweifiger Formulierung und immer starrer und pedantischer werdenden Lebensführung. Beeinträchtigungen des Antriebs zeigen sich vorwiegend im Antriebsmangel und Angewiesensein auf Fremdanregung, Lahmheit und Impulslosigkeit in allem Handeln, besonders auch bei Aktivitäten des täglichen Lebens und Verlust des Interesses an der eigenen Innen- und Außenwelt. Auch das Interesse an vorher engagiert betriebenen Hobbies kann völlig verschwinden. Episodisch oder phasenhaft werden allerdings auch dranghafte Unruhe, Umtriebigkeit und erhöhte Ablenkbarkeit durch äußere Reize beobachtet. Die affektiven Störungen werden deutlich in eingeschränkter Amplitude der affektiven Schwankungen bei gleichzeitig erhöhter Labilität der Affektregulation bis hin zu scheinbar spontan aufschießenden, völlig situationsunabhängigen Affektdurchbrüchen. Dabei gelingt es den Kranken nicht mehr, aufkommende Affekte in situations- und sozial angemessener Weise zu unterdrücken (Affektinkontinenz).

## 1.3 Das dementielle Syndrom

Das dementielle Syndrom ist die häufigste pathologische Manifestation psychischer Erkrankungen im Alter, so daß Gerontopsychiatrie vielerorts als „Demenzpsychiatrie" mißverstanden und mißbraucht wird. Die Beiträge dieses Buches stellen sicher deutlich dar, daß die in der Psychiatrie des Alters zu behandelnden Erkrankungen ein wesentlich breiteres Spektrum umfassen, innerhalb dessen dementielle Erkrankungen nur einen Schwerpunkt bilden.

Das dementielle Syndrom ist als ein übergeordnetes Syndrom aufzufassen, dessen gesamtklinisches Erscheinungsbild sich aus einer Reihe von Teilsyndromen individuell und im zeitlichen Verlauf unterschiedlich gestalten kann. Die Abb. 1 gibt eine systematische Übersicht, die auf der linken Seite die eher als organisch fundiert anzusehenden Teilsyndrome und auf der rechten Seite die eher funktionellen Syndrome enthält. Die Frage, ob die Manifestationswahrscheinlichkeit der verschiedenen Teilsyndrome abhängig von der spezifischen Ätiopathogenese ist oder ob es eine zeitliche Abhängigkeit von unterschiedlichen Stadien des dementiellen Prozesses gibt, kann nicht mit Sicherheit beantwortet werden.
Das Schlüssel- bzw. Kernsyndrom, an dessen Nachweis die Diagnose des dementiellen Syndroms gebunden ist, ist im diffusen *hirnorganischen Psychosyndrom* i.S. BLEULERS gegeben. Dessen Symptomprofil ist aus der Abb. 2 und den dort umrandeten Merkmalen erkenntlich. Die Leitsymptomatik stellten Störungen der Gedächtnisfunktionen dar. Sie beginnen in der Regel mit Einbußen der Fähigkeit des unmittelbaren Behaltens, der *Merkfähigkeit*, erfassen bald aber auch das *Neu- oder Aktualgedächtnis*, welches Ereignisse der jüngst vergangenen Zeit (Tage bis wenige Wochen) umfaßt.

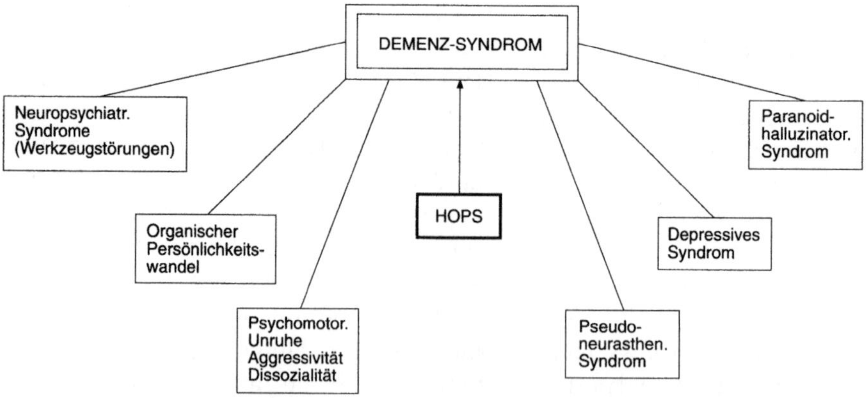


**Abb. 1.** Das Demenz-Syndrom, sein Kernsyndrom und mögliche Subsyndrome

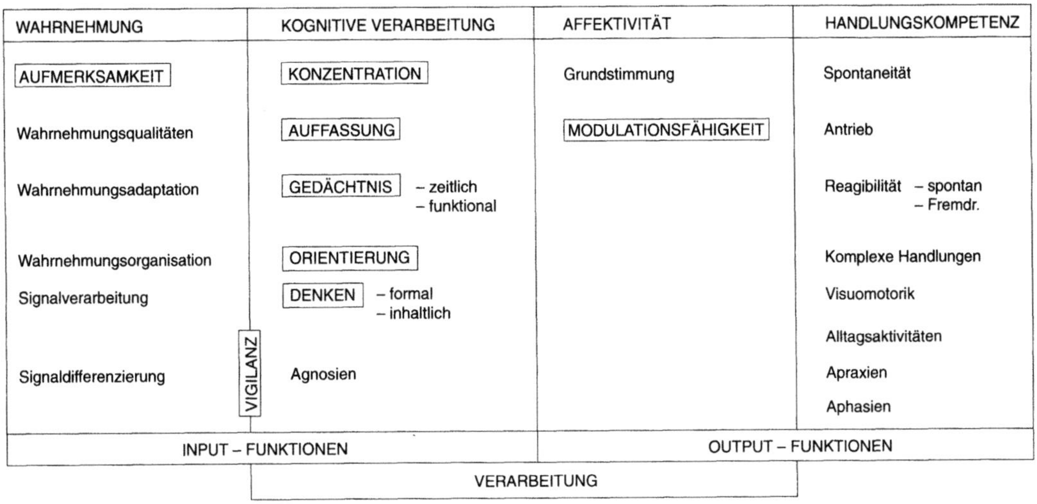


**Abb. 2.** Hirnorganisch bedingte Leistungsstörungen

Seine Abgrenzung gegenüber dem *Langzeitgedächtnis* ist unscharf. Bei progressiven dementiellen Prozessen wird schließlich auch dieses arrondiert und am Ende nahezu völlig zerstört. Diese dreiteilige Unterscheidung der Gedächtnisfunktion ist klinisch begründet. Die psychologische Gedächtnisforschung arbeitet mit zwei unterschiedlichen Konzepten, dem Kurz- und Langzeitspeicher.

Neben den Gedächtnisstörungen treten frühzeitig *Konzentrationsstörungen* und rasche Ermüdbarkeit unter kognitiven Belastungen in Erscheinung. *Auffassungsstörungen* (Schwierigkeiten im Erkennen der Informationen sensorischen Inputs) und Störungen der zeitlichen, räumlichen, situativen und schließlich der *Orientierung* zur eigenen Person und das Erkennen nahestehender Personen kommen hinzu. Die Reihenfolge der aufgezählten Orientierungsstörungen spiegelt sowohl einen regelhaften zeitlichen Ablauf als auch den pathognostischen Stellenwert wider.

Auch das *Denken* erfährt relativ typische Veränderungen durch dementielle Prozesse. Auf der formalen Ebene resultieren *Verlangsamung, Umständlichkeit, Verlust der Zielvorstellung, Weitschweifigkeit* und *Neigung zur Perseveration.* Die Umstellung von einem Thema auf ein anderes wird zunehmend erschwert. Inhaltlich imponieren *Verarmung an Inhalten* und schließlich *Einengung auf konkrete Alltagsbedürfnisse.* Gleichzeitig tritt eine fortschreitende Einbuße an abstraktem Denkvermögen auf; das Denken wird inhaltlich immer konkreter, haftet an Gegenständen und Situationen. Die Fähigkeit zu generalisierenden Schlußfolgerungen nimmt ab und gleichzeitig stellt sich ein Verlust der kritischen Beurteilung der eigenen Person und Lebenssituation sowie der allgemeinen Urteils- und Entscheidungsfähigkeit ein.

Regelhaft ist auch eine *Reduzierung des intentionalen handlungsorientierten Antriebes*, der inneren Motivation und des allgemeinen Interesses zu beobachten. Fremdanregung und Fremdmotivation müssen zunehmend den eigenen Antriebsverlust kompensieren.

Veränderungen der *Grundstimmung und Affektregulation* sind ebenfalls zu beobachten. Stimmungsveränderungen können vom Depressiv-Dysphorischen über die kritiklose Euphorie bis zur maniformen Gereiztheit reichen. Mangelnde Steuerungs- und Kontrollfähigkeit für situationsbezogene Gefühlsäußerungen vervollständigen schließlich das Bild (Affektlabilität, Affektinkontinenz und Aufschießen zum Erleben konträrer Affekte). Vor allem Veränderungen der Grundstimmung, aber auch der Affektregulation berühren im Übergang das bereits beschriebene Syndrom des organischen Persönlichkeitswandels, auf den daher an dieser Stelle nicht erneut eingegangen wird (s. S. 134ff).

Nicht selten tritt im Verlauf dementieller Erkrankungen auch *paranoid-halluzinatorische Symptomatik* auf. Es sei darauf hingewiesen, daß die erste von ALOIS ALZHEIMER beschriebene Patientin, die offensichtlich an einer präsenilen Form der Alzheimer-Demenz erkrankt war, zur stationären Aufnahme wegen eines Eifersuchtswahnes kam (ALZHEIMER, 1907). Der *Bestehlungswahn* stellt eine offenbar demenzspezifische und früh, d.h. schon bei relativ geringfügigen kognitiven Störungen in Erscheinung tretende Wahnform dar. Unter den halluzinatorischen Symptomen dominieren visuelle Formen. Paranoid-halluzinatorische Symptomatik bei dementiellen Erkrankungen tritt stets nur episodisch auf. Die Progression der kognitiven Leistungseinbußen im Verlauf der dementiellen Erkrankung löscht, soweit dies klinischer Beurteilung zugänglich ist, letztlich auch diese Phänomene aus.

*Depressive Symptomatik* im Verlauf dementieller Erkrankungen ist häufig. Sie wird bei etwa einem Drittel der Demenzkranken beobachtet (GUSTAFSON, 1975; GUSTAFSON und HAGBERG, 1975; BRUN und GUSTAFSON, 1988) und kann auch mit Suizidalität verbunden sein. Sie wird eher im Beginn dementieller Erkrankungen (leichtes bis beginnendes mittelschweres Stadium) beobachtet und kann als psychologisch verständliche Reaktion auf den noch selbst wahrgenommenen erkrankungsbedingten kognitiven Leistungsverlust verstanden werden. Ob die depressive Symptomatik auch biologisch aufgrund demenzspezifischer neurobiochemischer Veränderungen zu begründen ist, ist bislang nicht bewiesen.

Das Teilsyndrom *psychomotorischer Erregtheit* mit dranghaftem Weglaufen, häufig verbunden mit Aggressivität und dissozialem Verhalten tritt vor allem dann in Erscheinung, wenn die kognitiven Funktionen soweit gemindert sind, daß die gegebene reale Situation nicht mehr angemessen erkannt und bewältigt werden kann und eine realitätsgerechte Anpassung an die Umwelt nicht mehr möglich ist. In aller Regel finden sich zu diesem Zeitpunkt auch bereits massive Störungen der Orientierung. Diese Symptomatik kann sich sowohl situationsgebunden abrupt i.S. einer *Katastrophenreaktion* entwickeln als auch kontinuierlich über längere Zeit bestehen. Aus ethologischer Perspektive lassen sich das Aufschießen aggressiver dissozialer Impulse als unkontrollierbares und schematisch starres Territorialverhalten verstehen. Die engste Umgebung – Stuhl, Nachttisch, Bett, Position am Tisch – sind die letzte Habe, die das dementiell schwer geschädigte Ich noch als eigenen Besitz erkennen und gegen fremde Invasion verteidigen kann und auch dies nur mit sehr elementaren Mitteln aggressiven Verhaltens. In ein Bild gebracht, fühlt sich der Demente mit dem Rücken an der Wand stehend.

Sowohl bei der Alzheimerschen Erkrankung als auch bei der vaskulären Demenz können höhere neuropsychologische Leistungen (*Aphasie, Apraxie, Agnosie*) das klinische Bild mitprägen und komplizieren.

Das *pseudo-neurasthenische Syndrom* in seiner klassischen Konfiguration, in der Psychiatrie schon seit je beschrieben als einerseits Vorstadium einer akuten oder Residualstadium einer abgelaufenen hirnorganischen Erkrankung, findet sich, wenn es in Zusammenhang mit einer dementiellen Erkrankung auftritt, in deren Vorfeld und sollte deshalb Beachtung im Hinblick auf die Frühdiagnostik dementieller Prozesse finden.

Die Beachtung aller möglichen Teil- oder Subsyndrome des dementiellen Syndroms hat folgende Bedeutung:

- Mit deren vollständiger und differenzierter Erfassung und Verlaufsbeschreibung ist der reduktionistischen Betrachtung operationalisierter, weltweit gebrauchter Diagnose- und Klassifikationssysteme (DSM und ICD) entgegenzuwirken, um eine fortlaufende Verarmung psychopathologischer Beobachtungs- und Beschreibungskunst zu vermeiden.
- Im Hinblick auf die kognitiven Leistungsstörungen, subsumiert im diffusen hirnorganischen Psychosyndrom, kann ein gleichzeitig bestehendes depressives paranoid-halluzinatorisches oder psychomotorisches Teilsyndrom dieselben deutlich verstärken, also zu einer Akzentuierung der dementiellen Symptomatik führen. Daraus folgt andererseits, daß eine optimal angepaßte syndromspezifische Pharmakotherapie indirekt auch zu einer Verbesserung der kognitiven Leistungsstörungen beitragen kann.
- Schließlich haben die Teilsyndrome Bedeutung bei der Auswahl homogener Patientengruppen für klinische Wirksamkeitsstudien mit unterschiedlichen strategischen Konsequenzen. Für die Wirksamkeitsüberprüfung von Neuroleptika bei dementiellen Erkrankungen stellen paranoid-halluzinatorisches oder psychomotorisches Teilsyndrom das Homogenitätskriterium dar, während umgekehrt bei der Überprüfung von Nootropika die unterschiedliche Verteilung dieser Teilsyndrome, besonders im Hinblick auf damit verbundene eventuelle psychopharmako-therapeutische Interventionen, in Placebo- und Verumgruppen zu Störfaktoren für die Wirksamkeitsbeurteilung von Nootropika werden kann.

Als Folge der soweit beschriebenen psychopathologischen Veränderungen beim dementiellen Syndrom sind – oft schon in relativ frühen Stadien – Aktivitätsabnahme und/oder Störungen im Handlungsablauf von *Verrichtungen des täglichen Lebens* (Alltagsaktivitäten – ATL/Activities of Daily Living – ADL) zu beobachten, vor allem dann, wenn genaue fremdanamnestische Angaben erhoben werden können. Sie können sowohl den beruflichen als auch den häuslichen und sozialen Bereich betreffen. Es ist deshalb wichtig, im diagnostischen Prozeß auf Veränderungen oder Störungen bei Aktivitäten des täglichen Lebens zu achten und nach ihnen zu fahnden. Einerseits helfen sie bei der möglichst frühzeitigen Erkennung dementieller Erkrankungen und andererseits werden sie in beiden international anerkannten psychiatrischen Klassifikationssystemen (Dilling et al., 1993; American Psychiatric Association, 1994) als Schwellenkriterien für die Diagnose des Demenz-Syndroms betrachtet, d.h. die Diagnose Demenz darf trotz Vorhandenseins psychopathologischer Merkmale des diffusen hirnorganischen Psychosyndroms erst gestellt werden, wenn Auswirkungen auf dieser Ebene nachgewiesen werden können. Das DSM-IV zählt hierzu auch Funktionsbeeinträchtigungen im sozialen Bereich. Im Rahmen des Demenz-Syndroms werden Einschränkungen der Alltagskompetenz natürlich vornehmlich durch die Abnahme der kognitiven Leistungsfähigkeit bewirkt, obwohl hier auch Persönlichkeitsveränderungen, emotionale Faktoren, paranoid-halluzinatorische und depressive Symptomatik mit hineinspielen können. Es gibt zahlreiche Skalen zur Messung von Alltagsaktivitäten. Die ursprünglichen ADL-Skalen beschränken sich auf die Erfassung sehr elementarer Funktionen, wie Waschen, Anziehen, Toilettenbenutzung und Mobilität im Rahmen des Haushalts. Sie sind ergänzt worden durch sogenannte IADL-Skalen (Instrumental Activities of Daily Living), die außerdem die Fähigkeiten zum Einkaufen, Kochen, zur Haushaltsführung, zum Waschen, zur

Benutzung öffentlicher Transportmittel, zum Umgang mit Geldangelegenheiten und zur regelmäßigen Einnahme der Medikation und Benutzung des Telefons mit in die Beurteilung einbeziehen. Keine der Skalen ist jedoch bisher spezifisch im Hinblick auf dementielle Syndrome entwickelt worden. Die ursprünglichen ADL-Skalen sind offensichtlich nur geeignet für die Erfassung von Einschränkungen der Alltagskompetenz bei sehr fortgeschrittenen dementiellen Erkrankungen, die IADL-Skalen erweitern das Erfassungsspektrum auch auf mittlere Grade, erreichen jedoch bei leichteren Formen der Demenz ebenfalls keine hinreichende Sensitivität. Trotzdem oder gerade deswegen sollte jeder untersuchende Arzt sein intensives Augenmerk auch auf diesen Bereich lenken, denn hieraus resultieren selbstverständlich für die therapeutische Planung wichtige Hinweise auf notwendige Hilfen. Außerdem hat sich in allen internationalen Durchführungsempfehlungen für Nootropika-Studien das Prinzip durchgesetzt, daß der Wirksamkeitsnachweis für diese Substanzen auch auf der Ebene der Alltagsaktivitäten zu führen sei.

ICD-10 und DSM-IV konzentrieren die Diagnose des Demenz-Syndroms auf die oben beschriebenen, vorwiegend kognitiven Symptome des diffusen hirnorganischen Psychosyndroms. Von den in Abb. 1 aufgeführten Teilsyndromen werden lediglich die Werkzeugstörungen (Aphasie, Apraxie, Agnosie) mitberücksichtigt. Dies muß als ein stark reduktionistischer Ansatz bewertet werden, der wohl einerseits die Diagnosestellung vereinheitlicht und besserer Operationalisierbarkeit zuführt und damit nationale und internationale Vergleichbarkeit erhöht, aber andererseits auch den Blick für die Vielfalt psychopathologischer Manifestation dementieller Krankheitsbilder verstellt.

Abschließend sei noch folgendes bemerkt: In der deutschsprachigen Medizin wird der Begriff „Hirnleistungsstörungen", der in der Fachpsychiatrie keinen Platz hat, sowohl als Diagnoseetikett als auch als Indikationsbenennung benutzt. Wenn dieser Begriff lediglich aus Gründen der praktischen Unausrottbarkeit beibehalten und weiterverwendet werden soll, dann ist er diagnostisch i.S. des diffusen hirnorganischen Psychosyndroms kongruent zu verwenden und zu operationalisieren. Sonst könnte er nur zur Beschreibung diagnostisch unspezifischer kognitiver Funktionsstörungen benutzt werden, wie sie auch bei schizophrenen, manischen, depressiven und neurotischen Erkrankungen oder auch bei Ermüdung vorkommen und mit Hilfe neuropsychologischer Testverfahren objektiviert werden können. Auf die Problematik der Kombination von kognitiven Leistungseinbußen mit depressiver Symptomatik wird im folgenden Abschnitt eingegangen.

## *1.4 Das Syndrom „depressive Pseudodemenz"*

Die „depressive Pseudodemenz" ist in der psychiatrischen Literatur lange und vielfältig diskutiert worden (Madden et al., 1952; Kiloh, 1961; Post, 1962; Folstein und McHugh, 1978; Wells, 1979). Das Problem hat eine klinisch-praktische und eine theoretische Seite.

Der klinisch-praktische Aspekt stellt sich als *differentialdiagnostisches Problem* dar. Es ist immer wieder darauf hingewiesen worden, daß die häufigste Quelle für die Fehldiagnose einer Demenz die Tatsache ist, daß auch depressive Verstimmungen, vor allem bei älteren Menschen, aber nicht ausschließlich bei diesen, mit Gedächtnisstörungen, Konzentrationsstörungen, Erschwerung und Verlangsamung, Einengung und Verarmung des Denkens einhergehen können. Es handelt sich hierbei nicht nur um subjektives Erleben und subjektive Klagen, sondern es lassen sich diese Defizite auch objektivieren, sie sind aber zeitlich an die depressive

Symptomatik gebunden und unter antidepressiver Therapie reversibel (POST 1962, 1965, 1972). FOLSTEIN und MCHUGH (1978) sprachen deshalb auch von einem „Demenzsyndrom der Depression". Da es aber auch recht häufig, wie im vorigen Abschnitt beschrieben, bei dementiellen Erkrankungen zu depressiver Symptomatik kommt, also zu einer „Depression bei Demenz", sind differentialdiagnostische Abgrenzungsschwierigkeiten plausibel und verständlich. Aus kritischer Sicht ist jedoch immer wieder darauf hingewiesen worden, daß die Häufigkeit des Syndroms „depressive Pseudodemenz" und damit seine praktisch-differentialdiagnostische Bedeutung überschätzt wird. Bei gründlicher Erhebung von Anamnese, Fremdanamnese und klinisch-psychopathologischem Befund lasse sich in der Mehrzahl der Fälle die Frage primär depressive oder primär dementielle Erkrankung relativ eindeutig entscheiden. In unklaren Fällen sei die Diagnose „ex juvantibus" nach systematischer antidepressiver Therapie zu stellen, weil die kognitiven Leistungseinbußen zusammen mit der depressiven Symptomatik in der Regel verschwinden und damit die Diagnose einer depressiven Erkrankung bestätigt ist. Hierbei muß allerdings die Tatsache berücksichtigt werden, daß auch bei primär depressiven Erkrankungen nicht wenige Patienten auf eine einzelne antidepressive Substanz oder generell auf antidepressive Pharmakotherapie resistent reagieren (Non-Responder).
Folgende anamnestische und klinische Befunde weisen auf eine primär depressive Erkrankung hin:

- Depressive Episoden in der Vorgeschichte.
- Beginn der Erkrankung mit depressiver Symptomatik und erst späteres Auftreten kognitiver Leistungseinbußen; bei dementiellen Erkrankungen ist die zeitliche Abfolge eher umgekehrt. Kognitive Leistungseinbußen betreffen vorwiegend Konzentrationsfähigkeit, Gedächtnis und Denkprozesse; Orientierungsstörungen treten nicht auf. Die in Tests erfaßbaren allgemeinen Intelligenzleistungen zeigen keine Einbußen.
- Konzentrations- und Gedächtnisstörungen werden im Falle einer Depression akzentuiert und verstärkt beklagt und schuldhaft auf dem Hintergrund des allgemeinen depressiven Insuffizienzerlebens verarbeitet. Melancholische Patienten neigen meist dazu, ihre kognitiven Beeinträchtigungen erheblich zu überschätzen. Bei dementiellen Erkrankungen findet sich hingegen häufiger eine Tendenz zur Verleugnung oder Bagatellisierung.
- Unter probatorischer antidepressiver Behandlung verschwinden die Klagen über kognitive Leistungsstörungen parallel mit der depressiven Symptomatik.

Die in der Gerontopsychiatrie so häufig beobachtete Kombination von depressiver Symptomatik und kognitiven Leistungsstörungen hat zu verschiedenen theoretischen Überlegungen Anlaß gegeben. WEITBRECHT (1963) äußerte: „Es scheint, als ob das Absinken des Pegelstandes des vitalen Tonus, wie man nur sehr allgemein und unverbindlich die in Depressionen darniederliegende vis vitalis (allgemeine Lebenskraft) benennen kann, dazu führt, daß bisher noch kompensierbare Erscheinungen von Hirnleistungsschwäche nunmehr in der depressiven Phase dekompensieren." Er sah in bezug auf die depressiven und paranoiden Psychosen des Rückbildungsalters vorübergehend den organisch unterlegten physiologischen Leistungsabbau decouvriert in Erscheinung treten. POST (1972) vertrat die Auffassung, daß Erkrankungen aus dem manisch-depressiven Formenkreis bei gleichzeitigem Bestehen dementieller Symptomatik als Koinzidenzen zweier unabhängiger, im Alter gleich häufiger Erkrankungen anzusehen seien. Demgegenüber stellte WERTHEIMER

(1989) fest, daß es nicht selten sei, daß sich die Alzheimersche Krankheit in ihrem Beginn durch depressive Manifestationen auszeichnet. Kral (1982) berichtete aufgrund einer katamnestischen Untersuchung, daß ein großer Teil der Patienten, welche Phasen einer depressiven „Pseudodemenz" durchgemacht hätten, viele Jahre später an einem gesicherten degenerativen Demenzprozeß erkrankten. Er erörterte in diesem Zusammenhang den möglichen Einfluß antidepressiver Behandlung mit zentral anticholinergisch wirksamen Substanzen. Mahendra (1987) sieht die Pseudodemenz schlicht als eine besondere, möglicherweise subkortikal gefärbte Form einer reversiblen Demenz ohne klare organische Kausalität an und schlägt vor, besser von einer „dementia associated with depression" oder dem „dementia syndrom of depression" zu sprechen.

Neurophysiologische und biochemische Befunde bei Depressionen und Demenz ergeben zwar Hinweise darauf, daß bei beiden Erkrankungsgruppen noradrenerge, serotonerge und cholinerge Neuronensysteme betroffen sind, doch sind die Befunde im einzelnen widersprüchlich und weiterhin klärungsbedürftig (Blöink, 1989). Aus neurophysiologischer und biochemischer Sicht könnte eine Insuffizienz der vigilanzregulierenden Systeme in beiden Fällen resultieren. Post (1972) wies darauf hin, daß bei depressiven und dementen älteren Menschen die Barbiturat-Einschlafschwelle gesenkt sei und sah dies als ein Zeichen herabgesetzter cerebraler Erregbarkeit (Vigilanz) an. Diese Veränderung war nach seinen Untersuchungen bei Depression reversibel, bei Demenz irreversibel. Er interpretierte diese Befunde als Ausdruck einer alternsphysiologisch erhöhten Vulnerabilität und damit Risikobereitschaft, die sowohl das Auftreten depressiver Symptomatik als auch kognitiver Leistungsstörungen begünstige.

Zusammenfassend muß wohl festgestellt werden, daß es bisher keine ausreichenden Gründe gibt, das Syndrom „depressive Pseudodemenz" als eigenständiges Syndrom anzuerkennen, sondern daß es sich vornehmlich um ein Gebiet differentialdiagnostischer Schwierigkeiten unter ungeklärten pathogenetischen Voraussetzungen handelt. Das verwundert nicht so sehr, wenn man bedenkt, daß auch unter physiologischen Voraussetzungen ein enger Zusammenhang mit gegenseitigen Wechselwirkungen zwischen Stimmung und kognitiver Leistungsbereitschaft besteht.

## *1.5 Das delirante Syndrom*

Das eher laienhaft anmutende diagnostische Etikett „Verwirrtheitszustand im Alter" (confusional state in der anglo-amerikanischen Literatur) spielt in der Geriatrie eine zentrale Rolle und taucht in nahezu jedem Lehrbuch auf. Der Begriff existiert in der deutschsprachigen Psychiatrie so nicht. Lipowski (1990) hat in seiner monographischen Übersicht zum Delirium darauf hingewiesen, daß auch im Englischen der Begriff „confusion" eher vagen Charakters ist (s. Lipowski, 1990, S. 42ff). Demzufolge enthalten die aktuellen internationalen Klassifikationssysteme in der Psychiatrie (ICD-10/DSM-IV) diesen Terminus nicht mehr.

Zumindest ist es notwendig, zwischen Zuständen „akuter Verwirrtheit" und „chronischer Verwirrtheit" zu unterscheiden und beide sind auf organische Psychosen zu beschränken. Einmal so festgelegt, entspricht die akute Verwirrtheit dem deliranten Syndrom, die chronische Verwirrtheit amnestischen oder dementiellen Syndromen, und beide sind ausnahmslos durch diese Syndrombezeichnungen zu ersetzen. Der Begriff „Verwirrtheit" hat auch deshalb keine Existenzberechtigung, weil er, wenn man dies in lexikalischen Laien- und Fachbüchern nachprüft, sowohl Orientierungsstörungen als auch Bewußtseins- und Wahrnehmungsstörungen umfaßt und dieselben durch eine differenzierte Psychopathologie selbst zu erfassen und zu beschreiben sind. Alleine eine differenzierte Psychopathologie und Anamnese gestattet auch die Unterscheidung von psychogenen „Verwirrtheitszuständen" und Verwirrtheit im Rahmen akuter endogener Psychosen, z.B. Schizophrenie oder Manie.

Selbst nach dieser Klärung bleibt jedoch die Definition des deliranten Syndroms und seine Abgrenzung vom dementiellen Syndrom schwierig, weil es sowohl *überlappende Symptomatik* als auch den Übergang eines protrahierten Delirs in ein dementielles Bild oder die Kombination eines episodisch aufschießenden deliranten Syndroms im Rahmen einer dementiellen Entwicklung gibt. Diese Entwicklungen sind natürlich gerade in der Altersmedizin häufig anzutreffen, und die Diagnose Delir bei Demenz kann nur gelingen, wenn subtile psychopathologische Beobachtung die Veränderung eines vorbestehenden dementiellen Bildes in Richtung eines deliranten Syndromes erkennen läßt. Beide Syndrome sind durch kognitive und Orientierungsstörungen gekennzeichnet. Worin liegen dann die Unterschiede?

Als charakteristisch für das delirante Syndrom, weil regelhaft mit ihm assoziiert, werden *Bewußtseins- und Wahrnehmungsstörungen* angesehen. Hinsichtlich des Auftretens von Wahrnehmungsstörungen besteht in der Literatur kein Dissens. Als kennzeichnend hierfür werden fragmentierte Aufmerksamkeit, Konzentrationsstörungen und erhöhte Ablenkbarkeit in den Sinneswahrnehmungen beschrieben. Hinzu kommt aber, daß die Sinneseindrücke selbst offenbar dissoziiert und fragmentarisch sind oder verarbeitet werden und keine realitätsgerechte Analyse mehr möglich ist. Schließlich treten beim ausgeprägten Delir nahezu ausnahmslos besonders häufig *illusionäre Verkennungen*, aber auch *Halluzinationen*, vorwiegend und am leichtesten erkennbar im visuellen Bereich auf. *Verkennung der Realität* gehört demgemäß zum typischen Erscheinungsbild des Delirs. Illusionären Verkennungen und halluzinanten Erlebnissen folgen die Patienten häufig in ungezielter psychomotorischer Unruhe („Beschäftigungsdelir").

Kontroverser ist die Beurteilung von *Bewußtseinsstörungen* in der Literatur. Während ein Teil der Autoren sie als unabdingbare Voraussetzung der Diagnose eines Delirs ansieht, beruft sich der andere Teil darauf, daß es auch durchaus delirante Syndrome ohne Zeichen geminderten Bewußtseins gebe (s. auch Lipowski, 1990, S. 41ff). Tatsächlich allerdings besteht sowohl die ICD-10 als auch das DSM-IV auf dem Nachweis von Bewußtseinsstörungen als Kriterium für die Delirdiagnose. Das Bewußtsein im Rahmen des deliranten Syndroms ist sowohl *quantitativ* als auch *qualitativ* beeinträchtigt. Auf dem quantitativen Niveau sind oberflächliche Fluktuationen der Vigilität von leichter Benommenheit bis zur Schläfrigkeit beschrieben. Qualitativ imponiert die eingeschränkte bewußte Wahrnehmung von Umwelt und Innenwelt. Als ein Kriterium des gestörten Bewußtseins kann die *retrograde Amnesie* angesehen werden, die regelmäßig nach einem abklingenden Delir nachzuweisen ist.

Neben Bewußtseins- und Wahrnehmungsstörungen prägen *Gedächtnis-* und *Denkstörungen* das Bild. Die Merkfähigkeit ist herabgesetzt und auch das Altgedächtnis nur eingeschränkt oder gar nicht zugänglich. Das Denken erscheint bruchstückhaft, der logische Zusammenhang oft aufgehoben, wobei gleichzeitig Schwerbesinnlichkeit und Inkohärenz des Denkens zu beobachten sind. Spontane Logorrhoe und Konfabulation sind ebenso häufig wie beim dementiellen Syndrom.

Die *Stimmung* kann ängstlich-ratlos, läppisch-heiter oder auch dysphorisch-aggressiv gefärbt sein. Letzteres ist besonders dann der Fall, wenn dem deliranten Verhalten

Widerstand entgegengesetzt wird. Auch das Spektrum *psychomotorischer Störungen* reicht von der fast stuporösen Hemmung bis zu dranghafter unruhiger Getriebenheit. *Bewegungsstereotypien* im Zusammenhang mit illusionären Verkennungen sind, wie schon erwähnt, nicht selten.

*Vegetative Symptome* (Schwitzen, Tremor, Kreislaufstörungen), die vor allem die toxischen Delirien prägen, finden sich unter anderen Bedingungen in der Beschreibung von Delirien im Alter eher selten. Insgesamt gesehen, ist jedoch wenig über spezifische altersmoderierende Einflüsse auf das Erscheinungsbild des deliranten Syndroms bekannt. Es finden sich lediglich Hinweise, daß depressive Verstimmung und eine Tendenz zu Antriebsarmut und apathischem Verhalten bei älteren Patienten mit Delir häufiger zu beobachten ist, was unglücklicherweise dazu führen kann, daß die Entwicklung eines Delirs im Alter übersehen wird. Das Übersehen eines Delirs stellt angesichts der hohen *Multimorbiditätsrate* und der mit ihr verbundenen Risiken für eine Delirentstehung für ältere Patienten eine besondere Gefahr dar. Die Enwicklung eines Delirs ist auch bei älteren Patienten immer ein Zeichen für eine *akute primäre oder sekundäre körperliche Erkrankung*, die gründliche diagnostische Abklärung verlangt, um eine kausale Therapie möglichst rasch und unverzüglich einleiten zu können. Die in der Literatur berichteten *Letalitätsraten* schwanken zwischen 17 und 33 % (s. Lipowski, 1990, S. 418ff). Das heißt, die Entwicklung eines Delirs im Alter muß als bedrohlich und möglicher Vorbote nahen Todes angesehen werden. Es verlangt deshalb sensible diagnostische Aufmerksamkeit.

Legt man die ICD-10 und das DSM-IV zugrunde, so basiert die Diagnose des deliranten Syndroms auf folgenden Kriterien:

1. Störungen des Bewußtseins und der Aufmerksamkeit.
2. Wahrnehmungsstörungen mit Verzerrungen in der Wahrnehmung der Realität, illusionären Verkennungen oder optischen Halluzinationen.
3. Beeinträchtigungen des Denkens und der Auffassung unter Einschluß flüchtiger Wahnideen.
4. Störung des Antriebs und der Psychomotorik.
5. Störung des Schlaf-Wach-Rhythmus bis zu dessen völliger Umkehr.
6. Depressive, ängstliche oder euphorische Stimmungsveränderungen, die in der Regel durch Ratlosigkeit und gelegentlich auch durch Reizbarkeit charakterisiert sein können.
7. Befunde einer körperlichen Erkrankung oder Funktionsstörung, die das Delir zu erklären vermögen.

Lipowski (1990) führt folgende zehn Kriterien für die Diagnose auf:

1. Eine relativ akute Veränderung im Verhalten und der mentalen Funktionen.
2. Symptome, die auf beeinträchtigtes Denken, Merkfähigkeitsstörungen, beeinträchtigte Wahrnehmung und Störungen der Orientierung hinweisen.
3. Nachweis erhöhter Ablenkbarkeit und mangelnder Fokussierung der Aufmerksamkeit in der Beantwortung von Fragen.
4. Unvorhersehbare und unsystematische Fluktuationen der Symptomatik während des Tages und Verschlechterung bei zunehmender Unruhe in der Nacht.
5. Beeinträchtigung der verbalen Kommunikation aufgrund von verringerter oder abnorm erhöhter Vigilanz.
6. Auftreten von visuellen Illusionen oder Halluzinationen, die mit Furcht, Ärger oder Erregtheit beantwortet werden.
7. Deutlich gesteigertes oder reduziertes psychomotorisches, verbales und non-verbales Verhalten mit einer Tendenz zum Zerfall des kohärenten Sprechens.

8. Flüchtige Wahnideen meist von Verfolgungscharakter, die die Halluzinationen begleiten und situationsabhängig sind.

9. Störung der Schlaf-Wach-Rhythmik mit Schlaflosigkeit nachts und starker Müdigkeit bis Schläfrigkeit am Tage bis hin zur Schlaf-Wach-Umkehr.

10. Das Vorhandensein „luzider Intervalle" während derer Zugänglichkeit, Aufmerksamkeit, Situationserkennung und -bewältigung gebessert sind.

Ein weiteres wichtiges diagnostisches Kriterium stellt der zeitliche Verlauf dar. Einerseits i.S. der eben beschriebenen *funktionellen Fluktuationen*, andererseits aber in der *zeitlichen Begrenzung der Dauer eines Delirs*. Hier allerdings divergieren die Angaben verschiedener Autoren erheblich, während die einen das Delir auf Stunden bis maximal vier Wochen begrenzen, legt die ICD-10 eine maximale Dauer von sechs Monaten zugrunde. In einem stimmen alle Autoren überein, daß nämlich ein protrahiertes Delir bei nicht behandelbaren Ursachen nahtlos in ein dementielles Syndrom übergehen kann. Ebenso große Übereinstimmung besteht hinsichtlich der Häufigkeit, mit der delirante Syndrome als Komplikation eines dementiellen Prozesses beobachtet werden. Nach einer von Lipowski (1990) zitierten Studie von Simon et al. (1963) fand sich in 70 % der wegen eines Delirs klinisch aufgenommenen über 60jährigen Patienten gleichzeitig eine Demenz.

Die wahre *Prävalenz* deliranter Syndrome im Alter ist nicht bekannt. Die Prävalenz unter klinisch aufgenommenen über 65jährigen Patienten schwankt nach den Angaben verschiedener Autoren zwischen 10 und 50 % (s. Lipowski, 1990). Zu bedenken ist aber auch, daß der eben zitierte Autor zu dem Schluß kommt, daß nur etwa 15 % der aufgenommenen Patienten zum Zeitpunkt der Aufnahme an einem deliranten Syndrom litten, aber weitere 15 bis 20 % das Delir erst während der stationären Behandlung entwickelten. Die Häufigkeit postoperativer Delirien gibt Lipowski aufgrund seiner Literaturübersicht mit 10 bis 15 % im Durchschnitt an, weist aber darauf hin, daß die Häufigkeit der Delirentwicklung nach Schenkelhalsfrakturen wohl um das Dreifache höher sei und daß insgesamt das Risiko mit höherem Alter (über 70 J.) steigt. Abschließend bleibt festzustellen, daß das delirante Syndrom im Alter der Häufigkeit nach dem dementiellen Syndrom wenig nachsteht, trotzdem aber selbst in den letzten Jahren im Vergleich zur Demenzforschung wenig wissenschaftliche Bearbeitung erfahren hat. Die möglichst sichere Abgrenzung beider Syndrome voneinander ist wichtig, weil einerseits die Prognose höchst unterschiedlich ist und andererseits sich auch die therapeutischen Strategien, insbesondere im Hinblick auf die Psychopharmakotherapie unterscheiden. *Der Nachweis von Bewußtseins- und Wahrnehmungsstörungen* zur Absicherung der Delirdiagnose erscheint nach wie vor bedeutsam, denn ohne diese beiden Kriterien ist vor allem die Unterscheidung des deliranten Syndroms von reversiblen und therapierbaren Demenz-Syndromen angesichts der beide Syndrome überlappenden kognitiven Störungen außerordentlich unsicher. Dies sei noch einmal am Beispiel der Orientierungsstörungen klargemacht. Diese resultieren im Rahmen des deliranten Syndroms aus der gestörten Bewußtseins- und Vigilanzlage, die zu einer Eintrübung der Wahrnehmungsleistungen und damit auch zu Orientierungsstörungen in Zeit, Ort und Situation führen. Beim dementiellen Syndrom hingegen resultieren die Orientierungsstörungen aller Wahrscheinlichkeit nach aus der Beeinträchtigung von Gedächtnis und Informationsverarbeitung bei weitgehend erhaltenem Bewußtsein und Sensorium. Letztlich sind Orientierungsstörungen immer die Folge beeinträchtigter Vergleichsmöglichkeiten von aktuellen mit gespeicherten Daten. So gesehen, liegt der

Schwerpunkt der deliranten Störung auf der Input-Seite bei der Wahrnehmung und Interpretation der aktuellen Daten, während beim dementiellen Syndrom die Störung mehr im Vergleich mit gespeicherten Daten liegen könnte, die weniger oder nicht mehr zugänglich sind, wenn überhaupt vorhanden.

## 1.6 Das depressive Syndrom

Die Rechtfertigung, von *dem* depressiven Syndrom in der Alterspsychiatrie zu sprechen, ergibt sich aus der Tatsache, die von allen Autoren unterstrichen wird, daß es bisher nicht gelungen ist, spezifische und klar abgrenzbare Subtypen des depressiven Syndroms, die mit einer spezifischen Pathogenese zu belegen wären, zu unterscheiden (Post, 1972; Murphy, 1989). Die Geschichte von Depressionen als spezifische Krankheiten des höheren Alters beginnt mit Griesinger (1861); er sah in der Melancholie den Vorboten aller psychischen Krankheiten unter Einschluß der Demenz. Andererseits wurde die Demenz früher als die Endstrecke aller psychiatrischen Krankheiten betrachtet, wenn die Patienten nur lange genug lebten. Daraus folgte die Annahme, daß die meisten Melancholien bei älteren Menschen in eine senile Demenz übergehen würden. Kraepelin (1921) hatte jedoch keinen Zweifel, daß im Alter Depressionen vorkommen, die mit Erhaltung der Intelligenz einhergehen und voll reversibel sind. Dies wurde durch katamnestische Untersuchungen von Roth (1955) bestätigt.
Die *Schwierigkeiten einer ätio-pathogenetischen Differenzierung* depressiver Syndrome im Alter unter Zugrundelegung der Idealtypen endogener, somatogener und psychogener Depressionen resultieren wahrscheinlich aus folgenden besonderen Merkmalen des Alters: Die bekannte Multimorbidität – vorwiegend in Form chronischer Erkrankungen – zeigt eine hohe Korrelation mit manifester depressiver Symptomatik. Dies ist wahrscheinlich auch die Erklärung dafür, daß affektive Psychosen im höheren Lebensalter eine höhere Mortalität aufweisen als eine vergleichbare Normalpopulation. Diese Zusammenhänge zwischen somatischer Morbidität und Depression wurden schon 1956 von Roth et al. belegt. In umgekehrter Richtung stellte Murphy (1983) fest, daß gleichzeitig bestehende körperliche Krankheiten, die Remissionsprognose von Depressionen im Alter negativ beeinflussen. Weiterhin war schon seit jeher aufgefallen, daß selbst bei endogen anmutenden Formen von Altersdepressionen *lebenssituative Belastungen*, die dem Ausbruch der Depression vorangegangen waren, in einem hohen Prozentsatz der Fälle zu beobachten sind (Medow, 1922). Post (1972) gibt 60–80 % hierfür an. Im allgemeinen werden altersspezifische, das Selbstwertgefühl beeinträchtigende Verlustsituationen bzw. in der Bewältigung gescheiterte Versuche, als depressionsfördernd angesehen. Sowohl die somatische Komorbidität als auch die lebenssituativen Belastungen können natürlich kumulativ wirken und deshalb die ätio-pathogenetische Differenzierung und Herausarbeitung zugehöriger depressiver Subtypologien erschweren. Zusätzlich ergibt sich damit aber auch das Problem, Depression als Krankheit von für den alten Menschen als normal anzusehender resignativer Trauer auf Verluste und Kompetenzeinbußen abzugrenzen.
Im folgenden soll die *alternstypische Prägung* depressiver Symptomatik beschrieben werden, wobei das Symptomprofil sich gegenüber Depressionen im jüngeren Alter nicht grundsätzlich unterscheidet; das Alter übt also nur einen moderierenden Einfluß auf die Symptomatik depressiver Syndrome aus. Grundsätzlich ist zu bedenken, daß sich die Beschreibung der Symptomatik von Altersdepressionen zumeist auf Klinikpopulationen, also schwerere Erkrankungsformen stützt und dem gegenüber das Erschei-

nungsbild leichterer Depressionsformen, die nicht zu klinischer Behandlung führen, weniger gut erfaßt worden ist.
Als alterstypisch gelten vor allem Tendenzen zur Entwicklung *hypochondrischer Klagen* und zur *Somatisierung* i.S. der larvierten Depression.
Auch im Alter treten *phasische unipolare Depressionen* mit der typischen „endogenen“ Symptomatik einschließlich Tagesschwankungen entweder als Fortsetzung ihrer Manifestation in früheren Lebensabschnitten oder sogar als Erstmanifestation im späten Alter auf. Bei ihnen finden sich am häufigsten Wahnentwicklungen, die man als eine Negation der drei menschlichen Heilserwartungen interpretieren kann: *Schuld- und Versündigungswahn* (Heil der Seele), *hypochondrischer Wahn* (Heil des Körpers), *Verarmungswahn* (Heil der materiellen Existenz). Der *nihilistische Wahn* beinhaltet die Gewißheit völliger körperlicher und seelischer Zerstörung. In diesen Wahnformen drückt sich häufig die Überzeugung einer schicksals- oder gottgewollten individuellen Bestrafung einer nicht lebenswerten Existenz aus. Man kann sie auch als ins Wahnhafte gesteigertes Erleben der Bedrohungen ansehen, die mit dem Altern generell und unausweichlich verknüpft sind. Schon WEITBRECHT (1963) hat ebenso wie andere Autoren darauf hingewiesen, daß diese typisch depressiven Wahnformen im Alter sich auch mit paranoid-halluzinatorischen Manifestationen verbinden können. Diese Mischung wurde früher vor allem im Zusammenhang mit den heute nicht mehr als eigenständig akzeptierten *Involutionspsychosen* gesehen. Die im hypochondrischen und nihilistischen Wahn zum Ausdruck gekommene Präokkupation durch den eigenen Körper äußert sich z.B. in der Angst, schwer und unheilbar krank zu sein, aber auch in sehr konkreten Klagen über die Unfähigkeit, Nahrung zu schlucken, die Blase zu entleeren oder Stuhlgang zu haben. Häufig konzentrieren sich unklare *körperliche Beschwerden und Leibsensationen* bis hin zu unerträglichen Schmerzempfindungen auf Kopf und Unterleibsorgane. Schluckstörungen, Magen-Darm-Beschwerden und Stuhlhypochondrie können als Ausdruck im Alter wieder auftretender „Oralitätskonflikte“ psychodynamisch interpretiert werden. Auch der Verarmungswahn ließe sich in diesen Zusammenhang stellen.
Die folgende Darstellung behandelt das depressive Syndrom allgemein, unabhängig von irgendeiner nosologischen Klassifikation. Es entspricht der klinischen Erfahrung, wenn kompetente Autoren aufgrund systematischer Untersuchungen die häufige Verknüpfung von Depression mit *Angstsymptomatik* hervorheben (STENBACK, 1980; ZUNG, 1980; MURPHY, 1989). Die Angst kann als diffuse, nicht begründ- und beschreibbare auftreten; sie kann sich als Angst vor jeder kleinsten, konkreten und alltäglichen Belastungssituation ausdrücken, kann sich aber auch als phobische Besetzung eigener Körperfunktionen manifestieren. Ängstliche *Agitiertheit* gewinnt ihren stärksten Ausdruck in der mit dem unschönen Ausdruck der „Jammerdepression“ bezeichneten Form depressiver Störungen im Alter.
Als weitere typische Altersfärbung depressiver Syndrome werden *Insuffizienzerleben* und *Verlust des Selbstwertgefühls* beschrieben (ZUNG, 1980; MURPHY, 1989). Die Patienten fühlen sich unfähig, einfachste Alltagsaufgaben zu bewältigen, obwohl sie objektiv gesehen – im Gegensatz zu Demenzkranken – dazu durchaus in der Lage wären. Derart massives Insuffizienzerleben und massiver Verlust des Selbstwertgefühls ziehen in Konsequenz ein sehr starkes Anklammerungsverhalten nach sich, welches sekundär von der überforderten Umgebung oft tatsächlich mit Isolierung der depressiv Kranken beantwortet wird. Hierdurch kommt es natürlich zu einer Verstärkung der subjektiv erlebten *Vereinsamung*, die nach Ansicht vieler Autoren ebenfalls Depressionen im Alter kennzeichnet.

Ciompi und Lai (1969) kommen auf Grund der katamnestischen Untersuchung von 550 Altersdepressionen zu der Schlußfolgerung, daß insgesamt das Bild von Depressionen im Alter flacher und monotoner werde, Selbstanklagen eine geringere Rolle spielen, demgegenüber aber Unzufriedenheit mit dem eigenen Leben, Reizbarkeit, Aggressivität und Einengung der Interessen und Aktivitäten das Bild neben der Tendenz zur Somatisierung und hypochondrischer Symptomentwicklung charakterisieren.

Alle bereits zitierten Autoren sind sich darüber einig, daß leichte Formen von Depressionen, denen dennoch Krankheitswert zuzuerkennen ist, dann besonders ins Blickfeld geraten, wenn repräsentative Stichproben der Altersbevölkerung untersucht werden. Bei diesen Formen stehen *Apathie, Resignation, Rückzug aus prädepressiven Aktivitäten* und *neurasthenische Symptome* (allgemeines Schwächegefühl, leichte Ermüdbarkeit, Gefühl der Erschöpfung, Schlafstörungen) im Vordergrund. Man könnte die neurasthenischen Symptome auch als milde Formen von typischen depressiven Vitalstörungen auffassen. Die Stimmung ist eher dysphorisch als deutlich depressiv. Angst vor einer ungewissen Zukunft, vor Hilfs- und Pflegebedürftigkeit und damit verbundener Abhängigkeit werden von manchen Patienten deutlich artikuliert. Auch bei diesen – leichten – Formen von Depressionen im Alter ist die Furcht vor dem Alleinsein und Alleingelassenwerden sehr häufig. Man findet dies besonders bei höchstaltrigen, die im Grunde die ständige Präsenz der nächsten Angehörigen, z.B. der Kinder, erwarten oder verlangen, und Abwesenheiten, seien sie beruflich oder durch Urlaub bedingt, kaum mehr tolerieren können. Es ist nicht schwer, in dieser Symptomatik die Lebensangst der Betroffenen zu erkennen, die befürchten, oder auch tatsächlich nicht mehr in der Lage sind, Krisensituationen selbständig zu bewältigen. Zusammenhänge mit Biographie und Persönlichkeitsentwicklung sind unübersehbar und lassen so gefärbte depressive Syndrome als späte Dekompensationen neurotischer Entwicklungen oder von Persönlichkeitsstörungen erscheinen, die zuvor im Leben unter günstigeren Bedingungen von Umwelt und Bewältigungsmöglichkeiten kompensiert waren.

Die in depressiven Erkrankungen stets vorhandene, zumeist auf das eigene Ich gerichtete *aggressive Komponente* kann auch im Alter deutlich werden, wenn mit der depressiven Symptomatik sekundärer Krankheitsgewinn erzielt wird, indem nämlich die nächsten Beziehungspersonen mit verstärkter Präsenz und Zuwendung reagieren oder aber die nicht genügende Zuwendung mit depressivem Verhalten bestraft wird. Hier liegt allerdings für die Erkrankten ein hohes Risiko, die Angehörigen zu überfordern, und dadurch deren erwünschte Zuwendung reduziert oder gar blockiert und die befürchtete Abwendung geradezu provoziert wird. Murphy (1989) hat darauf hingewiesen, daß depressive Erkrankungen im Alter sich auch primär als *Verhaltensstörung*, vor allen Dingen unter ungünstigen Milieubedingungen im Pflegeheim und auf Langzeitstationen, manifestieren kann.

Hiezu gehören nach seiner Ansicht Nahrungsverweigerung, willentliches Hungern, unbegründete Urin- und Stuhlinkontinenz und fäkales Beschmieren von Wänden und Möbeln, aber auch nächtliches sich selbst blutig kratzen sowie hysterisch-demonstratives Verhalten, wenn z.B. Patienten sich in Konfliktsituationen theatralisch auf den Boden werfen oder sich mit allen Bewohnern und dem Pflegepersonal überwerfen und zu einem Pflegeproblem werden. Gerade bei solchen Zuständen sei ein Versuch mit antidepressiver Medikation durchaus berechtigt, weil bizarres Verhalten sich unter der Therapie zurückbilden kann.

Abschließend seien noch kurz Ergebnisse der Berliner Altersstudie zu depressiven Syndromen berichtet (Baltes et al., 1993; Baltes et al., im Druck). Die Studie beruht auf einer repräsentativen Stichprobe (n = 516) der über 70jährigen Bevölkerung West-Berlins. Im psychiatrischen Teil dieser interdisziplinären Untersuchung wurde im Rahmen der epidemiologischen Fragestellung ein besonderes Augenmerk auf die Identifizierung depressiver Syndrome und hier insbesondere auf deren *„subdiagnostische" Manifestationen* gerichtet. Der psychopathologische Befund wurde durch einen erfahrenen, im Forschungsprojekt beschäftigten Psychiater erhoben und der diagnostischen Zuordnung ein hierarchisches dreistufiges Verfahren zugrunde gelegt, das im wesentlichen auf der im DSM-III-R-System vorgegebenen Klassifikation basierte. Von den 516 Probanden wiesen insgesamt 133 eine depressive Erkrankung auf, *die rein formal nach den Syndromkriterien* in 23 Fällen einer „major depression" und in 11 Fällen der „dysthymia" zuzuordnen war. 86 (65 %) der 133 Probanden mit depressiver Symptomatik ließen sich diesen beiden Kategorien nicht zuweisen und wurden als *„subsyndromale" Form von Depression* klassifiziert (GEISELMANN, 1995). Ein Vergleich des Symptomprofils zwischen der Gruppe der Dysthymien und denjenigen Probanden mit „subsyndromaler" Depression ergab als hauptsächlichen Unterschied, daß nur 5 % der letztgenannten Gruppe depressive Verstimmungen in wenigstens 50 % der Zeit während der der Untersuchung vorausgegangenen vier Wochen berichteten. Von den Patienten mit Dysthymie erfüllten entsprechend der DSM-III-R-Operationalisierung 100 % diese Bedingung. Berücksichtigte man allerdings jeglichen Grad und Zeitanteil depressiver Verstimmung, so wiesen 92 % der „subsyndromalen" Depressionen depressive Verstimmungen auf, gegenüber nur 26 % der nicht als depressiv klassifizierten Probanden. Im übrigen Symptomprofil (Schlafstörungen, Energielosigkeit oder Müdigkeit, eingeschränkte Konzentration, Appetitstörungen, Hoffnungslosigkeit, verringertes Selbstwertgefühl) unterschieden sich Dysthymien und „subsyndromale" Depressionen nicht voneinander. Daß die als „subsyndromal" klassifizierten depressiven Störungen nicht einfach als „normale" Depression klassifiziert werden können, ergab sich aus zwei Aspekten: zum einen lagen die Patienten mit subsyndromaler Symptomatik hinsichtlich subjektiven Leidensdruckes und Funktionseinbußen zwischen Dysthymien und Nichtdepressiven. Der Unterschied war nach beiden Richtungen statistisch signifikant. Zum anderen ergab sich, daß die Patienten mit subsyndromaler Depressivität eine statistisch nicht unterscheidbare, gleich hohe Belastung mit chronisch-somatischen Erkrankungen aufwiesen, wie die Patienten mit Dysthymien. Auch die Ergebnisse der Berliner Altersstudie beantworten nicht alle offenen Fragen im Hinblick auf leichtere depressive Störungen im höheren Lebensalter. So bleibt z.B. die Frage offen, ob das „subsyndromale" depressive Syndrom in der Tat dem Kreis depressiver Syndrome zuzuordnen ist oder ein eigenständiges alterstypisches Syndrom darstellt. Die Untersuchung bestätigt jedoch, daß im Alter relativ häufig leichtere Formen von depressiven Störungen mit Krankheitswert anzutreffen sind, und zwar in einer repräsentativen Bevölkerungsstichprobe wesentlich häufiger als die definierten Formen der „major depression" oder der Dysthymie.

## 1.7 Das manische Syndrom

Manische Phasen im Rahmen einer bipolaren zyklischen affektiven Erkrankung können sich bis ins hohe Lebensalter fortsetzen. Auch die Erstmanifestation von Manien ist im Alter beobachtet worden. MÜLLER (1967, 1989) wies im Abstand von 20 Jahren gleichlautend darauf hin, daß über manische Manifestationen im Alter wenig bekannt ist. Die eigenen katamnestischen Untersuchungen des Autors in Lausanne ergaben, daß Häufigkeit, Dauer und Intensität der manischen

Episoden sich im Alter eher zu verringern scheinen. Unter Hinweis auf ältere Arbeiten von Bostroem (1938), Gruhle (1938), Bleuler (1941), Zeh (1956, 1957) und Arieti (1959) beschreibt Müller (1967, 1989) folgende Alternseinflüsse auf die manische Symptomatik:

- Insgesamt werde die Symptomatik der Manie im Alter flacher, stereotyper und blasser. Bostroem spricht von einer „Vertrottelung“. Außerdem habe schon Gruhle darauf hingewiesen, daß im Alter die Euphorie zurücktrete und einer paranoid gefärbten aggressiven Erregung Platz mache.
- Andererseits sei zu bedenken, daß die sozialen Auswirkungen der Manie im Alter massiver sein können als in jüngeren Jahren, weil „der Greis, der im Rahmen seiner Manie unsinnige Projekte verwirklichen will, sich heiratslustig zeigt, mit seiner Potenz prahlt usw.“, besonders stark aus dem von alten Menschen sozial erwarteten Verhaltensspielraum herausfalle, seine Umwelt provoziere.
- Im übrigen verweist Müller (1969) auf die von Zeh beschriebenen fünf Typen der Manie im höheren Lebensalter: die matte Manie, die Manie mit starren Wahnbildungen, die demente, grob organischexpansive Manie paralyseähnlicher Prägung, die Manie mit altersparanoiden Zügen und die verwirrte Manie mit Bewußtseinstrübungen, Sinnestäuschungen, in der sich organische Symptomatik zur manischen hinzufügt.

Die eigene Erfahrung in der poliklinischen, tagesklinischen und vollstationären Versorgung hat gelehrt, daß manische Syndrome bezogen auf das Gesamtspektrum der versorgten Patienten relativ selten sind, keine wesentliche Modifikation der Symptomatik erkennen lassen, die auf das Altern zu beziehen wären, mit Ausnahme beobachteter hirnorganischer Symptomatik, bei der es sich jedoch um eine, statistisch gesehen, zufällige Kombination mit einem beginnenden dementiellen Prozeß handeln kann. Die weitgehende Ähnlichkeit des manischen Symptomspektrums bei jüngeren und älteren Patienten wird auch durch eine Publikation von Broadhead et al. (1990) bestätigt. Eagles et al. (1985) haben darauf aufmerksam gemacht, daß das Erstauftretens eines manischen Syndroms im Alter doch häufiger sei als bislang berichtet.

## *1.8 Angstsyndrome*

Auf die häufige Manifestation von Angstsymptomatik im Kontext des depressiven Syndroms wurde bereits hingewiesen. Sheikh (1994) stellt in seiner Übersicht zu Angsterkrankungen im Alter und zur Arbeit der Psychiater fest, daß auf diesem Feld systematische Studien weitgehend fehlen: „Working with the elderly must rely mostly on their own observations and anecdotal evidence while dealing with anxious patients instead of a knowledge base derived from systematic empirical studies.“ Auf Grund einer eigenen epidemiologischen Untersuchung gibt er aber immerhin an, daß unter Zugrundelegung der DSM-III-R-Kriterien für „Anxiety disorders“ dieselben sich in einer Population von über 65jährigen in einer Sechsmonatsprävalenz von 19,7 % der Untersuchten finden. Unter diesen Patienten waren sowohl solche mit frühem als auch spätem Beginn von *Panik-Attacken* im Sinne der DSM-III-R-Klassifikation. Bei den letzteren schienen die Panik-Attacken weniger heftig ausgeprägt zu sein, es fanden sich weniger situationsbezogene Vermeidungsreaktionen und sie zeigten weniger somatische Begleitsymptome als diejenigen mit frühem Beginn. Sheikh hält im Hinblick auf ältere Patienten den Hinweis für bedeutsam, daß Langzeitnachuntersuchungen eine erhöhte Sterblichkeit für männliche Patienten mit Panik-Attacken ergeben haben.

Bezüglich der Syndrome generalisierter und kontinuierlicher diffuser Angstsymptomatik sieht SHEIKH (1994) Schwierigkeiten in der Unterscheidung zu angstgefärbten depressiven Syndromen (s.a. S. 145). Als differentialdiagnostisch nützliche Hinweise betrachtet er die im Vordergrund stehende Angst mit Verschlechterung zum Abend bei Angsterkrankungen, während bei depressiven Syndromen die depressive Verstimmung mit Tief am Morgen im Vordergrund stehe, Einschlafstörungen bei Angsterkrankungen gegenüber Durchschlafstörungen bei Depressiven und lebenslang auffällige Anpassungsprobleme der Persönlichkeit bei Patienten mit Angstsymtomatik.

VERWOERDT (1980) unterscheidet akute traumatische Angstsyndrome von chronisch-neurotischen, die Angst aus Hilflosigkeit von simplen Phobien, Angst im Rahmen von Zwangssyndromen und Angst in Verbindung mit psychotischem Erleben. In der *akuten Angstreaktion* sieht der Autor eine Parallele zu kindlichen Angstsyndromen.

In beiden Fällen ist die entwickelte Angst Ausdruck einer Überflutung von externen oder internen Reizen, die nicht verarbeitet und bewältigt werden können. In der Kindheit würde dies durch eine relativ zu den Anforderungen noch nicht genügend reife Ich-Struktur, im Alter durch eine unter den Einflüssen biologischer, psychologischer und sozialer Alternsveränderungen wieder geschwächte Ich-Struktur bewirkt.

Im Zentrum der *Angst aus Hilflosigkeit* steht ebenfalls das subjektive Gefühl, die Kontrolle und Fähigkeit zur Meisterung kritischer Situationen verloren zu haben. Hinzu tritt bei alten Menschen die Furcht, daß nicht genügend externe Unterstützung und Hilfen von Angehörigen, Freunden oder der Gesellschaft zur Verfügung stünden. Gleichzeitig beunruhigt viele Ältere in dieser Situation die Vorstellung, anderen zur Last zu fallen. Nach eigenem Eindruck ist dies eine Angstmanifestation, wie sie sich sehr häufig in Verbindung mit depressiver Symptomatik findet. Es ist die Angst, die viele Patienten auch verbalisieren können: wie die letzten Lebensjahre bei zunehmendem Alter und Krankheitsbelastung bewältigt werden können. Sie kann schließlich in Ängste vor einer unausweichlichen aber innerlich abgelehnten Heimunterbringung münden.

*Umschriebene Phobien* scheinen im Alter eher selten zu sein. Phobische Besetzungen, die zu erheblicher Einengung des alltäglichen Lebens führen können, werden aber in zwei Zusammenhängen deutlich. Zum einen ist es die *Angst vorm Fallen und Stürzen.* Im Hintergrund stehen vielfältige organische Ursachen, die von zentral oder peripher ausgelösten Gleichgewichtsstörungen über die orthostatische Hypotonie bis hin zu massiven Arthrosen und muskulärer Schwäche reichen. Das Hinzutreten der phobischen Reaktionsbildung kann die somatisch vorgegebenen Behinderungen massiv verstärken. Zum anderen werden phobische Reaktionen im Zusammenhang mit Befürchtungen vor der *abendlichen Dunkelheit* deutlich, die schließlich bewirken, daß die Wohnung nur noch bei hellem Tageslicht verlassen werden kann. Die herabgesetzte Dunkeladaptation im Alter und Berichte über alte Menschen als Opfer zunehmender Kriminalität verstärken diese phobischen Tendenzen massiv. Beide beschriebenen Mechanismen können ein der Agoraphobie ähnliches Verhalten bewirken.

Schließlich könnte man mit SHEIKH (1994) noch eine „social phobia" erwähnen, die im Alter als relativ häufig beschrieben worden ist (BLAZER et al., 1991; CHIGNON et al., 1991; KUCZNIERCZK et al., 1991, zit. nach SHEIKH). Es handelt sich hierbei um Ängste vor gesellschaftlichen Begegnungen, die andererseits doch sehnlichst gewünscht werden. Sie können in einem Rückzug aus allen sozialen Aktivitäten enden. *Schwerhörigkeit* ist oft ein wesentlicher Bedingungsfaktor, der im Zusammenhang mit Schwierigkeiten bei der kognitiven Verarbeitung relativer Reizüberflutung, wie sie bei Gesprächen mit gleichzeitig mehreren Partnern auftreten können, totales Verweigerungsverhalten entstehen lassen kann. Auf dem Hintergrund depressiver Symptomatik spielt aber auch das Gefühl eine wesentliche Rolle, den mit sozialen Beziehungen verknüpften Vorbereitungen, und sei es z.B. nur die Bewirtung, nicht mehr gewachsen zu sein.

## 1.9 Paranoid-halluzinatorische Syndrome

Epidemiologisch gesehen, sind paranoid-halluzinatorische Syndrome im Alter eher selten bei allerdings nicht unerheblicher Variabilität der Angaben (unter 1 bis 10%; Post, 1980). Die niedrigen Angaben beziehen sich auf Bevölkerungsstichproben, die höheren auf den Anteil in klinische Institutionen aufgenommener älterer Patienten.
Es ist schon lange und übereinstimmend in der Psychiatrie gesehen worden, daß die Entwicklung systematisierter Wahnvorstellungen vom Lebensalter abhängt. So findet sich Wahnbildung bei Kindern fast gar nicht, bei jüngeren Erwachsenen eher in stark fluktuierender affektbeherrschter, nicht systematischer Form, während die Entwicklung systematischen Wahnes – auch auf dem Hintergrund schizophrener Erkrankungen – erst im mittleren Erwachsenenalter dominant wird. Die Entwicklung von paranoider Symptomatik bei alten Menschen wurde schon seit langem in Zusammenhang mit einer erhöhten körperlichen und hirnorganischen, psychischen und sozialen Vulnerabilität gesehen, die zum Rückzug aus und Vermeidung von Belastugssituationen führe und durch Introversion, Ängstlichkeit, Selbstentwertung, Mißtrauen und Feindlichkeit gegenüber anderen gekennzeichnet ist. Auf die Diskussion über die Stellung der paranoid-halluzinatorischen Psychosen im Alter („Alterssparanoia") zur Gruppe der Schizophrenien wird hier nicht näher eingegangen, und diesbezüglich wird auf Post (1980, 1994), Miller (1994), Janzarik (1957), Müller (1989) verwiesen.
Als spezifische Bedingungen, die im Alter zur Entwicklung paranoid-halluzinatorischer Psychosen führen können, seien Einschränkungen der Sensorik (Seh- und Hörbehinderung), dementielle Erkrankungen (Bestehlungs- und Eifersuchtswahn) und das „Kontaktmangelparanoid" (Janzarik, 1971) erwähnt. Hierin deutet sich zugleich auch das Spektrum der Ätiopathogenese an, das von der reinen Organizität bis zu psychosozialen Faktoren reicht.
Folgt man Post (1980), so lassen sich *drei Subtypen* paranoid-halluzinatorischer Psychosen im Alter unterscheiden, nämlich einfache paranoide Psychosen von schizophrenieähnlichen und typischen paranoiden Formen der Schizophrenie mit Symptomatik ersten Ranges nach Kurt Schneider. Diese Unterscheidung geht auf eine eigene Untersuchung von Post (1966) zurück und wurde von Grahame (1984) bestätigt. In ähnlicher Weise unterschied Janzarik (1971) alt gewordene Schizophrene von der Altersschizophrenie und dem Kontaktmangelparanoid (Kontaktmangelhalluzinose). Den subtypologischen Unterscheidungen dieser Autoren wird jedoch hier nicht weiter gefolgt, sondern es wird versucht, die alternstypische Einfärbung paranoid-halluzinatorischer Syndrome im Alter zu beschreiben.
Der *paranoide Anteil* der Symptomatik beschränkt sich sehr häufig auf die engsten Lebensumstände, und die „großen Themen" wie religiöse und politische Mächte spielen kaum eine Rolle. Die Patienten fühlen sich von ihrer nächsten Nachbarschaft bedroht und beeinträchtigt; sie fühlen sich von den Nachbarn verfolgt und äußern die Gewißheit, daß diese oder andere Interessierte sie aus der Wohnung zu drängen versuchen, um sie für sich in Besitz zu nehmen. Geräusche, die von installierten Geräten herrühren oder aus dem Fernseher und anderen elektrischen Geräten kommen, würden ein-

gesetzt, um sie aus der Wohnung zu treiben. Treten *Stimmen* auf, so äußern sie in der Regel Drohungen oder Beschimpfungen. Neben den Nachbarn können sogar Familienangehörige verdächtigt werden; es kann sich auch ein Vergiftungswahn entwickeln. Tritt Wahnbildung auf der Basis einer dementiellen Erkrankung auf, so gestaltet sich inhaltlich der Wahn nicht selten, insbesondere bei Männern, als *Eifersuchtswahn* (ALZHEIMER, 1907) oder als *Bestehlungswahn*. Während der Eifersuchtswahn auch außerhalb dementieller Prozesse und auch bei jüngeren Patienten auftreten kann, scheint der Bestehlungswahn nach eigener Erfahrung eine spezifische Form zu sein, die immer einen beginnenden dementiellen Prozeß anzeigt. Es kommt hierbei zu einer paranoiden Verarbeitung von durchaus bedeutsamen und alltagsrelevanten Gedächtnisstörungen, wenn Geld, Ausweis und andere wichtige Dinge des Alltags verlegt und nicht wiedergefunden werden können. Das von JANZARIK (1971) beschriebene *Kontaktmangelparanoid* sah er am häufigsten bei alleinstehenden oder verwitweten Frauen oder doch zumindest in Zusammenhang mit emotionaler Isolierung. Er fand, daß diese Patientinnen allgemein körperlich und hirnorganisch außerordentlich rüstig und kompetent waren. Sexuelle Belästigungen waren keine seltenen Wahninhalte.

Die Wahnthematik im allgemeinen ist durch wenige und nicht sehr differenzierte Inhalte charakterisiert, dennoch kann das Verfolgungserleben so stark sein, daß die Patienten sich im Zimmer oder in der Wohnung verbarrikadieren und auch aggressiv, zumindest verbal aggressiv gegen die vermeintlichen Verfolger vorgehen. POST (1980) fand, daß diese sehr stark milieubezogene Wahnthematik bei Milieuwechsel, sei es nach stationärer Einweisung, Heimunterbringung oder Umzug in eine andere Wohnung sistierte. Diese generelle Erfahrung des Autors entspricht der eigenen nicht in jedem Fall. Außer auditiven Halluzinationen treten nicht selten auch visuelle Formen auf, in denen Eindringlinge oder nicht identifizierbare Besucher, besonders während der Nacht, in der eigenen Wohnung gesehen werden.

Ein hilfreicher Hinweis für die Abgrenzung gegenüber paranoider Symptomentwicklung bei primär depressiven Erkrankungen kann die Tatsache sein, daß die Patienten mit rein paranoider Symptomatik keinerlei Schuldgefühle entwickeln und ihre Beeinträchtigungen und Verfolgungen nicht als verdiente Strafe für ein verfehltes Leben ansehen, sondern im Gegenteil der Überzeugung sind, daß die Verfolgung auf Neid wegen ihrer eigenen höheren gesellschaftlichen Stellung oder derer ihrer Angehörigen beruht (s.a. ANDERSEN, 1994).

Isolierte Halluzinosen ohne wesentliche paranoide Denkstörungen sind ebenfalls zu beobachten, für deren Genese organische Faktoren, wiederum Seh- oder Hörstörungen und kognitive Leistungseinbußen, die über das altersphysiologische Maß hinausgehen, in Anspruch genommen werden (WAGNER und GERTZ, 1991).

Der *Dermatozoenwahn* stellt eine weitere seltene, auf die zweite Lebenshälfte beschränkte Sonderform dar, bevorzugt allerdings das Präsenium.

Über das bisher beschriebene Bild hinaus kann sich das paranoid-halluzinatorische Erscheinungsbild, wenn auch selten, bis zu voll ausgeprägter Symtpomatik der paranoiden Schizophrenie hin entfalten und vor allem dann, wenn auch Symptome ersten Ranges nachweisbar sind, als spätmanifestierte Form derselben diagnostiziert werden.

## 1.10 Ergebnisse einer empirischen Syndromanalyse

Auf der Basis des AGP-Systems (GUTZMANN et al., 1989) wurde eine faktorenanalytische Untersuchung zur Struktur gerontopsychiatrischer Merkmalszusammenhänge an 594

**Tabelle 1.** Übersicht über die ausgewählte 5-Faktorenlösung

| Faktor | Bezeichnung | Anzahl der Merkmale | Extrahierter Varianzanteil (in %) |
|---|---|---|---|
| I | Psychoorganisches Syndrom | 30 | 49,1 |
| II | Depressives Syndrom | 19 | 20,9 |
| III | Paranoid-halluzinatorisches Syndrom | 5 | 12,5 |
| IV | Psychomotorisches oder Erregtheitssyndrom | 6 | 9,8 |
| V | Schlaf-Wach-Syndrom | 4 | 7,9 |
| | *Gesamt* | 64 | |

Patienten der Poliklinik (17 %) und der Tagesklinik (83 %) der eigenen Abteilung durchgeführt. Das Ziel war, stabile Syndrome aufgrund der im AGP-System operationalisierten psychopathologischen Einzelmerkmale zu ermitteln. Berücksichtigt wurden Merkmale, die bei wenigstens 5 % der Patienten als vorhanden markiert waren. Das Diagnosespektrum (ICD-9) umfaßte: Demenzen (29,8 %), andere organische Psychosen (1,5 %), Schizophrenien und paranoide Syndrome (6,6 %), affektive Psychosen (28,3 %), Neurosen und Persönlichkeitsstörungen (17,3 %), psychogene Reaktionen und Anpassungsstörungen (13 %), nicht psychotische Störungen nach Hirnschädigungen (3,5 %). In die eigentlichen Syndromberechnungen gingen insgesamt 89 Merkmale ein, deren Auftretenshäufigkeit allerdings erheblich schwankte (Einzelheiten s. Gutzmann et al., 1991; Kühl et al., 1993). Es wurden unterschiedliche Faktorenlösungen gerechnet; das Ergebnis einer Fünffaktorenlösung ist in Tabelle 1 wiedergegeben.

Die fünf Faktoren blieben über mehrere Rotationslösungen stabil. Obwohl die hier nur grob zusammengefaßten Ergebnisse keinen Anspruch auf Generalisierbarkeit oder Verbindlichkeit erheben können, spiegeln sie doch die klinischen Erfahrungen hinsichtlich der prägnantesten und häufigsten psychopathologischen Syndrome in der Gerontopsychiatrie wider und scheinen auch bei systematisch-empirischen Analysen reproduzierbar zu sein. Zu bedenken ist allerdings zweierlei: Erstens ist die Zusammenstellung und Operationalisierung der psychopathologischen Einzelmerkmale bei der Entwicklung des AGP-Systems schon auf dem Grund klinischer Erfahrung und Kenntnisse erfolgt. Zweitens tauchen bestimmte Patientengruppen in der Poliklinik und Tagesklinik der Abteilung nicht auf, so z.B. delirante Syndrome. Das psycho-organische Syndrom, wie es sich in dieser Faktorenlösung ergeben hat, entspricht weitgehend dem dementiellen Syndrom. Es enthält im einzelnen Merkmale von Orientierungsstörungen, Aufmerksamkeits- und Gedächtnisstörungen, formalen Denkstörungen, Werkzeugstörungen, Schlaf- und Vigilanzstörungen, Störungen des Sozialverhaltens und eine globale Einschätzung der Hilfs- und Pflegebedürftigkeit. Das depressive Syndrom umfaßt formale Denkstörungen und Störungen der Affektivität, psychomotorische und Antriebsstörungen, zirkadiane Schwankungen, Schlaf- und Vigilanzstörungen und Störungen des Sozialverhaltens. Die Ladung der Einzelmerkmale auf den fünf Faktoren wird hier nicht wiedergegeben; sie ist in den zitierten Publikationen nachzulesen.

# Literatur


ARIETI S (1959) Manic-depressive psychosis. In: ARIETI S (ed) American handbook of psychiatry. Basic Books, New York, pp 419–455

ALZHEIMER L (1907) Über eine eigenartige Erkrankung der Hirnrinde. Allg Z Psychiatrie Psychisch-Gerichtliche Med 64: 146–148

AMERICAN PSYCHIATRIC ASSOCIATION (ed) (1994) Diagnostic and Statistical Manual of Mental Disorders – DSM-IV. Washington

ANDERSON DN (1994) Clinical assessment and differential diagnosis. In: COPELAND JRM, ABOUH-SALEH MT, BLAZER DG (eds) Principles and practice of geriatric psychiatry. Wiley, Chichester New York, pp 645–651

BAEYER V W (1947): Zur Pathocharakterologie der organischen Persönlichkeitsveränderungen. Nervenarzt 18: 21–28

BALTES PB et al (1993) The Berlin Aging Study (BASE). Overview and design. Ageing and Society 13: 483–515

BALTES PB et al (im Druck) Die Berliner Altersstudie (BASE). Theoretische Orientierungen, Untersuchungsplan, Methoden und Stichprobe. In: MAYER KU, BALTES PB (Hrsg) Die Berliner Altersstudie. Akademie-Verlag, Berlin

BLAZER D, GEROGE L, HUGHES D (1991) The epidemiology of anxiety disorders: An age comparison. In: SALZMAN C, LIEBOWITZ B (eds) Anxiety in the elderly – treatment and research. Springer, New York, pp 17–30

BLEULER M (1941) Krankheitsverlauf, Persönlichkeit und Verwandtschaft Schizophrener und ihre gegenseitigen Beziehungen. Sammlung psychiatr. und neurol. Einzeldarst. Thieme, Stuttgart

BLÖINK M (1989) Hirnorganische Psychosyndrome und Depression. In: BERGENER M (Hrsg) Depressive Syndrome im Alter. Thieme, Stuttgart New York, S 80–86

BOSTROEM A (1938): Die verschiedenen Lebensabschnitte in ihrer Auswirkung auf das psychiatrische Krankheitsbild. Arch Psychiat Nervenkr 107: 155–171

BROADHEAD J, JACOBY R (1990) Mania in old age: a first prospective study. Int J Geriatr Psychiatry 5: 215–222

BRUN A, GUSTAFSON L (1988) Zerebrovaskuläre Erkrankungen. In: KISKER KP, LAUTER H, MEYER JE, et al (Hrsg): Psychiatrie der Gegenwart. 6: Organische Psychosen. Springer, Berlin Heidelberg New York, S 251–295

BÜRGER-PRINZ H (1950) Endzustände in der Entwicklung hyperthymer Persönlichkeiten. Nervenarzt 21: 476–480

CHIGNON JM et al (1991) Social phobia in panic patients. Proc of the 144th Annual Psychiatric Association. May 1991, New Orleans

CIOMPI L (1972) Allgemeine Psychopathologie des Alters. In: KISKER KP, MEYER JE, MÜLLER M, et al (Hrsg) Psychiatrie der Gegenwart. Bd II, Teil 2, 2. Aufl. Springer, Berlin Heidelberg New York, S 1001–1036

CIOMPI L, LAI GP (1969) Dépression et vieillesse. Huber, Bern Stuttgart

DILLING H, MOMBOUR W, SCHMIDT MH (Hrsg) (1993) Internationale Klassifikation psychischer Störungen ICD 10 (WHO), 2. korr Aufl. Huber, Bern

EAGLES JM, WHALLEY LJ (1985) Ageing and affective disorders: the age at first onset of affective disorders in Scotland, 1969–1978. Br J Psychiatry 147: 180–187

FOLSTEIN MF, MCHUGH CR (1978) Dementia syndrome of depression. In: KATZMAN R, TERRY RD, BICK KL (eds) Alzheimer's disease: senile dementia and related disorders (Aging Vol 7). Raven Press, New York, pp 96–98

Geiselmann B (1995) Differential diagnosis of depressive disorders in a cross-sectional field study of the eldery. In: BERGENER M, BROCKLEHURST JC, FINKEL SI (eds) Aging, health and healing. Springer, New York, pp 407–419

GRAHAME PS (1984) Schizophrenia in old age (late paraphrenia). Br J Psychiatry 145: 493–495

GRIESINGER W (1861) Mental pathology and therapeutics. Republished 1967. The New Sydenham Society, London

GRUHLE HW (1938) Der Einfluß des Alterns auf den Ablauf seelischer Störungen. Z Altersforsch 1: 209–216

GUSTAFSON L (1975) Psychiatric symptoms in dementia with onset in presenile period. Acta Psychiatr Scand 257 [Suppl]: 9–35

GUSTAFSON L, HAGBERG B (1975) Dementia with onset in the presenile period. A cross-sectional study. Acta Psychiatr Scand 257 [Suppl] 38–71

GUTZMANN H et al (1989) AGP-System. Manual zur Dokumentation gerontopsychiatrischer Befunde. Springer, Berlin Heidelberg New York

GUTZMANN H, KÜHL KP, KRÜGER H (1991) Faktorenanalytische Untersuchung zur Struktur gerontopsychiatrischer Merkmalszusammenhänge am Beispiel des AGP-Systems: vorläufige Ergebnisse. Z Gerontopsychol-Psychiat 4: 133–141

Janzarik W (1957) Zur Problematik schizophrener Psychosen im höheren Lebensalter. Nervenarzt 28: 553–541

Janzarik W (1971) Alte Schizophrene – Altersschizophrenien – Kontaktmangelparanoid des höheren Lebensalters. In: Bergener M, Kulenkampff C (Hrsg) Janssen Symposien, Bd 5, Gerontopsychiatrie 1. Janssen, Düsseldorf, S 47–55

Kiloh LG (1961) Pseudo-dementia. Acta Psychiatr Scand 37: 336–351

Kraepelin E (1921) Manic depressive insanity and paranoia. In: Barclay RM (ed) Textbook of Psychiatry, 8. edn. Livingstone, Edinburgh

Kral VA (1982) Depressive Pseudodemenz und Senile Demenz vom Alzheimer-Typ. Nervenarzt 53: 284–286

Kruse A (1989) Psychologie des Alters. In: Kisker KP, Lauter H, Meyer JE, et al (Hrsg) Psychiatrie der Gegenwart. 8: Alterspsychiatrie. Springer, Berlin Heidelberg New York, S 1–58

Kuczmierczk AR et al (1991) Comorbidity of social and simple phobia in generalized anxiety disorder and panic disorder. Proc of the 144th Annual Psychiatric Association. May 1991, New Orleans

Kühl KP, Krüger H, Gutzmann H (1993) Analysen zur Bildung von Syndromen im AGP-System. In: Möller HJ, Rohde A (Hrsg) Psychische Krankheit im Alter. Springer, Berlin Heidelberg, S 279–284

Lipowski ZJ (1990) Delirium: acute confusional states. Oxford University Press, New York Oxford

Madden JJ et al (1952) Non-dementing psychoses in older persons. JAMA 150: 1567–1570

Mahendra B (1987) Dementia. A survey of the syndrome of dementia, 2nd edn. MTP Press, The Hague Dordrecht Lancaster Boston

Medow W (1922) Eine Gruppe depressiver Psychosen des Rückbildungsalters mit ungünstiger Prognose. Arch Psychiatr Nervenkrankh 64: 480–506

Miller E (1994) The fate of schizophrenia with advancing age: research findings and implications for clinical care. In: Copeland JRM, Abouh-Saleh MT, Blazer DG (eds) Principles and practice of geriatric psychiatry. Wiley, Chichester New York, pp 671–677

Müller C (1967) Alterspsychiatrie. Thieme, Stuttgart

Müller C (1989) Altersveränderungen vorausgegangener psychischer Erkrankungen. In: Kisker KP et al (Hrsg) Psychiatrie der Gegenwart. 8: Alterspsychiatrie. Springer, Berlin Heidelberg New York, S 397–410

Murphy E (1983) The prognosis of depression in old age. Br J Psychiatry 142: 111–119

Murphy E (1989) Depressionen im Alter. In: Kisker KP et al (Hrsg) Psychiatrie der Gegenwart. 8: Alterspsychiatrie. Springer, Berlin Heidelberg New York, S 225–251

Post F (1962) The significance of affective symptoms in old age. Oxford University Press, London

Post F (1965) The clinical psychiatry of late life. Pergamon Press, Oxford

Post F (1966) Persistent persecutory states of the elderly. Pergamon Press, Oxford

Post F (1972) Spezielle Alterspsychiatrie. In: Kisker KP et al (Hrsg) Psychiatrie der Gegenwart. Bd II, Teil 2, 2. Aufl. Springer, Berlin Heidelberg New York, S 1075–1101

Post F (1980) Paranoid, schizophrenia-like, and schizophrenic states in the aged. In: Birren JE, Sloane RB (eds) Handbook of mental health and aging. Prentice-Hall, Englewood Cliffs, pp 591–615

Post F (1994) Nosology and Classification. In: Copeland JRM, Abouh-Saleh MT, Blazer DG (eds) Principles and practice of geriatric psychiatry. Wiley, Chichester New York, pp 641–644

Riegel K (1972) Allgemeine Alternspsychologie. In: Kisker KP et al (Hrsg) Psychiatrie der Gegenwart. Bd II, Teil 2, 2. Aufl. Springer, Berlin Heidelberg New York, S 975–1000

Roth M (1955) The natural history of mental disorder in old age. J Ment Sci 101: 281–301

Roth M (1956) Affective disorders arising in the senium in physical disability as an aetiological factor. J Ment Sci 102: 141–148

Scheid KF (1933) Über senile Charakterentwicklung. Z Neurol Psychiatr 148: 437–468

Sheikh JI (1994) Clinical features of anxiety disorders. In: Copeland JRM, Abouh-Saleh MT, Blazer DG (eds) Principles and practice of geriatric psychiatry. Wiley, Chichester New York, pp 725–729

Stenback A (1980) Depression and suizidal behaviour in old age. In: Birren JE, Sloane RB (eds) Handbook of mental health and aging. Prentice-Hall, Englewood Cliffs, pp 616–652

Verwoerdt A (1980) Anxiety, dissociative and personality disorders in the elderly. In: Busse EW, Blazer DG (eds) Handbook of geriatric psychiatry. Van Nostrand, pp 368–380

Wagner S, Gertz HJ (1991) Musikalische Halluzinationen bei Schwerhörigkeit – Fallbericht. Z Gerontopsychol -Psychiatrie 4: 189–193

Weinert FE (1992) Altern in psychologischer Perspektive. In: Baltes PB, Mittelstrass J (Hrsg) Zukunft des Alterns und gesellschaftliche Entwicklung. Akademie der Wissenschaften zu Berlin, Forschungsbericht 5. de Gruyter, Berlin New York, S 180–203

Weitbrecht HJ (1963) Psychiatrie im Grundriß. Springer, Berlin Göttingen Heidelberg

Wells CE (1979) Pseudodementia. Am J Psychiatry 136: 895–900

Wertheimer J (1989) Polymorbidität. In: Kisker KP, et al (Hrsg) Psychiatrie der Gegenwart. 8: Alterspsychiatrie. Springer, Berlin Heidelberg New York, S 253–270

Zeh W (1956) Über das alterseigentümliche Erscheinungsbild der zyklothymen Manie. Fortschr Neurol Psychiat 24: 434

Zeh W (1957): Altersfärbung cyclothymer Phasen. Nervenarzt 28: 542–545

Zung WWK (1980) Affective disorders. In: Busse EW, Blazer DG (eds) Handbook of geriatric psychiatry. Van Nostrand, pp 338–367

# 2. Die organisch bedingten Psychosen

*Peter Fischer*

## Der Begriff der organischen Psychose

Der Begriff der organischen Psychose geht auf K. BONHOEFFER (1908) zurück, der zwischen akuten exogenen Reaktionstypen, also ätiologisch unspezifischen Reaktionen des Gehirns auf akute Schädigungen und chronischen exogenen Reaktionstypen unterschied. Letztere bezeichnen z.B. die Hirnleistungsschwäche, also die Störung von Gedächtnis und Denken, oder das hirndiffuse organische Psychosyndrom nach E. BLEULER (1916). BONHOEFFER vertrat die Auffassung, daß unterschiedliche Hirnschädigungen (wie Verletzungen, Entzündungen, Intoxikationen, Durchblutungsstörungen, degenerative Erkrankungen ...) nicht zu spezifischen und voneinander unterscheidbaren psychischen Störungen führen und meinte, daß einer äußerst großen Zahl an Hirnschädigungen eine sehr kleine Zahl von Reaktionstypen gegenübersteht.

Können so im weiteren Sinne also alle psychischen Störungen bei irgendwelchen Hirnschädigungen „organische Psychosen" genannt werden, wird der Begriff „organische Psychose" in der Psychiatrie im engeren Sinn häufig nur auf die akuten Psychosen bei Hirnschädigung angewandt und entspricht damit dem international unüblichen Begriff des akuten exogenen Reaktionstypus. Andere synonym verwendete Begriffe sind die „symptomatischen Psychosen", die „körperlich begründbaren Psychosen" oder der die Reversibilität dieser Zustandsbilder ausdrückende Begriff der „Funktionspsychosen". Dem letzten Begriff ähnlich ist auch der hoffnungsgebende Begriff des „Durchgangssyndroms" (WIECK, 1967), der aber nicht einheitlich verwendet wird.

## Der typische akute exogene Reaktionstyp – die typische akute organische Psychose

Der typische akute exogene Reaktionstyp geht vor allem mit einer quantitativen Störung des Bewußtseins einher, wobei der theoretische Begriff des Bewußtseins klinisch nur schwierig umzusetzen ist. Alle bewußten Wahrnehmungs-, Denk- und Handlungsphänomene setzen den Vigilanzzustand der Wachheit voraus, sodaß quantitative Störungen des Bewußtseins als Bewußtseinstrübung bzw. Störung der Wachheit des Bewußtseins beschreibbar sind. Hier kann abgestuft werden zwischen Benommenheit, Somnolenz, Sopor, Präkoma und Koma. Den entsprechenden Ausprägungsgraden der Bewußtseinstrübung entsprechen auch Veränderungen insbesondere des Grundrhythmus im EEG.

## Der atypische akute exogene Reaktionstyp – die atypische akute organische Psychose

Vom typischen akuten exogenen Reaktionstyp mit Bewußtseinstrübung wird oft vereinfachend der atypische akute exogene Reaktionstyp ohne Bewußtseinstrübung abgegrenzt. Tatsächlich sprechen die EEG-Veränderungen beim atypischen exogenen Reaktionstypus ebenfalls für eine Störung der Wachheit. Klinisch bestehen oft sehr stark ausgeprägte Schwankungen der Aufmerksamkeit, Vigilanz und Vorstellungsschärfe, wobei es alle möglichen Übergänge von typischen zu atypischen organischen Psychosen gibt. Zu den unterschiedlich ausgeprägten quantitativen Bewußtseinsstörungen treten bei verschiedenen Patienten und verschiedenen Ursachen der atypischen organischen Psychose oft verschiedene und auch ineinander übergehende qualitative Bewußtseinsstörungen hinzu. Die häufigsten qualitativen Bewußtseinsstörungen sind Verwirrtheitszustände, die als einfache Orientierungsstörung imponieren und delirante Verwirrtheitszustände, bei denen zur Orientierungsstörung auch eine deutliche motorische Unruhe und häufig optische, seltener akustische und coenästhetische Halluzinationen hinzutreten. Ist das Bewußtsein weitgehend auf inneres Erleben eingeengt und kein Kontakt zur Umwelt möglich, spricht man von Dämmerzuständen, die in der überwiegenden Zahl der Fälle Verhaltensänderungen bei Epilepsie oder postepileptischen Zuständen darstellen. Weitere atypische Symptome, die gelegentlich klinisch im Vordergrund stehen und diagnostisch irreführend sein können, betreffen Störungen der Stimmungslage, des Antriebs, der Einzeltriebe, abnorme Wahrnehmungen und wahnhafte Phänomene.

## Organische Psychosen im DSM-IV

Im folgenden wird der Begriff der organischen Psychose im engeren Sinn gebraucht, somit synonym mit dem Begriff des akuten exogenen Reaktionstyps bzw. synonym der international gebräuchlichen diagnostischen Entität „Delirium". Die oben beschriebenen organischen Psychosen sind nämlich in den heute verwendeten modernen psychiatrischen Diagnosesystemen, also dem DSM-IV (1994) und dem ICD-10 (1991) erheblichen Veränderungen und Modifikationen unterzogen worden, die besonders im deutschen Sprachraum Verwirrung stifteten. Im DSM-IV wird ätiologisch unspezifisch die folgende Unterteilung der organischen Psychosyndrome (Organic Mental Syndromes) vorgenommen:

1. Delirium und Demenz, bei denen die intellektuelle Störung weitreichend ist.
2. Das amnestische Syndrom und die organische Halluzinose, in der recht umschriebene kognitive Auffälligkeiten bestehen.
3. Das organische Wahnsyndrom, das organische affektive Syndrom und die organische Angststörung, wo die Symptome an schizophrene, affektive oder Angsterkrankungen denken lassen.
4. Die organische Persönlichkeitsveränderung.
5. Intoxikation und Entzugssyndrome.

Der Begriff der organischen Psychose (des akuten exogenen Reaktionstypus) wird also hier durch den Begriff des Deliriums vertreten, der alle akuten Verwirrtheitszustände, auch den der trivialen Verwirrtheit umfaßt. Für die Diagnose eines Deliriums nach DSM-IV sind im Gegensatz zur klinischen Gewohnheit in deutschsprachigen Ländern motorische Unruhe und abnorme Wahrnehmung nicht mehr erforderlich. Das ICD-10 der WHO (1991) ist dieser Definition des Delirs weitgehend gefolgt.

## Demenz im DSM-IV

Der Begriff der Demenz meint im DMS-IV nicht nur schwerste irreversible Formen des hirndiffusen organischen Psychosyndroms, eine Demenzdefinition, wie sie in den Köpfen vieler praktisch tätiger Ärzte und Psychologen im deutschen Sprachraum noch vorherrscht, sondern meint jede länger anhaltende Störung von Gedächtnis und anderen intellektuellen Funktionen, die den

Patienten in seinem sozialen und/oder Berufsleben wesentlich behindert. Das bedeutet, daß auch Patienten, die mit ihrem Leben rund um die Uhr allein und ohne Hilfe zurechtkommen, in die Kategorie der (leichten) Demenz fallen können.

### Organisches Psychosyndrom im ICD-10

Das ICD-10 unterteilt die organischen, einschließlich symptomatischer psychischer Störungen, teils syndromatologisch, teils ätiologisch in:

- F00 Demenz bei Alzheimerscher Erkrankung
- F01 Vaskuläre Demenz
- F02 Demenz bei andernorts klassifizierten Erkrankungen
- F03 Nicht näher bezeichnete Demenz
- F04 Organisches amnestisches Syndrom (außer Substanzabusus)
- F05 Delir (außer substanzbedingt)
- F06 Andere psychische Störungen aufgrund einer Schädigung oder Funktionsstörung des Gehirns oder einer körperlichen Erkrankung
- F07 Persönlichkeits- und Verhaltensstörungen aufgrund einer Erkrankung, Schädigung oder Funktionsstörung des Gehirns.

Auch hier wird analog dem DSM-IV der typische akute exogene Reaktionstyp unter der Diagnose F05 dem Delir zugerechnet, wobei auch im ICD-10 triviale Verwirrtheitszustände unter die Definition des Delirs fallen und die atypischen exogenen Reaktionstypen werden als „andere psychische Störungen" wie folgt unter F06 unterteilt:

organische Halluzinose,
organische katatone Störung,
organische wahnhafte (schizophrenieforme) Störung,
organische affektive Störung,
organische manische Störung,
organische bipolare Störung,
organische depressive Störung,
organische gemischte affektive Störung,
organische Angststörung,
organische dissoziative Störung,
organische emotional-labile (asthenische) Störung,
leichte kognitive Störung,
andere näher bezeichnete,
nicht näher bezeichnete.

In den folgenden Kapiteln wird nun eine diesen modernen Diagnosesystemen entsprechende und auch ätiologischen Gesichtspunkten und der Häufigkeit dieser Erkrankungen und Syndrome entsprechende Gliederung verwendet. Anstelle von akuten exogenen Reaktionstypen wird als organische Psychose im engeren Sinn unter Punkt 1 das Delirium (akuter Verwirrtheitszustand) behandelt. Punkt 2 bis 4 behandelt chronische exogene Reaktionstypen, in modernen Diagnosesystemen Demenzen, unterteilt in die ätiologisch wichtige primär degenerative Demenz vom Alzheimer-Typ (Punkt 2) und die seltenere Multi-Infarkt-Demenz (Punkt 3); Punkt 4 behandelt die präsenilen bzw. nicht altersabhängigen Demenzen.

## *2.1 Delir (akuter Verwirrtheitszustand)*

*Definition*

Als Delir (akuten Verwirrtheitszustand) bezeichnet man eine gewöhnlich recht plötzlich auftretende und vorübergehende Störung intellektueller Funktionen und der Aufmerksamkeit (qualitative und quantitative Bewußtseinsstörung), häufig begleitet von Störungen des Schlaf-Wach-Rhythmus und psychomotorischen Auffälligkeiten. Die akuten Verwirrtheitszustände gehören zu den akuten exogenen Reaktionstypen, können jedoch auf einen chronischen exogenen Reaktionstyp, also z.B. eine Demenz aufgepfropft sein.

### 2.1.2 Epidemiologie

Es gibt keine repräsentative epidemiologische Untersuchung zur Häufigkeit akuter Verwirrtheitszustände, jedoch weisen Untersuchungen an auf internen Stationen aufgenommenen Patienten darauf hin, daß die akuten Verwirrtheitszustände eine größere Inzidenz als selbst dementielle und depressive Syndrome bei alten Menschen haben. Akute Verwirrtheitszustände werden bei 30 bis 50 % der Patienten über 70 Jahre zu irgendeinem Zeitpunkt während einer internen Aufnahme beobachtet. Insgesamt wird geschätzt, daß 10 % der intern oder chirurgisch hospitalisierten Patienten während ihres Krankenaufenthaltes irgendwann auch ein Delir durchmachen (LIPOWSKY, 1987).

### 2.1.3 Klinik

Die klinischen Besonderheiten des Delirs und der akuten Verwirrtheitszustände werden im syndromatologischen Teil des Handbuchs genauer beschrieben, so daß hier nur auf die wesentlichen praxisrelevanten Symptome eingegangen werden muß.

#### *2.1.3.1 Störungen von Intelligenz und Gedächtnis*

Wahrnehmung, Denken und Gedächtnisfunktionen sind bei akuten Verwirrtheitszuständen teilweise schwer gestört. Die Wahrnehmungsschärfe nimmt ab, es kommt zu Fehlinterpretationen von Wahrnehmungen, die für den Eindruck der Verwirrung verantwortlich sind. Neben illusionären Verkennungen kommen auch insbesondere optische Halluzinationen vor, die nicht nur einfache Inhalte, sondern auch sich bewegende Menschen, Tiere und ganze Szenarien umfassen. Bei plötzlichem Auftreten solcher Phänomene sind die Patienten gewöhnlich äußerst ängstlich, versuchen zu fliehen oder gegen die Erscheinungen zu kämpfen. Wiederkehrende delirante Zustände werden von den Patienten dann im späteren Verlauf gelegentlich mit weniger Angst und Beunruhigung erlebt.
Das Denken ist desorganisiert, Denken und Sprache sind inkohärent, die Überstiegsfähigkeit geht verloren, abstrakte Konzepte können nicht mehr begriffen werden, die Fähigkeit des inneren Vorstellens (Imagery) geht verloren. Die Patienten antworten daher zufällig und sinnlos, ohne diese Sinnlosigkeit selbst zu bemerken. Gemeinsam mit der immer gestörten Gedächtnisfunktion begünstigt die Wahrnehmungs- und Denkstörung das Auftreten von wahnhaften Interpretationen und Wahngewißheiten. Als Folge dieser intellektuellen Störung ist die Orientierung bezüglich Zeit und Ort, gelegentlich auch zur Situation, selten zur Person, verlorengegangen. Die Schwere der Orientierungsstörung ist beim nicht dementen deliranten Patienten ein guter Indikator der Schwere des Delirs.

#### *2.1.3.2 Gestörte Aufmerksamkeit*

Die Aufmerksamkeit ist immer gestört, was sich auch im EEG nachvollziehen läßt. Die Patienten sind hochgradig ablenkbar, können ihre Aufmerksamkeit nicht willentlich modulieren oder neuen Inhalten zuwenden. Die Aufmerksamkeitsstörung zeigt sich z.B. in gestörtem Zahlen- oder Buchstabennachsprechen. Bei leichten akuten Verwirrtheitszuständen ist die Aufmerksamkeit stark schwankend, so daß einzelne Leistungen plötzlich sehr gut, Sekunden später wiederum überhaupt nicht erbracht werden können. Diese Aufmerksamkeitsschwankungen sind in einigen Minuten dauernden Konzentrationstests (z.B. Durchstreichtests) gut beobachtbar. Die Störung der Aufmerksamkeit zeigt auch eine große Überlappung mit dem Begriff des gestörten Bewußtseins. Die qualitative Bewußtseinsstörung der Verwirrtheit kann jedoch auch mit einer nur sehr geringen quantitativen Bewußtseinsstörung einhergehen, ja die Patienten wirken klinisch sogar manchmal wegen der erhöhten Ablenkbarkeit besonders wach.

#### *2.1.3.3 Störung des Schlaf-Wach-Rhythmus*

Die Wachheit der Patienten ist untertags oft herabgesetzt, besonders typisch nicken die Patienten untertags immer wieder ein, während sie nachts leicht aufwachen bzw. überhaupt wach sind und dann auch besonders agitiert und ängstlich Unruhe verbreiten. In schweren Fällen ist der Schlaf-Wach-Rhythmus vollkommen umgekehrt. Bei diesen Patienten ist eine erhöhte Aktivität und Unruhe besonders in den späten Nachmittags- und Abendstunden typisch.

#### *2.1.3.4 Gestörte Psychomotorik*

Delirante Patienten können eine herabgesetzte oder gesteigerte Psychomotorik bieten, die sich in der Gestik und in der Sprache äußert. Während Patienten mit gesteigerter Psychomotorik vom Pflegepersonal und von Angehörigen rascher identifiziert werden, besteht die Gefahr, daß bei inaktiven Patienten nicht Verwirrtheit diagnostiziert wird. Es stimmt nicht, daß bei einem Delir immer eine gesteigerte Psychomotorik vorliegen muß, es dürften sogar beim alten Menschen Verwirrtheitszustände mit Hypoaktivität auch im Sinne einer leichten quantitativen Bewußtseinsstörung vorherrschen (Lipowsky, 1987). Einige Patienten zeigen auch Tremor.

#### *2.1.3.5 Weitere assoziierte Symptome*

Die Stimmung deliranter Patienten kann depressiv, häufig aber auch dysphorisch gefärbt sein, was mit der erhöhten Reagibilität auf Außenreize zu tun hat. Das sympathische Nervensystem ist übererregbar, es treten vegetative Symptome wie starkes Schwitzen, Tachykardie, Blutdruckschwankungen, Gesichtsröte, weiter gestellte Pupillen, Angst und Wutreaktionen auf.

### 2.1.4 Die Differentialdiagnose der akuten Verwirrtheitszustände (des Delirs)

Die Diagnose eines Delirs ist aus der Querschnittpsychopathologie und der Fremdanamnese möglich. Einen spezifischen diagnostischen Test gibt es nicht, wenn auch ein Delir bei unauffälligem Alpha-EEG und guter Alpha-Reaktion ausgeschlossen werden kann. Die kurzen semi-standardisierten klinischen Instrumente zur Orientierung über den Geisteszustand des Patienten, wie z.B. die Blessed-Skala (1969) oder die Mini-Mental-State Examination (Folstein, 1975) können zwar nicht zwischen einem Delir und einer Demenz unterscheiden, jedoch können aus der Beobachtung des Problemlöseverhaltens mit besonderer Berücksichtigung der Aufmerksamkeitsschwankungen aus solchen Tests wertvolle diagnostische Rückschlüsse gezogen werden. Delirante Patienten sind wegen der Aufmerksamkeitsschwankungen kaum imstande, fortlaufend von 100 sieben abzuziehen, mittellange Buchstaben oder Ziffernfolgen nachzusprechen, rückwärts zu zählen oder rückwärts zu buchstabieren und versagen bei Orientierungsfragen. Auch in Konzentrationstests schneiden solche Patienten besonders schlecht ab, in Gedächtnistests gibt es je nach Aufmerksamkeitslage plötzlich überraschend gute, dann wieder schlechte Leistungen. Es ist ausgesprochen schwierig, wenn nicht unmöglich, bei einem deliranten Patienten etwas über sein prämorbides Funktionsniveau auszusagen.

Neben einer Demenz muß zur Diagnose eines Delirs aber auch eine Schizophrenie, eine Manie und ein psychogener Dämmerzustand ausgeschlossen werden. Darüber hinaus werden auch immer wieder Aphasien nach Schlaganfällen besonders bei älteren Menschen mit Delirs verwechselt. Für die aphatische Störung charakteristisch muß nach Paragrammatismen und phonematischen Paraphasien gesucht werden, um den Verdacht auf das neuropsychologische Syndrom der Aphasie zu richten. Schizophrene Exacerbation, auch beim älteren Menschen, gehen eher mit stimmlichen als mit visuellen Halluzinationen einher. Darüber hinaus ist in diesen delirant anmutenden Zuständen bei endogenen Psychosen das EEG in der Regel unauffällig.

Die wesentliche Unterscheidung zwischen dem reinen Delir und einer Demenzerkrankung bringt die Anamnese, wobei das Delir akut beginnt und oft nachts erstmals von Angehörigen oder Pflegepersonal beobachtet wird, während die Demenz schleichend beginnt und im Tagesablauf entdeckt wird. Während der Zustand des dementen Patienten über Tage und Wochen relativ stabil ist, kommt es beim Delir zu starken Fluktuationen auch innerhalb des Tages und häufigen kurzen Episoden guter Orientierung. Die Aufmerksamkeit ist bei leichten Demenzen oft noch nicht herabgesetzt bzw. wirken diese Patienten sehr wach und bemüht, wohingegen delirante Patienten sehr leicht ablenkbar sind.

### 2.1.5 Behandlung und Verlauf

Sobald ein Delir vermutet oder diagnostiziert wurde, sollte nach den organischen Ursachen gesucht und behandelt werden. Dies umfaßt eine große Zahl später aufzuzählender Erkrankungen, jedoch wird zu allererst immer an ein medikamentös induziertes Delirium zu denken sein und jede nicht vital indizierte und in jedem Fall jede anticholinerg wirkende Medikation, sowie Medikationen, die die Blut-Hirnschranke passieren, abzusetzen sein. Bei Verdacht auf ein medikamentös induziertes anticholinerges Delir wird auch ein Cholinesterase-Hemmer, also z.B. Physostigmin parenteral verabreicht, was zu einer gewöhnlich prompten Aufhellung des Delirs und zu einer Verbesserung der Orientierung des Patienten führt.

Daneben muß der erregte, heftig halluzinierende und die nächtliche Ruhe anderer Mitpatienten störende delirante Patient symptomatisch mit hochpotenten, wenig anticholinergen Neuroleptika (Haldol, 2–4 mg) behandelt werden. Eine solche neuroleptische Medikation des deliranten Patienten muß jeden Tag aufs neue bezüglich der Indikation und Dosis überprüft werden. Daneben muß der Elektrolyt- und Flüssigkeitshaushalt kontrolliert und die Ernährung und Versorgung mit den notwendigen Vitaminen und Spurenelementen sichergestellt werden.

Ein in Realitätsorientierung trainiertes Pflegepersonal beschleunigt die Reorientierung deliranter älterer Menschen nachweislich. Die Patienten sollten in ruhigen, gut beleuchteten Räumen verweilen, dort auch gewohnte Objekte um sich haben und auch eine Uhr und einen Kalender sowie Tageszeitungen zur Verfügung haben. Die Patienten sollten immer wieder auf ihren Orientierungssinn angesprochen und verbal reorientiert werden.

Die Behandlung eines Entzugdelirs ist nicht Thema dieses Beitrags und ist zum Teil anders durchzuführen.

Ein Delir ist per definitionem eine vorübergehende Erkrankung, die in der Regel nur einige Tage bis zu wenigen Wochen dauert. Natürlich kann ein Delir auch im terminalen Zustand einer schweren körperlichen Erkrankung auftreten. Aber auch das Delirium selbst ist wegen der begleitenden massiven vegetativen Symotomatik beim multimorbiden älteren Patienten eine gefährliche Krankheitskomplikation. Nicht nur kommt es über die Belastung des Herz-Kreislauf-Systems zu einer verschlechterten kardialen Situation, sondern im Zustand der Verwirrtheit sind auch Selbstbeschädigungen und Verletzungen möglich. Darüber hinaus entfernen sich delirante Patienten die intravenösen Katheter, öffnen sich Verbände und stürzen besonders leicht nachts aus dem Bett. Werden die Patienten zu stark sediert, drohen tiefe Beinvenenthrombosen und Pulmonalembolien. Insgesamt ist die Mortalität des Delirs schwer abzuschätzen, weil die deliranten Zustände besonders bei ernsten extracerebralen Erkrankungen begleitend auftreten und die Mortalität dieser Erkrankungen dann nicht von der Mortalität des Delirs getrennt werden kann.

### 2.1.6 Pathogenese und Pathophysiologie

Erstaunlicherweise gibt es zur Zeit keine international anerkannte Theorie zu den cerebralen Entstehungsbedingungen eines deliranten Syndroms. Insbesondere ist auch die Frage, ob es sich bei einem Delir um die Folge einer diffusen Hirnfunktionsstörung oder um eine lokalisierte Störung, z.B. in unserem Aufmerksamkeitssystem handelt, unbeantwortet. Beeinflußt durch die leichte Auslösbarkeit eines Delirs durch anticholinerg wirkende Substanzen gibt es auch eine biochemische Theorie der Imbalance zentral cholinerger und adrenerger Mechanismen als Grundlage des Delirs. Wahrscheinlich liegen den zahlreichen deliranten Syndromen verschiedene pathogenetische Mechanismen in teils gut lokalisierbaren Systemen, teils als Folge diffuser cerebraler Störungen zugrunde. Während delirante Syndrome nach Hypoglykämien, nach Herzrhythmusstörungen bzw. Blutdruckabfällen sicherlich Ausdruck von Funktionsstörungen von Nervenzellen und Neuronensystemen in weiten Teilen des Großhirns darstellen, sind andere delirante Syndrome, wie z.B. die Korsakoff-Psychose, Ausdruck von umschriebenen Läsionen im Stammhirn und Zwischenhirn.

Einen ganz anderen Zugang zur Pathogenese der Verwirrtheitszustände liefert der Begriff der Homöostase. Es ist ein gerontologisches Prinzip, daß eine wichtige Auswirkung der Alterung eines Lebewesens seine fortschreitend geringer werdende Anpassungsfähigkeit an Veränderungen der Umwelt darstellt, wie sie eben im Falle des Gehirns durch Medikamente, Hypoglykämien und fokale Läsionen zustande kommen (Coper et al., 1985). Strukturen und Funktionen von Teilen des Organismus besitzen in unterschiedlichen Lebensphasen unterschiedliche Flexibilität, innerhalb derer bei Belastungen der Normbereich des Funktionierens eingehalten werden kann. Diese Anpassungsfähigkeit ist das Resultat einer Vielzahl von Einzelreaktionen z.B. auf Synapsenniveau, die von der Wissenschaft gewöhnlich isoliert analysiert werden. Nervenzellen, Neuronensysteme, das Gehirn und unser Körper befinden sich zu jeder Zeit in einem dynamischen und wechselseitig voneinander abhängigen Zustand, der als Homöostase bezeichnet wird und ein Steady-State Gleichgewicht ist, das sich nur innerhalb eines gewissen Bereichs auf Störungen einstellen kann. Ein derartiges Fließgleichgewicht garantiert Kontinuität, gibt aber auch die Möglichkeit zur Anpassung. Prozesse, die der Aufrechterhaltung der Homöostase dienen, sind Systeme der Adaptivität bzw. Kompensationsfähigkeit.

Mit zunehmendem Alter wird die Kontrolle der Homöostase schwieriger, die Bandbreite des Normbereichs enger, die Stabilität und Kapazität der Kompensationsfähigkeit geringer. Dies drückt sich in einer wachsenden Störanfälligkeit aus, die bei den Funktionen des Bewußtseins, der Vigilanz, der Aufmerksamkeit oder der Orientierung das Delir bedeutet. Ein recht gut untersuchtes Beispiel einer im Alter weniger adaptierbaren zentralen Funktion ist die Thermoregulation, an deren Beispiel sich die altersabhängige Einschränkung der Anpassungsfähigkeit einer Gehirnfunktion zeigen ließ. Folge dieser gestörten Adaptivität ist auch die mit zunehmendem Lebensalter deutlich gesteigerte Empfindlichkeit auf Psychopharmaka. Eine im zeitlichen Rahmen nicht mehr zu kompensierende Ausschwankung unseres Aufmerksamkeitssystems, z.B. durch Psychopharmaka, führt zum Zusammenbruch der höchsten Ebene der cerebralen Homöostase, des Verarbeitens bewußter Denkinhalte. Folglich treten Delirien bei langsam wirkenden Störungen von Funktion oder Struktur des Gehirns nicht auf, sondern werden eher bei plötzlichen Veränderungen des Hirnfunktionsniveaus beobachtet.

Zu einer im Alter vorwiegend nach einer Richtung tendierenden Auslenkung aus der Homöostase gehört auch die Vigilanz. Sie ist ein Indikator für die Fähigkeit des Menschen, schnell und zielgerichtet auf Erfordernisse der Umwelt zu reagieren und reguliert Funktionen wie Wachheit, Aufmerksamkeit, Reaktionsvermögen, Konzentration und Orientierung. Die Vigilanz alter Menschen läßt nach, sie ermüden leichter, können sich nicht mehr so gut und so lange konzentrieren, sind auch allgemein verlangsamt. Gleichzeitig sind alte Menschen gegenüber vigilanzsenkenden Medikamenten überempfindlich, was z.B. nicht nur für anticholinerge Medikamente sondern auch für sedierende Medikamente gilt. Delirante Zustände bedeuten einen Zusammenbruch der Vigilanz entsprechend dem Zusammenbruch einer Homöostase der zugehörigen cerebralen Neuronensysteme.

### 2.1.7 Ätiologie des Delirs

Wie aus obigen Ausführungen hervorgeht, können unzählige Ursachen einem Delir zugrunde liegen. Klinisch wichtig ist die Unterscheidung von cerebralen und nichtcerebralen Ursachen und das rasche Erkennen gut behandelbarer Ursachen wie Medikamentennebenwirkungen, Störungen des Wasser- und Elektrolythaushalts, Vitaminmangelzustände und kardio-vaskuläre Störungen. Tabelle 1 zeigt eine Übersicht der wichtigsten Ursachen akuter Verwirrtheit.

## *2.2 Die Demenz vom Alzheimertyp*

### 2.2.1 Definition und Begriffsbestimmung

Eugen Bleuler definierte 1916 die organische Demenz als die schwerste Form des organischen Psychosyndroms. Nach Bleu-

**Tabelle 1.** Die wichtigsten Ursachen des akuten Verwirrtheitszustands bzw. Delirs

| Primär cerebral | Sekundär cerebral |
|---|---|
| Schädel-Hirn-Trauma | Intoxikationen |
| Primär degenerative Erkrankungen | Medikamentennebenwirkungen |
| Raumfordernde Prozesse | Kardio-vaskuläre Störungen |
| Entzündliche Prozesse | Metabolisch-toxisch (Niere, Leber ...) |
| Vaskulär-ischämische Prozesse | Wasser- und Elekrolythaushalt |
| Intoxikationen | Endokrine Störungen (Schilddrüse, Nebenschilddrüse ...) |
| $O_2$-Mangel (Anämie, Höhenlage, respiratorische Insuffizienz) | Mangel an Vitaminen oder Spurenelementen |
| | Infektionen |
| | Thermoregulationsstörungen |
| | Störungen der Sinnesorgane |
| | Streß |

LER wurden bis in jüngste Zeit nur schwere, und damit mit Sicherheit irreversible Störungen höherer Hirnfunktionen als Demenz bezeichnet. Wegen der Wichtigkeit, einen zur Demenz führenden Krankheitsprozeß möglichst früh zu diagnostizieren, schlug das DSM-III (1980) eine Neufassung des Demenzbegriffes vor, der ohne das Kriterium der Irreversibilität auskommt, und auch mäßige und leichte Störungen höherer Hirnfunktionen umfaßt. Auch der Diagnoseglossar der Weltgesundheitsorganisation ICD-10 (1991) definierte als Demenz eine Abnahme des Gedächtnisses und des Denkvermögens mit beträchtlicher Beeinträchtigung der Aktivitäten des täglichen Lebens. Während der Diagnose der Demenz soll der Patient bei klarem Bewußtsein sein. Für die zuverlässige klinische Diagnose der Demenz müssen die erwähnten Symptome und Störungen mindestens 6 Monate bestanden haben.

## ALOYS ALZHEIMER (1864–1915)

Alzheimer berichtete 1907 über die neuropathologische Untersuchung bei einer 54-jährig nach 4jähriger Krankheit verstorbenen Patientin, die an rasch zunehmender Vergeßlichkeit, schwerer räumlicher Orientierungsstörung und paranoiden Denkinhalten gelitten hatte. Mittels der erst kurz zuvor in die neuropathologische Diagnostik eingeführten Versilberungstechnik zeigten sich im untergewichtigen Gehirn dieser Patientin Nervenzellen, die mit sogenannten „Neurofibrillenbündeln“ vollgestopft waren. Insbesondere Nervenzellen des limbischen Systems und Pyramidennervenzellen der Hirnrinde waren von diesen Zytoskelettverklumpungen betroffen, die offenbar auch zum Tod von Nervenzellen geführt hatten. Weiters fanden sich zwischen den Nervenzellen, also im Neuropil, gelegene Eiweißablagerungen, in deren Umgebung kranke Nervenzellfortsätze in Versilberungstechnik dargestellt werden konnten. In der achten Auflage des Lehrbuchs für Psychiatrie von KRAEPELIN (1913) wurde hernach die „Alzheimersche Krankheit“ als nosologisch eigenständige präsenile Demenz angeführt.

## Die Alzheimersche Krankheit beim alten Menschen

Schon 1911 beschreibt ALZHEIMER, daß die bei dieser Patientin gefundene Pathologie auch in den Gehirnen geistig abgebauter alter Menschen zu finden ist, und im selben Jahr publiziert sein Schüler THEOPHIL SIMCHOWICZ die auch im heutigen Vergleich große Zahl von 69 obduzierten dementen alten Menschen; er führt die Bezeichnung senile Plaques für die im Neuropil gelegenen Eiweißablagerungen (auch Amyloidablagerungen) ein und beschreibt, daß der Großteil der Altersdemenzen durch die Alzheimersche Pathologie und nicht durch Cerebralsklerose verursacht sei. In letzterer Arbeit wurde auch das erste neuropathologische Schwellenkriterium zur neuropathologischen Diagnose der Alzheimerschen Krankheit angegeben (mehr als 10 senile Plaques pro Gesichtsfeld) also erkannt, daß das vereinzelte Auftreten seniler Plaques durchaus mit geistiger Gesundheit im höheren Lebensalter vereinbar ist. Vergleichbare altersabhängige neuropathologische Diagnosekriterien kommen seit 1985 auch heute wieder zur Anwendung (KHACHATURIAN, 1985; MIRRA et al., 1991; JELLINGER et al., 1995). Trotz der Überbetonung der Bedeutung der vaskulären Demenzen von klinischer Seite ist so der Neuropathologie seit 1911 die dominierende Bedeutung der Alzheimerschen Pathologie für die Altersdemenz bekannt.

## Die Demenz(en) vom Alzheimertyp (DAT)

Zahlreiche Kliniker beschrieben und beschreiben, daß die Alzheimersche Erkrankung im höheren Lebensalter milder verlaufen kann als die innerhalb von weniger als zehn Jahren zum Tod führende präsenile Alzheimersche Erkrankung. Andererseits sind auch im hohen Lebensalter beginnende rasch verlaufende Alzheimersche Erkrankungen keine Seltenheit. Es ist immer unwahrscheinlicher, daß es sich bei der Alzheimerschen Erkrankung um eine nosologisch-pathophysiologisch eigenständige Erkrankung handelt. Vielmehr steht die Diagnose als Überbegriff für unterschiedliche pathogenetische Prozesse, weshalb sich international der Begriff der Demenz vom Alzheimertyp (DAT) durchgesetzt hat. Bei Beginn der klinischen Symptomatik vor dem 65. Lebensjahr wird von der präsenilen DAT und bei Beginn der Symptomatik nach dem 65. Lebensjahr von der senilen DAT gesprochen.

## 2.2.2 Epidemiologie der Demenz vom Alzheimertyp

### *2.2.2.1 Deskriptive Epidemiologie*

Demenzhäufigkeit und Lebensalter

Die zahlreichen Inzidenz- und Prävalenzstudien der Demenz wurden von Henderson in einem WHO-Bericht 1994 zusammengefaßt. Sowohl betreffs der Inzidenz- als auch der Prävalenzstudien gibt es eine sehr große Schwankungsbreite der gefundenen Zahlen, die mit der großen Variabilität bei Diagnose milder und mäßiger Demenzen zusammenhängt. Die Prävalenzzahlen für schwere dementielle Zustandsbilder, also für dementielle Erkrankungen, welche zur Pflegebedürftigkeit geführt haben, zeigen kaum Unterschiede zwischen den Studien und betreffen 2 % der 70–79jährigen und mindestens 5 % der über 80jährigen. In einer berühmt gewordenen Arbeit führten Jorm et al. (1987) eine Metaanalyse der bis dahin vorliegenden 47 epidemiologischen Demenzuntersuchungen durch und fanden trotz der teilweise um ein Vielfaches differierenden Absolutzahlen über alle Studien eine äußerst konstante Verdoppelungszeit der

**Tabelle 2.** Prävalenz der Demenzerkrankungen in verschiedenen Altersgruppen

| Alter in Jahren | Prävalenz der Demenz (n = 100) | |
|---|---|---|
| | *a* | *b* |
| 60–64 | 0,7 | – |
| 65–69 | 1,4 | 1,4 |
| 70–74 | 2,8 | 4,1 |
| 75–79 | 5,6 | 5,7 |
| 80–84 | 10,5 | 13,0 |
| 85–89 | 20,8 | 21,6 |
| 90–94 | 38,6 | 32,2 |
| > 95 | – | 34,7 |

*a* Meta-Analyse von 47 Studien nach Jorm et al., 1987; *b* EURODEM nach Hofman et al., 1992

Prävalenzraten alle 5,1 Jahre. Wie Tabelle 2 zeigt, stimmen die von Jorm an Hand seiner Metaanalyse angegebenen altersabhängigen Mittelwerte der Demenzprävalenz sehr gut mit den Ergebnissen einer modernen europäischen Prävalenzuntersuchung überein (Hofmann et al., 1991). Demenzen nehmen also mit steigendem Lebensalter exponentiell zu, sodaß wegen der Veränderung der Bevölkerungspyramide mit Vervielfachung der Zahl der über 80jährigen mit einer enormen Zunahme pflegebedürftiger dementer Patienten in den nächsten Jahrzehnten gerechnet werden muß.

Vergleich vaskulärer und degenerativer Demenzen

In zahlreichen Autopsiestudien zeigt sich, daß mehr als $^{2}/_{3}$ der dementiellen Erkrankungen alter Menschen durch die Alzheimersche Pathologie erklärbar sind (Jellinger et al., 1990). Nur knapp 20 % der Demenzen im höheren Lebensalter sind die Folge von einem oder mehreren Hirninfarkten. Wenn auch über 100 andere Demenzursachen bekannt sind, macht die Zahl der Diagnosen, die weder die vaskuläre Ätiologie noch die DAT betreffen, in den größeren Autopsieserien jeweils weniger als 5 % aus.

### 2.2.2.2 *Analytische Epidemiologie*

#### Risikofaktoren der Demenz vom Alzheimertyp

Tabelle 3 zeigt eine Zusammenschau der zahlreichen Untersuchungen zu den Risikofaktoren der DAT (Henderson, 1994). Der alle anderen überdeckende Risikofaktor ist das Lebensalter. Die ausschließliche Bedeutung genetischer Faktoren ist nur für einzehne Fälle von DAT nicht anzuzweifeln. Es ist noch unklar, ob das genetische Risiko in den präsenilen Fällen größer ist, als bei den senilen Fällen. Wie später noch beschrieben wird, sind bereits genetische Defekte auf dem Chromosom 21 als Ursache der familiären DAT bekannt. Weiters sind über das Chromosom 1, 14 und das Chromosom 19 vererbbare Demenzen vom Alzheimertyp bewiesen. Es gibt jedenfalls genetisch unterschiedliche Ursachen für dementielle Erkrankungen vom Alzheimertyp, die alle im gleichen neuropathologischen Gewebebild enden. Entsprechend der Bedeutung des Chromosoms 21 ist auch eine Assoziation zwischen dem Auftreten von Down-Syndromen in der Verwandtschaft erster Ordnung und dem Auftreten von Alzheimerfällen bewiesen.

In zahlreichen Untersuchungen konnte gezeigt werden, daß die Anamnese einer Schädelhirnverletzung mit Bewußtlosigkeit ein Risikofaktor für die sporadische, aber nicht für die familiär auftretende DAT ist (Chandra et al., 1989; Henderson, 1994).

Zuletzt wurde in einer ganzen Reihe von Untersuchungen gefunden, daß niedere Schulbildung ein Risikofaktor für die DAT ist. Die naheliegendste Interpretation dieser Ergebnisse ist, daß Patienten mit höherer Schulbildung über ein komplizierter und vielfacher verzweigtes neuronales Netzwerk verfügen, es also länger dauert bis die Demenzschwelle durch einen degenerativen Prozeß erreicht wird. Die alternative Theorie, daß die höhere geistige Aktivität (z.B. von gebildeteren Menschen) der Alzheimerschen Pathologie vorbeugt, kann zur Zeit nicht belegt werden; methodisch ist sie äußerst schwierig zu untersuchen. Ein gewisser Störfaktor bei Interpretation derartiger Untersuchungen ist auch, daß die Skalen zur Demenzdiagnose selbst von der Schulbil-

**Tabelle 3.** Risikofaktoren der Demenz vom Alzheimertyp

| Sicher | Wahrscheinlich | Möglich |
|---|---|---|
| Lebensalter | Positive Familienanamnese | Schädel-Hirn-Trauma |
| | Morbus Parkinson | Niedrige Schulbildung |
| | | Untere soziale Schicht |
| | | Weibliches Geschlecht |
| | | Depressionsanamnese |
| | | Schilddrüsenerkrankung |
| | | Aluminium-Exposition |
| | | Organische Lösungsmittel |
| | | Alter der Mutter bei Geburt |
| | | Nichtraucher |
| | | ... |

dung abhängig sind, somit bei Probanden mit niederer Schulbildung an sich leichter eine Demenz diagnostiziert werden kann.

### 2.2.3 Die Klinik der Demenz vom Alzheimertyp

Der Beginn der Demenz vom Alzheimertyp

Die Alzheimersche Krankheit beginnt meist schleichend mit Gedächtnisstörungen, gelegentlich auch mit Problemen in der räumlichen Orientierung, welche selbst wiederum Störungen des räumlichen Gedächtnisses entsprechen. Die Patienten vergessen nicht nur Namen, sondern auch wichtige Ereignisse, Termine und ganze Situationen, oder finden aus relativ unbekannter Umgebung nicht mehr wie früher nach Hause. In Gebieten, die den Patienten sehr interessieren, können durchaus Inseln des Gedächtnisses überraschend lange erhalten bleiben und es besteht dann auch eine gute Erinnerungsfähigkeit an oft weit zurückliegende Ereignisse. Obwohl Tests auch eine schwere Störung des autobiographischen Gedächtnisses nachweisen konnten, sind die Patienten aus psychologischen Gründen, aber auch wegen der schweren Neugedächtnisstörung rückorientiert und beginnen immer mehr in der Vergangenheit zu leben.
Bei einem Drittel der Patienten mit DAT beginnt der pathologische Prozeß überwiegend in einer der beiden Hemisphären, wobei doppelt so häufig die linke, sprachfunktionstragende Hemisphäre zuerst betroffen ist. Dementsprechend sind dann Störungen des verbalen Gedächtnisses lange vor Störungen des visuokonstruktiven Gedächtnisses zu finden, und diese Patienten sind bei schon schwerer verbaler Gedächtnisstörung noch lange Zeit räumlich gut orientiert. Es gibt (seltener) auch Patienten, die bereits räumlich desorientiert sind, in verbalen Gedächtnistests (noch) normal abschneiden und am Beginn einer rechtshirnigen DAT stehen. Bei Patienten mit räumlicher Desorientierung besteht schon frühzeitig der sogenannte „Wandertrieb", der sowohl einen gesteigerten Antrieb als auch den Versuch, sich räumlich immer wieder zu orientieren, anzeigt.

Die Gedächtnisstörung bei Demenz vom Alzheimertyp

Klinisch besonders auffällig ist das episodische Neugedächtnis beeinträchtigt. Situationen der letzten Stunden, Tage und Wochen werden oft gar nicht oder in verworrener Reihenfolge bzw. bruchstückhaft erinnert. Dabei treten auch Konfabulationen auf, weil die Patienten Dinge, die sie spüren doch wissen zu müssen, insbesondere auch in Gegenwart ihrer Angehörigen, irgendwie zu beantworten versuchen. Die Störung des semantischen Gedächtnisses äußert sich in den Wortfindungsstörungen, die nicht nur das Namensgedächtnis betreffen (Fischer et al., 1988). Letzteres hängt sehr von der Aufmerksamkeit und Konzentration ab und wird auch bei Depressionen ohne Demenz als empfindlich gestört erlebt. Vielmehr fallen den dementen Patienten auch wichtige, insbesondere jedoch zusammengesetzte Worte (Schreibmaschine, Eisschrank ...) und Lehnwörter (Kabrio, Roulade ...) nicht mehr ein und werden daher umschrieben.

Die Sprachstörungen bei Demenz vom Alzheimertyp

Viele Studien konnten zeigen, daß es schon sehr früh im Verlauf der DAT zu einer Verarmung der Sprache in ihrem Informationsgehalt, den Satzlängen, der verwendeten Grammatik etc. kommt. Später treten zu den Symptomen des immer schwereren Gedächtnisabbaus, der Desorientiertheit und der Sprachverarmung auch Werkzeugstörungen hinzu, die als Aphasie und Apraxie bezeichnet werden können, sich jedoch von den typischen neuropsychologischen Syndromen nach fokalen Hirnläsionen bei Mediainsulten unterscheiden. Die Sprachstörung des Alzheimerpatienten ist am ehesten als transkortikal-sensorische Aphasie zu klassifizieren: Während die motorische Sprachfähigkeit (spontane Sprachäußerungen auch ganzer Sätze mit korrekter Betonung und Grammatik) und insbesondere auch die Fähigkeit des Nachsprechens bis in schwerste Demenzstadien erhalten bleiben kann, sind das Sprachsinnverständnis und die Wortwahl sehr gestört. Der schwer demente Alzheimerpatient ist typischerweise mutistisch, es kann jedoch immer wieder zu überraschend guten Sprachäußerungen kommen („ich bin blöd", „ich will nach Hause", „ich will sterben").

### Die Apraxie bei Demenz vom Alzheimertyp

Die apraktische Störung äußert sich bei Frauen häufig erstmals beim Kochen, aber auch, wie bei Männern, beim Autofahren und beim Anziehen bzw. bei der Körperhygiene. Neben der ideomotorischen Apraxie, die gemeinsam mit den Sprachstörungen auftritt und das Alltagsleben kaum beeinflußt, besteht auch bei noch geringer Aphasie eine ideatorische Apraxie. Bei dieser sind die Handlungsfolgen in ihrer Reihenfolge und wegen des Auslassens wichtiger Teilhandlungen zerstört, und das Verrichten alltäglicher Handlungen, wie Schnürriemen binden, Schuhe putzen, Kaffee kochen etc., ist erheblich beeinträchtigt. Diese apraktischen Störungen fallen den Angehörigen der Patienten oft besonders auf, weil sie die Selbständigkeit des Patienten bei Körperpflege, Anziehen, Kochen, Aufräumen oder Telephonieren stören.

### Andere kognitive Störungen bei Demenz vom Alzheimertyp

Im Verlauf der DAT treten immer neue kognitive Störungen zu den sprachlichen und räumlichen Gedächtnisstörungen und der Sprachverarmung hinzu. Die zeitliche und örtliche Desorientiertheit ist direkter Ausdruck der Gedächtnisstörung und schon früh im Verlauf der DAT typischerweise beeinträchtigt. Später tritt auch die situative und noch später die auf die eigene Person bezogene Desorientiertheit hinzu. Komplexe Aufgaben werden schon bald nicht mehr gelöst und die Konzentration wird schlechter. Die Patienten benötigen immer mehr Hilfestellungen für ungewohnte oder leicht veränderte Aufgaben (Reisberg, 1982).

Die Schreib- und Lesestörung bedrückt die Patienten oft, da sie zu diesem Zeitpunkt noch Einsicht in ihre „Verblödung" haben. Das Kopfrechnen ist recht früh gestört, so wie überhaupt alle im Laufe der Entwicklung später gelernten kognitiven Fähigkeiten früher abbauen. Die oft erst mit 11 bis 12 Jahren beherrschte Rechts-Links-Unterscheidung an anderen Personen ist so bei DAT oft überraschend früh gestört (Fischer et al., 1990a).

### Nicht-kognitive Symptome bei Demenz vom Alzheimertyp

Zu Beginn der Erkrankung sind Patienten mit DAT häufig depressiv. Studien zeigten bei milder Demenz beim älteren Menschen Depressionsprävalenzen bis über 80 %. Die Depression hellt sich bei DAT mit zunehmender Demenzschwere häufig auf, so daß schwerst demente Patienten oft gut gestimmt wirken (Fischer et al., 1990b). Dies ist auch Folge des Verlusts des Urteilsvermögens und der dann fehlenden Krankheitseinsicht. Während die Persönlichkeit des Alzheimerpatienten oft bis in mittlere und schwere Demenzstadien recht gut erhalten bleibt, wirken Patienten mit beginnender DAT ängstlich und können wegen ihrer Unsicherheit die engsten Angehörigen sehr belasten. Die Kinder oder Enkel des Patienten berichten dann zum Beispiel von „der depressiven Mutter, die x-mal jeden Tag wegen desselben Problems anruft".

Delir bei Demenz vom Alzheimertyp

Auch schon im Vorfeld einer DAT kommt es zu akuten Verwirrtheitszuständen, pharmakotoxischen Psychosen, paranoiden Durchgangssyndromen etc., die durch einen interkurrenten Infekt, eine Narkose, Psychopharmaka (insbesondere Anticholinergika, Tranquilizer, Nootropika und Antiparkinsonmittel) oder ein Trauma ausgelöst wurden.

Die Variabilität des Verlaufs der Demenz vom Alzheimertyp

Normalerweise vergehen zwischen der Diagnosestellung und dem Ableben bei DAT sieben bis zehn Jahre, jedoch sind sowohl raschere Verläufe als auch extrem langsame Verläufe mit Plateauphasen, insbesondere beim sehr alten Patienten, keine Seltenheit. Wir konnten in der Wiener Demenzlängsschnittstudie auch Plateauphasen von mehr als vier Jahren Dauer bei neuropathologisch verifizierter Alzheimerscher Erkrankung finden. Der Tod ist meist Folge einer Pulmonalembolie, einer Pneumonie oder einer nicht beherrschbaren Decubital- oder Urogenitalsepsis. Durch gute Pflege und moderne medizinische Betreuung leben die Patienten in Institutionen derzeit um Jahre länger als früher, sodaß das mittlere Sterbealter von Alzheimerpatienten in Institutionen über der mittleren Lebenserwartung liegt.

Neurologische Symptome bei Demenz vom Alzheimertyp

Fokale motorische Symptome treten bei DAT, wenn überhaupt, erst sehr spät auf. Eine Ausnahme bildet der kleinschrittige, an ein Parkinsonsyndrom erinnernde Gang der Patienten. Mindestens 30 % der Patienten entwickeln ein typisches Parkinsonsyndrom mit Rigor und Akinese, ohne daß alle diese Patienten auch eine entsprechende Nigrapathologie hätten. Bei etwa zehn Prozent der präsenilen Patienten mit DAT werden in den späteren Demenzstadien Myoklonien beobachtet. Diese Fälle haben in der Regel eine positive Familienanamnese mit Vererbung am Chromosom 21. Ein gewisser Prozentsatz an Alzheimerpatienten, insbesondere auch bei psychopharmakologischer Therapie, erleidet im Stadium schwerer Demenz sporadisch epileptische Anfälle.

### 2.2.4 Apparative Untersuchungen bei Demenz vom Alzheimertyp

Es gibt sowohl in der kranialen Computertomographie (CCT), der Magnetresonanztomographie (MRT) als auch in funktionsabbildenden Verfahren wie der Single-Photonen-Emissions-Computertomographie (SPECT), der Positronenemissionstomographie (PET) und der Elektroencephalographie (EEG) typische Veränderungen bei DAT, ohne daß diese Veränderungen diagnostisch spezifisch wären. Den entsprechenden Verfahren kommt in der Differentialdiagnose der DAT beim Ausschluß behandelbarer Demenzen größere Bedeutung zu. Darüber hinaus sind vollkommen unauffällige apparative Befunde ein wesentlicher Hinweis darauf, daß es sich um eine Pseudodemenz, also um eine Demenz bei anderer psychiatrischer Erkrankung, wie Depression, Hysterie, Schizophrenie oder Manie, handeln könnte.

Cerebrale Atrophie bei Demenz vom Alzheimertyp

Bei Alzheimerkranken ist die Erweiterung der inneren und äußeren Liquorräume wie sie in der CCT oder in der MRT feststellbar ist, im allgemeinen sehr viel stärker ausgeprägt als bei geistig gesunden, gleichalten Menschen. Dennoch ist die Ventrikelgröße bei etwa einem Viertel der Patienten mit DAT unauffällig und es gibt auch geistig überdurchschnittlich funktionierende altersgleiche Kontrollen mit eindeutiger

Ventrikelerweiterung. Die Befunde von Demenztests erklären nur etwa 10 % der Streuung der linearen oder planimetrischen Messungen der CCT. Insgesamt wird vom Arzt in der Regel die Bedeutung eines Atrophiebefundes in der CCT oder MRT überschätzt, bzw. wird auf Grund solcher Befunde voreilig eine DAT angenommen und z.B. eine Altersdepression, nach der klinisch psychopathologisch gesucht werden müßte, übersehen!

SPECT bei Demenz vom Alzheimertyp

Ähnliches gilt auch für die funktionsabbildenden Verfahren wie z.B. die SPECT. Mit dieser Methode findet man bei Alzheimerpatienten typische Stoffwechselminderleistungen in der temporoparietalen Hirnrinde, jedoch können derartige Muster der Minderdurchblutung auch bei vaskulären Patienten gefunden werden, bzw. werden die SPECT-Befunde von beginnenden Alzheimerschen Erkrankungen gelegentlich noch als normal interpretiert.

EEG bei Demenz vom Alzheimertyp

Die häufigsten EEG-Veränderungen bei DAT sind die Verlangsamung des dominanten Alpharhythmus, vor allem in den posterioren Regionen, wo es auch zur Zunahme langsamerer Wellen aus dem Delta- und Theta-Bereich kommt. Völlig unauffällige EEG-Muster werden bei mild dementen Patienten häufig, bei mäßig dementen Patienten fast nicht mehr gefunden (Ettlin et al., 1989). Wie bei der CCT gibt es eine breite Überlappung zwischen den EEG-Befunden geistig normaler und gedächtnismäßig abgebauter alter Menschen. Untersuchungen zeigen schon früh im Verlauf der DAT eine gestörte Alpha-Reaktion, jedoch ist auch dieser Befund nicht spezifisch genug, um die Alzheimersche Krankheit klinisch zu diagnostizieren. Während also das EEG eine sensitive Frühdiagnose geistiger Abbauerscheinungen im Alter bringen kann, ist die Zahl falsch positiver Befunde hoch. Ähnliches gilt auch für die visuell und akustisch evozierten Potentiale, die nicht zur Routineabklärung eines Demenzprozesses notwendig sind.

### 2.2.5 Die Differentialdiagnose der Demenz vom Alzheimertyp

Die Diagnose der DAT ist eine Ausschlußdiagnose, d.h. daß nach der Diagnose der Demenz und der Feststellung der typischen Verlaufscharakteristika, wie schleichender Beginn oder langsamer Verschlechterung, andere Hirnerkrankungen, welche eine Demenz verursachen können, ausgeschlossen werden müssen (DSM-IV, 1994; ICD-10, 1991; McKhann et al., 1984). Einen klinisch verfügbaren spezifischen Test zum Nachweis der DAT gibt es gegenwärtig nicht.

Strukturiertes diagnostisches Prozedere

Das diagnostische Vorgehen bei fraglicher Demenz sollte in drei Schritten erfolgen. Zuerst muß an Pseudodemenzen bei anderen psychiatrischen, nicht organischen, Grundkrankheiten gedacht werden, insbesondere also eine Depression als Ursache einer Pseudodemenz ausgeschlossen werden. Zweitens muß ein akuter Verwirrtheitszustand bzw. ein Delir ohne Demenzerkrankung ausgeschlossen werden. Drittens müssen fokale neurologische Syndrome, die klinisch psychopathologisch ein Demenzsyndrom vermuten lassen, wie das amnestische Syndrom nach Thalamusinfarzierung oder das aphasische Syndrom nach Mediainfarkt differentialdiagnostisch in Betracht gezogen werden.

Anamnese und Psychopathologie

Die weiteren diagnostischen Schritte werden durch die Anamnese und die immer erforderliche Fremdanamnese, sowie die

Psychopathologie, ergänzt durch einfache Gedächtnis- und Aufmerksamkeitsaufgaben, bewerkstelligt. Die Tabellen 4 und 5 zeigen die wichtigen in der Anamnese und Psychopathologie zu berücksichtigenden Themen. Zur Anamnese bei Demenzverdacht gehört auch die Erhebung der Risikofaktoren des Schlaganfalls (Hypertonie, Nikotin, Diabetes mellitus, Hyperlipoproteinämie, extracerebrale Gefäßerkrankung, Vorhofflimmern) und auch die Alkoholanamnese. Wegen der schweren Differentialdiagnose zwischen amnestischem Syndrom am Beginn einer DAT und amnestischem Syndrom bei beginnender Korsakoffpsychose sollte bei positiver Alkoholanamnese in jedem Fall ein parenteraler Therapieversuch mit Vitamin B1 täglich 100 mg durch 5 Tage durchgeführt werden. Die Anamnese muß auch Medikamentenabusus erfassen, der allerdings häufig geleugnet wird.

### Ausschluß behandelbarer Demenzen

Erhärtet sich der Verdacht auf ein dementielles Syndrom müssen zuerst alle behandelbaren Demenzursachen (Tabelle 6) ausgeschlossen werden. Diese werden, da nicht altersgebunden, im Kapitel „präsenile Demenzen“ behandelt. Auch für die Diagnose der behandelbaren Demenzen ist der Wert der genauen Anamnese und Fremdanamnese, sowie der Krankenuntersuchung, und hier speziell des neurologischen Status und der Demenzschwerebeurteilung, höher als der Wert von apparativen Methoden und Blutbefunden. Dennoch wird international

**Tabelle 4.** Anamnese bei Demenzverdacht

1. Schlaganfälle
2. Verlaufscharakteristika der Demenz (Beginn, Fortschreiten, Plateaus, Besserungen, Tagesschwankungen)
3. Reihenfolge der Ausfälle (Gedächtnis, Orientierung, Aphasie, Gangstörung, Inkontinenz)
4. Reaktion auf Psychopharmaka
5. Medikamentenanamnese
6. Alkoholanamnese
7. Depressive Phasen
8. Familienanamnese für Demenz, Trisomie 21 und Depression
9. Risikofaktoren für cerebrovaskuläre Prozesse
10. Meningitis, Subarachnoidal-Blutung, Schädel-Hirn-Trauma

**Tabelle 5.** Krankenuntersuchung bei Demenzverdacht

| Intern | Neurologisch | Psychopathologisch | Neuropsychologisch |
|---|---|---|---|
| | Herdhinweise | Paraphrenes Syndrom | Demenzschwere (Mini-Mental State) |
| | Extrapyramidal-motorische Symptome | Depressives Syndrom | Gedächtnisstörung |
| | | Dementielles Syndrom | Andere kognitive Störungen |
| | Gangataxie | Delirantes Syndrom | |
| | Periphere Neuropathie | | |

übereinstimmend ein Routine-Screening zur Untersuchung bei Demenzverdacht (Tabelle 7) gefordert.

Neurologische Untersuchung

Wesentliche Punkte bei der neurologischen Untersuchung eines fraglich dementen Patienten sind die Erfassung jeglicher Herdhinweise, die Erfassung von extrapyramidal-motorischen Symptomen, die Untersuchung auf Gangataxie und besonders bei jüngeren Patienten die Untersuchungen zum Ausschluß einer peripheren Neuropathie. Eine Lumbalpunktion wird heute nicht mehr generell befürwortet, ist aber zumindest in Einzelfällen, besonders aber bei Patienten vor dem 65. Lebensjahr unumgänglich.

**Tabelle 6.** Behandelbare Demenzen

| |
|---|
| Depressive Pseudodemenz |
| Medikamentös bedingte Demenz |
| Hypothyreose |
| Apathische Hyperthyreose |
| Hyperparathyreoidismus |
| Demenz bei Vitamin $B_{12}$-Mangel |
| Progressive Paralyse |
| Hydrocephalus aresorptivus |
| Meningeom |
| Subduralhämatom (ev. beidseitig) |
| Wernicke-Encephalopathie (Vitamin $B_1$-Mangel) |

**Tabelle 7.** Routineuntersuchungen bei Demenzverdacht

| |
|---|
| EEG |
| CCT (besser MRT) |
| Augenhintergrund |
| Komplettes Blutbild |
| Blutsenkung |
| Routineblutchemie (Leber, Niere, Elektrolyte, NBZ, $HbA_{1c}$, Blutfette) |
| Schilddrüsenblute: $T_3$, $T_4$, TSH |
| Serologie: VDRL, HTLV-III |

*2.2.5.1 Die Differentialdiagnose Demenz – Pseudodemenz*

Mindestens 10 % der Patienten, die wegen der Abklärung eines Demenzsyndroms zugewiesen werden, leiden an einer Pseudodemenz, also intellektuellen Abbauerscheinungen bei nichtorganischer psychiatrischer Krankheit. Die bei weitem häufigste Pseudodemenz ist die depressive Pseudodemenz (Caine, 1981). Diese Differentialdiagnose gestaltet sich umso schwieriger, je älter der Patient ist und je milder die vermutete Demenz ist. Klinisch entscheidend ist nicht so sehr der Nachweis eines bestehenden beginnenden Demenzprozesses, sondern der Nachweis einer behandlungsbedürftigen depressiven Symptomatik, weil dann die antidepressive pharmakologische Therapie nicht nur die depressive Symptomatik, sondern auch kognitive Begleitsymptome der Depression bessern kann. Auch wenn sich später ein fortschreitender Demenzprozeß erkennen läßt, profitieren depressive Patienten am Beginn ihres Demenzprozesses auch bezüglich kognitiver Funktionen von der antidepressiven Psychopharmakotherapie, sodaß in jedem Fall nach depressiver Symptomatik gefragt werden muß.

Aber nicht nur leiden depressive Patienten an Gedächtnisstörungen, wobei auch Störungen der Aufmerksamkeit und der Konzentration eine Rolle spielen, sondern gerade alte depressive Patienten klagen besonders häufig über subjektiv sehr störende Gedächtnisstörungen, die durch die Angst vor kognitivem Abbau („Alzheimer") verstärkt werden. Während depressive Patienten ihre Gedächtnisstörungen vordergründig beklagen, leugnen Patienten mit dementer Initialsymptomatik ihre Gedächtnisstörungen häufig. Tabelle 8 zeigt weitere Symptome bei depressiver Pseudodemenz im Vergleich zu DAT, die helfen sollen, das depressive Syndrom zu erkennen.

### *2.2.5.2 Die Differentialdiagnose Demenz – Delir*

Die Bewußtseinslage ist bei Demenz unauffällig, wobei dieser eindeutigen Definition die Schwierigkeit der Prüfung der Bewußtseinslage bei leichteren Störungen entgegensteht. Patienten mit herabgesetzter Aufmerksamkeit sind leicht ablenkbar, wirken jedoch durchaus wach. Eine gute jederzeit durchführbare Untersuchung der Aufmerksamkeit ist das Ziffern- oder Buchstabennachsprechen, wobei bei normaler Ausgangsintelligenz sechs Ziffern oder Buchstaben in gleicher Reihenfolge nachgesprochen werden können.

Das beste Hilfsmittel zur Entdeckung von Bewußtseinsstörungen ist das EEG, das bei Delirien und Bewußtseinsstörungen immer deutlich abnorm ist. Weiters helfen die klinischen Symptome der Halluzination, der Tremor, die psychomotorische Überaktivität und der plötzliche Beginn des Verwirrtheitszustands, der intermittierend besonders in den Abendstunden auftritt, in der Differentialdiagnose.

Die Möglichkeit eines Verwirrtheitszustandes ist insbesondere bei somatischer Komorbidität und bei medikamentös mit Psychopharmaka, Anticholinergika und Antiparkinsonmittel behandelten Patienten ins Auge zu fassen.

### *2.2.5.3 Differentialdiagnose Demenz – fokales neurologisches Syndrom*

Fokale neurologische Ausfälle wie amnestisches Syndrom, globale Aphasie oder Gerstmannsyndrom werden nicht mit einer Demenz verwechselt, sofern an diese Syndrome differentialdiagnostisch gedacht wird. In der Aufklärung dieser typischen neurologischen Herdsymptome hilft natürlich die CCT bzw. die MRT des Gehirns, die entsprechende fokale Herdbefunde zeigen muß. Jedenfalls sollte bei kurzer Krankheitsdauer und schwerer Gedächtnisstörung (Schwindel? Gesichtsfelddefekte? Halbsei-

**Tabelle 8.** Die klinische Differentialdiagnose Demenz – Depression

| | Demenz | Depression |
|---|---|---|
| Klinik | Neugedächtnisstörung, Orientierungsstörung, leichtes Ermüden | Niedergeschlagenheit, gedrückte Stimmung, Gedankenkreisen, Todessehnsucht, Schuldgefühle |
| | Vermehrtes Schlafbedürfnis | Durchschlafstörung |
| | Abendliche Unruhe | Morgendliches Pessimum |
| | Gelegentlich Verharmlosung intellektueller Störungen | Klagen über intellektuelle Störungen |
| | Falsche Antworten | „Weiß nicht"-Antworten |
| | Im Untersuchungsverlauf Verschlechterung | Im Untersuchungsverlauf Verbesserung |
| Anamnese | Beginn schleichend | Beginn recht plötzlich |
| | Langsame Progredienz | Schnelle Progredienz |
| | Familienanamnese Demenz + | Familienanamnese Depression + |

tenzeichen?) oder totalem Sprachverlust (Paraphasien? Halbseitenzeichen?) die Diagnose einer Demenz nicht voreilig gestellt werden.

#### *2.2.5.4 Die Differentialdiagnose zwischen der Demenz vom Alzheimertyp und der Multi-Infarkt-Demenz*

Im allgemeinen ist es mit Hilfe einer sorgfältigen Anamnese, eines psychopathologischen Status, einer neuropsychologischen Untersuchung und Verlaufsbeobachtung bei der überwiegenden Zahl der Patienten möglich, zwischen der DAT und der vaskulären Demenz zu unterscheiden (HACHINSKI et al., 1975; ERKINJUNTTI et al., 1988; FISCHER et al., 1991a). Cerebrovaskuläre Demenzen sind durch ihren häufig plötzlichen Beginn, den intermittierenden Verlauf mit starken Schwankungen der kognitiven Leistungsfähigkeit auch innerhalb eines Tages und eindeutige neurologische Herdsymptome, sowie fokale Befunde in CCT und MRT gekennzeichnet (FISCHER et al., 1991b). Der wesentliche Risikofaktor der vaskulären Demenz ist der Bluthochdruck, der beim sehr alten Patienten oft nur anamnestisch nachgewiesen werden kann.

Während vaskuläre Demenzen mit mehreren größeren Schlaganfällen schon mit Hilfe der Computertomographie befriedigend diagnostiziert werden können, ist für die sogenannte strategische Infarktdemenz mit kleinen Infarkten beidseits im Thalamus bzw. unter dem Knie der Capsula interna besonders linksseitig eine MRT vorzuziehen (TUSZYNSKI et al., 1989; TATEMICHI et al., 1992). Große differentialdiagnostische Schwierigkeiten bereitet wegen der Ähnlichkeit der Verlaufscharakteristika und der oft nur sehr angedeutet gefundenen neurologischen Herdsymptome die progressive subkortikale vaskuläre Encephalopathie. Hier kommt es zu Gewebeinfarzierungen in den großen Marklagerbezirken, wobei neuropathologisch praktisch immer auch kortikale Infarzierungen gefunden werden. Die Veränderungen in der weißen Substanz werden insbesondere in der MRT gefunden und müssen deutlich ausgeprägt sein, um allein eine milde bis mäßige Demenz erklären zu können. Leider treten entsprechende Veränderungen der Marklager auch bei geistig rüstigen älteren Menschen in geringerem Ausmaß, aber auch bei Patienten mit DAT teilweise in recht starkem Ausmaß auf (ERKINJUNTTI et al., 1987). Patienten mit subkortikaler vaskulärer Encephalopathie, Typ Binswanger, zeigen gewöhnlich in der SPECT-Untersuchung ein kortikal-fleckiges Ausfallsmuster, werden aber auch mit dieser sensitiven Untersuchung nicht eindeutig diagnostiziert (JAGUST et al., 1987).

Generell werden wegen der dann positiven Hilfsbefunde vaskuläre Läsionen häufiger gefunden als sie auch als Ursache des dementiellen Syndroms in Betracht kommen dürften. Dies ist klinisch insoweit sinnvoll, als der vaskuläre Faktor besser therapeutisch bzw. prophylaktisch angehbar ist. Die Bedeutung der Ischämieskala nach HACHINSKI für die Differentialdiagnose der DAT von der MID ist im nächsten Kapitel „Multi-Infarkt-Demenz" dargestellt.

### 2.2.6 Behandlung der Demenz vom Alzheimertyp

Da den wichtigen psychosozialen Therapieplänen bei Demenz in diesem Handbuch breiter Raum gewidmet ist, werden hier nur Therapien der DAT im engeren Sinn besprochen. Für die Lebensqualität der betroffenen Patienten und ihrer Angehörigen ist in erster Linie der psychosoziale Therapieplan und in zweiter Linie die unten angeführte symptomatische Therapie wichtig.

Neben den unten geschilderten psychopharmakologischen symptomorientierten Therapien muß insbesondere den pflegenden Personen Hilfe zukommen. Dies gelingt sowohl in Selbsthilfegruppen als auch in

Supervisionen bzw. durch ärztliche Gespräche und durch von ärztlicher Seite empfohlene Literatur. Die glücklichsten dementen Patienten sind die in der eigenen Familie angenommenen und gepflegten Patienten.

### *2.2.6.1 Symptomatische Therapie der DAT*

Die Behebung der DAT bzw. das Stoppen des zugrunde liegenden pathophysiologischen Prozesses ist zur Zeit nicht möglich. Es sind aber bei weitem nicht nur der zunehmende Gedächtnisverlust und die intellektuellen Abbauerscheinungen, die den Patienten mit DAT und seine Angehörigen belasten. Es sind andere psychopathologische Phänomene der Wahrnehmung und des Verhaltens wie depressive Symptome, Ängstlichkeit, Schlafstörungen und halluzinatorische Phänomene, sowie Wahninhalte, weiters auch die herabgesetzte oder gesteigerte Psychomotorik oder die Neigung zu Aggressionsdurchbrüchen, die den Patienten und seine Angehörigen beeinträchtigen und einer psychopharmakologischen und psychotherapeutischen Behandlung zugänglich sind (Reisberg et al., 1987).

#### Symptomgenese und Therapie

Die Behandlung verschiedener Symptome erfordert zuerst ihre korrekte Diagnose und einen möglichst genauen Einblick in die Genese der Symptome. So sollte Aggressionsdurchbrüchen, die in Zuständen plötzlicher Desorientiertheit und Ratlosigkeit auftreten, nicht mit dämpfenden Medikamenten begegnet werden, da diese die kognitive Leistungskraft weiter schmälern, sondern mit geduldiger Zuwendung und vorsichtigen Versuchen, den Patienten zu reorientieren. Überhaupt muß das Wohnumfeld des Patienten, das möglichst das altgewohnte Wohnumfeld sein soll, durch z.B. verschiedenfarbige Hilfen der Reorientierung gestaltet werden; dies dient dazu, dem Patienten das Erinnern zu erleichtern.

#### Antidepressiva bei Demenz vom Alzheimertyp

Sowohl bei Angst und depressiven Zuständen als auch bei Schlafstörungen kommen in erster Linie moderne, wenig anticholinerge Antidepressiva als Therapie in Frage. Auch Unruhezustände und Aggressionsdurchbrüche werden auf die Therapie mit derartigen modernen Antidepressiva (richtig dosiert) häufig besser. Generell werden bei DAT sowohl stationär als auch ambulant viel zu selten Antidepressiva verabreicht.

#### Neuroleptika und Sedativa bei Demenz vom Alzheimertyp

Bei Auftreten von paranoiden Phänomenen, illusionären Verkennungen und insbesondere szenischen Halluzinationen wird immer wieder nur mit Neuroleptika das Auslangen zu finden sein. Insgesamt wird schon wegen der Rücksicht auf andere im gleichen Zimmer schlafende Patienten in Pflegeheimen zu häufig, zu lange und zu hoch dosiert neuroleptisch behandelt, während zu Hause die positiven Seiten einer neuroleptischen Medikation zu selten und zu spät ausgeschöpft werden. Generell empfehlen sich kurz wirksame, wenig anticholinerge Neuroleptika (Haloperidol, Zuklopenthixol) oder nachts Neuroleptika mit sedierender Nebenwirkung und kurzer Halbwertszeit (Melperon, Dixyrazin). Trotz der relativ starken anticholinergen Nebenwirkung bewährt sich bei einzelnen Patienten auch immer wieder das Thioridazin. Bei im Vordergrund stehenden halluzinatorischen Phänomenen wurde zuletzt international über die günstige Wirkung des neu eingeführten Risperidon berichtet. Insgesamt ist die Medikamentendosis einschleichend nieder zu halten – es werden maximale Dosen von einem Zehntel der bei jungen Patienten

üblichen Dosen verabreicht. Auch sollte die Indikationsstellung der Neuroleptikatherapie kurzfristig überprüft werden.
In ganz seltenen Fällen bei Angstsymptomen und nächtlicher Unruhe ist auch eine nieder dosierte Therapie mit kurzwirksamen Tranquilizern hilfreich, doch ist es bei weitem wahrscheinlicher, daß geistig abgebaute Patienten auf Tranquilizer paradoxe Reaktionen zeigen.

#### *2.2.6.2 Behandlung des kognitiven Abbaus bei Demenz vom Alzheimertyp*

Nootropika

Für verschiedene Nootropika sind zumindest über sechs Monate beobachtete Verbesserungen der Testleistungen nachgewiesen, jedoch besteht international keine Einigkeit, ob diese Besserungen stark genug sind, auch die Alltagsfertigkeiten der Patienten günstig zu beeinflussen. Nachdem in entsprechenden Untersuchungen immer wieder von Einzelfällen mit sehr deutlichem Ansprechen auf einzelne Nootropika berichtet wird, empfiehlt sich ein individuelles Vorgehen bei dem der Nutzen und die Nebenwirkungen des entsprechenden Präparats beim individuellen Patienten gegeneinander am besten mit Hilfe von psychometrischen Kontrolluntersuchungen abgewogen werden. Jedenfalls sollten einmal verordnete Nootropika bei mangelnder Wirkung bzw. Wirksamkeit auch wieder abgesetzt werden, und es ist dann ein weiterer Therapieversuch mit einem weiteren Nootropikum, insbesondere auch wenn dies der Patient bzw. die Angehörigen wünschen, indiziert.

Cholinomimetika

Eine mit diesen nootropen Therapieversuchen nicht vergleichbare Therapie bzw. eine Therapie, die näher beim pathophysiologischen Prozeß der DAT bzw. der Gedächtnisstörung bei DAT angesiedelt ist, ist die Verbesserung der cholinergen Erregungsübertragung. Nachdem der Verlust des Neurotransmitters Azetylcholin mit der Demenzschwere korreliert, andererseits durch Substanzen, die das cholinerge System bei gesunden freiwilligen Kontrollen blockieren, dementielle Symptome und Gedächtnisstörungen hervorgerufen werden können, erhoffte man sich in der Vergangenheit durch die Anwendung von Bluthirnschranken-gängigen Cholinesterasehemmern deutliche Besserungen der kognitiven Leistungsfähigkeit von Alzheimerpatienten. Positive Beeinflussungen der Gedächtnisstörung sind auf derartige Substanzen tatsächlich zumindest für die ersten sechs Monate der Therapie beschrieben, doch sind diese Verbesserungen im Ausmaß der Medikamentenwirkung in vielen Fällen zu gering, um die Alltagstätigkeiten wesentlich zu verbessern. Weiters machen diese Substanzen periphere cholinomimetische Nebenwirkungen, die nicht von jedem Patienten toleriert werden. Besonders bei körperlich gesunden jüngeren Patienten mit milder, aber schon eindeutig nachweisbarer DAT sollte jedoch nach heutigem Stand des Wissens ein Therapieversuch mit einer derartigen Substanz durchgeführt werden.

### 2.2.7 Neuropathologie, Pathogenese und Pathophysiologie der Demenz vom Alzheimertyp

Neuropathologie – makroskopisch

Das Gehirn des schwer dementen Alzheimerpatienten ist schon makroskopisch deutlich atroph. Die Hirnwindungen wirken schmal, die Windungstäler sind erweitert. Die Seitenventrikel und der dritte Ventrikel sind symmetrisch erweitert. Die Atrophie betont den Schläfenlappen, sodaß die Inselregion, die normalerweise versteckt in der Tiefe liegt, einsehbar sein kann.

Nervenzellverluste – mikroskopisch

Mikroskopisch bestehen bei schwerer DAT in weiten Teilen der Hirnrinde und des Ammonshorns Nervenzellverluste, die jedoch bei milderen Verlaufsformen der Erkrankung nicht als gesichert angesehen werden können. Auch die Nervenzellen in verschiedenen Zentren des Hirnstamms, so z.B. die cholinergen Nervenzellen des Nucleus basalis Meynert oder die noradrenergen Nervenzellen des Locus coeruleus sind in ihrer Zahl vermindert und/oder in ihrer Größe stark geschrumpft. Auch zeigen die überlebenden Neuronen deutlich weniger Nervenzellfortsätze.

Senile Plaques und Neurofibrillenbündel

Weiters finden sich in den Gehirnen von Alzheimerpatienten die von Alzheimer erstbeschriebenen Veränderungen. Nämlich erstens die senilen Plaques, also Ablagerungen von amorphem Amyloidmaterial vornehmlich in der Hirnrinde, wobei im Umfeld des amyloidartigen Eiweißmaterials krankhaft aufgetriebene bzw. zerrissene Nervenzellfortsätze gefunden werden. Zweitens finden sich in Nervenzellen, insbesondere in der Area entorhinalis und im Ammonshorn, bei schwerer Demenz auch in der Hirnrinde, verdickte, mit Silberimprägnierung färbbare Neurofibrillenbündel, die die Nervenzellkörper und die Fortsätze zunehmend ausfüllen und letztendlich zum Tod dieser Nervenzellen führen (Braak und Braak, 1991). Elektronenmikroskopisch bestehen diese im englischen Sprachraum „neurofibrillary tangles" genannten Strukturen aus einer Doppelhelix und leiten sich von den normalen Mikrotubuli der Nervenzelle ab. Trotz intensiver Bemühungen ist es noch nicht gelungen, pathogenetische Zusammenhänge zwischen dem Alzheimeramyloid in den senilen Plaques und den Neurofibrillenbündeln herzustellen. Das Plaque-amyloid kann auch in den Wänden kleiner Blutgefäße gefunden werden (Amyloidangiopathie).

Normales Hirnaltern und Demenz vom Alzheimertyp

Es wird heute zunehmend klarer, daß es zwischen dem normalen Alterungsprozeß und dem Altern, das zur DAT führt, einen stetigen Übergang gibt und bis auf wenige familiäre Fälle mit eindeutigen Genmutationen zahlreiche pathogenetische Teilprozesse einander beschleunigend oder bremsend zur gemeinsamen Endstrecke der DAT führen. Dies wird sowohl durch analytisch epidemiologische Untersuchungen als auch durch neuropathologische und hirnwissenschaftliche Untersuchungen belegt. Die folgenden fünf Argumente sprechen für die DAT als Ausdruck beschleunigten Hirnalterns (Swaab, 1991; Fischer, 1995):

1. Die exponentielle Zunahme an Alzheimerpatienten mit zunehmendem Lebensalter, die dafür spricht, daß auch im günstigen Fall bei sehr hoher Lebenserwartung jeder Mensch dieser Form der Hirnalterung unterliegt.
2. Es findet sich bei zunehmendem Lebensalter kein Abfall der Demenzinzidenz, der für eine altersabhängige Krankheit und gegen die Theorie des akzelerierten Hirnalterns sprechen würde.
3. Ein weiteres starkes Argument für die DAT als beschleunigtes normales Hirnaltern ist die Tatsache, daß die neuropathologischen Veränderungen der DAT, nämlich die senilen Plaques und die Neurofibrillenbündel in ihrer Zahl mit zunehmendem Alter auch bei nicht-dementen Probanden zunehmen. Es ist folglich für den Neuropathologen ohne Wissen um die Klinik des Patienten äußerst schwierig, zwischen Kontrollhirnen und Hirnen mit DAT zu unterscheiden und diese Unterscheidung wird mit zunehmendem Alter des Gehirns zunehmend problematisch (Duyckaerts et al., 1990).

4. Es ist nicht nur die Menge des Alzheimer-amyloids und der Neurofibrillenbündel, die mit steigendem Lebensalter in jedem Gehirn zunimmt und zu den altersabhängigen Diagnosegrenzwerten für Plaques- und Neurofibrillenzahlen geführt hat, sondern es ist auch so, daß die hirnregionale Verteilung der Alzheimerveränderungen bei den nicht dementen alten Menschen der Verteilung dieser Veränderungen bei Alzheimerpatienten entspricht (ARRIAGADA et al., 1992).

5. Es muß außerdem festgehalten werden, daß alle neuronalen Veränderungen, die bei DAT im Gehirn gefunden werden, auch bei nicht-dementen älteren Menschen, wenn auch in geringerem Umfang, nachgewiesen werden können. Das stimmt auch für das sogenannte Alzheimerprotein, das Aβ-Protein, für das 1992 nachgewiesen werden konnte, daß es ein normales Abbauprodukt des Vorläuferproteins darstellt und in jedem Gehirn zu jeder Lebenszeit produziert wird (SELKOE, 1993).

## Die senilen Plaques

In den senilen Plaques findet sich das β-Amyloidprotein, das aus einem weit größeren Protein, dem Amyloidprecursorprotein (APP), erzeugt wird. Dieses APP ist ein membrangebundenes Glykoprotein, das insbesondere in Neuronen vorkommt und dessen Basensequenz entschlüsselt ist. Ein kleinerer Teil des Proteins ragt außerhalb der Nervenzelle, ein größerer Teil in die Nervenzelle herein. Die physiologische Funktion des APP ist noch unbekannt, doch dürfte das Protein mit dem Zellwachstum und der Bildung neuer Neuriten, sowie mit der Stabilisierung synaptischer Verbindungen etwas zu tun haben. Der normale Stoffwechsel des APP ist kompliziert und es gibt sowohl Stoffwechselwege die zum β-Amyloidprotein führen, als auch überwiegend andere, die nicht zur Amyloidogenese beitragen (SELKOE, 1993). Es ist bemerkenswert, daß weniger Aβ-Protein als Hauptbestandteil der senilen Plaques ablagernd produziert wird, wenn verschiedene Rezeptorsubtypen im menschlichen Gehirn stimuliert werden (NITSCH et al., 1993). Dies ist bislang für den M1 und M3 cholinergen Rezeptor, für verschiedene serotonerge Rezeptoren ($5HT_2$, $5HT_{1C}$), für den Vasopressin- und den Bradykininrezeptor schlüssig bewiesen. Es wurde bis jetzt kein Rezeptortyp identifiziert, dessen Stimulation die Aβ-Produktion stimuliert hätte, sodaß die fehlende (bzw. geringe) Produktion von Aβ-Protein ein Effekt neuronaler Aktivität per se sein könnte. Es ist daher auch sehr interessant, daß das Aβ-Amyloidprotein schon bei sehr jungen (unter 30jährigen) geistig zurückgebliebenen Nicht-Down-Syndrom-Patienten gefunden werden kann (POPOVITCH, 1990). Es ist nach wie vor unklar, ob das Aβ-Protein neurotoxisch ist, jedoch nach neuesten Forschungen sehr wahrscheinlich, daß es in Gegenwart des Aβ-Protein leichter zu Nervenzellschädigungen aus anderer Ursache kommen kann. Insbesondere beeinflußt das Aβ-Protein die Kalziumhomöostase benachbarter Nervenzellen (MATTSON et al., 1993).

## Die genetische Ursache der Demenz vom Alzheimertyp

Natürlich hat jeder neurochemische und neuropathologische Prozeß auch genetische Wurzeln und so sind die verschiedenen pathogenetischen Prozesse, die zur DAT führen, genetisch mitbedingt. Es gibt aber nur ganz wenige Familien, in denen ganz offensichtlich eine Genmutation ausreicht, einen mit konstantem Alter beginnenden, ausschließlich genetisch determinierten Morbus Alzheimer zu erzeugen. Die meisten der bekannten Genmutationen sitzen auf dem Chromosom 21 an verschiedenen Stellen des APP-Proteins bzw. benachbarten Genabschnitten (MULLAN et al., 1993). Weiters kommt es zur Alzheimerschen Pathologie bei fast allen Patienten mit Trisomie 21, sodaß hier ein Gendosiseffekt als wesentliche genetische Ursache einer Alzheimerpathologie gesehen werden muß. Während eine familiäre Alzheimersche Erkrankung, die über das Chromosom 14 vererbt wird, bekannt ist, ohne daß der entsprechende Genort identifiziert ist, ist die über das Chromosom 1 und 19 vererbbare DAT inzwischen genetisch weiter aufgeklärt.

### Apolipoprotein E und Demenz vom Alzheimertyp

Es handelt sich beim entsprechenden Genort auf dem Chromosom 19 um das Apolipoprotein E, das beim Menschen im Genotyp e2, e3 oder e4 vorliegen kann. Es gilt als gesichert, daß das Apo-E e4-Gen die DAT zwar nicht verursacht, jedoch ein stark beschleunigender Faktor des Demenzprozesses ist, wohingegen das Apo-E e2, vielleicht auch das e3-Gen die Progression der DAT verlangsamen könnte (CORDER et al., 1993; SCHRITTMATTER et al., 1994). Diese erst neulich festgestellten Ergebnisse sind bedeutsam, da etwa 30 % der Bevölkerung zumindest ein e4-Allel trägt (TSAI et al., 1994).

### Die Zytoskelett-Theorie der Demenz vom Alzheimertyp

Die Neurofibrillendegenerationen bei DAT sind unspezifisch und werden in gleicher Art auch bei traumatischen Hirnläsionen (Boxerencephalopathie), nach entzündlichen Läsionen (subakute sklerosierende Panencephalitis nach Maserninfektion), nach toxischen Läsionen (Parkinsondemenzkomplex auf Guam) und bei anderen degenerativen Erkrankungen wie z.B. der progressiven supranukleären Lähmung gefunden. Die Neurofibrillendegenerationen sind also gemeinsame Endstrecke einer Nervenzellschädigung aus verschiedenster Ursache.
Die Neurofibrillenbündel sind aus Mikrotubulin-assoziiertem Protein Tau aufgebaut, welches abnorm phosphoryliert vorliegt und folglich nicht mehr in der Lage ist, Mikrotubuli zu binden. Das hyperphosphorylierte Tau ist so nicht mehr in der Lage, die Stabilität des Dendritenbaums zu gewährleisten. Die Untersuchung der Bedingungen der Phosphorylierung bzw. Hyperphosphorylierung des Zytoskeletts bei DAT ist gegenwärtig Gegenstand intensiver wissenschaftlicher Bemühungen (GOEDERT, 1993).

### Synapsenverluste bei Demenz vom Alzheimertyp

Die besten Korrelationen zwischen Demenzschwere und neuropathologischen Veränderungen zeigen sich bei quantitativen oder semiquantitativen Bestimmungen der Synapsenzahl. Es gibt also nicht nur Nervenzellverluste, sondern insbesondere einen Zusammenbruch der Interkonnektivität neuronalen Gewebes beim alten dementen Patienten (TERRY et al., 1991; LASSMANN et al., 1993). Die Bedingungen und auch die Möglichkeiten der Verhütung dieses Zusammenbruchs des Neuropils sind noch unklar, weil die Mechanismen der Rückbildung von Synapsen noch weitgehend ungeklärt sind.
Ebenso kann über die Ätiologie der DAT, mit Ausnahme des Wissens um einzelne familiäre Fälle und genetische Faktoren wie das Apolipoprotein E und die überragende Bedeutung des Lebensalters, für die entsprechende Pathologie noch recht wenig Gesichertes ausgesagt werden.

## 2.3 *Die Multi-Infarkt-Demenz*

Ein Demenzsyndrom als Folge von einem großen und/oder vielen kleineren und/oder einigen strategisch lokalisierten Hirninfarkten wird neuropathologisch korrekt als Multi-Infarkt-Demenz (MID) bezeichnet. MID bedeutet nicht, daß anamnestisch viele

Insulte, also klinisch zeichnende Schlaganfälle, beobachtbar waren. Die verschiedenen Subtypen der MID werden auch unter dem Oberbegriff der vaskulären Demenz zusammengefaßt, da es überwiegend vaskuläre Veränderungen sind, welche die Infarkte verursachen. Die MID ist weder klinisch noch pathogenetisch einheitlich, da verschiedene cerebrale Gefäßerkrankungen und extracerebrale Ereignisse in ganz verschiedener Häufigkeit, Schwere und Zeitverlauf auf das individuelle Gehirn treffen (TATEMICHI et al., 1992a; O'BRIEN, 1994). Außer der MID gibt es Patienten mit sogenannter Mischdemenz, die etwa gleich häufig wie die reine MID vorkommt. Bei diesen Patienten bestehen neben der Alzheimerschen Gewebepathologie auch ein oder mehrere Hirninfarkte. Es ist letztendlich höchstens in Einzelfällen möglich, die Bedeutung umschriebener Hirnfarkte für Existenz und Schwere des dementiellen Zustandsbildes zu bestimmen (FISCHER et al., 1991b).

### 2.3.1 Epidemiologie der MID

Es gibt zur Zeit keine einzige deskriptivepidemiologische Untersuchung, die sich ausschließlich der Epidemiologie der vaskulären Demenz widmet (HENDERSON, 1994). Zahlreiche Untersuchungen beschreiben Häufigkeitszahlen für demente Patienten und versuchen auch mittels einfacher klinischer Skalen zwischen primär degenerativen Demenzen und MID zu unterscheiden, doch werden auf diesem Weg die Prävalenzzahlen für MID gewöhnlich um den Faktor 2 zu hoch angegeben (FISCHER et al., 1991a).

Aufgrund großer Serien neuropathologisch verifizierter Demenzen (JELLINGER et al., 1990) kann geschlossen werden, daß höchstens jeder fünfte demente Patient an einer reinen MID, und nicht einmal jeder zehnte demente Patient an einer Mischform der Demenz leidet. Gegenwärtig muß daher in Österreich bei 25.000 Patienten mit vaskulärer Demenz gerechnet werden, von denen zwei Drittel ausschließlich wegen des Multiinfarktgeschehens dement sind. Bezüglich der Risikofaktoren der MID muß auf die Epidemiologie des Schlaganfalls verwiesen werden, jedoch ist die Bedeutung der arteriellen Hypertonie unvergleichlich größer als die Summe aller anderen bekannten Risikofaktoren, wie z.B. Nikotinabusus, Hypercholesterinämie oder Diabetes mellitus.

### 2.3.2 Neuropathologie und Pathogenese der MID

Die folgende Auflistung zeigt die oft schwer gegeneinander abgrenzbaren und auch in einem Patienten meist kombiniert vorliegenden Subtypen vaskulärer Encephalopathie:

*A. Große Infarkte:* Einzelne Infarkte thromboembolischer Genese mit umschriebenen Gewebsnekrosen entsprechend dem Versorgungsgebiet verschiedener Hirnarterien, wobei in der Regel der Substanzverlust 100 ml überschreiten muß.

*B. Lakunäre Infarkte:* Zahlreiche kleine Infarkte (Durchmesser unter 1 cm) nicht nur in den Stammganglien, sondern auch in für Gedächtnis und kognitive Funktionen wichtigen Regionen, wie dem Thalamus, dem Ammonshorn und der Hirnrinde.

*C. Subkortikale arteriosklerotische Encephalopathie bzw. Leukencephalopathie Typ Binswanger:* Zahlreiche Marklagerinfarkte und diffuse Markschäden bei Verschonung der grauen Substanz (in reiner Form extrem selten, meist kombiniert mit Schädigungen grauer Substanz wie in B, aber auch A und D).

*D. Granuläre Rindenatrophie:* Zahlreiche Mikroinfarkte mit oft nur selektivem Neuronenverlust in der Hirnrinde und anderer grauer Substanz mit lokaler Betonung im Grenzzonenbereich verschiedener Hirnarterien. Diese Mikroinfarkte grauer Substanz im Bereich vornehmlich der sogenannten letzten Wiesen der cerebralen Blutversorgung gehen meist mit einer großen Abhängigkeit der kognitiven Leistungen von der Funktion des Herz-Kreislauf Systems einher. *E. Infarkte nach anderer Angiopathie,* z.B. bei Immunvaskulitis oder bei Amyloidangiopathie im Rahmen der Alzheimerschen Krankheit. Einige Patienten mit Demenz vom Alzheimertyp leiden somit eigentlich an einer Mischform der Demenz, wobei die Bedeutung dieser Amyloidangiopathie für die Demenz unklar ist.

### 2.3.3 Klinik und Differentialdiagnose der MID

#### *2.3.3.1 Demenz nach Schlaganfällen*

Bei Patienten nach einzelnen ausgedehnten bzw. mehreren größeren Schlaganfällen summieren sich die Gewebsuntergänge und folglich auch die neuropsychologischen Ausfälle. Soferne es bei den Gewebsuntergängen auch zur Schädigung von für das Gedächtnis wichtigen Hirnteilen wie z.B. dem Papezkreis, den Temporallappen bzw. den medialen Thalami kommt und infolgedessen auch die für eine Demenzdiagnose per definitionem geforderte Gedächtnisstörung auftritt, müssen diese in ihren Alltagsfertigkeiten wegen senso-motorischer Symptome (Paresen, Plegie ...) erheblich behinderten Patienten nach moderner Nomenklatur als Demenz bezeichnet werden. Die Diagnose und Therapie dieser Patienten orientiert sich an Diagnose und Therapie des Schlaganfalls.

Korrelationsuntersuchungen haben gezeigt, daß zumindest 50 ml, wenn nicht sogar mehr als 100 ml infarziertes Hirngewebe vorliegen müssen, damit die Patienten psychometrisch als Demenz, z.B. in der Mini-Mental-State Skala klassifiziert werden (Tomlinson et al., 1970).

Typischerweise bestehen bei diesen Patienten in der Vorgeschichte transitorisch-ischämische Attacken und Schlaganfallereignisse. Die Demenz ist in der Regel nach einer entsprechenden ischämischen Episode massiv vorhanden und bildet sich dann zumindest teilweise wiederum zurück. Die neuropsychologischen Ausfälle hängen von der Läsionslokalisation und der neuropsychologischen Rehabilitation ab. Die Überstiegsfähigkeit und Kritikfähigkeit der Patienten bleibt in der Regel bis in schwere Demenzstadien erhalten, entsprechend sind die Patienten auch umso depressiver, je schwerer die hirnoganischen Abbauerscheinungen sind (Fischer et al., 1990b).

#### *2.3.3.2 Die strategische Infarkt-Demenz*

Ein weiterer Subtyp der MID, der in den letzten Jahren trotz seiner Seltenheit verstärktes wissenschaftliches Interesse erfuhr, ist die sogenannte strategische Infarktdemenz. Es kann auch nach kleinen umschriebenen unter Umständen in der cerebralen Computertomographie nicht sichtbaren Hirninfarkten zu dementiellen Syndromen kommen, die insbesondere von Inaktivität und Aufmerksamkeits- bzw. Konzentrationsstörungen gekennzeichnet sind. Meistens sitzt die entsprechende Läsion unter dem Knie der inneren Kapsel oder im benachbarten Thalamus, meist linkshemisphärisch (Tatemichi et al., 1992b). Die Läsion wird gewöhnlich in der MRT gefunden, doch zeigen auch funktionelle bildgebende Verfahren, insbesondere die SPECT-Untersuchung eine deutliche Inaktivität der gesamten betroffenen (linken) Hirnhälfte als Grundlage des dementiellen Syndroms. Pathophysiologisch wird eine Desaktivierung der gesamten sprachtragenden dominanten Hemispäre als Ursache der Demenz angenommen. Bei derartigen Patienten kommt es innerhalb der ersten sechs Monate nach Insult häufig zu spontaner kognitiver Besserung. Eine therapeutische Beeinflussung dieser Hemisphärendesaktivierung nach Insult ist nicht bekannt.

### *2.3.3.3 Die Multi-Infarkt-Demenz Typ Binswanger*

Die dritte und für die Demenzdiagnostik und für die Demenz des alten Menschen wichtigste Unterform der vaskulären Demenz ist die Demenz als Folge einer vaskulären Mikroangiopathie. Die Patienten leiden meist seit Jahrzehnten an einer arteriellen Hypertonie mit den entsprechenden hypertensiven mikroangiopathischen Veränderungen, die auch durch Stoffwechselerkrankungen wie Diabetes mellitus verstärkt werden können. Weitere pathogenetische Faktoren sind kardiale Erkrankungen, insbesondere mit kardialen Embolien, arteriosklerotische Erkrankungen auch größerer Hirnarterien und die überschießende medikamentöse Bluthochdruckbehandlung.

Zwar bestehen typischerweise in der Anamnese dieser Patienten transitorisch-ischämische Attacken mit kurzen Bewußtseinsstörungen, flüchtigen Paresen oder Visusverlust. Die Demenz kann auf ein derartiges cerebrovaskuläres Ereignis folgen, beginnt aber sehr häufig schleichend und ähnelt im klinischen Verlauf einer Demenz vom Alzheimertyp. Im Unterschied zur Demenz vom Alzheimertyp treten bei diesen Patienten oft (blutdruckabhängig bzw. in Abhängigkeit von Herzrhythmusstörungen) Tagesschwankungen mit plötzlicher Desorientiertheit, Ratlosigkeit und stärkerer Demenz, gefolgt von Phasen guter Orientierung und altgewohntem Denkvermögen auf. Die Infarkte selbst sind meist klein und kumulieren in ihrer Wirkung. Die typischen neurologischen Symptome der MID, wie motorische oder sensible Hemisyndrome, Paresen, Reflexsteigerungen, Pyramidenzeichen, Gesichtsfelddefekte, Aphasien oder Apraxien, fehlen bei diesen Patienten manchmal völlig.

Besonders bei lange bestehender Hypertonie kommt es zu ausgeprägten Infarkten in der weißen Substanz, also in den Hemisphärenmarklagern, die oft schon in der CCT aber insbesondere in den T2-gewichteten MRT-Bildern gut zu erkennen sind und für die sich der Terminus Leukoaraiose eingebürgert hat (Hachinski et al., 1987; Yao et al., 1992). Diese Veränderungen sind für die Differentialdiagnose nicht gut verwertbar, weil Leukoaraiose auch bei Demenz vom Alzheimertyp auftritt (Erkinjuntti et al., 1987). Bei fast allen Patienten mit subkortikaler Encephalopathie, Typ Binswanger, bestehen auch Infarkte, also Gewebsuntergänge von Nervenzellen, teils in Form von Lakunen in den Stammganglien und der Hirnrinde, aber auch in Form von größeren Infarkten und Grenzzoneninfarkten. Für diese Kombinationsformen der MID hat sich der Begriff der MID Typ Binswanger eingebürgert, da die Veränderungen der weißen Substanz in CCT und MRT so augenfällig sind.

Bereits 1975 beschrieb Vladimir Hachinski die sogenannte Ischämie-Skala zur Differentialdiagnose primär degenerativer und vaskulärer Demenzen. Auch moderne Reanalysen dieser Skala haben ihre befriedigende Validität bestätigt, wenngleich einzelne Items der Skala ersatzlos gestrichen werden könnten. Die in Tabelle 9 gezeigten klinischen und psychopathologischen sowie neurologischen Punkte der Skala sprechen

**Tabelle 9.** Die Punkte der Ischämieskala (nach Hachinski), die zwischen MID und primär degenerativen Demenzen unterscheiden

1. Plötzlicher Beginn der Erkrankung
2. Schrittweise Verschlechterung der kognitiven Fähigkeiten
3. Tagesschwankungen der kognitiven Fähigkeiten
4. Anamnese arterieller Hypertonie
5. Anamnese eines oder mehrerer Schlaganfälle
6. Nachweis extracerebraler Arteriosklerose
7. Neurologische Herdsymptome, die der Patient angibt
8. Herdzeichen im neurologischen Status

für das Vorliegen einer MID (FISCHER et al., 1991a).
Zusammengefaßt muß zur klinischen Diagnose der vaskulären Demenzen gesagt werden, daß erstens eine Demenz, zweitens eindeutige Hinweise auf eine cerebrovaskuläre Erkrankung vorliegen müssen und drittens zwischen den kognitiv- neuropsychologischen Symptomen und den gefundenen Herdbefunden in bildgebenden Verfahren ein sowohl querschnittklinischer als auch zur Anamnese passender Zusammenhang gefunden werden muß (ROMÁN et al., 1993).

#### *2.3.3.4 Behandlung und Verlauf der MID*

Im Gegensatz zur Demenz vom Alzheimertyp sind die Erkrankungsverläufe bei Patienten mit MID individuell äußerst verschieden und im wesentlichen von den internen Therapiemöglichkeiten bestimmt. Daneben gibt es wie bei Demenz vom Alzheimertyp eine symptomatische Therapie, die insbesondere auch die depressive Symptomatik berücksichtigen muß, da rehabilitative Maßnahmen, die ihrerseits wiederum stark von der motivationalen Lage des Patienten abhängen, bei MID aussichtsreicher sind als bei DAT.
Hinsichtlich der Prävention der MID gelten die für den Schlaganfall gültigen Konzepte mit interner Therapie des Bluthochdrucks, der kardiovaskulären Prozesse (Herzrhythmusstörungen, Herzinsuffizienz, Thromboseprophylaxe), der Therapie des Diabetes mellitus, diätetischen Maßnahmen betreffs der Hypercholesterinämie und der chronischen Therapie mit Thrombozyten-Aggregationshemmern (Acetylsalicylsäure 50 mg/die).
Pharmakologische Versuche mit Kalziumantagonisten (protektive Wirkung gegen Ischämie), Vincaminpräparaten sowie Nootropika (Dihydroergotoxin, Co-Dercocrinmaleat, Piracetam, Pyritinol) sind im Einzelfall erfolgreich und deshalb erwähnenswert. Das therapeutische Gesamtkonzept sollte daneben auch Heilgymnastik, Ergotherapie, Musiktherapie und insbesonders Angehörigenarbeit umfassen, um die Lebensqualität der Patienten zu verbessern.

## *2.4 Präsenile Demenzen*

### 2.4.1 Begriffsbestimmung

Die Unterscheidung präseniler und seniler Demenzen geht auf die psychiatrischen Klassifikationsversuche KRAEPELINS zurück (1913). Heute ist allgemein anerkannt, daß viele präsenile Demenzen, also Erkrankungen mit Beginn der Symptome vor dem 65. Lebensjahr, auch in höherem Alter beginnen können, bzw. daß die typischen und häufigen Demenzerkrankungen des höheren Lebensalters, also die Demenz vom Alzheimertyp und die Multi-Infarkt-Demenz auch vor dem 65. Lebensjahr manifest werden können.
Dennoch ist – trotz der großen Gemeinsamkeiten – vom klinischen Standpunkt die getrennte Behandlung der senilen und der präsenilen Demenzen gerechtfertigt, weil die relative Häufigkeit verschiedener, insbesonders auch behandelbarer, Demenzursachen vom Alter abhängt. Beim jungen Patienten gelten daher andere differentialdiagnostische Erwägungen als beim über 35jährigen oder beim alten Patienten (MARSDEN, 1985). Die Prävalenz der Demenz liegt bei der Bevölkerung jünger als 65 Jahre bei unter 0,01 %, steigt dann jedoch bis zum 80. Lebensjahr auf über 15 % an (HENDERSON, 1994). Dieser Anstieg ist praktisch ausschließlich auf die exponentielle altersabhängige Zunahme der Demenz vom Alzheimertyp und der vaskulären Demenzen zurückzuführen. Andere Demenzursachen sind relativ unabhängig vom Lebensalter und verursachen beim jüngeren Patienten daher einen relativ größeren Anteil der beobachtbaren dementiellen Syndrome (Tabelle 1).

In der Gruppe der vor dem 65. Lebensjahr an einem Demenzsyndrom leidenden Patienten müssen die vor dem 35. Lebensjahr erkrankenden Patienten ebenfalls gesondert betrachtet werden (MARSDEN, 1985), da in diesem Alter eine große Zahl seltener Spätmanifestationen von an sich seltenen Erkrankungen des Kindes- und Jugendalters auftreten, die eine gesonderte Betrachtung rechtfertigen.

### 2.4.2 Behandelbare Demenzen

Die behandelbaren Demenzen machen bei den über 50jährigen Patienten mindestens 25 %, bei den über 60jährigen noch immer etwa 10 % der als „dement" zugewiesenen Patienten aus (MARSDEN, 1985). Die behandelbaren Demenzen sind in Tabelle 10 dargestellt und werden genauer beschrieben.

Die unbehandelbaren präsenilen Demenzen sind in der Reihenfolge ihrer Häufigkeit: die Alzheimersche Krankheit, die fortgeschrittene vaskuläre Encephalopathie, die Chorea Huntington und viele andere seltene Erkrankungen wie der Morbus Pick, die Creutzfeldt-Jakobsche Krankheit, Systematrophien etc. Die (präsenile) Demenz vom Alzheimertyp und die Multi-lnfarkt-Demenz sind in den Kapiteln 2.2 und 2.3 ausführlich dargestellt. Die Erkrankungen aus Tabelle 10 mit führender neurologischer Symptomatik (Chorea Huntington, Diffuse Lewybody disease ...) sind in denKapiteln 3.5.1, S. 251, und 3.2.2, S. 235, beschrieben.

### 2.4.3 Die Differentialdiagnose Präsenile Demenz – Pseudodemenz

Mindestens 10 % der Patienten, die als Demenzsyndrom abgeklärt werden sollen,

**Tabelle 10.** Einteilung der präsenilen Demenzen

| | Unbehandelbar | Behandelbar |
|---|---|---|
| *1. Nach dem 35. Lebensjahr auftretende* | Demenz vom Alzheimertyp<br>Morbus Pick<br>Diffuse Lewy-Körper-Krankheit<br>Chorea Huntington | Hydrocephalus aresorptivus<br>Meningeom<br>Wernicke-Encephalopathie<br>Subduralhämatom<br>Epileptische Demenz |
| *2. In jedem Lebensalter mögliche* | Creutzfeldt Jacob-Krankheit<br>AIDS-Demenz | Neurosyphilis<br>Tumore, Metastasen, Abszesse<br>Schilddrüsenunterfunktion<br>Schilddrüsenüberfunktion<br>Andere endokrinologische Demenzen<br>Vitamin $B_{12}$-Mangel-Demenz<br>Encephalitis disseminata<br>Schwermetallintoxikationen<br>Pseudodemenzen |
| *3. Spätmanifestationen von Demenzerkrankungen, die gewöhnlich im Kindes- und Jugendalter beginnen* | Subakut sklerosierende Panencephalitis SSPE<br>Metachromatische Leukodystrophie<br>Adrenoleuko-Dystrophie<br>GM2-Gangliosidose<br>Ceroidlipofuszinose | Morbus Wilson<br>Hydrocephalus occlusivus |

leiden an einer Pseudodemenz, also intellektuellen Ausfallserscheinungen bei nichtorganischer psychiatrischer Krankheit. Dieser Prozentsatz dürfte in Ordinationen niedergelassener Ärzte noch bedeutend höher sein. Die häufigste Pseudodemenz ist die depressive Pseudodemenz (CAINE, 1981). Bei Vorliegen depressiver Symtomatik und gleichzeitigen Hinweisen auf ein Demenzsyndrom, insbesonders aber bei plötzlichem Beginn, rascher Progression der Demenz und Klagen über Gedächtnisverlust ist eine antidepressive Therapie angezeigt (weitere Ausführungen zum Thema depressive Pseudodemenz in Kapitel 2.2).

Aber auch manische Syndrome („verworrene Manie") oder produktive Episoden bei Schizophrenie können mit einem Demenzsyndrom verwechselt werden, so sie nicht in Betracht gezogen und behandelt werden. Schwierig und auch durch Ansprechen auf psychopharmakologische Therapieversuche nicht unmittelbar und eindeutig abklärbar ist die Differentialdiagnose eines schizophrenen Defekts von einem dementiellen Syndrom, sofern keine Außenanamnese vorliegt, und auf Grund des Querschnittbildes diagnostiziert werden muß.

Immer wieder werden intellektuelle Defizite bei der psychologischen Testung psychiatrischer Patienten gefunden, die in ihrer Schwere Hinweis auf eine Demenzerkrankung geben. Die Minderleistungen von einigen dieser Patienten sind Ausdruck einer Konversionssymptomatik (WERNICKE, cit. BLEULER, 1934; KILOH, 1961; WELLS, 1979). Der Beweis einer „neurotischen Pseudodemenz" kann wegen der großen Therapieresistenz und der damit nur bedingt gegebenen Reversibilität der Symptome äußerst schwierig sein. Andererseits dürfen Patienten, bei denen neurotische Mechanismen zur Beobachtung kommen, nicht voreilig als „hysterisch" bezeichnet werden, da erfahrungsgemäß immer wieder Demenzkranke in ihrem Frühstadium in psychiatrischen Abteilungen als „Neurosen" diagnostiziert und in Folge nicht diagnostisch abgeklärt und entsprechend behandelt werden.

### 2.4.4 Morbus Pick

Diese primär degenerative Demenz ist selten, findet sich jedoch in großen Pflegeheimen, also in Populationen schwerst dementer Patienten, häufiger. Dies hängt damit zusammen, daß die Krankheit regelhaft zu sehr schweren Demenzen führt. Die Krankheit ist bei Frauen doppelt so häufig wie bei Männern (HODGES, 1994).

#### Neuropathologie

Makroskopisch besteht eine relativ umschriebene schwere Hirnlappenatrophie, die meist symmetrisch die Frontallappen und die vorderen $^{2}/_{3}$ der Temporallappen betrifft. Mikroskopisch bestehen Nervenzellverluste mit Nervenzelleinschlüssen (Pick-bodies), die jedoch auch fehlen können.

#### Klinik

Die Krankheit beginnt allmählich, ohne daß ein Beginn retrospektiv erhebbar wäre und verläuft schleichend. Am Beginn stehen bei frontaler Atrophie immer Persönlichkeitsveränderungen bei erhaltenem Gedächtnis und erhaltener Intelligenz. Oft findet sich schon recht früh gestörte Wortfindung in der Spontansprache. Auch können frontale Zeichen oft schon früh nachgewiesen werden (Schnauzreflex, Glabellareflex, Palmomentalreflex, Greifreflex).

Wegen der Störung der „sozialen Intelligenz" (was ist wann und wo erlaubt, widerspricht nicht dem guten Geschmack etc.) kommt es früh zu Auffälligkeiten in Familie, sozialem Umfeld und am Arbeitsplatz, ohne daß ein geübter Untersucher, der den Pati-

enten vorher nicht kannte, grobe Auffälligkeiten im Verhalten fände. Der Verlust der sozialen Intelligenz führt auch zu Straffälligkeit, Taktlosigkeit, mangelndem Mitgefühl etc. und damit häufig zu Eheproblemen. Öfters treten sexuelle Enthemmung (Exhibitionismus, öffentliche Selbstbefriedigung), ungezügeltes Eßverhalten und grob bösartige Scherze auf (alte Frau die Treppe hinunterstoßen).
Psychotische Episoden (Verfolgungsideen, Halluzinationen etc.) gehören nicht zum Bild des Morbus Pick. Anfänglich sind die Patienten meist gut gelaunt bis mäßig euphorisch, später kommt es zu Abstumpfung, allgemeiner Verlangsamung, Initiativverlust und völliger Vernachlässigung des normalen Tagesablaufs. Die Krankheitseinsicht geht relativ früh verloren, sodaß depressive Stimmung (wie bei beginnender Alzheimerscher Krankheit) selten ist. Eigentliche Werkzeugstörungen (Aphasie, Apraxie und Agnosie) treten nicht auf, doch kommt es zu repetitiven Phänomenen im Sprachverhalten, insbesonders zur Echolalie (Worte oder Sätze des Untersuchers werden unkritisch nachgesprochen). Die räumliche Orientierung ist oft lange erhalten, dagegen bringen die Patienten zeitlich vieles grob durcheinander.
Später werden die Patienten mutistisch, auch tritt relativ früh Inkontinenz auf; Greif- und Saugreflexe und orale Automatismen laufen auch spontan ab. Die Krankheit kann bis zu 10 Jahre dauern.

Differentialdiagnose

Im Frühstadium müssen andere Erkrankungen mit Beteiligung des Frontallappens, insbesonders frontale Tumore, die Chorea Huntington, der Morbus Wilson und die Neurolues bedacht werden. In späteren Stadien ist die Differentialdiagnose des Morbus Pick zur Alzheimerschen Erkrankung oft unmöglich und wegen mangelnder Therapierelevanz auch nicht wichtig.

### 2.4.5 Vitaminmangel-Demenzen

#### *2.4.5.1 Alkoholische Demenz bzw. chronische Wernicke-Encephalopathie*

Die Existenz einer durch chronischen Alkoholabusus verursachten Demenz, die nicht Folge von Ernährungsmängeln (Eiweiß, Vitamin $B_1$, $B_{12}$, Folsäure), eventueller Schädel-Hirntraumen (chronisches [ev. beidseitiges] Subduralhämatom bei gestörter Blutgerinnung im Rahmen der alkoholischen Hepatopathie) und hepatischer Encephalopathie sind, ist oft behauptet, aber nie bewiesen worden (Joyce, 1994).
Tatsächlich ist jedoch Alkoholabusus eine wichtige mittelbare Ursache dementieller Syndrome besonders im Präsenium. Die entsprechende Krankheitsbezeichnung dieser behandelbaren Demenz sollte jedoch (chronisches) Wernicke-Korsakoff-Syndrom sein, da die kognitiven Defizite und die oft beträchtliche Gedächtnisstörung in fast allen Fällen durch Vitamin $B_1$-Mangel verursacht sein dürften (Vischer, 1989; Joyce, 1994).

Neuropathologie

Gewöhnlich bestehen symmetrische Läsionen in periventrikulären Regionen des Thalamus (Nucleus mediodorsalis: Amnesie), Hypothalamus (Hypothermie ...), der Mamillarkörper (obligat), der grauen Substanz um den Aquäductus, im Boden des 4. Ventrikels etc. Neben Zellnekrosen und reaktiver Gliose bestehen Proliferationen endothelialer und adventitieller Zellen kleinerer Blutgefäße mit Blutaustritten. Es besteht die Gefahr tödlicher Brückenblutungen im Akutstadium, insbesonders wenn vor der lebensrettenden Vitaminsubstitution Glukose infundiert wird, welche zum Aufbrauchen letzter Thiaminreserven durch Aktivierung thiaminabhängiger Enzyme des Kohlenhydratstoffwechsels führt.
Die entsprechende Neuropathologie wird in 2 % aller Obduktionen gefunden, wobei

20 % akut, 20 % akut und chronische, 50 % chronische und 10 % subakute Veränderungen zeigen. Chronische Vitamin $B_1$-Mangelerscheinungen des Gehirns, die nicht mit der typischen auffälligen Klinik des Wernike-Korsakoff-Syndroms einhergehen, sondern im wesentlichen als dementielle Syndrome mit deutlicher Gedächtnisstörung und/oder Bewußtseinsstörung imponieren, sind häufiger als akute Syndrome. Nur bei jedem 5. Patienten mit typischer Wernicke-Encephalopathie in der Post-mortem-Pathologie wurde die Diagnose auch klinisch gestellt (HARPER, 1979).

Diagnose

Bemerkenswert ist, daß akut die neurologische Symptomatik meist vor der psychiatrischen beobachtet wird. Von dieser neurologischen Symptomatik bleibt oft nur ein horizontaler Nystagmus, ev. Untererregbarkeit des Labyrinths und ev. eine gewisse Gangunsicherheit (Polyneuropathie wegen Vitamin $B_{12}$-Mangels) zurück. Dagegen treten die Gedächtnisstörung (mit typischer Konfabulationstendenz) und dementielle Symptome bei den chronischen Formen in den Vordergrund. Sie sind ohne Alkoholanamnese schwer zu entdecken, da die (indirekte) Blutbestimmung des Vitamin $B_1$-Spiegels kaum durchgeführt wird (Messung der Aktivität der Transketolase). Entscheidend ist daher, diese Vitaminmangelerkrankung in Betracht zu ziehen und bei Verdacht Vitamin $B_1$ großzügig parenteral zu substituieren (täglich mindestens 100 mg). Die Thiaminerhaltungsdosis nach akuter Substitution beträgt 5 mg/die per os.

#### *2.4.5.2 Demenz bei Vitamin $B_{12}$-Mangel*

Andere besonders bei Alkoholikern, aber auch bei Malabsorption im Rahmen anderer Erkrankungen auftretende Vitaminmangelzustände mit psychiatrischer Symptomatik betreffen Vitamin $B_{12}$, Folsäure, Vitamin $B_6$ und Nikotinsäure. Sie gehen selten mit Demenz sondern eher mit akuten Verwirrtheitszuständen und Delir einher und verursachen oft Symptome peripherer Neuropathie (LINDENBAUM et al., 1988).
Der Mangel an Vitamin $B_{12}$ (Folsäure) geht eventuell auch ohne Blutbildveränderungen mit Apathie, Depressionen, Konzentrationsstörung und intellektuellen Defiziten bis zur Demenz einher. Praktisch bestehen dabei auch immer Störungen zumindest der Tiefensensibilität, aber auch Pyramidenbahnzeichen, ev. sogar Opticusatrophie. Es besteht kaum je eine so schwere Gedächtnisstörung, daß der Symptomenkomplex als Demenz bezeichnet werden dürfte, doch soll die Erkrankung hier wegen ihrer Häufigkeit und leichten Therapierbarkeit erwähnt werden. Die Diagnose gelingt leicht, sofern Vitamin $B_{12}$ im Serum routinemäßig bestimmt wird. Bei niederem Blutspiegel wird ein Schillingtest angeschlossen, um die Diagnose und damit die regelmäßige parenterale Vitaminsubstitution für die Zukunft zu sichern.

Therapie

Vitamin $B_{12}$ 100 Mikrogramm/die i.m. über 7 Tage, dann 0,1–1,0 mg i.m. im Monat (perorale Medikation wegen Mangels an intrinsic factor sinnlos!). Die Therapie des Folsäuremangels erfolgt mit 1 mg/die peroral, bei Malabsorption 5 mg/die.

### 2.4.6 Intrakranielle Raumforderungen (Tumor, Metastase, Abszeß)

Intrakranielle Tumore gehen abhängig von ihrer Lokalisation mit fokalen Symptomen (Halbseitenzeichen, Aphasie, Gesichtsfeldausfälle ...) und abhängig von ihrer Wachstumsgeschwindigkeit und Lokalisation mit Allgemeinsymptomen (Cephalea, Hirndruckzeichen wie Stauungspapille, Abduzensparese, Bewußtseinsstörung, Demenz) einher. Insbesonders bei langsam wachsen-

den Tumoren ohne regressive Veränderungen (z.B. hochdifferenzierte Astrozytome, Meningiome) und insbesonders bei Tumoren des Frontallappens (hier auch bei bösartigen Tumoren, Metastasen oder Abszessen) können anamnestisch längere Zeit ausschließlich psychopathologische Symptome beobachtbar sein.
Besonders die häufig frontal auftretenden und sehr langsam zu beträchtlicher Größe heranwachsenden Meningiome führen oft jahrelang nur zu Persönlichkeitsveränderungen, zuerst mit Reizbarkeit, dann zunehmend mit Apathie, Lustlosigkeit und auch Konzentrations- und Gedächtnisstörungen bei völlig unauffälliger Bewußtseinslage und ohne Hirndruckzeichen. Oft werden Patienten erst nach dem ersten epileptischen Anfall zum CCT zugewiesen.

### 2.4.7 Subduralhämatom

Ursache eines Subduralhämatoms ist eine meist traumatisch bedingte, venöse Sickerblutung aus Brückenvenen, die in der Regel Alkoholiker betrifft. Die Symptome treten oft erst Wochen nach dem – gerade vom Alkoholiker oft nicht erinnerten – Trauma auf. In letzter Zeit sind aber nicht nur Alkoholiker sondern auch Patienten mit therapeutisch induzierter Hemmung der Blutgerinnung (z.B. chronische Antikoagulation nach Herzinfarkt, Pulmonalinfarkt etc.) von Subduralhämatomen betroffen.

Klinik

Chronische Subduralhämatome verursachen oft lediglich Antriebsmangel, affektive Nivellierung und nur gelegentlich Halbseitenzeichen. Erstes neurologisches Symptom der auch immer wieder bilateral auftretenden intrakraniellen Raumforderung ist häufig eine Abduzensparese (Lebensgefahr). Gelegentlich imponiert relativ zügiger chronisch progredienter dementieller Abbau, wobei die Ätiologie der dementiellen Symptome meist in der Polymorbidität des betroffenen Alkoholikers untergeht.

### 2.4.8 Hydrocephalus aresorptivus

Der Hydrocephalus aresorptivus, früher auch irreführend Normaldruck-Hydrocephalus genannt, kann klinisch von den primär degenerativen Erkrankungen nur schwierig differenziert werden, solange nicht außenanamnestisch Subarachnoidalblutung, Meningitis oder Schädel-Hirn-Traumata exploriert werden können.

Diagnose

Ein Hydrocephalus aresorptivus sollte immer besonders dann bedacht werden, wenn eine Gangstörung und/oder (Harn-) Inkontinenz bei noch relativ milder Demenz vorliegt oder anamnestisch vorlag. In diesem Fall sollte die Abklärung im Rahmen einer neurologischen Abteilung (cerebrale Magnet-Resonanz-Tomographie, ev. Isotopenzisternographie, ev. kontinuierliche Liquordruckmessung) großzügig erfolgen.

Therapie

Die besten Erfolge erzielt die Shuntoperation bei Patienten, die in der kontinuierlichen Liquordruckmessung erhöhte Druckwerte zeigten. Auch konnte gezeigt werden, daß fast ausschließlich die Patienten von einer Shuntoperation profitierten, bei denen Gangataxie und Inkontinenz neben der dementiellen Symptomatik bestanden (GRAFF-REDFORD et al., 1986).

### 2.4.9 Morbus Wilson

Der Morbus Wilson ist eine autosomal rezessiv vererbte Stoffwechselstörung mit einer Prävalenz von 3:100.000, bei der es zu einer pathologischen Akkumulation von Kupfer in Leber, Gehirn und anderen Organen kommt. Ursache dieser gestörten Cu-Stoffwechselbilanz ist ein noch unklarer Stoffwechseldefekt. Wahrscheinlich können die Lysosomen im Leberparenchym das Cu nicht aus der Coeruloplasminbindung befreien und in die Galle ausscheiden, sodaß der Blutspiegel an freiem Coeruloplasmin erniedrigt ist und die Cu-Ausscheidung im Harn erhöht ist (24 h-Harn). Der Cu-Spiegel im Blut ist i.d.R. erhöht. Während die Leberfunktionsstörung obligatorisch ist, aber oft klinisch und laborchemisch stumm (lediglich histologisch sichtbar) verläuft, muß eine cerebrale Störung nicht immer auftreten. Fälle rein cerebraler Krankheit sind sehr selten. Das periphere Nervensystem ist nie betroffen (Scheinberg, 1994).

### Neuropathologie

Es finden sich Kupfereinlagerungen mit Status spongiosus (Nervenzellverluste) betont im Corpus striatum. Die frontale Symptomatik wird auf den Befall des Nucleus caudatus, die motorische Symptomatik auf den des Putamen zurückgeführt.

### Klinik

Die ersten Symptome sind oft neuropsychiatrisch, da die Hepatitis asymptomatisch (seit 2. Lebensjahr) verläuft. Der klinische Erkrankungsbeginn fällt meist zwischen das 15. und 20. Lebensjahr, wobei es Einzelfälle vom 4.–40. Lebensjahr gibt. Auch asymptomatische Fälle sind beschrieben. Die Patienten mit neuropsychiatrischen Symptomen haben fast immer auch den sogenannten Kayser-Fleischerschen Cornealring, der Cu-Ablagerungen in der Descemet'schen Membran entspricht und öfters erst in der Spaltlampenbetrachtung durch den erfahrenen Augenarzt zu sehen ist.
Häufig tritt vor der neurologischen Symptomatik psychiatrische Symptomatik auf. Fehldiagnosen sind dann Schizophrenie, manisch-depressive Krankheit und insbesonders Neurose. Anfangs sind die Patienten häufig affektlabil, reizbar, aggressiv, unstet, später kommt es (unbehandelt) zu stumpfer oder euphorischer Demenz.
Neurologische Symptome sind primär ein gemischter Ruhe- und Intentionstremor, aber auch Spastizität, Rigor, akinetisch-rigides Parkinsonsyndrom, Chorea-artige unfreiwillige Bewegungen, Schluckstörungen und Dysarthrie („extrapyramidale Pseudobulbärparalyse"). Sensibilitätsstörungen treten nie auf. Bei der neuropsychologischen Untersuchung sind die Patienten lange mild dement, wobei diese Demenz durch Therapie rückbildungsfähig ist.
Spät im Krankheitsverlauf läßt der Rigor nach; es kommt auch zu cerebellären Symptomen mit Nystagmus, skandierender Sprache; ein charakteristischer unregelmäßiger, distal betonter Wackeltremor (flapping tremor), der bei Haltungsinnervation und Intentionsbewegung zunimmt, tritt auf (z.B. Arme vorstrecken lassen): solche Syndrome sollten jedoch heute nicht mehr zur Beobachtung kommen.

### Diagnose

Die Diagnose ist relativ leicht, sofern an diese Krankheit überhaupt gedacht wird. Verdächtig sind Hepatitis, Transaminasenerhöhung und Leberzirrhose. Die Sicherung der Diagnose erfolgt durch a) Serum-Coeruloplasmin kleiner 20 mg % + Kayser-Fleischerscher Cornealring oder b) Serum-Coeruloplasmin kleiner 20 mg % + mehr als 250 Mikrogramm Cu pro Gramm Trockengewicht Lebergewebe in der Leberblindbiopsie. Bei den meisten Patienten beträgt die Kupferausscheidung im Harn mehr als 100 Mikrogramm Cu/die. Bei eindeutigem Blut- und Harnbefund jedoch fehlendem Kayser-Fleischerschem Cornealring sollte wegen der Nebenwirkungen der Therapie einerseits und ihrer absoluten Notwendigkeit andererseits eine Leberpunktion durchgeführt werden.

Differentialdiagnose

In den differentialdiagnostischen Erwägungen müssen Pseudodemenzen, Parkinson Plus, Spät-Dyskinesien, Encephalitis disseminata und die Chorea Huntington bedacht werden.

Therapie

Die Therapie erfolgt durch den Metallionenchelator D-Penicillamin, der oral in der Dosis von 1 g/die, aufgeteilt vor den Mahlzeiten und zum Schlafengehen eingenommen werden muß. Ziel der lebenslangen Therapie ist, die Konzentration des freien Cu im Serum kleiner als 10 Mikrogramm/100 ml zu halten. Wegen des Antipyridoxineffekts dieses Medikamentes sollten 25 mg Vitamin $B_6$/die peroral substituiert werden. Die Therapie soll mit der 24 h-Kupfer-Urinausscheidung kontrolliert werden, die unter Therapie auf das 5fache ansteigen sollte und oft 3 mg Kupfer/die übersteigt. Unter der toxischen Therapie müssen Leukozyten und Thrombozyten regelmäßig (3monatig) kontrolliert werden. Es gibt eine D-Penicillamin-Unverträglichkeit mit Exanthem, Fieber, Leuko- und Thrombopenie, Lymphknotenschwellung und Proteinurie. Eine weitere Therapie, nach einzuhaltender Pause bis zur Normalisierung der Blutbefunde, ist oft in niederer Dosis wiederum möglich, bzw. kann die D-Penicillamin-Therapie unter 20 mg Prednison/die fortgesetzt werden. (lebenslang). Eine Diät ist nicht möglich. Auch asymptomatische Patienten müssen behandelt werden, um den Krankheitsausbruch zu verhindern.

### 2.4.10 Neurolues

Diese Erkrankung wird wieder häufiger, wobei die Gefahr besteht, daß sie nicht erkannt wird, weil sie nicht bedacht wird und in der Praxis Luestests zu selten durchgeführt werden. Von den vielen KH-Manifestationen interessiert in einem Demenzkapitel nur die Progressive Paralyse. Sie ist eine primär luische Encephalitis, die vor allem das Stirnhirn betrifft und meist 10–20 Jahre nach der Erstinfektion auftritt. Ein pseudoneurasthenisches Vorstadium mit Cephalea, Merkfähigkeitsstörung, Konzentrationsstörung, Müdigkeit und Schlafstörung führt zu affektiven Veränderungen (oft affektive Labilität) und Persönlichkeitsveränderungen. 60 % der Patienten werden „stumpf" dement, mit im Vordergrund stehender Interessenverflachung und Antriebslosigkeit. Eventuell kommt es auch zu läppisch wirkender Euphorie, Verlust ethischer Normen, ev. Größenwahn (Versündigungswahn, Schuldwahn, nihilistischer Wahn) oder paranoider Symptomatik. In 80–90 % der Fälle treten die typischen Pupillenstörungen (Argyll-Robertson'sches Pupillenphänomen: beide Pupillen eher eng, oft entrundet; mehr oder weniger lichtstarr, jedoch deutliche Kontraktion bei Konvergenz) auf. Eventuell tritt auch die Symptomatik der Tabes dorsalis hinzu: Sensibilitätsstörungen durch Demyelinisierung der Hinterstränge (anfangs Vibrations-, später auch Lagesinn herabgesetzt; geminderte Schmerzempfindung besonders tiefer Strukturen; Tiefensensibilitätsstörung), ataktisch-breitbeiniger Gang, Blasenstörung, Areflexie, trophische Gelenksveränderungen, Optikusatrophie.

Diagnose

Entscheidend für die Diagnose ist bei Bestehen neuropsychiatrischer Symptome zusätzlich zur positiven Blutserologie ein (hoch) positiver Liquor-VDRL (Liquorpunktion unbedingt erforderlich).

Therapie

Therapie der ersten Wahl ist Penicillin (12 Tage 1 Mega Penicillin G i.m. oder 10 Mega

Kurzinfusion und anschließend Dauerinfusion mit 0,5 Mega/kg KG/die durch weitere 3 Tage). Therapie der zweiten Wahl ist Erythromycin (2 g/die durch 14 Tage). Eine eventuell 2 bis 8 Stunden nach Initialtherapie auftretende Herxheimerreaktion (Fieber, Schüttelfrost, Myalgien, Kopfweh, Hypotonie) muß mit Acetylsalicylsäure und eventuell auch 50 mg Cortison i.v. (und Bettruhe) behandelt werden.
Indikation zur Therapie ist ein „aktiver Liquor“ betreffs Serologie (früher auch Zellzahl und Gesamteiweißvermehrung). Erst nach 6 Monaten ist eine Liquorkontrolle zur Beurteilung der Aktivität der Erkrankung sinnvoll. Die Serum- und Liquorserologie zeigt auch bei erfolgreicher Therapie frühestens nach 3–4 Monaten Titerrückgänge. Auch bei ausbehandelter Progressiver Paralyse kann die Luesserologie positiv bleiben. Quantitative VDRL-Tests im Serum sind 1, 3, 6 und 12 Monate nach Therapie nötig. Sinkt der Titer innerhalb von 12 Monaten nicht um das wenigstens 4fache des Ausgangswerts muß die Therapie wiederholt werden. Die Liquorpunktion zwecks Liquorserologie sollte auch ohne weitere klinische Auffälligkeiten in 6monatigen Abständen über 3 Jahre wiederholt werden (auch bei befriedigender Senkung der VDRL-Titer im Blut).

### 2.4.11 Creutzfeldt-Jakobsche Krankheit (CJD)

Diese Demenzerkrankung ist sehr selten, tritt sporadisch auf und ist übertragbar (Entdeckung wegen Übertragung bei Hornhauttransplantation). Das infektiöse Agens enthält weder DNS noch RNS, sondern ist ein Peptid (Prion), das in der Wirtszelle die eigene „Reproduktion“ induziert. Eine genetisch bedingte „Empfänglichkeit“ für die bei Frauen und Männern gleich häufige CJD wird diskutiert. Die Erkrankung kann in allen Lebensabschnitten auftreten und wurde in letzter Zeit sowohl bei Kindern als auch bei sehr alten Patienten beschrieben, die meisten Patienten erkranken jedoch jenseits des 50. Lebensjahres.

#### Klinik

Anfangs bestehen vage Symptome wie Apathie, Unwohlsein, hypochondrische Beschwerden, Schlaflosigkeit, Depressionen, Ängstlichkeit, Schwindel bei Stand- und Gangunsicherheit sowie Müdigkeit. Danach sind zahlreiche weitere Symptome möglich, wie z.B. cerebelläre Ataxie, Spastizität, Rigidität, Myoklonus, Tremor, Choreoathetose, Faszikulieren, Fibrillieren, Parietallappensyndrome, Rindenblindheit, Dysarthrie, Pseudobulbärparalyse und Epilepsie. Der Gedächtnis- und Intelligenzabbau tritt meist erst nach den ersten neurologischen Symptomen in Erscheinung, ist aber dann sehr rasch progredient. Verwirrtheitszustände und Wahnsymptome werden bald von der Demenz zugedeckt. Das uncharakteristische Anfangsstadium der Erkrankung kann in einigen Tagen oder aber in einigen Monaten durchlaufen werden.
Das EEG ist mindestens in 70 % der Fälle typisch verändert (triphasische steile Elemente bei sonst langsamer Hintergrundaktivität), in den übrigen Fällen unspezifisch pathologisch, wobei fast immer (außer bei sehr raschen Verläufen) Herdbefunde mit steilen Wellen beobachtet werden. Verläufe von nur 3 Wochen sind ebenso bekannt wie Verläufe von über 10 Jahren.

#### Differentialdiagnose

Die Differentialdiagnose zum Morbus Alzheimer ist schwierig, da von dessen familiärer Form etwa 10 % mit Myoklonus einhergehen. Diese Differentialdiagnose (besonders wenn frühes EEG fehlt, das bei DAT kaum steile Elemente zeigt) ist in einzelnen Fällen erst pathologisch möglich. Andere Differentialdiagnosen sind die Encephalitis disseminata, der Morbus Pick und die vaskuläre Encephalopathie.

### 2.4.12 Subakut sklerosierende Panencephalitis – SSPE

Die Erkrankung betrifft meist Kinder und Jugendliche unter dem 20. Lebensjahr, seltener auch ältere Menschen. Im Verlauf der Erkrankung kommt es früh zu unfreiwilligen Extremitätenbewegungen.

Klinik

Anfangs treten unspezifische Persönlichkeitsveränderungen und schleichender intellektueller Abbau auf. Bald folgen periodische unkoordinierte Bewegungen und/oder Zuckungen des Gesichts, der Finger, Arme oder Beine; eventuell Drehbewegungen des Rumpfes oder Tonusverlust, der den Patienten taumeln oder fallen läßt. Neben bald auftretenden pyramidalen und extrapyramidalen Symptomen treten häufig auch Myoklonien, gelegentlich auch corticale Blindheit, Papillenödem oder Optikusatrophie auf. Die periodischen Bewegungen sind synchron den hohen EEG-Komplexen, die in mittleren Stadien beobachtet werden. Innerhalb von 6 bis 9 Monaten werden die Patienten bei schwerer Demenz bettlägrig und sterben. Meningeale Reizsymptome fehlen. Auch im Liquor findet sich nur eine unspezifische Gammaglobulinvermehrung.

Neuropathologie

Perivaskuläre Lymphozyten- und Plasmazellsäume, Mikrogliaproliferation, Viruseinschlüsse (Masernvirus) in Nervenzellen und Gliazellen; reaktive Gliose.

Diagnose

Wahrscheinlich bei typischer Klinik und hohen Masernantikörpertitern im Liquor. Besonders die komplementbindenden Ak gegen Masern Ag sind im Liquor und Serum deutlich erhöht. Pathophysiologisch dürfte den Patienten der Ak gegen das Masern M-(Matrix)-Antigen fehlen, was in Zusammenhang mit einer ins Säuglingsalter fallenden Maserninfektion gesehen wird. Es gibt seltene Fälle von SSPE auch nach Masernimpfung.

Therapie

Alle Therapieversuche (auch Interferon, Plasmapherese, Cortison etc.) sind ineffektiv, die Therapie ist derzeit nur symptomatisch möglich.

### 2.4.13 Demenzen bei endokrinologischen Erkrankungen

Besonders bei Unter-, aber auch bei Überfunktion der Schilddrüse können noch vor anderen klinischen Symptomen der Hypothyreose bzw. der Hyperthyreose geistige Abbauerscheinungen auftreten (Whybrow, 1969). Diese Demenzursache ist umso wahrscheinlicher, je älter der Patient ist, da die Prävalenz der Hypothyreose altersabhängig ist und jenseits des 65. Lebensjahres bis zu 7 % der Bevölkerung betrifft (Tappy, 1987). Je älter der betroffene Patient, desto eher fehlen die typischen Symptome der Hypothyreose (Müdigkeit, Schwächegefühl, trockene Haut, Haarausfall, Verstopfung, Kälteempflindlichkeit) bzw. werden diese Symptome als altersentsprechend interpretiert. Diagnostisch entscheidend ist daher T3, T4 und die basale TSH-Bestimmung bei jedem fraglich dementen Patienten. Die Therapie der Schilddrüsenerkrankung kann hier nicht ausführlich behandelt werden und hängt von der zugrunde liegenden Erkrankung ab. Gewöhnlich besteht die Therapie in der peroralen Gabe von L-Thyroxin (initial 25 Mikrogramm/die mit Dosissteigerung bis zum 8fachen im 14 Tagesabstand, bis der TSH-Spiegel im Normbereich liegt).
Andere endokrine Störungen, die zu dementiellen Syndromen (gewöhnlich vermischt mit deliranten Symptomen) führen

können, sind der Hypoparathyreoidismus (Strumaoperation in Anmnese?; Serum-Ca erniedrigt), seltener auch der Hyperparathyreoidismus, die Nebennierenüberfunktion (Morbus Cushing) oder Kortikosteroidtherapie (mit Verwirrtheitszuständen, Affektstörungen, Psychosen) und besonders auch die seltene NNR Unterfunktion (Morbus Addison). Bei (Pseudo-) Hypoparathyreoidismus tritt gelegentlich Stammganglienverkalkung mit symptomatischem Parkinsonsyndrom und milder Demenz (Fahr-Syndrom) auf. Eine Kombination obiger endokrinologischer Mangelsyndrome tritt bei der Hypophyseninsuffizienz auf. Auch der Hyperinsulinismus (rezidivierende Hypoglykamien bei Diabetesbehandlung oder Insulinom) führt gelegentlich zur Demenz.

### 2.4.14 Demenzen bei chronischen Intoxikationen

Eine Anzahl von Medikamenten, Drogen (Amphetamine, Heroin ...), organischen Lösungsmitteln (Methylalkohol, Äthylenglykol, Toluene ...) und Metallen (Blei, Quecksilber, Arsen, Mangan, Thallium) kann ein dementielles Syndrom hervorrufen, das jedoch meist von anderen neurologischen (periphere Neuropathie besonders bei Intoxikationen mit organischen Lösungsmitteln) und internen Symptomen (besonders bei Metallintoxikationen von seiten des Magen-Darm-Trakts) begleitet wird.
Gewisse Medikamente führen auch ohne intern-neurologische Komplikationen zu psychiatrischen Nebenwirkungen, die bis zur (milden) Demenz reichen können. Hier sind an erster Stelle die psychotropen Medikamente (besonders Neuroleptika, aber auch Tranquilizer, Lithium, Antidepressiva, Antiepileptika, Phenytoin und Barbiturate) zu nennen. Nicht bei allen Patienten ist dieser Effekt auf anticholinerge Wirkmechanismen zurückzuführen (Antidepressiva, Neuroleptika), die auch bei niederen Dosen individuell unterschiedlich auftreten können. Ursache der Empfindlichkeit besonders älterer Menschen auf zentral monaminerg oder cholinerg wirkende Medikamente ist der altersabhängig normale Rückgang der entsprechenden Neurotransmitter im Gehirn (bei Dopamin und Acetylcholin bewiesen, für Noradrenalin und Serotonin derzeit vermutet). Entsprechend kommt es auch bei nicht-psychiatrischen Medikamenten, die die Bluthirnschranke passieren und in diese Transmittersysteme eingreifen, zu zentralen Nebenwirkungen, die unter Umständen, besonders bei älteren Patienten als Demenz imponieren. Typische Medikamente hierfür sind Anticholinergika (Atropin ...) und Antihypertensiva (Methyldopa, Propranolol, Clonidin). Bei älteren Patienten verursachen gelegentlich auch Digitalispräparate bei vom Herz in Einzelfällen tolerierten zu hohen Blutspiegeln eine milde Demenz. Alle diese Demenzen sind reversibel, soferne die Ursache entdeckt (erfragt) werden kann und das schädliche Agens vermieden wird.

### 2.4.15 Besonderheiten bei Demenzerkrankung vor dem 35. Lebensjahr

Demenzsyndrome nach der Kindheit und vor dem 35. Lebensjahr sind sehr selten und durch zahlreiche klinisch schwer zu unterscheidende Krankheiten verursacht (Marsden, 1985). Bereits beschrieben wurde die ev. schon früh auftretende Chorea Huntington und der (behandelbare) Morbus Wilson. Außerdem treten oft sehr erfolgreich behandelbare Hirntumore (die allerdings selten primär als Demenz imponieren) und auch der gut behandelbare Hydrocephalus occlusus (z.B. Kolloidzyste des 3. Ventrikels) im Jugend- und jungem Erwachsenenalter auf. Neben den toxischen Encephalopathien besonders durch Medikamentenmißbrauch und Drogen werden in vielen Ländern zuletzt zunehmend Patienten mit AIDS-Demenz diagnostiziert. Diese unbehandelbare Demenz ist gekennzeichnet durch affektive Störungen, Lustlosigkeit und Apathie, sowie durch Konzentrations- und Gedächtnisstörung und läuft ohne Werkzeugstörungen ab. Letztere, sowie fokale neurologische Symptome treten bei AIDS-Patienten durch Zweiterkrankung des Gehirns auf (Toxoplasmose, Cytomegalie, Cryptococcose ...).

Einige erbliche Stoffwechselstörungen treten gelegentlich spät in Erscheinung und müssen bei dementen jungen Patienten bedacht werden. Es sind dies die metachromatische Leukodystrophie (autosomal rezessiv; langer schleichender Verlauf mit psychiatrischer Symptomatik; Nachweis verminderter Arylsulfatase A im Serum und Harn; Nervenleitgeschwindigkeit herabgesetzt; metachromatisches Material in der Suralisbiopsie; unbehandelbar), die Adrenoleukodystrophie (Männer; oft mit Symptomatik des M. Addison; bunte neuro-psychiatrische Symptomatik; Nachweis der C22–C26 Fettsäuren im Harn; unbehandelbar), die GM2-Gangliosidose (Hexosaminidase-A-Defizit; oft auch Ataxie, Epilepsie, Myoclonus, Sehstörung etc; unbehandelbar) und andere seltene unbehandelbare Krankheiten (z.B. Ceroidlipofuszinose, Leigh's disease ...).

## *2.5 Die Epilepsien im Alter*

Mehr als 90 % der Epilepsien beginnen vor dem 20. Lebensjahr. Entsprechend wird von manchen Autoren als Spätepilepsie jede Epilepsie bezeichnet, die im Erwachsenenalter beginnt (Merlis, 1974). Andere Autoren verstehen unter Spätepilepsie epileptische Anfälle, die nach dem 45., 50. oder 60. Lebensjahr auftreten (Kuhlo et al., 1971; Woodcock et al., 1964; Hyllested et al., 1963). Die Differentialdiagnose und Therapie von bei alternden Menschen erstmals auftretender Epilepsie soll im folgenden hauptsächlich behandelt werden.

Bei einem kleinen Teil der Epileptiker, speziell bei Patienten mit partiell komplexen Anfällen (Temporallappenepilepsie) kommt es nach zahlreichen Anfällen und jahrzehntelangem Verlauf zu sogenannten epileptischen Psychosen, die selten vor dem 40. Lebensjahr beobachtet werden können. Auf diese epileptischen Psychosen wird daher hier gesondert eingegangen. In einem weiteren Abschnitt werden die Persönlichkeitsveränderungen und kognitiven Störungen des Epileptikers behandelt.

### 2.5.1 Epidemiologie der Spätepilepsie

Hauser und Kurland beschreiben 1975 einen Anstieg der 1-Jahres-Inzidenz der Epilepsie von 8/100.000 Einwohner bei den 40–59jährigen auf 75,7/100.000 bei den über 60jährigen. In vergleichbarer Größenordnung beschreibt Lühdorf (1986a) eine 1-Jahres-Inzidenz von 77/100.000 Spätepileptiker jenseits des 60. Lebensjahres in Dänemark. Dem entspricht eine Prävalenz der Altersepilepsie von 9/1.000 der über 60jährigen, also fast einem Prozent dieser Altersgruppe!

### 2.5.2 Klinik und Differentialdiagnose der Spätepilepsie

Anfallstyp

Bei Beginn der Epilepsie jenseits des 60. Lebensjahres nimmt die relative Bedeutung partieller und fokaler Anfälle deutlich zu. Wenn auch sekundäre generalisierte Anfälle häufig sind, beginnen doch bis zu 80 % der Anfälle als fokale oder partielle Anfälle (Tallis, 1990; Almeida et al., 1992). Gelegentlich präsentieren sich Anfälle auch als Verwirrtheitszustände (Ellis et al., 1978; Godfrey, 1989).

Anfallsätiologie

Die möglichen Ursachen der Spätepilepsie sind in Tabelle 11 zusammengefaßt. Bei $^2/_3$ der Patienten liegt eine symptomatische

Epilepsie vor, wobei in einem Drittel der Patienten eine vaskuläre Ursache nachgewiesen werden kann und bei jedem 10. Patienten ein Tumor gefunden wird. Etwa jeder 5. Patient hat eine andere in Tabelle 11 angegeben Ursache, wobei in verschiedenen Regionen der Anteil der Alkoholepilepsie stark schwankt (ALMEIDA et al., 1992; LÜHDORF et al., 1986b; MERLIS, 1974). Bei 30 % der Patienten kann keine Ursache angegeben werden, ja nicht einmal entschieden werden, ob die auslösende Ursache des epileptischen Anfalls im Gehirn oder im Herz liegt (TALLIS, 1990). Entsprechend den behandelbaren Ursachen der Epilepsie ist neben der wiederholten EEG-Untersuchung eine Computertomographie zum Ausschluß von Hirndruckzeichen, subduralem Hämatom und Hirntumoren indiziert.

### Differentialdiagnose

Die wesentlichsten diagnostischen Kennzeichen eines epileptischen Anfalls sind sein plötzlicher Beginn, seine kurze Dauer, die rasche Wiederherstellung des ursprünglichen Zustands und wiederkehrende stereotype Symptome des Verhaltens. Anamnestisch und psychopathologisch sind von epileptischen Anfällen Bewußtseinsverluste bei Störungen des Herz-Kreislauf-Systems und hypoglykämische Attacken abzugrenzen. Bei letzteren gleitet der Patient allmählich in eine immer schwerere Bewußtseinsstörung und zeigt dabei eine Überaktivität des sympathischen Nervensystems mit begleitendem Hungergefühl, Mundtrockenheit, Schwitzen, Herzklopfen und Tremor (MARSDEN und REYNOLDS, 1988).

### Pseudoanfälle

Es gibt auch beim alten Patienten funktionelle Anfälle bei histrionischer Persönlichkeitsstörung. Daneben werden auf Grund von Ausdrucksbarrieren zwischen Arzt und Patient gelegentlich auch Panikattacken, Hyperventilationsanfälle und Migräneattak-

**Tabelle 11.** Ätiologie der Spätepilepsie (modifiziert nach ALMEIDA et al., 1992)

| | |
|---|---|
| Vaskuläre Encephalopathie | Infarkte, Blutungen, Vaskulitis |
| Raumfordernde Prozesse | Primäre Hirntumore<br>Metastasen<br>Subduralhämatom, Subarachnoidalblutung |
| Medikamentös induziert | Antidepressiva, Neuroleptika ... |
| Entzugsanfälle | Tranquilizerentzug, Alkoholentzug |
| Stoffwechselerkrankungen | Hypoglykämie, Hypoxie<br>Elektrolytentgleisung<br>Urämische Encephalopathie<br>Hepatische Encephalopathie<br>Alkoholintoxikation<br>Andere Intoxikationen |
| Infektionen | Hirnabszeß, virale Encephalitis, Neurosyphilis<br>Creutzfeldt-Jacob-Krankheit |
| Schädel-Hirn-Trauma | |
| Degenerative Erkrankungen | Demenz vom Alzheimertyp<br>Morbus Pick |
| Idiopathisch | |

ken als Anfallsleiden verkannt (MARSDEN und REYNOLDS, 1988).

### 2.5.3 Behandlung und Prognose der Spätepilepsie

Die Prognose von Patienten mit Spätepilepsie wird nicht durch die üblicherweise gut auf Antiepileptika ansprechende Epilepsie bestimmt, sondern wird von der Prognose der vaskulären Encephalopathie, des Hirntumors, des chronischen Alkoholismus und anderer Hirnerkrankungen überlagert (HYLLESTEDT et al., 1963; KUHLO et al., 1971; LÜHDORF et al., 1986, 1987). Im Alter auftretende Gelegenheitsanfälle oder Anfälle nach Anxiolytikaentzug, Psychopharmakagabe bzw. nach Sauerstoff- oder Glukosemangel stellen keine Indikation für eine antiepileptische Einstellung dar. Bei rezidivierenden Anfällen und bei symptomatischer Epilepsie, bei Hirntumor, nach Hirnblutung oder hämorrhagischen Infarkten ist neben der internistisch-neurologischen Therapie der Grunderkrankung auch eine antiepileptische Therapie erforderlich. Diese sollte wegen der gefürchteten Komplikationen und der weiteren Behinderung des alten Menschen nicht mit sedierenden, sondern mit gut verträglichen wenig sedierenden Medikamenten erfolgen (STEFAN, 1991). Das Medikament der ersten Wahl ist das Carbamazepin, das einschleichend niedrig dosiert, beginnend mit einer abendlichen Einmalgabe von höchstens 300 mg verabreicht wird, wobei im ersten Monat wöchentliche Blutspiegelkontrollen vorzunehmen sind und im späteren Verlauf zumindest alle 3 Monate ein Carbamazepin-Blutspiegel und auch ein komplettes Blutbild durchgeführt werden sollte (STEFAN, 1991). Medikament der 2. Wahl ist die, allerdings bei manchen Patienten Müdigkeit verursachende, Valproinsäure, die ebenfalls vornehmlich abends einschleichend aufdosiert, und mit Blutspiegelmessungen überwacht werden muß (ALMEIDA et al., 1992). Wurde die Indikation zur antiepileptischen Therapie streng gestellt, ist wegen des gefürchteten Wiederauftretens epileptischer Anfälle und deren Folgewirkungen in der Regel die antiepileptische Medikation bis an das Lebensende beizubehalten (TALLIS, 1990).

### 2.5.4 Epileptische Psychosen und ihre Behandlung

Schizophrenieähnliche Psychosen

Tabelle 12 zeigt eine Klassifikation der Psychosen bei Epilepsie (KÖHLER, 1991). Während für Affektpsychosen und episodische

**Tabelle 12.** Klassifikation der akuten Epilepsiepsychosen (modifiziert nach KÖHLER, 1992, und KLOSTERKÖTTER, 1992)

| 1. *Epilepsiepsychosen mit Bewußtseinstrübung* | 2. *Epilepsiepsychosen ohne Bewußtseinstrübung* |
|---|---|
| 1.1. in Verbindung mit epileptischen Anfällen | 2.1. Verstimmungszustände |
| Dämmerzustände | 2.2. endogenomorphe Depression |
| Stupor | |
| Aura continua | 2.3. endogenomorphe Manie |
| 1.2. ohne Bindung an epileptische Anfälle | 2.4. reine Halluzinose |
| Dämmerzustände | 2.5. schizophrenieähnliche |
| Delir | paranoide |
| | paranoid-halluzinatorische |
| | katatone |

Verstimmungen, sowie für Psychosen mit Bewußtseinsstörungen auch Untersuchungen zum Lebensalter bei Ausbruch der ersten psychotischen Episode fehlen, sind solche Altersangaben für die große Zahl der eindrucksvollen schizophrenieähnlichen Psychosen gegeben. Es besteht eine zeitliche Abhängigkeit mit einem mittlerem Intervall von 12–15 Jahren zwischen Anfallsbeginn und Beginn der Psychose. Hierbei wird die allmähliche Entwicklung bitemporaler oder multifokaler Herde in zeitlicher Abhängigkeit von der Dauer und Anfallshäufigkeit der Epilepsie als prädisponierender pathophysiologischer Faktor für das Auftreten späterer, produktiver schizophrenieähnlicher Psychosen gesehen.

Anfallsfrequenz und Psychose

Es ist meist so, daß die Anfallshäufigkeit abnimmt, wenn derartige schizophrenieähliche psychotische Episoden auftreten. Auch wenn die Anfälle persistieren und Psychosen auftreten, überwiegen bei den Anfällen die generalisierten Anfallsformen, während die Temporallappenanfälle in ihrer Häufigkeit zurückgehen.

Psychopharmaka bei epileptischen Psychosen

Die Psychopharmakatherapie epileptischer Psychosen richtet sich nach psychopathologischen Zielsymptomen, wobei Butyrophenon-Neuroleptika die Mittel der ersten, Phenothiazin- und Thioxanthen-Neuroleptika die Mittel der 2. Wahl sind. Bei agitierten Psychosen werden zusätzlich Benzodiazepinpräparate verabreicht, die gleichzeitig eine antikonvulsive Wirkung haben und deren Dosisreduktion danach äußerst vorsichtig zu erfolgen hat. Der Vorteil bei der Anwendung von Benzodiazepinpräparaten wie Clonazepam und Diazepam ist auch, daß damit die als Dämmerzustände imponierenden Statusformen psychomotorischer Anfälle bzw. der Petit-Mal-Status behandelt werden können (Klosterkötter, 1992). Interessanterweise können psychotische Syndrome bei Epileptikern auch mit anderen Medikamenten behandelt werden, wie z.B. mit trizyklischen Antidepressiva oder anderen klassischen Neuroleptika, welche die Krampfschwelle senken. Ebenso kann eine Reduktion der antikonvulsiven Medikation das psychotische Geschehen in gleicher Richtung beeinflussen, jedoch kommt es bei diesem Therapievorgehen besonders häufig zu massiven Exacerbationen der Epilepsie, die nicht minder gefährlich sind als das psychotische Geschehen. Da Carbamazepin und Valproinsäurepräparate die antikonvulsiven mit antipsychotischen Wirkungen vereinen, sollten sie auch in der Kombinationstherapie von Epilepsiepatienten mit Psychosen verwendet werden (Klosterkötter, 1992). Vor den modernen Antiepileptika der Gruppe der GABA-Transaminase-Hemmer (z.B. Vigabatrin) muß wegen deren psychoseinduzierenden Nebenwirkungen bei Patienten mit epileptischen Psychosen gewarnt werden, solange nicht kontrollierte Studien vorliegen.

### 2.5.5 Demenz und Epilepsie

Bei Patienten, die an schwer beherrschbaren Anfällen leiden, bei denen zahlreiche auch schwere Anfälle mit entsprechender Hypoxie besonders im Temporallappen auftreten und die im Laufe ihres Lebens mit einer Vielzahl auch sedierender Medikamente behandelt werden, wird ein deutliches Absinken der Fähigkeiten, Denkaufgaben zu lösen, und auch des Gedächtnisses beobachtet (Dodrill, 1986). Die Gedächtnisstörungen sind bei Temporallappenherden deutlicher ausgeprägt. Darüber hinaus kommt es zu einer über das Ausmaß der Psychopharmaka- und Antiepileptika-Nebenwirkungen hinausgehenden Verlangsamung und Verlängerung der Reaktionszeiten, sowohl für einfache als auch insbesonders für komplexe Reaktionstests.

In der Regel sind die kognitiven Abbausymptome, die bei gut behandelter Epilepsie selten auftreten, nie so schwer, daß die Patienten wegen ihrer kognitiven Defizite pflegebedürftig würden. Jedoch gibt es zahlreiche Patienten, die im höheren Alter wegen ihrer kognitiven Defizite zumindest zeitweise Hilfe in Anspruch nehmen. Wenn auch konkrete Zahlen dazu fehlen, ist es unsere Erfahrung, daß Epilepsiepatienten höchstens das Stadium der milden Demenz nach ICD-10 erreichen. Insgesamt sinkt für heute junge Epileptiker wegen der besseren Therapiemöglichkeiten derzeit das Risiko des späteren Auftretens kognitiver Abbausymptome.

### 2.5.6 Persönlichkeitsveränderungen bei Epilepsie

Im deutschen Sprachraum werden zwei Formen von typischen Persönlichkeitsvarianten bei lange bestehender Epilepsie beschrieben: Der jedem Arzt bekannte und schon früher unter verschiedensten Bezeichnungen beschriebene „enechetische" Typ soll vorwiegend bei Schlafanfällen und psychomotorischen Anfällen auftreten und ist durch Rigidität, Umständlichkeit und Neigung zur Perseveration gekennzeichnet. Die Patienten bleiben in ihren festgefahrenen Verhaltensschablonen stecken, wirken egozentrisch und lästig. Im Sozialkontakt sind sie hypersozial, oft sehr religiös und moralisierend und halten an Bezugspersonen klebrig fest. Die Patienten mit eher flachem Affekt sind leicht kränkbar und beleidigt.

Der pseudopsychopathische Typ der Persönlichkeitsstörung soll für die Aufwachepilepsie charakteristisch sein und ist erst in diesem Jahrhundert beschrieben worden (Janz, 1953). Die Patienten wirken unstetig, haltlos und genußsüchtig und sind gegenüber ihrer Erkrankung gleichgültig, was für die Compliance ein Problem darstellt. Die Patienten zeigen einen Mangel an Zielstrebigkeit und Ausdauer, fassen ansonsten rasch auf, sind wendig in ihrem Urteil, durchaus anpassungsfähig, sodaß ihre kognitive Kraft überschätzt wird. Stimmungen und Affekte wechseln eher rasch, machen den Umgang mit ihnen teils reizvoll, teils schwierig. Sie sind leichtgläubig und unzuverlässig, recht leicht zu ermuntern, aber auch recht leicht zu verstimmen.

Zusammengefaßt läßt sich sagen, daß insbesonders bei der heute doch deutlich verbesserten Therapie der Epilepsien solche Persönlichkeitsveränderungen selten geworden sind. Untersuchungen beschreiben heute teils weniger als 10 % der Grand-Mal- und Schläfenlappen-Epilepsien mit solchen eindeutig faßbaren Persönlichkeitsveränderungen (Hunger, 1992). Auch ist die Zuordnung verschiedener Persönlichkeitsveränderungen zu verschiedenen Anfallstypen unbewiesen.

# Literatur


ALMEIDA OP, FÖRSTL H (1992) Epilepsy in the elderly. Rev Paul Med 110: 83–88

ALZHEIMER A (1907) Über eine eigenartige Erkrankung der Hirnrinde. Allg Z Psychiatrie Psychisch-Gerichtliche Med 64: 146–148

ALZHEIMER A (1911) Über eigenartige Krankheitsfälle des späteren Alters. Z Ges Neurol Psychiat 4: 356–385

AMERICAN PSYCHIATRIC ASSOCIATION (1980) Diagnostic and statistical manual of mental disorders, 3rd edn. APA, Washington DC

AMERICAN PSYCHIATRIC ASSOCIATION (1987) Diagnostic and statistical manual of mental disorders, 3d edn (rev). APA, Washington DC

AMERICAN PSYCHIATRIC ASSOCIATION (1994) Diagnostic and statistical manual of mental disorders, 4th edn. APA, Washington DC

ARRIAGADA PV, MARZLOFF K, HYMAN BT (1992) Distribution of Alzheimer-type pathologic changes in nondemented elderly individuals matches the pattern in Alzheimer's disease. Neurology 42: 1681–1688

BLEULER E (1916) Lehrbuch der Psychiatrie. Springer, Berlin

BLEULER E (1934) Lehrbuch der Psychiatrie. Springer, Berlin

BLESSED DG, TOMLINSON BE, ROTH M (1968) The association between quantitative measures of dementia and of senile change in the cerebral gray matter of elderly subjects. Br J Psychiatry 114: 797–811

BONHOEFFER K (1917) Die exogenen Reaktionstypen. Arch Psychiat 58: 58–76

BRAAK H, BRAAK E (1991) Neuropathological staging of Alzheimer-related changes. Acta Neuropathol 82: 239–259

BURNS A, LEVY R (eds) (1994) Dementia. Chapman & Hall, London

CAINE ED (1981) Pseudodementia. Current concepts and future directions. Arch Gen Psychiatry 38: 1359–1364

CHANDRA V, KOKMEN E, SCHOENBERG BS, BEARD CM (1989) Head trauma with loss of consciousness as a risk factor for Alzheimer's disease. Neurology 39: 1576–1578

CHUI HC et al (1992) Criteria for the diagnosis of ischemic vascular dementia proposed by the State of California Alzheimer's disease diagnostic and treatment centers. Neurology 42: 473–480

COPER H, JÄNICKE B, SCHULZE G (1985) Biopsychological research on adaptivity across the life-span of animals. In: BALTES P, FEATHERMAN D, LERNER R (eds) Life-span development and behaviour. Lawrence Erlbaum, East Sussex, pp 207–232

CORDER EH et al (1993) Gene dose of apolipoprotein E type 4 allele and the risk of Alzheimer's disease in late onset families. Science 261: 921–923

DODRILL CB (1986) Correlates of generalized tonic-clonic seizures with intellectual, neuropsychological, emotional and social function in patients with epilepsy. Epilepsia 27: 399–407

DUYCKAERTS C et al (1990) Rating of lesions in senile dementia of Alzheimer type: concordance between laboratories. A European multicenter study under the auspices of EURAGE. J Neurol Sci 97: 295–323

ELLIS JM, LEE SI (1978) Acute prolonged confusion in later life as an ictal state. Epilepsia 19: 119–128

ERKINJUNTTI T et al (1987) Do white matter changes on MRI and CT differentiate vascular dementia from Alzheimer's disease? J Neurol Neurosurg Psychiatry 50: 37–42

ERKINJUNTTI T, HALTIA M, PALO J, et al (1988) Accuracy of the clinical diagnosis of vascular dementia: a prospective clinical and post-mortem neuropathological study. J Neurol Neurosurg Psychiatry 51: 1037–1044

ETTLIN TM, STAEHELIN HB, KISCHKA U, et al (1989) Computed tomography, electroencephalography and clinical features in the differential diagnosis of senile dementia. Arch Neurol 46: 1217–1220

FISCHER P (1995) Brain aging and Alzheimer's disease. In: HOFMANN P, WIESELMANN G, ZAPOTOCZKY HG (eds) International Conference on Aging, Depression, and Dementia. Maudrich, Wien, S 61–68

FISCHER P, GATTERER G, MARTERER A, DANIELCZYK W (1988) Non-specificity of semantic impairment in dementia of Alzheimer's Type. Arch Neurol 45: 1341–1343

FISCHER P, MARTERER A, DANIELCZYK W (1990a) Right-left disorientation in dementia of the Alzheimer's type. Neurology 40: 1619–1620

FISCHER P, SIMANYI M, DANIELCZYK W (1990b) Depression in dementia of Alzheimer type and multi-infarct dementia. Am J Psychiatry 147: 1484–1487

FISCHER P, JELLINGER K, GATTERER G, DANIELCZYK W (1991a) Prospective neuropathological validation of Hachinski's ischemic score in dementias. J Neurol Neurosurg Psychiatry 54: 580–583

FISCHER P et al (1991b) Die Differentialdiagnose der Demenzerkrankungen. Eine prospektive klinische Untersuchung mit neuropathologischer Diagnosestellung. Nervenarzt 62: 408–414

FOLSTEIN MF, FOLSTEIN SE, MCHUGH PR (1975) „Mini-Mental State": a practical method for grading the cognitive state of patients for the clinician. J Psychiatr Res 32: 632–637

GODFREY JBW (1989) Misleading presentation of epilepsy in elderly people. Age Ageing 18: 17–20

GOEDERT M (1993) Tau protein and the neurofibrillary pathology of Alzheimer's disease. TINS 16: 460–465

GRAFF-RADFORD NR, GODERSKY JC (1986) Normal-pressure hydrocephalus. Arch Neurol 43: 940–942

HACHINSKI VC et al (1975) Cerebral blood flow in dementia. Arch Neurol 32: 632–637

HACHINSKI VC et al (1987) Leuko-araiosis. Arch Neurol 44: 21–23

HARPER C (1979) Wernicke's encephalopathy: a more common disease than realised. J Neurol Neurosurg Psychiatry 42: 226–231

HAUSER WA, KURLAND LT (1975) The epidemiology of epilepsy in Rochester, Minnesota 1935 through 1967. Epilepsia 16: 1–66

HENDERSON AS (1994) Dementia. Epidemiology of mental disorders and psychosocial problems. WHO, Genf

HODGES JR (1994) Pick's disease. In: BURNS A, LEVY R (eds) Dementia. Chapman & Hall, London, pp 739–752

HOFMAN A et al (for the Eurodem Prevalence Research Group) (1991) The prevalence of dementia in europe: a collaborative study of 1980–1990 findings. Int J Epid 20: 736–748

HUNGER J (1992) Persönlichkeitsstörungen bei Epilepsie. In: MÖLLER AA, FRÖSCHER W (Hrsg) Psychische Störungen bei Epilepsie. Thieme, Stuttgart, S 58–63

HYLLESTED K, PAKKENBERG H (1963) Prognosis in epilepsy of late onset. Neurology 13: 641–644

ICD-10 (1991) WHO, Internationale Klassifikation psychischer Störungen. Huber, Bern

JAGUST WJ, BUDINGER TF, REED BR (1987) The diagnosis of dementia with single photon emission computed tomography. Arch Neurol 44: 258–262

JELLINGER K, DANIELCZYK W, FISCHER P, GABRIEL E (1990) Clinicopathological analysis of dementia disorders of the elderly. J Neurol Sci 95: 239–258

JELLINGER KA, BANCHER C, FISCHER P (1995) Alzheimer disease criteria. J Neuropathol Exp Neurol 54: 129–130

JORM AF, KORTEN AE, HENDERSON AS (1987) The prevalence of dementia: a quantitative integration of the literature. Acta Psychiatr Scand 76: 465–479

JOYCE EM (1994) Dementia associated with alcohol. In: BURNS A, LEVY R (eds) Dementia. Chapman & Hall, London, pp 681–694

KHACHATURIAN ZS (1985) Diagnosis of Alzheimer's disease. Arch Neurol 42: 1097–1105

KILOH LG (1961) Pseudo-dementia. Acta Psychiatr Scand 37: 336–351

KLOSTERKÖTTER J (1992) Medikamentöse Behandlung epileptischer Psychosen. In: MÖLLER AA, FRÖSCHER W (Hrsg) Psychische Störungen bei Epilepsie. Thieme, Stuttgart, S 177–181

KÖHLER GK (1992) Epileptische Psychosen. In: MÖLLER AA, FRÖSCHER W (Hrsg) Psychische Störungen bei Epilepsie. Thieme, Stuttgart, S 70–88

KUHLO W, SCHWARZ J (1971) Katamnestische Untersuchungen bei sogenannter Spätepilepsie. Arch Psychiat Nervenkr 215: 8–21

KRAEPELIN E (1913) Psychiatrie, 9. Aufl. Beltz, Leipzig

LADURNER G, ILIFF LD, LECHNER H (1982) Clinical factors associated with dementia in ischaemic stroke. J Neurol Neurosurg Psychiat 45: 97–101

LASSMANN H, FISCHER P, JELLINGER K (1993) Synaptic pathology in Alzheimer's disease. Ann NY Acad Sci 695: 59–64

LINDENBAUM J et al (1988) Neuropsychiatric disorders caused by cobalamin fediciency in the absence of anemia or macrocatosis. NEJM 318: 1720–1728

LIPOWSKI ZJ (1987) Delirium (Acute Confusional States). JAMA 258: 1789–1792

LÜHDORF K, JENSEN SK, PLESNER AM (1986a) Epilepsy in the elderly: incidence, social status and disability. Epilepsia 27: 135–141

LÜHDORF K, JENSEN SK, PLESNER AM (1986b) Etiology of seizures in the elderly. Epilepsia 27: 458–463

LÜHDORF K, JENSEN SK, PLESNER AM (1986c) Epilepsy in the elderly: prognosis. Acta Neurol Scand 74: 409–415

LÜHDORF K, JENSEN SK, PLESNER AM (1987) Epilepsy in the elderly: life expectancy and causes of death. Acta Neurol Scand 76: 183–190

MARSDEN CD (1988) Assessment of dementia. In: FREDERIKS JAM (ed) Handbook of clinical neurology 46: 221–232
MARSDEN CD, REYNOLDS EH (1988) Seizures in adults. In: LAIDLAW J, RICHENS A, OXLEY J (eds) A textbook of epilepsy. Churchill Livingstone, Edinburgh, pp 144–182
MATTSON MP et al (1993) B-Amyloid precursor protein metabolites and loss of neuronal Ca2+ homeostasis in Alzheimer's disease. TINS 16: 409–414
MCKHANN G et al (1984) Clinical diagnosis of Alzheimer's disease: report of the NINCDS-ADRDA work group under the auspices of department of health and human services task force on Alzheimer's disease. Neurology 34: 939–944
MERLIS JK (1974) Epilepsy of late onset. In: Handbook of clinical neurology, vol 15. North-Holland, Amsterdam, pp 264–270
MIRRA SS et al (1991) The consortium to establish a registry for Alzheimer's disease (CERAD). II: Standardization of the neuropathologic assessment of Alzheimer's disease. Neurology 41: 479–487
MULLAN M, CRAWFORD F (1993) Genetic and molecular advances in Alzheimer's disease. TINS 16: 398–403
NITSCH RM et al (1993) Receptor-coupled amyloid precursor protein processing. Ann NY Acad Sci 695: 122–127
O'BRIEN MD (1994) Vascular dementia: definitions, epidemiology and clinical features. In: BURNS A, LEVY R (eds) Dementia. Chapman & Hall, London, pp 625–640
POPOVITCH ER et al (1990) Alzheimer neuropathology in non-Down's syndrome mentally retarded adults. Acta Neuropathol 80: 362–367
REISBERG B, FERRIS SH, DE LEON MJ, CROOK T (1982) The global deterioration scale (GDS): an instrument for the assessment of primary degenerative dementia (PDD). Am J Psychiatry 139: 1136–1139
REISBERG B et al (1987) Behavioral symptoms in Alzheimer's disease: phenomenology and treatment. J Clin Psychiatry 48: 9–15
ROMÁN GC et al (1993) Vascular dementia: diagnostic criteria for research studies. Report of the NINDS-AIREN International Workshop. Neurology 43: 250–260
SCHEINBERG H (1994) Wilson's disease. In: Harrison's principles of Internal Medicine, 13th edn. McGraw-Hill, New York, pp 2088–2090
SCHRITTMATTER WJ, WEISGRABER KH, GOEDERT M, et al (1994) Hypothesis: microtubule instability and paired helical filament formation in the Alzheimer disease brain are related to apolipoprotein E genotype. Exp Neurol 125: 163–171
SELKOE DJ (1993) Physiological production of the β-amyloid protein and the mechanism of Alzheimer's disease. TINS 16: 403–409
SIMCHOWICZ T (1911) Histologische Studien über die senile Demenz. In: NISSL F, ALZHEIMER A (Hrsg) Histologische und histopathologische Arbeiten über die Großhirnrinde mit besonderer Berücksichtigung der pathologischen Anatomie der Geisteskranken. Fischer, Jena, S 267–443
STEFAN H (1991) Epilepsien: Diagnose und Behandlung. Weinheim, Basel
SWAAB DF (1991) Brain aging and Alzheimer's disease, „wear and tear" versus „use it or lose it". Neurobiol Aging 2: 317–324
TALLIS R (1990) Epilepsy in old age. Lancet ii: 295–296
TAPPY L et al (1987) Prevalence of thyroid disorders in psychogeriatric inpatients. JAGS 35: 526–531
TATEMICHI TK et al (1992a) Dementia after stroke. Neurology 42: 1185–1193
TATEMICHI TK et al (1992b) Confusion and memory loss from capsular genu infarction. Neurology 42: 1966–1979
TERRY RD et al (1991) Physical basis of cognitive alterations in Alzheimer's disease: synapse loss is the major correlate of cognitive impairment. Ann Neurol 30: 572–580
TOMLINSON BE, BLESSED S, ROTH M (1970) Observations on the brain of demented old people. J Neurol Sci 11: 205–242
TSAI MS et al (1994) Risk factor for Alzheimer's disease. Am J Hum Genet 54: 643–649
TUSZYNSKI MH, PETITO CK, LEVY DE (1989) Risk factors and clinical manifestations of pathologically verified lacunar infarctions. Stroke 20: 990–999
VISCHER A, HELL D (1989) Cognitive Defizite, Vitaminstatus und kontrollierte Thiaminsubstitution bei Alkoholabhängigen in der Entzugsbehandlung. Nervenarzt 60: 633–640
WELLS CE (1979) Pseudodementia. Am J Psychiat 136: 895–900
WIECK HH (1967) Lehrbuch der Psychiatrie. Schattauer, Stuttgart
WHYBROW PC, PRANGE AJ, TREADWAY CR (1969) Mental changes accompanying thyroid gland dysfunction. Arch Gen Psychiat 20: 49–63
WOODCOCK S, COSGROVE JBR (1964) Epilepsy after age 50. Neurology 14: 34–40
YAO H et al (1992) Leukoaraiosis and dementia in hypertensive patients. Stroke 23: 1673–1677

# 3. Die Bewegungsstörungen im höheren Lebensalter

*Kurt A. Jellinger*

## *3.1 Einleitung*

Mit Bewegungsstörungen einhergehende Syndrome gehören zu den häufigsten neurologischen Erkrankungen des höheren Lebensalters. Sie werden vorwiegend durch Schädigung oder Funktionsstörungen der Stammganglien und damit verbundene biochemische Störungen ausgelöst. Neben genetisch bedingten und neurodegenerativen Erkrankungen von bisher ungeklärter Ätiologie und Pathogenese mit meist chronisch-fortschreitendem Verlauf umfassen sie Störungen im Rahmen anderer neurologischer, psychiatrischer oder Allgemeinerkrankungen, durch exo- oder endogene Toxine sowie durch Medikamente ausgelöste Störungen, die häufig Folgen oder unerwünschte Nebenwirkungen der Behandlung neurologischer und psychiatrischer Erkrankungen darstellen und im fortgeschrittenen Lebensalter gehäuft auftreten. Bei vielen dieser Erkrankungen sind die biochemischen und pathophysiologischen Grundlagen heute zwar teilweise aufgeklärt, doch beruht ihre Diagnostik nach wie vor überwiegend auf klinischen Kriterien, die durch moderne bildgebende und – im Einzelfall, wie der Chorea Huntington – durch molekulargenetische Verfahren optimiert werden können. Während bei den neurodegenerativen Erkrankungen mangels bekannter Ursachen eine kausale Therapie bisher nicht verfügbar ist, haben neuere Erkenntnisse der biochemischen und neuropharmakologischen Forschung wesentlich zur Entwicklung wirksamer symptomatischer Behandlungsmethoden dieser und medikamentös ausgelöster Bewegungsstörungen beigetragen. Durch langfristige Beseitigung bzw. günstige Beeinflussung der klinischen Zielsymptome konnte damit eine Verbesserung der Lebensqualität und Verlängerung der Lebenserwartung der Betroffenen erzielt werden.

Viele Bewegungsstörungen haben ihren Ursprung in Funktionsstörungen der Stammganglien, die neben dem Kleinhirn die Hauptkomponenten zweier wichtiger subkortikaler Bahnen des motorischen Systems darstellen. Gemeinsam mit den drei hierarchischen Ebenen, Rückenmark, Hirnstamm und Kortex, steuern sie die motorischen Hirnfunktionen. Die Stammganglien bilden einen Komplex aus fünf untereinander verbundenen subkortikalen Kernen: Kaudatum, Putamen, Pallidum, Nucleus subthalamicus und Substantia nigra, die in enger Synergie mit der Hirnrinde arbeiten. Primärer Sitz ihrer funktionellen Integration ist das Neostriatum (Kaudatum und Putamen), das als Haupteingangsstruktur der Basalganglien fungiert und massive Zuflüsse vom gesamten Kortex, Thalamus und der Substantia nigra Zona compacta (SNZC) erhält. Pallidum und retikuläre Nigra sind die wichtigsten Abstromkerne der Basalganglien, die zum prämotorischen, motorischen und präfrontalen Assoziationskortex führen (s. ALBIN et al., 1989; ALBIN, 1995; PARENT und HAZRATI, 1995). Die Stammganglien als ein wichtiges Kontrollsystem der Bewegungen sind mit anderen Systemen verbunden und dienen der Überwachung motorischer und kognitiver Funktionen, ihrer Planung, Motivation und Ausführung. Sie beeinflussen über Regelkreise via Thalamus den prämotorischen und motorischen Kortex. Das Striatum erhält Zuflüsse aus primären und prämotorischen Rindenarealen und entsendet zu diesen zwei Projektionsbahnen: die „direkte“ Bahn entspringt aus den GABA-Substanz P-haltigen Striosomen des Striatums und zieht zur retikulären Nigra und zum medialen Pallidum; die „indirekte“ Efferenz aus den GABA-encephalinergen Matrixneuronen des Striatums verläuft zum lateralen Pallidum und Subthalamuskern. Die dopaminerge nigrostriäre Bahn aus der SNZC verläuft zum Kaudatum und Putamen, wobei die ventrolateralen SN-Abschnitte zu den Striosomen, die dorsalen Anteile zu den Matrixneuronen in reziproker Somatotopik projizieren. Die dopaminerge nigrostriäre Innervation hat unterschiedliche Wirkung

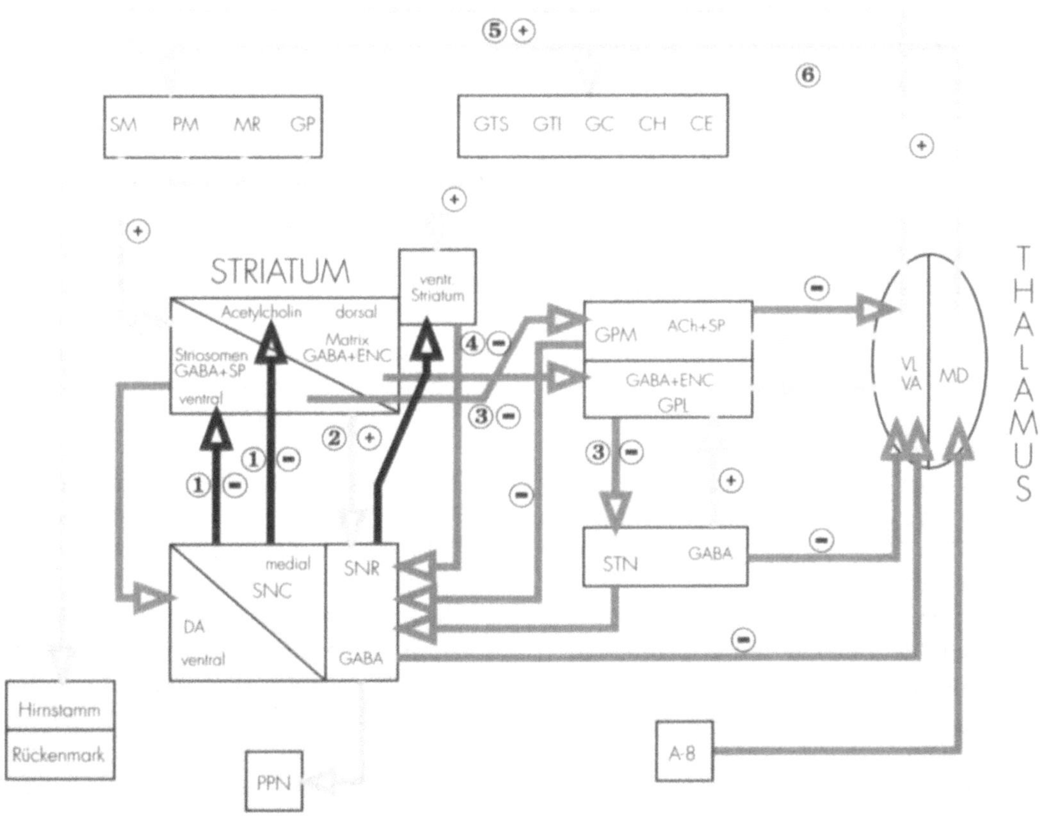


**Abb. 1.** Rückkoppelungssysteme der Basalganglien mit dem Kortex (mod. nach JELLINGER, 1993; GERLACH und RIEDERER, 1994). *Kortex: SM* supplementäres Motorfeld; *PM* prämotorisches Rindenfeld; *MR* Motorische Rinde; *GP* Gyrus postcentalis; *GC* Gyrus cinguli; *CH* Hippocampus; *CE* entorhinaler Kortex. *Basalganglien: SNC* Substantia nigra Zona compacta; *SNR* Substantia nigra Zona reticulata; *NST* Nucleus subthalamicus; *A-8* Retrorubrales Feld; *GPM* mediales Pallidum; *GPL* laterales Pallidum; *PPN* Nucl. pedunculopontinus. *Thalamus: VL, VLM* ventrolateral/medialis; *MD* Thalamus medialis dorsalis. *1* Nigrostriäre dopaminerge Bahn; *2* striato-nigrale Bahn; *3* „indirekte“ Bahn; *4* „direkte“ Bahn; *5* „Motor loop“; „Complex loop“; + erregend; – hemmend; Glutamat; —▷ GABA; —▶ Dopamin

auf die Striatumneurone: Aktivierung der direkten und Hemmung der indirekten Bahn. Der kortikale Zustrom zu den Stammganglien ist exzitatorisch mit Glutamat als Transmitter (Abb. 1).
Läsionen der Basalganglien gehen mit charakteristischen Ausfällen des Transmitterstoffwechsels einher, die sich je nach der Lokalisation und Art der Funktionsstörung klinisch in unterschiedlichen Syndromen manifestieren. Sie gliedern sich in hypo- (rigid-akinetische) und hyperkinetische Syndrome, die sich in einer Verlangsamung und Erschwerung in der Planung und Durchführung von Willkürbewegungen oder Auftreten unwillkürlicher Bewegungsabläufe zeigen. Die wesentlichen extrapyramidalen Erkrankungen des höheren Lebensalters umfassen:

1. Parkinson-Krankheit und andere rigid-akinetischen Syndrome; diese sind bedingt durch Funktionsstörungen der dopaminergen nigrostriären Innervation mit Überaktivierung indirekter hemmender GABAerger Bahnen zum Thalamus und Reduktion kortikaler Aktivitäten sowie glutamaterger Überaktivität.
2. Essentielle und verwandte Tremorformen; ausgelöst durch Überaktivierung von Thalamus, Subthalamus und cerebellaren Systemen.
3. Chorea-Syndrome; bedingt durch Ausfall hemmender GABA-Encephalin-Striatumneurone und Überaktivierung exzitatorischer glutamaterger thalamo- kortikaler Projektionen.
4. (Hemi-) Ballismus; hervorgerufen durch eine Läsion des Corpus subthalamicum, die zu verminderter Stimulation der indirekten hemmenden Bahn führt.
5. Dystone Syndrome; ausgelöst durch Überaktivität der vom Putamen via Pallidum und Subthalamus zielenden direkten hemmenden Schleife zum Thalamus und dadurch verstärkte glutamaterge frontal motorische Kortexstimulation.
6. Medikamentös ausgelöste Dyskinesien; hervorgerufen durch Gleichgewichtsstörungen striärer dopaminerger, cholinerger und GABAerger Rezeptoren sowie Verlust GABAerger Hemmung auf den Thalamus.

Im folgenden werden Klinik, Epidemiologie, Genetik, Neuropathologie, Biochemie, Pathophysiologie und Therapie dieser wichtigen neurologischen Erkrankungen im höheren Lebensalter dargestellt; nicht enthalten sind Kleinhirnerkrankungen und Myoklonie-Syndrome (s. DEUSCHL, 1993a; UITTI, 1994; KLOCKGETHER und DICHGANS, 1996).

## 3.2 Parkinson-Syndrom

Das Parkinson-Syndrom umfaßt zahlreiche Basalganglien-Erkrankungen, die mit Schädigung des dopaminergen nigrostriären Systems einhergehen und klinisch durch die Trias Brady-/Akinese, Rigor und Tremor gekennzeichnet sind. Die aktuelle Klassifikation der Parkinson-Syndrome unterscheidet nach Ursache und Substrat

1. die idiopathische Parkinson-Krankheit (PK), M. Parkinson vom Lewy-Körpertyp oder Paralysis agitans, mit 80–90 % die häufigste Form;
2. die Parkinson-Plus-Syndrome (PPS) bei anderen neurodegenerativen Erkrankungen, wie Multisystematrophien, progressive supranukleäre Lähmung, Lewy-Körper-Krankheit, Parkinson-Demenz-Syndrome, kortikobasale Degeneration, Pick-Krankheit u.a.;
3. sekundäre Formen bei zahlreichen Erkrankungen wie postencephalitische, vaskuläre („lower body parkinsonism"), toxische Formen (Mangan, CO, $CS_2$, Cyanid, Lösungsmittel, das Methylpyridin MPTP [1-Methyl-4-Phenyl-1,2,3,6-Tetrahydropyridin], ein synthetischer Heroinersatz), medikamentöse Formen durch Neuroleptika und

**Tabelle 1.** Relative Häufigkeit (Prozent) von Parkinson-Syndromen in klinischen und Autopsieserien

| Parkinson-Syndrom | Klinisch (JANKOVIC, 1989) | Literatur (JELLINGER, 1989) | Autopsie-Serien | | |
|---|---|---|---|---|---|
| | | | GIBB (1988) | HUGHES et al. (1991) | JELLINGER (1957–94) |
| Idiopathischer M. Parkinson | 82,2 | 44–94 (75) | 79 | 76 | 79,0 |
| *Andere Systemdegenerationen* | | 0–30 (6,0) | 8 | 17 | 10,2 |
| Progressive supranukleäre Lähmung | 7,4 | | 0 | 5 | 2,7 |
| Multisystemdegeneration | 3,3 | | 4 | 5 | 2,4 |
| M. Alzheimer | | | 0 | 6 | 3,5 |
| Andere (LKD, KBD, M. Pick etc.) | 0,8 | | 4 | 1 | 1,5 |
| *Sekundärer Parkinsonismus* | | 0–50 (18) | 13 | 7 | 10,8 |
| Vaskulär (MIE, SAE) | 2,1 | 0–15 (2,0) | 1 | 3 | 3,2 |
| Postencephalitisch | 0,5 | 0–35 (13,0) | 8 | 1 | 2,6 |
| Toxisch, medikamentös | 0,3 | ? | 4 | 0 | 1,0 |
| Posttraumatisch | | 0–1 (0,2) | 0 | 0 | 0,6 |
| Symptomatisch (Tumor, JCD, Hydrocephalus u.a.) | 0,5 | ? | 0 | 0 | 0,8 |
| Unklassifiziert | 12,2 | 0–49 (2,6) | 0 | 2 | 0,8 |
| Normal (essentieller Tremor?) | 0,7 | ? | 0 | 1 | 1,8 |
| *Gesamt* | 1644 | ca. 1400 | 100 | 100 | 620 |

andere Antidopaminergika, Folgen von Schädel-Hirntraumata (Boxerencephalopathie), bei Prionen-Erkrankungen, Hirntumoren, Stoffwechselprozessen (Neurolipidosen, M. Wilson), Encephalitiden, Hydrocephalus u.a. In großen klinischen Untersuchungen und Autopsieserien umfassen die PPS und die sekundären Formen je rund 10 % (Tabelle 1).

## Parkinson-Krankheit

*Definition:* Die PK (Paralysis agitans, PK) (ICD-10 G 20) ist eine ätiologisch ungeklärte, meist sporadisch auftretende Erkrankung mit Beginn im fortgeschrittenen Lebensalter, die durch progrediente Degeneration des dopaminergen nigrostriären und anderer subkortikaler Neuronensysteme zu einem striären Dopaminmangel als Hauptursache der klinischen Symptomatik führt. *Geschichte:* JAMES PARKINSON beschrieb 1817 in seinem „Essay on the Shaking Palsy" das später nach ihm benannte Syndrom mit Akinese, Rigor und Tremor, als dessen morphologisches Substrat ein Zelluntergang in der Substantia nigra mit neuronalen Zytoplasmaeinschlüssen (Lewy-Körper) aufgedeckt wurde (LEWY, 1913; TRÉTIAKOFF, 1919). Ein im Gefolge der Encephalitis lethargica-Epidemie aufgetretenes Syndrom ging mit anfallsartigen Störungen der Blickmotorik und schweren vegetativen Ausfällen einher (GEDDES et al., 1993). Die Aufklärung der biochemischen Grundlagen der PK (EHRINGER und HORNYKIEWICZ, 1960) schaffte die

Möglichkeit der DOPA-Substitutionstherapie (Birkmayer und Hornykiewicz, 1961). Das Hinzutreten anderer neurologischer und psychiatrischer Symptome (Demenz) oder extraneuraler Hirnbefunde führte zum Konzept des Parkinson-Plus-Syndroms (PPS) (Fischer, 1984).

*Epidemiologie:* Die PK zählt mit einer Prävalenz von 100–200 : 100.000 Gesamtbevölkerung zu den häufigsten chronisch-neurologischen Erkrankungen des fortgeschrittenen Erwachsenenalters. Die Prävalenz ist über weite Teile der Welt konstant, aber nicht bei allen ethnischen Gruppen gleich; beide Geschlechter sind annähernd gleich häufig befallen. Die Inzidenz beträgt 15–20 : 100.000/Jahr; die altersspezifische Prävalenz steigt von 5 : 100.000 unter 50 Jahren über 65–330 in der 5. Dekade bis auf 500–2.000 : 100.000 in der 7. Dekade. Die Wahrscheinlichkeit, an PK zu erkranken, beträgt für die Durchschnittsbevölkerung 2–3 %, woraus für die BRD etwa 250.000, für Österreich 15.000–20.000 PK-Patienten geschätzt werden. Die Erkrankung setzt zwischen dem 40. und 80. Lebensjahr mit einem Gipfel um das 55–75. Lebensjahr ein. Nach dem 80. Lebensjahr kommt es wieder zu einer Abnahme der Neuerkrankungen.

## Klinik und Krankheitsverlauf

Die PK ist klinisch durch die Kombination von Akinese, Rigor, Tremor, Bradyphrenie und vegetativen Störungen gekennzeichnet. Je nach Überwiegen der Symptome unterscheidet man 3 Subtypen; *Akinese-Rigor-Typ* (über 50 % der Fälle) mit Vorherrschen von Rigor und Akinese; oft kompliziert durch Ausbildung einer PP-Symptomatik; *Äquivalenztyp* mit Ausprägung aller drei Hauptsymptome sowie *Tremor-Dominanztyp* mit Vorherrschen des Tremors in etwa 25 %, als prognostisch günstigste Verlaufsform. Nach dem Erkrankungsalter unterscheidet man *juvenile* und Frühformen, die sich vor dem 20.–40. Lebensjahr mit schleichendem Beginn manifestieren. Die primär oft beidseitige Symptomatik zeigt: Rigor-Akinese und Ruhetremor, langsame Progression, fehlende psychische Störungen, mitunter familiäres Auftreten, gutes Ansprechen auf L-DOPA-Therapie mit frühen Nebenwirkungen. Die *Spätformen* manifestieren sich meist nach dem 70. Lebensjahr und zeigen alle Kardinalsymptome mit rascher Progression und Auftreten psychoorganischer Störungen (Demenz). Rund 10 % weisen einen gutartigen Verlauf mit einer Dauer von 15 bis zu 30 Jahren auf; etwa 10 % malignen Verlauf mit rascher Invalidität binnen 5 Jahren, gehäuftem Auftreten akinetischer Krisen, L-DOPA induzierten Psychosen und Entwicklung einer PP-Symptomatik. Die mittlere Krankheitsdauer beträgt ohne Verwendung moderner Antiparkinson-Mittel 9 Jahre (Streuung 1–33 Jahre); die Sterblichkeit ist ohne Therapie dreimal größer als in der Allgemeinbevölkerung. Seit Verwendung der L-DOPA-Therapie wurde die Progredienz der Erkrankung verlangsamt und die Lebenserwartung Parkinson-Kranker „normalisiert".

*Frühsymptome:* Häufige Frühsymptome sind Tremor bei Belastungssituationen und Schmerzen in den Waden, zwischen den Schulterblättern, im Nacken und im Bereich der Lendenwirbelsäule, die oft als rheumatische Beschwerden, Zervikalsyndrom oder lumbale Bandscheibenvorfälle fehlgedeutet werden. Die feinmotorische Geschicklichkeit ist eingeschränkt, die Fingerfertigkeit läßt nach; Bewegungen werden verzögert in Gang gesetzt. Es fällt eine Verlangsamung der Schrift auf; Buchstaben und Zahlen werden kleiner. Früh treten Veränderungen von Gestik, Mimik, Haltung und Sprache auf: beim Sprechen fällt eine Verminderung von Mimik und Gestik auf. Auf der Seite der beginnenden Symptomatik wird der Arm beim Gespräch weniger mitbewegt; die synergistischen Bewegungen sind vermindert (geringeres Mitpendeln des Armes). Beim Gehen stößt der Fuß der stärker betroffenen

Seite bei unebenem Boden leichter an. Die Sprache ist weniger gut moduliert, die Konsonanten sind verwaschen. Die Patienten zeigen oft depressive Verstimmung, verminderte Entscheidungsfreude, Schlafstörungen, Libidoverlust und emotionelle Unausgeglichenheit.

*Fortgeschrittenes Stadium:* Im Vollbild kommt es zur Ausprägung der Symptomatik (vgl. Internationale Stadieneinteilung der PK; Tabelle 2).

*Akinese* bedeutet Unbeweglichkeit mit Ausfall der Ausdrucks- und Mitbewegungen. Es kommt zunächst zur *Bradykinese*, d.h. zur Verlangsamung der Willkürbewegungen und Verminderung automatischer Bewegungsabläufe. Die Bewegungen werden nicht ausreichend schnell in Gang gebracht und wieder in gewünscher Form beendet; die Spontanbewegungen sind reduziert, wobei komplexe Bewegungen stärker betroffen sind als einfache. Es kommt zu einer Verarmung der Ausdrucksbewegungen; Bewegungen gegen die Schwerkraft, etwa Aufrichten aus dem Liegen, sind behindert. Obwohl die grobe Muskelkraft erhalten ist, führt die Akinese zu vielfältigen motorischen Behinderungen, die sich besonders bei alltäglichen Verrichtungen auswirken.

*Rigor* ist eine allgemeine plastische Tonuserhöhung durch Zunahme des Halte- und Antagonistentonus, der bei passiven Bewegungsabläufen als zähflüssiger, wächsener Widerstand in Beugern und Streckern der Extremitäten gleichermaßen auftritt und nicht von der Stellung der Gliedmaßen, der Phase des Bewegungsablaufes und der Körperposition abhängig ist. Meist besteht ein Zahnradphänomen, indem die Muskeln bei passiven Bewegungen infolge von Schwankungen des Rigors nicht gleichmäßig, sondern ruckartig nachlassen. Häufig besteht auch Tonuserhöhung der Nacken- und Schlundmuskulatur. Alle Bewegungen sind abnorm und gebremst; eingenommene Haltungen werden fixiert. Eine gegen Widerstand ausgeführte und plötzlich freigegebene Bewegung wird sofort abgebremst (sog. negatives Rebound). Im Head-dropping-Test, bei dem der Kopf des liegenden Patienten locker von der Unterlage gehoben wird, kommt es nach Loslassen zu sehr langsamem Absinken des Kopfes oder Beibehaltung der eingenommenen Kopfhaltung („imaginäres Kopfkissen").

*Haltung und Gang* sind durch Akinese und Rigor verändert: es besteht eine typische Körperhaltung mit nach vorne gebeugtem Kopf und Rumpf; Knie und Ellbogen sind leicht flektiert. Der Daumen ist an den Zeigefinger adduziert; die Finger in den Grundgelenken gebeugt und in den Endgelenken gestreckt. Hüft-, Knie- und Sprunggelenke sind gebeugt. Beim Gehen verkürzt sich die Schrittlänge; die Patienten machen kleine, zeppelnde, schlurfende Schritte; die Fußsohle wird nicht abgerollt, sondern gleitet parallel zum Boden. Die Flüssigkeit der motorischen Abläufe geht verloren und Mitbewegungen fehlen. Es besteht die Tendenz

**Tabelle 2.** Die Krankheitsstadien des Morbus Parkinson (Hoehn und Yahr, 1967)

| | |
|---|---|
| Stadium I: | Symptomatik einseitig; nur geringe funktionelle Beeinträchtigung |
| Stadium II: | Symptomatik beidseitig; keine Gleichgewichtsstörungen |
| Stadium III: | Unsicherheit beim Umdrehen; Patient verliert Gleichgewicht, wenn er bei geschlossenen Augen stehend angestoßen wird: funktionell eingeschränkt, aber eventuell noch arbeitsfähig; Leben allein noch möglich |
| Stadium IV: | vollentwickelte, stark beeinträchtigende Symptomatik: kann noch gehen und stehen, ist aber stark behindert; hilfsbedürftig |
| Stadium V: | ohne Hilfe an den Rollstuhl gefesselt oder bettlägrig: pflegebedürftig |

auf den Fußspitzen zu gehen bis hin zum Zehengang (Sturzgefahr!); der Gang wird zunehmend rascher. Im fortgeschrittenen Stadium besteht häufig eine Pro-, Retro- oder Lateropulsion, d.h. wenn man dem Patienten einen Stoß gegen den Körper gibt, fällt er nach vorne, hinten oder zur Seite oder kann sich nur mit Mühe auffangen. Grund dafür sind abgeschwächte oder fehlende Stellreflexe. Korrekturbewegungen sind schlechter organisiert, wodurch es zur Sturzneigung kommt. Hypomimie führt zum Maskengesicht.

*Sprache und Schlucken:* Die Sprache wird monoton, leise und wenig artikuliert bis zur Unverständlichkeit. Die Akinese führt zu Dysphagie durch Bewegungsstörungen der Schlundmuskulatur mit Schluckstörungen. Mitunter kommt es zur völligen Aphonie.

*Koordination:* Koordinationsstörungen äußern sich in Dys- und Bradydiadochokinese sowie Verlangsamung und Unregelmäßigkeit koordinierter Bewegungen der Beine.

*Tremor* ist eine rhythmische Hin- und Herbewegung der distalen Extremitätenenden, des Kopfes und der Zunge. Für die PK charakteristisch ist ein oft im Frühstadium auftretender niedrigfrequenter, distal betonter grobschlägiger Ruhetremor mit einer Frequenz von 4–6 Hz (Pillendreh- oder Geldzähltremor), der bei Aktion und Intention nachläßt, aber bei Streß und Emotion zunimmt. Er ist an verschiedenen Körperteilen asynchron und beginnt häufig einseitig, zuweilen an der dominanten Hand. Der niederfrequente Ruhetremor ist in seiner Frequenz relativ konstant und reduziert sich im Schlaf erheblich. Neben Zittern der Hände werden Zungen-, Kopfwackeltremor und seltener Tremor an den unteren Extremitäten beobachtet. Der Tremor kommt in Ruhe (Ruhetremor), bei Einnahme einer Haltung (Haltungstremor) und in Aktion (Aktionstremor) vor. Haltungstremor (Prüfung durch Vor- oder Seitwärtshalten der Arme mit aduzierten Fingern) findet sich in fortgeschrittenen Stadien der PK mit höherer Frequenz (6–12 Hz), als essentieller Tremor, bei Stoffwechselkrankheiten (Hyperthyreose, Lebererkrankungen), auch Alkohol- und Medikamentenentzug oder medikamentös ausgelöst (Antidepressiva, Antiepileptika, Neuroleptika, Kortikoide, Theophyllinpräparate). Davon abzugrenzen ist der bei zielgerichteten Bewegungen auftretende Intentionstremor (Prüfung durch Finger-Nasen-Versuch), der für essentiellen und cerebellären Tremor typisch ist.

*Vegetative Begleitsymptome:* Salbengesicht (Seborrhoe) ist bedingt durch vermehrte Talgsekretion und Produktion von Hautoberflächenlipiden, vermutlich durch vermehrte Freisetzung von hypothalamischem melanozyten-stimulierendem Hormon. Häufig besteht verminderte Speichelproduktion mit vermehrtem Speichelfluß (Hypersalivation) als Folge von Abschluckstörungen (Schluckakinese). Störungen der Darmmotilität führen zu Obstipation; Miktionsstörungen sind durch Detrusor-Hyperreflexie bedingt und führen zu störendem Harndrang und gesteigerter Miktionsfrequenz. Gestörte Thermoregulation führt zu unangenehmer Schweißsekretion sowie zu Hitzesensationen bis zur malignen Hyperthermie. Vermehrt kommt es zu orthostatischer Dysregulation mit Hypotension sowie zu Atem- und Schlafstörungen; letztere infolge diencephaler Störungen, unzureichender Beweglichkeit in der Nacht, verminderter Wendebewegungen im Schlaf und im Rahmen einer Depression.

*Reflexe:* Parkinson-Patienten zeigen meist normale Muskeleigenreflexe, doch ist bei ausgeprägtem Rigor die Reflexantwort vermindert. Störung der Haltungsreflexe führt zu leichtem Anstoßen mit Sturzneigung.

*Augenmotilitätsstörungen* umfassen Akkomodationsstörungen, Konvergenzschwäche und selten vertikale Blickparesen. Störungen der Geruchs- und Farbwahrnehmung treten nicht selten im Verlauf der PK auf (PRZUNTEK, 1993a; LEHRNER et al., 1995).

*Neuropsychologische Störungen* umfassen

Bradyphrenie, Depression, erhöhtes Demenzrisiko, psychoreaktive und psychosoziale Störungen sowie Psychosen.

*Bradyphrenie* ist gekennzeichnet durch Verlangsamung und Dehnung aller psychischen und Denkabläufe mit beeinträchtigter Auffassung, Starrheit im Denken, Entschlußlosigkeit, verzögerter Reaktionsfähigkeit und Abnahme kognitiver Leistungen, vor allem unter Zeitdruck. Die Denkleistungen sind nicht gestört, laufen aber verlangsamt ab. Sie sind von depressiven Symptomen unabhängig und kein sicherer Hinweis auf eine spätere Demenz. Apraxie auf der Planungsebene, Störungen der optischen Differenzierung und der Befindlichkeit werden oft als beginnende Demenz verkannt und führen gemeinsam mit anderen Symptomen zur weiteren Isolierung des Patienten.

*Depression:* depressive Verstimmung in Form von Antriebsmangel, trauriger Verstimmtheit, Reduktion energetischen Potentials, Einengung der Interessenssphäre, Angst, Störungen von Konzentration und Aufmerksamkeit, Schlafstörungen usw. gehen in 20–30 % der Parkinson-Symptomatik voraus und kommen in 50–60 % der Parkinson-Patienten vor. Patienten mit PK sind schon vor Ausbruch der motorischen Symptome in ihrer Persönlichkeit oft auffällig: kontrollierend, introvertiert, rigid und freudlos. Diese prämorbiden Persönlichkeitszüge werden oft als Frühsymptome der Grunderkrankung gesehen (Tades und Lees, 1985), wobei die Ursache der Persönlichkeitsveränderungen in der Degeneration des dopaminergen meso-kortiko-limbischen Systems vermutet wird (Menza et al., 1993). Die biologischen Ursachen und Symptome depressiver Störungen und prämorbider Persönlichkeitsauffälligkeiten überlappen einander (Hubble et al., 1993). Depressive PK-Patienten klagen selten über Schuldgefühle und sind in ihrem Selbstwertgefühl wenig beeinträchtigt. Das mag dadurch erklärt werden, daß die Mehrzahl depressiver Symptome bei PK als Dysthymie (ICD-10 F.34.1) oder als leichte depressive Episode (ICD-10 F.32.0) diagnostiziert werden kann. Ausgeprägtere depressive Syndrome sind bei PK-Patienten nicht signifikant häufiger als in altersgleichen Kontrollgruppen (Hanz et al., 1994). Auch sind Suizide bei PK nicht überzufällig häufiger (Stenager et al., 1994). Die depressiven Syndrome bei den PK weisen endogenomorphe wie reaktive Züge im Rahmen der fortschreitenden Behinderung auf und sind bei Rigor-Akineseformen häufiger als beim Tremor-Dominanztyp (Haltenhof und Schröter, 1994). Häufig sind depressive Symptome auch bei Patienten mit frühem Erkrankungsbeginn vor dem 55. Lebensjahr (Kostic et al., 1994). Bei depressiven Patienten ist die Leistungsgeschwindigkeit durch eine Verlangsamung der Psychomotorik zusätzlich herabgesetzt, die bestehende Denkverlangsamung wird aber durch die Depression nicht weiter beeinflußt (Cooper et al., 1994). Die Schwere der Depression korreliert meist mit jener der kognitiven Störungen: bei Verlaufsuntersuchungen zeigen PK-Patienten mit schwerer Depression oft stärkeren kognitiven Abfall und rascheren Krankheitsverlauf als Nicht-Depressive (Starkstein et al., 1992; Davous et al., 1995).

*Psychoreaktive Störungen* umfassen Angst vor Selbstkontrollverlust, sozialen Rückzug, existentielle Ängste und Panik, reaktiv depressive Verstimmung, Mißtrauen und soziale Isolierung bedingt durch Bradyphrenie und somatische Symptome. Die im Vorfeld der Parkinsonsymptomatik beschriebene Angst und gehäuft auftretende Panikattakken sind durch die depressive Symptomatik erklärbar. Von diesen depressionsbedingten Angstsymptomen abzugrenzen sind solche, die parallel zu den „on-off"-Perioden bei fortgeschrittener PK auftreten und als Reaktion auf das Erleben der beklemmenden Off-Phasen zu werten sind (Siemers et al., 1993).

*Kognitive Störungen/Demenz:* Ein großes Problem stellt die in 15–30 % aller Parkinson-Patienten auftretende Demenz dar, die vielfach aus der bereits frühzeitig bestehenden Bradyphrenie hervorgehen kann. Bei Fehlen globaler intellektueller Störungen finden sich vermindertes Konzentrationsvermögen, beeinträchtige Auffassung, verzögerte Reaktionsfähigkeit, leichtere Ablenkbarkeit, Störungen des Planungsablaufes in der Ausführung komplexer kognitiver Aufgaben, exekutive Dysfunktionen, Defizite in der Verhaltens- und Affektregulation sowie Programmstrategien. Die neuropsychologischen Veränderungen in präklinischen Demenzstadien der PK sind vor allem durch Störungen der Sprachflüssigkeit als frühe Zeichen exekutiver Dysfunktion gekennzeichnet und unterscheiden sich damit von den Befunden in präklinischen Stadien der Alzheimer-Krankheit (Jacobs et al., 1995). Neben visuell-räumlichen Störungen im Behalten und Wiedererkennen optischer Eindrücke, der Erinnerung an rezente Ereignisse, Verlangsamung im initialen Denken sowie Reduktion des räumlichen Arbeitsgedächtnisses kommt es zu einem Bild globaler intellektueller Beeinträchtigung meist ohne fokale Ausfälle kognitiver Funktionen. Dieses als „frontostriäres Defizit" oder „subkortikale Demenz" bezeichnete Muster kognitiver Störungen ähnelt jenem bei Chorea Huntington oder supranukleärer Lähmung und wird der Alzheimer-tvpischen kortikalen Demenz gegenübergestellt (Dubois et al., 1991; Pillon et al., 1994). In fortgeschrittenen Stadien und bei PP-Syndromen bestehen globale Störungen kognitiver Leistungen bis zur schweren, dem M. Alzheimer ähnlichen Demenz. Viele Patienten mit Parkinson- und Demenzsyndrom, besonders im höheren Lebensalter, leiden nicht an einer PK, sondern an Alzheimer-Demenz mit Parkinsonsyndrom (ICD-10: G 22). Jeder vierte Patient mit M. Alzheimer entwickelt im Verlauf seiner Erkrankung ein Parkinson-Syndrom (Merello et al., 1994).

*Langzeitprobleme:* Die langsame Progredienz des neuronalen Degenerationsprozesses führt im Verlauf der PK zu Veränderungen des klinischen Bildes. Typische Spätsymptome und Langzeitprobleme der L-DOPA-Therapie („L-DOPA-Syndrom") umfassen motorische Fluktuationen, medikamentös induzierte Dystonien/Dyskinesien und Psychosen.

*Fluktuationen* sind gekennzeichnet durch einen rhythmischen Wechsel von symptomatischen und asymptomatischen Phasen. Sie treten in der Regel Jahre nach Krankheitsbeginn und nach längerfristiger L-DOPA-Medikation auf. Sie manifestieren sich als Schwankungen der Beweglichkeit, Auftreten von Dyskinesien und Dystonien.

*Fluktuationen der Beweglichkeit: Freezing* äußert sich in einer plötzlichen Unfähigkeit, eine Bewegung durchzuführen. Es kommt zu rasch auftretenden Gang- oder Startblokkierungen; der Patient ist plötzlich wie eingefroren, nicht mehr in der Lage zu starten oder weiterzugehen, etwa bei Türschwellen, geplantem Richtungswechsel oder Überschreiten einer Straße. Dabei bleiben Sprache und Motorik der Arme erhalten. Die Auslösung erfolgt durch Emotionen oder Hindernisse am Boden. Charakteristisch sind: nicht vorhersehbares zufälliges Auftreten, zeitlich kürzere Dauer als Yo-Yoing; kein direkter Zusammenhang mit der Krankheitsdauer, daher kein Spätsymptom; Dauer: Sekunden bis Minuten. Strategien zur Durchbrechung sind akustische Reize, wie lautes Zählen, rückwärts gehen, visuelle Reize wie Vorgabe von Schrittmarkierungen oder ausklappbare Querstange am Gehstock; keine oder geringe Besserung auf L-DOPA.

*Paroxysmale Kinesie* ist – im Gegensatz zum Freezing – gekennzeichnet durch eine Sekunden bis Minuten dauernde Unterbrechung der schweren Akinese, getriggert durch Emotionen oder Streß. Freezing und paradoxe Kinesie sind Symptome, die nicht mit der Dauer der PK verbunden sind.

*Wearing-off-Phänomen* (End-of-dose-Akinese): Nachlassen der Wirksamkeit des L-DOPA-Präparates im Sinne der Verkürzung der Wirkdauer, an deren Ende es zur motorischen Verschlechterung kommt. Erstes

Zeichen sind zunehmende Akinese nachts und in den Morgenstunden vor der ersten Tabletteneinnahme. Bei der *Early-morning-Akinese* zeigt sich die Einschränkung der Beweglichkeit nach dem Aufwachen, d.h. daß die DOPA-Dosis über die Nacht nicht bis zum frühen Morgen ausreicht. Bei der *End-of-dose-Akinese* zeigt sich etwa 2 Stunden nach Einnahme von L-DOPA durch Nachlassen der motorischen Wirkung. Die *Peak-dose-Akinese* bedeutet Unbeweglichkeit aufgrund zu starker Medikamentenwirkung. Daneben können sog. komplizierte Effekte am Dosisende auftreten, d.h. der Patient ist in einem Körperteil noch gut beweglich oder zeigt Dyskinesien, während andere Teile akinetisch sind.

*On-Off-Phänomene* umfassen verstärkte Fluktuationen, wobei es am Ende der Wirkdauer zu abruptem Wechsel von einer kinetischen in eine akinetische Phase kommt, also abrupten „Ein- und Ausschalten" der Motorik, ähnlich einem Lichtschalter.

*Therapieresistente Off-Perioden:* Mit zunehmender Dauer der L-DOPA-Therapie tritt bei einzelnen Patienten eine verminderte oder fehlende Medikamentenwirkung einzelner Dosen oder zu bestimmten Tageszeiten (nachmittags und abends) ein, die auf Dosismodifikation nicht anspricht.

*Yo-Yoing-Phänomen* (zufällige Oszillationen, paroxysmale On-Off-Phänomene, random-off, random-Oszillation): Verschlechterung der motorischen Fluktuationen, wobei es ohne Systematik oder zeitlichen Zusammenhang mit der Medikamenteneinnahme zu schlagartigem Wechsel von guter zu schlechter Beweglichkeit kommt.

## Dyskinesien/Dystonien durch Antiparkinsonmittel

Abnorme unwillkürliche Bewegungen (AIMs) gehören zu den häufigsten und dosislimitierenden Nebenwirkungen der Antiparkinsontherapie. Sie wurden erstmals von COTZIAS et al. (1969) unter L-DOPA-Therapie beschrieben, werden aber auch durch Dopaminagonisten und Anticholinergika ausgelöst. Sie umfassen ein weites Spektrum choreiformer, athetoider, dystoner, Tic-artiger Abläufe, Myoklonien und Ballismen, die Mund-, Schlund-, Kinn-, Gesichts-, Stamm und Extremitätenmuskeln befallen. Sie treten in verschiedenen therapeutischen Ansprechphasen auf und werden in drei Hauptgruppen gegliedert: On-, Off- und biphasische Dyskinesien (MARCONI et al., 1994).

*On-Dyskinesien* als häufigste und Frühformen der AIMs treten auf zum Zeitpunkt der maximalen Antiparkinsonwirkung, d.h. der klinischen Besserung oder On-Phase bzw. während der höchsten motorischen Kapazität – sog. „Peak-of-dose"-Dosisspitzen-Dyskinesien bei hohem L-DOPA-Plasmaspiegel. Sie umfassen choreiforme, athetoide oder dystone Störungen, Grimassieren, oro-bukko-faziale Dyskinesien, Kopfwakkeln, Rumpf- und Beckenschwingen, Sprach-, Schreib-, Gang- und Eßstörungen, wobei orofaziale und choreiforme Nackenbewegungen als häufigste und früheste Formen, Gesichts- und Nackendyskinesien meist bei On-Phasen beobachtet werden. In Spätphasen treten choreiforme und dystone Bewegungen, oft während der gesamten Wirkphase jeder DOPA-Dosis auf (Square-wave-tardive-Dyskinesien).

*Biphasische Dyskinesien* treten während der An- und Abflutungsphase des DOPA-Plasmaspiegels kurz (20 Minuten bis zwei Stunden) nach L-DOPA-Einnahme oder vor der Off-Phase mit Akinese auf. Sie kommen eher bei jüngeren Patienten vor und sind oft mit schmerzhaften Torsionsspasmen, oromandibulären und Fußdystonien, Arm- und Handrotation sowie mit Angst, Tachykardie und Schweißausbrüchen verbunden.

*Off-Periode-Dystonien* treten als dystone Haltungen während Phasen verminderter Motilität (Akinese) oder am frühen Morgen (Early-morning-Dyskinesien) vor Einnahme der ersten DOPA-Dosis auf und verschwinden unter deren Wirkung. Sie manifestieren sich als einseitige dystone Fußspasmen oder Spasmen am Nacken, Kiefer, Armen und sind oft mit Tagesfluktuationen, „Wearing-off“ oder diphasischen Dyskinesien in wechselnder Sequenz – Dyskinesie-Besserung-Dyskinesie oder umgekehrt – verbunden. Sie treten in Spätstadien der PK bzw. nach Langzeit-DOPA-Therapie (5–7 Jahre) auf.

*Dystone Fußantwort:* Schmerzhaft tonische Dorsalflexion der Großzehe und Plantarflexion der übrigen Zehen mit Inversion des Fußes tritt meist frühmorgens vor der ersten L-DOPA-Gabe, evtl. auch tagsüber beim Gehen sowie im Rahmen von biphasischen und Off-Phase-Dyskinesien auf.

*Seltenere Störungen* sind Blepharospasmus, Akathisie, Stottern, Räuspern, Gesichts- und Schulter-Tics, Grunzen sowie ballistische Armbewegungen. Als Spätformen treten auch Myoklonien an Stamm und Bein in Ruhe, vorwiegend auch nachts, auf.

AIMs finden sich bei 50–90 % (Mittelwert um 80 %) aller medikamentös behandelbaren Parkinson-Patienten in steigender Häufigkeit mit der DOPA-Therapiedauer. Sie sind dosisabhängig und treten bei niederen DOPA-Dosen seltener auf. Rund 50 % zeigen vorwiegend On-Dyskinesien, seltener sind Kombinationen von biphasischen oder Off-Dyskinesien oder sämtlicher Formen. Größte Häufigkeit besteht bei frühem Krankheitsbeginn in jüngerem Lebensalter. Frauen und Männer sind gleich betroffen.

## Neuropathologie

Makroskopisch findet sich eine Abblassung der Substantia nigra (SN); nicht selten diffuse Hirnatrophie. Die PK ist eine durch spezifische Zytoskelettveränderungen und weite Gebiete des Nervensystems betreffende, d.h. multisystemische Degenerationskrankheit. Histologische Hauptbefunde sind ein Verlust melaninhaltiger Neuronen in pigmentierten Hirnstammarealen, besonders der SN, mit Auftreten von Lewy-Körpern in den Nervenzellen von Hirnstamm, Hirnrinde, autonomen Ganglien und Bulbus olfactorius. Am stärksten betroffen ist die SNZC mit 60–80 % Ausfall der melaninhaltigen Nervenzellen vorwiegend in den ventrolateralen und kaudalen Teilen (Area A-9), die zum kaudalen Putamen projizieren, deutlich geringer in der medialen, zum ventralen Putamen und Kaudatum projizierenden SN. Die Befallstopik der PK ähnelt jener des durch das Neurotoxin MPTP induzierten Parkinson-Syndroms (Varastet et al., 1994). Sie weicht deutlich von den Altersveränderungen der SN ab, die mit Zellausfall in dorsalen Abschnitten einhergehen. Bei PK betroffen sind ferner Locus coeruleus, dorsaler Vaguskern und adrenerge Oblongatakerne, die serotonergen dorsalen Raphekerne, Nucleus basalis und andere cholinerge Hirnstammkerne, wie Edinger-Westphal-Kern (kontrolliert Pupillomotorik), posterolateraler Hypothalamus, der zum limbischen System gehörende Mandelkern (Braak et al., 1994) sowie Teile der Hippokampusformation, der vordere Gyrus cinguli, limbische Thalamuskerne mit präfrontaler Projektion sowie andere extranigrale Hirnareale ohne Beschränkung auf bestimmte neurotransmitter-spezifische Neuronensysteme (Jellinger, 1993; Braak und Braak, 1996). Der Zelldegeneration voraus geht ein Verlust von Neurofilamentproteinen, neuronaler Tyrosinhydroxylase (TH)-Immunreaktivität, TH-Messenger-RNS, TH-Proteingehalt und von Dopamintransportern als Zeichen funktioneller Zellschädigung (Gai et al., 1994). Dazu kommen Freisetzung von Neuromelanin und Mikroglia-Proliferation als Hinweis auf toxische oder immunologische Vorgänge.

Diagnostische Zellmarker sind die *Lewy-Körper* (LK), rundliche, homogene Zytoplasmaeinschlüsse in subkortikalen und kortikalen Nervenzellen, autonomen Ganglien, Darmnervenplexus, Bulbus olfactorius und Nebennierenmark. Sie bestehen aus geraden Proteinfäden von 7–20 nm

Durchmesser, die in subkortikalen LK im Zentrum regellos und in der Peripherie radiär, in kortikalen Einschlüssen homogen angeordnet sind. Sie enthalten unlösliche Zytoskelettelemente aus an Ubiquitin gebundenen hyperphosphorylierten Neurofilamentproteinen, die Ähnlichkeit zu den Alzheimer-Neurofibrillenfäden aufweisen, aber kein dafür typisches mikrotubulusasssoziiertes Tau-Protein enthalten. Sie reagieren mit der nicht-amyloiden Komponente des β-Amyloid-Vorläuferproteins sowie mit den Synapsenmarkern Synaptophysin und Chromogranin A als Hinweise auf Beziehungen zu Nervenendigungen. Als Folge eines frustranen proteolytischen Abbaues abnormer Zytoskelettelemente sind sie – ähnlich anderen Zelleinschlüssen bei neurodegenerativen Erkrankungen – vermutlich Endprodukte oder Epiphänomene eines bisher ursächlich ungeklärten neuronalen Degenerationsprozesses, der mit Störungen im axonalen Proteintransport einhergeht und zum Zelltod führt (Jellinger, 1993a). Damit einher gehen Ubiquitin-positive degenerierende Neuriten („Lewy-Neuriten") in zahlreichen Hirnstammkernen, im Mandelkern und in Teilen des Hippokampus, die neben Vorstadien der LK in Nervenzellen auf einen multiple Neuronensysteme betreffenden Degenerationsprozeß hinweisen (Gai et al., 1995). Während sich keine sicheren Beziehungen zwischen Krankheitsdauer, Alter der Patienten und dem Schweregrad der Gewebsläsionen erfassen lassen, zeigen die klinischen Hauptformen der PK unterschiedliche Läsionsmuster: Der *Rigor-Akinese-Typ* zeigt stärkeren Zellausfall in der lateralen SNZC mit negativer Korrelation zwischen Neuronenzahl, Schweregrad von Rigor-Akinese und Dopaminverlust im Striatum. Zu der stark betroffenen ventrolateralen SNZC mit wenig Calbindin (CAB, Kalzium-bindendes Protein) enthaltenden Neuronen, projizieren die Metencephalin-Substanz-P-reichen, Acetylcholinesterase-armen Striosomen des Putamen. Ihre Organisation bleibt trotz Störung der dopaminergen Zuflüsse ebenso erhalten wie die CAB-positiven, somatostatinreichen Matrixneurone, die zu den GABA-Neuronen der retikulären SN projizieren. Weniger betroffen sind die zu kortikalen und limbischen Arealen projizierenden dopaminergen, CAB-reichen Neurone des ventralen Tegmentum (A-10) und der perirubralen Region (A-8), was für eine neuroprotektive Rolle von CAB durch Hemmung des zellulären Kalziumeinstromes spricht. Die *Tremor-Dominanzform* zeigt geringere Zellausfälle als der Rigor-Akinesetyp in der gesamten und lateralen SNZC, aber stärkeren Verlust im periretrorubralen Feld (A-8),das zur Matrix des dorsolateralen Striatum und zum ventromedialen Thalamus projiziert. Die Degeneration des nigrostriären Systems führt als Folge dopaminerger Denervation zum Verlust TH-immunreaktiver Nervenendigungen und in späteren Stadien durch Störungen im Axontransport zu dystrophischen Axonschäden und zu transsynaptischer Degeneration postsynaptischer Neuriten im Striatum (Jellinger, 1993a).

*Substrate kognitiver Störungen (Demenz):* In einer Autopsieserie von 600 Fällen mit Prävalenz der Demenz von 31 % boten nur 1,8 % der Dementen „reine" PK vom Lewy-Körpertyp ohne zusätzliche Hirnschäden; in 64 % bestand zusätzliche Alzheimer-Pathologie; in 23 % lagen andere Degenerationsprozesse und in 6 % vaskuläre Hirnschäden vor. Demenz bei PK ist durch Läsionen verschiedener Neuronensysteme bedingt (Jellinger und Bancher, 1995):

- Degeneration subkortiko-kortikaler Systeme mit Neuronenverlust in medialer SN und ventralem Tegmentum (mesokortikolimbisches Dopaminsystem), serotonergen Raphekernen, noradrenergem Locus coeruleus (mit von M. Alzheimer abweichender Läsionstopik), cholinergem System (Nucleus basalis Meynert) und Nucleus amygdalae.

- Kortikale Pathologien mit limbischen und/oder neokortikalen Alzheimer-Läsionen, kortikalen LK oder deren Kombination, wobei den kortikalen LK nur geringe Bedeutung zukommt. Demente Parkinson-Patienten zeigen stärkere Intensität neuritischer Alzheimer-Läsionen als nicht-demente mit Vorzugsbefall von präfrontalem, entorhinalem Kortex und Hippokampus. Sie zeigen in Parkinson-Gehirnen ähnliche Ausbreitungsmuster wie bei M. Alzheimer mit Übergreifen vom entorhinalen Allokortex über das Ammonshorn auf isokortikale Areale, bei etwas geringerem Befall isokortikaler Assoziationsareale. Vergleiche zwischen dem Grad psychometrisch erfaßter Demenz und neuritischer Alzheimer-Läsionen zeigen bei Senioren mit und ohne PK ähnliche signifikante Korrelationen (Jellinger und Bancher, 1995). Im allgemeinen reichen Läsionen subkortikaler Neuronensysteme nicht für die Ausbildung schwerer Demenz bei PK aus, die meist durch superponierte kortikale Alzheimer-Pathologie bedingt ist.

## Pathobiochemie

Die Folge der Degeneration des nigrostriären Systems mit Verlust von Nigraneuronen und Ausfall dopaminerger Nervenendigungen im Striatum ist ein ausgeprägter Dopaminmangel vorwiegend im Putamen. Geringerer Abfall von Homovanillinsäure, dem Hauptmetaboliten des Dopamins, im Striatum weist auf eine Steigerung von Dopaminumsatz und -synthese in den degenerierenden Neuronen, wodurch in Frühphasen der Erkrankung die dopaminerge Transmission erhalten bleibt. Erst bei Degeneration von $^2/_3$ der dopaminergen Neurone und Verlust von 70–80 % des striären Dopamins werden die klinischen Parkinson-Symptome manifest. Gemäß der reziproken Innervation des nigrostriären Systems korreliert der Nigrazellverlust mit Abnahme von Dopamin, seiner Enzyme (TH und DOPA-Decarboxylase) und Metaboliten, stärkerer im Putamen als im Kaudatum und im kaudalen gegenüber dem rostralen Putamen, während im Kaudatum rostrale Teile stärker betroffen sind. Geringerer Verlust betrifft das mesokortikolimbische System. Frühzeitige Aufnahmestörung von DOPA im Striatum als Zeichen gestörter präsynaptischer dopaminerger Funktion korreliert eng mit der Zelldichte in der SNZC und dem striären Dopaminverlust (Snow et al., 1993). Sie schreitet bei PK rascher fort als bei älteren gesunden Probanden (Vingerhosts et al., 1994). Damit einher geht eine frühe Abnahme der Dopamin-Transporter im Putamen (Murray et al., 1995; Rinne et al., 1995). Dagegen bleiben die postsynaptischen D2-Rezeptoren im Striatum selbst bei hohem präsynaptischen Degenerationsgrad (über 85 %) lange Zeit erhalten. Ihre gering vermehrte Dichte bei unbehandelten Patienten weist auf eine kompensatorische „Denervations-Supersensitivität" bei präsynaptischer Schädigung und intakten postsynaptischen D1-Rezeptoren (Shonotoh et al., 1993). Erst in späteren Stadien führt die fortschreitende Degeneration zum Verlust und zu einer verminderten Stimulierbarkeit der postsynaptischen D2-Rezeptoren durch Dopamin und unveränderter Antagonisten-Bindung als Ursache von Therapieresistenz und L-DOPA-Nebenwirkungen. Die Beteiligung extranigraler dopaminerger und anderer Neuronensysteme führt zu komplexen biochemischen Veränderungen, wie z.B. des exzitatorischen Glutamatsystems als möglicher Grundlage pharmakotoxischer Psychosen, Verlust noradrenerger Innervation des Neokortex und serotonerger Defizienz; diese Veränderungen können zu den kognitiven Störungen und zur Depression in Beziehung gesetzt werden. Störung der cholinergen Transmission führt über hippokampale und präfrontale Strukturen zu Kognitions- und Verhaltensstörungen. Beeinträchtigt sind auch peptiderge Systeme, während die GABAergen erhalten bleiben (GERLACH und RIEDERER, 1994).

## Pathophysiologie

Die Degenerationsvorgänge bei der PK bewirken Funktionsstörungen in den komplexen neuronalen Regelkreisen der Stammganglien als Grundlage der klinischen Symptomatik (Abb. 2). Läsion des nigrostriären Systems durch Nigrazellausfall führt zur dopaminergen Denervation des Striatum, dessen Abstromsysteme über Pallidum und Thalamus zum Kortex und die parallele striato-nigro-pallido-kortikale Schleife zum prämotorischen Kortex in Frühstadien der PK intakt bleiben. Für die klinischen Hauptsymptome ergeben sich unterschiedliche

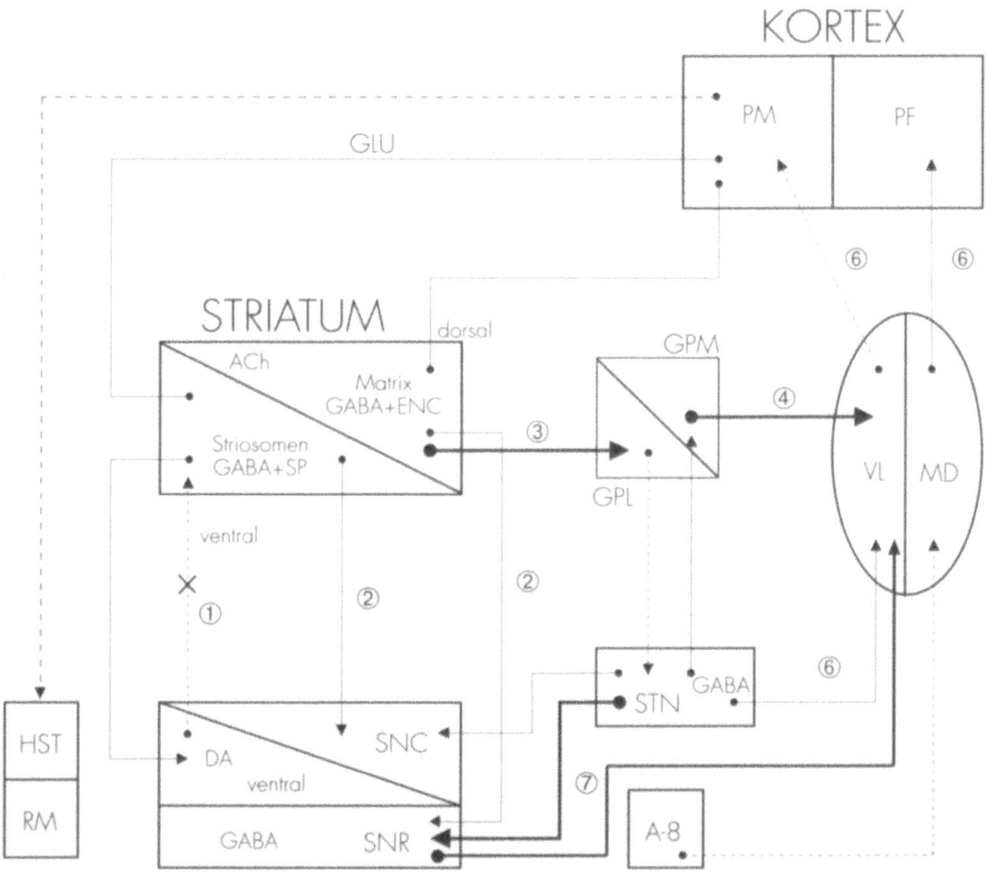


**Abb. 2.** Schema der Funktionsstörungen der Basalganglien bei Parkinson-Krankheit (mod. nach JELLINGER, 1993a). Bei *Rigor-Akinese-Typ* schwere Schädigung des dopaminergen nigrostriären Systems: (*1*) bei relativer Erhaltung der efferenten Striatumsysteme bzw. gesteigerter GABA-Aktivität der striopallidären (*3*), pallido-subthalamischen Bahn (*7*) zur retikulären Nigra (*ZR*) und zum ventrolateralen Thalamus (*VL*, *6*). Hypoaktivität der striato-thalamo-kortikalen Projektionen zum prämotorischen (*PM*) und präfrontalen Kortex (*PF*, *6*). Beim *Tremor*-Dominanztyp daneben Zellausfall im retrorubralen Feld (*A-8*) mit verringerter Aktivität der Projektion zum ventromedialen Thalamus (*MD*). *Ach* Acetylcholin; *DA* Dopamin; *ENC* Encephalin; *GABA* Gamma-Animobuttersäure; *GLU* Glutamat; *GPM* mediales; *GPL* laterales Pallidum; *SP* Substanz P; *ZC* Zona compacta nigrae; *HSt* Hirnstamm; *RM* Rückenmark; ⟶ unverändert; - - -➤ reduziert; ➞ gesteigert

Pathomechanismen: Die motorischen Defizite – *Rigor, Akinese* – sind durch Funktionsstörung der nigrostriären Schleife mit erhöhter hemmender GABA-Aktivität der „indirekten“ Striatumefferenz und verstärktem striären Abfluß zum ventrolateralen Thalamus bedingt, der durch Hemmung der GABAergen thalamokortikalen Bahn zur Reduktion kortikaler Aktivitäten führt. Daneben besteht eine Imbalance zwischen dopaminerger und glutamaterger Aktivität: Durch Abnahme der über striäre D2-Rezeptoren vermittelten hemmenden Dopaminwirkung überwiegt der erregende Glutamateffekt zum äußeren Pallidum. Das führt zur Enthemmung des Subthalamuskerns, der über glutamaterge Bahnen das innere Pallidum und retikuläre SN erregt, wodurch es zur glutamatergen Überaktivität kortikaler Afferenzen kommt. Die relative Verschonung der strio-kortikalen Efferenzen ermöglicht die Funktionserhaltung der „motorischen“ Schleife bei Restitution der dopaminergen Transmission durch L-DOPA-Substitution und intakten postsynaptischen Rezeptoren, deren spätere Degeneration zum Wirkabfall führt. Die *Tremor*-Dominanzform zeigt geringere Zellausfälle in SNZC bei stärkerer Läsion im periretrorubralen Feld, das zur Matrix des dorsolateralen Putamen und ventromedialen Thalamus projiziert. Eine dem Parkinson-Tremor synchrone Aktivität wird im ventralen intermediären Thalamus (VIM) mittels funktioneller MRT – als gesteigerte Aktivität – im Thalamus und Kleinhirn beobachtet (BUCHER et al., 1995). Befunde bei experimentellem Parkinsonismus an Primaten weisen daneben auf einen starken Dopaminverlust im Putamen und/oder Pallidum als wesentlichen Faktor des Tremors (BAGMEN et al., 1994). Diese Hypothese vermutet, daß der Tremor, oft ein Frühsymptom der PK, den Verlust von Dopamin im kaudalen Putamen reflektiert.

*Depression* als häufiges Symptom der PK beruht meist auf organischer Basis (MAYBERG und SALOMON, 1995). Sie wird auf Störungen im serotonergen System durch Degeneration der dorsalen Raphekerne mit Abnahme von Serotonin, seiner Metaboliten und Rezeptoren in Striatum und Kortex, ähnlich wie bei depressivem M. Alzheimer, bezogen (MCCANCE-KATZ et al., 1993). Sie geht mit regionaler Abnahme der Durchblutung im Frontal- und cingulären Kortex als Hinweis der Unterbrechung orbitofrontaler Bahnen zur dorsalen Raphe einher (RING et al., 1994). Daneben bewirkt die Degeneration des Locus coeruleus ein noradrenerges Defizit, das bei Parkinson- und Alzheimer-Patienten mit Depression besonders ausgeprägt ist (ZUBENKO, 1992). Weitere Substrate sind eine Degeneration dopaminerger und noradrenerger Systeme sowie Fernschäden in temporobasal-limbischen Regionen.

*Kognitive und Verhaltensstörungen* bei PK beruhen auf Störungen extranigraler, insbesondere mesokortikolimbischer Dopamin-Systeme sowie Störungen des striären Abflusses im „motorlschen“ Loop über den Thalamus zum präfrontalen Kortex mit frontaler Deafferentierung, die durch den Nachweis eines verminderten frontalen Glukosestoffwechsels gestützt wird (PILLON et al., 1994). Diese bei verschiedenen Basalganglien-Krankheiten auftretende frontal-subkortikale Demenz kann von Alzheimer-Läsionen in Hippokampus und Isokortex mit oder ohne kortikale Lewy-Körper überlagert sein.

*Fluktuationen und Dyskinesien:* Ihre Pathomechanismen sind wenig geklärt. Diskutiert werden (MARCONI et al., 1994):

a) durch fortschreitende nigrostriäre Degeneration bedingte Kapazitätsabnahme des Gehirns für Synthese, Wiederaufnahme und Speicherung von exogenem Dopamin;
b) pharmakodynamische Änderung der Dopamin-Rezeptoreigenschaften mit kompensatorischer Dopamin-Überempfindlichkeit der postsynaptischen Rezeptoren nach chronischer L-DOPA-Gabe. Das steht nicht

im Einklang mit klinischen Erfahrungen, wonach die Häufigkeit und Schwere der AIMs mit der Therapiedauer zunimmt und später niedrigere DOPA-Dosen zu ihrer Auslösung genügen. Parkinson-Patienten mit Dyskinesien weisen meist auch Tagesfluktuationen, Wirkverlust von DOPA-Dosen trotz adäquater Plasmaspiegel und Abnahme der motorischen Reaktion trotz wiederholter dopaminerger Stimulation auf, was für eine verminderte striäre Sensitivität infolge späterer Dichteabnahme der dopaminergen D2-Rezeptoren spricht;

c) Änderungen der Bioverfügbarkeit von L-DOPA durch Schwankungen im Plasmaspiegel und Transport durch die Blut-Hirnschranke (SAGE et al., 1991): Fluktuationen zeigen Beziehungen zu extrem hohen und niederen Plasmaspiegeln von L-DOPA, abhängig von unterschiedlicher Resorption (Nahrungszufuhr, pH des Magens, Darmmotilität) und Einzeldosisverteilung. L-DOPA wird oft zu rasch resorbiert, hat nur kurze Plasmahalbwertszeit und wirkt infolge Abnahme der striären Speicherkapazität immer kürzer und überschießender.

d) Die Dissoziation zwischen Dyskinesien und Akinesen könnte ferner durch Balancestörungen zwischen striärem dopaminergen und GABAergen striopallidären System bedingt sein. Dopamin-Überschuß hemmt die Aktivität der Encephalin-GABA-Efferenzen vom Striatum zum Nucleus subthalamicus und medialen Pallidum und führt durch Aktivitätssteigerung des lateralen Pallidum zu Dyskinesien.

## Pathogenese und Ätiologie

Die Ursachen des bestimmte Neuronengruppen betreffenden Degenerationsprozesses bei PK und anderen neurodegenerativen Erkrankungen sind unbekannt. Genetische Faktoren stützen sich auf das familiäre Auftreten bestimmter PK-Unterformen mit autosomal dominantem oder rezessivem Erbgang, doch zeigt die überwiegende Mehrzahl ein sporadisches Auftreten, wobei molekulargenetische Untersuchungen erhebliche Genpolymorphismen aufzeigten (GASSER et al., 1994; KOSEL et al., 1996). Eine Interaktion zwischen genetischen Faktoren und Umwelteinflüssen könnte wesentlich für das Auftreten der PK sein (VIEREGGE, 1994). Daneben werden zahlreiche endogene und exogene Faktoren angeführt, die über oxidativen Streß, freie Radikalbildung, Superoxidation, Störungen des Eisenstoffwechsels und der Mitochondrienfunktion zum Zelltod führen. Im Tierexperiment und bei Konsumenten von verunreinigtem Heroin verursacht das Tetrahydropyridin MPTP ein der PK klinisch und morphologisch ähnliches Bild. Dabei wird MPTP in Gliazellen zum neurotoxischen $MPP^+$ umgewandelt, das über Hemmung der Atemkette zur Destruktion der SNZC und zum striärem Dopaminmangel führt.

Für den neuronalen Zelltod werden folgende Faktoren diskutiert (Abb. 3): *Neuromelanin*, das in dopaminergen Neuronen vorliegt, wird durch Autoxidation von Dopamin gebildet, wobei es zur Bildung von Wasserstoffsuperoxid ($H_2O_2$) kommt, das durch das Glutathionsystem entfernt wird. Gesteigerte Bildung von $H_2O_2$ durch altersbedingte Zunahme der MAO-Aktivität im Gehirn oder Abnahme von Glutathion und Glutathionperoxidase führen zur Bildung von freien Hydroxylradikalen mit gesteigerter Lipidperoxidation, die zur Neuronenschädigung beitragen.

*Dopamin* führt durch Autoxidation zur Bindung freier Radikale und bei gesteigertem Umsatz im geschädigten strionigralen System zu oxidativem Streß (EBADI et al., 1996).

*Eisen-Melanin-Interaktion*: In Nigraneuronen von Parkinson-Patienten wurde abnorme Zunahme von Eisen und Lipidperoxidation festgestellt, wobei es im Melanin zu selektiver Anhäufung von Fe-III kommt. Eisen reagiert mit Dopamin unter Bildung von neurotoxisch wirksamen 6-Hydroxydopamin (6-OHDA), das vermehrt im Harn

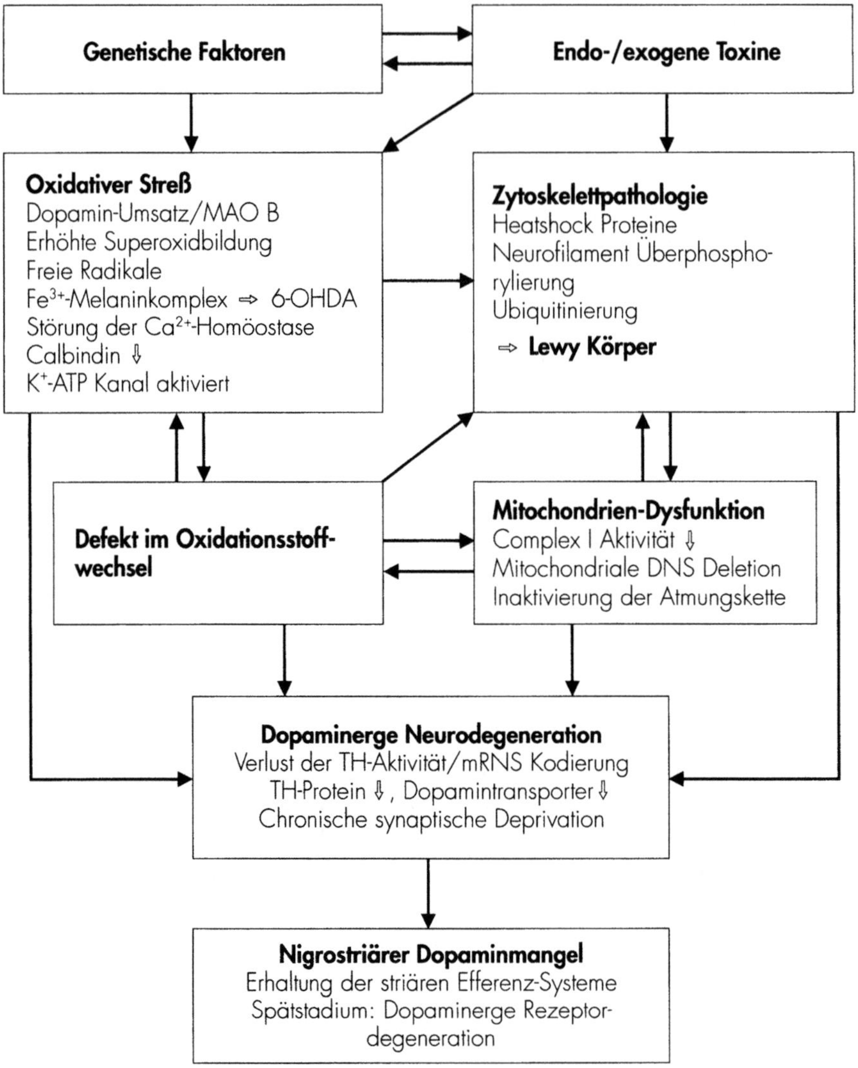


**Abb. 3.** Pathogenetische Faktoren der Parkinson-Krankheit

von Parkinson-Patienten nachweisbar ist (ANDREW et al., 1993) und ein experimentelles Modell der PK bildet. Die selektive Schädigung der nigrostriären Neurone durch Eiseninjektionen und die protektive Wirkung von Eisenbindungsmitteln (Chelatoren) weisen auf die Bedeutung der Eisen-Melanin-Interaktion für die dopaminerge Zelldegeneration durch oxidativen Streß und mitochondriale Membranschädigung hin (YOUDIM et al., 1994; BEN SHACHAR et al., 1995).

*Enyzmprotektion:* Bei PK besteht eine Störung zellulärer Schutzmechanismen gegenüber oxidativem Streß, Abnahme von protektiver Glutathionperoxidase mit Zunahme von Superoxiddismutase, die zu einer Mitochondrienschädigung führen. *Mitochondrien-Funktionsstörungen* wurden bei experimentellem MPTP-Parkinsonimus und menschlicher PK festgestellt. In der SN besteht eine Aktvitätsminderung von Atmungskettenenzym Komplex I ohne Störungen des mitochondrialen Genoms, die auf das ZNS beschränkt ist und auf einen spezifischen Defekt hinweist. Dieser Komplement-1-Defekt könnte mit altersbedingten Störungen der Atmungskette infolge zunehmender Superoxid-Radikalbildung sowie durch Eisen katalysierte oxidative Schäden bedingt oder verstärkt sein. Er wird durch L-DOPA-Therapie der PK nicht bewirkt oder verstärkt (Schapira, 1995). Schäden im gliösen $K^+$-ATP-Kanal und Störungen der Kalzium-Homöostase werden als weitere Faktoren vermutet. Die progrediente dopaminerge Nigradegeneration bei der PK dürftte durch eine Kaskade folgender Faktoren bedingt sein (s. Jellinger, 1993a; Olanow und Arendash, 1994; Schapira, 1995):

a) chronischer Verlust zellulärer Schutzmechanismen gegen oxidativen Streß und freie Radikalbildung (genetisch oder exogen bedingt);
b) chronischer Defekt des oxidativen Zellstoffwechsels durch Fe-III katalysierte Zersetzung von $H_2O_2$, Inaktivierung der Atmungskettenenzyme durch Superoxidproduktion und verstärkten Katecholaminumsatz über Monoaminoxidase;
c) Defekt von Komplex I durch genetische oder endotoxische Vorgänge. Diese Kaskade könnte durch Störung von Mitochondrienenzymen oder Inaktivierung der Atmungskette zu funktioneller Überkompensation der Zelle und dadurch erhöhter Empfindlichkeit gegenüber endogenen oder exogenen Toxinen führen. Daher wird die pathogenetische Beteiligung von Umwelttoxinen, wie etwa 1-Trichloromethyl-1,2,3,4-Tetrahydro β-Karbolin (TaClo) und Pharmaka, vermutet (Bringmann et al., 1995). Die protektive Rolle von Zigarettenrauchen, vermutet durch eisenbindende Wirkung von Nikotin, ist umstritten (Morena et al., 1995). Die PK hat wahrscheinlich mehr als eine Ursache und ist die Folge komplexer biochemischer Störungen endogener und exogener Natur, die sich einer Kaskade molekulargenetisch bedingter Suszeptibilitäts-Faktoren aufpropft, deren letzte Ursachen noch ungeklärt sind.

### Diagnose und Differentialdiagnose

Die Diagnose der PK beruht heute infolge Fehlens genetischer oder biochemischer Marker vorwiegend auf dem klinischen Erscheinungsbild und stellt damit eine Ausschlußdiagnose dar, die auf der Symptomentrias Bradykinese, Rigor und Ruhetremor beruht. Sie kann durch aufwendige apparative Verfahren, wie SPECT und PET, zur Erfassung der strionigralen Funktion, MRT zum Ausschluß anderer Prozesse sowie den Apomorphintest zur Prüfung auf dopamimetische Ansprechbarkeit erhärtet werden (Gasser et al., 1992). Wegen des Auftretens typischer klinischer Symptome erst bei fortgeschrittener Funktionsstörung des dopaminergen nigrostriären Systems ist vor allem die Frühdiagnose der PK oft schwierig und die Palette der Fehldeutungen breit. Wegen klinischer Überlappung mit anderen neurodegenerativen Erkrankungen mit Parkinson-Symptomatik kann auch die Diagnose der PK im Langzeitverlauf auf Schwierigkeiten stoßen. Klinisch-pathologische Vergleichsuntersuchungen ergaben Fehldiagnosen in 15,7 bis 24,5 % (Tabelle 3). Die diagnostische Auswertung sollte auf den klinischen Informationen zum Zeitpunkt der Erstuntersuchung sowie auf der L-DOPA-Wirkung beruhen. Informationen über den weiteren Verlauf können die Auswertung beeinflussen. Für die Diagnostik der PK wurden mehrere standardisierte Kriterien vorgeschlagen; breiten Eingang fanden die Kriterien der UK Parkinson-Hirnbank (Tabelle 4). Ein anderer Diagnosekatalog unterscheidet, in Anlehnung an die NIH-ADRDA-Kriterien für die Diagnose des M. Alzheimer, drei Gruppen – „sichere", „wahrscheinliche" und „mögliche" klinische PK (Tabelle 5).

**Tabelle 3.** Fehldiagnosen klinischer Fälle von Parkinson-Krankheit in Autopsie-Serien

| Neuropathologie Diagnose | Hughes et al. (1992) (n = 100) N = % | | Rajput et al. (1991) (n = 41) % | Jellinger (1974) (n = 110) % | Eigene Serie (1957–1994) (n = 600) n | % |
|---|---|---|---|---|---|---|
| Alzheimer-Krankheit (AK) | 3 | 6 | | | 23 | 4,0 |
| Alzheimer-Typ Pathologie | 3 | | 2 | 0,9 | 1 | |
| Multiinfarkt-Encephalopathie (MIE) | 0 | | 2 | 4,6 | 17 | 2,8 |
| Progr. Supranukleäre Lähmung | 8 | | 0 | 2,8 | 17 | 2,8 |
| Multisystematrophie | 5 | | 10 | 6,5 | 15 | 2,7 |
| Nigraatrophie (unklassifiziert) | 2 | | 2 | 3,6 | 5 | 0,9 |
| MIX-Encephalopathie (AK + MIE) | 0 | | 0 | 1,5 | 4 | 0,7 |
| Diffuse Lewy-Körper Krankheit | 1 | | 0 | 2,8 | 3 | 0,5 |
| M. Pick | 0 | | 0 | | 2 | 0,3 |
| Kortikobasale Degeneration | 0 | | 0 | 0 | 2 | 0,3 |
| o.B. (essentieller Tremor?) | 1 | | 0 | 0 | 2 | 0,3 |
| Andere (Pallidonigrale Deg., senile gliale Dystophie, tox. Parkinson., Hydrocephalus) | 0 | | 2 | 0,9 | 2 | 0,3 |
| Postencephalit. Parkinsonismus | 1 | | 4 | 0,9 | 1 | 0,2 |
| *Gesamt* | 24 | | 22 | 24,5 | 95 | 15,9 |

## Zusatzbefunde

Blut- und Harnchemie sind durchwegs unauffällig, doch wird im Harn bei mit L-DOPA behandelten PK-Patienten mitunter 6-Hydroxydopamin (6-OHDA) nachgewiesen (Andrew et al., 1993). Im Liquor findet sich eine (unspezifische) Abnahme von Homovanillinsäure, dem Hauptmetaboliten des Dopamins, und anderer biogener Amine. Intravitale Marker der PK sind bisher nicht bekannt. Das EEG ist bei unkomplizierten PK-Fällen unaufällig, bei PPS diffus abnorm. CCT und MRT sind in Frühstadien negativ; in fortgeschrittenen Stadien, insbesonders, wenn diese mit einer Demenz einhergehen, können sie innere und äußere Hirnatrophie zeigen. T2-gewichtete MRT zeigt Verschmälerung und Signalreduktion in der SN, vermutlich durch Eisenzunahme (Antonini et al., 1994); fehlende Striatumveränderungen gestatten eine Abgrenzung von PK gegenüber Multisystem-Atrophien und anderen PPS (Lang et al., 1994). PET- und SPECT-Untersuchungen zeigen erhöhte Stoffwechselaktivität im Striatum und Thalamus bei Abnahme im Kortex (Eidelberg et al., 1994). Sie zeigen starke Reduktion der [$^{18}$F]-DOPA-Aufnahme im Putamen, die vermutlich auf der Zahl der funktionsfähigen striären präsynaptischen Dopamin-Endigungen beruht und damit auf gestörte präsynaptische nigrostriäre Funktionen weist (Takikawa et al., 1994). Der Abfall der DOPA-Aufnahme im Striatum korreliert mit der Zelldichte in der SNZC und dem striären Dopamingehalt (Snow et al., 1993). [$^{18}$F]-Dopa PET-Untersuchungen in Frühstadien der PK zeigen signifikanten Abfall der Dopa-Aufnahme im Striatum, bei Hemiparkinson kontralateral zur Symptomatik bei noch homolateralen Normalwerten. Der Beginn der klinischen

**Tabelle 4.** Klinische Diagnose-Kriterien der UK Parkinson Disease-Hirnbank

*1. Schritt: Diagnose des Parkinson-Syndroms*

- Bradykinese (Verlangsamung des Beginns von Willkürbewegungen mit fortschreitender Verringerung an Geschwindigkeit und Amplitude wiederholter Aktivitäten
- zumindest eine der folgenden: muskulärer Rigor; 4–6 Ht Ruhetremor; Haltungsinstabilität, nicht verursacht durch primäre Sehstörungen; vestibuläre, cerebelläre oder Sensibilitätsstörungen

*2. Schritt: Anschlußkriterien für die Parkinson-Krankheit*

- Anamnese wiederholter Schlaganfälle mit stufenweisem Fortschreiten der Parkinson-Symptomatik
- Anamnese einer gesicherten Encephalitis
- Okulogyre Krisen
- Neuroleptika-Behandlung bis/vor Beginn der Symptome
- Mehr als ein betroffener Verwandter
- Anhaltende Remission
- Ausschließlich einseitige Symptome nach 3jähriger Dauer
- Supranukleäre Blickparese
- Kleinhirnsymptome
- Frühzeitige schwere vegetative Beteiligung
- Früh einsetzende schwere Demenz mit Störungen von Gedächtnis, Sprache und Apraxie
- Babinski-Phänomen
- Vorliegen eines Hirntumors, Hydrocephalus communicans im CT
- Fehlendes Ansprechen auf hohe L-DOPA-Dosen (bei Ausschluß von Resorptionsstörungen)
- MPTP-Exposition

*3. Schritt: Unterstützende prospektive Kriterien für Parkinson-Krankheit* – für die Diagnose eines gesicherten M. Parkinson drei oder mehr Kriterien erforderlich:

- Einseitiger Beginn
- Ruhetremor vorhanden
- Fortschreitender Prozeß
- Anhaltende Asymmetrie auf anfangs betroffener Seite
- Ausgezeichnetes Ansprechen auf L-Dopa (70–100 %)
- Schwere, durch L-Dopa ausgelöste Chorea
- Ansprechen auf L-Dopa über 5 Jahre und länger
- Klinischer Verlauf von 10 Jahren und mehr

Symptomatik erfolgt bei Abnahme der Dopa-Aufnahme zwischen 57 und 80 %, was mit biochemischen Autopsiestudien übereinstimmt (Morrish et al., 1995). Bei familiären PK-Formen zeigen asymptomatische Familienmitglieder eine gering reduzierte DOPA-Aufnahme als Hinweis auf erhöhtes Krankheitsrisiko, dem später manifeste Frühsymptome folgen (Brooks, 1993). Die Dopamin-Transporter zeigen in frühen Stadien eine deutliche Bindungsabnahme, stärker ausgeprägt im hinteren als im vorderen Putamen und Kaudatum (Frost et al., 1993). PET- und SPECT-Untersuchungen mit dem Liganden [$^{121}$]β-CIT (2 β-Carboxymethoxy-(4[$^{123}$]) Orthophenyl-Tropan, einem Marker für Dopamintransporter und dopaminerge Nervenendigungen, zeigt bereits in präklinischen Frühstadien der PK eine deutliche Abnahme im Putamen kontralateral zur Hemisymptomatik (Rinne et al., 1995; Seibyl et al., 1995). Bei Hemiparkinson besteht jedoch bereits eine beidseitige Reduktion mit stärkerer Ausprägung kontralateral zur klinischen Symptomatik (Marke et al., 1996). Diese Abnahme geht mit der

**Tabelle 5.** Klinische Diagnose-Kriterien des M. Parkinson (LARSEN et al., 1994)

*„Sicherer" klinischer M. Parkinson* – der Patient erfüllt alle folgenden Kriterien:

1. Vorliegen von Ruhetremor und zumindest 2 der folgenden Symptome: a) Akinese/Bradykinese, b) Rigor, c) Haltungsstörungen
2. Einseitiger Beginn der Symptome und asymmetrische Krankheitsentwicklung
3. Gutes/ausgezeichnetes Ansprechen auf Dopamin-Agonisten
4. Zu Beginn der Krankheit Fehlen signifikanter Veränderungen bei CCT oder MRT außer leicht diffuser Rindenatrophie oder weniger periventrikulärer Herde. Fehlen klinischer Ausschlußkriterien, wie Demenz, Kleinhirn- oder Pyramidenbahnzeichen und autonome Störungen, die auf andere neurodegenerative Erkrankungen hinweisen. Fehlen von Umweltfaktoren wie Drogen, toxische Substanzen oder Anamnese von Encephalitis als Ursachen symptomatischen Parkinsonismus

*„Wahrscheinlicher" klinischer M. Parkinson*

Typ A: Patienten mit beidseitigem Beginn der Symptome, die I, II und III der folgenden Kriterien erfüllen
Typ B: Patienten mit einseitigem Beginn, die Kriterien I, II und IV erfüllen
Typ C: Patienten mit einseitigem Beginn, die Kriterien I, III und V erfüllen

1. Vorliegen von zumindest 2 der folgenden 4 Symptome: a) Ruhetremor, b) Akinese/Bradykinese, c) Rigor, d) Haltungsanomalien
2. Gutes/ausgezeichnetes Ansprechen auf Dopamin-Agonisten
3. Wie Punkt 4 oben
4. Einseitiger Beginn der Symptome und asymmetrische Krankheitsentwicklung; Vorliegen leichter Demenz oder autonomer Ausfälle; ansonsten wie III.
5. Einseitiger Beginn und asymmetrische Krankheitsentwicklung. Mäßiges Ansprechen auf Dopamin-Agonisten

*„Möglicher" klinischer M. Parkinson* – der Patient muß folgende Kriterien erfüllen:

1. Vorliegen von zumindest 2 der folgenden Symptome: a) Ruhetremor, b) Akinese, Bradykinese, c) Rigor, d) Haltungsstörung
2. Mäßiges Ansprechen auf Dopamin-Agonisten
3. Wie Punkt 3 oben

Schwere der klinischen Symptomatik einher und ist daher ein guter Marker für den Krankheitsverlauf. Das ergibt die Möglichkeit eines nicht-invasiven Nachweises präklinischer Parkinson-Formen, während in frühen Krankheitsstadien eine 35 % Abnahme der F-DOPA-Aufnahme im Striatum vorliegt. Sie bleibt bei unkomplizierter PK auch nach längerem Verlauf relativ erhalten, ist aber bei PPS erniedrigt, was auf eine stärkere Störung der präsynaptischen Funktion hinweist (CORDES und POEWE, 1994).

Patienten mit Ruhetremor zeigen gleichfalls signifikante Abnahme der F-DOPA-Aufnahme im Putamen kontralateral zur stärker betroffenen Seite, ähnlich wie bei sporadischer PK. Isolierter Ruhetremor imponiert damit als eine phänotypische Variante der PK, während bei familiärem essentiellen Tremor keine Änderungen der striären F-DOPA Aufnahme nachweisbar ist (BROOKS, 1993). Dagegen boten Patienten mit DOPA-resistentem einseitigen Ruhetremor erhöhte rCBF Werte im Kleinhirn, was auf dessen Überaktivität durch Enthemmung cerebello-thalamo-kortikaler Verbindungen weist. Auch funktionelle MRT-Befunde deuten auf Überaktivität im Nucleus subthalamicus und Kleinhirn bei Tremor-Dominanzformen (BUCHER et al., 1995).

PET-Untersuchungen mit D2-Rezeptoragonisten zeigen bei unbehandelten Parkinson-

Patienten in frühen Stadien normale oder gesteigerte D2-Rezeptordichte im Putamen als Hinweis auf eine kompensatorische Aufregulation. In Frühstadien von Hemiparkinson ist diese Zunahme im kontralateralen Putamen, nicht aber im Kaudatum nachweisbar und korreliert mit der Schwere der klinischen Symptome (RINNE et al., 1995; 1996). Die gesteigerte Aufnahmerate postsynaptischer D2-Rezeptoren bleibt auch während früher Phasen der unbehandelten PK unverändert, während es unter L-DOPA-Therapie zu unveränderter Dichte oder – häufiger – zur Abregulation striärer D-2 Rezeptoren kommt (BROOKS, 1993).

Auch die Messung der D2-Rezeptoren mittels IBZM-SPECT ist ein guter Indikator in der Differentialdiagnose von „de novo"-PK-Patienten und ein Prädiktor für dopaminerge Therapieantworten: normale striäre IBZM-Werte gehen durchwegs mit positivem Apomorphintest und günstiger Reaktion auf L-DOPA-Therapie einher, während Patienten mit herabgesetzter IBZM-Bindung negative Reaktion auf den Apomorphintest zeigen und damit als typische PK-Fälle ausgeschlossen werden können (SCHWARZ et al., 1992). PET-Untersuchungen von „de novo"-Patienten mit Raclopride zeigten nach oraler L-DOPA-Therapie keine Änderung der striären D2-Rezeptorindizes, während sie nach L-DOPA-Infusion und Lisuridgabe abnahmen, was für eine D2-Rezeptorblockierung spricht; hingegen bewirkt 3–4 Monate dauernde orale Gabe von L-DOPA oder Lisurid keine Änderung der D2-Rezeptordichte im Striatum, die offenbar erst nach längerer Theapiedauer einsetzt (ANTONINI et al., 1994). Die striären dopaminergen D1-Rezeptoren zeigen bei unbehandelter PK keine kompensatorische Aufregulation und auch unter L-DOPA-Therapie keine Änderung (SHINOTOH et al., 1993). Bei Patienten mit klinischen Fluktuationen und Dyskinesien findet sich eine Dichteabnahme der dopaminergen D2- und der muskarinisch-cholinergen Rezeptoren im Kaudatum, was auf therapiebedingte Rezeptor-Abregulation und vor allem auf fortschreitende Degeneration mit Übergreifen auf nicht-dopaminerge Neuronensysteme bezogen wird (AHLSKOG et al., 1991). Der fortschreitende Verlust striärer D2-Rezeptoren führt in späten Krankheitsstadien zur DOPA-Resistenz, wie auch bei Multisystem-Atrophien und PSP gezeigt wurde (BROOKS, 1993; LANG et al., 1994; RINNE et al., 1995).

## Therapie

Eine kausale Therapie der PK ist zurzeit nicht möglich, da die Ätiologie noch ungeklärt ist und die Krankheit in der Regel erst erkannt wird, wenn etwa 80 % der nigrostriären dopaminergen Neuronen zerstört sind. Das weist auf ein präklinisches Stadium von 20 Jahren und länger hin. Eine kausale Therapie würde versuchen, die der PK zugrundeliegenden Degenerationvorgänge zu verhindern (Neuroprotektion) (KOPIN, 1994), doch sind solche und präventive Maßnahmen derzeit erst im experimentellen Ansatz. Die symptomatische Therapie umfaßt (s. KOLLER und PAULSON, 1994):

a) medikamentöse Verfahren;
b) (neuro)chirurgische Interventionen;
c) neurorehabilitative Maßnahmen;
d) Behandlung von Begleitkrankheiten;
e) psychosoziale Maßnahmen.

Therapieempfehlungen der Konsensuskonferenz der Österr. Parkinsongesellschaft wurden kürzlich veröffentlicht (SCHNABERTH et al., 1995). Über neue Ansätze der medikamentösen Behandlung der PK referierten kürzlich KLOCKGETHER et al. (1995).

Als Therapieziel gilt die Verbesserung der motorischen Leistungsfähigkeit, Minderung von Tremor, vegetativen und psychischen Störungen bei möglichst geringen Nebenwirkungen. Am Beginn steht die ärztliche Konsultation mit der diagnostischen Absicherung (DEUSCHL et al., 1994). Zur Therapiekontrolle sollte zunächst und im

Therapieverlauf eine Wertung des Schweregrades der PK mittels standardisierter Skalen, wie der Hoehn-und-Yahr-Skala (s. Tabelle 2, S. 207), Webster Score, Columbia University Rating Scale (CURS) oder Unified Parkinson Score erfolgen (PRZUNTEK, 1993a). Die *medikamentöse Therapie* der PK umfaßt folgende Strategien:

- Dopaminsubstitution und Steigerung der Dopaminaktivität ;
- Hemmung des intraneuronalen Dopaminabbaues (MAO-B-Hemmer);
- Modulation der L-DOPA-Wirkung;
- Stimulation dopaminerger Rezeptoren (Dopamin-Agonisten);
- Reduktion der cholinergen Hyperaktivität (Anticholinergika);
- Verbesserung der Dopaminfreisetzung, Membranaktivierung und glutamaterge Systemeffekte (Amantadinsalze);
- Zusatztherapien, Behandlung von Nebenwirkungen und Begleiterkrankungen.

Bei jedem Patienten muß eine individuelle Medikamentenwahl und Dosierung getroffen werden, die nicht schematisiert werden kann. Die Ersteinstellung und laufende Therapiekontrolle sollte daher nur durch erfahrene Ärzte durchgeführt werden und ist der Einzelsituation jedes Patienten unter Berücksichtigung auf berufliche, familiäre, soziale Anforderungen und das Eigenleistungsbild anzupassen. Im allgemeinen ist ein möglichst früher Therapiebeginn mit submaximaler Dosierung anzustreben.

## Substitutionstherapie mit L-DOPA und Decarboxylase-Hemmern (DCH)

Die 1961 von BIRKMAYER und HORNYKIEWICZ sowie BARBEAU et al. unabhängig voneinander eingeführte Substitution des cerebralen Dopaminmangels durch Gabe von L-DOPA stellt nach wie vor die Standardbehandlung der PK dar. Da Dopamin die Bluthirnschranke nicht passiert, wird sein Vorläufer L-DOPA verabreicht, das im proximalen Dünndarm resorbiert und zu Dopamin decarboxyliert wird. Da L-DOPA bis zu 90 % in der Peripherie decarboxyliert wird, ist dieser Vorgang durch die peripher wirksamen, nicht hirnschrankengängigen Decarboxylasehemmer (DCH), Benserazid bzw. Carbidopa, zu verhindern, wodurch die peripheren Nebenwirkungen von L-DOPA verringert und ein ausreichendes Angebot im ZNS gewährleistet wird.

Verwendung finden Standard- und Slow-Release (retardierte) Präparate von L-DOPA: Zwei Standard-Präparate sind verfügbar, die sich in DCH, Galenik, Relation L-DOPA zu DCH und Darreichungsform unterscheiden: Madopar® (Levodopa + Benserazid) in Relation 4 : 1 als Tabletten (200/50 mg) und Kapseln (50/12,5, 100/25, 200/50 mg) und Sinemet® (Levodopa + Carbidopa = α-Methyldopahydrazin) im Verhältnis 10 bzw. 4 : 1 als Tabletten (100/25 und 200/25 mg). Klinisch-biochemische Vergleiche der Laborparameter und des Plasma-DOPA-Spiegels zeigen keine signifikanten Unterschiede beider Präparate. Die Wirkung von L-DOPA auf die Kardinalsymptome – Rigor und Akinese – ist erwiesen; es ist darin allen anderen herkömmlichen Antiparkinsonmitteln überlegen; der Effekt auf den Tremor ist geringer. dadurch wird eine Besserung der Initialsymptome in 60–90 % erzielt; die Wirkung stellt sich meist schon nach wenigen Tagen, optimale Wirkung erst nach 4–6 Wochen ein. Zum *Behandlungsbeginn* liegen kontroversielle Meinungen vor (CARACENI, 1994; QUINN, 1994): Ein früher Therapiebeginn mit niedrigen L-DOPA-Dosen wird zur Vermeidung der Symptomprogredienz empfohlen, wobei in Europa das Prinzip „langsam und niedrig“ bzw. „optimal statt maximal“ in der Aufdosierungsphase gilt. Die gelegentlich vertretene Meinung, den Behandlungsbeginn möglichst hinauszuzögern, um Langzeitprobleme zu vermeiden, ist wenig belegt und läßt sich aus praktischen Gründen kaum realisieren, da L-DOPA im Gegensatz zu der mehrfach empfohlenen Monotherapie mit Dopamin-Agonisten eine relativ rasch einsetzende Wirkung zeigt und daher von den Patienten vorgezogen wird. Die L-DOPA-Gabe muß individuell angepaßt werden. In der Regel beginnt man mit 50 mg L-DOPA + DCH oral morgens oder mit 3 × 50 mg/Tag. Die Aufdosierung sollte langsam erfolgen, d.h. alle 3–5 Tage um 50 mg bis zu einer Tagesdosis von 300 mg L-DOPA + DCH in 3–6 Einzelgaben erhöht werden. Das langsame Aufdosieren ist strikt einzuhalten, da die volle Wirkung sich erst nach Wochen einstellt und initial auftretende unangenehme Nebenwirkungen vermieden werden können. L-DOPA sollte möglichst nüchtern, etwa 30–60 Minuten vor oder 2 Stunden nach den Mahlzeiten eingenommen werden, da es bei Einnahme zu den Mahlzeiten verlangsamt resorbiert wird und seine Wirkung daher oft unzureichend ist. Prinzipiell sollte für jeden Patienten eine individuelle Basisdosis abgestimmt werden. Die Maximaldosis von 1000 mg im Tag sollte nur in seltenen Fällen überschritten werden.

*Langzeitprobleme unter L-DOPA:* Der Therapieeffekt von L-DOPA hält durchschnittlich 5–7 Jahre gleichmäßig an; danach treten durch Änderung der DOPA-Kinetik und Abfall der Speicherkapazität postsynaptischer Neurone ein Wirkungsabfall und zunehmende Nebenwirkungen auf. Die Frage, ob chronische L-DOPA-Substitution zum Fortschreiten der Zelldegeneration beiträgt, ist ungeklärt: Während sie in experimentellen Parkinson-Modellen eine Reduktion der Komplex-I-Aktivität bewirkt und bereits bestehende Defekte der mitochondrialen Atmungskette verstärken könnte (PRZEDBORSKI et al., 1993), führt die Gabe von L-DOPA mit oder ohne Selegilin in frühen PK-Stadien zu keiner Störung der Mitochondrienfunktion an menschlichen Blutplättchen (SHULTS et al., 1995),

Das *L-DOPA-Syndrom* umfaßt: Nachlassen des Wirkeffektes und der Wirkungsdauer der einzelnen Dosen von inital 4 auf 3–1 Stunde mit Auftreten von Fluktuationen der Beweglichkeit (Dosis-Ende-Akinese, Wearing-off, paradoxe Akinesen = Freezing oder Einfrieren der Bewegungen), Gleichgewichtsstörungen, *akinetische Krisen*, bei denen es plötzlich zu massiver Akinese, Schweißausbrüchen, Atemstörungen, Störungen der Temperaturregulation und Bradyphrenie von Stunden bis Tagen Dauer kommt. Sie sind unter entsprechender Therapie reversibel, können aber auch zum Tode führen. Ferner kommt es gehäuft zu psychoorganischen Störungen, wie lebhafte Träume, die sich zu nächtlicher Verwirrtheit und Agitiertheit mit Schlaf-Wachumkehr steigern können. 10–20 % der Patienten entwickeln im Laufe der L-DOPA-Therapie Zustandsbilder trivialer Verwirrtheit, illusionärer Verkennungen bis zu paranoid gefärbten Halluzinationen.

Durch frühe Kombination von L-DOPA mit niedrig dosierten Dopamin-Agonisten läßt sich eine Dosisreduktion von L-DOPA und damit verzögertes Auftreten dieser Nebeneffekte erzielen. Weitere Möglichkeiten sind Modifikationen der L-DOPA-Pharmakodynamik durch Diät, d.h. Vermeidung von eiweißreicher Kost (als Richtmaß gelten 800 mg Eiweiß/kg Körpergewicht), da erhöhter Eiweißkonsum zu Konkurrenz von L-DOPA mit anderen Aminosäuren in der Resorption aus dem Magen-Darmtrakt und an der Blut-Hirnschranke führt. Andere Strategien sind Änderung oder tageszeitliche Verschiebung der L-DOPA-Dosen: Verbesserung der Wirkung durch Gabe reduzierter Einzeldosen in kürzeren Zeitabständen; Angebotsverbesserung durch parenterale oder duodenale L-DOPA-Gaben: Die i.v. Applikation von L-DOPA in Dosen von 20–40 mg/h als Infusion oder über eine Duodenalfistel kann bei akinetischen Krisen sowie zur Vermeidung von Fluktuationen versucht werden, um einen gleichmäßigen Plasmaspiegel zu erreichen. Neuere Möglichkeiten sind die Anwendung von retardierten oder Slow-Release-(SR-)Präparaten.

### Slow-Release-Präparate von L-DOPA

Zur Verlängerung der Wirkdauer von L-DOPA werden galenische Formen angewandt, die durch langsame kontinuierliche Freisetzung die Spitzenwerte im Plasma- und Hirndopaminspiegel vermeiden. Im Handel sind 2 Präparate mit unterschiedlicher Galenik und Bioverfügbarkeit erhältlich: Madopar CR® in Kapseln zu 100/25 mg L-DOPA plus Benserazid (CR = Controlled released), bestehend aus einer Gelatine-Kapsel, innerhalb derer in einer hydrokollidalen Matrix beide Wirkstoffe eingebettet sind. Der Kontakt mit dem Magensaft führt zu einer Umwandlung in eine gelatinöse Kapsel, die auf dem flüssigen Mageninhalt als Schwimmkapsel frei flotiert und nach über 5 Stunden die Wirkstoffe kontinuierlich freisetzt. Die Einnahme ist abhängig von den Mahlzeiten. Das führt zu einem langsameren Anstieg der Plasmaspiegel mit Erreichen der Gipfelkonzentration nach ein bis drei Stunden und längerer Persistenz meßbarer Blutspiegel. Die Gipfelkonzentration ist niedriger als bei Gabe gleicher Standarddosen; die Bioverfügbarkeit beträgt etwa 60 % der Standardform. Sinemet Retard® in Tabletten zu 200/50 mg L-DOPA + Carbidopa enthält die Wirkstoffe in einer erodierbaren, polymeren Matrix, die eine gleichmäßige Freisetzung im Dünndarm über vier bis fünf Stunden unabhängig vom Füllungszustand, d.h. unabhängig von den Mahlzeiten, freisetzt. Die Bioverfügbarkeit beträgt 70–80 % im Vergleich zur Standardform; Gipfelkonzentrationen werden nach ein bis zwei Stunden erreicht: die Wirkdauer beträgt bis zu 8 Stunden.

### Indikationen der Slow-Release-Formen von L-DOPA

- Tagesschwankungen vom „wearing off"-Typ: Bei Beginn von „wearing off"-Phasen vor Auftreten komplexer Oszillationen führt die Umstellung zur Abnahme der Off-Phasen.
- Nächtliche und morgendliche Akinese: Durch einmalige Gabe von SR-Präparaten knapp vor dem Einschlafen kann die Schlafstörung durch nächtliche Akinese sowie der verzögerte Tagesstart infolge frühmorgendlicher Akinese in den meisten Fälle gut kontrolliert werden (Pahwa et al., 1996).
- Nächtliche und frühmorgendliche dystone Fußkrämpfe, die in rund 30 % der mit L-DOPA chronisch behandelten Patienten auftreten, lassen sich durch eine abendliche Dosis von SR-Präparaten bessern.
- Peak of dose-Dyskinesien sollen sich in einigen Fällen günstig beeinflussen lassen, während andere Autoren eine Verschlechterung angeben.
- Bei Neueinstellung von „de novo"-Patienten könnte ein Herauszögern der motorischen Fluktuationen bewirkt werden. Empfohlen werden 2 Einzeldosen von jeweils 100 mg SR L-DOPA morgens und nachmittags mit Aufdosierung in 3tägigen Abständen bis zu einer maximalen Tagesdosis von 400–600 mg.

Bei Um- und Neueinstellung ist grundsätzlich zu beachten: individuelle Abstimmung der Dosis; nach Dosisanpassung soll ein Zeitraum von mindestens 3 Tagen zur Bewertung des Therapieerfolges bzw. der Dyskinesien abgewartet werden; die Dosisintervalle von Standardpräparaten sind den SR-Präparaten anzupassen. Die sachkundige Umstellung bei fortgeschrittenen PK-Stadien setzt die Messung des L-DOPA-Tagesprofils im Plasma bei Therapiekontrolle voraus. Sie muß unter Berücksichtigung des verzögerten Wirkungseintrittes, der verminderten Bioverfügbarkeit und der längeren Wirkungsdauer erfolgen. Wegen der geringeren Bioverfügbarkeit ist mit einer bis maximal 50 % höheren Tagesdosis zu rechnen; meist ist eine tägliche Maximaldosis von 1.500 mg L-DOPA tolerierbar. Wegen der verzögerten Resorptionszeiten kommt es bei fortgeschrittenen Krankheitsstadien zu „Zeitbombeneffekten", wodurch die Patienten sich morgens häufig nicht bewegen können und abends in Stadien erheblicher Überbeweglichkeit mit psychotischen Entgleisungen kommen können. Bei der Umstellung ist daher das bisherige Tagesregime abends zu beenden und am nächsten Morgen mit dem neuen Regime zu beginnen. Mitunter muß zur Vermeidung des verzögerten Wirkeintrittes zur morgendlichen SR-Medikation eine Standarddosis zusätzlich verabreicht werden. Um die Fluktuationen zu vermindern, sollte additive Antiparkinson-Medikation weiter gegeben und an die Dosisintervalle adaptiert werden.

*Nebenwirkungen der L-DOPA-Therapie:* Gastrointestinale Störungen: bei rascher Dosissteigerung treten Übelkeit, Nausea, Tachykardie, Tachyarrhythmien, Schwindel, Blutdruckabfall oder Hochdruck, gastrointestinale Störungen, wie Obstipation bzw. Diarrhoe, und gelegentlich vermehrte Müdigkeit auf. Gegen gastrointestinale Störungen sind Domperidon (Motilium®) 3 × 20 mg, gegen orthostatische Hypotension Effortil® und andere kreislaufregulierende Substanzen zu empfehlen. Vorsicht ist geboten bei Gastrointestinalulkus in der Anamnese; chronischem Weitwinkelglaukom, Myokardinfarkt, Koronarinsuffizienz, kardialen Arrhythmien und Epilepsie.

*Absolute Kontraindikationen:* Schwangerschaft, Stillperiode, malignes Melanom.

## Monoaminoxidase-B-Hemmer (Selegilin, Deprenyl)

Bei Parkinson-Patienten ist die MAO-B-Aktivität im Striatum erhöht, Das führt zu einem rascheren Abbau von Dopamin zu Homovanillinsäure, der durch Gabe von MAO-B-Hemmern verringert wird und damit zur Erhöhung der synaptischen Dopamin-Konzentration führt. L-Deprenyl (Selegilin), ein hochpotenter irreversibler und selektiver MAO-B-Hemmer mit einer Halbwertszeit von fast 40 Stunden entfaltet durch Anhäufung endogener Amine eine amphetaminartige Wirkung, bewirkt eine präsynaptische Wiederaufnahmehemmung von Dopamin und Noradrenalin, stimuliert die serotonerge Transmission, hemmt die Tyraminaufnahme in adrenergen Neuronen, ist ein Antagonist endogener MAO-B-Substrate an NMDA-Rezeptoren und unterdrückt die Produktion von endogen-neurotoxisch wirkenden Radikalen (Yu, 1994). Durch selektive Hemmung der MAO-B werden höhere Dopaminkonzentrationen im Hirn erzielt, wodurch sich bei Kombinationsbehandlung mit L-DOPA ein besserer Therapieeffekt auf Rigor und Akinese ergibt. Daneben hat Selegilin eine antidepressive Wirkung. Neben symptomatischen Wirkungen wurde ein neuroprotekiver Effekt durch Erhöhung der Superoxid-Dismutase vermutet. Er wird durch die Ergebnisse der DATATOP-Studie (1993) gestützt, wonach die Gabe von L-Deprenyl den Krankheitsprozeß initial verlangsamen und die Notwendigkeit einer L-DOPA-Therapie verzögern soll, bzw. die Symptomzunahme bei Kombination mit L-DOPA verringert (Olanow et al., 1995), doch ist dieser Effekt umstritten (Brannan und Yahr, 1995). Daneben hat eine Monotherapie mit Deprenyl eine schwache symptomatische Wirkung (Klockgether et al., 1995; Kirollos et al., 1996). Eine von der UK Parkinson-Gruppe behauptete erhöhte Mortalität von PK-Patienten unter Selegilin (Lees et al., 1995) widerspricht allen internationalen Erfahrungen und ist nicht nachvollziehbar. Selegilin (Jumex®, Movergan®) ist in Tabletten zu 5 mg verfügbar und wird peroral in 10 mg Tagesdosis verabreicht. Abendliche Gaben sind zu vermeiden, da die Substanz zu Methyl-Amphetatmin abgebaut wird und Schlafstörungen erzeugen kann. Nebenwirkungen sind gastrointestinale Beschwerden, Unruhe, erhöhte Traumaktivität, Halluzinationen. Überdosierung geht mit Verlust des spezifischen Effekts und hypertonen Krisen einher. Kombination mit dem MAO-

A-Hemmer Moclobemid (Antidepressivum) soll vermieden werden.

## COMT-Hemmer

Die zentrale Hemmung der Catechol-O-Methyltransferase (COMT), einem Dopamin und Noradrenalin abbauenden Enzym, vermindert den Stoffwechsel beider Transmitter und hat damit günstige Wirkung auf PK und Depression. Selektive und potente COMT-Hemmer, wie Entocapone und Tolcapone, sind in klinischer Prüfung als wirksame Adjuvantien zur L-DOPA + DCH-Therapie der PK; sie scheinen fortgeschrittene Stadien mit Fluktuationen günstig zu beeinflussen (Männistö, 1994; Daprada et al., 1994; Ahtila et al., 1995; Klockgether et al., 1995)

## Dopamin-Agonisten

Dopaminergika sind Substanzen, die an den postsynaptischen D2- (und D1-) Rezeptoren angreifen und vermutlich auch Wirkung am präsynaptischen D3-Autorezeptor besitzen. Ihr Effekt beruht auf ihrer hohen Bindungsaffinität zu postsynaptischen Dopamin-Rezeptoren, die durch verminderte Hemmung der Dopaminsynthese stabilisiert werden, wodurch es zu einer verminderten Ausschüttung von endogenem Dopamin kommt (Sautel et al., 1995). Dopamin-Agonisten, die unterschiedliche pharmakologische Spezifität an den einzelnen Dopamin-Subrezeptortypen aufweisen (Tabelle 6), haben ähnliche Wirkung und Nebeneffekte wie L-DOPA, sind stabiler mit längerer Wirkung, besitzen aber ein geringeres therapeutisches Potential. Ihre neuroprotekive Wirkung (Lange et al., 1994) bedarf einer Bestätigung. Die Dopamin-Agonisten sind bei Rigor, Akinese und Tremor einsetzbar; ihr therapeutischer Effekt ist jedoch geringer als der von L-DOPA. Volle Wirksamkeit wird oft erst nach 3–6 Monaten erreicht. Sie können den Wirkungsabfall von L-DOPA in Spätstadien der PK vorübergehend kompensieren, zeigen aber nach 2–4 Jahren gleichfalls Wirkungsabfall. Dopamin-Agonisten werden verwendet als (s. Schelofksi und Poewe, 1994; Gerstenbrand et al., 1995):

- *Monotherapie* in Frühphasen der PK mit späterer Kombination mit L-DOPA;
- *primäre Kombinationstherapie* in niedriger Dosierung mit L-DOPA im Frühstadium der PK. Ziel ihrer Anwendung ist es, die L-DOPA-Dosis möglichst niedrig zu halten, denTherapieeffekt zu optimieren und spätere DOPA-Langzeitnebeneffekte zu verrigern, was jedoch kontroversiell beurteilt wird (Korczyn, 1995);
- *sekundäre Kombination* in Phasen vorhersehbarer/nicht vorhersehbarer motorischer Fluktuationen unter L-DOPA-Langzeittherapie, um durch DOPA-Reduktion die Off-Phasen zu verkürzen und Dyskinesien/Dystonien zu reduzieren.

Im Handel verfügbar sind 3 oral applizierbare Präparate, Bromocriptin, Lisurid und Pergolid, zwischen denen keine wesentlichen Unterschiede im Wirkprofil und den Nebenwirkungen bestehen dürften, sowie Apomorphin.

*Bromocriptin* (Umprel®, Parlodel®, Bromed®), ein synthetisches Ergotderivat und D2-Rezeptoragonist, das auch als Prolaktinhemmer Verwendung findet, ist verfügbar in Tabletten zu 2,5 mg und Kapseln zu 5 und 10 mg. Die Aufdosierung beginnt mit 1,25 mg abends und langsamer Dosissteigerung um 1 Tablette (2,5 mg) pro Woche bis zum therapeutischen Bereich von 15–30 mg/Tag aufgeteilt in 3-4 Tagesdosen. Maximaldosis bis 60 mg/Tag. Volle Wirksamkeit wird oft erst nach mehreren Wochen erzielt.

*Lisurid* (Dopergin®), ein synthetisches Ergotderivat, gleichfalls ein D2-Agonist und Prolaktinhemmer, ist verfügbar in Tabletten zu 0,2 mg, beginnt mit $^1/_2$ Tabl. abends und langsamer Dosissteigerung um 1 Tabl./Woche bis zur mittleren Tagesdosis von 0,6–

2,0 mg, verteilt auf 2–6 Einzelgaben. Maximaldosis 2–4 mg/Tag. Eine in klinischen Studien durchgeführte parenterale Gabe durch i.v. Infusion von 0,15 mg oder s.c. Injektion bzw. Dauerperfusion wurde wegen psychiatrischer Nebenwirkungen verlassen.

*Pergolide* (Permax®), ein D1- und D2-Rezeptor-Agonist, verfügbar in Tabletten zu 0,05, 0,25 und 1,0 mg, ist ein synthetisches Semi-Ergolin mit etwa 10facher Potenz von Bromocriptin. Man beginnt mit 0,05 mg abends und langsamer Dosisteigerung um 0,05 mg jeden 3. Tag bis zu einer mittleren Dosis von 2,5–3 mg/Tag, aufgeteilt auf 3 Tagesdosen. Die Aufdosierung sollte innerhalb von 4–6 Wochen erfolgen; Maximaldosis 5,0 mg.

*Nebenwirkungen* sind ähnlich jenen von L-DOPA: Mundtrockenheit, Erbrechen, Schwindel, orthostatische Regulationsstörungen, Obstipation, Kopfschmerzen, Angstzustände, Beinkrämpfe, Libidosteigerung, digitaler Vasospasmus bei Raynaud-Syndrom, Gewichtszunahme, seltene pleuropulmonale und retroperitoneale Fibrosen, Dyskinesien, psychische Störungen, wie Alpträume, Verwirrtheit, illusionäre Verkennungen, paranoid-halluzinatorische Psychosen, die meist reversibel sind und durch Dosisreduktion beherrscht werden. Gehäuft treten sie bei Kombination mit L-DOPA und Anticholinergika auf. Dopaminomimetika können die Alkoholverträglichkeit verringern, die Wirkung von Antihypertonika verstärken. Vorsicht ist bei Glaukompatienten geboten, da simultane Gabe von Glaukommitteln zu stärkerer Augeninnendrucksenkung führen kann.

Wegen der pharmakodynamischen Eigenschaften (geringe orale Bioverfügbarkeit), der geringen Selektivität für Dopaminrezeptoren und des begrenzten therapeutischen Potentials ist keines der verfügbaren oralen Dopaminomimetika als optimal anzusprechen.

**Tabelle 6.** Zur Parkinson-Therapie zugelassene Dopamin-Agonisten (modifiziert nach SCHELOSKY und POEWE, 1994)

| Substanz | Bromocriptin | Lisurid | Pergolid |
|---|---|---|---|
| D1-Rezeptor-Agonist | – | ± | + |
| D2-Rezeptor-Agonist | +++ | +++ | +++ |
| Enterale Resorption | hoher „first pass“ | hoher „first pass“ | hoher „first pass“ |
| Bioverfügbarkeit | 3-6 % | 10–20 % | ? |
| $T_{max}$ (min) | 70–100 | 60–80 | 90 |
| Plasmahalbwertszeit (Std.) | 3–6 | 3–10 | 15–42 |
| Wirkdauer (Std.) | 3–5 | 2–3 | 4–6 |
| Proteinbindung | 90–96 % | 70 % | 91 % |
| Elimination über | Fäces ≫ Urin | Fäces = Urin | Fäces = Urin |
| Mittlere Tagesdosis (in Kombination mit L-Dopa) | 20–40 mg | 1,2–1,8 mg | 2–4 mg |
| Spezielle Nebenwirkungen (selten) | Erythromelalgie, pleuropulmonale Fibrose, Vasospasmus | Digitaler Vasospasmus, Ödeme, Psychosen | Hepatopathie, kardiale Arrhythmien |

– Antagonistisch; + agonistisch

## Apomorphin

Apomorphin ist ein potenter, nicht-selektiver dopaminerger D1- und D2-Rezeptoragonist, dessen Wirkung auf die 3 Kardinalsymptome der PK bereits SCHWAB (1951) beschrieb. Eine orale Gabe ist wegen primärer Verstoffwechselung in der Leber und starker Nebenwirkungen (Erbrechen, Nausea, Acotämie) kaum vertretbar. Bei subkutaner Applikation hat es gegenüber anderen peroral verabreichten Antiparkinsonmitteln den Vorteil raschen Wirkungseintrittes und guter Steuerbarkeit. Es kann intermittierend oder kontinuierlich subkutan, nasal und sublingual verabreicht werden. Indikation zur Apomorphin-Einstellung sind vor allem schwere vorhersehbare und unvorhersehbare Wirkungsfluktuationen, Wearing-off- und therapieresistente Off-Phasen, biphasische und Off-Phase-Dyskinesien. Auch eine Monotherapie ist nach Absetzen von L-DOPA möglich (COLOSIMO et al., 1994). Vor Apomorphin-Einstellung sollte ein Tagesprofil (Bewegungstagebuch) zur Absicherung der Fluktuationen sowie antiemetischer Schutz mit Domperidon (Motilium®, 3 × 20 mg) erfolgen (MUGUET et al., 1995).

*Intermittierende subkutane Apomorphinapplikation* erfolgt nach Durchführung des Apomorphintests zur Überprüfung der Anspechbarkeit in Einzeldosen initial pro Bolus von 2,0 mg subkutan in die Bauchhaut mittels Pen-Ject bei drohenden Off-Phasen oder Dyskinesien. Langsame Aufdosierung um 0,5–1 mg pro Bolus mit Mindestintervall zwischen den Bolusgaben von 1 Stunde bis maximal 8–10 mg/Tag. Es ist zu beachten, daß Apomorphin im Gegensatz zum früher parenteral gegebenen Lisurid bei wiederholter Anwendung am Tage häufiger nachläßt (GANCHER et al., 1995). Alternativen zur intermittierenden subkutanen Applikation sind lokale Gaben an der Nasenschleimhaut mittels Nasenspray oder sublinguale Gabe von etwa 30 mg (entspricht etwa 3 mg subkutan) bis zu fünfmal täglich; vereinzelt auch höhere Tagesdosen.

*Kontinuierliche subkutane Applikation* erfolgt mittels Miniperfusor über 12–24 Stunden nach initialer Dosis von 2 mg Apomorphin in Dosen von 1–2 mg/kg. Der Wirkeintritt ist nach etwa 10 Minuten mit Dauer von 40–60 Minuten faßbar. Nach längerer Perfusion muß in Einzelfällen die Infusionsrate wegen Toleranzminderung reduziert werden. Das Miniperfusorsystem kann auch intermittierend als Rescue-Medikation bei drohenden Off-Phasen eingesetzt werden, wenn mehr als 8 mg/Tag per Bolus nötig wären.

*Nebenwirkungen* sind Nausea, Erbrechen, orthostatischer Kollaps, Hyperkinesen, psychiatrische Störungen, wie Halluzinationen, Verwirrtheitszustände, paranoide Reaktionen. Bei subkutaner Gabe können lokale Hautverhärtungen oder Abszesse, bei sublingualer Gabe Stomatitis und Schleimhautgeschwüre auftreten. In seltenen Fällen kann es zur autoimmun-hämolytischen Anämie kommen.

*Kontraindikationen* sind kardiale und hepatorenale Erkrankungen sowie produktive psychotische Symptomatik.

## Anticholinergika

Die Wirkung der zentralen Anticholinergika beruht auf einer Beeinflussung des gestörten Dopamin-Acetylcholin-Gleichgewichtes. Sie wirken parasympatholytisch über eine Hemmung der Muskarinrezeptoren. Zielsymptome sind vor allem der Tremor, geringer Rigor; die Akinese wird kaum beeinflußt. Anwendung beim Tremor-Dominanztyp als Monotherapie; beim Äquivalenztyp in Kombination. Durch ihre parasympathikolytischen Nebenwirkungen verbessern sie ferner die vegetativen Symptome der PK, wie Hypersalivation und Schwitzen. Im Handel verfügbar sind: Biperiden-Hydrochlorid, (Akineton®) in 2 mg Tabletten und Akineton retard® in 4 mg

Dragees; Biperiden-Lactat (Akineton®) in 5 mg Ampullen; Bornaprin-Hydrochlorid (Sormodren®) in 4 mg Tabletten; Porcyclidin-Hydrochlorid (Kemadrin®) in 5 mg Tabletten und 10 mg Ampullen sowie Trihexyphenidyl-Hydrochlorid in 2 und 5 mg Tabletten (Artane®) und als Retard-Kapseln. Beginn der Behandlung erfolgt mit möglichst niedrigen Dosen; initial $^1/_2$ Tablette mit langsamer Aufdosierung bis 4 × 1 Tablette/Tag. Höhere Dosen wirken nicht besser als mittlere bis niedrige. Abruptes Absetzen ist zu vermeiden.

*Nebenwirkungen:* Mundtrockenheit (wirkt sich bei vermehrtem Speichelfluß günstig aus); Darmträgheit, Harnverhaltung, Tachykardie, Hypotonie, Akkomodationsstörungen mit Mydriasis, Benommenheit, psychomotorische Unruhe bis zu deliranten und psychotischen Zustandsbildern; kognitive Einbußen, insbesondere des Neugedächtnisses.

*Kontraindikationen:* Glaukom, Prostatahypertrophie, Tachyarrhythmie; dementieller Abbau. Daher Vorsicht geboten bei alten und dementen Patienten. Cave nach Absetzen evtl. Anticholinergika-Entzugssyndrom mit Verwirrtheitszuständen bis hin zum Delir.

## Amantadine

Die Antiparkinsonwirkung der Amantadine ist bisher wenig geklärt. Sie dürfte über eine Hemmung der NMDA-Rezeptor-abhängigen glutamatergen Übertragung, Herabsetzung der Acetylcholinfreisetzung und Erhöhung des dopaminergen Tonus erfolgen (Kornhuber et al., 1994). Amantadinsulfat (Hofcomant®, PK-Merz®) ist in Tablettenform (100 mg) und als Infusion (200 mg in 500 ml) verfügbar.

*Indikationen*: Akute akinetische Krise als Infusion von 1–2 × 200 mg in 500 ml i.v. täglich; Infusionsdauer 3–6 Stunden; Therapiedauer 7–10 Tage. Bei akinetischen Spätstadien kann Infusionstherapie 2 × Woche versucht werden; in Frühphasen der PK orale Monotherapie in Dosen von 3–4 × 100 mg/Tag; in Kombinationstherapien oder bei geringem Ansprechen auf L-DOPA und Dopamin-Agonisten.

*Nebenwirkungen:* Ödeme, Livedo; limitierend sind pharmakogene Psychosen.

*Kontraindikationen:* Glaukom, Herz-, Leber-, Nierenerkrankungen; Psychosen Myasthenie.

## Mono- und Kombinationstherapien

Monotherapien mit Antiparkinsonmitteln sollten, wenn überhaupt, nur im Anfangsstadium der PK („de novo"-Patienten) erfolgen. Diese Phase dient zur Feststellung von Wirkempfindlichkeit und Nebenwirkungsbereitschaft des Patienten. Klinische Erfahrungen und Ergebnisse kontrollierter Studien sprechen dafür, daß die Kombination mehrerer Präparate für die Mehrzahl der Patienten in bezug auf Langzeitwirkung, Lebensqualität und -erwartung langfristig am günstigsten ist. Grundsätzlich können Antiparkinsonmittel aller Art kombiniert werden.

- Kombination von L-DOPA/DCH mit Dopamin-Agonisten verspricht Reduktion der L-DOPA-Dosis und damit Reduktion des späteren L-DOPA-Syndroms jedoch bei ungünstigem Nebenwirkungsprofil des Dopamin-Agonisten.
- Kombination L-DOPA/DCH mit Selegilin gestattet L-DOPA-Dosisreduktion bei sehr geringem Nebenwirkungsprofil von Selegilin.
- Dreifachkombination von L-DOPA/DCH, Dopamin-Agonisten und Selegilin wird häufig durchgeführt und ist biochemisch-pharmakologisch gut belegbar.

Auch Kombinationen ohne L-DOPA/DCH sind möglich. Ein weiterer Therapieansatz ist die kontinuierliche Dopaminrezeptor-Stimulation, etwa durch Apomorphin, kombiniert mit kleinen Dosen von L-DOPA oder

Dopamin-Agonisten (Obeso et al., 1994).
Für Kombinationstherapien sind folgende Wirksamkeitsabschätzungen hilfreich:
100 mg L-DOPA (+ 25 mg DCH) entsprechen etwa 10 mg Bromocriptin, 0,6–0,9 mg Lisurid und 1 mg Pergolid; 5 Ampullen Apomorphin etwa 30 mg Bromocriptin.
*Tremortherapie:* Je nach Art und Schwere ergeben sich verschiedene Möglichkeiten. Der Ruhetremor wird von dopaminergen Substanzen und Anticholinergika günstig beeinflußt. Nutzen und Nebenwirkungen der Anticholinergika sind kritisch abzuwägen. Zusätzlich sind Antidepressiva mit anticholinerger Wirkung, β-Blocker und niedrig dosierte Tranquilizer zu erwähnen. Das atypische Neuroleptikum Clozapin (Leponex®) kann bei Versagen anderer Therapieformen eingesetzt werden (wöchentliche Blutbildkontrollen in den ersten 18 Wochen sind vorgeschrieben!). Budipin, ein Diphenylpiperidenderivat und NMDA-Agonist, wäre ein Mittel der Wahl, steht aber noch nicht allgemein zur Verfügung. Bei therapieresistentem Tremor sind neurochirurgische Eingriffe das Mittel der Wahl.

## Therapie der Fluktuationen und Dyskinesien

Im Verlauf der Behandlung der PK wird das therapeutische Fenster zwischen Off-Phasen der Kinetik und Auslösung von Dyskinesien immer kleiner. Die Therapie dieser Spätphänomene umfaßt: L-DOPA-Dosisreduktion, Änderung im Therapieregime (Tagesdosisaufteilung, Gabe von SR-Präparaten, „Drug Holiday" [Aussetzen der L-DOPA-Therapie für mehrere Tage unter Pneumonieprophylaxe], evtl. Gabe von Amantadinsulfat als Infusion); Kombination von L-DOPA mit Dopaminagonisten, die eine DOPA-Dosisreduktion gestatten, aber selbst Dyskinesien auslösen können. Besondere Bedeutung kommt der Apomorphintherapie zu. Daneben können Anticholinergika, niederpotente Neuroleptika und Baclofen verabreicht werden. Der selektive Serotonin-Wiederaufnahmehemmer Fluoxetin (Seroxat®) in Dosen von 2 × 20 mg/Tag soll L-DOPA-induzierte Dyskinesien, etwa auch nach Apomorphingabe, deutlich reduzieren (Durif et al., 1995).

## Neurochirurgische Interventionen

a) *Läsionelle Behandlung*: Die stereotaktische Ausschaltung von Thalamuskernen wird seit Einführung der L-DOPA-Therapie stark in den Hintergrund gedrängt und heute vorwiegend zur Behandlung des therapierestistenten Tremors angewandt; die Akinese bzw. motorische Ausfälle werden durch stereotaktische Ausschaltung des Nucleus ventralis lateralis nicht beeinflußt wohl aber durch die neuerdings bei fortgeschrittener PK forzierte posteroventrale stereotaktische Pallidotomie, die offenbar zu einer Verringerung der Überaktivität hemmender pallidothalamischer Projektionen und damit zu einer verbesserten motorischen Aktivität führt (Grafton et al., 1995; Eidelberg et al., 1996). Limitierende Faktoren sind: Alter über 65 Jahre, erhebliche Nebenwirkungen bei beidseitigem Vorgehen (Dysphagie, Dysarthrie, Gleichgewichtsstörungen; Hemiataxie; Hemiparesen); organisches Psychosyndrom.
b) *Neurostimulation* (Elektrodenimplantation): Bei Parkinsontremor wird seit 1987 mit Erfolg eine chronische oder intermittierende stereotaktische Stimulation des ventralen intermediären Thalamuskerns (ein- oder beidseits) mittels telemetrisch programmierbaren Impulsgebern ähnlich dem Herzschrittmacher eingesetzt. Indikationen sind der Tremordominanztyp der PK und therapieresistenter Tremor ohne Hirnvorschädigung/Demenz. Bei Akinese und Rigor wird neuerdings eine stereotaktische Stimulation des Subthalamuskernes empfohlen.
c) *Transplantationschirurgie:* Die Autotransplantation von Nebennierenmark in

das Striatum ist wegen der schweren Nebennierenschädigung bei PK und damit fehlender Erfolge heute obsolet. Die Transplantation von fetalem Hirngewebe aus dem Mesencephalon wurde bisher in Skandinavien bei 16 Patienten mit Erfolg durchgeführt und wird mittels PET-Längsschnittuntersuchungen verfolgt, stellt jedoch bisher eine experimentelle Therapieform mit ethischen Problemen dar (s. OERTEL, 1994, 1995).

## Begleittherapien

Für Begleiterscheinungen der PK sind spezielle Strategien erforderlich.

*Sialorrhoe:* Versuch mit Anticholinergika, trizyklischen Antidepressiva sowie Erhöhung der L-DOPA-Dosis zur Verbesserung der Kinese;
*Orthostatische Kreislaufbeschwerden*, die sich besonders in der Aufdosierungszeit von L-DOPA finden: Gabe von peripheren Kreislaufaktivatoren oder Dopamin-Agonisten (Effortil®, Motilium®); allenfalls Fluorocortison (0,1–0,3 mg oral/Tag);
*Gastrointestinale Beschwerden:* Gabe von Domperidon (Motilium®), einem peripheren D2-Antagonisten, sowie Regulation der Darmmotilität durch Cisapride;
*Urologische Symptome:* Zur Senkung der Detrusor-Aktivität empfiehlt sich Imipramin (Tofranil®, 50–100 mg), das in hohen Dosen zur Blasenatonie und Restharnbildung führen kann. Bei selteneren hypoaktiven Blasenfunktionsstörungen ist abzuklären, ob diese therapiebedingt sind (Anticholinergika, Trizyklika); bei Ausschluß sind vorsichtig cholinerge Substanzen (Distigmin = Ubretid®) zu versuchen.
*Nächtliche Krämpfe:* Versuch mit Benzodiazepinen, Dantrolen (Dantamacrin®) und Magnesium (Magnesium Verla®, 1–3 Dragees);
*Thermoregulationsstörungen:* Dopaminerge Substanzen und Amantadin. Bei seltenen Hyperthermien im fortgeschrittenen Krankheitsstadium ist intensivmedizinische Betreuung (Lebensgefahr!) und ein Versuch mit Dantrolen® anzuraten.
*Akute akinetische Krise:* Sie tritt in fortgeschrittenen PK-Stadien oder nach Reduktion dopamino-mimetischer Substanzen auf. Patienten können, ähnlich wie beim malignen neuroleptischen Syndrom, Fieber, Bewegungsstarre, CK-Anstieg und Bewußtseinstrübung aufweisen. Therapie der Wahl ist Infusion von Amantadinsalzen, etwa PK-Merz®, 1–2 × 500 ml/Tag. Flüssigkeitsbilanz und Flüssigkeitszufuhr sind nötig.
*Depressionen:* Die Depression bei PK spricht meist auf antidepressive Pharmakotherapie gut an, wobei sich wegen häufiger Schlafstörungen die abendliche Gabe eines nicht zu hoch dosierten trizyklischen Antidepressivums, z.B. 50 mg Doxepin, bewährt hat. Daneben bewähren sich die Gabe von MAO-A-Hemmern, wie Moclobemid (Aurorix®, 100–300 mg/Tag); morgens antriebssteigernde Antidepressiva wie Imipramin (Tofranil®, 25 mg), Serotonin-Wiederaufnahmehemmer; abends dämpfende Substanzen wie Amitryptilin (Saroten®), Maprotilin (Ludiomil®, 25–50 mg), Dibenzepin (Noveril®; 30–60 mg) oder Mianserin (Tolvon®). Trizyklische Antidepressiva können durch Anti-Muskarinwirkung psychotische Episoden auslösen. Bei therapierefraktären schweren Depressionen ist die Elektrokrampftherapie in Erwägung zu ziehen, die die Depressivität, wie auch kurzfristig die PK-Symptomatik einschließlich akinetischer Krisen verbessern kann (FOLKERTS, 1995).
*Schlafstörungen:* Bei nächtlicher motorischer Beeinträchtigung empfiehlt sich ein Versuch mit SR DOPA-Präparaten. Sind die Schlafstörungen durch Dopaminometika verursacht, sollte die Abenddosis reduziert werden. Allenfalls Versuch mit schlafanstoßenden Substanzen, wie Benzodiazepinen und milden Neuroleptika.
*Pharmakogene Psychosen und dementielle Syndrome:* Bei psychischen Störungen wird

folgendes schrittweises Vorgehen empfohlen:

- Ausschluß von Zweitkrankheiten; Ausgleichen von Flüssigkeitsdefiziten;
- Absetzen von Anticholinergika (Gefahr des Anticholinergika-Entzugssyndroms);
- Reduktion von Dopamin-Agonisten und MAO-B-Hemmern;
- Reduktion der abendlichen L-DOPA-Dosis;
- Gabe milder oder „atypischer" Neuroleptika, wie Risperidon (Risperdal®), ein geringer D2-Rezeptorantagonist in Dosen von 0,25–1,25 mg/Tag, oder Clozapin (Leponex®), ein D4-Antagonist, in Dosen von 12–75 mg/Tag unter strikter Blutbildkontrolle (Gefahr der Leukopenie! – RABEY et al., 1995); Versuch mit anderen Neuroleptika, wie Dominal® (3 × 25 mg) oder Esucos® (10–25 mg), in extremen Fällen Haloperidol (3 × 1–10 mg);
- bei Demenz: Therapieversuche wie bei M. Alzheimer (s. SCHNEIDER und TARIET, 1994).

*Diätmaßnahmen:* Die Resorption von L-DOPA aus dem Darm und sein Transport durch die Blut-Hirnschranke erfolgen aktiv und können durch große Mengen neutraler Aminosäuren kompetitiv gehemmt werden. Eiweißreiche Nahrung kann zu verminderten L-DOPA-Plasmaspiegeln und verminderter Hirnverfügbarkeit führen. Eiweißarme Diät (10–20 mg Eiweiß untertags, 50–60 mg abends) ist zur Verminderung der Off-Phasen zu empfehlen.

*Neurorehabilitative Maßnahmen:* Krankengymnastik, Ergotherapie, Psychotherapie und Sprachtherapie sind ergänzende Therapieformen im Behandlungsplan des Parkinsonpatienten. Gruppengymnastik und Gymnastik zu Hause sind zu empfehlen. Bei allen Maßnahmen gilt als oberstes Prinzip: mäßig, aber regelmäßig (!)

*Pychosoziale Maßnahmen:* Wegen der Rückzugs- und Vereinsamungstendenzen des PK-Patienten sind Aufklärung, psychotherapeutische Gespräche mit den Patienten und den Angehörigen wichtig. Berufs- und Partnerschaftsprobleme sind anzusprechen und Lösungsversuche anzubieten. In fortgeschrittenen Stadien sind Pflegerichtlinien für Selbst- und Fremdhilfe erforderlich, wobei Selbsthilfegruppen und Sozialhelfern eine wichtige Rolle zukommt.

*Allgemeine Maßnahmen:* Das Therapiekonzept der PK hat, wie bei allen chronischen Erkrankungen der zweiten Lebenshälfte, die Multimorbidität der Patienten, d.h. das Auftreten von Begleiterkrankungen, zu berücksichtigen. So leiden über 25 % der Parkinson-Patienten an Herz-Kreislaufstörungen und gehäuft an pulmonalen Erkrankungen. Unter den Todesursachen zeigen ischämische Herz- und cerebrovaskuläre Erkrankungen sowie Lungenembolien signifikant erhöhte Zufallsraten. Für eine entsprechende Therapie dieser und anderer Begleiterkrankungen ist zu sorgen.

### 3.2.2 Parkinson-Plus-Syndrome

Eine Reihe von neurodegenerativen Erkrankungen zeigt neben typischen Parkinson-Symptomen weitere Ausfälle, die durch von der PK abweichende oder darüber hinausgehende ZNS-Läsionen bedingt sind. Sie werden nach bekannten Krankheitseinheiten oder nach typischen Zytoskelettveränderungen eingeteilt (JELLINGER, 1995). Man unterscheidet Lewy-Körper-Krankheiten – neben der PK die Lewy-Körper-Krankheit (Demenz); Neurofibrillen/Tau-assoziierte Syndrome – Progressive supranukleäre Lähmung, postencephalitischer Parkinsonismus, kortikobasale Degeneration, Parkinson-Demenz-Komplex; Oligodendroglia-Einschluß-Krankheiten – Multisystem-Atrophien; andere Einschlußkörper-Krankheiten, wie die Pick'sche Atrophie, während bei anderen Systemdegenerationen bisher keine morphologischen Marker bekannt sind, etwa Chorea Huntington, Pallidumdegeneration, Dentatorubropallidoluys-Degeneration, Hallervorden-Spatz-Krankheit u.a.

## Lewy-Körper-Demenz (LKD)

Die als diffuse oder kortikale Lewy-Körper-Krankheit, Lewy-Körper-Demenz, senile Demenz vom Lewy-Körpertyp, Lewy-Körper-Variante des M. Alzheimer beschriebene Erkrankung, heute als „Demenz mit Lewy-Körpern" zusammengefaßt (JELLINGER, 1996; MCKEITH et al., 1996), galt bisher als extrem selten, stellt aber in einigen Autopsieserien nach dem M. Alzheimer mit 7–30 % die zweithäufigste Form degenerativer Demenzen im fortgeschrittenen Lebensalter dar (HARRINGTON et al., 1994). Das Leiden beginnt in der 5.–6. Lebensdekade mit fortschreitender Demenz, wiederholten Stürzen, Synkopen oder kurzfristigem Bewußtseinsverlust, flukutierenden Verwirrtheitszuständen und Halluzinationen mit oder ohne Parkinson-Symptome (Rigor und Akinese), die kein oder ein schlechtes Ansprechen auf L-DOPA, sondern Unverträglichkeit mit psychotischen Nebenwirkungen zeigen (Tabelle 7). Das rasch progrediente Leiden führt innerhalb weniger Jahre zum Tode. Betroffen sind beide Geschlechter; erbliche Fälle kommen vor. Klinische Laborbefunde sind unspezifisch; CCT und MRT zeigen diffuse äußere und innere Hirnatrophie; SPECT- und PET-Befunde bieten ähnliche Verminderung des Glukose- und Sauerstoffumsatzes wie bei M. Alzheimer. Die Diagnose ist nur neuropathologisch zu stellen. LKD-Fälle ohne massive Alzheimer-Läsionen sind in Frühstadien klinisch von PK nicht oder kaum zu unterscheiden. Biochemisch finden sich erhebliche Einbußen an Dopamin, Serotonin und cholinergen Transmittern, die vermutlich für das komplexe neuro-psychiatrische Bild verantwortlich sind (PERRY et al., 1995).

*Neuropathologisch* finden sich eine diffuse Hirnatrophie mit degenerativen Veränderungen im Hirnstamm (Zellausfälle in Nigra, Locus coeruleus, Nucleus basalis

**Tabelle 7.** Konsensus-Kriterien für die klinische Diagnose einer wahrscheinlichen oder möglichen Demenz mit Lewy-Körpern (LKD) (nach MCKEITH et al., 1996)

1. *Hauptmerkmal:* Progrediente kognitive Störungen mit Beeinträchtigung sozialer oder beruflicher Funktionen (Demenz nach DSM-IIII-R bzw. DSM-IV). Schwere/anhaltende Gedächtnisstörung initial nicht, eher in Spätstadien vorhanden. Defizite in Tests für Aufmerksamkeit, fronto-subkortikale und visuell-räumliche Fähigkeiten hervorstechend

2. *Zwei* von folgenden Symptomen *wesentlich* für die Diagnose einer *wahrscheinlichen*, *eines* für Diagnose von *möglicher* LKD:

   a) Fluktuierende Kognition mit deutlichem Wechsel der Aufmerksamkeit und Arousal
   b) Wiederholte, meist visuelle Halluzinationen (gut geformt)
   c) Spontane motorische Parkinson-Symptome

3. Die Diagnose *unterstützende* Symptome umfassen:

   a) Wiederholte Stürze, Synkopen, orthostatische Störungen
   b) Vorübergehenden Bewußtseinsverlust
   c) Systemiscne Sinnestäuschungen oder andere Halluzinationen

4. *Ausschlußkriterien:*

   a) Cerebrovaskuläre Prozesse (klinisch, Neuroimaging-Nachweis)
   b) Andere organische Erkrankungen oder Hirnschäden, die das klinische Bild ausreichend erklären können

Meynert u.a.) und in der Hirnrinde, insbesondere im Hippokampus und im Gyrus cinguli sowie zahlreiche LK im Hirnstamm und in der Hirnrinde, vorwiegend im Hippokampus und in Gyrus cinguli. Ihre (Ultra-) Struktur und Immunhistochemie entspricht weitgehend den kortikalen und subkortikalen LK der PK, obwohl gewisse chemische Abweichungen bestehen. Häufig existieren daneben β-Amyloidablagerungen und diffuse Plaques, meist ohne neuritische Komponente, sowie keine oder nur seltene Neurofibrillen-Degeneration. Während $^1/_3$ dieser Fälle mit reichlich neuritischen Läsionen den diagnostichen Kriterien des M. Alzheimer entspricht, zeigt die Mehrzahl der Fälle das Bild vom „Plaques-Typ" des M. Alzheimer (HANSEN et al., 1993). Die nosologische Zuordnung und die diagnostischen Kriterien der LKD sowie ihre Beziehungen zur PK und M. Alzheimer werden kontroversiell beurteilt. Ungeklärt ist die Frage, ob es sich um die Endpunkte eines nosologischen Krankheitsspektrums oder um eigene Entitäten handelt, die in „reiner" Form oder überlappender bzw. variabler Kombination auftreten können (KOSAKA, 1993). Die unterschiedliche Verteilung und Intensität der neuritischen Alzheimer-Läsionen, der Tau- und paarig helikalen Filament-Läsionen sowie Unterschiede im Befall der zentralen cholinergen Systeme sprechen und in der Häufigkeit von Apo ε4 Allelen eher für eine Trennung zwischen LKD und M. Alzheimer (LIPPA et al., 1995; STRONG et al., 1996; MORRIS et al., 1996), doch besteht nicht selten ein Zusammentreffen beider Erkrankungen. M. Alzheimer mit und ohne kortikale LK und LKD mit neuritischen Alzheimerläsionen weisen eine gesteigerte Häufigkeit von Apo ε4 Allelen auf, doch unterscheidet sich letztere vom M. Alzheimer durch das Fehlen einer signifikanten Tau-Pathologie (LIPPA et al., 1995; STRONG et al., 1996).

Bei der *Alzheimer-Krankheit* treten rigid-akinetische Parkinson-Symptome in 23–90 % (Mittel 30 %) auf und sind damit 2–4mal häufiger als bei altersgleichen Kontrollen. Hypokinese geht häufig mit Gangstörungen, aber ohne Tremor einher. Grundlagen sind Neuronenausfälle vorwiegend im dorsalen Drittel der SNZC, im ventralen Tegmentum und in anderen Hirnstammkernen mit oder ohne LK, während rund $^1/_3$ aller Alzheimer-Gehirne zusätzliche Parkinson-Pathologie aufweisen (JELLINGER, 1995; GEARING et al., 1995). Bei der PK ist das dopaminerge System (Dopamintransporter, Tyrosinhydroxylase, D2-Autorezeptoren) stärker geschädigt als bei M. Alzheimer, während bei M. Alzheimer mit Parkinson der Verlust striärer Dopamintransporter für die klinische Parkinson-Symptomatik verantwortlich sein dürfte (MURRAY et al., 1995). Die *Therapie* der Parkinson-Symptomatik bei LKD und M. Alzheimer ist eine symptomatische durch L-DOPA und Dopaminetika; Anticholinergika sind zu vermeiden. Die Behandlung der Demenz und anderer psychiatrischer Störungen ist schwierig, doch soll die LKD auf Cholinesterasehemmer, wie Tacrine, besser ansprechen als der reine M. Alzheimer (LIBERINI et al., 1996).

## Progressive supranukleäre Lähmung

Das erstmals von STEELE et al. (1964) beschriebene Leiden (Steele-Richardson-Olszewski Syndrom [PSP], ICD-10 23.1) ist eine seltene sporadische, nach dem 40. Lebensjahr auftretende neurodegenerative Erkrankung mit Rigor-Akinese, Augenmotilitätsstörungen, Standinstabilität und kognitiven Defiziten. In großen klinisch-pathologischen Serien macht es 3–6 % aller Fälle mit Parkinson-Symptomatik aus. Die geschätzte Inzidenz beträgt 1,4 : 100.000 und steigt auf 7 : 100.000 jenseits des 55. Lebensjahres an; Männer und Frauen sind gleich betroffen.

Die *klinische Symptomatik* setzt häufig mit Sehproblemen und Gangunsicherheit sowie vermehrter Falltendenz ein. Es entwickeln sich Rigidität der Nacken- und Stamm-Muskulatur mit Hyperextension der Wirbelsäule und des Stammes, Retrocollis, weniger der Extremitäten. Die Patienten drehen sich beim Wenden als Ganzes; der Gang ist breitbeinig. Ruhe- und Aktionstremor sind selten; mehrfach tritt Armdystonie auf. Häufig, aber inkonstant sind Störungen der Optomotorik mit vertikaler Blickparese, (supranukleäre Ophthalmoplegie), besonders für Abwärtsblicken, oder andere Augenbewegungsstörungen, wodurch die Patienten beim Lesen, Essen und Gehen beeinträchtigt sind. Die Folgebewegungen und Sakkaden sowie Fixierung willkürlicher Blickbewegungen sind gestört; der Lidschlag vermindert. Oft besteht Konvergenzschwäche und Apraxie der Augenöffnung. Später treten dazu Dysarthrie und Dysphonie, kortikospinale Symptome und mitunter positives Babinski-Zeichen. Die Sprache ist spastisch, verwaschen, grunzend; Echolalie kann auftreten. Kognitive Störungen und frontales Psychosyndrom umfassen Bradyphrenie, emotionelle Labilität, Störungen der Aufmerksamkeit, Arbeitsplanung und -kontrolle, des Kurzzeit- und Arbeitsgedächtnisses, wodurch die Patienten oft dement wirken. In Spätstadien bestehen Akinese und Rigor, Pseudobulbärparalyse und Demenz. Das Leiden zeigt progredienten Verlauf und führt nach 4–24 (Mittel 10) Jahren zum Tode. Meist besteht nur anfänglich geringes oder überhaupt fehlendes Ansprechen auf L-DOPA-Therapie. Zur Abgrenzung von PK wurde eine Reihe von klinischen Kriterien ermittelt, die in 60–80 % der Patienten eine intravitale Diagnose ermöglichen (FEIFEL et al., 1994; TOLOSA et al., 1994; COLLINS et al., 1995; VERNY et al., 1996), doch zeigt eine Anzahl von Patienten erhebliche Abweichungen vom typischen Krankheitsbild (DANIEL et al., 1995).

*Laborbefunde:* Blut- und Liquorchemie sind unauffällig. CCT und MRT zeigen fehlende Herdläsionen bei diffuser Mittelhirnatrophie. PET-Untersuchungen zeigen Abnahme des Glukosestoffwechsels im Frontalkortex und Thalamus, als Folge der Läsion subkortikaler Strukturen (BLIN et al., 1995). Es besteht signifikante Abnahme der [$^{18}$F]-DOPA-Aufnahme im Striatum, die gegenüber PK und MSA eine gleichförmige Reduktion in Kaudatum und Putamen aufweist und damit eine Abgrenzung von diesen, nicht aber zur kortikobasalen Degeneration gestattet (BURN et al., 1994). Sie erklärt auch die fehlende L-DOPA-Wirkung.

*Neuropathologie:* Neben diffuser Hirnatrophie besteht ein polytoper, zahlreiche subkortikale Gebiete betreffender Zellverlust mit Gliose und weit verbreiteter Neurofibrillen-Degeneration mit vom M. Alzheimer abweichender Topik. Daneben finden sich in weiter Ausbreitung Tau-immunreaktive Neuropilfäden (degenerierte Dendriten) und Tau-positive Astroglia. Nach dem Läsionsmuster unterscheidet man „typische" Fälle mit multiplem Nervenzellausfall, Gliose, Neurofibrillen-Degeneration und Neuropilfäden in Stammganglien, Hirnstamm samt Okulomotoriuskomplex, unteren Oliven und Kleinhirn-Zahnkern. In der Hirnrinde ist vorwiegend Allokortex (Entorhinalregion, Hippokampus) und der präfrontal-präzentrale Isokortex, mit Verschonung der bei M. Alzheimer schwer betroffenen Assoziationsareale befallen. Biochemisch unterscheiden sich die Neurofibrillen bei PSP von denen des M. Alzheimer in der Zusammensetzung ihrer Tau-Proteinisoformen (VERMERSCH et al., 1994). „Atypische" Formen zeigen Abweichungen im klinischen Bild, etwa Fehlen der oft als Leitsymptom angesprochenen vertikalen Blickparese oder zeitweise günstiges Ansprechen auf L-DOPA, sowie im pathologischen Läsionsmuster (HAUW et al., 1994).

*Biochemie:* Das Striatum zeigt eine Verarmung an Dopamin und TH, präsynaptische Störungen im nigrostriären System, Verlust von postsynaptischen D2-Rezeptoren, ferner eine Schädigung cholinerger Systeme mit Ausfall Cholinacetyltransferase-positiver Zellen in ponto-mesencephalen Kernen der

Optomotorik bei relativ geringer Beteiligung des Nucleus basalis Meynert und kortikaler Systeme, wodurch Nackenrigor und Augenmotorikstörungen erklärt werden.

*Differentialdiagnose:* Schwierigkeiten ergeben sich gegenüber rigid-akinetischen Formen der PK, vaskulären Parkinson-Syndromen mit Blickparesen, Multisystem-Atrophien, kortikobasale Degeneration, postencephalitischer Parkinsonismus, M. Alzheimer, M. Jakob-Creutzfeldt und Parkinson-Demenzsyndromen. Sie können durch Auswertung standardisierter Diagnosekriterien sowie bildgebender und Funktionsuntersuchungen (PET, MRT) minimiert werden. Das Substrat der Demenz bei PSP wird auf frontale und thalamische Funktionsstörungen (frontalen Hypometabolismus) infolge der vorherrschenden subkortikalen Pathologie mit Störung striatofrontaler Systeme (PILLON et al., 1995) sowie auf kortikale Alzheimer-Läsionen bezogen, die aber keine strikten Korrelationen zum Schweregrad der kognitiven Einbußen zeigen müssen. Anderseits besteht bei bis zu 50 % der PSP-Patienten autoptisch eine Kombination mit M. Alzheimer (GEARING et al., 1994).

*Therapieversuche* mit Anticholinergika, L-DOPA und Dopamin-Agonisten zeigen nur in Einzelfällen anfängliche Erfolge. Methysergid, eine antiserotonerge Substanz mit dopaminerger Aktivität, wirkt mitunter auf Dysphagie und Ophthalmoplegie, Botulinumtoxin vorübergehend auf Blepharospasmus. Günstige Effekte werden auch mit trizyklischen Antidepressiva, insb. Amitryptilin (Tryptizol®), erzielt.

## Kortikobasale Degeneration (KBD)

Das erstmals von REBEIZ et al. (1968) beschriebene Syndrom ist eine seltene sporadische, nach dem 60. Lebensjahr einsetzende progrediente Erkrankung mit Gliederapraxie, Dystonie, Rigor-Akinese, Reflexmyoklonus, Aktionstremor, Augenmotilitätsstörungen, Dysarthrie und Demenz, das der PK und PSP klinisch ähnelt.

*Initialsymptome* sind Ungeschicktheit, Rigor, Akinese und Apraxie eines Armes mit dystoner Haltung („Alien Arm-Phänomen") häufig mit Aktions- oder fokalem Reflexmyoklonus. Der Beginn ist stets einseitig mit Übergreifen auf das Bein, gefolgt von Gangstörungen infolge Apraxie und Haltungsstörungen, um sich allmählich auf sämtliche Extremitäten zu erstrecken. Selten liegen frühzeitig Dysarthrie und Verhaltensstörungen vor. Nach 2–8 (Mittel 5) Jahren entwikkelt sich ein rigid-akinetisches Bild mit ideatorisch-ideomotorischer Apraxie, kortikalen Gefühlsstörungen (Astereognose), Dysphagie und Dysarthrie, Störungen der Augenmotilität mit Blickapraxie bis zur supranukleären Ophthalmoplegie, Apraxie der Lidöffnung und Blepharoklonus. Ihre Entwicklung erfolgt umgekehrt zur Abfolge der Störungen bei PSP. In fortgeschrittenen Stadien bestehen gehäuft Stürze oder völlige Invalidität, Pyramidenbahnzeichen und mitunter Demenz (LANG et al., 1994; RINNE et al., 1995).

*Laborbefunde:* Blut- und Liquorchemie sind negativ. Bildgebende Verfahren zeigen ein- oder beidseitige Frontal-, oder Parietalatrophie und unilaterale Hirnstammatrophie. PET-Studien zeigen einseitige (kontralateral zur klinischen Symptomatik) Abnahme des Glukosestoffwechsels in der Frontoparietalregion, und im Thalamus, Abnahme der [$^{18}$F]-DOPA-Aufnahme im Striatum ohne die für PK typische relative Verschonung des Kaudatum. EMG-Befunde zeigen gesteigerte Muskelaktivität mit superponiertem fokalen Reflexmyoklonus ohne Änderung der kortikalen SEPs bei erhöhter kortikaler Aktivität im EEG und nach Magnetstimulation als Hinweis auf gesteigerten direkten sensorischen Zufluß zum motorischen Kortex (THOMPSON et al., 1995).

*Neuropathologie:* Neben frontoparietaler Lappenatrophie mit Neuronenausfall, Gliose, spongiösen Veränderungen und ballonierten Nervenzellen in der Hirnrinde finden sich ausgedehnte Degenerationen in den Stammganglien und im Hirnstamm mit basophilen, den Alzheimer-Fibrillen ähnlichen Neuroneneinschlüssen. Die achromatischen, Tau- und Ubiquitin-positiven Rindenneurone enthalten Neurofilamente und 25–30 nm Tubuli, die Ähnlichkeiten mit den sog. Pick-Kugeln zeigen. Basalganglien und Nigra zeigen schwere Degeneration mit Tau-positiven, Ubiquitin-negativen Einschlüssen, die aus 15 nm geraden Tubuli aufgebaut sind und sich biochemisch von Alzheimerfibrillen und Neuroneneinschlüssen bei MSA unterscheiden. Tau-positive Einschlüsse finden sich in Neuronen ohne Fibrillendegeneration, in Astro- und Oligodendroglia in der Hirnrinde und im Hirnstamm. Verteilung und Biochemie der subkortikalen Fibrillendegeneration ähneln jenen bei PSP und postencephalitischem Parkinsonismus, unterscheiden sich aber vom M. Alzheimer. Das oft atypische morphologische Gesamtbild zeigt Ähnlichkeiten mit PSP und M. Pick, mit der die KBD kombiniert sein kann (Jendroska et al., 1995; Feany et al., 1996).

Biochemisch liegt im gesamten Striatum eine starke Abnahme und ein gesteigerter Umsatz von Dopamin vor, der in der Nigra geringer ist. Die Abnahme von Glutamat im Striatum gilt als ein Hinweis auf Degeneration kortikostriärer Glutamatfasern ohne Beteiligung cholinerger Systeme.

*Differentialdiagnose* ist schwierig gegenüber PSP, atypischer PK, Alzheimer/Parkinson, M. Pick, Frontallappenatrophie bzw. primäre progressive Aphasie, ALS-Parkinson-Komplex und M. Creutzfeldt-Jakob. Erschwert wird die Diagnostik durch die häufigen Überlappungen des morphologischen Bildes mit einigen dieser Erkrankungen. Ausschlußkriterien sind primäre schwere Demenz, typische PK mit Ruhetremor, autonome Störungen (MSA), vertikale Blickparese und gutes Ansprechen auf L-DOPA.

*Therapie:* Symptomatische Maßnahmen sind wenig erfolgreich, da Antiparkinsonmittel (Anticholinergika, Dopaminetika) sowie stereotaktische Thalamotomie kaum Wirkung zeigen. Früher Aktionstremor kann durch Propanolol, Myoklonus durch Clonazepam etwas gemildert werden. Apraxie und Dysphasie sind nicht beherrschbar.

## **Multisystem-Atrophie** (ICD-10 23.2)

Die Multisystem-Atrophie (MSA) ist eine sporadische, meist im 6. Lebensjahrzent beginnende progrediente neurologische Erkrankung, die klinisch mit einer Kombination von Parkinsonismus, cerebellaren, pyramidalen und autonomen Störungen einhergeht. Der von Graham und Oppenheimer (1969) eingeführte Begriff MSA umfaßt ein Syndrom, das zuvor je nach der vorherrschenden Erscheinungsform als striatonigrale Degeneration (SND), sporadische olivoponto-cerebellare Atrophie Typ Déjérine und Thomas (OPCA) sowie Shy-Drager-Syndrom (SDS) beschrieben worden war. Die Mehrzahl der Patienten wird als MSA vom SND-Typ, rund 20 % als MSA vom OPCA-Typ diagnostiziert. Die Häufigkeit der MSA wird auf 3–10 % aller Parkinsonfälle mit einer Prävalenz von 15 : 100.000, etwa doppelt so häufig wie die Chorea Huntington, geschätzt (Wenning et al., 1994). Der kürzliche Nachweis eines zellulären Markers gestattet ihre morphologische Abgrenzung von anderen Multisystem-Degenerationen (Lantos und Papp, 1994).

*Krankheitsalter und Verlauf:* Das Leiden betrifft Männer und Frauen im Verhältnis 2 : 1 mit Beginn zwischen 33 und 75 (Mittel 52 ± 8) Jahren. Die Krankheitsdauer schwankt zwischen 2–20 (Mittel 7); das Todesalter liegt bei 60 ± 8 Jahren (Schwankungsbreite 39–83 Jahre). Erstsymptome sind Parkinsonismus in rund 45 %, autonome Dysfunktionen in 40 % und Kleinhirnstörungen in 5 %.

## **Klinische Symptomatik**

*Parkinson-Symptomatik* mit Vorherrschen von Rigor und Akinese tritt bei rund 90 %

**Tabelle 8.** Diagnostische Kriterien der Multisystem-Atrophie (modifiziert nach WENNING und QUINN, 1994)

| SND-Typ | Kalkül | OPCA-Typ |
|---|---|---|
| Sporadisches (1) Parkinson-Syndrom (2) mit Spätbeginn (3) und unzureichendem oder fehlendem Ansprechen auf L-DOPA (4) | *Möglich* | Sporadisches cerebelläres Syndrom mit Spätbeginn (3) mit/ohne Parkinsonbegleitsymptomatik (2) |
| Wie oben – *zusätzlich* schwere autonome Störung (5) *oder* cerebelläre Zeichen *oder* Pyramidenbahnzeichen *oder* pathologisches Sphinkter-EMG | *Wahrscheinlich* | Sporadisches cerebelläres Syndrom ohne Parkinsonbegleit-Symptomatik *oder* Pyramidenbahnzeichen mit schweren autonomen Störungen (5) *oder* pathologischem Sphinkter-EMG |
| Neuropathologie | *Gesichert* | Neuropathologie |

(1) Kein weiteres Familienmitglied ersten oder zweiten Grades mit MSA
(2) Vorwiegend Rigor-Akinese; ohne DMS-III-Demenz, vertikale Blickparese nach unten, generalisierte Reflexe oder sekundäres Parkinson-Syndrom
(3) Nach dem 30. Lebensjahr
(4) Bei initial gutem Ansprechen auf L-DOPA (10–25%) müssen mindestens drei der Zusatzkriterien erfüllt sein
(5) Synkope, orthostatische Hypotension, schwere primäre Harninkontinenz oder -retention

aller MSA Patienten auf und ist häufig asymmetrisch ausgeprägt. Das Parkinson-Syndrom ist rasch progredient und führt bei über der Hälfte der Patienten binnen 5 Jahren zu starker Behinderung. Tremor ist relativ selten, meist als Halte-, manchmal als Ruhetremor.

*Autonomes Versagen* liegt bei der überwiegenden Mehrzahl der Patienten vor: Neben symptomatischer orthostatischer Hypotension (Synkope/Präsynkope), Harninkontinenz oder -retention besteht bei Männern fast generell Impotenz und Erektionsstörung.

*Cerebellare Syndrome* mit Glieder- und Gangataxie, Haltungsstörungen und Nystagmus bilden Erstsymptome bei rund 10 %; häufig kombiniert mit Pyramidenbahnzeichen. Daneben treten optomotorische und Sakkadenstörungen, Atemstridor, Stimulus-sensitive distale Myoklonien und Tiefensensibilitätsstörungen auf. Im Spätstadium besteht ein rigid-akinetisches Syndrom mit abnehmender Kleinhirnsymptomatik.

Die diagnostischen Kriterien für die beiden Hauptformen der MSA sind in Tabelle 8 zusammengefaßt. Dementieller Abbau, generalisierte Areflexie und vertikale Blicklähmung nach unten sind nicht mit MSA vereinbar. Kognitive Störungen betreffen selektive Beeinträchtigung ausübender Funktionen, frontale Verhaltensweisen und freie Rückruffunktionen ohne Störungen des verbalen Bereichs, des Gedächtnisses und Lernens. Dieses sog. dysexekutive Syndrom ähnelt den Veränderungen bei der PK, jedoch mit stärkerer Beeinträchtigung der Aufmerksamkeit, ist aber deutlich geringer ausgeprägt als bei der PSP (PILLON et al., 1995).

*Laborbefunde:* Wichtigste Untersuchung ist das anale oder urethrale Sphinkter-EMG, das durch Verlängerung der mittleren Potentialdauer auf mehr als 6,5 ms und auf 20 % erhöhten Anteil abnormer polyphasischer Entladungen auf Degeneration des

Onuf-Kernes im Sakralmark mit sekundärer De- und Reinnervation des äußeren urethralen Sphinkters hinweist und einen für MSA spezifischen Befund darstellt. Die CCT ist zur Erfassung des SND-Typs kaum geeignet; bei der MSA vom OPCA-Typ besteht im Spätstadium eine Brückenatrophie. Die MRT zeigt auf T2-gewichteten Aufnahmen Hypointensitäten im Putamen bzw. ein spaltförmiges „Leersignal" durch Eisenablagerung (LANG et al., 1994). Bei der OPCA finden sich pontocerebelläre Hyper- und putaminale Hypointensitäten (SCHULZ et al., 1994). IBZN-SPECT und PET zeigen Abfall von Dopamin-2-Rezeptoren und gegenüber PK verminderte F-DOPA-Aufnahme im Kaudatum (BROOKS 1993; LANG et al., 1994). Das Striatum zeigt verminderte Glukoseaufnahme und Verlust von Opiatrezeptoren (BURN et al., 1994). Bei sporadischen Fällen von OPCA besteht in 70 % eine präklinische nigrostriäre Dysfunktion, die sie eindeutig der Gruppe der MSA zuordnen läßt (GILMAN et al., 1994; RINNE et al., 1995). Nichtinvasive kardiovaskuläre Funktionstests sollten bei Verdacht auf MSA zum Nachweis der autonomen Störungen erfolgen; sie tragen zur Abgrenzung gegenüber PK bei.

**Neuropathologie**

Das Gehirn zeigt makroskopisch diffuse Atrophie und grüngraue Verfärbung des Striatum infolge Neuronenausfalles, Gliose und Ablagerung von Lipofuscin-Eisen- Pigment. Daneben besteht eine Degeneration der Nigra, meist ohne Lewy-Körper, die allerdings gelegentlich auftreten kann. Der Zellausfall betrifft stärker die Calbindin-reaktiven Neurone der lateralen Nigra als Hinweis auf eine primäre Degeneration der striären Matrix im dorsalen Putamen mit transsynaptischer Degeneration der striatonigralen Efferenzen, die bei PK verschont bleiben. Die für SND typischen Veränderungen können mit OPCA einhergehen – Neuronenausfall in den Brückenfußkernen, Atrophie der unteren Oliven, in der lateralen Kleinhirnrinde und anderen Hirnstammkernen. Bei SDS besteht Neuronenausfall in Striatum, Nigra, unteren Oliven, Westphal-Edinger-Kern und intermediolateralen Kerngruppen des Rückenmarks samt Onuf-Kern, mitunter Schädigung peripherer Nerven. Die Schwere des nigrostriären Zellausfalles korreliert mit der klinischen Symptomatik zum Todeszeitpunkt; die schlechte Reaktion auf L-DOPA mit dem Grad der Putamendegeneration. Die bei rund 90 % aller Patienten angetroffene Läsion des olivoponto-cerebellären Systems steht jedoch meist in keinem Verhältnis zur klinischen Symptomatik (WENNING et al., 1995). Histologische Marker der MSA sind argyrophile Zytoplasmaeinschlüsse in Oligodendrogliazellen, aufgebaut aus 25 nm weiten Tubuli, die mit Antikörpern gegen Tau-Protein, Ubiquitin und alpha-B-Crystallin reagieren. Sie treten in weiten Abschnitten des ZNS mit Beziehung zur klinischen Symptomatik auf. Nervenzellen können Ubiquitin-haltige Kern- und Zytoplasmaeinschlüsse enthalten.

*Pathophysiologie:* Substrate von Bradykinese und Rigor sind eine kombinierte Störung der dopaminergen nigrostriären Transmission, der direkten und indirekten striären Efferenzen sowie Degeneration des Pallidum externum mit relativer Verschonung von Subthalamus, innerem Pallidum und Thalamus, wobei im Krankheitsverlauf die Aktivität des Subthalamus und der Einfluß der direkten und indirekten Bahn auf die Aktivität des inneren Pallidum wechseln. Auch der unterschiedliche L-Dopa-Effekt ist durch die Pathologie des Striatum und seiner Efferenzen bedingt. Im Gegensatz zur PK sind die Erfolge der inneren Pallidotomie enttäuschend (TISON et al., 1995).

Die *Differentialdiagnose* umfaßt PK (rigid-akinetische Form), progressive Kleinhirnataxien mit rigid-akinetischer Parkinson-Symptomatik und andere PP-Syndrome.

*Therapie* ist rein symptomatisch. Rigor-Akinese ist in rund 10 % initial durch L-DOPA und Dopamin-Agonisten beherrschbar, die jedoch die orthostatische Hypotension verstärken und früh zu Dyskinesien führen. Das gilt auch für Apomorphin. Anticholinergika mögen Tremor mildern, verstärken aber die urologischen Probleme. Antidepressiva können autonome Symptome verstärken. Gegen orthostatische Hypotension werden Vasokonstriktoren, wie Ephedrin, Clonidin, Dihydroergotamin, Koffein, Meclopramide und Kortikoide (Fudrocortison); gegen die Blasenstörungen Anticholinergika und Alpha-Adrenolytika, gegen die nächtliche Polyurie intranasales Desmopressin empfohlen. Häufig ist Kathetrisierung erforderlich.

#### Pallidumdegenerationen (PD)

Eine Gruppe seltener autosomal-rezessiver oder sporadisch neurodegenerativer Erkrankungen mit Beginn zwischen dem 30. und 64. Lebenssjahr und einer Dauer bis zu 40 Jahren ist klinisch gekennzeichnet durch Choreoathetose, Dystonie, Rigor-Akinese, Störungen von Augenmotorik und Gang, Pseudobulbärparalyse und kognitive Störungen. Sie zeigen starke klinische und morphologische Überlappungen. Morphologisch besteht symmetrische Degeneration von Pallidum und Subthalamus mit oder ohne Nigraschädigung. Ursache und genetische Marker sind unbekannt.

*Dentatorubropallidoluys/nigrale-Degeneration* ist ein seltenes, autosomal-dominantes Leiden mit 3 Phänotypen, ataktisch-choreoathetoid, Pseudo-Huntington und Myoklonus-Epilepsietyp mit starker intrafamiliärer Variabilität. Morphologisch besteht eine Multisystematrophie mit Befall von dentatorubralen, pallidofugalen, spino-cerebellaren und motorischen Systemen. Es bestehen klinische und genetische Ähnlichkeiten mit Chorea Huntington und spinocerebellaren SCA-Ataxien mit apolymerer CAG-Wiederholung am kurzen Arm von Chromosom 12 p (Komure et al., 1995).

*Differentialdiagnose* betrifft Dystonien, MSA, rigid-akinetische Chorea, Hallervorden-Spatz-Krankheit und andere Multisystem-Atrophien (Jellinger, 1994; 1996).

### 3.2.3 Sekundäre Parkinson-Syndrome

Von den durch zahlreiche Schädigungen des ZNS auftretenden Varianten des Parkinson-Syndroms sind im höheren Lebensalter folgende relevant:

#### Vaskulärer („lower body") Parkinsonismus

Während cerebrovaskuläre Hirnläsionen in 10–20 % aller PK-Patienten neuroradiologisch und autoptisch faßbar sind (Inzelberg et al., 1994), bleiben vaskuläre Formen umstritten und werden heute als „lower body" oder „lower half" Parkinsonismus bezeichnet. Sie unterscheiden sich von rigid-akinetischer PK durch frühzeitig auftretende Haltungsinstabilität und Gangstörungen (Gangapraxie) mit häufigen Stürzen, geringe Beteiligung der oberen Extremitäten, fehlenden Tremor, häufige Hypertonie, und geringe L-DOPA-Wirkung. Sie zeigen raschen Verlauf und gehen mit fokalen neurologischen Ausfällen (klinisch und in CCT, MRT), Inkontinenz, Pseudobulbärparalyse und Demenz einher. Bildgebende Verfahren und Autopsie zeigen subkortikale vaskuläre Encephalopathie mit Status lacunaris (Mark et al., 1995), strategischen Infarkten in Stammganglien und Hirnstamm oder multiple Marklagerschäden (Piccini et al., 1994). Sie können mit oder ohne SN-Läsionen einhergehen. Der autoptische Nachweis von LK in rund 10 % aller Multiinfarkt-Encephalopathien mit Parkinson-Symptomatik, etwa doppelt so häufig wie bei altersgleichen Kontrollen, weist auf eine subklinische PK (Jellinger, 1989). Die durch Haltungs- und Gangstörungen dominierte Symptomatik kann posturographisch von Spätstadien der PK abgegrenzt werden. Sie wird eher auf Unterbrechungen der kortikalen Modulation (von Basalganglien via Thalamus zum prämotorischen Kortex) als durch Funktionsstörungen des nigrostriären Systems erklärt (TRENKWALDER et al., 1995). Die Therapie betrifft Hochdruck, Hirndurchblutung und Physiotherapie.

#### Normaldruck-Hydrocephalus

Das klinische Bild umfaßt „lower body“ Parkinsonismus mit Gang- und Haltungsstörungen („Magnetgang“), Blasenstörungen bzw. Harninkontinenz und Demenz. CCT und MRT zeigen Erweiterung der Seitenventrikel mit geringer Rindenatrophie und periventrikulärer Marklichtung ohne Hinweise auf Blockade der Liquorabflußwege, selten Verschlußhydrocephalus (Aquäduktstenose, Tumor) (CURRE und LANG, 1994). Ursachen sind Subarachnoidalblutungen, AV-Mißbildungen, Hirntrauma, Liquorresorptionsstörungen. Isotopenmessungen des Liquorstromes zeigen Retention des Tracers in den Ventrikeln über mehr als 24 Stunden. Auszuschließen sind M. Alzheimer, andere PP-Syndrome und Verschlußhydrocephalus. Über 50 % der Patienten zeigen Besserung nach liquorableitenden Shuntoperationen.

#### Andere Erkrankungen

Vorwiegend rigid-akinetische Parkinson-Syndrome finden sich nach Schädel-Hirntraumen, bei Boxer-Encephalopathie (Dementia pugilistica), die mit Rindenatrophie, Schädigung von Nigra und Striatum mit weitverbreiteter Neurofibrillen-Degeneration und Amyloidablagerungen ähnlich dem M. Alzheimer einhergeht, ferner nach Intoxikationen (Mangan, CO, Cyan, $CS_2$, Blei) durch Schädigung von Pallidum und SN, bei seltenen Hirntumoren im Hirnstamm (Lymphom) oder mit Hirnstammkompression (Meningeome), bei Virusencephalitiden, Basalganglienverkalkungen (M. Fahr), Jakob-Creutzfeldt-Krankheit, Hypoparathyreoidismus und anderen Stoffwechselstörungen.

### 3.2.4 Medikamentöse Formen des Parkinson-Syndroms

Medikamentös ausgelöste Parkinson-Syndrome sind klinisch ein Spiegelbild und experimentelles Modell der PK. Sie sind davon oft klinisch nicht oder kaum abzugrenzen bzw. unterscheiden sich nur durch geringfügige Symptome wie symmetrische Ausprägung, Kombination mit Spätdyskinesien oder fehlendem bzw. höherfrequentem Tremor. Typisch sind Verlust der Spontanaktivität (Hypo- oder Akinese), häufig nur Bradykinese, allgemeine Bewegungsverlangsamung, fehlende Mitbewegungen, Hypo- oder Amimie, Salbengesicht, kleinschrittiger Gang, Steigerung des Muskeltonus (Rigor) und Zahnradphänomen, seltener Tremor. Dieser ist oft höherfrequent (7–8 Hz) als der Ruhetremor der PK. Er ähnelt essentiellem oder Aktionstremor der PK. In einem großen Kollektiv fand sich die vollständige Trias (Akinese, Rigor, Tremor) nur bei 25 %; Symmetrie der Symptome lag bei 77 % der Patienten vor (LLAU et al., 1994). *Epidemiologie:* Die geschätzte Häufigkeit beträgt 5–60 % und nimmt mit steigendem Lebensalter auf 76 % jenseits von 70 Jahren zu. Mit sensiblen Nachweismethoden sind Parkinson-Symptome in über 90 % nachweisbar. In großen klinischen Parkinsonserien umfassen medikamentös ausgelöste Formen 3–4 % gegenüber 85 % idiopathischer PK (GERSHANIK, 1994). Das mittlere Erkrankungsalter ist 65 ± 2 Jahre (Schwankung 21–90 Jahre); Frauen sind etwa doppelt so oft betroffen wie Männer. Parkinson-Symptome treten selten akut binnen weniger Tage, meist 5–30 Tage oder mehrere Wochen nach Therapiebeginn oder abrupter Dosissteigerung in zunehmender Intensität auf; 50–75 % manifestieren sich binnen 4 Wochen, 90 % in den ersten 3 Monaten (HIN-

TERHUBER und HARING, 1992). Sie manifestieren sich nach einer mittleren Behandlungsdauer von 473 ± 142 Tagen (Schwankung: 1 Tag bis zu 15 Jahren) und zeigen einen zweigipfeligen Verlauf mit erstem Gipfel zwischen 0–6 Monaten, meist durch periphere oder zentrale antidopaminerge Substanzen, und mit einem späteren zweiten Gipfel zwischen 9–12 Monaten, meist durch Kalziumkanalblocker (LLAU et al., 1994).

## Auslösende Substanzen

Folgende 3 Substanzgruppen können Parkinsonismus hervorrufen: Dopamin-Speicherentleerer (Reserpin, Tetrabenazin); antidopaminerge Stoffe bzw. Dopaminrezeptorblocker (echte und „versteckte" Neuroleptika); andere Substanzen (Kalziumblocker u.a.). Über 80 % werden durch Antidopaminergika und Kalziumblocker ausgelöst (LLAU et al., 1994).

*Dopamin-Depletoren* (Reserpin, Tetrabenazin). Das Rauwolfia-Alkaloid Reserpin, das biogene Amine aus den präsynaptischen Speichern ausschüttet, führt experimentell und beim Menschen zu extrapyramidalen Symptomen, die durch DOPA oder Apomorphin reversibel sind. Wegen dieser und schwerer depressiver Nebenwirkungen wird Reserpin heute kaum mehr in der Hochdrucktherapie verwendet. Tetrabenazin (Nitoman®), das ähnliche biochemische und klinische Wirkungen zeigt, wird therapeutisch bei akuter Akathisie und dystonen Syndromen verwendet (CEBALLO-BAUMANN und CONRAD, 1995).

*Antidopaminergika*, insb. *Neuroleptika* haben antagonistische Wirkung an den zentralen dopaminergen D2-Rezeptoren und schädigende Wirkung auf Mitochondrien, auf die Atmungskette, ähnlich dem Neurotoxin MPTP (BURKHARDT et al., 1993). Neuroleptika werden als Antipsychotika mit unterschiedlicher Potenz verwendet. Bindungsstudien zeigen unterschiedliche Affinität der Neuroleptika zu den Rezeptoren, die gut mit der Stärke ihrer pharmakologischen Wirkungen übereinstimmt (SEEMANN, 1995). Nach ihrer antipsychotischen Tendenz unterscheidet man hoch-, mittel- und schwachpotente Neuroleptika, die entsprechende psychomotorisch dämpfende Wirkung mit etwa inversem Verhalten ihres sedierenden Einflusses aufweisen. Extrapyramidale Effekte sind stärker bei mittel- und hochpotenten Neuroleptika mit starker antidopaminerger und geringer anticholinerger Potenz: Butyrophenone und Dibutylpiperidine sind stärker auslösend als Phenothiazine (Thioxanthene und Diphenylbutylpiperidine [Pimozid, Penfluridol]); niedrige Potenz zeigen Benzamide, Thioridazin, Clozapin, Risperidon sowie andere „atypische" Neuroleptika (MONTASTRUC et al., 1994; KURZ et al., 1995). Risperidon produziert Parkinson-Symptome bei Dosen von 6 mg/Tag in 30 %, bei Tagesdosen von 16 mg jedoch in 50 % (KORCZYN, 1995). Sulpirid, ein substituiertes Benzamid, das dopaminerge D2-Rezeptoren selektiv blockiert und bei Depression, Chorea und gastrointestinalen Störungen verwendet wird, galt bisher gegenüber den „klassischen" Neuroleptika als „harmlos", führt jedoch nicht selten zu Parkinson-Akathisie und anderen extrapyramidalen Symptomen (MONTASTRUC et al., 1994). Auch Metoclopramide und andere Benzamid-Derivate, die gegen Nausea und Erbrechen verwendet werden (Domperidon, Metopimazide, Triäthylperiazine), wirken als dopaminerge D2-Antagonisten und führen vor allem bei älteren Personen und Frauen zu Parkinson-Symptomatik und Spätdyskinesien. Diese sistieren häufig nach Absetzen dieser Präparate, können aber eine präklinische PK „demaskieren". Ähnliches gilt für das zentral wirkende Benzamid-Derivat Tiapride und das für Symptome in der Menopause verwendete Veralipride. Dem als Antiemetikum und Zusatz zu Dopamin-Agonisten in der Therapie der PK häufig verwendeten Domperidon (Motilium®), das D2-antagonistische Effekte, aber nur geringe Blut-Hirnschrankengängigkeit besitzt, wurde bisher keine Verstärkung extrapyramidaler Symptome nachgesagt. Bei einzelnen älteren Personen mit gestörter Blut-Hirnschranke wurden jedoch eine Zunahme der Parkinson-Symptome mit Rückbildung nach Absetzen des Präparates beobachtet (LLAU et al., 1994). Cisapride, ein substituiertes Piperidinylbenzamide, chemisch verwandt dem Metoclopramide, das die cholinerge Transmission im Plexus myentericus fördert und als verdauungsförderndes Präparat auch bei PK angewandt wird, führte in Einzelfällen zu Parkinson (MONTASTRUC et al., 1994) bzw. Zunahme von Tremor (SEMPERE et al., 1995).

*Kalzium-Antagonisten*, besonders Flunarizin und Cinnarizin, Piperazinderivate mit Kalzium-Kanal-blockierenden und antikonvulsiven Eigenschaften, die in der Behandlung von cerebrovaskulären Erkrankungen, Schwindel und Migräne breite Verwendung finden, führen zur Auslösung oder Verschlechterung von Parkinson-Syndromen (MONTASTRUC et al., 1994), die auch experimentell an Primaten ausgelöst wurden. Das klinische Bild entspricht der PK, geht aber häufiger mit Haltungs- und/oder Ruhetremor einher. Eine in rund $^1/_3$ der Patienten positive Familienanamnese von essentiellem Tremor weist auf eine genetische Disposition. Die Substanzen zeigen experimentell D2-antidopaminerge Effekte; sie bewirken ferner eine Hemmung des mitochondrialen Komplex I (Glutamat/Maleat) und II (Succinat) (MENA et al., 1995). Die Hemmung der NADH-Oxidation in submitochondrialen Partikeln duch Flunarizin bewirkt die Bildung von Superoxiden, die zur Schädigung des Dopaminsystems und passagerem Verlust der TH-Immunreaktivität nigrostriärer Neurone führt (VEITCH und HUE, 1994). Das könnte bei älteren Menschen mit bereits beeinträchtigter mitochondrialer Atemkettenfunktion zur Abnahme von Synthese oder Freisetzung von Dopamin und damit zu einer Verstärkung oder Auslösung von Parkinson-Symptomen führen. Auch nach Gabe von anderen Kalzium-Kanalhemmern, wie Diltiazem, Verapamil, Nifedipin und Nicardipin, wurden vereinzelt Parkinson-Symptome beobachtet. Nach Absetzen der Substanzen, die Halbwertszeiten über 20 Tage haben, kommt es meist rasch, innerhalb von 6 Monaten, zur Rückbildung der Symptome, doch können bei älteren Probanden Tremor und andere Parkinson-Symptome völlige Rückbildung persistieren.

*Antidepressiva*, die vereinzelt Parkinson-Symptome auslösen oder verstärken, umfassen Serotonin-Wiederaufnahmehemmer und Nicht-Trizyklika. Nach Gabe von Fluoxetin, Paroxetin und Fluvoxamine, Phenylpiperidinderivaten mit anti-depressiver Wirkung durch selektive zentrale Serotonin-Aufnahmehemmung, wurden neben anderen extrapyramidalen Nebenwirkungen Verschlechterung oder Exazerbation von rigid-akinetischen Symptome beobachtet (MONTASTRUC et al., 1994; JIMENEZ-JIMENEZ et al., 1994; ARYA, 1995). Fluoxetin und Paroxetin zeigen nur geringe Bindungshemmung an D2-Rezeptoren, dürften aber einen leichten dopaminblockierenden Effekt ausüben. Citalopram, ein anderer hochselektiver Serotonin-Wiederaufnahmehemmer, soll keine solchen Effekte aufweisen. Während trizyklische Antidepressiva kaum Parkinson-Symptomatik auslösen bzw. durch ihre anticholinergen Nebenwirkungen eher günstige Effekte ausüben, wurde nach nicht-trizyklischen Antidepressiva, wie Amoxapine, ein akinetisch-rigides Bild beobachtet. Wegen der häufigen Depression bei PK sollte Vorsicht bei der Verwendung dieser Substanzen geübt werden.

*Andere Substanzen:* Parkinson-Symptome auslösend sind Antiarrhythmika, wie Amiodarone, Antihistaminika, Lithium, Disulfiram, Tacrine, Trazodon, cholinerge Substanzen, wie Betanechol und Pyridostigmine, Phenytoin, vorwiegend bei toxischen Spiegeln, Vincristin plus Adriamycin,

Phenelzine, Amphotericin B. Meperidin, Antimalariamittel, Procain u.a. (s. MONTASTRUC et al., 1994; CEBALLOS-BAUMANN und CONRAD, 1995).

## Pathogenese

Die Auslösung der Parkinson-Symptome erfolgt durch Blockierung der zentralen nigrostriären Dopaminsysteme durch:

a) Blockade der präsynaptischen Dopaminsynthese infolge Hemmung der TH, etwa durch Alpha-Methyltyrosin, oder Angebot falscher Dopamin-Vorstufen, wie Alpha-Methyl-DOPA;
b) vermehrte Entleerung/Ausschüttung von Dopamin aus den Speichervesikeln durch Reserpin, und andere Dopamin-Depletoren, die zu vermehrtem intrazellulären Dopaminabbau durch Monoaminoxidase führen. Das bewirkt striären Dopaminmangel und eine Balancestörung zwischen dopaminergem und cholinergem System als dem klassischen Modell der PK;
c) Blockade der postsynaptischen dopaminergen D1- und D2-Rezeptoren durch antipsychotisch wirkende Substanzen, insb. Neuroleptika, die Dopaminsynthese und -umsatz durch eine kompensatorische Stimulation des präsynaptischen Neurons steigern, wodurch es zu vermehrtem Dopamin-Angebot kommt.

Während klassische Neuroleptika wie Haloperidol bei chronischer Anwendung im Tierversuch zu einer Inaktivierung nigrostriärer und mesolimbisch-subkortikaler dopaminerger Neurone im Mittelhirn führen, inaktivieren atypische Neuroleptika, wie Clozapin und Risperidone, vorwiegend A-10 Neurone mit Affinität zu D4-Rezeptoren. Das mesolimbische System, dessen wesentliche Zielzellen GABAerg sind, ist vermutlich das Substrat der antipsychotischen Wirksamkeit dopaminerger Antagonisten (LEMOAL, 1995). PET-Untersuchungen zeigten bei den meisten Patienten mit neuroleptisch induziertem Parkinsonismus normale [$^{18}$F]-DOPA-Aufnahme im Putamen als Hinweis erhaltener Funktion striärer Nervenendigungen. Ihre extrapyramidale Symptomatik reflektiert eine durch Dopamin-Rezeptorblockade bedingte Nigradysfunktion. Bis zu $^1/_3$ der Patienten boten verminderte DOPA-Aufnahme im Striatum, die sich nur in Einzelfällen nach Absetzen der Dopaminblocker normalisierte, in 75 % aber mit anhaltender oder zunehmender Parkinson-Symptomatik einherging. Gestattet das klinische Bild keine Hinweise auf die Prognose, so weist abnorme DOPA-Aufnahme im Striatum nicht unbedingt auf einen ungünstigen Verflauf hin (BROOKS, 1993). In Einzelfällen führt medikamentös ausgelöster Parkinsonismus zur Diagnose einer PK bzw. entwickelt sich ein solcher im Anschluß an medikamentös induzierte Formen.
Die Inzidenz medikamentös ausgelöster Parkinson-Symptomatik ist abhängig von:

a) Art und Stärke des Neuroleptikums; sie ist stärker bei mittel- und hochpotenten Neuroleptika mit starker antidopaminerger und geringer anticholinerger Potenz; Bradykinese und Parkinson-Symptome treten bei „atypischen" Neuroleptika wesentlich seltener auf als bei typischen Antipsychotika (KURZ et al., 1995);
b) der Neuroleptikadosis, wobei jedoch keine klare Korrelation zwischen Dosishöhe zur Häufigkeit und Intensität der Parkinson-Symptome besteht; sie treten eher nach mittleren und selten bei extrem hohen Dosen auf, die eher zur Abnahme der Symptome außer der Hypokinese führen;
c) der individuellen Disposition, deren Grundlage ungeklärt ist. Die Häufigkeit von HLA B44 bei Schizophrenen mit neuroleptisch ausgelöstem Parkinsonismus könnte Beziehungen zu einem kodierenden Gen herstellen. Als Risikofaktoren gelten höheres Lebensalter sowie vorbestehende organische Hirnschäden. Im MRT häufig nachweisbare Hyperdensitäten im Kauda-

tum älterer Patienten weisen auf Stammganglienläsionen als Risikofaktor hin. Die Schwere der medikamentös ausgelösten Parkinson-Symptomatik korreliert signifikant mit einer im CCT nachweisbaren Hirnatrophie, der Schwere „negativer" Schizophrenie-Symptome und Störungen visuellräumlicher Erfassung, ähnlich wie bei der PK (KANE, 1995).

*Verlauf:* Medikamentös induzierte Parkinson-Symptome zeigen nach Absetzen oder Dosisreduktion der auslösenden Substanz meist rasche Rückbildung binnen Tagen bis 7 Wochen, selten persistieren sie bis zu 3 Jahren. Nur in Einzelfällen tritt keine Rückbildung ein; es kann sich ein persistentes oder progredientes Parkinson-Syndrom entwickeln, vermutlich durch Demaskierung einer präexistenten latenten PK.

### Therapie

Prophylaktisch und therapeutisch werden Anticholinergika, etwa Biperiden (Akineton®) in oralen Dosierungen von 3 × 2 mg oder Akineton retard® 2 × 4 mg/Tag oder Akineton®-Ampullen, empfohlen. Die starre Kombination von Neuroleptika mit Anticholinergika erscheint nicht zweckmäßig, da dadurch die antipsychotische Wirkung gemindert und das Risiko von Spätdyskinesien erhöht werden könnte (HINTERHUBER und HARING, 1992). Daher wird von einer prophylaktischen Gabe anticholinerger Substanzen abgeraten. Die Indikationsstellung und Wahl der Neuroleptika ist streng zu prüfen. Die Prophylaxe besteht in einschleichender Dosierung von auslösenden Substanzen. Kalziumantagonisten sollten bei älteren Probanden vermieden werden. Therapieversuche mit Dopamin-Agonisten (Bromocriptin u.a.) und Amantadinen in Dosierungen wie bei der PK können erfolgen; L-DOPA-Therapie ist wenig aussichtsreich, außer bei Annahme eines medikamentös ausgelösten oder verstärkten PK. Die Wirksamkeit von Amantadinen ist in klinischer Überprüfung. Nach Entzug von Kalziumantagonisten ist ein Therapieversuch mit L-DOPA und Dopaminergika sinnvoll.

## 3.3 Essentieller Tremor

Tremor ist definiert als unwillkürliche, rhythmische Bewegung eines oder mehrerer Körperabschnitte. Essentieller Tremor (ET) ist die häufigste extrapyramidale Bewegungsstörung. Er wurde lange als Leiden des höheren Lebensalters angesehen, tritt aber als triviales monosymptomatisches Phänomen und als progrediente Störung auf, die mit anderen neurodegenerativen Erkrankungen verwechselt werden kann.
*Geschichte:* Bereits GALEN beschrieb im 2. Jahrhundert den Tremor als „unwillkürliche alternierende Auf- und Abbewegung". JAMES PARKINSON (1817) grenzte den senilen Tremor von der Paralysis agitans ab und CHARCOT (1889) beschrieb den Kopftremor zweier älterer Frauen, CRITCHLEY (1949) hob seine Beziehung zu langem Leben hervor.
*Epidemiologie und Genetik:* Die Prävalenz des ET schwankt zwischen 0,0005 und 1,7 % der Gesamtpopulation und 0,5–5,5 % bei über 40jährigen; die jährliche Prävalenzrate beträgt um das 60. Lebensjahr 85 : 100.000. Die Prävalenz familiären Auftretens schwankt zwischen 17 und 70 %; rund die Hälfte zeigt autosomalen Erbgang, wobei sich das Leiden im 70. Lebensjahr mit 100 % Prävalenz manifestiert. Familiärer ET setzt meist um das 40.–50. Lebensjahr ein. Es besteht gehäuftes Auftreten von PK und Dystonien. Die Ursachen des sporadischen ET sind unbekannt.

### Klinische Symptomatik und Verlauf

ET hat Tremor als einzige klinische Manifestation, doch können leichte Tonus- und Gangstörungen vereinzelt auftreten. In der

Regel handelt es sich um einen Halte- und Aktionstremor, seltener Ruhe- oder Intentionstremor. Die Frequenz liegt meist bei 6–8 Hz; selten kommen höhere oder niedere Frequenzen vor. ET betrifft vornehmlich die Hände, initial oft einseitig, um später auf beide Seiten überzugreifen. In absteigender Folge sind Kopf, Beine, Rumpf, Kinn und Stirne betroffen. Der seltene essentielle Stimmtremor kann bis zur Sprachunverständlichkeit führen. Der ET zeigt langsame Progredienz mit Zunahme der Amplitude und mit zunehmendem Alter Übergreifen auf andere Körperteile. ET wird durch zahlreiche Faktoren, wie Streß, Aufregung, Nervosität und Müdigkeit gesteigert und nimmt unter Alkoholeinfluß ab. Trotz allgemeiner Auffassung als benigne Störung führt er zu Behinderungen in Feinmotorik, Handschrift, Essen, Trinken, Ankleiden, Sprache und psychosozialen Funktionen. Schwere, zur Invalidität führende Formen sind selten; Remissionen nicht bekannt.

## Diagnostik

Die Differentialdiagnostik des ET ist schwierig, zumal ähnliche Tremorformen bei vielen Erkrankungen, wie PK, Chorea, M. Wilson, Kleinhirnataxien, Thyreotoxikose, Medikamenteneinfluß (Lithiurn, Valproinsäure, Antidepressiva, Theophyllinderivate, Sympathikomimetika u. a.), auftreten können (Deuschl, 1993b). Als diagnostische Kriterien des ET gelten:

- intermittierender oder anhaltender Tremor von Händen, Kopf oder Stirne,
- Halte- und/oder Bewegungstremor,
- keine anderen Allgemein- oder neurologischen Erkrankungen,
- keine tremorinduzierenden Medikamente,
- positive Familienanamnese (unterstützender Faktor),
- Abnahme des Tremors unter Alkoholeinwirkung.

*Klinische Varianten* des ET sind: kinetischer Handtremor, Kombination von Ruhe- und Haltetremor, primärer Schreibtremor, isolierter Kopf-, Kinn-, Zungen- und Sprachtremor; orthostatischer Körpertremor (nach lang anhaltendem Hand- und Kopftremor). Die Beziehung zwischen ET und PK wird kontroversiell beurteilt, zumal in frühen Stadien eine Abgrenzung oft schwierig ist. Sie ergibt sich aus den unterschiedlichen Tremorcharakteristika – seltener ET unter Ruhebedingungen wird im Gegensatz zum Parkinson-Ruhetremor bei Bewegungen nicht blockiert – und den Zusatzsymptomen bei PK. Von Kleinhirnstörungen ist bei deutlichem Aktionstremor eine Abgrenzung durch zusätzliche cerebellare Symptome möglich. PET-Befunde mit fehlender Störung der [$^{18}$F]-Dopa-Aufnahme im Striatum bei ET sprechen gegen Beziehungen zur PK (Brooks, 1993), während bei isoliertem Haltetremor eine verminderte F-Dopaaufnahme im Striatum auf eine Unterform der PK hinweist (Chang et al., 1995). Auch die Beziehungen des ET zum Schreibkrampf sind ungeklärt, doch sind Haltungs-, fokaler und generalisierter Tremor nicht selten mit Dystonie gekoppelt. Der Schweregrad des ET kann kurzfristig starken Schwankungen unterliegen. Zu seiner Erfassung stehen standardisierte Skalen zur Verfügung, die durch apparative Meßmethoden und EMG optimiert werden können (Koller et al., 1994).

## Pathophysiologie

ET ist vermutlich durch periphere und zentrale Mechanismen bedingt. Grundlage jedes Tremors ist die Synchronisation von Entladungen einzelner motorischer Einheiten. Im EMG zeigt entweder allein der gegen die Schwerkraft arbeitende Agonist Entladungssalven, oder die Antagonisten sind synchron tätig, doch zeigen viele Patienten reziprok alternierende Tremormuster in Antagonisten. Zentrale Mechanismen werden durch neurophysiologische, PET- und funktionelle MRI-Befunde nahegelegt, die auf eine synchronisierte oszillatorische Tätigkeit von Thalamus, unteren Oliven und Kleinhirn hinweisen, die durch Reflexbahnen gesteigert oder gehemmt werden. Auch stereotaktische Ableitungen sichern die Existenz zentraler Rhythmusgeber in Thalamus und Subthalamus, die mit den peripheren Tremorentladungen korrelieren. Dagegen besteht bei „rubralem" Tremor, der meist einseitig nach Mittelhirnläsionen (Schlaganfall) auftritt, eine dopaminerge Denervation, die auf L-Dopa gut anspricht (Remy et al., 1995). Pathoanatomische und biochemische Befunde liegen beim ET nicht vor.

### Therapie

ET zeigt sehr unterschiedliches Ansprechen auf medikamentöse Therapie und ist bei einigen Patienten nicht wesentlich zu beeinflussen. Mehrere Substanzgruppen sind eingeführt; allgemeine Dosisrichtlinien gibt es nicht. Alkohol führt bei vielen Patienten zeitweise zur Verringerung des ET. Folgende Substanzen werden eingesetzt:

*β-Blocker* reduzieren durch die kompetitive Hemmung peripherer β-Rezeptoren die Amplitude von physiologischem und ET. Eingesetzt werden nichtselektive β-Blocker, wie Propanolol in Aufdosierung von 2–3 × 20 mg bis maximal 240 mg pro Tag, das eine Tremorreduktion um 50–60 % bewirkt. Wirkungsabfall ist selten. Trotz guter Verträglichkeit ergeben sich Beschränkungen bei obstruktiven Lungenerkrankungen, Herzinsuffizienz, AV-Block 2–3. Grades und insulinpflichtigem Diabetes. Die kardiologischen Nebenwirkungen limitieren bei älteren Patienten die Therapie. Barbiturate wie *Primidon* (Mysoline®) haben ähnlichen Effekt wie β-Blocker; der Wirkmechanismus ist unbekannt. Wegen der Nebenwirkungen (Übelkeit, Schwindel) sollte mit niedriger Dosierung (62,5 mg) begonnen werden und bis 500–1000 mg/Tag gesteigert werden können. *Kontraindikationen* sind Leber- und Nierenschäden sowie Porphyrie. Bei ungenügendem Therapieeffekt kann Primidon in langsam steigenden Dosen von 50–250 mg/Tag mit Propanolol (20–80 mg bis 240 mg/Tag) kombiniert werden.

*Benzodiazepine* sind wegen Gefahr der Toleranzentwicklung restriktiv zu verabreichen. Clonazepam (Rivotril®) wirkt in Dosen von 1–6 mg vorwiegend auf den Aktions- und orthostatischen Tremor. Wegen sedierenden Effektes ist eine langsame Dosissteigerung angezeigt; Kontraindikation liegt bei Myasthenia gravis vor.

Typische Antiparkinsonmittel wie L-DOPA, Dopaminagonisten und Anticholinergika zeigen bei ET keine wesentliche Wirkung. Von anderen Substanzen führen Clonidin und Trazodon (Trittico®), ein Serotonin-Antagonist, gelegentlich zu Besserung. Ähnliches gilt für Flunarizin, das bei älteren Probanden nur zurückhaltend gegeben werden sollte. Xanthinderivate, wie Theopyllin, führen zur Zunahme des ET.

*Neurochirurgische Maßnahmen*, wie stereotaktische Thermokoagulation oder Stimulation im ventrooralen Thalamus, sind bei medikamentös nicht zu beherrschenden Formen zu erwägen. Wegen erheblicher neurologischer Nebenwirkungen wird eine Thalamotomie heute nicht mehr durchgeführt, während die Stimulation mittels implantierter Elektroden im intermedioventralen Thalamus (VIM) gute Effekte zeigt; sie kann mittels Schrittmachers intermittierend erfolgen und zeigt in 70 % Tremorfreiheit.

## *3.4 Ballismus*

Ballismus ist eine Form der Hyperkinese, gekennzeichnet durch unwillkürliche schleudernde Bewegungsstörungen mit plötzlichem Beginn, großer Gewalt der Ausschläge und Variabilität des Ablaufes; bei einseitiger Form spricht man vom Hemiballismus; bei Monoballismus ist nur eine Extremität betroffen. Ursache ist meist eine Schädigung des Nucleus subthalamicus oder seiner Efferenzen.

## Klinische Symptomatik

Ballistische Bewegungen setzen im allgemeinen plötzlich, oft ohne Vorwarnung, mit großer Gewalt der Ausschläge ein, wobei die proximale Muskulatur der Arme oder Beine (Schultergürtel, Becken) bevorzugt wird. Heftigkeit und abruptes Einsetzen der wild schlagenden Bewegungen können mitunter zur Verletzung des Betroffenen führen. Die Auslösung oder Verstärkung erfolgt durch unerwartete sensible Reize, bei Erregung oder Intention von Willkürbewegungen. Die Pausen zwischen den einzelnen ballistischen Entladungen sind selten und kurz; im akuten Stadium fast fehlend, können bei längerem Verlauf jedoch die Intervalle zunehmen. Kennzeichnend für die Hyperkinesen ist der Eindruck des koordinierten Ablaufes der unwillkürlichen Innervation. Beuge- und Strecksynergismen der Extremitätenmuskulatur wechseln oft abrupt. Ist das Gesicht mitbetroffen, findet sich (halbseitiges) Grimassieren unter Einbeziehung der Zunge; die Sprache ist nur selten betroffen. Wie alle Hyperkinesen sistiert der Ballismus nur im Schlaf und in der Narkose. Der *Hemiballismus* ist häufiger als die beidseitigen Formen. Er beginnt meist als Monoballismus in einer Extremität und erreicht nach Stunden bis Wochen ein Maximum. Wird der Patient vom Ausbruch der Hyperkinese überrascht, kann er niedergeworfen werden. Der Patient versucht immer wieder, den schleudernden Arm mit dem gesunden zu fassen und festzuhalten, wobei es zur Verstärkung der Hyperkinesen in der Rumpfmuskulatur kommt. Die betroffenen Extremitäten haben meist normale Kraft; der Muskeltonus wechselt. Die Sehnenreflexe sind unverändert, oft pathologisch gesteigert. Bei Reflexprüfung kann es zur Auslösung ballistischer Bewegungen kommen. Die Sensibilität ist meist unverändert; mitunter besteht anfängliche Hyperalgesie der betroffenen Extremität. Die Intensität des Hemiballismus kann stark wechseln; 25 % der Patienten zeigen spontane Remission. Bei postapoplektischen Formen sind meist Hemiparesen und andere neurologische Herdausfälle zusätzlich vorhanden; in Einzelfällen kann der Hemiballismus durch einen neuerlichen Insult mit kompletter Hemiplegie ausgelöscht werden.

## Ätiologie

Die häufigsten Ursachen des Hemiballismus sind cerebrale Gefäßprozesse mit Infarkten oder Blutungen im Nucleus subthalamicus, seltener raumfordernde Prozesse, wie Hirntumoren, Metastasen, Tuberkulome, Toxoplasmose (bei AIDS-Patienten), selten Encephalitiden, Schädel-Hirntraumen und stereotaktische Eingriffe, wenn die Läsion bis zum Subthalamus reicht. Beidseitiger Ballismus kann bei diffusen oder multiplen Hirnläsionen,wie multiple Sklerose, beidseitiger Blutung, postiktal, nach Diphenylhydantoin-Intoxikation und selten bei heredodegenerativen Prozessen auftreten.

## Pathomorphologie und Pathophysiologie

Hemiballismus tritt in erste Linie bei Läsionen des kontralateralen Subthalamuskerns und seiner absteigenden motorischen Bahnen auf. Häufigste Ursachen des postapoplektischen Hemiballismus sind Blutungen oder Infarkte im Corpus Luysii, die auf diesen Kern beschränkt sind oder über ihn hinausreichen können. Andere Lokalschäden betreffen Striatum, Thalamus, Kortex und Kleinhirn. Experimentelle stereotaktische Befunde zeigen, daß die Läsion im Corpus Luysii selbst und nicht die Unterbrechung seiner Faserverbindungen den Hemiballismus auslöst. Das Corpus Luysii sendet Efferenzen zum inneren und äußeren Pallidum, zu retikulärer Nigra, Ruber, zur Hirnrinde und in geringerem Ausmaß zum Thalamus und Putamen; seine Afferenzen stammen aus dem lateralen Pallidum, der primären motorischen und prämotorischen Rinde. Subthalamus und Pallidum üben aufeinander durch GABA als Transmitter eine hemmende Wirkung aus; die Verbindungen zur Nigra sind vermutlich durch Glutamat exzitatorisch (Abb. 1, 4). Der Hemiballismus ist durch Aktivitätsminderung der hemmenden subthalamo-pallidären Bahn bedingt, die zur Enthemmung des Ruber und über die rubrospinale Bahn zur Erregung der Vorderhörner führt. Daneben wird eine Hemmung dopaminerger Systeme durch verringerte Aktivität der subthalamo-pallidalen Bahn vermutet (Gangelberger, 1993; Shefner, 1994).

#### Diagnose und Differentialdiagnose

Diagnostisch wesentlich ist das Einsetzen der schleudernden Bewegungen mit großer Gewalt und Rasanz in der proximalen Muskulatur mit längerer Dauer der Bewegungsstürme. Abzugrenzen sind sie vor allem von der Hemichorea, die plötzlichen Beginn und raschen Ablauf, aber kürzere Dauer und geringere Gewalt aufweist, und nicht die proximalen Muskelabschnitte bevorzugt. Leichter ist die Abgrenzung von Athetosen, die distal betonten wurmförmigen Ablauf zeigen, während Torsionsdystonie mit drehendem Charakter viel langsamer abläuft.

#### Therapie

Die medikamentöse Behandlung umfaßt Versuche mit Neuroleptika, Chlorpromazin (150–200 mg/Tag), Haldol (3–12 mg/Tag), Perphenazin (Decentan®, 30 mg/Tag). Tiaprid (Delpral®) wird in Dosen von 300–1200 mg/Tag verabreicht. Da GABA die Verbindung vom Subthalamus zu den Basalganglien kontrolliert, wurden Versuche mit GABA-Mimetika, wie Progabide und Natriumvalproat, mit unterschiedlichem Erfolg unternommen. Durch die medikamentöse Therapie sind neurochirurgische Maßnahmen, wie stereotaktische Ausschaltung ventrolateraler Thalamuskerne sowie des Pallidums, wegen neurologischer Nebenwirkungen kaum mehr angezeigt.

## *3.5 Chorea-Syndrom*

Das Chorea-Syndrom umfaßt extrapyramidale Veränderungen, vorwiegend im Striatum, die klinisch zu choreatischen hyperkinetischen Bewegungsstörungen führen. Unterschieden werden

1. heredodegenerative Formen – Chorea Huntington und benigne Chorea;
2. senile Chorea;
3. toxisch-infektiöse Formen – Chorea minor und Chorea gravidarum (in diesem Rahmen nicht erörtert);
4. medikamentös induzierte und
5. symptomatische Formen bei cerebralen Prozessen vorschiedener Genese.

### 3.5.1 Chorea Huntington (ICD-10 G 10)

*Definition:* Die Chorea Huntington (CH) ist eine autosomal-dominant vererbte, chronisch progrediente neurodegenerative Erkrankung, verursacht durch einen Gendefekt am kurzen Arm des Chromosoms 4. Klinisch besteht die Trias aus: hyperkinetischen (Chorea) und/oder akinetisch-rigiden Bewegungsstörungen, organischer Wesensänderung und Demenz. Das Leiden setzt meist im Erwachsenalter ein und führt nach fortschreitendem Verlauf binnen 15–25 Jahren zum Tode. Morphologisch besteht Atrophie des Striatum mit Ausfall bestimmter Neuronenpopulationen und Degeneration striärer Projektionen. Die Ursachen sind ungeklärt, doch werden NMDA-vermittelte exzitotoxische Vorgänge vermutet (Burns et al., 1995). Eine Frühdiagnose ist durch den direkten Gentest möglich; eine kausale Behandlung unbekannt.

*Geschichte:* Die Bezeichnung „Chorea" – abgeleitet vom griechischen Begriff „chorea" = Tanz oder Veitstanz – stammt von den Tanzepidemien des Mittelalters; diese stellten eine Art Heiltanz zu Ehren des Hl. Vitus dar, eines der 14 Nothelfer und Patrons der Apotheker und Erkrankten, der bei Besessenheit, Fallsucht und anderen Nervenleiden angerufen wurde. Bereits PARACELSUS (1493–1541) unterschied 3 Arten: Chorea naturalis sive coacta als die auf natürlich-organische Ursachen beruhende Form; Chorea lasciva – auf sinnlicher Begierde – und Chorea imaginativa sive aestimativa, auf Einbildung beruhend oder psychogen begründet. SYDENHAM (1686) trennte die Chorea minor sive infectiosa von der erblichen Form des St. Vitus-Tanzes ab, die SCHULTZE (1831) als „chorea vera sive cum dispositione hereditaria" bezeichnete. Die Chorea progressiva hereditaria (erblicher Veitstanz) wird nach dem amerikanischen Arzt Huntington benannt, der 1872 den autosomal dominanten Erbgang und das klinische Bild mit Chorea, Demenz und Depression beschrieb (s. PRZUNTEK, 1993b).

*Epidemiologie:* Die CH tritt weltweit bei allen Rassen mit einer mittleren Prävalenz von 2–10 : 100.000 Einwohner auf; in Europa reichen die Raten von 1,6 (Belgien) bis 10 : 100.000 (Schottland), in Deutschland 2,2–4,8, in den USA 4–8 : 100.000. Finnland und Japan weisen mit 0,5 : 100.000 niedrige Prävalenzraten auf, während in Venezuela umschriebene Gebiete mit großen befallenen Sippen solche über 100 : 100.000 zeigen. Die gleichmäßige Verteilung in Europa und Amerika spricht gegen die Annahme eines lokalen genetischen Ausgangspunktes; wahrscheinlicher ist eine Reihe von Mutationen.

*Genetik:* Der Erbgang der CH ist autosomal dominant mit kompletter Penetranz, d.h. 50 % der Nachkommen eines erkrankten Elternteiles erben das veränderte Gen und damit die Erkrankungswahrscheinlichkeit. Das verantwortliche Gen wurde 1983 am kurzen Arm des Chromosoms 4 (4p) lokalisiert; 1993 wurde in dieser Region das Gen IT 15 (interesting transcript 15), sog. Huntingtin, indentifiziert, das bei CH-Patienten eine pathologisch hohe Zahl von sich wiederholenden CAG-Sequenzen (C = Cytosin, A = Adenin, G = Guanin) enthält (HD COLLAB. RES. GROUP, 1993). Gesunde besitzen 9–39 (Mittel 18–19, meist unter 30) CAG-Wiederholungen; CH-Patienten 36–121 (Mittel 42–46, meist über 40) CAG-Kopien. Daraus kann gefolgert werden, daß bei Allel-Trägern mit 40–42 und mehr CAG-Repeats ein hohes Erkrankungsrisiko besteht, während bei unter 30 Kopien eine klinische Manifestation unwahrscheinlich ist. Bei mütterlicher Vererbung ändert sich die CAG-Kopienzahl wenig, bei väterlichem Erbgang besteht eine starke Verlängerung der CAG-Sequenz in $^1/_3$ der Nachkommen bis zum Zweifachen des värterlichen Allels. Da Patienten mit höherer CAG-Sequenz meist früher erkranken, bei über 50 Kopien meist vor dem 30. Lebensjahr, besteht bei Übertragung vom Vater meist ein früherer Erkrankungsbeginn der Nachfahren. Das Phänomen der „Antizipation" ist molekulargenetisch zu erklären, ist aber bei CH nicht regelmäßig, da die Länge der CAG-Repeats das Erkrankungsalter nicht voraussagen kann, zumal bei den meisten CH-Patienten 37–52 CAG-Wiederholungen vorliegen und das Spektrum des Manifestationsalters breit ist. Die Beziehung der Länge der CAG-Repeats zur Progressionsrate der klinischen Symptomatik wird unterschiedlich beurteilt (KIEBURTZ et al., 1994), doch ist der Krankheitsfortschritt meist rascher bei väterlicher Übertragung ohne Rücksicht auf das Erkrankungsalter und die CAG-Sequenzlänge (ASHIZAWA et al., 1994). „Sporadische" CH-Fälle mit klinischem Phänotyp ohne positive Familienanamnese zeigen oft, aber nicht ausschließlich, die für CH typische CAG-Allel-Verlängerung, wodurch die klinische Diagnose erschwert wird (ALBIN und TAGLE,

1995; DÜRR et al., 1995). In solchen Fällen mit normalen CAG-Sequenzlängen ist eine umfassende neuropathologische Untersuchung zur Diagnosesicherung erforderlich (XUEREB et al., 1996). Weltweite Untersuchungen ergaben keine nationalen oder ethnischen Unterschiede der CAG-Sequenzlängen, wodurch diesen eine hohe Sensitivität und Spezifität als Erbmarker zukommt (KREMER et al., 1994). Die pathogenetische Rolle von Huntingtin ist bisher unklar, da es in neuralen und extraneuralen Geweben auftritt und seine topische mRNS-Expression im Hirngewebe keine Beziehungen zur regionalen Gewebspathologie der CH aufweist (LANDWEHRMEYER et al., 1995; BRANDT et al., 1996).

*Erkrankungsalter und Verlauf:* Das Leiden tritt in jedem Lebensalter mit einem Gipfel in der 4.–5. Dekade auf (Durchschnitt 45,6 Jahre), Spätmanifestationen jenseits des 60. Lebensjahres bei rund 2 %. Meist bestehen enge Beziehungen zwischen dem Manifestationsalter der Eltern und Kinder sowie unter Geschwisterpaaren. Der Verlauf des Leidens ist unaufhaltsam progredient, wobei schubweise Verschlechterung mit stationären Phasen wechseln können. Die Krankheitsprogression hängt vom genetischen Übertragungsmodus und vom Erkrankungsalter ab. Die Krankheitsdauer schwankt zwischen 15 und 25 Jahren, selten bis 40 Jahre. Das mittlere Sterbealter liegt bei 50–55 Jahren. Die Lebenserwartung eines CH-Kranken ist gegenüber der Durchschnittsbevölkerung um rund 50 % verringert.

## Neurologische Symptomatik

Phänomenologisch unterscheidet man mehrere familiäre „Biotypen":

1. früher psychischer Abbau;
2. ausgeprägte Chorea ohne stärkeren psychischen Abbau;
3. früher Beginn und atypischer Verlauf.

Klinisch unterscheidet man:

1. den klassischen Typ mit adultem Beginn,
2. juvenile Formen und
3. atypische Verläufe.

*Frühsymptome:* Lange vor dem Auftreten spezifisch neurologischer Anzeichen tritt bei Erbträgern eine Übergangsphase mit unspezifischen Symptornen, wie erhöhte Erregbarkeit, Unverträglichkeit, Launenhaftigkeit, Reizbarkeit, zunehmende Gefühlsarmut, Kreativitätsverlust, Leistungseinbußen in Schule, Beruf oder Haushalt und eine gewisse Zappeligkeit auf. Das geht mit frühzeitig einsetzenden depressiven Stimmungsschwankungen, Aggressivität und Enthemmtheit einher. Zumindest 3 Jahre vor Einsetzen extrapyramidaler Symptome machen sich geringfügige motorische Störungen, Abnahme von Augenbewegungen, optokinetischer Nystagmus, Hyperreflexie, Beeinträchtigung rascher alternierender Handbewegungen, überschießende und inadäquate Bewegungen von Fingern, Händen oder Zehen unter emotionellem Streß bemerkbar. In frühesten Stadien sind choreiforme Hyperkinesen nur mit viel Erfahrung zu erfassen. Sie erscheinen oft als „Fahrigkeit" und sind willkürlich unterdrückbar. Sinnlose, unwillkürliche Bewegungen sind oft mit scheinbar intendierten Vorgängen verbunden, wie mit den Fingern über das Haar streifen. Unspezifische, aber frühe Erkrankungszeichen sind Störungen willkürlicher Funktionen, wie Bradykinese, die von den Patienten und ihren Familien zunächst als eine Art Ungeschicklichkeit in täglichen Aktivitäten beschrieben werden. Störungen rascher Wechselbewegungen treten bei Risikopersonen mit frühem Erkrankungsbeginn auf. Komplexe Bewegungen, wie Pfeifen, Backenaufblasen oder Zungevorstrecken, werden weniger gut ausgeführt.

Augenmotilitätsstörungen, die zu den frühesten Krankheitszeichen zählen, finden sich auch in fortgeschrittenen Stadien. Am häufigsten ist der Verlust rascher sakkadierter Augenbewegungen, die normalerweise eine rasche Refixierung der Augen gestatten, um neue Objekte in die Fovea zu bringen. Daneben bestehen gestörter Sakkadenbeginn, hypometrische Sakkaden und gestörte Sakkadenfolge. Blickfixation wird häufig durch kleine, spontane sakkadierte Augenbewegungen unterbrochen. Die Patienten können die Sakkaden auf andere im Gesichtsfeld dargebotene Reize nicht unterbrechen. Die langsamen Folgebewegungen sind gestört und werden von kurzen Sakkaden unterbrochen. Augenmotilitätsstörungen, wie Verlangsamung der Bulbus-Folgebewegungen oder des optokinetischen Nystagmus, können bei Patienten mit milden Symptomen fehlen und stehen in keiner Beziehung zur Schwere der motorischen Symptome. Im weiteren Verlauf werden die Sakkaden und Bulbus-Folgebewegungen eingeschränkt und es kommt zum Konvergenzverlust.

*Motorische Störungen:* Chorea als vordringliche motorische Störung tritt nach der Phase der geringen Störungen in über 90 % aller Patienten auf. Sie verschlimmert sich während der ersten 10 Erkrankungsjahre, um sich danach zu stabilisieren. Chorea ist seltener bei Fällen mit frühem Erkrankungsbeginn. Über 90 % der Patienten weisen früh dauernde oder passagere choreatische Hyperkinesen auf, wie plötzliche Drehbewegungen, Mitbewegungen des Kopfes, Hochziehen der Augenbrauen, Naserümpfen, Vorwölben der Zunge, Auseinanderziehen der Lippen, Schmatzen, Hochziehen der Schultern, Beugen und Spreizen der Finger, Überkreuzen der Arme und Beine beim Sitzen, schlenkernde Bewegungen beim Gehen, die den Gang unkoordiniert erscheinen lassen. Den Bewegungen haftet etwas Plötzliches, Unregelmäßiges an. Sie sind bei Beginn der Erkrankung kurz, schnell und münden meist in Verlegenheitsbewegungen, während sie sich in fortgeschrittenen Stadien in manieriert wirkenden Wellenbewegungen des Körpers ausdrücken und in schweren Fällen als ballistische Bewegungen äußern können. Der Muskeltonus ist anfangs oft hypoton; das Hampelmannphänomen positiv: Bei Anheben des Patienten unter den Achseln kommt es zum Durchsacken. Die Eigenreflexe sind lebhaft bis gesteigert; gelegentlich bestehen Pyramidenzeichen. Der Muskeltonus wechselt durch das Einschießen von Bewegungsimpulsen; später wird die Muskulatur hyperton und kann in Rigor und Versteifung übergehen. In späten Stadien findet sich eine Vielzahl von Bewegungsstörungen wie Dysarthrie, Ataxie, Akinese, Tremor, Athetose, Dystonie, Myoklonien, Rigor, Spastik und Augenmotilitätsstörungen. Später tritt die Chorea zurück, dafür treten Dystonien und axiale Lagestörungen hervor, die zu tanzartigen Bewegungsmustern und Choreoathetose führen. Rigor und Spastik treten bei 40 % der Patienten auf; Chorea und Bradykinese zeigen sich oft gleichzeitig im Frühstadium. Nur etwa 5 % weisen bereits zu Beginn Rigor, Akinese, Tremor, steifen Gang und Myoklonien auf, die später durch choreatische Hyperkinesen, meist aber durch versteifende Haltungsanomalien ersetzt werden. Diese Störungen kennzeichnen die *Westphal-Variante* der CH, die häufig bei mehreren Mitgliedern einer Familie mit Krankheitsbeginn im Kindes- und Jugendalter auftritt. Bei den klassischen Formen werden in späteren Stadien die choreatischen Bewegungen langsamer, stereotyper und greifen auf proximale Muskelabschnitte über. Der Gang wird unregelmäßig, von plötzlichen Schwingungen des Rumpfes unterbrochen. Gangstörungen führen zu schwerer Behinderung mit häufigen Stürzen bie zum totalen Gehverlust bzw. zur Rollstuhlpflichtigkeit. Die Sprache ist fast immer gestört. Zuerst fallen montoner Klang und Verlangsamung mit verringerter Modulation auf. Später werden die willkürlichen Sprachbewegungen durch interkurrente Zuckungen von Mund-, Schlund- und Atemmuskulatur oft gesteigert und unterbrochen, die Sprache dysarthrisch, explosiv und abgehackt. Mitunter tritt Dysarthrie bereits früh als einziges Symptom vor den choreatischen Bewegungen auf. Sie äußert sich in verlangsamter, undeutlicher Sprache, unterbrochen von kraftvoll herausgestoßenen Lauten, später in perseverierenden Sprachansätzen bis zu unkoordinierten, unverständlichen Sprachversuchen. In Spätstadien können Dystonie, Rigor und Akinese das Bild beherrschen; dazu kommen Pseudobulbärparalyse mit Kau- und Schluckstörungen, die eine Ernährung mit hochkalorischer, flüssiger Heilnahrung oder Anlegen einer PEG-Sonde erfordern.

*Kognitive Störungen:* Intellektueller Abbau ist eines der Hauptmerkmale der CH, das frühzeitig durch spezifische Testverfahren erfaßt werden kann und mit Fortschreiten der Erkrankung manifest wird. Obwohl bei Krankheitsbeginn globale kognitive Funktionen erhalten bleiben, findet sich ein charakteristisches Muster von Gedankenverlangsamung, Persönlichkeits- und Affektveränderungen sowie Beeinträchtigungen im richtigen Gebrauch erworbener Kenntnisse. Früh bestehen gestörte Abläufe in der Planung und in der Ausführung komplexer Aufgaben; diese werden auch als „exekutive Funktionen" bezeichnet. Ferner treten Störungen der affektiven Sphäre auf. Zwar erscheinen initiale Registrierung und Wiederabruf von Engrammen ungestört, doch sind Kurz- und Langzeitgedächtnis beeinträchtigt. Es finden sich isolierte Störungen im rechnerischen Denken, Zahlennachsprechen, Zahlensymboltest und im Bilderergänzen. Daneben fällt eine Störung der selektiven Erinnerungsfähigkeit für bildhafte wie für nicht-bildhafte Wörter auf. Mnestische Störungen stellen oft Frühsymptome der CH dar, wobei Behalten und Wiedererkennen visueller Eindrücke früher und stärker betroffen sind als das verbale Gedächtnis. Erinnerung an rezente und frühere Ereignisse sind gleich schwer betroffen, doch behalten die Patienten im allgemeinen besser reale Informationen wie Einkaufengehen. Kognitive Auffälligkeiten treten bei Belastung und erhöhter Leistungsanforderung hervor. Aufmerksamkeit und Konzentration sind beeinträchtigt und die Patienten daher leicht von ihren Aufgaben abzulenken. Psychometrisch besteht ein Bild globaler intellektueller Beeinträchtigung ohne fokale Ausfälle kognitiver Funktionen. Dieses Muster kognitiver Störungen unterscheidet sich von „kortikalen Demenzen", bei M. Alzheimer und ähnelt jenen bei PK und PSP („subkortikale Demenz"). Es ist vermutlich vorwiegend durch Störungen in striatofrontalen Regelkreisen bedingt (Pillon et al., 1994). Unkoordiniertheit bei einfachen motorischen Tests (zur Seite schauen, Zunge vorstrecken, Augenlider schließen) sind vermutlich eher auf die Folgen von Zerstreutheit als auf motorische Störungen zurückzuführen. In fortgeschrittenen Stadien bestehen Konzentrations- und Merkfähigkeitsstörungen. Das letzte Stadium ist meist eine nicht-aphasische Demenz, in der jedoch Sprachstörungen mit verminderter lexikaler Produktion, verlängerten Sprechpausen, Paraphasien oder Wortfindungsstörungen jedoch auftreten können. Durch die Dysarthrie sind spontane Sprachproduktion und Sprachflüssigkeit schwer beeinträchtigt, semantische und syntaktische Strukturen und Sprachverständnis bleiben jedoch bis zum Endstadium relativ erhalten. Oft besteht eine enge Beziehung zwischen funktioneller Behinderung und motorisch-kognitiven Einbußen (Garcia-Ruiz et al., 1995).

## Psychiatrische Störungen

Ein für die CH spezifisches psychiatrisches Syndrom besteht nicht, doch sind Störungen von Gemüt und Affekt häufig und können den Bewegungsstörungen Jahre vorausgehen. Über $^1/_3$ der Patienten bieten psychiatrische Symptome als Erstmanifestation der Erkrankung. Affektive Psychosen einschließlich uni- oder bipolarer Depression sind häufig. Gemütsstörungen, Angst, unklare Reizbarkeit bis zu anhaltenden Phasen depressiver Verstimmung häufig. Die Patienten werden stumpf, indolent, reizbar, mißtrauisch und unverträglich. Neben Neigung zu Gewalttätigkeiten, unmotivierten Impulshandlungen, sexueller Enthemmung und Triebhaftigkeit können paranoid-halluzinatorische Bilder, hypochondrische Symptome oder katatonieartige Antriebsstörungen auftreten, wobei affektive Bereiche oft mehr betroffen sind als kognitive Leistungen. Die Erkrankung ist für die Betroffenen besonders bedrohlich, weil sie infolge des Erbmusters bei den Angehörigen den Verlauf beobachten konnten. Sie wissen daher bereits bei Krankheitsbeginn, daß die Persönlichkeit auf dem Höhepunkt des Lebens langsam zerstört wird, bizarre Bewegungen und Sprachstörungen sie zum Gespött der Umwelt machen und ihre Leistungsfähigkeit vorzeitig nachlassen wird. Aggressive Phasen sind zu Beginn besonders häufig und gehen überdurchschnittlich oft mit Suizidversuchen einher. Manische und/oder hypomanische Phasen können den ersten Zeichen motorischer Störungen Jahre vorauseilen. An Schizophrenie erinnernde halluzinatorische Psychosen treten bei 5–10 % der Patienten, oft noch vor Manifestation der Hyperkinesen, auf. Ist die Familienanamnese unbekannt, werden die Symptome meist der Schizophrenie zugeordnet. Affektive und psychotische Störungen treten nicht nur in frühen, sondern auch in späteren Erkrankungsstadien auf. Epileptische Anfälle können jahrelang ohne Hyperkinesen das Krankheitsbild bestimmen; Anfälle treten in 2–3 % der adulten CH-Fälle auf. Allgemeinbeschwerden umfassen Kopfschmerzen, orthostatische Beschwerden und vermehrte Schweißbildung.

**Klinische Krankheitsstadien**

Mit dem Krankheitsverlauf kommt es zu unaufhaltsam fortschreitender Behinderung der Patienten, die individuell stark schwankt. In frühen Stadien führen kognitive Störungen und Persönlichkeitsveränderungen zur Beeinträchtigung beruflicher und sozialer Fähigkeiten, wodurch sie von der Umwelt abhängig werden. Die Aktivitäten des täglichen Lebens werden zunehmend beeinträchtigt und schließlich sind die Patienten nur noch zur Durchführung einfacher Tätigkeiten imstande bzw. von fremder Hilfe abhängig. Sie sitzen oder liegen abgemagert im Bett, oft mit schweren Fehlhaltungen der Extremitäten. Aufgrund ihrer Immobilität kommt es zur Ausbildung von Dekubitalulzera. Die Erscheinungsbilder sind durch Mutismus und Demenz gekennzeichnet. Der Tod tritt meist durch Sekundärkomplikationen auf.

*3.5.1.1 Juvenile Formen*

In etwa 10 % der CH-Fälle setzt die Erkrankung vor dem 20. Lebensjahr ein, davon in 0,5–1 % vor dem 10. Lebensjahr mit psychischer Retardierung, Rigidität, Bradykinese, Tremor, Dystonien und Hypomimie oder faxenhaften Gesichtshyperkinesen. Die in den meisten Fällen vorhandene Chorea wird rasch vom Rigor abgelöst. Optomotorische Störungen, Dysarthrie, Ungeschicklichkeit, Hyperreflexie, Gangstörungen sind häufiger und stärker ausgeprägt als bei adulten Fällen; cerebellare Funktionsstörungen mit Ruhe- oder Aktionstremor, Apraxien und Athetosen sind nicht selten. Epileptische Anfälle treten in 30–50 % jugendlicher Patienten auf. Es handelt sich um partielle oder generalisierte tonisch-klonische Anfälle, Absencen oder vegetative anfallsartige Erscheinungen. Die Anfälle sind von Myoklonien abzugrenzen, die bei juvenilen Formen häufiger sind als bei Erwachsenen. Trotz antiepileptischer Behandlung sind sie oft schwer zu kontrollieren. Psychische Veränderungen und geistige Abbauvorgänge manifestieren sich häufig frühzeitig durch die Abnahme schulischer Leistungen und führen letztlich zu progressiver Demenz.

#### *3.5.1.2 Spätformen*

Bei Erkrankungssbeginn im höheren Lebensalter sind die Symptome relativ schwach ausgeprägt. Etwa $^1/_4$ aller Patienten zeigt eine Erstmanifestation nach dem 50. Lebensjahr mit langsamerer Progression der Symptomatik (Myers et al., 1985). Chorea als motorisches Frühsymptom und Gangstörungen sind häufig, aber oft weniger schwer ausgeprägt als bei jüngeren. Auch kognitive Störungen können weniger ausgeprägt sein. Spätes Erkrankungsalter geht meist mit langsamer Krankheitsprogression einher.

#### *3.5.1.3 Erbliche Spätform ohne nennenswerte Demenz*

Eine seltene Sonderform erblicher, spät einsetzender CH beginnt nach dem 50. Lebensjahr mit progredientem Verlauf bis zur Behinderung nach 15 Jahren, jedoch ohne oder mit nur geringgradigen kognitiven Störungen. CCT, MRT zeigen schwere Kaudatum- oder Putamenatrophie 8–15 Jahre nach Erkrankungsbeginn. In Einzelfällen treten geringe kognitive Störungen nach bis 30jährigem Verlauf auf. Molekulargenetisch zeigt diese klinisch atypische Form CAG-Wiederholungslängen von 44–46 entsprechend typischer CH (Britton et al., 1995), was auf starke phänotypische Variabilität weist.

### Zusatzbefunde

Blut-, Harnchemie und Liquor sind außer einem erhöhten Proteingehalt unauffällig. Das EEG zeigt häufig Allgemeinveränderungen, Frequenzverlangsamung und Niedervoltage bei erhaltenem oder fehlendem Alpha-Rhythmus. Krampfpotentiale und Spitzenherde können in Frühphasen ohne klinische Anfallserscheinungen auftreten und später verschwinden oder in myoklonusartige Spitzen übergehen. CCT und MRT sind im Frühstadium meist negativ; später zeigen sie Kaudatum-Atrophie sowie kortikale Atrophien. PET zeigt reduzierten Glukosestoffwechsel im Kaudatum bei normalen CCT- und MRT-Befunden klinisch gesunder Risikopersonen und Erkrankter. Die lineare und volumetrische Messung des Putamens mittels MRT stellt einen sensibleren Marker als die Bestimmung der Kaudatum-Atrophie dar. PET-Untersuchungen bei erkrankten und gesunden Hochrisiko-Fällen zeigen Abnahme von $O_2$-Umsatz und D1-Rezeptordichte im Striatum, bei Personen mit niedrigem Erkrankungsrisiko jedoch Normalwerte. Diese Befunde gestatten eine Frühdiagnose bei symptomfreien Risikopersonen (Sedvall et al., 1994; Harris et al., 1996). Der Glukosestoffwechsel im Striatum ist bei präklinischen Fällen reduziert und korreliert in späteren Stadien mit dem Ausmaß der klinischen Ausfälle. Der kortikale Glukosestoffwechsel ist in frühen Stadien ungestört, fällt aber später um etwa 20 % der Norm ab und zeigt signifikante Beziehungen zum Grad der Demenz. Die neurologischen Ausfälle korrelieren mit dem Ausmaß der im MRI nachweisbaren Kaudatumatrophie (Harris et al., 1996). Neurophysiologische Untersuchungen zeigen eine Amplitudenreduktion somatosensorisch evozierter Potentiale über dem Frontalkortex bereits bei asymptomatischen Risikopersonen. Diese und neuropsychologische Befunde weisen auf eine Störung der kortikalen Projektionen von den Stammganglien zum frontalen Kortex.

### Neuropathologie

Das Gehirn zeigt diffuse Atrophie mit Gewichtsabnahme bis zu 25 % (Hirngewicht 900–1100 g), Windungsverschmälerung sowie Schrumpfung des Schweifkernes mit Abflachung des in den erweiterten Seitenventrikel vorspringenden Kopfes. In späteren Stadien besteht eine diffuse, oft frontal akzentuierte Großhirnwindungsatrophie. Bevorzugt geschrumpft sind Kaudatum und Putamen, die bis über 50 % ihres Volumens verlieren. Die Atrophie ist bedingt durch Neuronenausfall mit reaktiver Gliose und stärkerem Befall des Nucleus caudatus gegenüber Putamen und Nucleus accumbens. Histologisch reichen die Läsionen von fehlenden Veränderungen bis zu fast völligem Neuronenverlust mit Ersatzgliose (VONSATTEL et al., 1985). 5 Schweregrade werden unterschieden: Grad 0 ist klinisch manifeste HD ohne faßbares neuropathologisches Korrelat, doch besteht in diesem Frühstadium bereits mäßiggradiger Ausfall von GABA-encephalinhaltigen Neuronen mit Gliose in den Striosomen des Neostriatums (HEDREEN und FOLSTEIN, 1995). Grad 1 zeigt bei normalem makroskopischen Befund Neuronenschwund und Gliose im Kaudatumschwanz, im periventrikulären Bereich des Corpus nuclei caudati und im dorsalen Putamen. Sie betreffen das gesamte striosomale System mit dorsoventralem Verlauf und greifen auf die ventralsten Teile des Nucleus accumbens über. Grad 2 zeigt bereits makroskopische Verkleinerung des Kaudatumkopfes mit noch konvexer Form zum Seitenventrikel. Grad 3 ist durch deutliche Kaudatumatrophie mit Abflachung seiner Ventrikelkontur, Putamenatrophie und beginnender Degeneration des Pallidum gekennzeichnet. Bei Grad 4 besteht ausgeprägte Kaudatumatrophie mit konkaver Ventrikelkonfiguration, schwerem Neuronenausfall und Gliose im gesamten Neostriatum, das in Spätstadien bis zu 90 % Neuronenausfall aufweist. Der Degenerationsprozeß beginnt in den Striosomen und greift im weiteren Verlauf auf die Matrixanteile über. Er beginnt im Kaudatumschwanz und schreitet nach ventral fort. In Spätstadien bleibt nur der ventrale Anteil des Nucleus accumbens verschont. Patienten mit früherem Krankheitsbeginn zeigen meist schwerere Striatumveränderungen als solche mit höherem Erkrankungsalter. Bevorzugt und frühzeitig betroffen sind die mittelgroßen dornigen Neurone vom Typ I, die GABA und Encephalin, insb. Präproencephalin, koexprimieren und über 90 % der Striatumneurone ausmachen (RICHFIELD et al., 1995; ALBIN, 1995). Sie projizieren zum Pallidum und zur retikulären Nigra, wobei die Fasern zum äußeren Pallidum bereits bei asymptomatischen Personen mit hohem Risiko auf erbliche CH betroffen sind (ALBIN et al., 1995). Der Ausfall von Typ I-Neuronen verläuft in 2 Phasen: Bereits bei Grad 0 sind die Striosomen im gesamten Neostriatum betroffen; das geht mit – auf das Striosomen-System beschränkter – Astrozytose einher. Der Nachweis von GABA-positiven Inseln im Neostriatum bei Autopsiefällen in früheren Krankheitsstadien ermöglicht eine Abgrenzung gegenüber anderen klinisch vermuteten Erkrankungen. Die 2. Phase der Typ I Neuronen-Degeneration betrifft die Matrix des Neostriatums besonders bei Grad 2–4. Die Ursache des von dorsal nach ventral fortschreitenden Degenerationsprozesses im Neostriatum sowie für die zeitlich getrennte Degeneration GABAerger Neuronen in Striosomen und Matrix sind unbekannt. Relativ erhalten bleiben große aspinöse acetylcholinesterasehaltige Interneurone sowie (mittel)große NO-Synthasehaltige Interneurone mit Somatostatin und Neuropeptid Y als Transmitter.

Extrastriäre Läsionen umfassen zahlreiche Hirngebiete: Dem Striatum entsprechende Neuronenausfälle und reaktive Gliose finden sich im lateralen Tuberkern des Hypothalamus (KREMER et al., 1992). Das Pallidum zeigt Volumenreduktion durch Ausfall der striatopallidären Substanz P und Calcineurin-immunreaktiven Fasern und 45 % der Nervenzellen. Atrophie und Zellausfälle betreffen im ventrolateralen Thalamus, Subthalamus und SNZC, die 30–40 % Zellverluste mit stärkerem Befall der medialen gegenüber den lateralen Anteilen aufweisen. Das Ausfallsmuster der Nigra zeigt keine Beziehung zu betroffenen neostriären Projektionsgebieten, was gegen ihre Schädigung als Folge der Striatumdegeneration und für eine primäre SN-Degeneration spricht (OYANAGI et al., 1992). Zwischen choreiformen und rigiden CH-Formen besteht kein Unterschied in der Dichte und Verteilung dopaminerger Neurone, weshalb letztere nicht auf eine präsynaptische Nigradegeneration zurückzuführen ist (ALBIN et al., 1995).

Zur kortikalen Pathologie bei CH liegen unterschiedliche Befunde vor. Während VONSATTEL et al. (1985) keine konstanten Rindenveränderungen sahen, ergaben sensiblere Methoden häufig eine erhebliche Atrophie des Neokortex mit 15–30 % Reduktion an Volumen und Rindendicke mit selektivem Ausfall großer Pyramidenneurone in der 3. und 5. Schicht primär sensorischer Regionen und Assoziationsareale (HEINSEN et al., 1994) sowie einen Ausfall kortiko-striärer Neurone in der 5. Frontalschicht. In den Schichten 3, 5, 6 aller Rindenregionen wurden Ubiquitin-positive dystrophe Neuriten mit Ansammlung von granulo-filamentösem Material beobachtet, die den Lewy-Neuriten der LKD und neuronalen Einschlüssen bei Motoneuronen-Erkrankungen ähneln. Ihre Verteilung entspricht nicht dem Schweregrad der Striatumpathologie und läßt primäre kortikale Degenerationsvorgänge vermuten (JACKSON et al., 1995), doch zeigen eigene (unveröffentlichte) Untersuchungen das Auftreten kortikaler Neurofibrillendegeneration bzw. pathologischer Tau-Proteine bereits bei relativ jungen CH-Patienten. Der Ausfall kortikaler Projektionsneurone in der Präzentralregion führt zur Volumenreduktion und Abblassung der Marklager und zur Balkenatrophie. In der Entorhinalregion beschrieben BRAAK und BRAAK (1992) isolierte Degeneration einer tiefen allokortikalen Rindenschicht pri-alpha IV, die sich vom Läsionsmuster des Parahippokampus bei M. Alzheimer unterscheidet. Kleinhirnatrophie tritt bei Fällen mit frühem Erkrankungsbeginn auf.

Quantitative Analysen der Expression des CH-Gens IT 15 im Striatum und anderen Hirnarealen zeigten bei präsymptomatischen und fortgeschrittenen Stadien keine Abnahme gegenüber Kontrollen. Die fehlende Beziehung zwischen der IT 15 mRNA-Expression und der regionalen Zelldegeneration weist darauf hin, daß die Genmutante nur in Verbindung mit anderen Faktoren das charakteristische Degenerationsmuster der CH verursacht (LANDWEHRMEYER et al., 1995). Ausgedehnte ZNS-Expression des CH-Genproduktes weist anderseits auf eine generelle Beeinträchtigung der Nervenfunktionen auf Proteinebene hin, möglicherweise durch eine toxische Wirkung auf die Neurone (SHARP et al., 1995).

## Pathochemie

Im Liquor sind Homovanillinsäure, GABA und Cholin reduziert, was auf einen verminderten Umsatz von Dopamin, GABA und cholinergen Substanzen verweist, während Serotonin und Noradrenalin-Metaboliten kaum verändert sind. Die Liquorbefunde zeigen keine Beziehungen zu Erkrankungsalter, Dauer oder klinischer Verlaufsform. Das Hirngewebe verstorbener CH-Patienten zeigt im Striatum eine signifikante Abnahme von Glukose, GABA und deren synthetisierendem Enzym Glutamat-Decarboxylase (GAD), von Cholinacetyltransferase (CAT), dem synthetisierenden Enzym von Acetylcholin, von Cysteinsäuredecarboxylase (CAD) sowie verschiedener Neuropeptide. Die Werte für Dopamin und Glutamat, Somatostatin, Neuropeptid Y und Thyreotrophic Releasing-Hormon sind im Striatum normal oder leicht erhöht. Bei choreiformen CH-Fällen zeigt das äußere Pallidum stärkere GABA-Abnahme als das innere Pallidum infolge progressiven Ausfalls GABA-erger Zuflüsse in dieser Reihung. Gegenüber rigiden CH-Fällen ist das GABA-Verhältnis

Pallidum internum : externum signifikant erhöht. Dagegen zeigt choreiforme CH-Zunahme der GABA im Nucleus subthalamicus und ventrolateralen Thalamus infolge gesteigerter hemrnender Zuflüsse des lateralen Pallidums (STOREY und BEAL, 1993). Früher Ausfall GABAerger Innervation des Pallidum externum geht mit Zunahme der GABA- und Benzodiazepin-Rezeptoren einher. Der Projektionsausfall zur retikulären Nigra führt zur Abnahme ihrer dopaminergen D1-Rezeptoren an striatonigralen Nervenendigungen. Im Striatum besteht in frühen Phasen ein stärkerer Abfall an D1- gegenüber D2-Rezeptoren; im Kaudatum Abnahme von Glutamat-, NMDA-, Glycin-, AMPA- und Kainat-Rezeptoren. Diese Veränderungen und Verluste exzitatorischer Aminosäuren, die neuronale Degenerationsvorgänge im Striatum reflektieren, sind Grundlagen der Bewegungsstörungen durch Imbalance neuronaler Funktionskreise (STOREY und BEAL, 1993; ALBIN et al., 1995). Abnahme von GABA und Glutamat im frontalen und temporalen Kortex bei Zunahme der Metaboliten von Dopamin und Serotonin (PEARSON und REYNOLDS, 1994) dürften für die Verhaltens- und kognitiven Störungen verantwortlich sein.

## Funktionelle Neuroanatomie und Pathophysiologie

Basierend auf experimentellen, neuropathologischen und neurochemischen Befunden wurden Modelle über die funktionelle Anatomie der Basalganglein entwickelt, die als Komponente eines die Sequenz motorischer Programme kontrollierenden kortikostriären-thalamo-kortikalen Rückkoppelungskreises anzusehen sind (Abb. 4). Die Chorea wird auf eine gesteigerte Steuerungsrate thalamo-kortikaler Neurone infolge verminderter Hemmung durch das innere Pallidum zurückgeführt. Die hemmende Aktivität der GABAergen Projektionen des Subthalamus zum äußeren Pallidum wird unter normalen Bedingungen durch die GABA-encephalinhaltigen mittelgroßen spinösen Projektionsneurone des Striatum gehemmt. Der Verlust striosomaler Neurone dürfte durch eine erhöhte Steuerungsrate ventrolateraler Thalamusneurone zu den choreatischen Hyperkinesen führen, da in frühen hyperkinetischen Stadien der CH ein selektiver Ausfall der zum äußeren Pallidum projizierenden Striatumneurone besteht. Im späteren Verlauf mit Abnahme der Chorea und Zunahme von Dystonie, tritt ein ausgedehnterer Verlust striärer Efferenzen mit Befall der direkten Bahn zum inneren Pallidum auf. Die Degeneration striosomaler Nigraneurone führt durch Erregung der nigrostriären dopaminergen Neurone zu erhöhter dopaminerger Aktivität im Neostriatum. Das vermindert die Erregung von D2-Rezeptoren tragenden neostriärer Typ I-Neuronen, die zum äußeren Pallidum projizieren und führt zu verminderter synaptischer Freisetzung von GABA. Die reduzierte Aktivität GABAerger encephalinhaltiger Neurone bedingt durch verstärkte Neuronenaktivität im Pallidum externum eine Aktivitätsabnahme im Subthalamus und inneren Pallidum sowie gesteigerter Erregung exzitatorischer glutamaterger thalamokortikaler Projektionen, die zur Chorea führen (ALBIN et al., 1995). Glutamatrezeptor-Antagonisten mit anticholinergen Effekt können die Wirkung auf diesen Bahnen blokkieren.

Degeneration neostriärer Neurone und kortikostriärer Neurone in der 5. Rindenschicht führt in späteren Stadien durch verminderte Beteiligung der kortiko-striopallido-thalamischen Bahn an der motorischen Aktivität zu langsamer Zunahme von Bradykinese und Rigor. Die Unterschiede zwischen rigiden und choreiformen Fällen bestimmen das Ausmaß der Beteiligung striärer GABA-Substanz P-Neurone, die zum inneren Pallidum projizieren. Die Hypothese der Choreagenese stimmt mit der günstigen Wirkung dopamin-ausschüttender und Dopa-

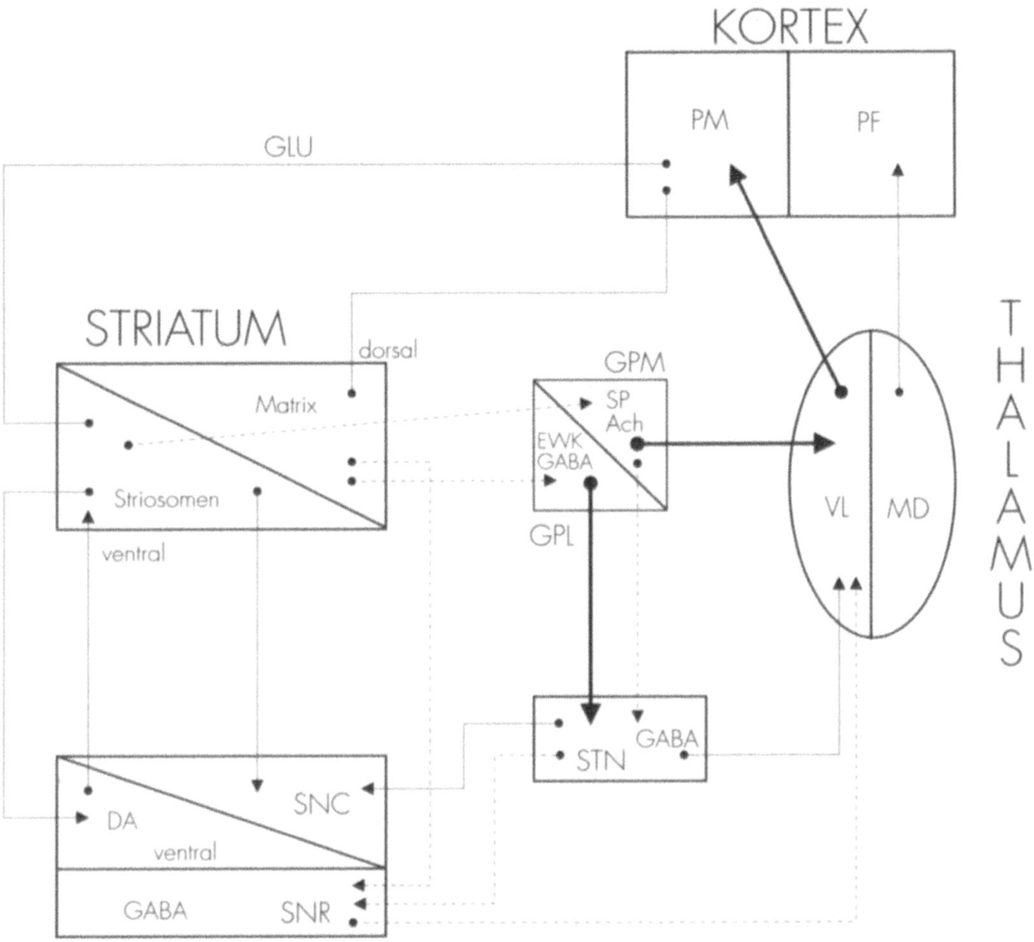


**Abb. 4.** Schema der Funktionsstörungen der Basalganglien bei Chorea Huntington (mod. nach JELLINGER, 1993; GREENAMYRE und SHOULSON, 1994). In Frühstadien besteht durch selektiven Ausfall der Projektion vom Striatum zum GPL eine gesteigerte Aktivität der hemmenden GPL-Neuronen zum STN. Die resultierende Abnahme des STN-Abstromes ist ähnlich dem bei Hemiballismus und verringert die Aktivität der efferenten SNR und GPM. Umgekehrt ist VL gehemmt und die thalamokortikale Schleife aktiviert. Abkürzungen wie in Abb. 2; → unverändert; ---→ reduziert; ➔ gesteigert

min-Rezeptor blockierender Substanzen überein, welche die gesteigerte dopaminerge Aktivität des Neostriatum dämpfen. Störungen im Verhalten und neuropsychologischen Funktionen bei CH ähneln Patienten mit Frontallappenerkrankungen. Sie werden als Folge einer Unterbrechung der striato-subfrontalen Funktionsschleife durch die Degeneration im Kaudatum erklärt, die ihre Zuflüsse von präfrontalem Assoziationscortex erhält. Darauf weist die Reduktion des kortikalen Glukosestoffwechsels in frontalen und parietalen Regionen, die später auf weitere Rindenabschnitte übergreift (MARTIN et al., 1992). Emotions- und Gedächtnisstörungen sind ferner auf die Störung limbisch telencephaler Zuflüsse der Striosomen im ventralen Neostriatum sowie auf Neuronenausfälle in den tieferen Schichten der Entorhinalrinde zu beziehen, deren Zielpunkt die Efferenzen von Hippokampus zu den neokortikalen Assoziationsarealen darstellen. Andere kognitive Störungen, wie soche des Gedächtnises und der Sprache, weisen auf einen diffusen kortikalen Prozeß hin.

### Diagnose und Differentialdiagnose

Wichtige diagnostische Hinweise gibt die klinische Trias fortschreitender choreatischer Hyperkinesen, psychischer Veränderungen und dominanter Erbgang. Bei positiver Familienanamense läßt sich die Diagnose für die klassische und die rigid-akinetische Form der CH leicht stellen; sie wird durch den direkten Gentest gesichert. Bei fehlendem Nachweis von Erblichkeit, ungewöhnlich frühem oder spätem Erkrankungsbeginn und atypischer Klinik kann die klinische Diagnose schwierig sein, zumal bei „sporadischen" Fällen die typische CAG-Allel-Verlängerung fehlen kann. Differentialdiagnostisch abzugrenzen sind mit choreatischen Bewegungsstörungen einhergehende Erkrankungen. Eine initiale und anhaltende psychiatrische Symptomatik kann schizophrene und affektive Psychosen, epileptische und Demenzprozesse vortäuschen. Wichtig ist die Abgrenzung von pharmakogen induzierten choreatischen Syndromen und Dyskinesien durch Neuroleptika, Antiparkinsonmittel, Antiepileptika u.a., die ohne Kenntnis der Familienanamnese schwierig sein kann.

### Präsymptomatische Gentestung und genetische Beratung

Die Untersuchung des Genotyps mittels Polymerasekettenreaktion (PCR) der CAG-Sequenz im Serum gestattet heute eine klare Abgrenzung zwischen normalem und pathologischem Allel und damit eine sichere Diagnose der CH für den Erkrankungsbeginn im Erwachsenenalter. Daneben wird die DNA-Analyse eines betroffenen Verwandten sowie die Mutationsanalyse bei unklarer Familienanamnese zur Verbesserung der Informationsgenauigkeit bei Risikopersonen empfohlen (MacMillan et al., 1995). Für den direkten Gentest im präklinischen Stadium an Risikopersonen sowie für pränatale Genuntersuchungen gelten die von der International Huntington Association (IHA) und der Research Group für CH der World Federation of Neurology (WFN) erarbeiteten ethischen Richtlinien (Neurology 44: 1533 [1994]). Sie umfassen Freiwilligkeit der Untersuchung, Beratung und Unterstützung, neurologische und neuropsychologische Untersuchung, Kontrolle und Nachsorge (Hersch et al., 1994). Die genetische Beratung muß umfassend, fachkompetent und in eine psychotherapeutisch-ärztliche Behandlung eingeschlossen sein. Wegen der großen Tragweite der Diagnose wird eine enge und langfristige Betreuung der Risikopersonen und ihrer Familien durch speziell ausgebildete Arbeitsgruppen gefordert (Oertel, 1994).

### Therapie

Eine kausale Behandlung der CH ist unbekannt. Symptomatische Therapiemaßnahmen umfassen neben Aufklärung und Beratung von Patienten, Risikopersonen und deren Familien unterstützende Maßnahmen, wie gute Ernährung, reichlich Schlaf, Entspannung, spezielle Lagerungstechniken und medikamentöse Behandlung.

#### *3.5.1.4 Hyperkinesien*

*Hyperkinesien* lassen sich mit Dopamin-Antagonisten, wie Tiaprid (Delpral®, 2 × 100–5 × 300 mg) dämpfen. Zum Einsatz gelangen ferner antidopaminerge Neuroleptika, wie Reserpin, in steigenden Dosen (3 × 0,5–4 mg/Tag), Tetrabenazin (2–4 × 50 mg), Haloperidol oral (3 × 0,5–5 mg), Perphenazin (3 × 2–4 mg), seltener Thioridazin (Melleril®, bis 250 mg/Tag) oder Fluphenazin (10–40 mg/Tag). Bei hoher Dosierung kommt es zu Müdigkeit und Apathie, weshalb manche Patienten die Medikamente reduzieren. Reduktion der Hyperkinesen wird auch mit Clozapin (Leponex®) in Dosen von 50–550 mg/Tag in einer dosisabhängigen Form erzielt. Günstig wirkt die Kombination von Tiaprid und Clozapin, wobei wegen der Gefahr der Leukopenie unter Clozapin laufende Blutbildkontrollen angezeigt sind. Benzodiazepine werden zur Angst- und Spannungslösung, oft in Kombination mit Neuroleptika, verabreicht.

#### *3.5.1.5 Rigor-Akinese*

*Rigor-Akinese* werden durch L-DOPA + DCH in einer Dosierung von 3 × 50–100 mg günstig beeinflußt. Hingegen führt L-DOPA bei typischer nicht-rigider CH zu massiver Zunahme der Hyperkinesen. Durch L-DOPA können Psychosen leichter als bei Parkinson-Patienten ausgelöst werden. Dopamin-Agonisten, wie Bromocriptin und Pergolid in Dosierungen ähnlich wie bei PK können versucht werden. Gegen Tremor kann Clonazepam (3 × 0,5–1 mg) oder Clozapin (1–3 × 0,25 mg/Tag) gegeben werden. Keine klinischen Effekte haben Propanolol und andere β- und alpha-adrenerge Rezeptorenblocker, GABA-Agonisten und -Antagonisten. Bei *Depression* sind trizyklische Antidepressiva, wie Maprotilin (Ludiomil®, 3 × 25–50 mg), Monoaminoxidasehemmer, wie Aurorix® (2–3 × 50–100 mg) und Serotonin-Wiederaufnahmehemmer, Fluoxetin, Fluoxamin oder Citalopram (1–3 × 20 mg) zu empfehlen. Bei schizophreniformen Psychosen sind klassische Neuroleptika oder Clozapin, mitunter auch Tiaprid, angezeigt. Kognitive Störungen sind medikamentös kaum beeinflußbar. Die Anorexie wird mit hochkalorischer glukosereicher Nahrung (3000–5000 Kalorien/Tag oder mehr) behandelt.

#### *3.5.1.6 Hereditäre, nichtprogrediente (benigne) Chorea*

Die sehr seltene, autosomal dominante Form mit Beginn in Kindheit oder Jugendalter ohne progredienten Verlauf, Demenz oder sonstige neurologische Ausfälle ist von der kindlichen CH abzugrenzen und gut mit Tiaprid (3 × 100–300 mg/Tag medikamentös beeinflußbar.

### 3.5.2 Chorea minor Sydenham und Chorea gravidarum

Diese heute seltenen Formen toxisch-infektiös-rheumatischer Ursache treten vorwiegend im Kindes- bzw. jüngeren Erwachsenenalter im Rahmen von rheumatischem Fieber auf und sind therapeutisch gut beherrschbar (s. Przuntek, 1993).

### 3.5.3 Choreoathetose (Neuroakanthozytose)

Die der CH klinisch ähnliche Erkrankung tritt im Erwachsenenalter auf. Sie zeigt heterogene Genetik mit autosomal dominant, autsomal rezessiv, X-chromosomalen und sporadischen Verläufen. Sie setzt gewöhnlich in der 3.–4. Dekade mit orofazialen Dyskinesien, Dysathrie, Eßstörungen, Zungen- und Mundaktionsdystonien, sprachlichen oder motorischen Tics ein. Daneben bestehen generalisierte Chorea mit Dystonien, Anfällen, rigid-akinetische Symptomatik, psychiatrische Symptome mit oder ohne Demenz, motorische Polyneuropathie mit Muskelatrophien, Hypotonie, Areflexie und Hohlfußbildung. Die choreatischen Symptome sind mehr auf die Kopfregion und oberen Extremitäten gerichtet. Im Spätstadium werden sie durch Rigor-Akinese ersetzt, die gemeinsam mit Chorea auftreten können. Mitunter besteht eine Kardiomyopathie. Der Tod tritt nach 10–15 Jahren auf. Neuropathologisch besteht schwere Atrophie des Kaudatum, geringere des Putamen mit Verlust kleiner und mittlerer Neurone, später auch Pallidumatrophie und Degeneration pallidonigraler Projektionen. Mitunter besteht Degeneration im Thalamus, in der Nigra und in den spinalen Vorderhörnern, während Hirnrinde, Subthalamus, Kleinhirn und Hirnstamm im Gegensatz zur CH verschont sind. Die peripheren Nerven zeigen axonale Polyneuropathie mit neurogener Muskelatrophie (RINNE et al., 1994; HARDIE et al., 1991). Laborbefunde zeigen eine Akanthozytose im Blutbild mit Schrumpfung und Sprenkelung der Erythrozyten, oft eine Erhöhung der Serum-Kreatinkinase, Transaminasen und LDH. Schädel-CT zeigt Atrophie von Kaudatum und Hirnwindungen, MRT erhöhte Signalintensität im Kaudatum; PET reduzierten Blutfluß und Glukosestoffwechsel im Kaudatum, normale oder reduzierte F-DOPA-Aufnahme und Abnahme der D2-Rezeptorbindung im Striatum, ähnlich wie bei CH (BROOKS et al., 1991). Wesentlich ist der Nachweis der Akanthozytose, obwohl negativer Bluttest die Diagnose nicht ausschließt. Therapie wie bei CH.

### 3.5.4 Senile Chorea

Die seltene senile Chorea umfaßt folgende Krankheitsbilder:

a) choreatische Syndrome im Rahmen einer präsenilen oder senilen Demenz;
b) progressive choreatische Syndrome im Präsenium ohne erbliche Belastung und ohne psychische Veränderungen.

Das Erkrankungsalter liegt jenseits des 55. Lebensjahres; klinischer Verlauf und Neuropathologie ähneln weitgehend der CH. Klinisch bestehen choreatische Hyperkinesen, teilweise ballistischen Charakters, Tremor, kleinschrittiger Gang, Beugekontrakturen und Demenz. Morphologisch findet sich Schrumpfung und Degeneration des Striatums neben Alzheimer-Läsionen in der Hirnrinde. Häufig ist eine Abgrenzung von einer erst im späten Lebensalter manifesten CH schwierig, doch boten Einzelfälle normale CAG-Kopien, was gegen die Annahme von spät-einsetzenden CH-Formen spricht (SHINOTOH et al., 1994; XUEREB et al., 1996). Diese Formen sprechen häufig nicht ausreichend auf Tiaprid an, während Perphenazin (Decentan®) Linderung bringt.

### 3.5.5 Symptomatische Chorea-Syndrome

Choreatische Syndrome treten bei Encephalitiden, Leukodystrophien und vaskulären Hirnschäden, etwa als apoplektische (Hemi-) Chorea oder posthemiplegische Chorea mit Restparesen, Reflexsteigerung oder cerebellar-ataktischen Symptomen bei Nekrosen im lateralen Kaudatum durch innere Grenzzoneninfarkte im tiefen Gebiet der A. cerebri media oder Läsionen im lateralen Thalamus auf. Andere, mit choreiformen Hyperkinesen einhergehende Prozesse sind M. Wilson, Torsionsdystonien, Multisystematrophien, Hallervorden-Spatz-Krankheit, M. Creutzfeldt-Jakob, Dystonien, Heredoataxien, sowie symptomatische Choreasyndrome bei Encephalitiden, Intoxikationen, Neurolipidosen, und hirnatrophischen Prozessen wie M. Pick.

### 3.5.6 Pharmakogene Chorea

Medikamentös induzierte choreatische Syndrome werden vorwiegend durch dopaminerge Substanzen, insb. als Antiparkinsonmittel angewandtes L-DOPA und Dopamin-Agonisten in Spätphasen der PK ausgelöst. Im Gegensatz zu den für CH typischen ruckartigen Hyperkinesen finden sich dystone und choreatisch-dystone Bewegungen mit unterschiedlich schnellen Abläufen; bei älteren Personen häufig periorale oder fokale Dyskinesien. Ähnliche Unruhebewegungen treten auch nach Gabe von Phenytoin und anderen Antiepileptika auf, die durch Dopamin-Rezeptorblockade auch

DOPA-induzierte Dyskinesien verstärken können, ferner nach Gabe von Lithium, trizyklischen Antidepressiva und anderen Pharmaka (s. JELLINGER, 1993b).

### 3.6 Dystone Syndrome

(ICD-10 G24)

Dystonien sind Syndrome unwillkürlicher tonischer und phasischer Muskelaktivität,die durch rasch einsetzende und zunehmende Muskelkontraktionen zu Bewegungsbehinderung und Fehlhaltungen, häufig kombiniert mit Spasmen, Myoklonien und Tremor führen. Sie gehören zu den am häufigsten fehldiagnostizierten Bewegungsstörungen. Dystonien können lokal oder im Bereich des ganzen Körpers auftreten. Dabei entstehen gebremste, über das Ziel schießende Bewegungsmuster. Man unterscheidet phasische und tonische dystone Bewegungen; bei den phasischen wiederholen sie sich in kurzen Zeitabständen. Dystonische Haltung bezeichnet anhaltende verdrehte Fehlstellungen, die längere Zeit andauern oder bei kontinuierlicher Wiederholung zu Kontrakturen führen können. Dystonien gliedern sich in primäre (idiopathische) Formen, bei denen sie im Vordergrund des sporadischen oder erblichen Krankheitsbildes steht und deren Ursache bis auf ein pathogenes Gen ungeklärt ist, sowie in sekundäre Dystonien, als Begleitsymptome verschiedener Grundleiden. *Geschichte:* Die Dystonie wurde von SCHWALBE (1908) als tonische Krampfform mit hysterischer Komponente beschrieben. OPPENHEIM (1911) führte den Begriff „Dystonia musculorum deformans“ ein, der heute durch den Begriff „idiopathische Torsionsdystonie“ ersetzt wurde (FAHN, 1994). *Epidemiologie:* Die Prävalenz generalisierter idiopathischer Torsionsdystonie wird auf $3{,}4:10^6$, bei Personen mit ostjüdischen Vorfahren auf $7:10^6$ geschätzt; jene fokaler Dystonien auf 30 pro 100.000 Einwohner. Die Prävalenz idiopathischer fokaler Dystonien des Erwachsenenalters, der größten Gruppe unter den nicht-erblichen primären Dystonieformen, wird auf 30 : 100.000 geschätzt (FAHN, 1994).

*Phänomenologie:* Dystone Bewegungen können in Ruhe auftreten oder durch Willkürbewegungen ausgelöst oder verstärkt werden („Aktionsdystonien“). Ruhedystonien sind gewöhnlich eine schwerere Form als reine Aktionsdystonien. Dystonien können lokalisiert bestimmte Körperteile betreffen oder bei Willkürbewegungen eines Körperteiles an einem anderen auftreten, übergreifen oder generalisiert auftreten. Man unterscheidet langsame, anhaltende oder fixierte dystone Bewegungen und Haltungen sowie rasche, ruckartige Dystonien. Auftreten und Intensität der Bewegungen werden durch verschiedene Faktoren beeinflußt. Im Liegen lassen Dystonien im Gegensatz zu aufrechter Körperhaltung meist nach. In leichten Fällen treten sie nur beim Gehen oder bei spezifischen Bewegungen und Aufgaben auf, wie beim Schreiben (Schreibkrampf, Graphospasmus), Sprechen, Instrumentespielen, Sport, Fußbewegungen u.dgl. Sie werden bei gesteigerter Aufmerksamkeit, emotioneller Belastung, Ermüdung und motorischen Aktivitäten ausgelöst oder verstärkt. Im Schlaf, in der Narkose oder unter Hypnose verringern sie sich erheblich oder hören auf, doch können dystone Haltungsstörungen auch im Schlaf persistieren. Unspezifische Aktionen aktivieren die Bewegungs- oder Haltungsstörungen. Häufig bestehen Torsionen, langsam ziehende, drehende, kraftvoll ablaufende Bewegungen von Rumpf, Schulter, Beckengürtel und Halsmuskulatur. Mitunter tritt daneben Tremor auf, der an ET erinnert oder sich als dystoner Tremor bei raschen Bewegungen unregelmäßig manifestiert. Tics treten häufig bei Dystonie-Patienten auf. Dystonien können zeitlich stark fluktuieren, in Form „diurnaler“ Dystonie mit tageszeitlichen Schwankungen, die mit Parkinson-Symptomatik verbunden sein kann, oder als paroxysmale Dystonie mit akutem Beginn und Exazerbation durch Sekunden bis Stunden, oft mit Beginn aus der Ruhe. Kinesiogene paroxysmale Dystonien werden durch plötzliche Bewegungen ausgelöst und sind oft mit Choreoathetose verbunden (s. 3.6.1.2).

*Klassifikation:* Patienten mit Dystonie werden klassifiziert nach

1. Schwere der Bewegungs- und Haltungsstörungen, die mittels Skalen quantifiziert werden kann (FAHN, 1994): spezifische Aktionsdystonie → Übergreifen auf andere Körperteile → Ruhedystonie → fixierte Haltungsstörungen;
2. klinischen Merkmalen: Geschwindigkeit, Dauer und zeitliches Auftreten (kontinuierlich, schnell, langsam, fixiert oder paroxysmal);
3. Verteilung: fokal, segmental, multifokal, generalisiert und unilateral (Hemidystonie);
4. Erkrankungsalter: infantile (unter 2. Lebensjahr ), kindliche (2–12 Jahre), juvenile (13–20 Jahre) und adulter Beginn (nach dem 20. Lebensjahr);
5. Ätiologie: primäre/idiopathische (sporadisch vs. herediär; jüdisch vs. nicht-jüdisch) und sekundär (spezielle Ätiologie).

*Befallsmuster:* Da Dystonie meist in einem bestimmten Körperteil beginnt (fokale Dystonie), fokal bleiben kann oder auf andere Körperteile übergreift, unterscheidet man:

*Fokale Dystonie* betrifft einen einzigen Körperteil, etwa Torticollis, Blepharospasmus, oromandibulare oder okulogyre Dystonie, spastische Dysphonie oder pharyngealen Spasmus; Schreib- oder Berufskrampf.

*Segmentale Dystonie* mit Befall von zwei oder mehreren benachbarten Körperteilen, wie bei kraniozervikaler Dystonie oder Meige-Syndrom, brachialen, Extremitäten- oder axial-trunkalen Dystonien.

*Multifokale Dystonie* betrifft zwei oder mehrere unabhängige Körperteile, wie bei Kombination von Torticollis mit Fußdystonie. Segmentale Dystonie kann sich auf benachbarte Areale ausbreiten, etwa kraniale Dystonie mit Blepharospasmus beginnen, der sich später zu fazialen, Nacken- und Larynxdystonien entwickelt; Armdystonie kann auf Nacken und Kopf; Fußdystonie auf das andere Bein oder den Rumpf übergreifen.

*Generalisierte Dystonie* ist gekennzeichnet durch Kombination segmentaler mit andere Körperteile betreffenden Bewegungs- und Haltungsstörungen.

*Hemidystonie* betrifft eine Körperhälfte und tritt meist als symptomatische Form bei Läsionen in den kontralateralen Stammganglien auf. Fokale Dystonie mit adultem Beginn ist häufiger als generalisierte Formen, die zumeist in der Kindheit einsetzen. Die häufigsten klinischen Manifestationsformen sind kranio-zervikale Dystonien (Torticollis spasmodicus, Blepharospasmus, oromandibuläre Dystonie, spasmodische Dysphonie) und Dystonien distaler Extremitäten (dystoner Graphospasmus u.a.). Rund $^1/_3$ der Fälle stellen segmentale Dystonien, meist im kraniozervikalen Bereich, rund 20 % sind generalisierte Formen; Hemidystonien sind selten (JANKOVIC und FAHN, 1993).

### 3.6.1 Primäre (idiopathische) Dystonien

Diese Gruppe umfaßt familiäre Formen, meist mit Krankheitsbeginn in der Kindheit und teilweise bekanntem Gendefekt, sowie sporadische Formen mit Einsetzen im Erwachsenenalter. Sie zeigen meist negative Familienananmese, doch kann bei erkrankten Familienmitgliedern der Versuch einer Genlokalisation erfolgen.

#### *3.6.1.1 Hereditäre Dystonien*

Diese seltenen Formen umfassen:

a) die autosomal-dominante generalisierte idiopathische Torsionsdystonie (Gen lokalisiert am Chromosom 9q32-34) sowie auto-

somal dominante Dystonie-Parkinson-Syndrome;
b) den x-chromosomalen (geschlechtsgebundenen) rezessiven Dystonie-Parkinsonismus (Lubag) (Genlocus am Xq13 Chromosom).

### *3.6.1.2 Paroxysmale Dystonien*

a) Hereditäre paroxysmale diurnale Dystonie oder L-DOPA responsive Dystonie (Typ Segawa) mit Genort, kodierend für GTP-Zyklohydrolase, am Chromosom 14q22 und Beginn in der Kindheit;
b) Familiäre paroxysmal intermittierende Dystonie (familiäre paroxysmale Choreoathetose);
c) Die autosomal-dominant vererbte, kinesiogene familiäre Dystonie. Diese sowie von den nichterblichen Formen die generalisierte idiopathische Torsionsdystonie treten zumeist in der Kindheit oder im jüngeren Erwachsenenalter auf (s. PRZUNTEK, 1993; JANKOVIC und FAHN, 1993).

## 3.6.2 Fokale Dystonien

Die fokalen Dystonien treten meist im Erwachsenenalter (Durchschnitt 40. Lebensjahr) auf. Streng begrenzte, sich wiederholende dystone Kontraktionen lokalisierter Muskelgruppen bestehen bei: Blepharospasmus, orofazio-pharyngo-mandibuläre Dystonie, Meige-Syndrom, Torticollis und Fuß-Dystonie-Syndrom.

### *3.6.2.1 Blepharospasmus*

Es handelt sich um durch tonische Kontraktion des Musculus orbicularis oculi bedingte ein- oder beidseitige Schließung des Auges. Ein typisches Anfangssymptom ist der vermehrte Lidschlag verbunden mit Augenreizung und Fremdkörpergefühl in den Augen. Anfangs kommt es zur klonischen Kontraktion der Augenlider, später zu länger anhaltendem, krampfhaftem Lidschluß. Ermüdung, Fixierung der Augen auf ein bestimmtes Ziel beim Lesen, Autofahren oder Fernsehen. Starkes Licht und Sonneneinstrahlung verschlimmern den Blepharospasmus, weshalb viele Patienten Sonnenbrillen tragen oder das Tageslicht scheuen. Verschiedene Tricks, wie kräftiges Kieferöffnen, Sprechen oder Singen, unterbrechen den Lidkrampf, während emotionelle Reize ihn verstärken. Kombination mit Angst, Depression, Logorrhoe führt häufig zu einer Verkennung als psychogenes Problem. Blepharospasmus tritt häufiger bei Frauen als bei Männern (Verhältnis 3:1), meist nach dem 50. Lebensjahr, auf. Der klinische Verlauf wechselt; rund 75 % berichten über Fortschreiten der Symptomatik; rund 10 % bleiben stationär und der Rest zeigt spontane oder therapieinduzierte Remission (JANKOVIC und FAHN, 1993). Neben überwiegend idiopathischen Formen findet sich Blepharospasmus auch bei anderen Erkrankungen der Basalganglien und des rostralen Hirnstammes, wie nach Schlaganfall, Encephalitis, multipler Sklerose, Hydrocephalus.

### *3.6.2.2 Oromandibuläre Dystonie und pharyngealer Spasmus*

Die Gesichtsmuskulatur, Platysma, Mund- und Zungenmuskulatur ist dyston verspannt; sie äußert sich in krampfhaftem Mund- oder Kieferschluß, im Mundspitzen, Zurückziehen der Mundmuskeln oder Zungenwölbung. Die Dystonie hält Sekunden bis Minutan an und wird durch Sprechen oder Essen ausgelöst. Der Anfall kann durch Augenschließen, Kopfschütteln oder Sich-an-den-Kiefer-Greifen gemildert werden. Pharyngealspasmus ist selten; er kann durch Schluck- oder Sprechbewegungen ausgelöst werden und äußert sich in dystoner Kontraktur der Pharynxmuskulatur und Stimmbänder, die zu Dysphonie, Atemschwierigkeiten, zu unwillkürlicher Vokalisation mit Grunzen und anderen Entäußerungen führen.

### *3.6.2.3 Kraniozervikale Dystonie (Meige-Syndrom)*

Das von MEIGE (1910) beschriebene klinische Bild mit gemeinsamem Auftreten von Blepharospasmus und oromandibulärer Dystonie wird auch als fokale kraniale Dystonie bezeichnet. Da bei der Mehrzahl der Patienten, vorwiegend Frauen um das 50. Lebensjahr, neben Blepharospasmus auch andere Gesichts-, Pharynx- und Halsmuskeln beteiligt sind, gilt auch der Begriff „kraniozervikale Dystonie" (JANKOVIC und FAHN, 1993). Frühsymptome sind Artikulationsstörungen mit Stimmtremor, rauher und würgend klingender Stimme; später treten Eßprobleme durch Zungendystonie mit Gewichtsverlust, Schluck- und Atemstörungen, Spasmen der oromandibulären Muskeln auf.

### *3.6.2.4 Torticollis (zervikale Dystonie)*

Typisch ist eine fixierte oder mobile abnorme Kopfhaltung, die Ausdruck verschiedener Störungen sein kann. Im Erwachsenenalter ist der Torticollis spasmodicus oder dystonicus die wichtigste Form, die von anderen, symptomatischen Formen abzugrenzen ist. Der *idiopathische Torticollis* spasmodicus (Schiefhals) wird durch Zwangsbewegungen oder -haltungen des Kopfes gekennzeichnet, wobei er seine Lage durch phasische oder tonische Kontraktionen der Hals- und Nackenmuskulatur ändert. Er folgt dabei bestimmten Bewegungsmustern. Meist finden sich dystone Formen langsamer Kopfbewegungen, selten myoklonische Zuckungen und ruckartige Schleuderbewegungen. Bei dieser häufigsten Form der fokalen Dystonie finden sich neben Drehung, Flexion oder Extension im Nacken, Verrenkungen des Kopfes gegen eine Schulter oder über die Mittellinie zur Gegenseite, nach vorne und hinten (Antero-, Retrocollis). Tonische und phasische Bewegungsstörungen können gleichzeitig auftreten, wenn sich auf eine Haltungsanomalie unwillkürliche Bewegungen aufsetzen. Die zervikale Dystonie kann schmerzlos sein, doch treten wegen der Muskelkontraktionen, sekundärer zervikaler Spondylose oder Wurzelreizung häufig Schmerzen auf. Bewegungen des Kopfes um die rostrokaudale Kopfachse nach lateral durch den Musculus sternocleidomastoideus und z.T. den M. splenius capitis werden als Kopfwendungen bezeichnet; als Rotationsneigung bezeichnet man Kopfwendungen um die fronto-okzipitale Achse. Senkung und Hebung des Kopfes erfolgen um die binaurale Achse. Daraus folgt die klinische Unterteilung in horizontale, rotatorische und horizontal-rotatorische Kombinationsformen. Oft findet sich eine Hypertrophie des M. sternocleidomastoideus mit Kopfwendung zur Gegenseite und ein Schulterhochstand infolge tonischer Kontraktionen des M. trapezius auf der Seite der Muskelhypertrophie, seltener auf der Gegenseite. Der Torticollis läßt sich durch verschiedene Maßnahmen beinflussen oder unterdrücken, wie die „Geste antagonistique", bei der durch Berühren des Kinns der Kopf in die Mittelstellung gebracht werden kann. Hilfreich sind auch das Vorhalten der Arme, Anlehnen des Hinterkopfes oder beidseitiger Faustschluß. Erkrankungsbeginn ist meist zwischen 30. und 50. Lebensjahr, kaum vor dem 10. oder nach dem 70. Lebensjahr. Er kann sich abrupt oder über Wochen und Monate erstrecken, an Intensität zunehmen, intermittierend auftreten oder wieder sistieren, zeigt aber meist chronischen Verlauf. Er kann mit rhythmischen oder irregulären Kopfbewegungen, langsamer Kopfdrehung, Schmerzen im Nacken, oder leichten phasischen Bewegungen beginnen. Spastische rhythmische Kontraktionen (dystoner Tremor) können anfangs mit essentiellem Kopftremor verwechselt werden, der in etwa $1/4$ der Patienten mit zervikaler Dystonie besteht. Rund 20 % der Patienten zeigen spontane Remissionen, die meist während der ersten 3 Jahre nach Symptombeginn auftreten. Schiefhals mit leichten phasischen Bewegungen, irregulären Kopfbewegungen und plötzlichem Beginn zeigen günstigeren Verlauf als der klassische konstante tonische Schiefhals. Meist handelt es sich aber um ein chronisches Leiden ohne Spontanremission; rund 20 % der Patienten zeigen Übergang in segmentale oder generalisierte Dystonie. Die Pathogenese des Torticollis ist unklar. Für eine organische Ursache sprechen pathologische Befunde in Einzelfällen, der Neuronenausfall in Substantia nigra und Locus coeruleus, im dorsalen Raphekern und Nucleus pedunculopontinus mit Pigmentausstreuung und vereinzelten Neurofibrillen-Degenerationen im Hirnstamm (Zweig et al., 1988), während andere Fälle keine konstanten morphologischen Veränderungen bieten (Fahn, 1994).

*Biochemie:* Im Liquor wurden normale Werte für Homovanillinsäure, GABA, aber erniedrigte 5-Hydroxyindolessigsäure und Tetrahydrobiopterin; in Plasma erhöhte Dopamin-Hydroxylase und Noradrenalinwerte gefunden. Im postmortalen Hirngewebe fanden sich Abnahmen von Noradrenalin, Serotonin und Dopamin in einigen Stammganglien bei Erhöhung dieser Transmitter in anderen Arealen, vor allem Zunahmen von Dopamin und Noradrenalin im Ruber und in der Nigra, während andere einen Anstieg von Noradrenalin im Striatum, Pallidum und Zahnkern beschrieben. Die Rolle von Noradrenalin ist ungeklärt. PET-Studien zeigten regionalen Glukosehypometabolismus in der Frontalrinde und im Linsenkern sowie verminderte dopaminerge Aktivität im Striatum (Jankovic und Fahn, 1993).

**Dystones Fuß-Syndrom**

Die Beine sind häufiger bei kindlichen Dystonien, bei Erwachsenen nur selten betroffen, können aber diagnostische Schwierigkeiten bereiten, da sie häufig mit Hohlfußbildung einhergehen. Das Leiden tritt familiär (autosomal dominant) oder sporadisch auf. Es beginnt meist zwischen dem 5. und 20. Lebensjahr und nimmt im höheren Alter an Schwere kontinuierlich zu. Die Dystonie ist oft nicht gleichmäßig; sie nimmt unter Belastung zu und kann mit geringen dystonen Handbewegungen einhergehen. Im höheren Alter tritt eine stark erhöhte Muskelanspannung im Bereich der Beine, auch im Liegen, oder eine fixierte dystone Haltung mit Plantarflexion, Kniestreckung und Beuge-Adduktion in den Hüften auf, die bis zum totalen Gehverlust bzw. zur Bindung an den Rollstuhl führen kann. Bei älteren Menschen ist als Ursache der Fußdystonie an ein Parkinson-Syndrom zu denken. Das Leiden spricht gut auf dopaminerge Substanzen, wie Kombination von L-Dopa + DCH (bis 1000 mg/Tag) und Dopamin-Agonisten sowie Apomorphin in Dosen bis zu 4 mg an.

### 3.6.3 Symptomatische Dystonien

Die sekundären Formen gliedern sich in solche bei anderen hereditären neurologischen Erkrankungen, wie M. Wilson, CH, PK, PSP, Hallervorden-Spatz-Syndrom, Rett-Syndrom, bei verschiedenen Stoffwechselerkrankungen, wie Neurolipidosen, Aminosäure-Stoffwechselstörungen, M. Leigh, Leukodystrophien, usw. sowie im Rahmen von Encephalitiden, AIDS, Hirntumoren, Schädeltraumen, Gefäßmißbildungen, Creutzfeldt-Jakob-Krankheit, Hirninfarkten oder Intoxikationen. Symptomatische Dystonie mit spätem Beginn kann Monate bis Jahre nach einem Hirninfarkt, perinatalen Hirnschäden oder Intoxikationen auftreten.

#### *3.6.3.1 Spätdystonien*

*Spätdystonien* durch Medikamente sind die häufigste Form symptomatischer Dystonien. Sie treten ähnlich wie die idiopathische Torsionsdystonie auf, sind aber meist von klassischen Spätdyskinesien oder Akathisie begleitet (s. S. 273). Hinweise auf eine symptomatische Dystonie ergeben mögliche ätiologische Faktoren (Encephalitis, Trauma, Stoffwechselerkrankung, Intoxikation, Medikamente), gleichzeitiges Vorliegen anderer neurologischer Symptome (Paresen, Ataxie, Spastik, Anfälle, Demenz usw.), Beginn in Ruhe anstelle von Aktionsdystonien; früh einsetzende Sprachbeteiligung, Hemidystonie, abnorme bildgebende und Laborbefunde (Fahn, 1994).

Die diagnostisch schwierigste Form ist die *psychogene Dystonie*, die vermutlich nur rund 5 % aller Fälle ausmacht. Hinweise auf eine psychogene Genese bieten falsche Schwäche oder Sensibilitätsstörungen, bizarre Bewegungen mit wechselnden Schablonen, inkongruente, von typischer Dystonie abweichende oder freiwillig extrem langsame Bewegungen, psychopathologische Befunde, Automutilation, doch handelt es sich im allgemeinen um eine Ausschlußdiagnose (Fahn, 1994).

### Pathophysiologie

Die dystonen Muskelbewegungen kommen durch Schädigungen der Stammganglien, vorwiegend des Putamen und Pallidum, auf verschiedener pathogenetischer Grundlage zustande. Sie sind durch anhaltende simultane Kontraktion von Agonisten und Antagonisten, Übergreifen der Kontraktion auf benachbarte Muskeln sowie rhythmische Kontraktionen bei Wilikürbewegungen gekennzeichnet, doch ist keines dieser Merkmale spezifisch. Ähnlich wie bei der PK ist bei Dystonie die kortiko-striato-pallido-thalamo-kortikale motorische Schleife beteiligt. Hallett (1994) schlug ein Modell der Dystonie als Überaktivität des Putamen vor, wobei die primäre Störung eine Überaktivität der direkten motorischen Bahn zur retikulären SN und zum medialem Pallidum, die sekundäre Störung eine Überaktivität der „indirekten" Schleife über das laterale Pallidum und den Subthalamus zum Thalamus darstelle. PET-Untersuchungen zeigen bei idiopathischer Torsionsdystonie eine beidseitige relative Zunahme der metabolischen Aktivität im frontolateralen und parazentralen Kortex samt supplementär-motorischer Areae sowie eine entsprechende Zunahme im kontralateralen Striatum, Mittelhirn und Pons, die eine signifikante Korrelation zum klinischen Schweregrad aufweist. Im Gegensatz zur PK besteht bei Torsionsdystonie eine Dissoziation der metabolischen Aktivität zwischen Linsenkern und Thalamus (Eidelberg et al., 1995). Diese Befunde lassen vermuten, daß die hyperkinetischen Bewegungsstörungen bei Dystonie durch eine exzessive Überaktivierung der direkten striato-pallidären inhibitorischen Bahn entstehen. Bei zervikaler Dystonie sind die Blinkreflexe pathologisch und zeigen erhöhte Amplitude und Dauer der R1 und R2 Blinkantworten, was als Hinweis auf verminderte präsynaptische Hemmung der Muskelafferenzen auf die hemmenden Zwischenneurone durch gestörte absteigende motorische Kontrolle gilt (Fahn, 1994).

### Therapie

Die Therapie der Dystonie hängt von der klinisch-ätiologischen Diagnose ab, doch ist nur ein kleiner Anteil symptomatischer Dystonien effektiv behandelbar, etwa bei M. Wilson oder medikamentös induzierten Formen. Da bei primären Dystonien kein einzelnes Medikament einheitlich wirkt, sind in erster Linie risikoarme Behandlungsmaßnahmen anzustreben (Singer und Weiner, 1995). Bei *fokalen Dystonien* bewährt sich die lokale Injektion von Bolulinumtoxin Typ A, das nach selektiver Bindung an und Aufnahme in präsynaptische motorische Nervenendigungen irreversibel die neuromuskuläre Übertragung durch Hemmung der synaptischen Freisetzung von Acetylcholin blockiert. Das Prinzip der lokalen chemischen Denervierung durch Botulinumtoxin A (Botox) ist heute die Therapie der Wahl bei essentiellem Blepharospasmus, Torticollis spasmodicus bzw. bei zervikalen, Larynx-, oromandibulären und anderen Dystonieformen wie bei dystonem Graphospasmus. Das Botulinumtoxin A führt bei 90 % der Patienten zu einer Besserung für die Dauer von 3 Monaten mit kontinuierlicher Besserung nach wiederholten Injektionen. Die Botulinumtoxin-Injektion erfolgt nach standardisierten klinischen und elektromyographischen Protokollen in die dyston-aktiven Muskeln in Standarddosen. Gefährliche Nebenwirkungen sind bei Anwendung durch erfahrene Therapeuten kaum zu erwarten, doch können sich nach Jahren Resistenzen entwickeln (PRZUNTEK, 1993c; FAHN, 1994). Botulinumtoxin und periphere chirurgische Denervation können bei segmentalen und generalisierten Dystonien wegen der großen Zahl betroffener Muskel nicht angewandt werden.

Die *medikamentöse Therapie* umfaßt bei leichten Dystonien Muskelrelaxantien, wie Benzodiazepine (Diazepam, Lorazepam, Clonazepam), Baclofen oder Carbamazepin, die auch bei hoher Dosierung nur in weniger als in der Hälfte der Fälle partielle Besserung erbringen. Dopaminomimetika sind bei paroxysmaler, L-DOPA-responsiver Dystonie und mitunter bei generalisierter Torsionsdystonie wirksam, wobei DOPA-sensiblen Patienten Tagesdosen bis zu 1000 mg, allenfalls in Kombination mit hochdosiertem Apomorphin subkutan bis zu 20 mg/Tag verabreicht werden können. Bei mittelschweren bis schweren Dystonien werden Anticholinergika verabreicht, wie Trihexyphenidyl (Artane®), in langsamer Dosissteigerung von 2 × 2,5 bis 40 mg/Tag, die durch 4 Wochen konstant gehalten werden, bevor eine neuerliche Dosissteigerung versucht wird. Nach FAHN (1994) tritt ein Wirkeffekt mitunter erst bei Tagesdosen von über 100 mg auf, wobei es zu Gedächtnisstörungen kommen kann. Erwachsene sprechen mitunter besser auf Ethoprozapine (Parsidol®) in bis zu zehnfacher Dosierung oder auf Benzatropine (Cogentin®, 6–40 mg) an. Falls Patienten auf Anticholinergika ansprechen, höhere Dosen eines Präparates aber nicht vertragen, kann eine Kombination mehrerer Substanzen versucht werden.

Bei Versagen der konservativen Therapie können operative Verfahren erwogen werden: stereotaktische Koagulation verschiedener Thalamuskerne zeigen Besserung in bis zu 50 %. Die Therapieerfolge stellen sich meist erst allmählich ein. Chirurgische Denervationsoperationen und Myektomien zur Ausschaltung dystoner Muskeln für die Behandlung des Blepharospasmus und Torticollis, etwa Durchtrennung der Wurzel C 1–3, der peripheren Äste des N. accessorius, sind mit unerwünschten Lähmungserscheinungen bei Rezidivneigung belastet.

Bei manchen Patienten mit Dystonie, vor allem bei Symptomzunahme unter Streß, sind psychotherapeutische Verfahren, Biofeedback und andere Entspannungsmethoden zu empfehlen, die jedoch meist nur kurzfristig Besserung bringen.

## 3.7 Medikamentös ausgelöste Dyskinesien

Bewegungsstörungen treten als Nebenwirkungen zahlreicher Medikamente mit unterschiedlicher Indikation und möglichen Wirkungsmechanismen auf. Sie stehen heute im Mittelpunkt der experimentellen und klinischen Forschung und bewirkten Fortschritte in der Aufklärung der Pathophysiologie und biochemischen Pharmakologie der Stammganglien und ihrer Störungen. Medikamentös ausgelöste Bewegungsstörungen umfassen:

a) rigid-akinetische Syndrome – Parkinsonismus;

b) hyper- und dyskinetische Bewegungsstörungen mit folgenden Manifestationen:

- Akathisie (Tasikinesie), ein Zustand quälender innerer Unruhe unter gleichzeitigem Bewegungsdrang, der früh oder spät einsetzen kann;
- Dyskinesien, stereotype, choreo-athetoide oder torticollisartige, repetitive, unwillkürliche Unruhebewegungen an Mund, Zunge, Schlund und kraniozervikaler Muskulatur, aber auch am Stamm und an den Extremitäten, die meist im Schlaf sistieren. Sie können akut, früh oder während sowie nach Ende der auslösenden Therapie auftreten und sind reversible, irreversibel oder treten intermittierend auf;
- Dystonien, anhaltende, unwillkürliche, abnorme tonische Muskelkontraktionen mit rotierenden oder athetoiden Bewegungen von Kopf-Halsmuskulatur, Wirbelsäule, Stamm und Extremitäten, Oposthotonus u.a., die früh und spät auftreten können;

**Tabelle 9.** Medikamentös induzierte extrapyramidale Syndrome – Hauptformen/Substanzen

1. *Parkinsonismus (rigid-akinetisch)*
   a) Dopamin-Depletoren: Rauwolfia-Alkaloide; Reserpin, Tetrabenazin,
   b) Dopamin-Antagonisten: Neuroleptika (außer Clozapin), α-Methyl-Dopa, α-Methyl-p-Tyrosin, Metoclopramid
   c) Kalziumkanal-Blocker: Flunarizin, Cinnarizin, Diltiazem, Verapramil
   d) Antidepressiva: Serotonin-Wiederaufnahme-Hemmer, Nicht-Trizyklika
   e) Andere Substanzen: Antiarrhythmika, Phenytoin, Antihistaminika, Appetitzügler, Disulfiram
2. *Tremor*
   β-Rezeptoragonisten, trizyklische Antidepressiva, Lithium, Valproat, L-Dopa, Immunsuppresiva, Schilddrüsenpräparate, Kalziumkanal-Blocker, Cimetidin, Vidarbin
3. *Hyperkinesen*
   a) Antiparkinsonmittel: L-Dopa, Dopamin-Agonisten (Bromocriptin), Anticholinergika, Tetrabenazid
   b) Psychostimulantien: Amphetamin u.a.
   c) Antikonvulsiva: Phenytoin, Carbamazepin u.a.
   d) Andere: Diazoxid, trizyklische Antidepressiva, Lithium, Benzodiazepine, Antihistaminika, Digoxin, Antimalaria-Mittel, Kontrazeptiva, Steroide, Anticholinergika, $H_2$-Blocker, Buspiron
4. *Akathisie*
   Neuroleptika, DA-Antagonisten/-Depletoren, Flunarizin, trizyklische Antidepressiva, Diltiazem, Carbamazepin, Benzodiazepine, Lithium, Buspiron u.a.
5. *Akute Dystonie*
   Neuroleptika, Metoclopramid, Diazoxin, Phenytoin, Ondasetron, Fluoxetin, Carbamazepin
6. *Spätdyskinesien*
   Neuroleptika, Antiparkinson-Mittel, Antihistaminika, Stimulantien (Amphetamin u.a.), Flunarizin, Metoclopramid, Antidepressiva, Fluoxetin, Carbamazepin, Appetitzügler u.a.
7. *Ballismus*
   Phenylhydantoin, L-Dopa, DA-Agonisten, Kontrazeptiva
8. *Myoklonien*
   L-Dopa, Dopamin-Agonisten, trizyklische Antidepressiva, Kortikosteroide, Lithium, Neuroleptika u.a.
9. *Tics*
   Zentrale Stimulantien, Antiepileptika, Neuroleptika

- Ballismus, schlagende, blitzartige, ausfahrende, unwillkürliche Bewegungen der Extremitäten (s. S. 249);
- Tremor, rhythmische 4–8 Bewegungen/Sekunden in Ruhe oder in Aktion;
- Myoklonien, nicht-rhythmische Zuckungen einzelner oder mehrerer Muskeln;
- Tics, auf einzelne Muskelgruppen beschränkte, stereotyp sich wiederholende Bewegungen.

Dyskinesien werden durch 5 Substanzklassen ausgelöst:

- *Antiparkinson-Mittel*, wie L-Dopa, direkte Dopamin-Agonisten (Ergoline, Amphetamine), Anticholinergika;
- *Dopamin-Antagonisten*, die wie Neuroleptika die zentralen Dopamin-Rezeptoren blockieren; Dopamin-Depletoren, die Dopaminspeicher entleeren, wie Reserpin, Tetrabenazid, Neuroleptika, und die Dopaminsynthese blockierende Substanzen, wie α-Methyl-Dopa, Alpha-Methyl-p-Tyrosin;
- *zentrale Stimulantien*, die als indirekte Dopamin-Antagonisten bzw. durch Dopaminfreisetzung (Amphetamine) oder Dopamin-Wiederaufnahmehemmung (Methylphenidat) wirken. Diese 3 Substanzgruppen beeinflussen vorwiegend die zentralen Dopaminsysteme und deren Regulationsmechanismen;
- *Antikonvulsiva*, die auf das GABA-System und die Ionenkanäle wirken (Phenylhydantoin, Carbamazepin, Ethosuximid);
- *andere Substanzen* mit unterschiedlicher Wirkung und Angriffsorten, wie trizyklische Antidepressiva, Anticholinergika, Benzodiazepine, Kalziumkanalblocker, β-Rezeptorenblocker, Lithium, Analgetika, Steroide, Histaminantagonisten, Ergotderivate.

Hervorzuheben ist, daß gleiche Formen von Bewegungsstörungen durch verschiedene Substanzgruppen ausgelöst werden, während eine bestimmte Stoffgruppe jeweils verschiedene Symptome hervorrufen kann (Tabelle 9). Die Hauptformen medikamentös ausgelöster Hyper- und Dyskinesien, ihre Klinik, Epidemiologie, Risikofaktoren, Zeit-Dosisabhängigkeit, experimentelle Modelle, Pathophysiologie und Möglichkeiten von Therapie und Prophylaxe werden kurz behandelt.

### 3.7.1 Akathisie/Tasikinesie

Nach der Definition der American Psychiatric Tasc-Force on Tardive Dyskinesia (s. Kane, 1995) handelt es sich um ein subjektives Verlangen, in ständiger Bewegung zu sein, verbunden mit der Unfähigkeit still zu sitzen oder zu stehen. Der Zustand quälenden Bewegungsdranges, innerer Spannung und Angst sowie Sitzunruhe (Tasikinesie) geht mit oder ohne motorische Bewegungsstörungen, wie sinnloses Händeringen, Fußbewegungen, Beinüberkreuzen, Gewichtsverlagerung von einem auf das andere Bein, Treten am Stand, rhythmisch klopfende Fußbewegungen, Wippen der Zehen oder sinnloses Herumlaufen einher. Die abnormen Fußbewegungen sind vom Restless-Leg-Syndrom, anderen abnormen unwillkürlichen Bewegungen, wie Chorea, Dystonie, extrapyramidaler Myoklonus, von schizophrenen Stereotypien und Bewegungsunruhe bei agitierten Depressionen sowie medikamentös induzierten Spätdyskinesien abzugrenzen. Akathisie stellt die häufigste extrapyramidale Nebenwirkung von Neuroleptika dar: Sie wird auch ausgelöst durch Dopamin-Depletoren (Reserpin, Tetrabenazin), Dopamin-Rezeptorblocker (Amoxapin, Metaclopramid), Kalziumkanalblocker (Flunarizin), Diltiazam, Kombination von trizyklischen Antidepressiva mit konjugierten Östrogenen, Carbamazepin, Methysergid (s. Tarsy, 1992; Lang, 1993). Die Häufigkeit unter Neuroleptika-Therapie beträgt 0,5–76 % (für Haloperidol) ohne Altersabhängigkeit mit Mittelwerten von 20–45 % (SACHDEV, 1995). Das Auftreten erfolgt:

a) akut als Früheffekt bereits 2–6 Stunden nach Einzeldosen von Haloperidol mit zeitlicher Häufigkeitszunahme oder Stunden bis Tage nach Therapiebeginn;
b) verspätet nach Wochen bis Monaten, mitunter anhaltend oder gefolgt von Spätakathisie, wobei eine Intensitäts- und Häufigkeitszunahme bis zu 90 % beobachtet wird;
c) als Spätfolge mit Überkreuzen der Beine, Rumpfdrehungen, Platzmarsch, Hand- und Fußstereotypien, Händeklatschen, Wischbewegungen im Gesicht ohne bzw. in 50–75 % mit orofazialen Spätdyskinesien.

„Pseudo-Akathisie“ ist eine motorische Unruhe ohne innere Spannung, die in 70 % mit orofazialen Dyskinesien und in rund 50 % mit choreiformen Extremitätenbewegungen einhergeht. Sie sind als Spätdyskinesien anzusprechen, doch können auch im Verlauf typischer Akathisie diese Symptome verschwinden oder sind später von orofazialen Dyskinesien gefolgt. Die Störungen können zu Verwechslungen mit psychotischer Unruhe, schizophrenen Stereotypien oder Spätdyskinesien führen. Zur Operationalisierung wurden Rating-Skalen eingeführt, die differentialdiagnostisch hilfreich sein können. Der Verlauf ist reversibel, kann zwischen reversibel und anhaltend schwanken oder bleibt irreversibel, wobei die Störung willkürlich unterdrückbar sein kann.
Die *Pathophysiologie* der Akathisie ist ungeklärt; diskutiert werden mehrere pathogenetische Mechanismen:

a) Aufregulation der Dopamin-Rezeptoren bzw. Dopamin-Supersensitivität;
b) verminderte Dopamin-Aktivität bzw. lokomotorische Hyperaktivität durch kortikale Dopaminblockade;
c) akute Balancestörungen zwischen dopaminergen und cholinergem System wegen der Ähnlichkeit zu Symptomen bei PK;
d) Blockierung des mesokortikalen Dopaminsystems, dessen experimentelle Läsionen die lokomotorische Aktivität erhöht;
e) Übersensitivität noradrenerger Rezeptoren wegen deutlicher Zunahme der Harnausscheidung von 3-Methoxy-4-Hydroxylphenylglykol, (MHPG), dem Hauptmetaboliten von Noradrenalin;
f) Dopamin-Modulation über GABA und Endorphine über die striäre Projektion zum lateralen Pallidum.

Pharmakologische Unterschiede zwischen typischer und Spät-Akathisie lassen vermuten, daß die klinisch ähnlichen Syndrome unterschiedliche Pathophysiologie aufweisen. Die Denervations-Supersensitivität im mesolimbischen dopaminergen System könnte für die Spät-Akathisie ähnlich wirken wie im nigrostriären System für Spätdyskinesien.
*Therapie:* Die günstigste Behandlungsmethode ist eine Dosisreduktion oder völliges Absetzen der ursächlichen Substanz bzw. Übergang von starken zu mittelstarken Neuroleptika. Die Behandlung ist oft unbefriedigend und frustrierend. Die Gabe von zentral wirkenden β-Rezeptorenblockern – wie Propanolol (20–60 mg/Tag) ist am besten belegt; diese Ergebnisse treffen nicht auf die tardive Akathisie zu. Empfohlen werden auch Benzodiazepine oder Kombination von Clonazepam mit Baclofen, Anticholinergika oder Clonidin, ein präsynaptischer alpha-adrenerger-Antagonist (Dosis 0,2–0,8 mg; Mittel 0,4 mg), Ritanserin, ein Serotonin-2-Aufnahmehemmer, Amantadin sowie Opiat-Antagonisten wie Naloxon. Spätformen sind meist therapieresistent mit Übergang zu Spätdyskinesien, können aber auf Dopamin-Depletoren, (Reserpin, Alpha-Methyltyrosin) ansprechen (BLAISDELL, 1994). Als *Prophylaxe* empfiehlt sich die Gabe schwächerer Neuroleptika und eine einschleichende Dosierung.

### 3.7.2 Akute Dystonien/Dyskinesien

Die frühesten medikamentös ausgelösten Bewegungsstörungen oder „Frühdyskinesien“ umfassen akute Spasmen und Haltungsanomalien der Gesichts-, Hals-, Nacken- oder Stammuskulatur, Blick-, Lid-, Zungen- und Schlundkrämpfe, Grimassieren, Opisthotonus, Hals-, Schulterkontrakturen, Sprach-, Schluckstörungen, Atemstridor, Blepharospasmus, seltener Muskelkrämpfe an Extremitäten oder Gangstörungen. Bei Erwachsenen treten meist Spasmen in Gesicht, Nacken und an oberen Extremitäten auf. Sie setzen abrupt ein und können konstant oder fluktuierend verschiedene Körperregionen betreffen. Akute Dystonien treten in 50 % der Fälle akut innerhalb von 2–48 Stunden, in 90 % innerhalb von 5 Tagen nach Gabe der ersten Dosis ein. Auslöser sind hochpotente Neuroleptika (Benperidol, Piperazine, Haloperidol), aber nicht Clozapin, Dibenzodiazepine, aber auch L-DOPA, Metoclopramide, Diazoxid, Antiepileptika (Phenylhydantoin), Antimalariamittel (Chlororoquin), Antihistaminika, Methysergid, Fenfluramin, nichtsteroidalen Antipholigistika (Mefaminsäure), Antiarrhythmika (Amiodarone), $H_2$-Blockern (Cimetidin, Ramitidin), sowie Phenyl-Abkömmlingen (Designerdrogen) (Casey, 1995). Die Häufigkeit beträgt 2–5 % aller mit Neuroleptika Behandelten, jedoch 16–25 % bei hochpotenten Neuroleptika mit Prädisposition bei Kindern und Jugendlichen, die auch auf sehr niedrige Neuroleptikadosen mit schweren Dystonien am Stamm und an den Extremitäten reagieren. Bei älteren Probanden sind sie eher selten mit Mittelwerten um 2–4 %, während sie bei älteren Dementen selbst trotz niedriger Neuroleptikadosen häufiger auftreten. Eine Sonderform akuter dystoner Reaktion bei Älteren ist das „Pisa-Syndrom“, das 3–10 Tage nach Neuroleptikagabe auftritt. Es ist gekennzeichnet durch akute Schiefhaltung von Kopf, Hals, oberem Rumpf mit Neigung oder Verdrehung nach einer Seite. Es wurde vornehmlich bei schizophrenen sowie Alzheimer-Patienten beschrieben.

*Differentialdiagnostisch* abzugrenzen sind epileptische, tetanische Anfälle, Katatonie, Tollwut, Strychninvergiftung und funktionelle Bewegungsstörungen.

*Risikofaktoren* akuter Dystonien sind hohe Neuroleptikadosen, insbesondere Butyrophenone, aber auch hoch- und niederpotente Phenothazine.

Experimentelle Modelle sind akute Dystonien und Kaubewegungen bei Primaten und Nagern nach Gabe von Neuroleptika.

Zur *Pathophysiologie* liegen widersprüchliche Hypothesen vor:

a) Dopaminmangel, dopaminfreisetzende Substanzen (Tetrabenazid, Alpha-methyl-p-Tyrosin) akute Dystonien auslösen, Dopamin-Agonisten (Apomorphin und L-DOPA) jedoch, die durch Neuroleptika induzierten akuten Störungen aufheben;

b) paradoxe dopaminerge Überfunktion durch Blockierung präsynaptischer Rezeptoren bzw. exzessive Dopaminfreisetzung mit Beeinflussung thalamokortikaler Regelkreise, da L-DOPA und intrastriäre Gaben von Dopamin Dyskinesien induzieren, Vorbehandlung mit Alpha-Methyltyrosin sie verhindern;

c) Aktivierung cholinerger Mechanismen, da cholinerge Substanzen bei mit Neuroleptika vorbehandelten Primaten und intrastriärer Gabe von Acetylcholin oder Carbachol Dystonien erzeugen, akute Neuroleptikagabe die striäre Acetylcholinfreisetzung steigert und Dystonien nach Gabe von Anticholinergika (Biperiden) rasch verschwinden. Die biochemischen Grundlagen sind wenig bekannt.

Der *Verlauf* akuter Dystonien ist unterschiedlich. Sie halten Sekunden bis Stunden an, sistieren oft nach Absetzen der auslösenden Substanzen.

*Therapie:* Intravenöse Gabe von Anticholinergika (Biperiden 5 mg, Benztropin

2 mg), von Benzodiazepinen oder Dopamin-Agonisten. Der Behandlungseffekt nach Gabe von Anticholinergika ist meist dramatisch: nach etwa 10 Minuten kommt es zum Sistieren der Störung, die allerdings nach Nachlassen der Therapiewirkung wieder auftreten kann. Bei Kontraindikation gegen Anticholinergika sind Benzodiazepine (Clonazepam 1 mg; Diazepam 5–10 mg) in langsamer intravenöser Injektion vorzuziehen. Prophylaktisch wirkt eine Dosisreduktion von Neuroleptika, Gabe von Anticholinergika (Biperiden), Amantadin, Carbamazepin oder Dopamin-Agonisten.

### 3.7.3 Spätdyskinesien und Spätdystonien

Spätdyskinesien umfassen stereotype, anhaltende Bewegungsunruhe am Mund, an der Zunge und Kau-, Schmatzbewegungen, Blepharospasmus, choreiforme, athetoide, dystone Bewegungsabläufe, Ballismus, Myoklonien und Tics, auch am Stamm und an den Extremitäten.

Das erstmals von SCHÖNECKER (1957) beschriebene Syndrom unwillkürlicher abnormer Hyperkinesen tritt während oder nach Absetzen längerdauernder Therapie mit Neuroleptika oder anderen Substanzen auf, wie zentralen Stimulantien, Dopamin-Antagonisten (Metoclopramide), L-DOPA (bei PK), Anticholinergika, Antiepileptika, trizyklischen Antidepressiva, Kontrazeptiva, Antihistaminika u.a. Wesentliche Eigenschaft der Spät-Syndrome ist ihre Persistenz noch lange nach dem Absetzen der verursachenden Pharmaka. Spätsyndrome werden meist schlechter oder manifestieren sich erstmals nach Absetzen von Neuroleptika und bessern sich nach deren Wiedereinsatz oder Dosiserhöhung. Sie treten während oder nach Exposition mit Neuroleptika auf. Klinisch umfassen sie mindestens 3 eigenständige Syndrome:

a) die klassische tardive oro-bukko-linguale Dyskinesie,
b) die tardive Dystonie und
c) die tardive Akathisie.

ad a) *Orofaziale Dyskinesien* oder Bucco-linguio-masticatorius-Syndrom mit repetitiven stereotypen Bewegungen der Zunge, Lippenschmatzen und Kaubewegungen: Wurmartige Zungenbewegungen können ein Frühsymptom darstellen. Das Auftreten ist oft rasch; die oro-bucco-fazialen Dyskinesien nehmen unter Streß zu und können durch Willkürbewegungen verringert werden. Sie führen zu Störungen im sozialen Leben, können Dysarthrie und Schluckstörungen hervorrufen; unartikulierte Laute durch Lippenschmatzen und Grunzbewegungen können zu Behinderungen führen. Gelegentlich besteht Blepharospasmus, zunehmender Lidschlag oder tonische Abweichung der Augen. An den Extremitäten können choreiforme Bewegungen, Torsion der Arme, Beugung-Streckung der Hände, tappende Fußbewegungen, abnormer breitbeiniger Gang mit schleudernden Fußbewegungen, selten abnorme Stellungen des Rumpfes mit Lordose oder Beckenrotation auftreten.

Nach dem zeitlichen Verlauf unterscheidet man mehrere Untertypen (TANNER, 1992):

- „overt"-Dystonien treten während der Gabe;
- „covert"-Formen nach Absetzen oder Dosisreduktion auslösernder Substanzen auf;
- „Absetz"-Dyskinesien entwickeln sich innerhalb von 12 Wochen;
- „reversible"-Formen bilden sich nach 6 Wochen bis 3 Jahren zurück;
- „irreversible"-Dyskinesien halten 6–12 Monate an oder verschwinden erst nach Jahren;
- „remittierende" Formen können 3–7 Jahre nach Therapieende wieder auftreten.

*Diagnostische Kriterien* der Spätdyskinesien sind (KANE, 1995):

– *Phänomänologie:*

a) *Art der abnormen Bewegungen*: choreiforme, athetoide oder rhythmische Bewegungen werden durch Willkürbewegungen in den betroffenen Regionen verringert und in unbetroffenen verstärkt.

b) *Andere Merkmale*: Abnorme Bewegungen nehmen unter emotionellem Streß zu und unter Entspannung ab; sie fehlen im Schlaf.

c) *Spezifische Lokalisation*: Meist sind Zunge, Schlund und Extremitäten befallen.

d) *Schwere:* Zumindest „mäßige" abnorme unwillkürliche Bewegungen in einem oder mehreren oder „milde" Bewegungen in 2 oder mehreren Körperteilen (Gesicht, Lippen, Kinn, Zunge, obere, untere Extremitäten, Stamm). Wegen des Wechsels der Manifestationen sollte die Untersuchung zur Bestätigung unter Verwendung standardisierter Skalen, wie AIMs oder Tardive Dyskinesia Rating Scale, wiederholt werden.

– *Anamnese*

a) Dauer der Dyskinesien: sie sollen mindest 4 Wochen anhalten.

b) *Neuroleptikabehandlung:* mindestens 3–6 Monate kontinuierliche/diskontinuierliche Gabe.

c) *Beginn der Dyskinesien* während oder wenige Wochen nach Therapieende.

– *Therapieantwort*

a) Antiparkinsonmittel haben keine Wirkung; können AIMs sogar verstärken, obwohl sie die Spätdystonie günstig beeinflussen.

b) *Wechsel der Neuroleptikadosis*: Dosiserhöhung unterdrückt meist die Dyskinesien; Reduktion oder Unterbrechung kann sie temporär verstärken, aber langfristig zu Besserung führen.

– *Fehlen anderer Ursachen*

ad b) *Spätdystonien* werden als Untergruppe der Spätdyskinesien oder als eigene Einheit angesehen. Sie unterscheiden sich von den klassischen oro-bucco-lingualen Bewegungen der Spätdyskinesien durch ihre dystone Natur und die häufigere Verursachung erheblicher neurologischer Behinderungen. Sie ähneln den Bewegungsstörungen bei primärer Torsionsdystonie mit Vorzugsbefall von Gesicht und Nacken (s. 3.6.2.2). Spätdystonien setzen nach einer mittleren Therapiedauer von 5 Jahren ein. Mitunter treten sie mit Spätdyskinesien gemeinsam oder alternierend auf.

ad c) *Spätakathisie* persistiert auch nach Absetzen von Neuroleptika oder tritt erstmals nach deren Absetzen oder Dosisreduktion „akut" auf (s. S. 274). Die tardive Akathisie läßt sich den chronischen oder Absetz-Akathisien zuordnen (Lang, 1994). Die Prävalenz der Spätdyskinesien beträgt 0,3–70 % mit Mittelwerten um 15–30 %; bei Risikogruppen bis über 70 % (Hinterhuber und Haring, 1992). Bei 20–30 % neuroleptisch Behandelter treten sie gemeinsam mit akuten Dyskinesien auf. Zusammentreffen mit NL-induziertem Parkinsonismus wurde in 4–25 % mit oder ohne Korrelation zwischen beiden Syndromen beobachtet. Die kumulative Häufigkeit von Spätdyskinesien nach Ende des 1. Jahres beträgt 26 % (Kane, 1995) und steigt auf 60 % nach 3 Jahren (Jeste et al., 1995).

*Risikofaktoren* sind: höheres Lebensalter, weibliches Geschlecht – Frauen sind nahezu doppelt so häufig betroffen wie Männer, affektive Erkrankungen, Anwendung von Depotneuroleptika, Dauer und kumulative Dosis der Antipsychotika, neuroleptisch induzierter Parkinsonismus, vorbestehende organische Hirnschäden, negative Schizophrenie-Symptome sowie unbekannte individuelle Faktoren (Muscettola et al., 1993; Waddington, 1995). Es scheint eine lineare Beziehung zwischen Alter und Prävalenz der Spätdyskinesien bis zum Alter von 70 Jahren zu bestehen; bei älteren Probanden findet sich hohe Inzidenz bei niedrigen

Neuroleptikadosen. Die geschlechtsspezifischen Unterschiede werden dem veränderten Hormonstatus bei Frauen in und nach der Menopause zugeschrieben. Wesentlich ist die kumulative Dosis bzw. Beziehungen der Dosishöhe pro Zeit, weniger die Dauer der neuroleptischen Behandlung. Weitere Risikofaktoren liegen in einer anticholinergen oder Lithium-Vorbehandlung. Niederpotente Neuroleptika erzeugen Spätdyskinesien seltener als hochpotente, doch sind niedrige Neuroleptikaspiegel infolge schlechter Schrankendurchgängigkeit, etwa für das seltene Auftreten bei Supirid, verantwortlich. Dosisunterbrechung (drug holiday) kann das Risiko der Dyskinesien steigern oder senken (KANE, 1995).

*Verlauf*: Orofaziale Dyskinesien treten meist 1–2 Jahre nach Neuroleptika-Dauertherapie auf, können aber auch bereits nach 3–6 Monaten einsetzen. Sie können progrediente Verschlechterung aufweisen, bleiben aber meist über längere Zeit unverändert; mitunter nehmen sie ab oder sistieren spontan. Nach Absetzen der auslösenden Medikamente kommt es etwa bei der Hälfte der Patienten, oft jenen unter 60 Jahren, zur Besserung oder zum Sistieren der Dyskinesien. Bei neuerlicher Neuroleptikagabe können diese jedoch wieder einsetzen, während sie in ca. 50 % unverändert weiterbestehen. Nach Absetzen oder Dosisreduktion der Neuroleptika treten bei etwa 40 % zuvor symptomfreier Patienten Spätdyskinesien, sog. „Absetz"-Dyskinesien, auf bzw. Dyskinesien bei unbehandelten Schizophrenien mit Prävalenz um 50 %.

Die *Differentialdiagnose* umfaßt:

1. andere Spätdyskinesien
   a) initiale (paradoxe) Dyskinesien,
   b) Pisa-Syndrom,
   c) Rabbit-Syndrom – 5–5,5 Hz feinamplitudiger Lippen- und Perioraltremor;
2. pharmakogene, nicht Neuroleptika-induzierte Hyperkinesen und Dystonien durch L-DOPA, Dopamin-Agonisten bei PK, chronischem Amphetaminabusus, Methylphenidat, Antihistaminika, Anticholinergika, Antikonvulsiva (Phenytoin ua.), trizyklische Antidepressiva, orale Kontrazeptiva, Diazoxid;
3. genetische Syndrome wie CH, Neuroakathozytose, M. Wilson, Torsionsdystonie;
4. sekundäre Dystonien bei Kollagenosen, Chorea minor, Endokrinopathien, Stoffwechselstörungen, Stammganglieninfarkte, Intoxikationen, Anoxie, ZNS-Infektionen;
5. andere Bewegungsstörungen wie spontane orofaziale Dyskinesien in der Geriatrie mit Prävalenz von 4–5 % besonders bei Demenzen, schizophrene Stereotypien, Manierismen, Meige- und Tourette-Syndrome, Tics, Torticollis, hysterische Syndrome, Bewegungsstörungen bei Kleinhirn-Hirnstammprozessen oder Zahnprothesenproblemen.

*Pathogenese:* Experimentelle und humane Befunde ergeben bisher keine eindeutige Erklärung. Experimentelles Modell: Unter chronischer Neuroleptikagabe zeigt sich bei vielen Species eine Zunahme der Dopamin-Rezeptorbindungsstellen im Striatum um rund 60 % und eine 9fache Affinitätssteigerung sowie stereotypes Drehverhalten der Tiere mit einseitiger striärer Läsion, aber kaum morphologischen Läsionen. Vereinzelt beobachteter Zelluntergang im ventrolateralen Striatum ähnelt einem mosaikartigen Neuronenausfall mit Gliose im dorsalen Kaudoputamen bei spontanen orofazialen Dyskinesien (FAHN, 1994). Seltene humanpathologische Befunde ergaben Läsionen der großen Neurone mit Satellitose und Gliazunahme im rostralen Kaudatum sowie gegenüber altersgleichen Kontrollen verstärkte Neuronenausfälle in der Nigra, als vermutlich unspezifische Altersveränderungen. Diese könnten das morphologische Korrelat für das erhöhte Risiko der Entwicklung von Spätdyskinesien bei älteren Menschen bilden (CASEY, 1995).

*Pathogenetisch* diskutiert werden:

a) Supersensitivität striärer Dopamin-Rezeptoren durch chemische Denervation infolge langdauernder postsynaptischer Blokkade durch Neuroleptika führt zu funktioneller Dopamin-Überaktivität und Imbalance gegenüber dem cholinergen System. Diese Theorie wird durch experimentelle Befunde nur teilweise gestützt: orofaziale Dyskinesien der Ratte nach langdauernder Neuroleptikagabe zeigen keine Beziehung zur striären Dopamin-Rezeptorsupersensitivität; das Affenmodell zeigt Abnahme des Dopaminumsatzes im Kaudatum und in der Nigra. Beim Menschen konnte nach Neuroleptikagabe eine Dopaminsupersensitivität weder durch PET-Studien in vivo noch eine postmortale Zunahme der Dopamin-Rezeptordichte erhoben werden. Während die D1-Bindung im Striatum von Schizophrenen mit und ohne Neuroleptikagabe keine Unterschiede zu Kontrollen zeigt, ist die D2-Rezeptorzahl bei solchen mit und ohne Neuroleptikatherapie konstant erhöht (SEEMAN, 1995). Patienten mit und ohne Spätdyskinesien zeigen keine signifikanten Unterschiede. Chronische Neuroleptikagabe erzeugt experimentell dopaminerge D2-Rezeptorsupersensitivität, die Wirkung auf die striäre glutamaterge Übertragung ausübt (CALABRESI et al., 1992). Die Dopamin-Supersensitivität erklärt aber nicht die individuelle Empfindlichkeit für Dyskinesien und paradoxe Reaktionen auf Dopaminomimetika und Anticholinergika.
b) Imbalance zwischen einzelnen Typen von Dopaminrezeptoren mit Zunahme des Verhältnisses der D1/D2-Rezeptoren löste die Dopamin-Supersensivitätstheorie ab.
c) Dopaminerg-cholinerge Imbalance (cholinerge Unterfunktion);
d) GABAerge Unterfunktion wird vermutet infolge Abnahme des GABA-Umsatzes bei Ratten nach Neuroleptikagabe, Zunahme der GABA-Rezeptoren in der retikulären Nigra, Abnahme der Aktivität der Glutamatdecarboxylase, des GABA-synthetisierenden Enzyms, in der Nigra bei dyskinetischen Affen. Autoradiographische Befunde an dystonen Affen zeigen vermehrte Aktivität von 2-Deoxyglukose im inneren Pallidum und Thalamus (Nucleus ventralis anterio und lateralis); das läßt auf eine Überaktivität der Verbindungen von Subthalamus, Pallidum internum und SN Zona reticulata schließen, die zu einem Verlust der GABAergen Hemmung des Thalamus führt (MITCHELL et al., 1992). Diese Enthemmung verursacht vermutlich die Aktivierung des frontalen motorischen und prämotorischen Kortex, wie PET-Befunde am Menschen mit idiopathischen und symptomatischen Dystonien zeigen (EDELBERG et al., 1995; CEBALLOS-BAUMANN et al., 1995). Eine Injektion von GABA-Antagonisten in den Subthalamus von Affen erzeugt kontralaterale orofaziale Dyskinesien, die nach Gabe von GABA und GABA-Agonisten sistieren. Auch die klinische Pharmakologie weist auf GABA-Rezeptoraktivierung als Möglichkeit zur Kontrolle abnormer Spätdyskinesien hin (SPOOREN, 1995).
e) Noradrenerge Dysfunktion wird aus einer Zunahme von Dopamin-β-Hydroxylase und Noradrenalin im Liquor bei Spätdyskinesien vermutet.

### *Dyskinesien durch andere Substanzen*

Medikamentös induzierte Dyskinesien werden durch viele Substanzen ausgelöst:

1. *Psychostimulantien* (Amphetamin, Methylphenidat, Fenetyllin, Pemalon u.s.) erzeugen: choreiforme, choreoathetoide Störungen an Rumpf und Extremitäten oder orofaziale Dyskinesien nach chronischem Mißbrauch, die nach Absetzen der Substanzen oft sistieren, aber auch jahrelang anhalten können. Experimentell erzeugt chronische Amphetamingabe bei Tieren Stereotypien und eine verminderte Schwelle für akute Stimulantiengabe. Pathogenetisch wird eine dopaminerge Hypersensitivität bzw. Anrei-

cherung von Dopamin angenommen, die in keiner Beziehung zum Amphetaminstoffwechsel steht. Zentrale Stimulantien verstärken auch präexistente oder latente Chorea.
2. *Antiepileptika*, wie Phenytoin, seltener Ethosuximid, Primidon, Carbamazepin und Phenobarbital können selten orofaziale choreatische oder paroxysmale Dyskinesien, Ballismus und Dystonien bei hohem oder therapeutischem Plasmaspiegel hervorrufen. Dyskinesien treten bei chronischer Einnahme oder intravenöser Gabe von Phenytoin, selten bei einschleichender Dosierung auf. Verstärkt können extrapyramidale Reaktionen bei gleichzeitiger Neuroleptikatherapie oder vorgeschädigtem Nervensystem einsetzen. Eine Verstärkung vorbestehender Tic-Leiden sowie erstmaliges Auftreten von motorischen oder vikalen Tics wurde unter Carbamazepin beobachtet (s. CEBALLOS-BAUMANN und CONRAD, 1995). Phenytoin verstärkt DOPA-induzierte AIMs, durch Dopamin-Rezeptorblockade (JANKOVIC und FAHN, 1993) während Carbamazepin dopaminerge Eigenschaften aufweist.
3. *Metoclopramide* (Paspertin®), ein neuroleptischer Dopamin-D2-Rezeptorantagonist, der die Blut-Hirnschranke passiert, kann neben Parkinsonismus Akathisie und Spätdyskinesien erzeugen, die bei Diabetikern stärker ausgeprägt sind.
4. *Antidepressiva. Trizyklische Substanzen* (Amitryptilin, Imipramin) erzeugen bei akuten Intoxikationen und chronischer Gabe, insb. bei älteren Menschen, choreoathetoide Dyskinesien und Myoklonien, durch anticholinerge Effekte.
5. *Anticholinergika* führen häufig zu einer Verschlechterung von L-DOPA-Dyskinesien bei Parkinson-Patienten sowie von Neuroleptika-induzierten oro-bukko-lingualen Dyskinesien. Ein abruptes Absetzen ist im Gegensatz zu den Dopamin-Depletoren zu vermeiden, da es zur Verstärkung der Dystonie sowie zu einem organischen Psychosyndrom kommen kann. Anticholinerge Therapie bei Dystonie mit Trihexyphenidyl führt bei Besserung der Muskelkontraktionen nicht selten zu anderen, choreiformen Dyskinesien.
6. *Lithium* bewirkt häufig feinschlägigen, raschen Tremor, verstärkt bei Kombination mit Antidepressiva, seltener Parkinsonismus, Choreoathetose, Akathisie und Myoklonien, vermutlich durch Einfluß auf zentrale aminerge Systeme.
7. *Kalzium-Kanalhemmer* erzeugen neben Parkinson-Syndromen gelegentlich tardive orofaziale Dyskinesien, Akathisie, selten akute und tardive Dystonie (JANKOVIC und TOLOSA, 1993; SEGOVIA und ALVAREZ-CEREDION, 1995).
8. *Orale Kontrazeptiva* und anabole Steroide erzeugen gelegentlich choreiforme Dyskinesien 9–60 Tage nach Therapiebeginn; sie sind meist reversibel und werden auf dopaminerge Wirkung von Östrogenen bezogen.
9. *Andere Substanzen:* Gelegentliche Auslösung von Dyskinesien wurden beobachtet bei Cimetidin, in Verbindung mit Terbulin und Theophyllin; Digoxin, Methyl-Dopa, Amoxapin, Methadon u.a. (JANKOVIC und TOLOSA, 1993). Persistierende (tardive) Dyskinesien wurden nach längerer Einnahme des Anxiolytikums Buspiron, von Appetitzüglern, Antiarrhythmika (Flecainid) und dem β-Sympathikomimetikum Clenbuterol beschrieben (s. CEBALLOS-BAUMANN und CONRAD, 1995).

Die *Therapie* der Spätdyskinesien zeigt mehrere Ansätze (GARDOS und COLE, 1995; CEBALLOS-BAUMANN und CONRAD, 1995):

1. Minderung der Dopamin-Funktion durch
a) Dopaminfreisetzung mittels Dopamin-Depletoren, wie Reserpin (0,75–1,5 mg/Tag), Tetrabenazin (Nitoman®), das nur in wenigen US-Zentren verfügbar ist (150–200 mg/Tag) sowie Metirosine (Kapseln zu 250 mg; 4×/Tag in Dosen bis 1–4 g/Tag); zur Vermeidung von Krystallurie empfiehlt sich reichliche Flüssigkeitszufuhr (SINGER und

Weiner, 1995). Oxypertin, ein Noradrenalin-Dopamindepletor, wird heute kaum verwendet;
b) Hemmung der präsynaptischen Dopaminsynthese (Alpha-Methyl-Dopa, Alpha-Methyl-p-Tyrosin);
c) Dopamin-Rezeptorblockade (Sulpirid, 200–1200 mg/Tag; Chlorpromazin, Tiaprid, 200–800 mg/Tag; Clozapin in Dosen bis 650 mg/Tag; Risperidon in Tagesdosen von 6 mg). Über positiven Einfluß von Clozapin auf die tardive Dyskinesie wurde besonders bei Patienten mit vorwiegend dystoner Komponente berichtet.
d) Desensibilisierung/Abwärtsregulation der Dopaminrezeptoren durch Dopamin-Agonisten (Apomorphin, Amphetamin, Bromocriptin) oder L-DOPA zeigt wenig Wirkung bzw. wird durch psychotische Nebenwirkungen limitiert.
2. Aktivierung cholinerger Funktionen durch Cholinomimetika (Physostigmin, Deanol) oder deren Vorläufer (Cholinchlorid, 3–18 g/Tag; Lezithin, Tetrahydro-Aminoacridin) zeigt wenig Wirkung;
3. GABA-Rezeptorstimulation durch GABA-Agonisten, wie Muscimol (bis 9 mg/Tag), Progabide, Natrium-Valproat (900–500 mg/Tag), Gamma-Vinyl-GABA, Acetylsäure-GABA, Baclofen, zeigt meist unangenehme Nebenwirkungen. Bezodiazepine finden breite Anwendung, vor allem auch wegen des anxiolytischen Effektes. Sie können auch mit anderen Substanzen (Clonazpem u.a.) kombiniert werden.
4. Anticholinergika (Benztropin, Trihexyphenidyl, Biperiden ua.), die bei Spätdystonien günstig wirken, zeigen bei Spätdyskinesien keine oder eher ungünstige Effekte.
5. Noradrenerge Antagonisten, wie β-Rezeptorblocker (Propanolol, 20–40 mg/Tag) und der Alpha-2-Antagonist Clonidin (0,2–0,9 mg/Tag) zeigen in rund $^2/_3$ anhaltende Effekte.
6. Serotonerge Substanzen, wie L-Tryptophan, wurden wegen ungünstiger Nebenwirkungen verlassen.
7. Kalzium-Kanalhemmer wie Diltiazem, Nifedipin, Verapramil, zeigen in Einzelfällen, evtl. in Kombination mit Chlorpromazin, günstige Wirkung.
8. Andere Substanzen umfassen: Vitamin E (Alpha-Tocopherol) in Dauergabe ohne wesentliche Wirkung; Neuropeptide, Endorphine (Morphium, Naloxon, Metencephalin, Vasopressin); Insulin, Pyridoxin (Vitamin B 6), Prostaglandin-Vorläufer, Lithium, Carbamazepin, Buspiron, ein angstlösendes Azopirin-Derivat (bis 180 mg/Tag).
9. Absetzen von Neuroleptika bewirkt Remission in nur 20–30 %. Durch höhere Neuroleptikagaben sind Spätdyskinesien oft unterdrückbar, doch wird dadurch das Problem nur zeitlich verschoben und allenfalls noch akzentuiert.
10. Auf die Verabreichung eines klassischen Neuroleptikums wird man in drei Situationen zurückgreifen (Ceballos-Baumann und Conrad, 1996):
a) Wenn nach Ausschöpfung des medikamentösen Potentials einschließlich Clozapin weiterhin eine massive „tardive" Symptomatik mit schweren Schlunddystonien, Atemeinschränkung oder CK-Erhöhung bis zur Rhabdomyolyse besteht;
b) Wenn sich die Symptomatik über 5 Dopamin-Rezeptorblocker-freie Jahre nicht zurückbildet und damit eine Remission aussichtslos erscheint;
c) Wenn bei betagten Patienten eine Neuroleptika-Dosiserhöhung eine bessere Lebensqualität gewährleistet als das Warten auf mögliche Remission.

Die *Therapie der Spätdystonien* beruht auf ähnlichen Prinzipien, ist aber gleichfalls unbefriedigend (Gardos und Cole, 1995): Versuche mit Dopamin-Depletoren und -antagonisten (Clozapin), Benzodiazepinen oder anderen bei Dystonie angewandten Methoden (s. 3.6.3.1). Ähnliches gilt für die Behandlung der *Spät-Akathisie* (Versuche mit Dopamin-Depletoren, β-Rezeptorblokkern oder Antiparkinsonmitteln). Bei im

Vordergrund stehender dystoner Komponente setzt man initial langsam Trihexyphenydil (Artane®) 2 mg, wöchentlich steigernd, bis zur Verträglichkeitsgrenze (mitunter bis 40 mg) und Tetrabenazin als Mittel 2. Wahl ein. Bei schwerster, vorübergehend generalisierter Dystonie bewährt sich die Dreier-Kombination Trihexyphenidyl, Pimozid und Tetrabenazin (CEBALLOS-BAUMANN und CONRAD, 1996). Lokale Injektionen von Botulinum-Toxin A sind nur für die Behandlung fokaler Formen tardiver Dystonien zu empfehlen. Bei Retrocollis mit axialer Komponente sind sehr hohe, therapielimitierende Dosen von Botulinum-Toxin A notwendig, um positive Effekte zu erzielen. Bei *Spät-Myoklonien* kann Clonazepam eingesetzt werden. Für Spät-Tics und andere Varianten der Spätdyskinesien, die oft mit typischen Entäußerungen gemeinsam auftreten, ist eine wirksame Behandlung bisher nicht verfügbar.

# Literatur


AHLSKOG JE et al (1991) Reduced D2 dopamine and muscarinic cholinergic receptor densities in caudate specimens from fluctuating parkinsonian patients. Ann Neurol 30: 185–191

AHTILA S et al (1995) Effect of Entacapone, a COMT inhibitor, on the pharmacokinetics and metabolism of levodopa after administration of controlled-release levodopa-carbidopa in volunteers. Clin Neuropharmacol 18: 46–57

ALBIN RL (1995) The pathophysiology of chorea ballism and parkinsonism. Parkinsonism Rel Disord 1: 2–133

ALBIN RL, TAGLE DA (1995) Genetics and molecular biology of Huntington's disease. Trends Neurosci 18: 11–14

ALBIN RL, YOUNG AB, PENNEY JB (1989) The functional anatomy of basal ganglia disorders. Trends Neurosci 12: 366–374

ANDREW R et al (1993) The determination of hydroxydopamines and other trace amines in the urine of parkinsonian patients and normal controls. Neurochem Res 18: 1175–1177

ANTONINI A et al (1994a) T2 relaxation time in patients with Parkinson's disease. Neurology 44: 1325–1329

ANTONINI A et al (1994b) [$^{11}$C]raclopride and positron emission tomography in previously untreated patients with Parkinson's disease: influence of L-dopa and lisuride therapy on striatal dopamine D2-receptors. Neurology 44: 1325–1329

ANYAL DK (1994) Extrapyramidal symptoms with selective serotonin reuptake inhibitors. Br J Psychiatry 165: 728–733

ARYA DK (1995) Extrapyramidal symptoms with selective serotonin reuptake inhibitors (review). Br J Psychiat 165: 728–733

ASHIZAWA T et al (1994) CAG repeat size and clinical presentation of Huntington's disease. Neurology 44: 1137–1143

BAGMEN T, CARMINE B, DELONG MR (1994) Parkinsonian tremor is associated with low frequency oscillations in selective loops of the basal ganglia. Adv Behav Biol 41: 317–325

BEN-SHACHAR D, ZUK R, GLINKA Y (1995) Dopamine neurotoxicity: inhibition of mitochondrial respiration. J Neurochem 64: 718–723

BIRKMAYER W, HORNYKIEWICZ O (1961) Der L-Dioxyphenylalanin-(L-DOPA)-Effekt bei der Parkinson-Akinese. Wien Klin Wochenschr 71: 787–788

BLAISDELL GD (1994) Akathisia, a comprehensive review and treatment summary. Pharmacopsychiatry 27: 139–146

BLIN J et al (1995) Does frontal cortex hypometabolism in progressive supranuclear palsy result from subcortical dysfunction? Eur J Neurol 1: 221–228

BRAAK H, BRAAK E (1992) The human entorhinal cortex: normal morphology and lamina-specific pathology in various diseases. Neurosci Res 15: 6–31

BRAAK H et al (1994) Amygdala pathology in Parkinson's disease. Acta Neuropathol 88: 493–500

BRAAK H et al (1996) Patterns of brain destruction in Parkinson's and Alzheimer's diseases. J Neural Transm 103: 455–490

BRANNAN T, YAHR MD (1995) Comparative study of selegiline plus L-DOPA-Carbidopa versus L-DOPA-Carbidopa alone in the treatment of Parkinson's disease. Ann Neurol 37: 95–98

BRINGMANN G et al (1995) The TaClo concept: 1-trichloromethyl-1,2,3,4-tetrahydro-β-carboline (TaClo), a new toxin for dopaminergit neurons. J Neural Transm [Suppl] 46: 235–244

Britton JW et al (1995) Hereditary late-onset chorea without significant dementia. Neurology 45: 443–447

Brooks DJ (1993) Functional imaging in relation to parkinsonian syndromes. J Neurol Sci 115: 1–17

Brooks DJ et al (1991) Presynaptic and postsynaptic striatal dopaminergic function in neuroacanthocytosis; a PET study. Ann Neurol 30: 166–171

Bucher SF et al (1995) High resolution activation mapping with functional magnetic resonance imaging. Neurology 45: 180–182

Burn DJ, Sawle GC, Brooks DJ (1994) Differential diagnosis of Parkinson's disease, multiple system atrophy, and Steele-Richardson-Olszewski syndrome: discriminant analysis of striatal 18F-dopa PET data. J Neurol Neurosurg Psychiatry 57: 277–284

Burns LH et al (1995) Selective putaminal excitotoxic lesions in non-human primates: model the movement disorder of Huntington disease. Neuroscience 64: 1007–1017

Calabresi P et al (1992) Chronic neuroleptic treatment. D2 dopaminergic receptor supersensitivity and striatal glutamatergic transmission. Ann Neurol 31: 366–373

Caraceni T (1994) A case for early levodopa treatment of Parkinson's disease. Clin Neuropharmacol 17 [Suppl 3]: 38–42

Casey DE (1995) Tardive dyskinesia. Pathophysiology. In: Bloom FE, Kupfer DJ (eds) Psychopharmacology. The fourth generation of progress. Raven Press, New York, pp 1497–1502

Ceballos-Baumann AO, Conrad B (1995) Medikamentös induzierte Dyskinesien. Acta Neurol 22: 245–253

Ceballos-Baumann AO et al (1995) Motor re-organisation in acquired hemidystonia: a PET activation study. Ann Neurol 37: 746–757

Chang MH et al (1995) Resting tremor only – a variant of Parkinson's disease or of essential tremor. J Neurol Sci 130: 215–219

Cohen S, Freedman M (1995) Cognitive and behavioral changes in the Parkinson-Plus syndromes. Adv Neurol 63: 139–157

Collins SJ et al (1995) Progressive supranuclear palsy: neuropathologically based diagnostic clinical criteria. J Neurol Neurosurg Psychiatry 58: 167–173

Colosimo C, Merello N. Albanese A (1994) Clinical usefulness of apomorphine in movement disorders. Clin Neuropharmacol 17: 243–59

Cooper JA et al (1994) Slowed central processing in simple and go/no-go reaction time tasks in Parkinson's disease. Brain 117: 517–529

Cordes M, Poewe W (1994) Die präsynaptische nigrostriatale Funktion bei M. Parkinson und Parkinson-Plus-Syndromen. Nervenarzt 65: 696–699

Cotzias GC Papavasilious PS, Gellene R (1969) Modifications of parkinsonism – chronic treatment with L-dopa. N Engl J Med 280: 337–345

Curran T, Lang AE (1994) Parkinsonian syndromes associated with hydrocephalus. Movement Disord 9: 506–520

Daniel SE, De Bruin VMS, Lees AJ (1995) The clinical and pathological spectrum of Steele-Richardson-Olszewski syndrome (progressive supranuclear palsy). A reappraisal. Brain 118: 759–770

Daprada M et al (1994) Improved therapy of Parkinson's disease with tolcapone, a central and peripheral COMT inhibitor with an S-adenosyl-l-methionine-sparing effect. Clin Neuropharmacol 17 [Suppl 3]: 26–37

Davous P et al (1995) A prospective study of depression in French patients with Parkinson's disease. Eur J Neurol 2: 455–461

Déjérne J, Thomas AA (1900) L'atrophie olivoponto-cérebélleuse. Nouv Iconog. de le Salpetrière 13: 330–370

Deuschl G (1993a) Myoklonien. In: Hopf CH, Poeck K, Schliack H (Hrsg) Neurologie in Praxis und Klinik, Bd 2, 2. Aufl. Thieme, Stuttgart New York, S 4.61–4.73

Deuschl G (1993b) Tremor-Syndrome. In: Hopf CH, Poeck K, Schliack H (Hrsg) Neurologie in Praxis und Klinik, Bd 2, 2. Aufl. Thieme, Stuttgart New York, S 4.53-4.61

Deuschl G, Oertel W, Poewe W (1994) Früh- und Differentialdiagnose des Parkinson-Syndroms. Dtsch Ärztebl 91: A1115–1124

Doty RL, Bromley SM, Stern MB (1995) Olfactory testing as an aid in the diagnosis of Parkinson's disease: development of optimal discrimination criteria. Neurodegeneration 4: 93–97

Dubois B et al (1991) Cognitive deficits in Parkinson's disease. In: Boller F, Grafman J (eds) Handbook of Neuropsychology, vol 5. Elsevier, Amsterdam, pp 195–240

Dürr A et al (1995) Diagnosis of „sporadic" Huntington's disease. J Neurol Sci 129: 51–55

Durif F et al (1995) Levodopa-induced dyskinesias are improved by fluoxetine. Neurology 45: 1855–1856

Ebadi M, Srinivasan SK, Baxi MD (1996) Oxidative stress and antioxidant therapy in Parkinson's disease. Progr Neurobiol 48: 1–19

EHRINGER H, HORNYKIEWICZ O (1960) Verteilung von Noradrenalin und Dopamin im Gehirn des Menschen und ihr Verhalten bei Erkrankungen des extrapyramidalen Systems. Klin Wschr 38: 1236–1239
EIDELBERG D et al (1994) The metabolic topography of parkinsonism. J Cereb Blood Flow Metab 14: 783–801
EIDELBERG D et al (1995) The metabolic topography of idiopathic torsion dystonia. Brain 118: 1473–1484
EIDELBERG D et al (1996) Regional metabolic correlates of surgical outcome following unilateral pallidotomy for Parkinson's disease. Ann Neurol 39: 450–459
FAHN S (1994) Idiopathic torsion dystonia. In: CALNE DB (ed) Neurodegenerative diseases. Saunders, Philadelphia, pp 705–715
FEANY MB, MATTIACE LA, DICKSON DW (1996) Neuropathologic overlap of progressive supranuclear palsy, Pick's disease, and corticobasal degeneration. J Neuropathol Exp Neurol 55: 53–67
FEIFEL E et al (1994) Kortiko-basale Degeneration. Nervenarzt 65: 653–659
FISCHER PA (1984) Parkinson plus. Zerebrale Polypathie beim Parkinson-Syndrom. Springer, Berlin Heidelberg New York Tokyo
FOLKERTS H (1995) Elektrokrampftherapie bei neurologischen Krankheiten. Nervenarzt 66: 241–251
FROST JJ et al (1993) Positron emission tomographic imaging of the dopamine transporter 11 C-WIN 35, 428 reveales marked declinies in mild Parkinson‘s disease. Ann Neurol 34: 423–431
GAI WP et al (1994) Loss of nonphosphorylated neurofilament immunoreactivity,with preservation of tyrosine hydroxylase, in surviving substantia nigra neurons in Parkinson's disease. J Neurol Neurosurg Psychiatry 57: 1039–1046
GAI WP, BLESSING WW, BLUMBERGS PC (1996) Ubiquitin-positive degenerating neurites in the brainstem in Parkinson's disease. Brain 118: 1447–1459
GANCHER ST, NUTT JG, WOODWAD WF (1995) Apomorphine infusional therapy in Parkinson's disease: clinical utility and lack of tolerance. Movement Disord 10: 37–43
GANGLBERGER JA (1993) Ballismus/Hemiballismus. In: HOPF CH, POECK K, SCHLIACK H (Hrsg) Neurologie in Praxis und Klinik, Bd 2, 2. Aufl. Thieme, Stuttgart New York, S 4.41–4.45
GARCIA-RUIZ PH et al (1995) Huntington's disease: a multidisciplinary study. Eur J Neurol 2: 185–191
GARDOS G, COLE JO (1995) The treatment of tardive dyskinesias. In: BLOOM FE, KUPFER DJ (eds) Psychopharmacology. The fourth generation of progress. Raven Press, New York, pp 1503–1511
GASSER T et al (1992) Apomorphine test for dopaminergic responsiveness in patients previosly untreated Parkinson's Disease. Arch Neurol 49: 1131–1134
GASSER T et al (1994) Genetic linkage studies in autosomal dominant parkinsonism. Ann Neurol 387–396
GEARING M et al (1994) Progressive supranuclear palsy neuropathologic and clinical heterogeneity. Neurology 94: 1015–1024
GEDDES JF et al (1993) Pathological overlap in cases of parkinsonism associated with neurofibrillary tangles. A study of recent cases of postencephalitic parkinsonism and comparison with progressive supranuclear palsy and Guamanian parkinson-dementia complex. Brain 116: 281–302
GERLACH M, RIEDERER P (1993) The pathophysiological basis of Parkinson's disease. In: SZELENY I (ed) Inhibitors of monoamine oxidase B. Pharmacology and clinical use in neurodegenerative disorders. Birkhäuser, Basel, pp 25–50
GERSHANIK OS (1994) Drug-induced parkinsonism in the aged. Recognition and prevention. Drug Aging 5: 127–132
GERSTENBRAND F, JELLINGER K, RANSMAYER G (1995) Dopaminagonisten in der Therapie des Parkinson-Syndroms. Neuropsychiatrie 9 [Suppl 1]: S10–S19
GILMAN S et al (1994) Patterns of cerebral glucose metabolism detected with positron emission tomography differ in multiple system atrophy and olivoponto-cerebellar atrophy. Ann Neurol 36: 166–175
GRAFTON ST et al (1995) Pallidotomy increases activity of motor association cortex in Parkinson's disease: a PET study. Ann Neurol 37: 776–783
GRAHAM JG, OPPENHEIMER DR (1969) Orthostatic hypotension and nicotine sensitivity in a case of multiple system atrophy. J Neurol Neurosurg Psychiatry 32: 28–34
GREENAMYRE JT, SHOULSON I (1994) Huntington‘s disease. In: CALNE B (ed) Neurodegenerative Diseases. Saunders, Philadelphia, pp 685–704
HALLETT M (1994) Dystonia. Motor control course. AAN 344: 111–125
HALTENHOF H, SCHRÖTER C (1994) Depression beim Parkinson-Syndrom. Eine Literaturübersicht. Fortschr Neurol Psychiat 62: 94–101

Hansen LA et al (1993) Plaque-only Alzheimer disease is usually the Lewy body variant and vice versa. J Neuropathol Exp Neurol 52: 648–654

Hantz P et al (1994) Depression in Parkinson's disease. Am J Psychiatry 151: 1010–1014

Hardie RJ et al (1991) Neuroacanthocytosis. A clinical, haematological and pathological study of 19 cases. Brain 114: 13–49

Harrington CR et al (1994a) Senile dementia of Lewy body type and Alzheimer type are biochemically distinct in terms of paired helical filaments and hyperphosphorylated tau protein. Dementia 5: 215–228

Harris GJ et al (1996) Single photon emission computed tomographic blood flow and magnetic resonance volume imaging of basal ganglian in Huntington's disease. Arch Neurol 53: 316–324

Hauw JJ et al (1994) Preliminary NINDS neuropathologic criteria for Steele-Richardson-Olszewski syndrome (progressive supranuclear palsy). Neurology 44: 2015

Hedreen JC, Folstein SE (1995) Early loss of neostriatal striosome neurons in Huntington's disease. J Neuropathol Exp Neurol 54: 105–120

Heinsen H et al (1994) Cortical and striatal neurone number in Huntington's disease. Acta Neuropathol 88: 320–333

Hersch S et al (1994) The neurogenetics genie: testing for the Huntington's mutation. Neurology 44: 1369–1373

Hinterhuber H, Haring C (1992) Unerwünschte Wirkungen, Kontraindikationen, Überdosierungen, Intoxikationen. In: Riederer P, Laux G, Pöldinger W (Hrsg) Neuro-Psychopharmaka, Bd 4. Springer, Wien, S 102–121

Hoehn MM, Yahr MD (1967) Parkinsonism: onset, progression and mortality. Neurology 17: 427–442

Hughes AJ et al (1992) Accuracy of clinical diagnosis of idiopathic Parkinson's disease. A clinico-pathological study of 100 cases. J Neurol Neurosurg Psychiatry 55: 181–184

Hutton JT, Morris JL (1994) Therapeutic advantages of sustained release levodopa formulations in Parkinson's disease. CNS Drugs 2: 110–119

Inzelberg R et al (1994) Basal ganglia lacunes and parkinsonism. Neuroepidemiology 13: 108–112

Jackson M et al (1995) The cortical neuritic pathology of Huntington's disease. Neuropathol Appl Neurobiol 21: 18–26

Jacobs DM et al (1995) Neuropsychological characteristics of preclinical dementia in Parkinson's disease. Neurology 45: 1691–1696

Jankovic J (1989) Parkinson-Plus syndromes. Movement Disord [Suppl] 1

Jankovic J, Fahn S (1993) Dystonias. In: Jankovic J, Tolosa E (eds) Parkinson's disease and movement disorders, 2nd edn. Williams & Wilkins, Baltimore, pp 337–374

Jankovic J et al (1995) Outcome after stereotactic thalamotomy for parkinsonian, essential, and other types of tremor. Neurosurgery 37: 680–686

Jellinger K (1989) Pathology of Parkinson's syndrome. In: Calne DB (ed) Drugs for the treatment Parkinson's disease. Springer, Berlin, pp 47–112

Jellinger K (1993a) Pathogenese und Pathophysiologie der Parkinson-Krankheit. Neuropsychiatrie 7: 29–37

Jellinger K (1993b) Extrapyramidale Bewegungsstörungen durch Medikamente. Neuropsychiatrie 7: 103–119

Jellinger KA (1994) Rare neurodegenerative disorders. In: Calne DB (ed) Neurodegenerative diseases. Saunders, Philadelphia, pp 909–931

Jellinger KA (1995) Neurodegenerative disorders with extrapyramidal features. A neuropathological overview. J Neural Transm 46 [Suppl]: 33–56

Jellinger KA (1996a) The neuropathological diagnosis of secondary parkinsonian syndromes. Adv Neurol 69: 293–303

Jellinger K (1996b) Structural basis of dementia in neurodegenerative disorders. J Neural Transm [Suppl] 47: 1–29

Jellinger K (1996b) Structural basis of dementia in neurodegenerative disorders. J Neural Transm 47 [Suppl]: 1–29

Jellinger KA, Bancher C (1995) Structural basis of mental impairment in Parkinson's disease. Neuropsychiatrie 9: 9–14

Jendroska K, Rossor MN, Mathias CJ, Daniel SS (1995) Morphological overlap between corticobasal degeneration and Pick's disease: a clinicopathological report. Movem Disord 10: 111–114

Jeste DV et al (1995) Risk of tardive dyskinesia in older patients. Arch Gen Psychiat 52: 756–765

Jimenez-Jimenez FJ et al (1994) Parkinsonism exacerbated by paroxetine. Neurology 44: 2400

Kane JM (1995) Tardive dyskinesia: epidemiological and clinical presentation. In: Bloom FE, Kupfer DJ (eds) Psychopharmacology. The fourth generation of progress. Raven Press, New York, pp 1485–1495

Kieburtz K et al (1994) Trinucleotide repeat length and progression of illness in Huntington's disease. J Med Genet 31: 872–874

KIROLLOS C et al (1996) Time course of physical and psychological responses to selegiline monotherapy in newly diagnosed idiopathic parkinsonism. Eur J Clin Pharmacol 50: 7–18

KLOCKGETHER T, LÖSCHMANN PA, WÜLLNER U (1995) Neue Ansätze zur medikamentösen Behandlung der Parkinsonschen Krankheit. Akt Neurol 22: 217–223

KLOCKGETHER T, DICHGANS J (1996) Cerebellar and spinocerebellar atrophies. In: BRANDT T et al (eds) Neurologic disorders: course and treatment. Academic Press, San Diego (in Druck)

KOLLER WC, HUBBLE JP, BUSENBARK KL (1994) Essential tremor. In: CALNE DB (ed) Neurodegenerative diseases. Saunders, Philadelphia, pp 717–742

KOLLER WC, PAULSON G (eds) (1994) Therapy of Parkinson's disease. Second ed. revised and expanded. Marcel Dekker, New York

KOMURE O, SANO A, SHINO N (1995) DNA analysis in hereditary dentatorubral, pallidoluysian atrophy. Neurology 45: 143–149

KOPIN IJ (1993) The pharmacology of Parkinson's disease therapy: an update. Ann Rev Pharmacol Toxicol 32: 467–495

KORCZYN AD (1995) Parkinson's disease. In: BLOOM FE, KUPFER DJ (eds) Psychopharmacology. The fourth generation of progress. Raven Press, New York, pp 1479–1484

KORNHUBER J, WELLER M, SCHOPPMEYER K, et al (1994) Amantadine and memantine are NMDA receptor antagonists with neuroprotective properties. J Nertual Transm [Suppl] 43: 91–104

KOSAKA K (1993) Dementia and neuropathology in Lewy body disease. Adv Neurol 60: 456–463

KOSEL S et al (1996) Mitochondrial NADH dehydrogenase and CYP2D6 genotypes in Lewybody parkinsonism. J Neuroscie Res 44: 174–183

KOSTIC VS et al (1994) Effect of age at onset on frequency of depression in Parkinson's disease. J Neurosurg Psychiat 57: 1265–1267

KREMER B, WEBER B, HAYDEN MR (1992) New insights into the clinical features, pathogenesis and molecular genetics of Huntington' s disease. Brain Pathol 2: 321–335

KURZ M et al (1995) Extrapyramidal side effects of clozapine and haloperidol. Psychopharmacology 118: 52–56

LANDWEHRMEYER GB et al (1995) Huntington's disease gene: regional and cellular expression in brain of normal and affected individuals. Ann Neurol 37: 218–230

LANG AE (1993) Akathisia and restless leg syndrome. In: JANKOVIC J, TOLOSA E (eds) Parkinson's disease and movement disorders, 2nd edn. Williams & Wilkins, Baltimore, pp 349–364

LANG AE (1994) Withdrawal akathisia. Mov Disord 9: 188–192

LANG AE, RILEY DE, BERGERON C (1994a) Corticobasal ganglionic degeneration. In: CALNE DB (ed) Neurodegenerative diseases. Saunders, Philadelphia, pp 877–894

LANG AE et al (1994b) Striatonigral degeneration: Iron deposition in putamen correlates with the slit-like void signal of magnetic resonance imaging. Can J Neurol Sci 21: 311–318

LANGE KW et al (1994) Neuroprotection by dopamine agonists. J Neural Transm [Suppl] 43: 183–201

LANTOS PL, PAPP MI (1994) Cellular pathology of multiple system atrophy: a review. J Neurol Neurosurg Psychiatry 57: 129–133

LARSEN JP, DUPONT E, TANDBERG E (1994) Clinical diagnosis of Parkinson's disease. Proposal of diagnostic subgroups classified at different levels of confidence. Acta Neurol Scand 89: 242–251

LE MOAL FI (1995) Mesocorticolimbic dopaminergic neurons. Functionals and regulatory roles. In: BLOOM FE, KUPFER DJ (eds) Psychopharmacology. The fourth generation of progress. Raven Press New York, pp 283–294

LEES AJ (1994) Levodopa substitution, the gold standard. Clin Neuropharmacol 17 [Suppl 3]: 1–6

LEES AJ (1995) Comparison of therapeutic effects and mortality data of levodopa and levodopa combined with seleginline in patients with early, mild Parkinson's disease. Brit Med J 311: 1602–1607

LEHRNER J et al (1995) Impaired olfactory function in Parkinson's disease. Lancet 345: 1054

LEWY FH (1913) Zur pathologischen Anatomie der Paralysis agitans. Dtsch Z Nervenheilk 50: 50–55

LIBERINI P et al (1996) Lewy body dementia and responsiveness to cholinesterase inhibitors. A paradigm for heterogeneity of Alzheimer's disease. Trends Pharmacol Sci 17: 155–160

LIPPA CF, SMITH IW, SWEARER JM (1994) Alzheimer's disease and Lewy body disease: a comparative clinicopathological study. Ann Neurol 35: 81–88

LLAU ME et al (1994) Drug induced parkinsonism. Rev Neurol 150: 757–762

MACMILLAN JC, DAVIES P, HARPER PS (1995) Molecular diagnostic analysis for Huntington's disease: a prospective evaluation. J Neurol Neurosurg Psychiatry 58: 496–498

MÄNNISTÖ PT (1994) Clinical potential of catechol-O-methyltransferase (COMT) inhibitors as adjuvants in Parkinson's disease. CNS Drugs 1: 172–179

MARCONI PT et al (1994) Levodopa-induced dyskinesias in Parkinson's disease. Phenomenology and pathophysiology. Movement Disord 9: 2–12

MAREK KL et al (1996) (123 I) β-CIT-SPECT imaging demonstrates bilateral loss of dopamine transporters in hemi-Parkinson's disease. Neurology 46: 231–237

MARK MH et al (1995) Binswanger's disease presenting as levodopa-responsive parkinsonism. Mov Disord 10: 450–454

MARTIN WRW et al (1992) Cortical glucose metabolism in Huntington's disease. Neurology 42: 223–229

MAYBERG HS, SOLOMON DH (1995) Depression in Parkinson's disease: a biochemical and organic viewpoint. Adv Neurol 65: 49–60

MCCANCE-KATZ EF, MAREK KL, PRICE LH (1992) Serotonergic dysfunction in depression associated with Parkinson's disease. Neurology 42: 1813–1814

MCKEITH IG et al (1996) Clinical and pathological diagnosis of dementia with Lewy bodies (DLB). Report of the CDLB international Workshop. Neurology (in press)

MENA MA et al (1995) Effects of calcium antagonists on the dopamine system. Clin Neuropharmacol 18: 410–426

MENZA MA et al (1993) Dopamine-related personality traits in Parkinson's disease. Neurology 43: 505–508

MERELLO M et al (1994) Extrapyramidalism in Alzheimer's disease: prevalence, psychiatric, and neuropsychological correlates. J Neurol Neurosurg Psychiat 57: 1503–1509

MITCHELL IJ et al (1992) Regional changes in 2-deoxyglucose uptake associated with neuroleptic-induced tardive dyskinesia in the Cebus monkey. Mov Disord 7: 32–37

MONTASTRUC JL et al (1994) Drug-induced parkinsonism: a review. Fundament Clin Pharmacol 8: 293–308

MOHR E, MENDIS T, GRIMES JD (1995) Late cognitive changes in Parkinson's disease with an emphasis on dementia. Adv Neurol 63: 97–113

MORENA DM et al (1995) Cigarette smoking and protection from Parkinson's disease. Neurology 45: 1041–1051

MORRIS CM et al (1996) Molecular biology of Apo E alleles in Alzheimer's and non-Alzheimer's dementias. J Neural Transm [Suppl] 47: 205–218

MORRISH PK, SAWLE GV, BROOKS DJ (1995) Clinical and (18 F) dopa PET findings in early Parkinson's disease. J Neurol Neurosurg Psychiatry 59: 597–600

MUGUET D, BROUSOLLE E, CHAZOT G (1995) Apomorphine in patients with Parkinson's disease. Biomed Pharmacother 49: 197–209

MURRAY AM et al (1995) Damage to dopamine systems differs between Parkinson's disease and Alzheimer's disease with parkinsonism. Ann Neurol 37: 300–312

MUSCETTOLA G et al (1993) Persistent tardive dyskinesia: demographic and pharmacological risk factors. Acta Psychiat Scand 87: 29–36

MYERS RH et al (1985) Clinical and neuropathological assessment of severity in Huntington's disease. Neurology 35: 341–347

OBESO JA et al (1994) The role of pulsatile versus continuous dopamine receptor stimulation for functional recovery in Parkinson's disease. Eur J Neurosci 6: 889–897

OERTEL W (1994) Basalganglienerkrankungen: Übersicht 1992–1994. Akt Neurol 21: 141–148

OERTEL WH (1995) Symptomatische, restaurative und protektive Therapiestrategien am Tiermodell des Parkinson-Syndroms. Bericht des Münchner Verbundes BMFT-Schwerpunkt „Morbus Parkinson und andere Basalganglienerkrankungen" I, 1–26

OLANOW CW, ARENDASH GW (1994) Metals and free radicals in neurodegeneration. Curr Opin Neurol 7: 548–558

OLANOW CW et al (1995) The effect of deprenyl and levodopa on the progression of Parkinson's disease. Ann Neurol 38: 771–777

OYANAGI K, TAKEDA S, TAKAHASHI H (1989) A quantitative investigation of the substantia nigra in Huntington's disease. Ann Neurol 26: 13–19

PAHWA R et al (1996) Early morning akinesia in parkinson's disease. Effect of standard carbidopa-levodopa and sustained-release carbidopa levodopa. Neurology 46: 1059–1062

PARENT A, HAZRATI L-N (1995) Functional anatomy of the basal ganglia. I. The cortico-basal-ganglia-thalamo-corticol loop. Brain Res Rev 20: 91–127

PARKINSON J (1817) An essay on the shaking palsy. Willingham and Rowland, London

PEARSON SJ, REYNOLDS GP (1994) Neocortical neurotransmitter markers in Huntington's disease. J Neural Transm – Gen Sect 98: 197–207

PERRY EK et al (1995) Alteration in nicotin binding sites in Parkinson's disease, Lewy body dementia and Alzheimer's disease: possible index of early neuropathology. Neuroscience 64: 385–395

PICCINI P et al (1994) White matter hyperinensities in Parkinson's disease. Arch Neurol 52: 191–194

PILLON B et al (1994) Are explicit memory disorders of progressive supranuclear palsy related to damage to striatofrontal circuits? Comparison with Alzheimer's, Parkinson's and Huntington's diseases. Neurology 44: 1264–1270

PILLON B et al (1995) Neuropsychological pattern of striatonigral degeneration: comparison with Parkinson's diseases and progressive supranuclear palsy. J Neurol Neurosurg Psychiatry 58: 174–179

PRZEDBORSKI S et al (1993) Chronic levodopa adiminstration alters cerebral mitochondrial respiratory chain activity. Ann Neurol 34: 714–723

PRZUNTEK H (1993a) Parkinson-Syndrom. In: HOPF HC, POECK K, SCHLIACK H (Hrsg) Neurologie in Praxis und Klinik, Bd II, 2. Aufl. Thieme, Stuttgart New York, S 4.1–4.13

PRZUNTEK H (1993b) Choreatische Syndrome. In: HOPF HC, POECK K, SCHLIACK H (Hrsg) Neurologie in Praxis und Klinik, Bd II, 2. Aufl. Thieme, Stuttgart New York, S 4.14-4.20

PRZUNTEK H (1993c) Dystone Syndrome. In: HOPF HC, POECK K, SCHLIACK H (Hrsg) Neurologie in Praxis und Klinik, Bd II, 2. Aufl. Thieme, Stuttgart, New York, S 4.45-4.53

QUINN NP (1994) A case against early levodopa treatment of Parkinson's disease. Clin Neuropharmacol 17 [Suppl 3]: 43–49

RABEY JIS et al (1995) Low dose clozapine in the treatment of levodopa-induced mental disturbances in Parkinson's disease. Neurology 45: 433–435

RAJPUT AH, ROZDILSKY B, RAJPUT AH (1992) Accuracy of clinical diagnosis in parkinsonism. A prospective study. Can J Neurol Sci 18: 775–778

RAJPUT AH et al (1994) Dopa-responsive dystonia; pathological and biochemical observations in a case. Ann Neurol 35: 396–402

REBEIZ JJ, KOLODNY EH, RICHARDSON EP (1968) Corticodentatonigral degeneration with neuronal achromasia. Arch Neurol 18: 20–33

REMY P et al (1995) Peduncular „rubral" tremor and dopaminergic denervation: a PET study. Neurology 45: 472–477

REVESZ T, GEDDES JF, DANIEL SE (1995) The pathological spectrum of corticobasal degeneration. Neuropathol Appl Neurobiol 21: 149

RICHFIELD EK et al (1995) Preferential loss of preproenkephalin versus preprotachykinin neurons from the striatum in Huntington's disease patients. Ann Neurol 38: 852–861

RING HA et al (1994) Depression in Parkinson's disease. A positron emission study. Br J Psychiat 165: 333–339

RINNE JO et al (1994) The neuropathological features of neuroacanthocytosis. Movem Disord 9: 297–304

RINNE JO et al (1995a) Corticobasal degeneration. A clinical study of 36 cases. Brain 117: 1183–1196

RINNE JO et al (1995b) Positron emission tomography studies on the dopaminergic system and striatal opioid binding in the olivopontocerebellar atrophy variant of multiple system atrophy. Ann Neurol 37: 658–573

RINNE JO et al (1995c) PET examination of the monoamine transporter with (C-11) Beta-Cit and (C-11) Beta-CFT in early Parkinson's disease. Synapse 21: 97–103

RINNE JO et al (1996) Increased density of dopamine D2 receptors in the putamen, but not in the caudate nucleus in early Parkinson's disease: a PET study with [$^{11}$C]-raclopride. J Neurol Sci 132: 156–161

SACHDEV P (1995) The epidemiology of drug-induced akathisia. Schizophrenia Bull 21: 431–449

SAGE JI et al (1991) Benefits of monitoring plasma levodopa in Parkinson's disease patients with drug-induced chorea. Ann Neurol 29: 623–628

SAUTEL F et al (1995) A functional test identifies dopamine agonists selective for D3 versus D2 receptors. Neuroreport 6: 329–332

SCHAPIRA AHV (1995) Oxidative stress in Parkinson's disease. Neuropathol Appl Neurobiol 21: 3–9

SCHELOSKY L, POEWE W (1994) Dopamin-Agonisten in der Therapie der Parkinson-Erkrankung. ZNS Journal 9: 12–20

SCHNABERTH G, HOCHSCHORNER G, JELLINGER K (Hrsg) (1995) Therapie des idiopathischen Parkinsonsyndroms. Neuropsychiatrie 9 [Suppl 1]

SCHNEIDER LS, TARIOT PN (1994) Emerging drugs for Alzheimer's disease. Med Clinics North Am 78: 922–934

SCHWARZ J et al (1992) I-iodobenzamide-SPECT predicts dopaminergic responsiveness in patients with de novo parkinsonism. Neurology 42: 556–561

SEDVALL G et al (1994) Dopamine D1 receptor number. A sensitive PET-marker for early brain degeneration in Huntington's disease. Eur Arch Psychiat Clin Neurosci 243: 249–255

SEEMAN P (1995) Dopamine receptors. Clinical correlates. In: BLOOM FE, KUPFER DJ (eds)

Psychopharmacology. The fourth generation of progress. Raven Press, New York, pp 295–307

SEGOVIA JG, ALVAREZ-CEREMON JC (1995) Oromandibular dystonia associated with fluoxetine. Eur J Neurol 2: 143–144

SEIBYL JP et al (1995) Decreased single-photon emission computed tomographic (123 I) β-CIT striatal uptake correlates with symptom severity in Parkinson's disease. Ann Neurol 38: 589–598

SEMPERE AP et al (1995) Aggravation of parkinsonian tremor by cisapride. Clin Neuropharmacol 18: 76–78

SHARP AH et al (1995) Widespread expression of Huntington disease gene (IT 15) protein product. Neuron 14: 1065–1074

SHEFNER JM (1992) Ballism. In: JOSEPH AB, YOUNG RR (eds) Movement disorders in neurology and neuropsychiatry. Blackwell, Oxford, pp 503–510

SHINOTOH H et al (1993) Dopamine D1 receptors in Parkinson's disease and striatonigral degeneration. A positron emission tomography study. J Neurol Neurosurg Psychiatry 56: 467–472

SHINOTOH H et al (1994) Normal CAG repeat length in the Huntington's disease gene in senile chorea. Neurology 44: 2183–2184

SHULTS CW et al (1995) Carbidopa/levodopa and selegiline do not affect platele mitochondrial function in early parkinsonism. Neurology 45: 344–348

SHY GM, DRAGER GA (1960) A neurologic syndrome associated with orthostatic hypotension. Arch Neurol 2: 511–527

SIEMERS ER et al (1993) Anxiety and motor performance in Parkinson's disease. Mov Disord 8: 501–506

SINGER C, WEINER WJ (1995) Primary dystonias. Current therapeutic recommendations. CNS Drugs 3: 186–193

SNOW BJ et al (1993) Human positron emission tomographic ($^{18}$F) Fluorodopa studies correlate with dopamine cell counts and levels. Ann Neurol 34: 324–330

SPOOREN WPJM, HELFRICH SEM, COOLS AR (1995) Interactions of the subthalamic nucleus and the subpallidal area in orofacial dyskinesia. Role of GABA and glutamate. Psychopharmacology 119: 20–26

STARKSTEIN SE et al (1992) A prospective longitudinal study of depression, cognitive decline, and physical impairments in patients with Parkinson's disease. J Neurol Neurosurg Psychiatry 55: 377–382

STEELE JC, RICHARDSON JC, OLSZEWSKI J (1964) Progressive supranuclear palsy. Arch Neurol 10: 333–359

STENAGER EN et al (1994) Suicide in patients with Parkinson's disease. An epidemiological study. Acta Psychiatr Scand 9: 70–72

STOREY E, BEAL MF (1993) Neurochemical substrates of rigidity and chorea in Huntington's disease. Brain 116: 1201–1222

STRONG C et al (1996) Abnormally phosphorylated tau protein in senile dementia of Lewy body type and Alzheimer disease – evidence that the disorders are distinct. Alzheimer Dis Assoc Disord 9: 218–222

TAKIKAWA S et al (1994) Input functions for 6-(fluorine-18)fluorodopa quantitation in parkinsonism. J Nucl Med 35: 955–963

TANNER CM (1992) Tardive dyskinesia. Textbook of clinical neuropharmacology and therapeutics, 2nd edn. Raven Press, New York, pp 151–165

TARSY D (1992) Akathisia. In: JOSEPH AB, YOUNG RR (eds) Movement disorders in neurology and neuropsychiatry. Blackwell, Oxford, pp 88–99

THE PARKINSON STUDY GROUP (1993) Effects of tocopherol and deprenyl on the progression of disability in early Parkinson's disease. N Engl J Med 328: 176–183

THOMPSON PD et al (1995) The myoclonus in corticobasal degeneration: evidence for two forms of cortical reflex myoclonus. Brain 117: 1197–1207

TISON F et al (1995) The pathophysiology of parkinsonism in multiple system atrophy. Eur J Neurol 2: 435–444

TODES CJ, LEES AJ (1985) The pre-morbid personality of patients with Parkinson's disease. J Neurol Neurosurg Psychiat 48: 97–100

TOLOSA E, DUVOISIN R, CRUZ-SANCHEZ FF (eds) (1994) Progressive supranuclear palsy: diagnosis, pathology, and therapy. J Neural Transm [Suppl] 42

TRENKWALDER C et al (1995) Lower body parkinsonism. Acta Neurol Scand 90: 1–7

TRÉTIAKOFF C (1991) Contribution a l'etude de l'anatomie pathologique due locus niger. Dissertation, Univ Paris

UITTI RJ (1994) Cerebellar degeneration. In: CALNE DB (ed) Neurodegenerative diseases. Saunders, Philadelphia, pp 787–806

VARASTET M et al (1994) Chronic MPTP treatment reproduces in baboons the differential vulnerability of mesencephalic dopaminergic neurons in Parkinson's disease. Neuroscience 63: 47–56

VEITCH K, HUE L (1994) Flunarizine and cinnarizine inhibit mitochondrial complexes I and II. Possible implication for parkinsonism. Mol Pharmacol 45: 156–163

VERMERSCH P et al (1994) Biochemical mapping of neurofibrillary degeneration in a case of progressive supranuclear palsy: evidence for general cortical involvement. Acta Neuropathol 87: 572–577

VERNY M et al (1996) Diagnostic criteria for progressive supranuclear palsy (PSP). A retrospective clinicopathological study of 24 cases. Acta Neuropathol 91: 427–431

VIEREGGE P (1994) Genetic factors in the etiology of idiopathic Parkinson's disease. J Neural Transm (P-D Sect) 8: 1–37

VINGERHOSTS PJG et al (1994) Longitudinal fluorodopa positron emission tomographic studies of the evolution of idiopatic parkinsonism. Ann Neurol 36: 759–764

VONSATTEL JP et al (1985) Neuropathological classification of Huntington's disease. J Neuropathol Exp Neurol 44: 559–577

WADDINGTON JL (1995) Psychopathological and cognitive correlates of tardive dyskinesia in schizophrenia and other disorders treated with neuroleptic drugs. Adv Neurol 63: 211–229

WENNING GK et al (1994) Clinical features and natural history of multiple system atrophy: an analysis of 100 cases. Brain 117: 835–845

WENNING GK et al (1995) Clinicopathological study of 35 cases of multiple system atrophy. J Neurol Neurosurg Psychiatry 58: 160–166

XUEREB JH et al (1996) Neuropatholoigcal diagnosis and CAG repeat expansion in Huntington's disease. J Neurol Neurosurg Psychiatry 60: 78–81

YOUDIM MBH, BEN-SHACHAR D, RIEDERER P (1994) The enigma of neuromelanin in Parkinson's disease substantia nigra. J Neural Transm [Suppl] 43: 113–122

YU PH (1994) Pharmacological and clinical implications of MAO-B inhibitors. Gen Pharmacol 25: 1527–1539

ZUBENKO GS (1992) Biological correlates of clinical heterogeneity in primary dementia. Neuropsychopharmacology 6: 72–93

ZWEIG RF et al (1988) Pathology in brainstem regions of individuals with primary dystonia. Neurology 38: 702–706

# 4. Die schizophrenen und schizophrenieartigen Psychosen

*Hans Fabisch*

Zur Ausgestaltung der psychopathologischen Bilder älterer Menschen, die im Laufe ihres Lebens an einer schizophrenen oder schizophrenieartigen Psychose erkrankt sind, trägt neben der persönlichen Biographie, der Konstitution und der augenblicklichen Lebensphase auch das Alter, in dem die Krankheit erstmals aufgetreten ist, bei.
Die Definition der Schizophrenien geht im wesentlichen auf EMIL KRAEPELIN, EUGEN BLEULER und KURT SCHNEIDER zurück. Die schwierige diagnostische Situation, die nicht zuletzt durch eine insgesamt uneinheitliche, von der jeweiligen Schule bestimmten Definition schizophrenen Krankseins geschaffen wird, verkompliziert sich noch dadurch, daß dessen Symptome auch bei anderen Erkrankungen als den Schizophrenien vorkommen können. Schizophreniedefinitonen orientieren sich einerseits an Assoziationsstörungen und am nach außen hin so erscheinenden Verlust der „Leuchtkraft der Affekte", verbunden mit emotionaler Unzugänglichkeit, andererseits auch an jenen Symptomen, die K. SCHNEIDER als Ausdruck der Ichstörung erkennt (Gedankenentzug, Gedankenbeeinflussung, leibliche Beeinflussung, Gedankenausbreitung und alles „Gemachte" des Fühlens, der Triebe und des Wollens), sowie an bestimmten akustischen Halluzinationen und der Wahnwahrnehmung, von ihm allesamt als „Symptome ersten Ranges" bezeichnet (E. BLEULER, 1911; K. SCHNEIDER, 1967; WEITBRECHT, 1979; BERNER et al., 1983). Als wesentliches diagnostisches Kriterium gilt auch die deutliche Verminderung der sozialen Aktivitäten und des beruflichen Leistungsvermögens.
Ausdruck der Bestrebungen, die Diagnosekriterien der verschiedenen psychiatrischen Schulen zu vereinheitlichen, sind die internationale Klassifikation der WHO (ICD-10) und das von der American Psychiatric Association erarbeitete Manual (DSM-IV). Bei gleichzeitigem Vorhandensein eines stark ausgeprägten affektiven Syndroms wird von der Schizophreniediagnose abgerückt, und es wird je nach Ausbildungsgrad der einzelnen Phänomene und je nach dem Zeitpunkt ihres Auftretens für eine schizoaffektive Psychose oder für eine psychotische affektive Erkrankung entschieden. Allgemein gilt, daß die psychopathologischen Phänomene der Diagnose einer endogenen Psychose dann enthoben sind und statt dessen in die Gruppe des organischen Psychosyndroms eingereiht werden, wenn eine organisch faßbare Veränderung als Ursache der Symptome in Frage kommt.
Die Begriffsdefinition schizophrener Erkrankungen erscheint für das fortgeschrittenere Alter noch heterogener als für schizophrene Erkrankungen der früheren Lebensabschnitte: Man trifft auf Patienten, die in jungen, mittleren oder späten Jahren erstmals schizophren erkrankt sind. Somit hat man Patienten vor sich, deren psychopathologisches Bild durch den zum Zeitpunkt der

Erstmanifestation gegebenen Entwicklungsstand unterschiedlich geprägt ist, deren persönliche Reifung und Möglichkeiten vom Krankheitsverlauf mitbedingt worden sind und die im Alter dessen biologischen Besonderheiten ausgesetzt sind.

## *4.1 Frühe Theorien*

Kraepelins Beobachtungen, daß viele seiner Patienten in der Jugend oder im jungen Erwachsenenalter an einer Störung des Willens und des Gemüts erkrankten, dann zwar verschiedene Krankheitsbilder boten, insgesamt aber in einer Demenz endeten, veranlassen ihn, Morels Terminus der Démence précoce begrifflich übergeordnet als Dementia praecox für diese Erkrankungen einzuführen. Darüber hinaus beschreibt er aber auch Krankheitsbilder, die im dritten und vierten Lebensjahrzehnt beginnen und eine wahnhafte und halluzinatorische Symptomatik ohne Auflösung der Willenskraft bieten. Er führt diesen Unterschied in der Störung des Willens auf das spätere Erkrankungsalter zurück, trennt diese Gruppe nach der zusätzlich gemachten Beobachtung, daß sie nicht dementiell verläuft, 1912 von der Dementia praecox ab und nennt sie Paraphrenie. Es findet sich also hier bereits ein Hinweis auf die Funktion des Lebensalters. Später allerdings nimmt Kraepelin den Begriff der Paraphrenie wieder zurück und gliedert aus zwei Gründen die Paraphrenien wieder der Dementia praecox ein: Er erkennt einerseits, daß nicht alle Patienten, die eine Dementia praecox erleiden, in jungen Jahren erkranken und daß auch nicht alle in einer Demenz enden. Der zweite Anlaß besteht in den katamnestischen Untersuchungen Mayers, welche dieser an 78 von Kraepelins Paraphreniefällen durchführt: Sie weisen in knapp der Hälfte einen Verlauf wie bei der Dementia praecox auf (Mayer, 1921; Kraepelin, 1927). Mayer-Gross tritt wenig später dafür ein, daß die eigenständige Benennung auch anderer, den Paraphrenien ähnlicher Krankheitsbilder zugunsten einer Einbeziehung in die Schizophrenien aufgegeben werden müsse (Mayer-Gross, 1932).

Der Krankheitsbegriff der Dementia praecox (und mit ihm derjenige der Paraphrenie) wird durch den von E. Bleuler 1911 in seiner ganzen Breite vorgestellten Begriff der Schizophrenien ersetzt. Aus E. Bleulers Konzepten sei hier dasjenige der Primärsymptome dargestellt. Mit ihnen im Zusammenhang stehend können die Symptome der Schizophrenien gedacht werden.
Dieses Konzept orientiert sich an der „schizophrenen Hirnaffektion": Als deren Folge wird ein Teil der Assoziationsstörungen vermutet, bei dem sich die Assoziationen nicht mehr an die durch Erfahrung gebahnten logischen Verbindungen halten. Nur diese durch eine Nivellierung der Affinitäten hervorgerufenen Assoziationsstörungen, bei weitem nicht alle Arten formaler Denkstörungen, werden den primären Symptomen zugeschrieben. Daneben führt E. Bleuler noch andere elementare Symptome aus dem affektiven und vegetativen Bereich an. Die klinisch auffälligen Symptome, die meist erst den Patienten zur Behandlung führen, werden als mittelbare Folge oder als Reaktionen auf die Defizienzen der cerebralen Erkrankung nicht den Primärsymptomen zugereiht. E. Bleuler unterscheidet zwischen der primären Neigung der Assoziationsunterbrechung und des Anknüpfens ungewohnter Assoziationen und der sekundären, durch affektbetonte Komplexe bestimmten Auswahl der Assoziationen. Er nimmt an, daß für die Entstehung einer schizophrenen Erkrankung biologische Komponenten nötig seien, daß darüber hinaus aber seelisch konflikthafte Momente und Komplexe bestünden, welche den dispositionell Kranken schizophren werden ließen. Damit nimmt E. Bleuler auch gleich den Begriff der Vulnerabilität vorweg. Die sub-

stratnahen Phänomene wurden in neuerer Zeit im Rahmen des Basisstörungskonzepts phänomenologisch eingehend untersucht (HUBER, 1966, 1983; SÜLLWOLD und HUBER, 1986), der Übergang von in ihrer Intensität sich steigernden Basissymptomen hin zu Schneider'schen Erstrangsymptomen konnte dargestellt werden (KLOSTERKÖTTER, 1988). E. BLEULER betont ausdrücklich, daß schizophrene Erkrankungen in jedem Stadium stillstehen können, sich auch wieder zurückbilden oder auch das ganze Leben in schwerster Art andauern können. Es erscheint ihm aber problematisch, den Begriff der Heilung an einer Restitution im Zustand vor der klinisch erfaßten Krankheit zu orientieren, zumal diskret ausgebildete Symptome vielleicht schon über Jahre bestanden haben und als Charaktereigentümlichkeiten verkannt worden sind. Er spricht auch nicht von Heilungen, sondern von weitgehenden Besserungen; er konstatiert, keinen einzigen Fall von Heilung gesehen zu haben. Dies mußte allerdings noch in einer Zeit gesagt werden, als die Psychotherapie in ihren Anfängen stand und noch keine modernen Psychopharmaka verfügbar waren. Die ungünstigen Verläufe sind schließlich durch das Bild der „schizophrenen Demenz" gekennzeichnet. Diese „Demenz" ist nicht durch Gedächtnisstörungen, den „Verlust an Erinnerungsbildern" und Desorientiertheit gekennzeichnet, wie das für die übliche Auffassung der Demenz gilt, sondern vom Zustand der Assoziationsfähigkeit und der Affektivität abhängig. Sie ist durch einen starken Mangel an Interesse, Spontaneität und Betätigung charakterisiert sowie dadurch gekennzeichnet, daß die Anzahl der Fehlleistungen im Gegensatz zu anderen Formen der Demenz weitgehend unabhängig vom Schwierigkeitsgrad einer Aufgabe ist. „Der Schizophrene ist nicht blödsinnig schlechthin, sondern er ist blödsinnig in bezug auf gewisse Zeiten, gewisse Konstellationen, gewisse Komplexe" (E. BLEULER, 1911). Es besteht bei der schizophrenen Demenz eine wenigstens partielle Besserungsfähigkeit, wenn auch eine chronifizierte schizophrene Psychose äußerst selten völlig reversibel ist. Wie viel aber selbst aus diesen langandauernden Zuständen heraus zu bessern möglich ist, zeigen die Erfolge der Psychotherapie bei Psychosen.

## *4.2 Paraphrenie und Spätschizophrenie*

In den nosographischen Darstellungen paraphrener Krankheitsbilder sind folgende Gemeinsamkeiten zu finden: Das Erstmanifestationsalter liegt frühestens in der vierten Dekade, die Gesamtpersönlichkeit bleibt zumindest lange, wenn nicht sogar während des ganzen Lebens erhalten, die Willensbildung ist kaum beeinträchtigt, die Affizierbarkeit weitgehend möglich, die Psychomotorik intakt, und die Symptomatik erstreckt sich auf einen Wahn, häufig verbunden mit akustischen Halluzinationen.

KRAEPELIN unterscheidet verschiedenartige Formen der Paraphrenie, die im Vergleich zur Dementia praecox durch einen weitgehenden Erhalt der Persönlichkeit sowie durch eine weit geringere Ausbildung von Gemüts- und Willensstörungen gekennzeichnet zu sein scheint und deren Beginn mehrheitlich in das vierte Lebensjahrzehnt fällt: Eine Paraphrenia systematica mit einem Verfolgungswahn, an den sich ein Größenwahn und schließlich auch Sinnestäuschungen anschließen, eine Paraphrenia expansiva mit einem üppigen Größenwahn bei gehobener Stimmung, eine Paraphrenia confabulatoria mit Erinnerungsfälschungen und eine Paraphrenia phantastica mit zusammenhanglosen, wechselnden Wahnvorstellungen.

1913 beschreibt KLEIST die Involutionsparanoia: Die Krankheit, welche Frauen um den Zeitraum der Menopause befällt, verschlimmert sich innerhalb einiger Jahre und geht dann in einen chronischen Zustand ohne

Demenz über. Eine spezifische Form der Denkstörung aus Ideenflucht und unproduktivem Denken, verbunden mit Erinnerungsfälschungen, hängt sehr vom herrschenden Affekt ab, der durch Mißtrauen, Reizbarkeit und Selbstüberschätzung geprägt ist. Akustische Halluzinationen treten häufig auf, das dominierende psychotische Symptom ist aber der ideenflüchtig vorgetragene Wahn. Präpsychotisch findet sich eine typische Persönlichkeitsstörung mit herrischem, reizbarem und mißtrauischem Wesen.

Roth führt den Begriff der Paraphrenie 1955 wieder in den klinischen Gebrauch ein. Er beschreibt bei Patienten ab dem 60. Lebensjahr ein Syndrom, bestehend aus einem organisierten Wahnsystem, gelegentlich kombiniert mit akustischen Halluzinationen, bei gut erhaltener Persönlichkeit und guter Affizierbarkeit. Mit dem Ausdruck „late paraphrenia" drückt er aus, daß dieses Syndrom viele Ähnlichkeiten mit Kraepelins Paraphrenie habe und daß es jenseits des 60. Lebensjahres erstmals auftrete. Kay und Roth vertreten den Standpunkt, daß die „späte Paraphrenie" die Schizophrenie des älteren Menschen sei, die dann vorliege, wenn ein paranoider Symptomenkomplex vorhanden sei, Zeichen einer organischen Demenz fehlten und Wahninhalte und Halluzinationen nicht auf affektive Erkrankungen rückführbar seien (Kay und Roth, 1961). Neben der Altersschizophrenie beschreibt Janzarik 1973 als zweiten Grundtypus schizophrenen Krankseins im höheren Alter das „Kontaktmangelparanoid" bzw. die „Kontaktmangelhalluzinose": Die Patienten haben „eine überdurchschnittlich rüstige seelische und körperliche Verfassung". Typisch sei weiter der chronische Verlauf bei eher geordneten Kranken und die Bindung des Wahns an die Wohngrenzen. Eine Entgleisung der seelischen Dynamik mit konsekutiven Anmutungserlebnissen wie bei akut schizophrenen Erkrankungen komme bei der Wahnentstehung des Kontaktmangelparanoids im Alter nicht zum Tragen. Das Kontaktmangelparanoid, das von Janzarik zu den peripheren Typen schizophrenen Krankseins gezählt wird, sei nicht in den Krankenhäusern, sondern beim niedergelassenen Arzt und beim Amtsarzt anzutreffen (Janzarik, 1973).

Den allgemeinen Vorbehalt, nach dem 50. Lebensjahr den Beginn einer Schizophrenie zu diagnostizieren, formuliert Post und wählt für das von ihm beobachtete Syndrom den Terminus „persistent persecutory states of the elderly" (Post, 1966). Fukuda et al. (1976) kommen zum Ergebnis, daß man unter der Paraphrenie Kraepelins heute eher zwei nosologisch trennbare Gruppen verstehen sollte: die eine könnte im Sinne Leonhards als affektvoll bezeichnet werden (Leonhard sieht eine Beziehung zwischen seiner affektvollen Paraphrenie, eng verwandt mit den zykloiden Psychosen, und der systematischen Paraphrenie Kraepelins; Leonhard, 1968); die andere Gruppe könnte als affektarm bezeichnet werden und entspräche einer leichten Form der paranoiden Schizophrenie nach E. Bleuler. Holden (1987) kommt zu dem Schluß, daß die „late paraphrenia" ein heterogenes Syndrom, bestehend aus nach Endogenität, Psychogenität und Organizität getrennten Subgruppen sei, von denen die hirnorganische (jene, die am häufigsten optische Halluzinationen präsentiere) schlechter auf Neuroleptika anspreche. Pearlson et al. (1989) finden bei einer Gruppe von Patienten, die nach dem 60. Lebensjahr erkrankte, eine gleich große Anzahl Schneider'scher Erstrangsymptome sowohl bei einer gleichaltrigen Vergleichsgruppe mit Krankheitsbeginn in jungen Jahren als auch bei einer weiteren Vergleichsgruppe aus schizophren erkrankten jungen Erwachsenen. In der Prävalenz der Halluzinationen und der Wahnsymptomatik unterscheiden sich beide älteren Gruppen nicht voneinander und zeigen diese Symptomatik häufiger als die jungen Erwachsenen. Bei der Gruppe mit dem Krankheitsbeginn ab dem 60. Lebensjahr sind aber Denkstörungen und eine Affektverflachung seltener als bei beiden Kontrollgruppen (die darin untereinander gleiche Ergebnisse aufweisen), ein Verfolgungswahn, optische, taktile und olfaktorische Halluzinationen häufiger als bei den beiden anderen.

Parallel zu französischen Autoren verwendet BERNER den Terminus der Paraphrenie zur Kennzeichnung psychopathologisch bestimmter Zustände des paranoiden Syndroms, ohne mit dieser Klassifizierung eine nosologische Aussage zu verbinden. Es werden die „einfachen Wahnsyndrome" („paranoide Syndrome" und das „paranoische Syndrom") von den „paraphrenen Syndromen" unterschieden. Die nosologische Zuordnung zum schizophrenen oder manisch-depressiven Formenkreis oder zu organisch begründbaren Psychosen hängt dann von zusätzlichen kognitiven oder affektiven Symptomen der psychiatrischen Allgemeinsymptomatik, sowie von der Verlaufsbeobachtung, von Befunden aus dem familiären Umkreis und von Ergebnissen medizinisch-technischer Untersuchungen ab (BERNER und MUSALEK, 1989).

Nosologisch wird der Begriff der Paraphrenie zu uneinheitlich eingesetzt, was die Vergleichbarkeit der Ergebnisse in Frage stellt. An mehreren Stellen wird davon abgeraten, ihn noch zu verwenden, und aus den gebräuchlichen neuen Diagnosekriterien ist er verschwunden. Diagnosekriterien haben aber gemeinsam, daß sie von Zeit zu Zeit revidiert werden. Und man sollte die Leitideen bedeutender Psychiater und Psychologen nicht in Vergessenheit geraten lassen.

Die Untersuchungen der Besonderheiten schizophrener Ersterkrankungen ab der zweiten Lebenshälfte führten aber nicht nur zu einer Begriffsbildung von paraphrenen und paranoiden Syndromen und Krankheitseinheiten, sondern ebenso zu einer nosologischen Einheit, für die der Terminus Schizophrenie verwendet wurde: M. BLEULER gebraucht 1943 den Ausdruck „Spätschizophrenien" und benennt damit die ab dem vierzigsten, am häufigsten zwischen dem vierzigsten und fünfzigsten Lebensjahr auftretenden schizophrenieartigen Erkrankungen, die sich symptomatisch nicht tiefgreifend von denjenigen früherer Lebensabschnitte unterscheiden, aber milder und mit weniger affektiver Verflachung und weniger Denkstörungen verlaufen. M. BLEULER sieht Ähnlichkeiten zwischen den spät beginnenden schizophrenen Erkrankungen und den Paraphrenien KRAEPELINS. Er schließt nicht auf eine pathogenetische Gleichheit spätschizophrener Krankheitsbilder. M. BLEULER gliedert die Spätschizophrenien in eine Gruppe von Patienten, die sich nicht von jüngeren Schizophrenen unterscheiden läßt (44 % seines spätschizophrenen Untersuchungskollektivs) und in eine zweite Gruppe (56 %), bestehend aus „paraphrenieartigen Schizophrenien" (mit Wahnideen und Gedächtnistäuschungen bei weitgehend intaktem Gefüge der Persönlichkeit), depressiv ängstlichen Katatonien und akut verworrenen schizophrenen Erregungen (M. BLEULER, 1943). Jene der nach dem 40. Lebensjahr ausbrechenden Schizophrenien mit paranoidem Gepräge und chronischem Verlauf werden „Spätparanoid" genannt (E. BLEULER und M. BLEULER, 1983).

Nach JANZARIK scheint das Vorhandensein der Spätschizophrenien unbestritten. Als Altersschizophrenie nennt er ab dem 60. Lebensjahr auftretende akute bis subakute symptomreiche Psychosen, die nicht von paranoid halluzinatorischen Bildern des jüngeren Alters zu unterscheiden seien. Setze man als Grenze zur Begriffsbestimmung der Spätschizophrenien das 60. Lebensjahr, beschränke sich also auf Altersschizophrenien, dann bleibe allerdings die Fallzahl klein; bei M. BLEULER sind das lediglich 4 % seiner Spätschizophrenien. Sie sind durch einen großen Symptomenreichtum, besonders auch durch das Auftreten depressiver Bilder gekennzeichnet. Bei chronischem Verlauf schlagen sie eine charakteristische

Richtung ein, wobei der Wahn gegenüber den Sinnestäuschungen in den Hintergrund tritt (JANZARIK, 1957).

Aus den genannten Beschreibungen geht hervor, daß schizophrenieartige Krankheitsbilder, die ab der fünften Dekade erstmals auftreten, grundsätzlich in zwei Formen verlaufen können: als spätschizophrene, die aber milder, mit weniger Denk- und Affektstörungen verlaufen als schizophrene Erkrankungen, die bei jungen Patienten ausbrechen, ihnen aber grundsätzlich gleichen und zweitens als paraphrenieartige mit deutlich noch weniger Affekt-, Denk- und Willensstörungen (KAY und ROTH, 1961; HERBERT und JACOBSON, 1967; STERNBERG, 1972; MARNEROS, 1984; HARRIS und JESTE, 1988; PEARLSON et al., 1989; JESTE et al., 1991).

Da die größeren katamnestischen Studien unterschiedliche Kriterien bei der Zuordnung der Krankheitsbilder zum schizophrenen Formenkreis verwenden, ist ihre Vergleichbarkeit eingeschränkt. Die Ergebnisse haben folgendes gemeinsam: Das häufigste Symptom ist der Wahn, besonders mit der Thematik der Beeinträchtigung bzw. der Verfolgung. Häufig sind akustische Halluzinationen, depressive Verstimmungen, Körpermißempfindungen, Angst, Spannung und Schlafstörungen. Bei den paranoiden Inhalten Älterer fließt mehr aus der Lebenssituation ein als bei jungen Patienten (M. BLEULER, 1943; KLAGES, 1961; SCHIMMELPENNING, 1965; HUBER et al., 1975; CIOMPI und MÜLLER, 1976; GABRIEL, 1978).

Der Anteil der erhobenen Schneider'schen Erstrangsymptome schwankt stark, wohl je nachdem, wie sie als diagnostisches Kriterium gelten; werden sie erhoben, wird über ihr Vorliegen bei einem Drittel bis zur Hälfte der Fälle berichtet. Es finden sich dabei in der Häufigkeit keine signifikanten Unterschiede zwischen Patienten mit einem Erkrankungsbeginn jenseits des 40. bzw. 45. Lebensjahres und jenen zuvor (POST, 1966; MARNEROS, 1984; PEARLSON et al., 1989). Gelegentlich wurde auch die Beobachtung gemacht, daß ältere Patienten wohl das Phänomen des Gedankenausbreitens, nicht aber des Gedankenentzugs oder der Gedankeneingebung schilderten. Insgesamt scheinen auch die beiden letzten Symptome bei alten Patienten sehr selten vorzukommen (GRAHAME, 1984; HOWARD et al., 1992).

Ein Sechstel bis zu einem Drittel aller an einer schizophrenen Symptomatik Erkrankten erleidet den erstmaligen Beginn der Psychose nach dem vierzigsten Lebensjahr (15 % bei M. BLEULER, 1943; 17 % bei HUBER, 1975; 23 % bei M. BLEULER, 1972; 33,5 % bei GABRIEL, 1978). Es gibt Beobachtungen, nach denen in den letzten Jahrzehnten schizophrenieartige Psychosen immer häufiger erst im eigentlichen Senium auftreten (STERNBERG, 1972).

Das Risiko, eine schizophrene Erkrankung zu erleiden (Lebenszeitprävalenz), wird von den meisten Autoren für Frauen und Männer gleich hoch eingeschätzt. Bei Männern wächst die Kurve bis zum 25. Lebensjahr steil an und fällt dann gleichförmig ab. Für Frauen steigt die Kurve bis zum 30. Lebensjahr langsamer an, fällt dann ab, steigt aber in der Zeit von der Menopause bis zum 60. Lebensjahr wieder an. Bei den späten schizophrenen Erkrankungen überwiegen Frauen zahlenmäßig gegenüber Männern (je nach Untersuchungsergebnis) um das Doppelte bis Zwanzigfache (BLEULER, 1943; HERBERT und JACOBSON, 1967; ANGERMEYER und KÜHN, 1988; HARRIS und JESTE, 1988; MAYER et al., 1993).

Die langfristige Prognose ist weder von der bisherigen Verlaufsdauer noch vom Verlaufstyp (ob phasenhaft oder chronisch progredient) vorhersagbar. Generell gilt: Je später im Leben der Patient erkrankt, desto größer ist die Chance für einen ruhigen Verlauf, die Aussichten auf Heilung werden aber geringer, es ist eher mit einem chronischen Verlauf zu rechnen (KAY und ROTH, 1961; HERBERT und JACOBSON, 1967; HINTERHUBER, 1973; RETTERSTOL, 1987; JESTE et al., 1991); es kommt seltener als in jungen Jahren zu schweren Defekten, häufiger aber zu mittelgradigen (M. BLEULER, 1943).

## *4.3 Endzustände*

MAYER-GROSS definiert als Endzustand jene Anpassung an die veränderte Umwelt, während der sich der Patient mit seinen Symptomen einrichtet und im Sinn einer Wirklichkeitsanpassung eine resignierte Eingliederung führt (MAYER-GROSS, 1932).

Mit M. BLEULER versteht man unter Endzustand einen vom Symptomenbild unabhängigen, einigermaßen stabilen Dauerzustand innerhalb eines Beobachtungszeitraums von fünf Jahren. Damit ist aber kein „endgültiger Zustand" gemeint. Der Prozentsatz solcher stabiler Zustände liegt zwischen 70 % (M. BLEULER, 1972) und 90 % (CIOMPI und MÜLLER, 1976). Das fortgeschrittene Alter scheint eine ausgesprochene Stabilisierungstendenz des Zustands mit sich zu bringen.

In der Studie von M. BLEULER sind die Patienten zum Katamnesezeitpunkt durchschnittlich 62 Jahre alt, und rund 70 % erfüllen die Kriterien des Endzustandes: Von letzteren gilt knapp ein Viertel als geheilt (definiert nach den M. Bleuler'schen Kriterien daran, daß bei kurzer Untersuchung keine floriden psychotischen Symptome mehr auftreten, daß der Patient voll erwerbsfähig ist und seinen früheren Platz in der Gesellschaft und besonders innerhalb der Familie behalten kann). Zu leichten Endzuständen (trotz Bestehens deutlich schizophrener Krankheitszeichen spricht der Patient kohärent, sein äußeres Verhalten ist in der Hauptsache geordnet, und er leistet nützliche Arbeit) und zu mittelschweren Endzuständen (der Patient ist unzugänglich, taut aber gewissen Besuchern gegenüber regelmäßig auf und kann Arbeit besorgen, obwohl die Arbeitsleistung gegenüber der Zeit vor der Erkrankung stark reduziert ist) kommt es in etwas mehr als der Hälfte der Fälle. Schwerste Endzustände (der Patient ist mutistisch oder so verworren, daß keine verständlichen Gespräche geführt werden können, er ist abweisend oder gleichgültig und pflegebedürftig) bestehen bei einem Viertel der Patienten (M. BLEULER, 1972).

CIOMPI und MÜLLER können in ihrer Studie die Ergebnisse von M. BLEULER weitgehend bestätigen. In ihrer Patientengruppe finden sich bei 90 % der Patienten Endzustände, was möglicherweise auf das zum Katamnesezeitpunkt um 14 Jahre höhere Durchschnittsalter zurückzuführen ist: Heilungen werden in gut einem Viertel, leichte und mittelschwere Endzustände in etwas mehr als der Hälfte und schwerste Endzustände in einem Fünftel der stabilen Fälle gefunden (CIOMPI und MÜLLER, 1976).

HINTERHUBER wendet ebenfalls die Bleuler'schen Diagnosekriterien an und findet bei einer Katamnesedauer von 30 bis 40 Jahren in rund 30 % Heilungen, in 40 % einen Fortbestand oder leichten Defekt und in etwa 30 % einen schweren Defekt inklusive BLEULERS Typus des schwersten Endzustandes (HINTERHUBER, 1973).

HUBER, der nach den Schneider'schen Kriterien diagnostiziert, setzt anstelle der Begriffe wie „schizophrene Demenz", „Defekt" oder „Endzustand" eine Darstellung von Prägnanztypen: Neben den 22 % Vollremissionen werden Stadien uncharakteristischer Residualsyndrome, des „reinen Defekts" (42 % der Gesamtverläufe) von den charakteristischen schizophrenen Defizienztypen (wie Defektsyndrome und Defektpsychose, 36 % der Gesamtverläufe) unterschieden. Die Residualsyndrome bieten das Bild von in der Regel irreversiblen dynamischen und kognitiven Defizienzen mit dem Bild der Basissymptome. Die Schizophreniediagnose ist bei einem reinen Residualsyndrom ohne Kenntnis der Anamnese nicht möglich. Bei den „charakteristischen Residuen" treten reversibel Symptome der schizophrenen Psychose dazu. Bei einem kleinen Teil dieser Gruppe werden chronisch psychotische Symptome ohne Defektsymptome und ohne Strukturverformung geboten; diese

Psychosen können noch nach Jahrzehnten vollständig remittieren (HUBER, 1973, 1975). Die Studie GABRIELS befaßt sich im Gegensatz zu den bereits genannten nicht mit schizophrenen Patienten aller Altersgruppen, sondern mit jener Gruppe der Patienten, die der M. Bleuler'schen Definition der Spätschizophrenie entsprechen. Retrospektiv kann für die Mehrheit der Probanden (Durchschnittsalter der Patienten zum Katamnesezeitpunkt 75 Jahre) eine syndromatologische Klassifizierung in paraphrene (bei der Hälfte der Patienten), paranoische, katatone und andere schizophrene Syndrome erfolgen. Bei drei Viertel der Patienten können gleichförmige Krankheitsverläufe festgestellt werden, bei einem Viertel der Patienten unterliegt die Krankheit einem oder mehreren verlaufstypologischen Wechseln, am ehesten einem Wechsel von einer episodischen zu einer chronischen Verlaufsform. Das Risiko für einen chronischen Verlauf scheint vor allem dann gegeben, wenn die erste Episode mit einem Residualzustand abschließt. Über dem 65. Lebensjahr kommt ein Wechsel des Verlaufstyps eher nicht mehr vor. Drei Viertel aller Patienten sind chronisch krank. Bei der Hälfte der ursprünglich als paraphren bezeichneten Kranken findet sich auch im späten Alter ein paraphrenes Syndrom, in der Mehrzahl ohne Zeichen eines affektiven oder Antriebsdefekts; bei einem Viertel wird der strukturierte Wahn unter weiterer psychotischer Produktivität („gemischter Defekt") aufgelöst; eine Minderheit wird chronisch schizophren und mündet in reinen Defekt oder wird gesund. Ursprünglich paranoische Syndrome haben sich nicht in die Richtung einer chronischen Schizophrenie entwickelt.

## 4.4 *Organische Grundlagen*

Ein psychoorganischer Abbau ist bei im Alter schizophren Erkrankten nicht häufiger zu finden als im Durchschnitt dieser Altersgruppe (BERNER et al., 1973). Über unspezifische Veränderungen in CT- und MR-Untersuchungen, die als Ausdruck eines Risikofaktors zu werten sind, wird berichtet, aber eine organische Ätiologie konnte speziell für späte schizophrene Erkrankungen daraus noch nicht abgeleitet werden (RABINS et al., 1984; NAGUIB und LEVY, 1987; RABINS et al., 1987; HARRIS und JESTE, 1988; ANDREASEN et al., 1990; RABIN, 1994; WOODRUFF et al., 1994).

Die Komplexität der Wahnsymptomatik bei hirnorganischen Krankheiten nimmt mit dem Fortschreiten der kognitiven Beeinträchtigung ab, wird fragmentiert und verläuft oft fluktuierend (NAGUIB und LEVY, 1991). Bei Patienten mit einer senilen Demenz vom Alzheimertypus wurde darüber hinaus eine inverse Beziehung zwischen dem Auftreten von Wahn und dem Grad der kortikalen Atrophie gefunden. Was dafür spricht, daß der cerebrale Abbau nicht allzu fortgeschritten sein darf, um eine solche Psychopathologie erleben und äußern zu können (JACOBY und LEVY, 1980). Die Hypothesen, die eine Gemeinsamkeit zwischen seniler Demenz und schizophrener Psychose herzustellen suchten, sind heute obsolet (MÜLLER, 1989).

Neben der genetischen Disposition im Sinne einer erhöhten Vulnerabilität, schizophren erkranken zu können, spielen möglicherweise geschlechts- und altersspezifische hormonelle Mitauslöser und Veränderungen an den Rezeptoren der cerebralen Transmittersubstanzen eine Rolle. Östradiol könnte auf die neuronale Struktur (während der Hirnreifung) und auf die cerebrale Funktion (am erwachsenen Gehirn) einen schützenden Einfluß haben, indem es dazu beiträgt, die Vulnerabilitätsschwelle zu erhöhen (HÄFNER, 1991). Weiterer Untersuchungen bedarf die Hypothese, daß es Geschlechtsunterschiede in der Ausstattung und in der im Alter eintretenden Rarefikation an Dopaminrezeptoren gäbe

(WONG et al., 1984; PEARLSON und RABINS, 1988).

Neuronale Fehlverbindungen oder Fehler bei der Migration (WEINBERGER, 1987), die durch Umwelteinflüsse, wie z.B. eine intrauterine virale Infektion im zweiten oder dritten Trimenon oder auch perinatal entstehen können (WOODRUFF und MURRAY, 1994), würden bei unterschiedlicher Ätiologie miteinander gemeinsam haben, die Disposition zum Ausbruch einer schizophrenen Erkrankung zu bieten. Diese für jugendliche Schizophrene geltende neue Theorie wird in abgewandelter Form auch für schizophrene Erkrankungen der Älteren erwogen (RABINS, 1994).

Der Anteil der erblichen Belastung scheint bei der schizophrenen Erkrankung des Alters eine geringere Rolle zu spielen als in jüngeren Jahren (KAY et al., 1976; RABINS et al., 1984). Der genetische Manifestationsdruck dürfte für spät auftretende schizophrene Erkrankungen geringer sein als für jene in jungen Jahren (NAGUIB und LEVY, 1991), und tatsächlich sprechen Studien dafür, daß situative Faktoren eher auslösend wirken können als bei der schizophrenen Erkrankung Jüngerer. In der Pathogenese finden sich mehr belastende Faktoren; mit dem Alter dürfte die pathoplastische und möglicherweise auch die pathogenetische Rolle psychogener Momente größere Bedeutung erlangen (JANZARIK, 1957; KLAGES, 1961; STERNBERG, 1972), was auch für die Schwerhörigkeit als Risikofaktor gilt, die mit einer Wahn- und Halluzinoseentwicklung assoziiert sein kann (NAGUIB und LEVY, 1991).

## 4.5 *Prämorbide Persönlichkeitseigenschaften*

Neben der genetischen Disposition und der sensorischen Beeinträchtigung werden spezifische abnorme Persönlichkeitsmerkmale als Risikofaktoren beschrieben (PEARLSON et al., 1989).

Als charakteristische prämorbide Persönlichkeitsanomalien werden Züge eines psychischen Infantilismus (mit Unselbständigkeit und sozialem Rückzug) und einer schizoid akzentuierten Störung der Person beschrieben (BLEULER, 1943; KLAGES, 1961; STERNBERG, 1972; GABRIEL, 1978). Des weiteren werden paranoide Persönlichkeitseigenschaften, wie ein durchgängiges und ungerechtfertigtes Mißtrauen und das Gefühl, durch Harmlosigkeiten bedroht zu werden, sowie auch die Merkmale einer tiefreichenden Instabilität der eigenen Identität gefunden. In jene als „schizotype" Persönlichkeitsstörung bezeichnete, sehr heterogen definierte Entität, die im Vorfeld schizophrener Erkrankungen gefunden wird, gingen frühere Begriffe wie die Borderline-Schizophrenie und die latente Schizophrenie ein. Seit vielen Jahrzehnten wird nach den prämorbiden Wesenszügen geforscht: KLEIST (1913) betrachtete die von ihm beschriebene Involutionsparanoia als eine infolge körperlicher Veränderungen aufgetretene Steigerung einer hypoparanoiden Konstitution. MAYER-GROSS (1932) hielt paranoide Späterkrankungen vielfach für psychotische Steigerungen präpsychotisch nachweisbarer abnormer Wesenszüge. Paranoide und schizoide prämorbide Persönlichkeitsmuster wurden bei spät schizophren Erkrankten gefunden. Die Patienten waren aber insgesamt sozial besser integriert als dies jenen mit einer frühen schizophrenen Erkrankung möglich war (KAY und ROTH, 1961; HERBERT und JACOBSON, 1967). Manche spät schizophren Erkrankte scheinen ein besonders lebhaftes Gemüt zu haben, verkraften aber die Einsamkeit nicht, in die sie gelangt sind (JANZARIK, 1973).

## 4.6 *Hinweise zur Therapie*

Psychotherapeutische Maßnahmen haben sich bekanntlich am Veränderungs- und Integrationsbedürfnis des Patienten zu orientieren. Es muß beachtet werden, daß es sich bei Patienten mit spätschizophrenen Erkrankungen eben um meist ältere Menschen handelt, die an psychotischen Beschwerden leiden, wenn auch deren Gesamtpersönlichkeit häufig weniger in Mitleidenschaft gezogen ist als bei jungen psychotisch Erkrankten. Das heißt, Psychotherapie ist in diesem Fall auch Psychosenpsychotherapie, die mehr supportive als interpretierende Elemente beinhaltet. Häufig sind soziotherapeutische und sozialarbeiterische Maßnahmen vonnöten, um bei einer Veränderung der Lebenssituation behilflich sein zu können.

Über weite Strecken wird man ohne medikamentöse Begleittherapie nicht auskommen. Die Ansprechbarkeit der Symptome auf Neuroleptika wird nicht weniger günstig beurteilt als bei jungen Patienten (Herbert und Jacobson, 1967; Rabins, 1984; Jeste et al., 1991). Man wird aber mit einer geringeren Dosierungshöhe arbeiten, denn die Gefahr extrapyramidaler akuter und dyskinetischer Spät-Nebenwirkungen ist bei alten Patienten größer. Das Risiko für tardive Dyskinesien nimmt mit der Behandlungsdauer linear zu, und es vergrößert sich, wenn ein Diabetes mellitus vorliegt; Hinweise überwiegen, daß eine kontinuierliche einer intermittierenden Therapie dennoch vorzuziehen sei (Kane und Smith, 1982; Kane et al., 1992, 1993; Jeste und Caligiuri, 1993; Woerner et al., 1993; Casey, 1994). Wenn aber für das psychotische Geschehen stark umweltbedingte Stressoren vermutet werden dürfen, die auf eine zeitliche Limitierung der krankhaften Veränderung schließen lassen, wird zu einem Absetzversuch des Neuroleptikums geraten (Rosen et al., 1990).

Allerdings kann hinter der psychotischen, im Alter häufiger wahnhaft ausgebildeten Symptomatik eine Depression als Ursache oder Mitursache bestehen, die dann mittels miteinander kombinierter Symptome des „endogenomorph-zyklothymen Achsensyndroms“ (Berner et al., 1983), wie Störungen der Tagesrhythmik, der Befindlichkeit, der Affizierbarkeit und des Antriebs, erkannt wird. Bei Älteren nimmt die Depression in der Ausprägung der Symptomatik häufig flachere, von Angst und hypochondrischen Befürchtungen geprägte „larvierte“, somatisierte Züge an (Walcher, 1969; Kielholz et al., 1981; Zapotoczky, 1985). Steht hinter einem paranoiden oder paraphrenen Syndrom eine Depression, ist ein Antidepressivum für die Langzeitbehandlung das medikamentöse Mittel der Wahl. Es könnte dabei notwendig sein, ein Antidepressivum mit einem Neuroleptikum zu kombinieren.

Schizophren zu erkranken ist ein transkulturell häufiges Phänomen (Pfeiffer, 1994), das allerdings durch kulturelle und biographische Charakteristika deutlich gefärbt sein kann und regionalen epidemiologischen Besonderheiten, möglicherweise auch einem chronologischen Gestaltwandel unterliegt. Psychologische und organische Gegebenheiten der Lebensabschnitte (Jaspers, 1946) und deren Wechselwirkungen aufeinander beinflussen nicht nur die Auftrittswahrscheinlichkeit einzelner Erkrankungen, sondern verleihen ihnen auch ihr altersspezifisches Gepräge. Das wird bei der Fragestellung nach den symptomatologischen Besonderheiten schizophrener Erkrankungen vor allem älterer Patienten in Erwägung gezogen.

Nach wie vor stellt sich das Problem, wann eine seelische Erkrankung als eine schizophrene Erkrankung zu bezeichnen sei. Der Terminus Paraphrenie ist ein Beispiel für die Schwierigkeit, einen psychopathologischen Befund durch katamnestische Untersuchungen nosologisch abzusichern: Einige Patienten entwickeln erst im Verlauf das Bild einer schizophrenen Erkrankung, andere verändern ihre Symptomatik kaum. Als terminologisches Ziel gilt eine differenzierte, aber noch überblickbare Begründung durch Krankheitseinheiten. Wenn eine Krankheitseinheit aber weit gefaßt ist, wird sie als Syndrom mit letztlich unausweichlich unterschiedlicher Ätiologie definiert, oder sie löst sich bei einer heterogenen Symptomatik insgesamt wieder in Syndrome auf, um nach psychopathologischen, psychodynamischen, sozialpsychiatrischen, organischen und epidemiologischen Untersuchungen in veränderter, engerer und präziserer Art neu definiert zu werden. Genau das scheint mit dem Feld der Erkrankungen, das wir seit EUGEN BLEULER als Schizophrenien bezeichnen, immer wieder aufs Neue zu geschehen und geschehen zu müssen.

# Literatur

ANDREASEN NC et al (1990) Magnetic resonance imaging of the brain in schizophrenia. Arch General Psychiatry 47: 35–44

ANGERMEYER MC, KÜHN L (1988) Gender differences in age at onset of schizophrenia: an overview. Eur Arch Psychiatry Neurological Sci 237: 351–364

BERNER P, MUSALEK M (1989) Schizophrenie und Wahnkrankheiten. In: PLATT D (Hrsg) Handbuch der Gerontologie. Bd 5: Neurologie, Psychiatrie. Fischer, Stuttgart New York, S 297–317

BERNER P, GABRIEL E, NASKE R (1973) Verlaufstypologie und Prognose bei sogenannten Spätschizophrenien. In: HUBER G (Hrsg) Verlauf und Ausgang schizophrener Erkrankungen. 2. Weißenauer Schizophreniesymposium. Schattauer, Stuttgart, S 85–97

BERNER P et al (1983) Diagnosekriterien für schizophrene und affektive Psychosen. Weltverband für Psychiatrie, American Psychiatric Press

BLEULER E (1911) Dementia praecox oder Gruppe der Schizophrenien. In: ASCHAFFENBURG G (Hrsg) Handbuch der Psychiatrie, Spezieller Teil, 4. Abteilung. Deuticke, Leipzig Wien

BLEULER E (1983) Lehrbuch der Psychiatrie. 15. Aufl, neubearbeitet von M BLEULER. Springer, Berlin Heidelberg New York

BLEULER M (1943) Die spätschizophrenen Krankheitsbilder. Fortschr Neurologie Psychiatrie 15: 259–290

BLEULER M (1972) Die schizophrenen Geistesstörungen im Lichte langjähriger Kranken- und Familiengeschichten. Thieme, Stuttgart

CASEY DE (1994) Motor and mental aspects of acute extrapyramidal syndromes. Acta Psychiatrica Scand 80: 14–20

CIOMPI L, MÜLLER C (1976) Lebensweg und Alter der Schizophrenen. In: HIPPIUS H, JANZARIK W, MÜLLER M (Hrsg) Eine katamnestische Langzeitstudie bis ins Senium. Monographien aus dem Gesamtgebiete der Psychiatrie 12. Springer, Berlin Heidelberg New York

DSM-IV: AMERICAN PSYCHIATRIC ASSOCIATION (1994) Diagnostic and Statistical Manual of Mental Disorders, 4th edn. American Psychiatric Association, Washington, DC

FUKUDA T et al (1976) Abgrenzung der zwei Gruppen von Paraphrenie und ihre unterschiedliche Therapieansprechbarkeit. In: HUBER G (Hrsg) Therapie, Rehabilitation und Prävention schizophrener Erkrankungen. Schattauer, Stuttgart, S 207–215

GABRIEL E (1978) Die langfristige Entwicklung von Spätschizophrenien. Bibliotheca Psychiatrica 156. Karger, Basel

GRAHAME PS (1984) Schizophrenia in old age (late paraphrenia). Br J Psychiatry 145: 493–495

HÄFNER H et al (1991) Warum erkranken Frauen später an Schizophrenie? Erhöhung der Vulnerabilitätsschwelle durch Östrogen. Nervenheilkunde 10: 154–163

HARRIS MJ, JESTE DV (1988) Late-onset schizophrenia: an overview. Schizophrenia Bull 14: 39–55

HERBERT ME, JACOBSON S (1967) Late paraphrenia. Br J Psychiatry 113: 461–469

HINTERHUBER H (1973) Zur Katamnese der Schizophrenien. Eine klinisch-statistische Untersuchung lebenslanger Verläufe. Fortschr Neurologie Psychiatrie 41: 527–558

HOLDEN NL (1987) Late paraphrenia or the paraphrenias. A descriptive study with a 10-year follow-up. Br J Psychiatry 150: 635–639

HOWARD R et al (1992) First-rank symptoms of Schneider in late paraphrenia. Cortical structural correlates. Br J Psychiatry 160: 108–109

HUBER G (1966) Reine Defektsyndrome und Basisstadien endogener Psychosen. Fortschr Neurologie Psychiatrie 34: 409–426

HUBER G (Hrsg) (1973) Verlauf und Ausgang schizophrener Erkrankungen. Schattauer, Stuttgart New York

Huber G (1983) Das Konzept substratnaher Basissymptome und seine Bedeutung für Theorie und Therapie schizophrener Erkrankungen. Nervenarzt 54: 23–32

Huber G (1988) Langzeitverlauf bei Schizophrenien. In: Kaschka WP, Joraschky P, Lungershausen E (Hrsg) Die Schizophrenien. Biologische und familiendynamische Konzepte zur Pathogenese. Springer, Berlin Heidelberg New York, S 137–144

Huber G, Gross G, Schüttler R (1975) Konsequenzen der Verlaufsuntersuchungen für Therapie und Rehabilitation der Schizophrenien. In: Huber G (Hrsg) Therapie, Rehabilitation und Prävention schizophrener Erkrankungen. Schattauer, Stuttgart New York, S 111–131

ICD-10: Dilling H, Mombour W, Schmidt MH (Hrsg) (1991) Internationale Klassifikation psychischer Störungen. ICD-10, Kapitel V (F), Klinisch-diagnostische Leitlinien. Huber, Bern

Jacoby R, Levy R (1980) Computed tomography in the elderly. 2: Senile dementia. Diagnosis and functional impairment. Br J Psychiatry 136: 256–269

Janzarik W (1957) Zur Problematik schizophrener Psychosen im höheren Lebensalter. Nervenarzt 28: 535–42

Janzarik W (1973) Über das Kontaktmangelparanoid des höheren Alters und den Syndromcharakter schizophrenen Krankseins. Nervenarzt 44: 515–526

Jaspers K (1946) Allgemeine Psychopathologie. 9. unveränderte Aufl 1973. Springer, Berlin Heidelberg New York

Jeste DV, Manley M, Harris MJ (1991) Psychoses. In: Sadavoy J et al (eds) Comprehensive review of geriatric psychiatry. American Psychiatric Press, Washington, pp 353–368

Jeste DV, Caligiuri MP (1993) Tardive dyskinesia. Schizophrenia Bull 19: 303–315

Kane JM, Smith JM (1982) Tardive dyskinesia. Prevalence and risk factors, 1959 to 1979. Arch Gen Psychiatry 39: 473–481

Kane JM et al (1992) Tardive dyskinesia: a task force report of the American Psychiatric Association. American Psychiatric Association, Washington

Kane JM et al (1993) Prospektive Studien über die Spätdyskinesien. In: Hinterhuber H et al (Hrsg) Prädiktoren und Therapieresistenz in der Psychiatrie. Vieweg, Braunschweig, S 166–171

Kay D, Roth M (1961) Environmental and hereditary factors in the schizophrenias of old age („Late Paraphrenia“) and their bearing on the general problem of causation in schizophrenia. J Mental Sci 107: 649–686

Kay D et al (1976) The differentiation of paranoid from affective psychoses by patients' premorbid characteristics. Br J Psychiatry 129: 297–215

Kielholz P, Pöldinger W, Adams C (1981) Die larvierte Depression. Deutscher Ärzte-Verlag, Köln

Klages W (1961) Die Spätschizophrenie. Biographie und Klinik schizophrener Erkrankungen des mittleren Lebensalters. Enke, Stuttgart

Klosterkötter J (1988) Übergänge oder Grenzen zwischen Persönlichkeitsvarianten und Schizophrenie. In: Janzarik W (Hrsg) Persönlichkeit und Psychose. Enke, Stuttgart, S 112–127

Kraepelin E (1927) Psychiatrie. 9. Aufl. Barth, Leipzig

Leonhard K (1968) Aufteilung der endogenen Psychosen. Akademie Verlag, Berlin

Marneros A, Deister A (1984) The psychopathology of „late schizophrenia“. Psychopathology 17: 264–274

Mayer C, Kelterborn G, Naber D (1993) Age of onset in schizophrenia: relations to psychopathology and gender. Br J Psychiatry 162: 665–671

Mayer W (1921) Über paraphrene Psychosen. Z Ges Neurologie Psychiatrie LXXI, 13: 187–206

Mayer-Gross W (1932) Die Klinik. In: Bumke O (Hrsg) Handbuch der Geisteskrankheiten. Spezieller Teil V: Die Schizophrenie. Springer, Berlin, S 293–605

Müller CH (1989) Altersveränderungen vorausgegangener psychischer Erkrankungen. In: Cooper B et al (Hrsg) Alterspsychiatrie. Springer, Berlin Heidelberg New York, S 397–410

Naguib M, Levy R (1987) Late paraphrenia: neuropsychological impairment and structural brain abnormalities on computed tomography. Int J Geriatric Psychiatry 2: 83–90

Naguib M, Levy R (1991) Paranoid states in the elderly and late paraphrenia. In: Jacoby R, Oppenheimer C (eds) Psychiatry in the elderly. Oxford University Press, Oxford, pp 758 –778

Pearlson G, Rabins P (1988) The late onset psychoses – possible risk factors. Psychiat Clin North Am 2: 15–31

Pearlson GD et al (1989) A chart review study of late-onset and early-onset schizophrenia. Am J Psychiat 146: 1568–1574

Pfeiffer WM (1994) Transkulturelle Psychiatrie. Ergebnisse und Probleme. 2. neubearb und erweiterte Aufl. Thieme, Stuttgart New York

Post F (1966) Persistent persecutory states of the elderly. Pergamon, Oxford

RABINS PV, PAUKER S, THOMAS J (1984) Can Schizophrenia begin after age 44? Comprehensive Psychiatry 25: 290–293

RABINS P, PEARLSON G, JAYARAM G (1987) Increased ventricle-to-brain ratio in late onset schizophrenia. Am J Psychiat 144: 1216–1218

RABINS PV (1994) Implications of late-life onset schizophrenia: a new hypothesis. In: ANCILL RJ, HOLLIDAY S, HIGENBOTTAM J (eds) Schizophrenia. Exploring the spectrum of psychosis. Wiley, New York, pp 321–326

RETTERSTOL N (1987) Schizophrenie – Verlauf und Prognose. In: KISKER KP et al (Hrsg) Schizophrenien. Psychiatrie der Gegenwart 4. Springer, Berlin Heidelberg New York, S 71–115

ROSEN J, BOHON S, GERSHON S (1990) Antipsychotics in the elderly. Acta Psychiat Scand [Suppl] 358: 170–175

ROTH M (1955) The natural history of mental disorders in old age. J Mental Sci 101: 281–301

SCHIMMELPENNING GW (1965) Die paranoiden Psychosen der zweiten Lebenshälfte. Klinisch katamnestische Untersuchungen. Bibliotheca Psychiatrica Neurologica Fasc 128. Karger, Basel New York

SCHNEIDER K (1967) Klinische Psychopathologie. 13. unveränderte Aufl 1987 mit einem Kommentar von HUBER G und GROSS G. Thieme, Stuttgart New York

STERNBERG E (1972) Neuere Forschungsergebnisse bei spätschizophrenen Psychosen. Fortschr Neurologie Psychiatrie 40: 631–646

SÜLLWOLD L, HUBER G (1986) Schizophrene Basisstörungen. Springer, Berlin Heidelberg New York

WALCHER W (1969) Die larvierte Depression. Hollinek, Wien

WEINBERGER DR (1987) Implications of normal brain development for the pathogenesis of schizophrenia. Arch Gen Psychiat 44: 660–669

WEITBRECHT HJ, GLATZEL J (1979) Psychiatrie im Grundriß. 4. Aufl, völlig neubearbeitet und erweitert von GLATZEL J. Springer, Berlin Heidelberg New York

WOERNER M et al (1993) Diabetes and development of tardive dyskinesia. Am J Psychiatry 150: 966–968

WONG DF et al (1984) Effects of age on dopamine and serotonin receptors as measured by positron tomography in the living human brain. Science 226: 1393–1396

WOODRUFF PWR et al (1994) Frontal lobe volume and cognitive estimation in schizophrenia. Schizophr Res 11: 133–134

WOODRUFF PWR, MURRAY RM (1994) The aetiology of brain abnormalities in schizophrenia. In: ANCILL RJ, HOLLIDAY S, HIGENBOTTAM J (eds) Schizophrenia. Exploring the spectrum of psychosis. Wiley, New York, pp 95–114

ZAPOTOCZKY HG (1985) Verhaltens- und kognitive Therapie bei Depressionen. Wien Klin Wochenschr 97: 212–215

# 5. Die affektiven Psychosen

*Hans Georg Zapotoczky und Götz Bertha*

## 5.1 Einleitung

Die Fragestellung, der wir mit diesem Beitrag nachgehen wollen, bezieht sich nicht so sehr auf Neuerkrankungen nach dem 60. Lebensjahr oder auf psychopathologische Besonderheiten der Depression im Alter, sondern auf das Problem von Endzuständen nach affektiven Störungen, die schon im mittleren Erwachsenenalter eingesetzt haben. ANGST und ERNST (1993) beklagen den Mangel an Längsschnittstudien, die den Verlauf von affektiven Störungen vom mittleren Erwachsenenalter in das höhere Lebensalter verfolgen. Bei der wissenschaftlichen Aufarbeitung dieser Problematik kann man sich außerdem des Eindrucks nicht erwehren, den POST (1982) hervorgehoben hat, nämlich daß viele Depressionsstudien Patienten über 65, 60, ja sogar schon 55 Jahren ausschließen, um dem Problem der Abschätzung von cerebralem Abbau, psychogenen Einflüssen, der Co- und Multimorbidität zu entgehen. Andererseits steht man vor der Situation, daß die depressiven Phasen entweder völlig verschwinden („severe depression tends to ‚burn out'" – ANGST und ERNST, 1993) oder sich weitgehend bessern und nur bei einem Drittel der Patienten unverändert fortbestehen (LAUTER, 1983).

Auch folgender Symptom-, Krankheitsshift ist möglich: anstelle der depressiven Symptome treten andere Störungen wie Persönlichkeitsveränderungen, neurotische Symptome, psychoorganische Beeinträchtigungen, soziale Anpassungsstörungen (LAUTER, 1983); auch die Manifestation von paraphrenen Syndromen, vom Spätparanoid, von rein körperlicher Erkrankung, von sozialen Auffälligkeiten – frühzeitiger Rückzug in Heime kann in diesem Licht gesehen werden.

Außerdem wird in Erwägung gezogen (ANGST und ERNST, 1993), daß im Alter nicht so sehr die affektive Störung als Krankheit, sondern das Vorherrschen depressiver Symptome aus dem Blickwinkel ihres Zusammenhangs mit körperlichen Erkrankungen gesehen werden muß.

## 5.2 Zusammenfassender Überblick über gesicherte Ergebnisse im Alter

Nach dem 65. Lebensjahr ist das Auftreten einer affektiven Neuerkrankung sehr selten (POST, 1982). Wenn eine depressive Störung sich im Alter erstmalig manifestiert, kann mit einer erhöhten Prävalenz von körperlichen Erkrankungen und chronischen Behinderungen gerechnet werden (ROTH und KAY, 1956; POST, 1962). Die Verhältniszahl von Frauen zu Männern, die im Erwachsenenalter das weibliche Geschlecht betont, dreht sich im Alter um oder verminder sich zumindest stark: Männer im höheren Alter sind eher von depressiven Störungen betroffen. Nach dem 60. Lebensjahr gibt es kaum manische Erstmanifestationen (ANGST, 1987).

Ebenso liegt die Anzahl von schizoaffektiven Störungen dieser Altersgruppe unter 4 % (Post, 1962). Die Symptomatik der depressiven Störungen ist im Vergleich zu jüngeren Jahrgängen unverändert (Post, 1962). Einige Besonderheiten der psychopathologischen Ausgestaltung werden hervorgehoben:

Das Vorherrschen hypochondrischer Inhalte (Post, 1962; Gurland, 1976).
Wahnideen mit nihilistischen Inhalten, Krankheits-, Verarmungs- und Schuldwahn sind häufiger. In die psychiatrische Symptomatik mischt sich ein feindselig-abwehrender Affekt, eine feindselige emotionale Einstellung.
Zeitweise dominieren unbestimmte Angst, Getriebenheit, morose Gereiztheit (Lauter, 1983). Die Monotonie der Symptomatik kann organische Leiden vortäuschen (Pseudodemenz). Die verlangsamte Sprache ist ein Charakteristikum von älteren Menschen im allgemeinen und kann bei allen möglichen psychiatrischen Störungen angetroffen werden. In diese Nivillierung der Symptomatik läßt sich auch die Beobachtung einreihen, daß akute neurotische Reaktionen im Alter in einer depressiven Weise in Erscheinung treten, im Gegensatz zu Psychoneurosen, die in früheren Lebensepochen beginnen.

Differentialdiagnostisch sind daher folgende Zustandsbilder voneinander abzugrenzen:

- eine depressive Störung im Rahmen einer Altersdepression,
- eine depressive Form einer Demenz,
- kognitive Störungen einer Depression,
- Begleitdepression bei einer somatischen Erkrankung (akuter exogener Reaktionstypus),
- somatische Beschwerden bei einer depressiven Störung,
- akute neurotische Reaktion in Form einer depressiven Störung,
- Defizienzsyndrom.

Das Risiko einer Suicidhandlung, die auch gelingt, ist in der Altersgruppe von 60–69 Jahren am höchsten. Die Häufigkeit bei Männern in dieser Altersperiode wird als viermal größer als bei Frauen eingeschätzt (Post, 1962).

## 5.3 Endzustände nach Affektstörungen

Unter Endzuständen werden hier nicht nur die Ausgangsmöglichkeiten im Verlauf affektiver Störungen gemeint, sondern im speziellen auch spezifische psychopathologische Ausprägungsformen solcher affektiver Beeinträchtigungen im Alter. Angst und Ernst (1993) unterscheiden folgende Ausgangsmöglichkeiten von Verläufen affektiver Störungen im Alter:

1. In einem sehr hohen Ausmaß kommt es zum Suicid.
2. In einer erhöhten Frequenz tritt eine schwere Demenz auf.
3. Es kommt zur Symptomfreiheit – zumindest 5 Jahre vor dem Follow-up oder dem Tod des Patienten.
4. Mehr oder weniger milde Residualsymptome, deren Psychopathologie unter dem Beeinträchtigungsgrad einer chronifizierten Depression liegt.
5. Chronifizierung der Depression (Phasendauer von mehr als 2 Jahren ohne Remission).
6. Tod durch eine somatische Erkrankung.

Hinzuzufügen ist ferner

7. das Auftreten von paraphrenen und paranoischen Syndromen als Ausdruck einer Superstruktur, die sich auf eine zyklische Basisstörung darüberstülpt.

ad 1. Die Problematik um den Suicid ist in dem vorangegangenen Abschnitt geschildert worden. Unabhängig von der Tatsache, daß verschiedene neue Therapiemöglichkeiten zur Behandlung von depressiven Kranken (einschließlich psychotherapeutischer Verfahren!) entwickelt wurden, liegt die Suicidrate von depressiven Kranken insgesamt bei 15 %. Wie ausgeführt, besteht das Suicidrisiko bis ins hohe Alter weiter. Bei Patienten mit bipolaren Störungen liegt die Suicidrate etwas höher als bei unipolar Beeinträchtigten (D'Elia und Perris, 1969). Die Gefährdung durch Suicid scheint sich weniger aus der Tiefe der Depression zu ergeben, als vielmehr aus der Anhäufung von psychopathologischen und negativen sozialen Merkmalen (Auftreten von Wahn, von organischen Psychosyndromen; massive Isolation, Verluste von Beziehungen). Hervorzuheben ist in diesem Zusammenhang, daß die Konsultationsinzidenz älterer Menschen über 60 Jahren bei Ärzten ungefähr in der Höhe von 4–5‰ liegt, also deutlich unter dem Durchschnitt von Menschen im mittleren Lebensalter (Dilling und Weyerer, 1978). Dieses Faktum läßt Rückschlüsse auf Möglichkeiten der ärztlichen Versorgung älterer Menschen und auf die Suicidprophylaxe zu. Lauter (1983) verweist auf die beunruhigende Tatsache, daß 90 % der Suicidanten im höheren Lebensalter im letzten Vierteljahr vor dem Suicid ihren Hausarzt aufgesucht hatten, 50 % sogar in den letzten 3 Wochen (Barraclough, 1971). Die Vielzahl von psychopathologischen Merkmalen und sozialen Beeinträchtigungen machen es dem einzelnen älteren Individuum schier unmöglich, sich mit den realen Gegebenheiten in einer adäquaten Weise auseinanderzusetzen. Die erlebte Einengung kann sich dann bis zur präsuicidalen Affekteinengung Schritt für Schritt steigern.

ad 2. Da depressive Störungen in einem hohen Ausmaß als Vorläufer einer hirnorganischen Störung angetroffen werden, ist es nicht verwunderlich, wenn sie in einen Demenzprozeß einmünden. Nach Kral (1982) lag der Verlauf der Demenz bis zum Tod bei 5,7 Jahren, bei denjenigen, die depressive Störungen geboten haben, jedoch bei 8 Jahren. Dies führte zur Hypothese, daß eine Depression im Verlaufe eines Demenzprozesses diesen in eine weniger maligne Richtung modifiziere. Die Zahl der später im präsenilen Alter an Morbus Alzheimer erkrankten Patienten, die zunächst wegen eines depressiven Syndroms zur Erstkonsultation kamen, liegt bei 30 % (Gustafson, 1975).
Ein Drittel aller Parkinson-Patienten bietet „at some time" depressive Störungen (Pearce, 1992), die ohne ersichtlichen äußeren Grund, ohne Disstreß, ohne Angst oder physische Behinderung, die sie erklären könnten, auftreten. Die Inzidenz dieser depressiven Syndrome sei in der Gruppe der Parkinson-Patienten höher als in der Gruppe der nicht an Parkinson Erkrankten; die depressiven Störungen manifestieren sich bereits zu einem Zeitpunkt, da die neurologische Symptomatik des Parkinson noch nicht nachweisbar ist. Die depressiven Symptome weisen dasselbe psychopathologische Muster auf wie bei den nicht an Parkinson Erkrankten; allerdings werde von den Parkinson-Kranken zusätzlich über vage Schmerzsymptomatik, Kopfschmerzen, Rückenschmerzen, Palpitationen des Herzens, Krebsangst und Schuldgefühle geklagt. Suicidhandlungen seien bei diesen Kranken eher seltener zu beobachten (Pearce, 1992).

ad 3. Daß Symptomfreiheit über so lange Zeit möglich wird, läßt erstaunen; auch die Persönlichkeitsstörungen erscheinen mitigiert. Dadurch wird unter anderem verständlich, daß die Prävalenzrate depressiver Störungen (im Sinne einer Major depression) im Alter geringer wird.

ad 4. Milde Defizienzsyndrome bzw. milde Residualsyndrome seien etwa in einem Ausmaß von einem Drittel aller Patienten im Alter beobachtbar. Die Frage, die sich hierbei stellt, besteht darin, ob nicht auch der Einfluß von medikamentösen Behandlungen zu einer Beeinträchtigung des Wohlbefindens der Patienten führen kann und somit Lebensqualität, wenn schon nicht einzelne Fähigkeiten und Eigenschaften zu beeinträchtigen vermag. Von einigen Patienten, die auf Lithium eingestellt sind, werden Gedächtnisstörungen und verminderte Reaktionsgeschwindigkeit beklagt (SCHOU, 1987). Dies kann subjektiv sowohl als Wegfall einiger manischer Symptome (Hypervigilität) empfunden werden wie auch als Ausdruck einer direkten Wirkung von Lithium auf sehr sensible Personen. Dessen ungeachtet empfinden einige Patienten auch ohne Lithiummedikation ihre hypomanischen bis manischen Phasen als schöpferischen Ausbruch, den sie in der Depression oder im ausgeglichenen Zustand schmerzlich vermissen. Dies gilt erst recht für Künstler, die unter Lithiumtherapie eine Verminderung ihrer Kreativität feststellen müssen. SCHOU verweist darauf, daß diese Beeinträchtigungen nach Absetzen der Lithiummedikation wieder abklingen.

Die anticholinerge Wirkung von trizyklischen Psychopharmaka kann zu Gedächtnisstörungen und zu Delirien führen. Unabhängig von den sedierenden Eigenschaften können trizyklische Antidepressiva Störungen im Bereich von Aufmerksamkeit, Konzentration und Merkfähigkeit hervorrufen (FRITZE und LAUX, 1993), die auf die anticholinergen Eigenschaften dieser Substanzgruppe zurückgeführt werden (CURRAN et al., 1988). Delirien werden bei organisch vorgeschädigten Patienten häufiger beobachtet, gehen gleichfalls auf anticholinerge Eigenschaften der trizyklischen Antidepressiva zurück, wobei ein zusätzlicher Antihistamineffekt nicht ausgeschlossen wird (FRITZE und LAUX, 1993). Ob solche Defizienzsyndrome allein auf die Nebenwirkungen einzelner Antidepressiva zurückgeführt werden können oder ob nicht auch andere Faktoren wie psychische Reaktionen eine Rolle spielen, ist bisher zuwenig untersucht worden. Vorstellbar ist, daß allein die Erwartung depressiver Phasen zu einer schonend-abwehrenden Haltung veranlaßt, die in gedämpfter Freude, reduzierter Risikobereitschaft, ängstlicher Anspannung und Vermeidung besteht, die den Eindruck einer Vitalitätseinbuße und Defizienz vermitteln. Es können sich auch Nebenwirkungen von Antidepressiva und Elektro-Heilkrampftherapie mit psychogen bedingten Haltungen vermischen. Grundsätzlich muß zusätzlich auch das Fortbestehen kognitiver Beeinträchtigungen als überdauernder Zustand nach einer oder im Ausklingen einer depressiven Störung erwogen werden. Im Rahmen einer solchen kognitiven Störung wird nicht selten das Festhalten von ängstlich gefärbten Erwartungen, kombiniert mit oft wahnhaft anmutenden hypochondrischen Ideen beobachtet. TÖLLE (1994) sieht solche Residualzustände nach längeren Verläufen im Sinne von Nivellierung und Entdifferenzierung, besonders bei mehrphasigen Manien und bipolaren Psychosen gegeben. Für sie seien nicht nur direkte Krankheitsfolgen, sondern auch durch die Krankheit gestörte Persönlichkeitsentwicklung und die sozialen Schwierigkeiten verantwortlich zu machen.

ad 5. Die Merkmale für den chronischen Verlauf betreffen nicht nur die 2 Jahre überschreitende Phasendauer ohne Remission, sondern zusätzlich auch fehlende soziale Wiedereingliederung, Arbeitsunfähigkeit, soziale Behinderung. Von einer Chronifizierung werden etwa 10–20 % der Depressiven betroffen – unabhängig davon, ob ein unipolarer oder bipolarer Verlauf vorliegt. Bei älteren Menschen wird Chronifizierung der Depression häufiger beobachtet und korreliert anscheinend mit der Manifestation akuter wie chronischer körperlicher Erkrankungen (ROTH und KAY, 1956). Auch psychische Dauerbelastungen bei fehlenden Coping-Strategien, Todesfälle in Familie und Freundeskreis, Drogen und Alkoholmißbrauch (Cave: Tranquilizermißbrauch!; AKISKAL, 1982) sowie insuffiziente Behandlung können zur Chronifizierung beitragen. Darüber hinaus sind noch einige weitere Faktoren erwähnenswert, welche die Chronifizierung bedingen können. Dazu zählt zunächst die nicht zutreffende Diagnose. Es gibt immer wieder bisher unerkannte organische Erkrankungen wie Störungen der Schilddrüse, Zustände von Exsiccose, Vitaminmangelsyndrome etc. abzuklären. Eine weitere Ursache für die Chronifizierung stellt eine insuffiziente Therapie dar. Diese wiederum kann in einer Dosierungsschwäche, in der Auswahl eines unwirksamen Medikamentes oder in mangelnder Compliance begründet sein. Körperliche Faktoren wurden bereits erwähnt. Oft verursachen auch ungelöste psychische Konflikte, nicht änderbare psychische Belastungen, Verluste und Trennungen in der Familie, im Freundeskreis, auch das Wiedererinnern, Wiederaufleben längst zurückliegender Problemsituationen, die durch ein Erlebnis reaktiviert und energetisiert werden, chronifizierte Verläufe. Dazu sind auch Identifizierungen mit den Eltern oder elternähnlichen Leitfiguren, die gleichfalls an einer depressiven Störung gelitten haben und denen man ähnlicher wird, denen man zuwächst, anzuführen. Betrachtet man die Anzahl derjenigen, die zu einem chronifizierten Verlauf tendieren, und vergleicht ihre psychischen Belastungen mit denen anderer Menschen, so kann man sich des Eindrucks nicht verwehren, wie gering im Grunde ihre Anzahl ist.

ad 6. Von einer zusätzlichen körperlichen Erkrankung betroffen zu werden und daran zu sterben, ist bei Depressiven unabhängig vom Verlauf der Stimmungsbeeinträchtigung häufiger als bei nicht Depressiven. Ein erhöhtes Krankheitsrisiko wurde für das Auftreten von Herzerkrankungen (besonders arteriosklerotischer Natur) und für cerebrovaskuläre Störungen gefunden; auch das Unfallsrisiko ist größer; es ist allerdings fraglich, inwieweit es sich dabei nicht um larvierte Selbstmordversuche handelt. Vermutet wird auch ein erhöhtes Risiko für Asthma bronchiale, Heuschnupfen, Ulcus pepticum, Diabetes mellitus, Schilddrüsenstörungen und Infektionskrankheiten (ANGST, 1987).

ad 7. Was das Auftreten paraphrener und paranoischer Syndrome im Alter betrifft, lassen sich mehrere grundlegende Überlegungen anstellen: einmal ist die Möglichkeit in Erwägung zu ziehen, daß die zyklische Störung, die bisher als Achsensyndrom (BERNER) die Wahnsymptomatik getragen hat, abklingt und das Wahnsyndrom als imponierendes psychopathologisches Merkmal bestehen bleibt. Die Stimmungsfärbung bleicht aus, der Wahn bleibt übrig (ANGST, 1987). Eine weitere Hypothese könnte darin bestehen, daß aktuelle Lebensprobleme (z.B. Begehren der Kinder oder Enkelkinder nach einer Wohnmöglichkeit) oder Sensibilisierungen im Laufe des Lebens wie Verlusterlebnisse, ungestillte Hoffnungen etc. eine Wahnfixierung nach sich ziehen. Dabei können dynamische Verschiebungen wie Expansion oder Restriktion sowie Entzügelung des impressiven Wahrnehmungsmodus, wie sie BERNER beschrieben hat und die auch im Alter häufig beobachtbar sind, aktualisierend wirken und das Auftreten von Wahnbildungen erklären.

## *5.4 Zusammenfassung*

Als Endzustände nach affektiven Störungen im engeren Sinn sind vorwiegend jene Störungen zu bezeichnen, die ein nicht symptomfreies Ausklingen der affektiven Beeinträchtigung darstellen. Dazu sind demente Prozesse zu zählen, die sich zusätzlich einstellen, Chronifizierung der depressiven Symptomatik, sowie mehr oder weniger milde Residualsymptome, die allerdings keine gravierende Beeinträchtigung der Lebensqualität bedeuten. Hingegen können wahnhafte Entwicklungen in dieser Altersperiode zu zunehmender Isolierung, zu Streitkontakt, zu einem eingeengten bzw. einengenden Lebensstil führen.

# Literatur


Akiskal MS (1982) Factors associated with incomplete recovery in primary depressive illness. J Clin Psychiatry 43: 266–271

Angst J (1987) Verlauf der affektiven Psychosen. In: Kisker P et al (Hrsg) Psychiatrie der Gegenwart. 5: Affektive Psychosen. Springer, Berlin Heidelberg New York Tokyo

Angst J, Ernst C (1993) Prevalence of affective disorder among the elderly. In: Gottfries CG (ed) Affective disorders in the elderly. Proceedings from a Lundbeck Symposium held in Berlin, 7. Sept. 1993 within the 6th Congress of the International Psychogeriatric Association Lundbeck

Barraclough BM (1971) Suicide in the elderly. In: Kay DWK, Walk A (eds) Recent developments in psychiatrics. A symposium. Brit J Psychiat, Special Publication No 6, pp 87–98

Berner P (1982) Psychiatrische Systematik. Huber, Bern

Curran HV, Sakulskriprong M, Lader M (1988) Antidepressants and human memory: an investigation of four drugs with different sedative and anticholinergic profils. Psychopharmacology 95: 520–527

D'Elia G, Perris C (1969) Selbstmordversuche im Laufe unipolarer und bipolarer Depression. Arch Psychiatr Nervenkr 212: 339–356

Dilling H, Weyerer S (1978) Epidemiologie psychischer Störungen und psychiatrische Versorgung. Urban & Schwarzenberg, München Wien Baltimore

Fritze J, Laux G (1993) Unerwünschte Wirkungen, Kontramedikationen, Überdosierung, Intoxikation. In: Riederer P, Laux G, Pöldinger W (Hrsg) Neuro-Psychopharmaka. Springer, Wien New York, S 59–72

Gurland BJ (1976) The comparative frequency of depression in various adult age groups. J Gerontol 31: 283–392

Gustafson I (1975) Psychiatric symptoms in dementia with onset in presenile period. Acta Psychiatrica Scand [Suppl 257]: 9–35

Kral VA (1982) Depressive Pseudodemenz und senile Demenz vom Alzheimer Typ. Nervenarzt 53: 284–286

Lauter H (1983) Klinische und epidemiologische Aspekte der Altersdepression. In: Berner P, Zapotoczky HG (Hrsg) Depression im Alter. Hollinek, Wien

Pearce JMS (1992) Parkinson's disease and its management. Oxford University Press, Oxford New York Tokyo

Post F (1962) The significance of affective symptoms in old age. Oxford University Press, London

Post F (1982) Affective disorders in old age. In: Paykel ES (ed) Handbook of affective disorders. Guilford Press, New York

Roth M, Kay DWK (1956) Affective disorder arising in the senium II. Physical disability as an aetiological factor. J Ment Sci 102: 141–150

Schou M (1993) Lithium. In: Gottfries CG (ed) Affective disorders in the elderly. Proceedings from a Lundbeck Symposium held in Berlin, 7. Sept. 1993 within the 6th Congress of the International Psychogeriatric Association Lundbeck, pp 327–341

Tölle R (1994) Psychiatrie. Springer, Berlin Heidelberg New York

# 6. Die psychogenen Störungen

*Alexander Friedmann, Kenneth Thau, Peter K. Fischhof und Patricia Kahane*

Von seiner Geburt an muß der Mensch sich laufend wechselnden Lebensumständen und vielen, nicht immer angenehmen Veränderungen seiner Situation anpassen: Nach den nicht scharf voneinander abgrenzbaren Phasen der Kindheit und Jugend kommen Berufswahl, Karriere, das Erwachsenenalter mit Familiengründung, Nachwuchs, Sicherung von Existenz und mehr oder weniger bewußter Vorbereitung auf das Alter. Es versteht sich von selbst, daß alle diese Aktivitäten mit Problemsituationen verbunden sind und den Menschen mit Situationen konfrontieren, auf die er primär nicht oder nicht ausreichend vorbereitet ist. Erfahrungsschatz, Persönlichkeitsreife, aber auch Intelligenz und Gedächtnisleistung bestimmen die Erfolgschancen bei der Bewältigung und Anpassung an die Bedrohung der mühsam während des Lebens aufrechterhaltenen Stabilität und der Autonomie.

Diese als Bedrohung empfundene Veränderung umfaßt zunächst sich ankündigende oder eintretende Verluste von innerpsychisch hochrelevanten, lebensnotwendigen und teilweise symbiotischen Beziehungen, sei es zu den noch lebenden Eltern, zu einem älteren Partner, zu einem Geschwisterteil, oder – aufgrund der Delegation – zu Sicherheit vermittelnden Kindern.

Die sich während des Alters häufenden Verluste umfassen Verluste vorrangig bedeutsamer Objektbeziehungen, ebenso wichtiger physischer und psychischer Funktionen und der Autonomie der bislang sicherheitsvermittelnder sozialer Umwelt, bis hin zum drohenden Verlust des eigenen Lebens.

Bei der Diskussion von – in der Alterssituation – psychisch krankmachenden Einflüssen überwiegen zwei unterschiedliche Extremstandpukte: Die psychodynamisch orientierte Richtung betont den Einfluß der aus Kindheit, Jugend- und jüngerer Erwachsenenzeit stammenden unbewußten neurotischen Konflikte, die andere – biologisch orientierte – betont die nicht zu leugnende Realität der Alterssituation in Form von negativen Veränderungen und insbesondere von Verlusten.

Ungeachtet der Kritik an einer generalisierend defizitorientierten Sicht des Alters kann nicht geleugnet werden, daß in ihm auch unter besten Bedingungen negativ wirkende Veränderungen auftreten und sich häufen. Sie betreffen Beziehungen und Funktionen, beziehen sich auf den körperlichen, psychischen und sozialen Bereich und manifestieren sich in unterschiedlichen Kombinationen. Psychodynamisch werden sie als Bedrohungen, Verluste, Attacken und Kränkungen erlebt und erlitten, so und in dem Maße, wie die Überforderung Teil des Lebensalltags wird: Der vermeidende Rückzug liegt nahe, die damit verbundene Kränkung ebenso. Ganz allgemein beginnt der alternde Mensch seinen Körper nicht mehr als Maß, sondern als Grenze seiner Möglichkei-

ten zu erleben, durch Verminderung seiner körperlichen und geistigen Leistungsfähigkeit, durch Entwertung seiner sozialen Position und seines gesellschaftlichen Status, durch Verlust an Selbstwertgefühl, durch Vereinsamung und Angst vor Krankheit, Schmerzen und Tod.
Auch im höheren Lebensalter können lange andauernde seelische Belastungen mittel- bis langfristig in (psychosomatische) körperliche Reaktionen, Beschwerden und schließlich Krankheiten münden. Diesem Reaktionsmuster ähnlich, aber umgekehrt ablaufend, kommt nicht selten vor, daß chronische Schmerzzustände, schwerere Erkrankungen und Gebrechen psychoreaktive und psychoorganische Folgen zeitigen.
Psychosomatosen können in zwei Bereiche geteilt werden:

- körperliche Beschwerden ohne erkennbare organische Störungen (z.B. Pseudo-Angina pectoris, Blutdrucklabilisierung, Antriebslosigkeit, Befindlichkeitsstörungen);
- erkennbare organische Störungen aufgrund lange anhaltender Spannungszustände (Bewegungsapparat, Wirbelsäule, Hypertonie).

## *6.1 Zur Phänomenologie psychogener Störungen im höheren Lebensalter*

### 6.1.1 Die psychosomatische Dekompensation (n. HOFF und RINGEL)

Der Mediziner ist oft mit älteren Patienten mit diffusen Beschwerden konfrontiert, bei welchen die Durchuntersuchungen keine besonderen Krankheitsbefunde ergeben. Nicht selten werden solche Patienten im Krankenhaus aufgenommen und sterben trotz guter Behandlung und Pflege innerhalb kurzer Zeit. Dieses Schicksal trifft vor allem jene, die – tatsächlich oder ihrem Gefühl nach – isoliert sind, mit ihrer Umwelt nicht mehr zurechtkommen, sich nutzlos fühlen, dem Leben nichts Positives mehr abgewinnen können; sie geben sich auf und entziehen sich dem Leben – ähnlich wie bei der Übersiedlung in ein Alters- oder Pflegeheim. Die Krankenhausatmosphäre, das Gefühl (oder der Wunsch), ein Versorgungsfall zu werden, führt zu einer zunehmenden Passivität, zu einem innerlich ablaufenden Prozeß, der mit einem unbewußten freiwilligen Ausscheiden aus dem Leben verbunden ist: Der Lebenswille schwindet und mit ihm auch die Widerstandskraft. Der Organismus liefert sich gewissermaßen selbst der Infektion oder dem Herz-Kreislaufversagen aus.

### 6.1.2 Das altersdepressive Syndrom

In der Regel gelten in der Gerontopsychiatrie die organischen Psychosen bzw. die dementiellen Prozesse als wichtigste Erkrankungen, da die hier vordergründige Persönlichkeitsveränderung am dramatischesten ist. Studien über Prävalenz und Inzidenz psychischer Erkrankungen im höheren Alter aber zeigen, daß depressive Syndrome (involutive Depression und depressive Neurosen) hier die häufigsten psychischen Störungen sind.
Bei der Altersdepression können endogene, psychoreaktive und hirnorganische Ursachen wohl eng miteinander verwoben sein, Erbfaktoren dürften hier aber keine relevante Rolle spielen.
Jede psychoreaktive Depression kann jedoch zu hirnorganischen Konsequenzen führen, deren Pathogenese über die Antriebslosigkeit, verminderte körperliche und geistige Aktivität und den Rückzug von jeder geistigen Stimulation geht.
Zu Beginn der Spätdepression stehen zumeist in erster Linie körperliche Beschwerden und allgemeine Einschränkungen der Leistungsfähigkeit im Vordergrund. Dann erst treten erste ängstlich-paranoide Symptome auf.

Depressive Zustände täuschen oft eine psychoorganische Komponente vor („depressive Pseudodemenz").

### 6.1.3 Das reaktiv-depressive Syndrom

Jedes Unglück im Leben eines Menschen kann depressive Reaktionen auslösen oder verstärken. Im höheren Lebensalter zeigen sich diese in 90 % der Fälle als deutliche oder larvierte Depression mit vorwiegender Antriebslosigkeit und Hypochondrie sowie einer bedeutenden Angstkomponente (AJURIAGUERRA, 1975). Der alte Mensch ist in dieser Hinsicht wegen der oben genannten vielfältigen Umstellungsanforderungen besonders gefährdet.

Ein weiterer Faktor, der in diesem Zusammenhang nicht unerwähnt bleiben darf, ist die meist ausgeprägte Abhängigkeit des alten Menschen vom Wohlwollen und der Zuwendung seiner Umgebung. Allfällig aufkeimende Aggressionen werden deshalb nicht ausgelebt, sondern verinnerlicht und gegen die eigene Person gerichtet.

Der Verlust von Perspektiven, Probleme im Zusammenhang mit der Umwelt im weitesten Sinne, das Gefühl, nur mehr hilfloses Opfer widriger Lebensumstände zu sein, können dann zur depressiven Dekompensation mit erhöhter suizidaler Einengung führen.

Der Suizidversuch des alten Menschen ist bei über 80 % der über 70jährigen erfolgreich, im Gegensatz zu knapp über 15 % bei 20jährigen (RINGEL, 1993).

### 6.1.4 Hypochondrische Zustandsbilder

Hypochondrisch-pessimistische Grundstimmungen können verursacht werden durch den Verlust der beruflichen Aktivität und des damit verbundenen Selbstwertgefühls, auch durch nur geringe Verminderung der körperlichen und geistigen Leistungsfähigkeit, den Verlust von Freunden, Familienmitgliedern und vor allem Lebensgefährten.

Doch auch unlustbetonte Veränderungen affektneutralerer Lebensumstände, wie die Übersiedlung in eine neue Umgebung oder der ersatzlose Verlust von lebensgestaltenden Inhalten können zu vegetativen Störungen, körperlichen Beschwerden und in der Folge zu hypochondrischer Selbstbeobachtung führen.

Es gibt jedoch vielleicht auch einfachere, natürliche Erklärungen für die Bedeutung der Hypochondrie bei depressiven Reaktionen alter Menschen. Das Alter bringt viele kleine Beschwerden mit sich, die bei ausgewogener Stimmung kaum bemerkt werden. Bei bestehender depressiver Verstimmung können sie aber unerträglich wirken.

Einsamkeit bzw. Isolation führen jedenfalls besonders oft zu diffusen Symptomen (Kopfschmerzen, Schwindelanfälle, Schmerzen im Abdomen und in den Gliedmaßen), die dazu „verwendet" werden, eine gewisse Aufmerksamkeit auf sich zu lenken.

### 6.1.5 Ängstlich-paranoide Syndrome

Ängstlich-paranoide Syndrome stehen oft im Vordergrund agitiert-depressiver oder dysphorisch-depressiver Verstimmungen, die nicht selten auf Schwierigkeiten des alten Menschen mit seiner psychosozialen Umwelt beruhen, etwa mit der nicht immer adäquaten Haltung der Jüngeren und damit zusammenhängenden Gefühlen der Isolation und des Nicht-Verstandenwerdens. Doch auch Faktoren wie nicht mehr anforderungsgerechte Wohnverhältnisse, Überforderung durch die Notwendigkeit, bei verminderter allgemeiner Leistungsfähigkeit für vieles alleine sorgen zu müssen, können ursächlich wirksam werden.

In einer zunehmenden Isolation scheint der alternde Mensch die fundamentalen Strategien der Kontaktaufnahme mit anderen Menschen gleichsam zu „verlernen". Es zeigt sich jedoch, daß dieser Prozeß rückgängig gemacht werden kann. Solche Spätkontakte müssen jedoch stabil sein und

daher über einen längeren Zeitraum stattfinden. Der alte Mensch ist in der Folge dann durchaus in der Lage, mit anderen „Fremden“ Kontakt aufzunehmen und die Isolation autonom zu durchbrechen.
Jeder, der mit Menschen im höheren Lebensalter zu tun hat, wird feststellen, daß depressive und hypochondrische Verhaltensweisen sich besonders häufig in unzähligen Nörgeleien und endlosem Querulieren äußern. Hier ist die Möglichkeit zu diskutieren, ob nicht das eigentliche Hauptthema – der nahende Tod mit den vorausgehenden und ihn verursachenden Krankheiten, Beschwerden und Schmerzen, die Angst davor und gleichzeitig deren Unausweichlichkeit – auf diese Weise umgangen wird.

Wer möchte schon gerne sagen: *„Hier und dort zwickt mich dieses und jenes, aber wenn ich in der Früh aufstehe, habe ich nichts Besonderes zu tun, niemanden zu treffen, und am Ende von alledem steht der Tod und vor nichts habe ich mich so gefürchtet, wie vor ihm. Immer wieder muß ich dran denken“*?

Wieviel einfacher ist es doch zu sagen: *„Das Essen im Heim ist schlecht, die Menschen schauen mich komisch an, der Zeitungsverkäufer war zu mir viel unfreundlicher als zu den anderen; der Arzt hat nie Zeit für mich; die Beine tun mir so weh, daß ich alleine nicht spazierengehen kann; der Nachbar dreht sein Radio absichtlich genau dann laut, wenn ich einschlafen will ...“*

## 6.2 Die psychogenen Störungen beim älteren Menschen

Die mit dem Alter ansteigende Multimorbidität führt zu zahlreichen Funktionsveränderungen (Einbußen an Leistungsfähigkeit, Beweglichkeit, Potenz, Hör- und Sehfähigkeit, Gedächtnis und affektiver Kontrolle), wichtige identitätsbildende und identitätsstabilisierende Rollen bzw. Aufgaben entfallen. Gerade während des Alters häufen sich die narzißtischen Kränkungen: Sie betreffen das eigene Aussehen (Haltung, Gewicht, Haut, Haare, sekundäre Geschlechtsmerkmale) und die Leistungsfähigkeit (allgemeine, geistige und sexuelle). Interessen, Fähigkeiten, Fertigkeiten stehen nicht mehr zur Bestätigung oder zum Ausgleich zur Verfügung. Die berufliche Identität entfällt. Status, Macht, Einfluß verringern sich drastisch oder verschwinden völlig.
Für die neurotischen und psychoreaktiven Erkrankungen mangelt es gegenwärtig in der Gerontopsychiatrie an einheitlichen Begriffs- und Diagnoseschemen.
Als typisch für das höhere Lebensalter gelten:

- die Neigung zu depressiven Verarbeitungsmechanismen und
- die Entwicklung diffuser, vorwiegend hypochondrisch ausgeprägter Angst.

In den meisten epidemiologischen Studien (Katschnig und Strotzka, 1977) wurden diese Erkrankungen zumeist negativ ausschließend als nicht-psychotische und nicht-demente Erkrankungen diagnostiziert. Daher sind in dieser Gruppe zumeist auch Charakterstörungen, funktionelle Syndrome und nicht selten auch psychosomatische Erkrankungen inkludiert. Darüber hinaus erweist sich die eindeutige diagnostische Zuordnung einzelner Krankheitsbilder oft als schwierig. Paranoide Syndrome im Alter etwa können Ausdruck einer multifaktoriell bedingten und daher nosologisch uneinheitlichen Störung sein (Krauss, 1989). Darüber hinaus erweist es sich aufgrund eben dieser multifaktoriellen Bedingtheit als besonders schwierig, endogene und reaktive Erkrankungen im Alter voneinander abzugrenzen.
Dennoch herrscht in den Untersuchungen weitgehende Übereinstimmung, daß der größere Anteil depressiver Symptomatik über 60jähriger auf einer neurotischen bzw. psychoreaktiven Genese beruht (Cooper, 1989; Krauss, 1989; Murphy, 1989).
Neurotische und psychoreaktive Erkrankungen einschließlich der Charakterneuro-

sen stellen eine große, wenn nicht sogar die größte Teilgruppe gerontopsychiatrischer Morbidität dar. Die bei epidemiologischen Felduntersuchungen erhobenen Prävalenzziffern liegen bei diesen Krankheitsgruppen eindeutig über 10 %, wobei hier wiederum die Erkrankungen mit depressiver Symptomatik die größte Teilgruppe darstellen (HÄFNER, 1986).

In jüngerem und mittlerem Alter erlauben die manifesten und relativ voneinander abgrenzbaren Symptome die Unterscheidung bestimmter Neuroseformen, so depressive und phobische Neurosen, Zwangsneurosen, Angstneurosen und Konversionsreaktionen bzw. hysterische Störungen. Die symptomorientierte Einteilung dieser Erkrankungen bei gleichzeitigem Ausschluß psychotischer und dementieller Krankheitsbilder erweist sich für das hohe und höhere Alter insbesondere unter klinisch-therapeutischen Aspekten als ungeeignet. Nach MÜLLER (1981) zum Beispiel findet sich bei fortbestehenden neurotischen Störungen oft ein Symptomwechsel in Richtung depressiver Verstimmung mit paranoider Reaktionsbereitschaft und ausgeprägten Schlafstörungen.

Die depressiven Erkrankungen jenseits des 60. Lebensjahres stellen die weitaus größte Patientengruppe dar, wobei es sich offenbar teilweise um wiederauftretende bzw. weiter fortbestehende und teilweise um erstmals auftretende Erkrankungen handelt. MÜLLER unterscheidet zwischen

- abnormen psychogenen Reaktionen,
- abnormen psychogenen Entwicklungen und
- neurotischen Entwicklungen.

Auch KAHANE (1980) findet drei unterschiedliche Gruppen:

1. Die *Alternden* erleben bestimmte Veränderungen, insbesondere körperliche sowie handhabbare körperliche Erkrankungen anstelle von bedrohlichen Veränderungen und Rückbildungen der Triebe; Konflikte über die sich verändernde Balance zwischen Idealvorstellungen und aktueller Situation hinsichtlich der persönlichen Entwicklung, der sozialen Beziehungen, der Aktivitäten sowie Arbeit und Freizeit bei Aussicht des Rückzuges aus dem Arbeitsprozeß bei bewußtwerdender Begrenzung der Lebenszeit und des näherrückenden Lebensendes.
2. Eine *Zwischengruppe* erlebt eine Krise in Verbindung mit schwerer körperlicher oder psychischer Erkrankung, mit Verlusten durch Todesfälle, Scheidungen oder andere ausgeprägte Veränderungen in persönlichen Beziehungen oder Mißerfolge in der Arbeit.
3. Die *geschädigten Älteren* zeigen in unterschiedlichen Kombinationen und Ausprägungen die begrenzenden und belastenden Auswirkungen chronischer, mehrfacher oder schwerer Erkrankung mit eingeschränkter körperlicher Funktionsfähigkeit bei unübersehbaren Hirnschädigungen und Aktivitätsbeschränkungen. Gleichzeitig besteht die Unfähigkeit, sich selbst ohne externe Hilfe durch Familie, soziale Dienste oder Institutionen zu versorgen.

Bei allen drei Gruppen bestehen depressive Vestimmungszustände unterschiedlichen Ausprägungsgrades.

RADEBOLD (1992) versucht unter einem klinisch-psychotherapeutischen Blickwinkel eine Einteilung in neurotische und psychoreaktive Erkrankungen. Dieser Versuch soll eine Lebenslaufperspektive, den beeinträchtigenden Aspekt (Konflikt-Traumatisierung) und den Zustand der Ich-Funktionen berücksichtigen und damit auch gleichzeitig gewisse prognostische Aussagen ermöglichen.

### 6.2.1 Neurotische Erkrankungen

Als neurotisch werden Erkrankungen definiert, die auf pathologisch unbewußten,

ungelösten Konflikten beruhen, die sich bis in die Kindheit oder Jugendzeit zurückverfolgen lassen.
Zumeist besteht ein ausgeprägter Leidensdruck, der allerdings bei chronifizierter Ausprägung durch einen sekundären Krankheitsgewinn überlagert wird.
Etwa 12–15 % der über 65jährigen leiden an neurotischen Störungen, was in etwa dem Durchschnitt der Erwachsenenbevölkerung entspricht. Die Neurosen können sich dabei in unterschiedlicher Form im Lebensablauf manifestieren. So ist ein chronifizierter Verlauf möglich:

- ab der Jugend oder ab dem jüngeren oder mittleren Alter bis über das 60. Lebensjahr andauernd,
- als mehrfaches Auftreten im Lebensablauf und damit auch nach dem 60. Lebensjahr oder
- auch mit einer ersten Krankheitsepisode im Kindes- oder Jugendalter und erstmaligem Wiederauftreten nach dem 60. Lebensjahr.

Neurotische Störungen, die sich schon im jüngeren Erwachsenenalter manifestiert haben, scheinen sich mit fortschreitendem Alter zu mildern oder sich in eine mehr psychosomatische Symptomatik umzuwandeln.
Auch die für Erwachsene typischen neurotischen Störungen wie Zwangsneurose oder Hysterie werden seltener. Insbesondere scheint die Hysterie im höheren Lebensalter tatsächlich eine Ausnahmeerscheinung zu sein. Spät auftretende Zwangsneurosen hingegen dürften ihren Ursprung in einer früheren Lebensphase haben.
In der Regel steht eine erneute Manifestation neurotischer Symptome nach dem 60. Lebensjahr in engem Zusammenhang mit individuell belastenden oder gleichzeitig spezifischen Ereignissen, die mit der Situation des Alterns und Alters verbunden sind. Die Ich-Funktionen können bei Chronifizierung deutlich eingeschränkt sein, sind jedoch nicht z.B. als Folge körperlicher Erkrankung dauerhaft geschädigt.

#### *6.2.1.1 Neurosen bei geschädigten Ich-Funktionen*

Die beschriebenen Krankheitsbilder verändern sich hinsichtlich Verlauf, Verarbeitung und psychotherapeutischer Behandlung, wenn Ich-Funktionen in großem Umfang (oder in entscheidenden, affektiv hochbesetzen Teilbereichen) etwa aufgrund von organischen bzw. hirnorganischen Erkrankungen nachhaltig und dauerhaft geschädigt sind. Auf der Basis dieser organogenen Regressionsbereitschaft, also durch Reifeverlust kann der Erwachsene sich in der Regel nicht auf seine erreichte und erprobte Stabilität zur Abwehr von innerpsychischen Konflikten bzw. für ihre Bearbeitung stützen.

#### *6.2.1.2 Charakterneurosen*

Die von Jugendzeit bzw. jüngerem Erwachsenenalter an bestehenden charakterneurotischen Persönlichkeitsstrukturen und -züge können sich im höheren Lebensalter aufgrund sich verstärkender Abwehrtendenzen krisenhaft zuspitzen. Diese Veränderungen werden dabei als Ich-synton und somit ohne Leidensdruck erlebt. Ein psychotherapeutischer Ansatz ist hier oft schwierig, bei geschädigten Ich-Funktionen können die Einsätze und regressiven Prozesse zur Dekompensation bisher stabiler charakterneurotischer Persönlichkeitsstrukturen führen. Dies manifestiert sich in der Zunahme beim Betroffenen schon von jeher bekannter Symptome und Persönlichkeitszüge (z.B. der Sammelzwänge bei oft ausgeprägter Hypochondrie, z.B. hinsichtlich der Körperfunktionen, der Ausscheidung, mit Tendenz zur Vernachlässigung bis hin zur Verwahrlosung oder auch mit paranoider Symptomatik).

### 6.2.2 Späte psychoreaktive Erkrankungen

Als späte psychoreaktive Erkrankungen werden diejenigen definiert, die erstmals nach dem 60. Lebensjahr, oft in Verbindung mit einer depressiven Symptomatik, auftreten. Sie beruhen meist auf traumatisierenden, sich kumulierenden, unerwarteten oder hochspezifischen Verlusten, seltener auf Bedrohungen oder narzißtischen Kränkungen.

#### *6.2.2.1 Akute psychoreaktive Störungen*

Es zeigt sich eine akute krisenhafte – oft depressive – Reaktion in engem zeitlichen, auch entsprechend wahrgenommenem Zusammenhang mit einer zu lösenden psychosozialen Aufgabe, einer anstehenden Bedrohung oder einer akuten narzißtischen Kränkung.

#### *6.2.2.2 Akute psychoreaktive Störungen bei geschädigten Ich-Funktionen*

Bei dauerhaft und umfassend geschädigten Ich-Funktionen stehen bei akuten psychoreaktiven Störungen die lebenslang erprobten Abwehrstrukturen und Verarbeitungsmöglichkeiten nicht mehr zur Verfügung.

#### *6.2.2.3 Längerfristige psychoreaktive Erkrankungen*

Das Auftreten der in der Regel depressiven Symptomatik (häufiger resignativ/erstarrt, seltener agitiert und mit zusätzlichen diffusen Angstzuständen vergesellschaftet) wird auch von den Patienten selbst auf bewußt erlebte traumatisierende Verluste (seltener auf Bedrohung oder langanhaltende narzißtische Kränkungen) zurückgeführt. Die traumatisierenden Verluste können innerhalb eines kurzen Zeitraumes kumuliert oder unerwartet in mehreren Bereichen oder als hochspezifisch besetzte Ereignisse auftreten.

Diese Verluste beziehen sich in der Regel auf wichtige oder gar einzige Bezugspersonen, sie betreffen seltener Gliedmaßen, hochbesetzte Ich-Funktionen oder Aufgaben im sozialen Umfeld. So gesehen können sie auch als pathologische Trauerreaktion aufgefaßt werden.

#### *6.2.2.4 Längerfristige psychoreaktive Erkrankungen bei geschädigten Ich-Funktionen*

Im Gegensatz zu den bisher geschilderten Krankheitsbildern erlauben langfristig oder umfassend geschädigte Ich-Funktionen es nicht, die notwendige Trauerarbeit bei solchartigen Verlusten zu leisten. Verbesserung der geschädigten Ich-Funktionen bzw. ihr Ausgleich ermöglicht es häufiger, die Trauerarbeit zu beginnen.

### 6.2.3 Mischformen

Die schwerwiegenden und weitreichenden Auswirkungen bestimmter, in der Regel affektiv hochbesetzter oder unerwarteter Verluste (von Personen, von Körperteilen oder von Ich-Funktionen) weisen oft auf zusätzliche neurotische Anteile in der Krankheitsvorgeschichte hin, die nicht selten erst im Verlauf einer längeren psychotherapeutischen Behandlung deutlicher werden. Diese erlauben keine adäquate Trauerarbeit und insbesondere keine neuen Beziehungen.

# Literatur


Abraham G, Garrone G (1975) Die Haltung des Arztes dem Tod gegenüber. In: Martin E, Junod JP (Hrsg) Ein kurzes Lehrbuch der Geriatrie. Huber, Bern, S 336–343

De Ajuriaguerra J, Richard J, Tissot R (1975) Geisteskrankheiten. In: Martin E, Junod JP (Hrsg) Ein kurzes Lehrbuch der Geriatrie. Huber, Bern, S 166–171

De Beauvoir S (1972) Das Alter. Rowohlt, Reinbek

Berner P, Naske R, Zapotoczky HG (1974) Depressionen im Alter. In: Fellinger K (Hrsg) Aktivitätsprobleme des Alternden – eine psychosomatische Studie. Editions Roche, Basel, S 77–91

Cooper B (1989) Epidemiologie psychischer Erkrankung im Alter. In: Platt D, Oesterreich K (Hrsg) Handbuch der Gerontologie. Bd 5: Neurologie, Psychiatrie. G. Fischer, Stuttgart, S 73–90

Häfner H (1986) Psychische Gesundheit im Alter. Fischer, Stuttgart

Häfner H, Heimann H, Pflug B (1981) Gerontopsychiatrie. Fischer, Stuttgart

Kahane R (1980) Psychotherapy: the elderly. In: Myers A, Levine P (eds) Specialized techniques in psychotherapy. Brunner & Mazel, New York, pp 268–295

Katschnig H, Strotzka H (1977) Epidemiologie der Neurosen und psychosomatischen Störungen. In: Blohmke M, Ferber C, Kisker K, Schäfer H (Hrsg) Handbuch der Sozialmedizin, Bd II. Enke, Stuttgart, S 615–654

Krauss B (1989) Epidemiologie. In: Kisker PK et al (Hrsg) Psychiatrie der Gegenwart, 3. Aufl. Bd 8: Alterspsychiatrie. Springer, Berlin Heidelberg New York Tokyo, S 59–84

Lehr U (1977) Psychologie des Alterns. 3. Aufl. Quelle & Meyer, Heidelberg

Müller C (1981) Psychische Erkrankungen, ihr Verlauf und ihre Beeinflussung durch das Alter. Huber, Bern

Murphy E (1989) Depressionen im Alter. In: Kisker PK et al (Hrsg) Psychiatrie der Gegenwart, 3. Aufl. Bd 8: Alterspsychiatrie. Springer, Berlin Heidelberg New York Tokyo, S 225–252

Radebold H (1989) Psychotherapie. In: Kisker PK et al (Hrsg) Psychiatrie der Gegenwart, 3. Aufl. Bd 8: Alterspsychiatrie. Springer, Berlin Heidelberg New York Tokyo, S 313–346

Radebold H (1992) Psychodynamik und Psychotherapie Älterer. Springer, Berlin Heidelberg New York Tokyo

Ringel E (1993) Das Alter wagen – Wege zu einem erfüllten Lebensabend. Kremayr & Scheriau, Wien

Strotzka H (1974) Psychotherapie alter Menschen. In: Fellinger K (Hrsg) Aktivitätsprobleme des Alternden – eine psychosomatische Studie. Editions Roche, Basel, S 77–91

Wunderli J (1979) Mensch und Altern, 3. Aufl. Karger, Basel

# 7. Die psychosomatischen Störungen

*Gerald Gatterer*

## *7.1 Einleitung*

Herr P., 88 Jahre alt, seit zwei Jahren Witwer, sitzt wieder beim Hausarzt. Er ist schon verzweifelt. Ständig hat er in letzter Zeit Beschwerden. Zuletzt war es sein Appetit. Er hatte nie richtig Hunger. Aß er doch, so litt er unter Übelkeit und Brechreiz. Das war auf die vom Arzt verordneten Medikamente deutlich besser geworden. Auch schlafen konnte er nun wieder besser. Seit einigen Tagen jedoch hatte er Probleme beim Stuhlgang. Gerade dieser Bereich war jedoch für ihn besonders wichtig, war er doch das Zeichen für Gesundheit. Außerdem hatte er vermehrt Schmerzen in den Beinen, sodaß er kaum außer Haus gehen konnte. Herr Dr. L. kennt Herrn P. bereits sehr gut. Mindestens einmal in der Woche sitzt er in der Praxis. Immer wieder hat er neue Beschwerden. Die meisten organischen Befunde sind aber normal und können die Stärke der Beschwerden nicht erklären. Herr P. fordert vehement weitere Untersuchungen, da doch eine Ursache für diese Beschwerden gefunden werden müsse. Begonnen hatte eigentlich alles mit dem Tod seiner Gattin, den Herr P. nur sehr schwer überwunden hatte. Außerdem hat er kaum soziale Kontakte. Der Besuch beim Arzt war für ihn sicher auch eine Gelegenheit für Gespräche. Ist dieser 88jährige Patient mit seiner Symptomatik eine Ausnahme für die ärztliche Praxis? Sicher nicht. Viele ältere Menschen leiden unter Verlusten, Einsamkeit und verschiedensten organischen und psychischen Beschwerden, die unter dem Begriff „psychosomatisch" zusammengefaßt werden können.

## *7.2 Definitorische Probleme*

Der Begriff „psychosomatisch" wird bei alternden Menschen sehr unterschiedlich definiert. Nach Radebold (1992) mangelt es in der Gerontopsychiatrie für diese Störung an einem einheitlichen Begriffs- und Diagnoseschema. Unter Verwendung der Diagnoseschemata ICD-10 (Dilling et al., 1991) und DSM-III-R (Wittchen et al.,1989) werden hierunter neben der Hauptkategorie der somatoformen Störungen auch neurotische und Belastungsstörungen, Verhaltensauffälligkeiten mit körperlichen Störungen und Faktoren, als auch Anpassungs- und affektive Störungen subsumiert.
So verstehen etwa Nowlin und Busse (1977) unter psychosomatischen Problemen alle physiologischen und psychologischen Probleme, die den Alterungsprozeß begleiten. Hingegen sieht Condrau (1966) die alterstypischen psychosomatischen Krankheiten durch „organische Befunde mit häufig chronischem Verlauf und letalem Ausgang" charakterisiert. Auf die Schwierigkeit der spezifischen Erfassung psychosomatischer Erkrankungen im höheren Lebensalter weist auch Müller (1967) hin, da das Substrat der Störungen oft auch abnutzungs-

bedingte körperliche Erkrankungen seien. Als typisch für diese Störungsbilder in der Geriatrie gelten die Neigung zu depressiver Verarbeitung und die Entwicklung diffuser Angst, teils mit hypochondrischer Ausprägung (MEYER, 1990; zit. nach RADEBOLD, 1992). „Das Charakteristikum ist die wiederholte Darbietung körperlicher Symptome in Verbindung mit hartnäckigen Forderungen nach medizinischen Untersuchungen trotz wiederholter negativer Ergebnisse und Versicherung der Ärzte, daß die Symptome nicht körperlich begründbar sind. Sind aber irgendwelche körperlichen Symptome vorhanden, dann erklären sie nicht die Art und das Ausmaß der Symptome und das Leiden und die innerliche Beteiligung des Patienten" (DILLING et al., 1991). Eine Abgrenzung zu organisch bedingten Störungsbildern, wie etwa einer Demenz, ist oft schwierig und insofern sind angegebene Prävalenzzahlen nur als grobe Richtwerte für die Notwendigkeit einer weiteren Beschäftigung mit dieser Thematik anzusehen. In epidemiologischen Studien (KATSCHNIG und STROTZKA, 1977; COOPER, 1989) werden sie oft mit neurotischen und Persönlichkeitsstörungen zusammengefaßt oder unter dem Begriff „nicht psychotische und demente Krankheiten" subsumiert.

Trotzdem stellen diese Erkrankungen sicher eine große, wenn nicht sogar die größte Teilgruppe psychischer Störungen im höheren Lebensalter dar. Hinweise darauf sind etwa die oft festgestellte Zunahme von Arztbesuchen nach der Pensionierung (SHAPIRO und ROSS, 1982; SANDWEG et al. 1992), sowie die im hohen Umfang durch niedergelassene Ärzte verordneten Psychopharmaka. So erhielten die über 65jährigen, das sind 15,5 % der Bevölkerung, in der BRD 40 % der Schlafmittel und Beruhigungsmittel, 37 % der Tranquilizer, 31 % der Neuroleptika, 37 % der Antidepressiva und 24 % der Schmerzmittel verordnet (SICHROVSKY, 1984; zit. nach RADEBOLD, 1989). Sicher sind viele der erfolgten Behandlungen durch die im Alter gegebene Multimorbidität bedingt, andererseits spiegelt sich darin jedoch auch die starke somatische Fixierung des älteren Menschen wider.

## 7.3 Prävalenz psychosomatischer Störungen im höheren Lebensalter

Die geschätzten Prävalenzzahlen für diese Diagnosengruppe bei älteren Menschen variieren, bedingt durch die oben dargestellten Probleme der Erfassung, beträchtlich. Mit zunehmendem Alter steigt die Wahrscheinlichkeit für das Auftreten psychischer Erkrankungen an. Sie beträgt bei den über 65jährigen 24 % (COOPER und SOSNA, 1983), wobei ein starker Zusammenhang zwischen psychischer Erkrankung und körperlicher Behinderung feststellbar ist. Nur ein geringer Anteil dieser Personen hatte jedoch in dieser Studie im vorigen Jahr Kontakt mit psychiatrischen oder sozialen Einrichtungen, jedoch hatten fast 80 % der Untersuchten, ob psychisch krank oder gesund, in den letzten drei Monaten praktizierende Ärzte besucht.

Die Prävalenz von neurotischen Störungen liegt dabei entsprechend verschiedener Studien (DILLING, WEYERER, CASTELL, 1984; COOPER und SOSNA, 1983) um etwa 10–11 %. Zur Häufigkeit rein psychosomatischer Störungen bei über 60jährigen liegen jedoch kaum Befunde vor. Bekannt ist die Häufigkeit von Obstipation, an der bis zu 40 % der über 65jährigen leiden (LANG, 1976). Erstmanifestationen von Bronchialasthma liegen in der Gruppe der über 60jährigen bei etwa 2–16 % (zit. nach RADEBOLD, 1989). Funktionelle Störungen (Sodbrennen, Aufstoßen, Magenbeschwerden, Übelkeit, Erbrechen, Verstopfung und Durchfall) finden sich in dieser Altersgruppe mit einem Anteil von bis zu 60 % (SKLAR, 1972). Auch die Schmerzzustände Alternder erweisen sich nach Ansicht verschiedenster Autoren (vgl.

HERZMANN, 1985) oft als psychosomatisch. Manche Autoren (KATSCHNIG et al., 1977; MCDONALD, 1966) verlegen auch starke Somatisierungstendenzen teilweise in diesen Bereich. Viele der vor dem 60. Lebensjahr aufgetretenen psychosomatischen Störungen dürften jedoch auch im höheren Lebensalter weiterbestehen.

Generell kann angenommen werden, daß Phobien und Ängste mit zunehmendem Alter abnehmen (KATSCHNIG und STROTZKA, 1977), hingegen die Tendenz zur Somatisierung neurotischer Störungen mit steigendem Alter zunimmt (MCDONALD, 1966; HÄFNER, 1989). Sehr häufig findet sich auch eine Kombination körperlicher Erkrankungen mit psychischen Erkrankungen, wobei der Schweregrad letzterer oft mit der Dauer und Schwere der körperlichen Erkrankung korrelliert. So berichten etwa BLAZER und WILLIAMS (1980; zit. nach RADEBOLD, 1992) bei 3,7 % seiner Probanden eine depressive Psychose und darüber hinaus bei weiteren 11 % das Vorliegen depressiver, dysphorischer Symptome. Fast die Hälfte dieser depressiven Probanden war auch körperlich krank. Ähnliche Werte werden etwa auch bei Parkinson-Patienten beobachtet. So berichten DRÜHE-WIENHOLT et al. (1993) bei einer Gruppe von Parkinson-Patienten signifikante Unterschiede in der Häufigkeit und Schwere der Depression in Abhängigkeit von der Dauer und dem Schweregrad der Erkrankung. So betrug die Depressionsrate für kurz und leicht erkrankte Patienten 39,5 %, für länger und schwer erkrankte hingegen 70,6 %. Bei den kürzer Erkrankten standen dabei Symptome wie Schlafstörungen, Libidoverlust, Reizbarkeit und Ermüdbarkeit im Vordergrund der Depression. Bei länger Erkrankten dominierten Arbeitsverlangsamung, Schlafstörungen und ebenfalls Ermüdbarkeit. Nach dem Mini-Finland-Health-Survey (LETHINEN et al., 1980, zit. nach HÄFNER, 1989) bestehen bei den 60–70jährigen zwischen 6 und 8 % neurotische Depressionen, Angst und phobische Neurosen waren bis zu 6 %, sonstige neurotische Störungen knapp mit 3 % vertreten.

In letzter Zeit wurden auch Ergebnisse von Studien publiziert, die auf die Auswirkungen psychosozialer Faktoren bei der Entstehung einer Alzheimer-Demenz hinweisen (BAUER et al., 1994). So berichten die Autoren bei Alzheimer-Patienten prämorbide Persönlichkeitsmerkmale im Sinne von Selbstunsicherheit, Unselbständigkeit, Anlehnungsbedürftigkeit und Empfindsamkeit. In der Partnerschaft bestand eine ausgeprägte Imbalance der Machtverhältnisse mit weitreichender Fremdbestimmung der später Erkrankten. Wenngleich diese Ergebnisse die Krankheit nicht erklären können, geben sie doch Hinweise darauf, daß auch bei dieser Erkrankung psychosomatische Gesichtspunkte berücksichtigt und bei der Behandlung dieser Erkrankung vermehrt psycho- und soziotherapeutische Verfahren eingesetzt werden sollten.

Dieser Überblick zeigt, daß trotz der Schwierigkeit der diagnostischen Erfassung dieses Störungsbildes psychosomatische Erkrankungen vermehrt im diagnostischen Prozeß bei älteren Menschen berücksichtigt werden müssen.

## 7.4 *Ursachen für die Vernachlässigung des psychosomatischen Aspektes in der Geriatrie*

Trotz der Evidenz eines hohen Prozentsatzes nicht primär organisch bedingter psychischer Erkrankungen ist die ganzheitliche Sicht des alternden Menschen als physiologisches, psychisches und soziales Wesen in die Behandlung von Krankheiten nur sehr fragmentarisch eingeflossen.

Als mögliche Ursachen hierfür können angesehen werden (GATTERER, 1995):

- eine negative Einstellung der Bevölkerung (Defizitmodell), welches Altern als

rein statisches Phänomen oder als Prozeß einer negativen Entwicklung mit Zunahme von pathologischen, physiologischen und morphologischen Veränderungen und der Häufung von Krankheiten (Multimorbidität) diskutiert;
- die oft sehr dominierenden körperlichen Erkrankungen des älteren Menschen;
- eine negative, fatalistische und primär ebenfalls organische Sichtweise der Betroffenen selbst;
- das Negativ-Image einer psychischen Störung;
- die fehlenden psychosomatischen Forschungen der relevanten Disziplinen (Psychoanalyse, Verhaltensforschung, Sozialpsychologie ...) und
- die fehlende Ausbildung von Ärzten, Psychologen und Psychotherapeuten im Bereich der Geriatrie.

Andererseits stimmen jedoch viele Autoren darin überein (RADEBOLD, 1986a; 1992b), daß Entstehung, Verlauf und Ausgang von Krankheiten alternder Menschen nur als Wechselwirkung von physischen, psychischen und sozialen Einflüssen zu verstehen und zu behandeln sind. Durch die oft bestehenden physiologischen Veränderungen ist jedoch die Anpassungs- und Kompensationsfähigkeit für die Verarbeitung von Streßfaktoren vermindert, wodurch diese stärker als in anderen Lebensabschnitten erlebt werden und sich leichter psychisch und/ oder physisch auswirken.
Die folgende Übersicht gibt an, welche Störungen und Erkrankungen in diesem Lebensabschnitt als psychosomatisch diskutiert werden (modifiziert nach RADEBOLD, 1986b; 1989a, b):

- Erstmanifestation oder verstärktes Auftreten funktioneller Symptome mit psychosomatischem Charakter;
- Konversions-Symptome als Ausdruck einer neurotischen Erkrankung;
- körperliche, meist funktionelle Symptome als Ausdruck oder Begleiterscheinung depressiver, hypochondrischer oder paranoider Krankheitsbilder;
- verstärkte Darstellung bestehender organischer Krankheiten im Rahmen psychischer Konflikte und psychosozialer Krisen („sekundärer Krankheitsgewinn");
- psychische Auswirkungen langfristiger schwerer oder chronischer Erkrankungen;
- somatoforme Störungen.

Daraus ergibt sich jedoch die Notwendigkeit der genauen differentialdiagnostischen Abklärung psychosomatischer Störungen, da oft nicht neue Krankheiten gebildet, sondern vorhandene körperliche Reaktionsmuster genützt werden.

## *7.5 Unterschiede psychosomatischer Erkrankungen in verschiedenen Lebensaltern*

Wie bereits in den vorhergehenden Abschnitten dargestellt, ergeben sich für die Erfassung psychosomatischer Störungen beim älteren Menschen erhebliche Schwierigkeiten. Eine Ursache dafür ist auch in einer im Vergleich zu jüngeren Menschen unterschiedlichen Symptomatologie und einem veränderten Verlauf zu sehen. So können folgende Unterschiede zu jüngeren Menschen festgestellt werden:

- Die Störung beginnt meist schleichend; ein plötzlicher Beginn ist eher selten.
- Der Verlauf der Erkrankung ist langfristig.
- Die Intensität der Symptome ist oft abgeschwächt, bei geringerer Anzahl und geringerer Spezifität der Symptome. Häufig ist während der Behandlung auch ein Symptomwechsel zu beobachten.
- Bestimmte für frühere Lebensabschnitte typische Relationen (z.B. Überwiegen der Männer bei Erkrankungen an Ma-

genulkus) oder bestimmte Krankheitslokalisationen verändern sich ebenfalls mit dem Alter (RADEBOLD, 1986b).

- Die älteren psychosomatischen Patienten sind oft zurückhaltender, instabiler und ängstlicher, mit hypochondrischen Charakterzügen (HALL und HENDERSON, 1966).
- Die funktionelle Störung wird zunehmend von der organischen Schädigung abgelöst.
- Bestimmte Störungsbilder (z.B. Potenzstörungen) steigen signifikant an, wobei die Ursache dafür nicht primär somatisch bedingt ist (BORELLI, 1971; VON SCHUMANN, 1990).
- Beim Auftreten psychosozialer Probleme verstärken sich unspezifische organische Beschwerden.
- Vorhandene Krankheiten werden ebenfalls bei ansteigender Unspezifität zum Ausdruck von Konflikten und Schwierigkeiten benützt.
- Ätiologisch treten die für das jüngere und mittlere Lebensalter spezifischen innerpsychischen Konflikte zurück.

Eigene Erfahrungen im Bereich der stationären Betreuung geriatrischer Patienten in einem Pflegeheim weisen auf die Notwendigkeit der Einbeziehung des psychosomatischen Aspektes bei der Diagnostik körperlicher Erkrankungen bei älteren Menschen hin. Exemplarisch sei an dieser Stelle der Fall einer 78jährigen Frau skizziert:

Frau T. befindet sich nach einer Schenkelhalsfraktur in stationärer Betreuung an einer Rehabilitationsabteilung eines Pflegeheimes. Mit ihr gemeinsam wurde auch ihr Gatte aufgenommen. Beide „bewohnen" nun ein Zweibettzimmer und arbeiten „konsequent" an ihrer Rehabilitation, um bald wieder nach Hause zu kommen. Die Wohnung liegt im Erdgeschoß und wäre ohne Probleme beziehbar.

Bisherige Entlassungsversuche sind jedoch seit 8 Monaten an immer wieder neu aufgetretenen Beschwerden von Frau T. gescheitert. So ist die Patientin mehrmals knapp vor der Entlassung gestürzt, wobei sie selbst Schwindelanfälle als Ursache angab. Eine entsprechende interne und neurologische Abklärung (inklusive EEG und CT) konnte jedoch keine organische Ursache bestätigen. Derzeit stehen „Herzschmerzen" und „Atembeschwerden" im Vordergrund und verhindern eine geplante Entlassung.

Eine ausführliche Anamnese ergibt folgende zusätzliche Informationen. Frau T. und ihr Gatte möchten zwar gerne wieder nach Hause, andererseits haben sie auch Angst, dort völlig allein zu sein. Ihre Beschwerden, gibt die Patientin an, hätten früher auch schon bestanden. Als junge Frau habe sie bei Streß vermehrt mit Übelkeit, Erbrechen und Durchfällen reagiert. Weiters bestanden sehr häufig Unterleibsbeschwerden, die gynäkologisch nicht erklärt werden konnten. Interessant ist in diesem Zusammenhang jedoch die Tatsache, daß das Ehepaar keine Kinder hat. Ihre Beschwerden haben sich immer wieder verändert. Sie sei auch wegen Knoten in der Brust mehrfach untersucht worden. Auch diese Befunde seien jedoch in Ordnung gewesen.

Die Ehe sei immer unproblematisch gewesen, wobei sie ihren Gatten als eher schwach und wenig durchsetzungskräftig bezeichnet. Alles habe sie organisieren müssen.

Eine Verstärkung ihrer Beschwerden sei nach ihrer Ansicht nach dem Tod einer Bekannten aufgetreten, die vor zwei Jahren an einem Herzinfarkt plötzlich verstorben ist. Sie sei erst am nächsten Tag von der Heimhilfe gefunden worden. Seither habe sie auch Angst, alleine zu sein. Ihr Gatte könne in dieser Hinsicht keine Hilfe sein, da er ja selbst schon alt wäre.

Die hier angeführten Beschwerden legen die Vermutung einer massiven psychischen Überlagerung nahe. Das Paar wird deshalb derzeit zur Entlassungsvorbereitung auch psychotherapeutisch betreut, wobei eine

Bearbeitung der Ängste sowie die Konfrontation mit Sterben und Tod im Vordergrund der Gespräche steht. Weiters wird vermehrt versucht, Kompetenz aufzubauen und soziale Vereinsamung durch die Einbeziehung von Besuchsdiensten und den Besuch eines Pensionistenclubs und eines Tageszentrums zu verhindern.

## 7.6 *Mögliche Ursachen für das Ansteigen psychosomatischer Erkrankungen im höheren Lebensalter*

Das Altern stellt für die damit Betroffenen einen Prozeß der Veränderung und Anpassung sowohl im körperlichen, psychischen, sozialen als auch kontextionellen Bereich dar.
Andererseits ist jedoch aus biologischer und auch psychologischer Sicht die Anpassung an neue Situationen oft erschwert. Als besonders wichtige Bereiche können hierbei angesehen werden:

- die Konfrontation mit Sterben und Tod, etwa durch den Tod der Eltern, von Freunden und Verwandten oder im kritischesten Fall, den Tod eines Kindes;
- die Verarbeitung von Verlusten sowie die Verarbeitung von Vereinsamung;
- die Notwendigkeit der Umgestaltung des eigenen Lebens sowie eine neue Rollen- und Funktionsdefinition. Dazu gehören etwa die Auseinandersetzung mit der Pensionierung, der Auszug der Kinder oder auch neue Funktionen als Großmutter und Großvater. Für Paare ergibt sich weiters auch die Problematik einer alternden Ehe sowie Veränderungen, im Bereich der Sexualität (Schneider, 1990; Eckler, 1994). So berichten etwa Sandweg et al. (1992) bei Patienten mit Antrag auf vorzeitige Berentung psychosomatische Beschwerden. Diese Personen nahmen vermehrt ärztliche Hilfe in Anspruch, waren häufiger krank, konsumierten Psychopharmaka und zeigten einen chronifizierten Krankheitsverlauf. Die tatsächliche Berentung führte jedoch zu keiner Besserung der Symptomatik;
- die Auseinandersetzung mit eigenen Gebrechen und körperlichen Veränderungen, die mit dem Alterungsprozeß verbunden sind;
- die Auseinandersetzung mit ökologischen und kontextuellen Veränderungen (z.B. Veränderungen des Einkommens, Pflegeheimeinweisung ...);
- Bedrohungen, Verluste und Kränkungen bekommen aufgrund der biographischen Entwicklung (Erfahrungen, Konflikte, Phantasien) eine spezifische individuelle Bedeutung, die keine normale Trauerarbeit erlaubt;
- „vorgeschädigte" Persönlichkeitsstrukturen werden durch zusätzliche Verluste weiter psychisch destabilisiert;
- Multimorbidität und Pflegebedürftigkeit führt häufig zu einer weiteren psychischen und körperlichen Dekompensation.

## 7.7 *Psychosomatisch orientierte Behandlungsmöglichkeiten*

### 7.7.1 Psychosomatische Diagnosestellung

Die psychosomatische Sicht erfordert es, die Gesamtsituation des Patienten zu erfassen. Hierzu zählen sowohl tatsächliche körperliche und psychische Beeinträchtigungen, aber auch deren subjektive Wahrnehmung und Verarbeitung. Weiters soziale und kontextuelle Faktoren, aber auch Rollenbilder, Werte und Einstellungen. Folgende Fragen haben sich hier bewährt:

- Welche Beschwerden treten auf und welche physischen, psychischen und sozialen Einschränkungen sind damit verbunden? Welche Behinderungen bestehen bei der Leistungsfähigkeit, beim Gehen, der Beweglichkeit, beim Hören und Sehen? Welche Bedeutung mißt der Betroffene diesen Beschwerden zu und inwieweit hat sich dadurch sein Leben verändert? Welche Befürchtungen hat er im Hinblick auf eine mögliche Verschlechterung? Ist der Schweregrad der objektiv erfaßten Behinderung mit der tatsächlichen Einbuße vergleichbar?

- In welcher sozialen Situation lebt der Patient derzeit (Einkommen, Wohnung, Versorgung ...) und sind hierbei in letzter Zeit Veränderungen eingetreten oder drohen solche?
- Welche sozialen Kontakte und Beziehungen (Personen, Häufigkeit) hat er und wie werden diese von ihm bewertet? Sind Veränderungen in den Beziehungen oder Verluste (Tod, Auszug der Kinder) zu erwarten?
- Welche Aktivitäten, Interessen, Hobbies hat der Patient? Welche Ressourcen nützt er aus?
- Wie erlebt der Patient seine derzeitige Situation? Hat er eine ähnliche schon erlebt? Wie ist er früher mit solchen Problemen umgegangen?
- Welche Vorstellungen hat der Patient im Hinblick auf sein weiteres Leben? Was erwartet (befürchtet) er? Welche Ziele hat er sich gesteckt und wie glaubt er sie erreichen zu können?
- Welche Auswirkungen haben seine Behinderungen auf seine sozialen Beziehungen und die Eigenständigkeit? Wird sein Zustandsbild von der Umwelt verstärkt (durch vermehrte Hilfe, Zuwendung)?
- Was würde sich verändern, wenn der Patient seine Beschwerden nicht hätte? Welche Aufgaben könnte er (müßte er) erfüllen? Hat er dazu die nötigen Fertigkeiten und Fähigkeiten?
- Bestehen Wechselwirkungen zwischen der geschilderten Symptomatik und psychosozialen Faktoren, die den Verdacht einer funktionellen Störung oder einer psychosomatischen Erkrankung nahelegen?
- Sind die geschilderten Symptome Ausdruck einer neurotischen Erkrankung und finden sich ähnliche Verhaltensmuster bereits in der Biographie?
- Welche Themen werden vom Patienten ausgespart, obwohl sie mit den Beschwerden vereinbar wären (z.B. Tod, Partnerschaft ...)?
- Welche Lebenskrisen mußte der Patient bereits bewältigen und wie ist er mit diesen umgegangen?
- Weiters können auch Familienangehörige, Freunde und Bekannte Hinweise geben, wobei besonders Veränderungen im Befinden und im Krankheitsverlauf in Abhängigkeit von bestimmten Ereignissen erfaßt werden sollten.

Die hier angeführten Fragen erheben natürlich keinen Anspruch auf Vollständigkeit, vielmehr soll hierdurch die Wichtigkeit bestimmter psychosozialer Faktoren für die Krankheitsentstehung und auch den weiteren Verlauf verdeutlicht werden.

### 7.7.2 Psychotherapeutische Interventionen

Der Einsatz psychotherapeutischer Maßnahmen bei älteren Menschen wird an anderer Stelle ausführlicher behandelt. In diesem Abschnitt sollen exemplarisch übergreifende Therapieziele im Umgang mit älteren Menschen diskutiert werden.
Methodisch eignen sich sowohl psychoanalytische Behandlungsverfahren als auch Verhaltens- oder Gesprächstherapie (Gatterer, 1994; Birbaumer, 1986; Radebold, 1986b). Über die Effizienz anderer Methoden liegen keine empirischen Ergebnisse vor.
Eigene Erfahrungen in der Behandlung stationärer und ambulanter geriatrischer Patienten weisen jedoch darauf hin, daß etwa

die Integrative Therapie (PETZOLD, 1990), aber auch Gestalt- und Gruppentherapie, Entspannungsverfahren und vor allem Soziotherapie effizient sein können. Wichtig erscheint in diesem Zusammenhang primär die Anpassung der Methode an die Bedürfnisse der Patienten. Als übergreifende Therapieziele können hierbei definiert werden (GATTERER, 1994; MARSCHNER und HEUFT, 1994; RADEBOLD, 1994):

- Stärkung der Kompetenz des älteren Menschen zur Bewältigung seines Alltags mit größtmöglicher Selbständigkeit, Unabhängigkeit und Eigenverantwortung;
- der Erhalt bzw. eine Erhöhung der (subjektiven) Lebensqualität durch Veränderung der somatischen, ökonomischen, ökologischen und sozialen Bedingungen;
- Aufdecken von Ressourcen und „gesunden Anteilen" der Persönlichkeit (Stärken);
- die Verbesserung sozialer Fertigkeiten und der Aufbau bzw. die Wiederaufnahme sozialer Kontakte;
- die Bearbeitung der Verlustthematik;
- die Auseinandersetzung mit Altern und Tod;
- die Förderung des Gegenwartsbezugs sowie Bilanzziehen (Lösen unausgetragener Konflikte);
- Erarbeiten praktischer Lösungen;
- Berücksichtigung der Realität der Alterssituation mit Funktionseinschränkungen, mangelhaften Wohnverhältnissen, schlechter finanzieller Versorgung sowie Hilfs- und Pflegebedürftigkeit;
- verstärkte Hilfestellung durch Information und Beratung des älteren Menschen und seiner Umwelt;
- Verbesserung sozialer Faktoren, sodaß möglichst optimale Voraussetzungen für einen positiven Alterungsprozeß geschaffen werden.

Voraussetzung hierfür ist jedoch eine positive, emotional einfühlsame und echte therapeutische Grundhaltung.

## *7.8 Zusammenfassung*

Die Bedeutung psychosomatischer Störungen bei älteren Menschen wird noch immer unterschätzt. Häufig führt dies zu einer primär auf Pharmakotherapie ausgerichteten organischen Behandlung. Das ist einerseits durch die Schwierigkeit der diagnostischen Erfassung psychosomatischer Erkrankungen bedingt, andererseits jedoch auch Ausdruck der Einstellung zum Alter selbst, als Kontraindikation für die Durchführung einer psychotherapeutischen Behandlung.

Die vorliegende Arbeit versucht die Probleme, aber auch Lösungsmöglichkeiten bei der Erfassung und Behandlung psychosomatischer Störungen bei älteren Menschen aufzuzeigen. Wichtig erscheint hierbei vor allem die Behandlung des älteren Menschen als biopsychosoziale Einheit. Unter Berücksichtigung dieses Gesichtpunktes sind auch „unverständliche" Beschwerden einsichtiger und einer möglichen therapeutischen Beeinflussung leichter zugänglich, wobei Psychotherapie und Pharmakotherapie einander nicht ausschließen.

Da ältere Menschen mit solchen Störungsbildern zuerst ihren Hausarzt aufsuchen, kommt gerade diesen Personen eine zentrale Stellung in der Diagnostik, Aufklärung und Therapie zu.

# Literatur


Bauer J, Bauer H, Teisig M (1994) Psychosomatische Aspekte der Alzheimerkrankheit. In: Hirsch RD (Hrsg) Psychotherapie bei Demenzen. Steinkopff, Darmstadt

Birbaumer N (1986) Höheres Lebensalter. In: Miltner W, Birbaumer N, Gerber WD (Hrsg) Verhaltensmedizin. Springer, Berlin Heidelberg New York Tokyo

Borelli S (1971) Potenz und Potenzstörungen des Mannes. Hartmann, Berlin

Condrau G (1966) Zur Psychosomatik des alternden Menschen. Therapeutische Rundschau 23: 458–467

Cooper B (1989) Epidemiologie psychischer Erkrankungen im Alter. In: Platt D, Oesterreich K (Hrsg) Handbuch der Gerontologie. Bd 5: Neurologie, Psychiatrie. Fischer, Stuttgart

Cooper B, Sosna U (1983) Psychische Erkrankungen in der Altenbevölkerung. Nervenarzt 54: 239–249

Dilling H, Mombour W, Schmidt MH (Hrsg) (1991) Internationale Klassifikation psychischer Störungen (ICD-10). Huber, Bern

Dilling H, Weyerer S, Castell R (1984) Psychische Erkrankungen in der Bevölkerung. Enke, Stuttgart

Drühe-Wienholt Ch, Blumenschein A (1993) Depression bei Parkinsonscher Krankheit. Z Gerontopsychologie -Psychiatrie 6: 149–166

Eckler M (1994) Einstellung zur Sexualität im Alter bei verschiedenen Personengruppen. Diplomarbeit, Universität Wien

Gatterer G (1994) Psychotherapie im Alter. In: Pritz A, Dellisch H (Hrsg) Psychotherapie im Krankenhaus. Orac, Wien, S 195–210

Gatterer G, Sandor-Imre B, Kleemaier K (1995) Der klinische Psychologe in der Geriatrie. Psychologie in Österreich 1: 7–14

Häfner H (1989) Psychiatrische Aspekte: Epidemiologie und Klinik. In: Karl F, Tokarski W (Hrsg) Die „neuen" Alten. Kasseler Gerontologische Schriften 6. Gesamthochschulbibliothek, Kassel

Hall J, Henderson, L (1966) Asthma in the aged. J Am Geriat Soc 14: 779–794

Herzmann CE (1985) Die psychosomatische Problematik des Schmerzes bei alten Menschen. In: Bergener M, Kark B (Hrsg) Psychosomatik in der Geriatrie. Steinkopff, Darmstadt, S 50–56

Katschnig H, Strotzka H (1977) Epidemiologie der Neurosen und psychosomatischen Störungen. In: Blohmke M, Ferber Ch, Kisker K, Schäfer H (Hrsg) Handbuch der Sozialmedizin, Bd II. Enke, Stuttgart

Lang E (1976) Geriatrie – Grundlagen für die Praxis. Fischer, Stuttgart

Marschner C, Heuft G (1994) Indikationskriterien und Therapieziele. In: Radebold H, Hirsch RD (Hrsg) Altern und Psychotherapie. Huber, Bern, S 19–25

McDonald C (1966) The patterns of neurotic illness in the elderly. Aust NZ J Psychiat 1: 203–210

Müller Ch (1967) Alterspsychiatrie. Thieme, Stuttgart

Nowlin J, Busse E (1977) Psychosomatic problems in the older person. In: Wittkower E, Warnes H (eds) Psychosomatic medicine; its clinical applications

Petzold HG (1990) Integrative Bewegungs- und Leibtherapie. Junfermann, Paderborn

Radebold H (1986a) Formen und Möglichkeiten der Psychotherapie im Alter. Psychother Med Psychol 36: 337–343

Radebold H (1986b) Die psychosomatische Sicht alternder Patienten. In: von Uexküll Th (Hrsg) Psychosomatische Medizin. Urban & Schwarzenberg, München Wien Baltimore, S 1079–1105

Radebold H (1989a) Psycho- und soziotherapeutische Behandlungsverfahren. In: Platt D (Hrsg) Handbuch der Gerontologie. Fischer, Stuttgart New York, S 419–443

Radebold H (1989b) Neurotische, reaktive und psychosomatische Erkrankungen. In: Platt D (Hrsg) Handbuch der Gerontologie. Fischer, Stuttgart New York, S 318–325

Radebold H (1992a) Psychodynamische Sicht und Psychotherapie Älterer. Springer, Berlin Heidelberg New York

Radebold H (1992b) Psychotherapie mit Älteren. Z Gerontol 25: 347–348

Radebold H (1994) Möglichkeiten und Grenzen. In: Radebold H, Hirsch RD (Hrsg) Altern und Psychotherapie. Huber, Bern, S 27–34

Sandweg R, Sänger-Alt C, Rudolf G (1992) Psychopathologischer Befund und Behandlungsergebnisse bei Rentenantragsstellern. Nervenarzt 63: 539–544

Schneider HD (1990) Alterssexualität I+II. Ärztliche Praxis. Werk-Verlag, München, S 1–12 von Schumann HJ (1990) Liebe und Sexualität in der zweiten Lebenshälfte. Birkhäuser, Basel

Shapiro E, Ross NP (1982) Retired and employed elderly persons: their utilization of health care services. Gerontologist 22: 197–193

Sklar M (1972) Functional bowel distress and constipation in the aged. Geriatrics 27: 79–85

Wittchen HU, Sass H, Zaudig M, Koehler K (1989) Diagnostisches und statistisches Manual psychischer Störungen (DSM-III-R). Beltz, Weinheim Basel

# 8. Schlaf und Schlafstörungen

*Thomas Stompe und Alexander Friedmann*

In den vergangenen Dezennien haben die circadianen Rhythmen[1] eine zentrale Rolle im Forschungsinteresse von Biologen, Neuropathologen und Psychiatern eingenommen. Die Gründe für die Fokussierung wissenschaftlicher Aufmerksamkeit auf diesen Bereich, in welchem wiederum der Schlaf und seine Störungen einen wichtigen Platz einnehmen, sind mannigfaltig. Sicher ist, daß Störungen auf diesem Gebiet nicht nur in der Diagnostik seelischer Störungen, vor allem von Psychosen, eine wichtige Rolle spielen, sondern auch, daß sie, weil subjektiv quälend, zu den häufigsten Beschwerden gegenüber Ärzten zählen; so sei an dieser Stelle ein Satz Kanowskis (1984) zitiert:

> „Der Schlaf als Hüter des Lebens – und Bruder des Todes, Zuflucht der Beladenen und Bekümmerten – Hemmnis der Aktiven und ständig Genuß Suchenden. Er flieht den, der ihn sucht und überfällt unwiderstehlich jenen, der ihm zu entkommen sucht ..."

Nicht zuletzt sprechen statistische Daten über den Gebrauch von Tranquillantien und Hypnotika in den hochentwickelten Industriestaaten bzw. Wirtschaftsdaten der diese Substanzen produzierenden und vermarktenden Industrien eine beredte Sprache.

Der Schlaf ist ein überaus komplexes Phänomen: Er ist nicht bloß „fehlende Wachheit", sondern ein ganz spezieller Funktionszustand des Gehirns, der von komplizierten und präzise arbeitenden und umso störbareren Mechanismen kontrolliert wird. Der Schlaf durchläuft – wie alle anderen psychobiologischen Funktionen des Menschen – eine Entwicklung, in der sich im Laufe des Lebens sowohl das objektive Schlafmuster wie auch das subjektive Erleben des eigenen Schlafes verändern.

Bei alten Menschen hat dieser Veränderungsprozeß ein Maß erreicht, wo eine sichere Trennung zwischen einem physiologischen und altersentsprechenden Schlafmuster und einer pathologischen Schlafstörung oft nicht möglich ist.

Ein ganz beträchtlicher Teil der Bevölkerung leidet unter Schlafstörungen: Diesbezüglich erhobene Werte schwanken je nach Studie zwischen 10 und 30%. Frauen sind deutlich häufiger davon betroffen als Männer, und alte Menschen ebenso deutlich häufiger als junge. Naheliegenderweise stand in den vergangenen zwanzig Jahren die Altersklasse der Betagten und Hochbetagten zunehmend im Zentrum naturwissenschaftlicher und epidemiologischer Studien der Schlafforschung.

Die naturwissenschaftliche Schlafforschung erlebte ihren Beginn in den dreißiger Jahren unseres Jahrhunderts: 1928 gelang dem deutschen Psychiater Hans Berger die Ableitung

---

[1] Circadiane Rhythmen werden von endogenen Oszillatoren (ca. 25 Stunden pro Tag) im Zentralnervensystem gesteuert, die u.a. den Schlaf-Wachzustand regulieren. Als Taktgeber dieser biologischen Uhr kann der N. suprachiasmaticus (bei Frauen größer) betrachtet werden, wobei auch die Epiphyse (Corpus pineale) in diesen Schaltkreis mit einbezogen ist. Es werden Zusammenhänge zwischen Depressionen, Psychosen und gestörter circadianer Rhythmik diskutiert (Anm. d. Hrsg.).

kontinuierlicher elektrischer Aktivitäten von der Kopfhaut des Menschen (EEG). BERGER stellte auch schon bald fest, daß sich das Erregungsmuster im EEG in auffälliger Weise änderte, wenn die Versuchspersonen schliefen. Im Schlaf kommt es zu einer generellen Umstellung aller Regulationsvorgänge des Organismus, insbesondere zu einer Verschiebung des Gleichgewichts zwischen den adrenergen und den cholinergen autonom-vegetativen Regelsystemen in Richtung des Dominierens der Cholinergie im Rahmen einer vorherrschenden vagotonen Reizübertragungskonstellation. Dementsprechend tritt eine Verlangsamung der Pulsfrequenz auf, der Blutdruck und die Körpertemperatur sinken ab, die Atmung wird langsamer und flacher, der Muskeltonus nimmt ab und die Reaktionsfähigkeit auf Sinnesreize ist verringert bis hin zu ihrer gelegentlich völligen Aufhebung in den tiefen Schlafstadien (HOBSON, 1990).

## 8.1 *Das Schlaf-EEG des jungen Erwachsenen*

Generell werden zwei Schlaftypen unterschieden:

1. Die sogenannten REM-Phasen (*Rapid-eye-movement-Phasen*) sind Perioden aktiven Schlafes, in welchen elektrooculographisch rasche Augenbewegungen nachgewiesen werden können. Beim Erwachen aus diesen Schlafperioden berichten die meisten Menschen, sie hätten gerade geträumt. Der REM-Anteil des Schlafes des Gesunden nimmt im Laufe des Lebens kontinuierlich ab (Abb. 1).
2. In Non-REM-Phasen findet der ruhige Schlaf ohne rasche Augenbewegungen statt. Beim Erwachen aus diesen Schlafperioden werden keine Traumaktivitäten erinnert.

Erwachsene durchlaufen während ihres Nachtschlafes regelhaft 5 Stadien (Abb. 2). In den ersten vier (Non-REM-)Schlafstadien wandelt sich das Bild des EEGs kontinuierlich von einem Potentialmuster mit niedriger Spannung und hoher Frequenz in eines mit hoher Spannung und niedriger Frequenz. Damit verbunden nimmt die Schlaftiefe zu. Hinzuzufügen ist, daß es zwischen den einzelnen Stadien fließende Übergänge gibt, sodaß zwischen ihnen keine scharfen Grenzen gezogen werden können (siehe Tabelle 1, S. 332):

- Im **Stadium I** werden die Alpha (α)-Wellen, die den *entspannten Wachzustand* prägen, unregelmäßiger, ihre Amplitude wird niedriger. Darüber hinaus finden sich vermehrt ziemlich flache Zwischenwellen (θ-Wellen) mit einer Frequenz von 6–7/sec (NEUNDÖRFER, 1990).
- Im **Stadium II** sind keine α-Wellen mehr nachweisbar. Dominierend sind jetzt Zwischenwellen steigernder Amplitude, denen auch manchmal δ-Wellen beigemischt sein können. Charakteristisch für dieses Stadium sind außerdem Schlafspindeln mit Frequenzen um 14–16/sec.
- Im **Stadium III** wechseln sich δ-Wellen mit einer Frequenz von 1–3/sec und Zwischenwellengruppen ab, in die Schlafspindeln mit Frequenzen von 11–13/sec eingelagert sind.
- Im **Tiefschlafstadium IV** dominieren sehr langsame δ-Wellen, die manchmal von Wellen mit schnelleren Frequenzen überlagert werden, Schlafspindeln sind nicht mehr zu finden.
- Abgeschlossen wird ein Schlafzyklus meist mit einem REM-Stadium. Vom EEG-Kurvenbild her ähnelt es dem Stadium I. Anders als in diesen sind Schlafende im REM-Stadium nur schwer weckbar. Bei der Registrierung der Augenbewegungen im Elektrooculogramm zeigen sich rasche, unregelmäßige horizontale und vertikale Ausschläge, die diesem Schlafstadium den Namen gaben. Das REM-Stadium dauert etwa zwanzig Minuten an.

- Sobald das Stadium IV oder das REM-Stadium erreicht ist, kehrt sich die obengeschilderte Abfolge um, und der Schlafende erreicht über Stadium III und II wieder Stadium I. Ein kompletter Schlafzyklus wiederholt sich während der ganzen Nacht in 90- bis 100-Minuten-Intervallen.

Gesunde junge Menschen verbringen etwa 25% ihres Gesamtschlafes im REM-Schlaf, 5% im Stadium I, 50% im Stadium II und 20% in den Stadien III und IV. Es finden sich jedoch durchaus beträchtliche Variationen zwischen einzelnen Individuen. Gesunde Menschen haben meistens ein individuell charakteristisches und über eine gewisse Zeit hin konstantes Schlafmuster. Bei Schlafgestörten zeigt sich hingegen eine hohe Variabilität von Nacht zu Nacht.

## *8.2 Änderungen des Schlafes im höheren Alter*

Wie eine schwedische Längsschnittuntersuchung (Skoog et al. in: Vellas, 1993) zeigt, sind durchschnittlich etwa 40% der 70jährigen mit ihrem Schlaf unzufrieden, wobei 50% der Frauen gegenüber 30% der Männer über Schlafstörungen klagen. Diese Zahlen bleiben bei den älteren Probanden gleich. Erwähnenswert ist, daß sie sich auf subjektive Schlafstörungen beziehen, die jedoch häufig nicht polygraphisch objektivierten Schlafstörungen entsprechen. Apparative Ableitungen zeigen, daß vor allem die *Einschlaflatenz* – die Zeitspanne zwischen dem Zubettgehen und dem Einschlafen überschätzt wird.

Die Gesamtschlafdauer wird für gewöhnlich unterschätzt. Ebenso wird jedoch auch die Häufigkeit des nächtlichen Erwachens überschätzt, obwohl gerade diese objektivierbare Größe mit der subjektiven Beurteilung der Qualität des Schlafes am besten korreliert: Je schlechter ein Mensch glaubt, geschlafen zu haben, desto häufiger zeigen sich Wachphasen in der EEG-Ableitung.

- Das Schlaf-EEG alter Menschen zeigt als durchgängiges Profilcharakteristikum eine Reduktion der Amplituden, vor al-

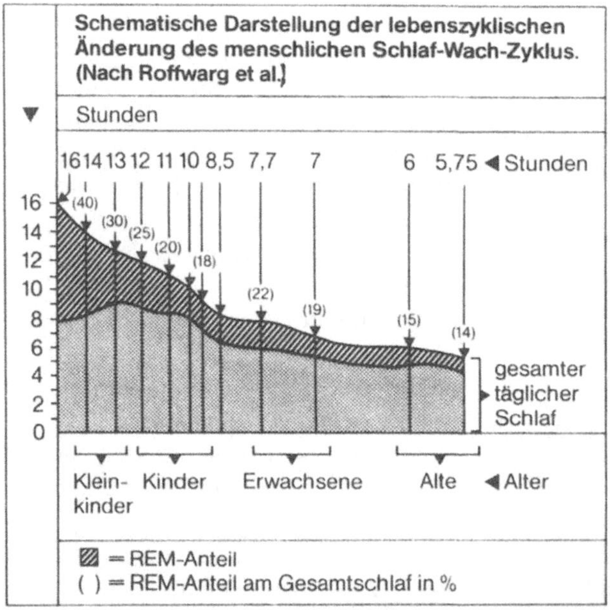


**Abb. 1.** Änderung des menschlichen Schlaf-Wach-Zyklus im Laufe des Lebens

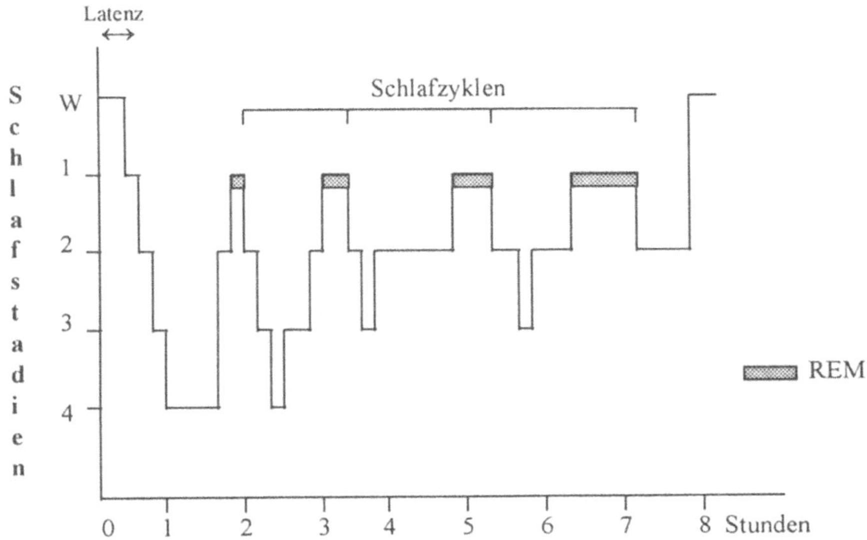


**Abb. 2.** Das Schlafprofil des Gesunden

lem der Schlafspindeln und der δ-Wellen. Letztere, die für die Stadien III und IV typisch sind, zeigen auch beim gesunden alten Menschen eine deutliche Reduktion von 200 μV auf maximal 150 μV.

- Schlafspindeln – charakteristisch für das Stadium II – sind weniger häufig als in der Jugend und üblicherweise amplitudenniedriger.
- Der 90-Minuten-Rhythmus des Wechsels von REM- und Non-REM-Schlaf bleibt zwar erhalten, es finden sich jedoch beispielsweise im REM-Schlaf δ-Wellen, die bei jungen Erwachsenen normalerweise vor allem in der Tiefschlafphase (Stadium III und IV) zu sehen sind. Umgekehrt tauchen im Slow-wave-Schlaf Wellen mit höheren Frequenzen auf, die normalerweise typisch für die frühen Schlafstadien sind. Generell kann man sagen, daß es im Alter zu einer zunehmenden Durchmischung von Schlaf-Wachzuständen kommt, die im jungen Erwachsenenalter schärfer voneinander getrennt sind.
- Charakteristisch sind auch kurze Schlafepisoden tagsüber, die häufig Tiefschlafphasen beinhalten, die im Nachtschlaf wiederum mit zunehmendem Alter seltener werden; eine Konsequenz davon ist das häufige nächtliche Erwachen, welches den Erholungswert des Schlafes am stärksten beeinträchtigt.
- Überwiegt bei jungen Menschen der Slow-wave-Schlaf am Beginn der Nacht und der REM-Schlaf gegen Morgen, so findet sich auch dieser Rhythmus bei alten Menschen nur mehr in abgeschwächter Form.
- Vom Schlaf-Wach-Rhythmus entkoppelt sind auch andere circadiane Rhythmen, wie die Änderung der Körpertemperatur oder verschiedene Hormonspiegel. Vor allem die entkoppelte Phasenbeziehung des Schlaf-Wach-Rhythmus und der Körpertemperatur wird für das frühzeitige Erwachen alter Menschen verantwortlich gemacht.
- Neben dem frühzeitigen morgendlichen Erwachen und den Durchschlafstörungen klagen alte Menschen auch häufig über Störungen des Einschlafens. Williams et al. (1974) konnten allerdings nachweisen, daß die Einschlaflatenz – die Zeit vom Lichtlöschen bis zum Auf-

treten des ersten Schlafstadiums – während des gesamten Erwachsenenalters relativ konstant bleibt. Sie erreicht erst im 8. Lebensjahrzehnt höhere Werte.

– Wesentlich gravierender ist jedoch die Veränderung der Häufigkeit nächtlichen Erwachens. Während mit 20 Jahren Schlafende etwa zweimal in der Nacht erwachen, werden 75jährige nachts im Schnitt sechsmal munter.
– Vergleicht man nun nach Abzug der Einschlaflatenz und der Wachzeiten die tatsächliche Schlafzeit junger und alter Menschen, so ist festzustellen, daß diese im gesamten Erwachsenenleben etwa gleich bleibt. Was sich verändert, ist vor allem die *Schlafeffizienz*. Darunter versteht man das Verhältnis zwischen tatsächlicher Schlafzeit und der im Bett verbrachten Zeit. Die Schlafeffizienz sinkt mit zunehmendem Alter deutlich, das heißt daß alte Menschen relativ viel Zeit wach im Bett verbringen.

Zusammenfassend beeinträchtigen folgende Veränderungen des Schafmusters die subjektive Qualität des Schlafes auch gesunder alter Menschen:

1. Die Einschlafzeit ist etwas verlängert.
2. Die Tiefschlafphasen (Stadium III und IV) sind seltener.
3. Der prozentuelle Anteil des Stadiums I am Gesamtschlaf nimmt zu, der Schlaf wird oberflächlicher, daher:
4. häufigeres nächtliches Erwachen,
5. frühzeitiges morgendliches Erwachen,
6. Müdigkeit untertags und
7. häufige Kurzschlafepisoden tagsüber („Nickerchen").

Wesentlich seltener findet sich jedoch auch im Alter eine *Hypersomnie*, d.h. eine gegenüber dem jungen Erwachsenenalter verlängerte Schlafdauer. Hier ist zu bemerken, daß es anscheinend für jeden Menschen eine optimale durchschnittliche Schlafenszeit gibt. Verlängert oder verkürzt man diese experimentell so kommt es in beiden Fällen zu Einbußen der generellen Leistungsfähigkeit.

Gemessen am individuellen Optimum kann daher sowohl ein Zuviel auch ein Zuwenig an Schlaf negative Auswirkungen haben. Darüber hinaus zeigt sich, daß starke individuelle Abweichungen der Schlafdauer vom allgemeinen Altersdurchschnitt mit einem erhöhten Mortalitätsrisiko belastet sind. Eine umfangreiche US-Studie in den 60er Jahren ergab die niedrigste Sterberate für Herz-Kreislauf-Erkrankungen und cerebrale Insulte in der Gruppe jener Personen, die etwa sieben Stunden schlafen. Sowohl bei kürzeren als auch bei längeren Schlafenszeiten stieg die Mortalität an (Hammond und Garfinkel, 1969).

Als Gründe für die Veränderung des Schlafmusters gesunder alter Menschen können biologische und psychologische Faktoren unterschieden werden, die jedoch fast immer miteinander interagieren (Häfner und Heimann, 1981):

**Tabelle 1.** EEG-Merkmale des Non-REM-Schlafes

| Stadium | Frequenz (in Zyklen pro Sekunde) | Amplitude (in Mikrovolt) | Wellenform |
|---|---|---|---|
| I | 4–8 | 50–100 | Theta (θ)-Wellen |
| II | 8–15 | 50–150 | Schlafspindeln |
| III | 2–4 | 100–150 | langsame Wellen |
| IV | $^1/_2$–2 | 100–200 | Delta (δ)-Wellen |

- Persönliche Kontakte zu anderen Menschen fungieren sozusagen als soziale Zeitgeber: Ältere Menschen sind häufig vereinsamt und ziehen sich oft schon vor dem eigentlichen Eintritt der abendlichen Müdigkeit ins Bett zurück, wodurch sich die Einschlaflatenz erhöht.
- Aus dem Wunsch, schnell einschlafen zu können, bzw. aus der Angst, es nicht zu können, kann eine Furcht vor der Schlaflosigkeit entstehen (Agrypniphobie), die dann tatsächlich den Eintritt des Schlafes im Sinne einer *self-fulfilling prophecy* hemmt.
- Schlafstörungen können auch allgemein ihre Ursache in falschen Vorstellungen über die lebensnotwendige Schlafdauer und -tiefe haben: Es wird häufig zu früh ins Bett gegangen und zu lange im Bett geblieben, wodurch die Schlafeffizienz abnimmt.
- Der Schlaf unter tags vermindert den Anteil am Tiefschlaf in der darauffolgenden Nacht.
- Der Genuß von stimulierend wirkenden Getränken wie Kaffee, Tee, aber auch von Alkohol kann manchmal Schlafstörungen auslösen. Es ist hier jedoch anzumerken, daß dies nicht regelhaft der Fall ist: So können die Kreislauf- und Atmungsstimulantien Tee oder/und Kaffee bei Hypotonikern geradezu als Schlafmittel eingesetzt werden, da sie durch ihre anregende Wirkung Kreislauf- und respiratorischen Faktoren bei der Entstehung von Durchschlafstörungen aufheben können. Was die Schlafbeeinflussung durch Alkohol anlangt, muß ebenfalls differenziert werden, ob es sich um einen chronischen Alkoholmißbrauch handelt (der früher oder später sicher mit Schlafstörungen einhergeht), oder um einen mäßigen Konsum; weiters, ob es sich um Weißwein, Rotwein, Bier oder um Schnaps handelt, und schließlich ist die individuelle Kreislaufsituation in die Beurteilung einzubeziehen, ob von Alkoholkonsum vor dem Schlafengehen abzuraten ist oder nicht.
- Schwere Mahlzeiten, Lärm, spätes abendliches Fernsehen, inadäquate Umgebungstemperaturen, ungenügende Lüftung und stark variierende Ruhezeiten können den Schlaf und seinen Erholungswert ebenso beeinträchtigen wie schlechte Liegegewohnheiten (zu große Kopfpölster, zu weiche Matrazen) und ungeeignete Schlafplätze (z.B. Nähe eines Ofens). Dies gilt ebenso für Veränderung von gewohnten Lebensumständen, wie sie etwa mit dem Verlust des Lebensgefährten oder mit der Übersiedlung in ein Pensionisten- oder Pflegeheim einhergehen.

Neben all diesen psychologischen und psychosozialen spielen altersbedingte biologische Veränderungen eine unter Umständen beträchtliche Rolle, nämlich die Entkoppelung des Schlaf-Wach-Rhythmus von anderen circadianen Rhythmen wie Aktivität- und Ruherhythmus oder den circadianen Veränderungen der Körpertemperatur, sowie hirnatrophische Prozesse, auch beim ansonsten Gesunden.

## 8.3 Schlafstörungen als Krankheitssymptom

Wie sehr die Schlafstörungen älterer Menschen zu einem medizinischen Problem geworden sind, läßt sich aus Studien über Tranquilizer- und Hypnotikaverbrauch ablesen. US-Studien z.B. zeigen, daß Personen über 65 Jahren zwar lediglich 12% der Gesamtpopulation ausmachen, jedoch 35–40% der Schlafmittelverschreibungen in Anspruch nehmen (Dement et al., 1982). Zum einen wirft dieser Umstand natürlich ein bezeichnendes Licht auf ärztliche Verschreibungsgewohnheiten, zum anderen scheint der Schlaf durch altersgemäße physiologische Veränderungen und durch Erkrankungen für viele ältere Menschen offensichtlich

**Tabelle 2.** Klinische Aspekte von Schlafstörungen im Alter

| Ätiologie | Typ der Schlafstörung | |
|---|---|---|
| | Einschlafstörung | Durchschlafstörung |
| *1. Primäre Schlafstörungen* | | |
| Schlaf-Apnoe-Syndrom | | ++ |
| Nächtliche Bewegungsstörungen | + | + |
| Nächtliches Myoklonussyndrom | + | + |
| *2. Sekundäre Schlafstörungen* | | |
| Internistische Erkrankungen | | |
| – Rheumatische Erkrankungen | ++ | + |
| – Dyspepsie | ++ | + |
| – Kardiovaskuläre Störungen (nächtliche Hypotonie!) | | ++ |
| – Respiratorische Störungen | + | ++ |
| – Infektionskrankheiten | + | ++ |
| – Fieberhafte Zustände | + | ++ |
| – Malignome | ++ | ++ |
| – Chronische Niereninsuffizienz | + | ++ |
| – Diabetes mellitus, Dysthyreosen | ++ | ++ |
| Neurologische Erkrankungen | | |
| – ZNS-Tumoren | ++ | + |
| – Vaskuläre Kopfschmerzen | ++ | + |
| – Hypothalamische Läsionen | + | ++ |
| – Polyneuropathien | ++ | + |
| Psychiatrische Erkrankungen | | |
| – Demenzen | + | ++ |
| – Angststörungen | ++ | + |
| – Depression | + | ++ |
| – Manie | ++ | ++ |
| – (Andere) Psychosen | ++ | + |
| – Erlebnisreaktive Störungen | ++ | + |
| Pharmakogene Schlafstörungen | | |
| – Direkte Medikamentenwirkung | ++ | + |
| – Medikamenteninteraktion | ++ | + |
| – Rebound-, Entzugsphänomene | ++ | + |

ein zentrales subjektives Leidensthema zu sein.

Schlafstörungen werden bei allen Altersgruppen in *primäre* und *sekundäre* unterteilt. Die ersteren sind die Folge einer Funktionsstörung, die sich auf das Schlaf-Wach-System beschränkt. In der Kindheit und Jugend wären dies etwa der Pavor nocturnus, das Bettnässen, vermehrte Alpträume oder der Somnambulismus, die meist mit dem Übergang ins Erwachsenenalter verschwinden und daher als Reifungsstörungen zu bezeichnen sind. Später im Alter tauchen dann neue primäre Schlafstörungen wie etwa das Schlaf-Apnoe-Syndrom auf.

Sekundäre Schlafstörungen hingegen kommen als Symptom im Rahmen verschiedener psychischer und somatischer Erkrankungen vor. Das Schlaf-Wach-System ist hier nur in zweiter Linie betroffen.

Das Einschlafen und das Durchschlafen sind von den einzelnen Erkrankungen in unterschiedlichen Ausmaß betroffen.
Es darf davon ausgegangen werden, daß die Krankheitstypologie der mit sekundären Schlafstörungen verbundenen Erkrankungen dem Leser in ausreichender Weise bekannt ist, ihre Erörterung an dieser Stelle würde das Thema bei weitem sprengen und wird daher unterlassen. Die Beschreibung der primären Schlafstörungen des höheren Lebensalters hingegen ist hier angebracht.

### 8.3.1 Das Schlaf-Apnoe-Syndrom

Das Schlaf-Apnoe-Syndrom ist mit 37% eine der häufigsten Ursachen für Schlafprobleme im höheren Lebensalter. Es handelt sich dabei um eine Störung der Atmungsautomatie, die ausschließlich während des Schlafes auftritt, wobei die Atmung stündlich mindestens fünfmal für mindestens 10 Sekunden unterbrochen ist. Verantwortlich dafür sind meist zentrale Innervationsstörungen, wobei es zu einer Erschlaffung der Pharynxmuskulatur kommt. Diese apnoischen Pausen können insgesamt bis zu 50% der Schlafdauer einnehmen.
Manchmal treten nach längerer Erkrankungsdauer schwerwiegende kardiovaskuläre Probleme auf. In den apnoischen Pausen kommt es zu einer Erhöhung des intrathorakalen Druckes sowie des Blutdruckes in der Arteria pulmonalis. Die apnoischen Pausen werden durch das Erwachen des Betroffenen beendet. Dieses Erwachen wird üblicherweise von ihm nicht registriert, da dieser gleich wieder einschläft. Am Morgen fühlen sich die Kranken jedoch meist matt und unausgeruht. Häufig leiden auch die Angehörigen sekundär unter der Krankheit mit, da Patienten mit dieser Störung heftig zu schnarchen pflegen. Therapieversuche mit Antidepressiva wurden unternommen. Tranquilizer sind wegen ihrer atemdepressiven Wirksamkeit zu vermeiden.

### 8.3.2 Nächtliche Bewegungsstörungen

Meist handelt es sich um stereotype, periodisch wiederkehrende Bewegungen der Gliedmaßen, die im Schlaf auftreten. Diese Erkrankung ist bei Personen unter 30 Jahre sehr selten, es wurde jedoch festgestellt, daß 30% der älteren Patienten mit Schlafstörungen unter dieser Problematik leiden (in: VELLAS, 1993). Eine spezielle Form der nächtlichen Bewegungsstörungen ist das *Restless-legs-Syndrom*, bei der Mißempfindungen in den Beinen und ein subsequentes Bewegungsbedürfnis sich vor allem in der Einschlafphase störend bemerkbar machen. Diese Patienten leiden immer auch unter nächtlichen Myoklonien der unteren Extremitäten, eine Störung, wo die Kranken nachts wegen plötzlicher Zuckungen in den Beinen erwachen, und die auch ohne Restless-legs-Syndrom auftreten kann.
Die Ätiologie der nächtlichen Bewegungsstörungen ist im wesentlichen noch unklar. Therapieversuche mit Benzodiazepinen oder L-Dopa zeigten wechselnde Erfolge.
Abschließend sei zur Frage der Therapie von sekundären Schlafstörungen darauf hingewiesen, daß der öfters praktizierte und unkritisch gehandhabte Einsatz von Benzodiazepine abzulehnen ist: Gerade bei älteren Patienten verursachen diese Medikamente kognitive Beeinträchtigungen, die im höheren Lebensalter kaum kompensiert werden können. Darüber hinaus ist zu bedenken, daß die immer auch muskelrelaxierende Wirkung von Benzodiazepinen und ähnlichen Substanzen hier auf einen Bewegungsapparat trifft, der meist ohnehin schon altersbedingt geschwächt ist. In der Konsequenz neigen die Kranken dazu, sekundär weniger Bewegung zu machen, was tertiär zu einer Verschlechterung der Kreislaufsituation führt, um schließlich in eine weitere Schlafstörung zu geraten, die als Gewöhnungseffekt der Medikation fehlinterpretiert wird und in Dosissteigerungen mündet. Weiters muß berücksichtigt werden, daß chronisch

verabreichte Benzodiazepine nicht selten auch eine depressiogene Wirkung entfalten. Wenn es unumgänglich scheint, eine Schlafstörung im höheren Lebensalter mit Benzodiazepinen oder ähnlichen Substanzen zu behandeln, sollte auf eher blutdruckschonende, metabolitenarme und kurzwirksame Substanzen zurückgegriffen werden wie etwa Triazolam, Midazolam, Lorazepam, Oxazepam oder Meprobamat.

Vor Therapiebeginn gilt es, sorgfältig die Ursache der Schlafstörung zu suchen und wenn möglich kausal zu behandeln. Sollten sich diese Maßnahmen als nicht ausreichend erweisen, kann an die Verabreichung von Haloperidol in niedrigen Dosierungen oder an schwach wirksame, sedierende Neuroleptika, wie etwa Dixyrazin, gedacht werden, natürlich unter der Voraussetzung, daß kein Parkinsonismus einen Einsatz von Neuroleptika kontraindiziert. Auch an die Gabe von primär sedierenden Antidepressiva, wie Mianserin, Maprotilin oder Opipramol kann gedacht werden.

Oft genügt es bei Schlafstörungen gerade alter Menschen, Modifikationen der Lebensweise und Schlafgewohnheiten anzuregen, um dieses quälende Problem unter Kontrolle zu bringen und seine Auswirkungen zu lindern.

## Literatur

De Ajuriaguerra J, Richard J, Tissot R (1975) Geisteskrankheiten. In: Martin E, Junod JP (Hrsg) Ein kurzes Lehrbuch der Geriatrie. Huber, Bern, S 166–171

De Beauvoir S (1972) Das Alter. Rowohlt, Reinbek

Berger M (1992) Handbuch des normalen und gestörten Schlafes. Springer, Berlin Heidelberg New York Tokyo

Comfort A (1965) The process of aging. Weidenfeld & Nicolson, London, pp 152ff

Friedmann A, Korn K, Topitz A (1992) Gerontopsychiatrie. Leitfaden der Psychiatrie, 4. Aufl. Maudrich, Wien München Bern, S 163–175

Häfner H, Heimann H, Pflug B (1981) Gerontopsychiatrie. Fischer, Stuttgart

Hallervorden J (1957) Das normale und pathologische Altern des Gehirnes. Nervenarzt 28: 433

Hobson JA (1990) Schlaf: Gehirnaktivität im Ruhestand. Spektrum der Wissenschaft Verlagsgesellschaft, Heidelberg

Kanowski S (1984) Schlafstörungen im Alter. In: Kubicki St (Hrsg) Schlafstörungen in Abhängigkeit vom Lebensalter. Schering, Berlin

Lehr U, Schmitz-Scherzer R, Thomae H (1974) Psychologischer Befund, subjektiver Gesundheitszustand, internistischer Befund. In: Schubert R, Störmer A (Hrsg) Schwerpunkte in der Geriatrie. Banaschewski, München, S 94–101

Müller C (1969) Manuel de géronto-psychiatrie. Masson, Paris

Neundörfer B (1990) EEG-Fibel. Fischer, Stuttgart

Roffwarg HP, Muzio JN, Dement WC (1966) Ontogenetic development of the human sleep-dream cycle. Science 152: 604–619

Saletu B (1984) Schlaf- und Wachstörungen: Klassifikation, Klinik und Pharmakotherapie. In: Saletu B (Hrsg) Schlafmitteltherapie bei Berufstätigen. Perimed, Erlangen, S 8–38

Saletu B (1976) Psychopharmaka, Gehirntätigkeit und Schlaf. Karger, Basel

Strotzka H (1974) Psychotherapie alter Menschen. In: Fellinger K (Hrsg) Aktivitätsprobleme des Alternden – eine psychosomatische Studie. Roche, Basel, S 77–91

Vellas B, Albarede JL (1993) Sleep disorders and insomnia in the eldery. In: Facts and research in gerontology, Vol 2 [Suppl]

Verzar F (1975) Biologische Veränderungen im Altern. In: Martin E, Junod JP (Hrsg) Ein kurzes Lehrbuch der Geriatrie. Huber, Bern, S 23–25

Williams R, Karacan I, Hursch C (1974) EEG of human sleep: clinical applications. Wiley, New York

Wunderli J (1979) Mensch und Altern. 3. Aufl. Karger, Basel

Zeitlhofer J, Tribl G, Saletu B (1993) Schlafstörungen in der Neurologie: Hyposomnien. Wien Klin Wochenschr 105: 37–41

# 9. Abhängigkeitskrankheiten

*Herwig Scholz*

## *9.1 Häufigkeit und Verbreitung von Alkohol- und Medikamentenproblemen bei Älteren*

Bis vor wenigen Jahren war die öffentliche und wissenschaftliche Beachtung von Suchtkrankheiten im Alter so gering, daß ihre wirklichen Dimensionen für die Volksgesundheit völlig verkannt wurden. Diese Unsicherheiten über das tatsächliche Gesamtausmaß von Alkohol- und Medikamentenmißbrauch in höheren Altersstufen beruhten einerseits auf einem Mangel an präzisen Untersuchungen und sicherlich auch auf der Vorstellung, daß Alkohol- und Medikamentenprobleme bei älteren Menschen einfach als Folgezustände früher entstandener Suchtprozesse aufzufassen sind.

Zu den größten epidemiologischen Überraschungen der letzten Jahre auf dem Sektor der Alkoholismusforschung zählt die Erkenntnis, daß etwa ein Drittel aller älteren Alkoholkranken die manifeste Abhängigkeit erst nach dem fünfzigsten Lebensjahr entwickelt hat. Da diese Entwicklung noch wenig bekannt und noch weniger allgemein akzeptiert ist, werden die epidemiologischen Befunde hier zumindest übersichtsweise dargestellt:

KING et al. (1986) schätzen die Zahl älterer Alkoholkranker in den Vereinigten Staaten von Amerika auf etwa eine bis drei Millionen und nehmen an, daß davon höchstens 15 % eine ausreichende Behandlungsmöglichkeit vorfinden. SCHMITZ-MOORMANN (1986) rechnet mit etwa 2,5 % Älteren mit Alkoholmißbrauch in der industrialisierten Gesellschaft, und TICEHURST (1990) reiht den Alkoholismus als dritthäufigste psychiatrische Diagnose bei älteren Patienten mit etwa 3 % bei über 65jährigen ein.

Präzisere Einblicke geben größere Prävalenzstudien über die Abhängigkeitserkrankungen in verschiedenen Altersstufen, die in einer kooperativen epidemiologischen Untersuchung der aktuellen und lebenszeitbezogenen Prävalenz von Alkohol, Drogen und Medikamentenmißbrauch in fünf großen Städten der Vereinigten Staaten von Amerika dem Epidemiologic Catchement Area Program – ECA (1988) bei Männern über 65 Jahren immerhin noch bei 14 % liegen.

Bei der Untersuchung des Anteils Suchtgefährdeter und Abhängiger in verschiedenen geriatrischen Kollektiven fanden sich ebenfalls überraschend hohe Werte zwischen 5 % und 11 % Alkoholmißbrauch in allgemein medizinischen Betreuungseinrichtungen mit einem Anstieg der Anteile auf 15–19 % in psychiatrischen Kollektiven.

ATKINSON et al. (1985) sowie VAILLANT (1983) weisen auf den relativ hohen Alkoholkonsum in Altersheimen hin. Immerhin fanden sich dort nur 21 % völlig abstinent lebende Mitglieder gegenüber etwa 45 % Alkoholabstinenten in der Gesamtbevölkerung.

MEARS et al. (1993) stellten in ihrer Studie zudem fest, daß ein Drittel der Älteren, die Alkohl mißbrauchen, durch medizinische Routineuntersuchungen nicht erfaßt worden waren.

Die Prävalenzwerte für *Mißbrauch und Abhängigkeit von Medikamenten* bei älteren Patienten sind im Vergleich zum Alkoholismus noch wesentlich weniger gut definiert. Grundsätzlich muß aber aufgrund der Tatsache, daß diese Altersgruppe zu den wesentlichsten Konsumenten von Verschreibungsmedikamenten zählt, eine erhebliche Verbreitung dieser Probleme angenommen werden.

Unter den verschreibungspflichtigen Medikamenten sind in diesem Zusammenhang neben Analgetika und Hypnotika besonders Tranquilizer vom Benzodiazepintyp hervorzuheben.

Nach den vorliegenden epidemiologischen Befunden internationaler Vergleichsuntersuchungen des Benzodiazepinkonsums und -mißbrauchs durch eine Arbeitsgruppe der American Psychiatric Association Task force bei Erwachsenen (SALZMANN, 1991) ergab sich, daß:

- 15 % der Erwachsenen mindestens einmal im Jahr Benzodiazepine konsumiert haben.
- Davon waren weitere 15 % als chronische Konsumenten mit einer Einnahmedauer von mehr als einem Jahr. Auf die Gesamtbevölkerung der Vereinigten Staaten von Amerika umgerechnet ergäbe sich ein Anteil von 1,6 % chronischen Benzodiazepinkonsumenten. Unter diesen wird neben anderen Gruppen auf die besondere Anfälligkeit älterer Konsumenten mit physischen Erkrankungen und Schmerzzuständen hervorgehoben.

STEPHENS et al. (1981) weisen auf die hohe Abhängigkeitsgefährdung vieler älterer Menschen gegenüber Benzodiazepinen hin.

Es wird geschätzt, daß etwa ein Viertel aller älteren Menschen bei Verwendung psychotroper Substanzen mit Abhängigkeitspotential auf längere Sicht Mißbrauch bzw. Abhängigkeit entwickeln. Dabei bleibt die Mehrzahl bei der üblichen diagnostischen Vorgangsweise unentdeckt. BEARDSLEY et al. (1988) bestätigen, daß in der Geschlechterverteilung gegenüber dem Alkoholismus ein umgekehrtes Bild mit klarem Überwiegen weiblicher Abhängiger vorliegt.

Nach den Befunden von CURTIS et al. ( 1989) fanden sich bei Zuweisung älterer Patienten in eine psychiatrische Behandlung zwischen 50 und 75 % Verläufe mit Medikamentenmißbrauch, wobei die Hälfte der Fälle bisher trotz medizinischer Komplikationen unentdeckt geblieben war. Besonders unbefriedigend waren die Ermittlungshäufigkeiten bei weiblichen Abhängigen. Zu den oft unbeachtet gebliebenen Mißbrauchsformen zählt weltweit der Abusus von zahlreichen nicht verschreibungspflichtigen Medikamenten („over the counter medications"), die erfahrungsgemäß bei steigendem Lebensalter in zunehmender Zahl eingenommen werden (MILLER et al., 1993). Es handelt sich dabei um eine bunte Palette unterschiedlicher Wirkprinzipien in nahezu unbegrenzter Zahl und Variation. Ihre wesentlichsten Vertreter sind Analgetika, Antihistaminika, verschiedene „Geriatrica", Antitussiva, Laxantien und die unübersehbare Zahl von alkoholhaltigen „Stärkungsmitteln". Vor allem bei unkritischem Mehrfachkonsum muß mit den verschiedensten Risken der Toxizität, Abhängigkeitsbildung und ganz besonders unkalkulierbarer Arzneimittelinteraktionen gerechnet werden.

WHITCUP und MILLER (1987) stellten fest, daß ungefähr zwei Drittel aller Personen über dem sechzigsten Lebensjahr mindestens ein rezeptfreies „Medikament" täglich einnehmen.

## *9.2 Erscheinungsformen und Verlaufsbilder später Alkoholismusformen*

*Begriffsbestimmungen*

Unter *Sucht* sind generell psychopathologische Phänomene zu verstehen, die auf dem

Boden einer charakteristischen Fehlhaltung, der „Süchtigkeit", entstanden sind. Süchtiges Verhalten kann sich auf die Einnahme von bestimmten Substanzen (Alkohol, Drogen, Medikamente, verschiedene Genußmittel etc.), aber auch auf süchtiges Ausüben von Verhaltensmustern (Spielsucht) beziehen. Bei Älteren kann derartiges Verhalten so diskret sein, daß es lange Zeit unbemerkt bleibt. Zu den Voraussetzungen einer Suchtentwicklung zählen die Faktoren *Mißbrauch*, *Gewöhnung* bzw. *Toleranz* und *Abhängigkeitsbildung*.

Unter *Mißbrauch* wird ein falscher oder ein vom ursprünglichen Zweck abweichender Gebrauch einer Substanz verstanden. Es kann sich dabei um einen qualitativ abweichenden Gebrauch („misuse") oder einen quantitativ abweichenden Verwendungsmodus („abuse") handeln:

Beide können zu verschiedenen Schädigungen führen. Mißbrauch ist somit die einmalige, mehrmalige oder ständige Verwendung von psychotropen Substanzen (Rauschdrogen, Medikamente, Genußmittel) ohne medizinische Indikation bzw. in übermäßiger Dosierung. Im ICD-10 wird dieser Begriff durch „schädlicher Gebrauch" ersetzt. Darunter wird ein Konsummuster psychotroper Substanzen, das zu einer Gesundheitsschädigung führt, verstanden. Bei älteren Konsumenten können, bedingt durch physiologische Veränderungen bzw. Multimorbidität, die Grenzdosen zum Mißbrauch etwa bei Alkohol und Medikamenten wesentlich niedriger liegen als bei Jüngeren.

Bereits Mißbrauch kann – ohne Vorliegen einer Sucht – Schäden verursachen. Mißbrauch wird dann zu süchtigem Verhalten führen, wenn eine zur Abhängigkeitsbildung determinierende Persönlichkeitsstruktur vorliegt, die durch lebensgeschichtliche Entwicklung und Umweltfaktoren verstärkt wird.

Als weitere Grundlage für die Entwicklung einer Sucht wird das Phänomen der Gewöhnung oder Toleranz angegeben, womit sowohl pharmakologische als auch psychologische Effekte angesprochen werden.

Die bei vielen Suchtmitteln auftretende *Toleranz* führt bei wiederholter Einnahme zu einer deutlichen Wirkungsverminderung der Substanzen. Der Organismus stellt sich durch die häufige Zufuhr einer Substanz auf diese ein, die er dann rascher verarbeiten bzw. abbauen kann, sodaß zunehmend höhere Dosen notwendig werden, um eine annähernd gleiche Wirkung zu erzielen. Darüber hinaus kann eine Wirkungsverminderung bzw. Wirkungsveränderung auch durch eine Herabsetzung der Empfindlichkeit der Rezeptoren (Rezeptortoleranz) oder eine gesteigerte Enzyminduktion mit beschleunigtem Abbau verursacht sein.

Wenn nach längerer Suchtmitteleinnahme, die für die Verarbeitung und somit auch für die Toleranzzunahme verantwortlichen Organsysteme geschädigt werden, kann es parallel zur Organfunktionsstörung aber auch zu einer Toleranzverminderung kommen, die bei älteren Konsumenten ebenfalls wesentlich rascher einsetzen kann.

Die WHO definiert *Abhängigkeit* als eine Gruppe körperlicher, Verhaltens- und kognitiver Phänomene, bei denen der Konsum einer Substanz oder einer Substanzklasse für die betroffene Person Vorrang hat gegenüber anderen Verhaltensweisen, die von ihr früher höher bewertet wurden.

Ein entscheidendes Charakteristikum der Abhängigkeit ist der oft starke, gelegentlich übermächtige Wunsch, psychotrope Substanzen oder Medikamente (ärztlich verordnet oder nicht), Alkohol oder Tabak zu konsumieren.

Kennzeichnend für die *psychische Abhängigkeit* ist das als „unwiderstehlich" empfundene „Verlangen" nach dem Suchtmittel, das eine zentrale Bedeutung in der aktuellen Lebenssituation des Abhängigen eingenommen hat. Insgesamt bewirkt eine Abhängigkeit eine abnorme Beziehung zwischen dem Suchtmittel und der Persönlichkeit. Bei älteren Abhängigen kann sich beispielsweise das ganze Denken und Streben um Verordnung bzw. Einnahme von Beruhigungsmitteln, „Stärkungsmitteln" oder Alkohol drehen. Die körperliche Abhängigkeit wird in erster Linie durch das Auftreten von Entzugserscheinungen nach Unterbrechung der Einnahme des Suchtmittels dokumentiert.

Im Gegensatz zu der praktisch bei jeder Abhängigkeitsform vorhandenen psychischen Abhängigkeit kann bei einzelnen Abhängigkeitstypen die *körperliche Abhängigkeit* fehlen. Körperliche Abhängigkeit tritt eher bei zentral dämpfenden Substanzen auf als bei zentral stimulierenden Suchtmitteln. Das klinische Erscheinungsbild der *Entzugssymptome* ist bei den einzelnen Substanzen sehr unterschiedlich. Es kann somit nicht als uniformes Syndrom betrachtet werden. Wie weiter unten noch näher ausgeführt wird, können sich die Entzugssymptome bei älteren Abhängigen durch die unterschiedliche physiologische Situation sehr atypisch verhalten.

## *9.3 Charakteristische Verlaufskriterien*

Durch die unübersehbar gewordene Bedeutung später Formen des Alkoholismus wurde eine klassifizierende Unterscheidung zwischen früh- und spätmanifestierten Abhängigkeitstypen (SIMON et al., 1968; ROSIN et al., 1971; LIEM, 1992) notwendig.

Andere Untersucher erwähnen noch als dritte Möglichkeit die Reaktivierung eines früh entstandenen Abhängigkeitsprozesses nach langjähriger vorheriger Remission im Sinne eines Spätrezidivs (SOEDER, 1981).

Einer der bedeutsamsten Hintergründe für die häufige Nichtbeachtung von Abhängigkeitserkrankungen bei Älteren besteht in den erheblichen Unterschieden der Verlaufsbilder gegenüber dem gewohnten Bild von Suchtkrankheiten bei jüngeren Patienten.

Viele übliche und bei jüngeren Patienten gut etablierte diagnostische Kriterien und Identifikationsstrategien müssen zwangsläufig versagen, da sie den klinischen Besonderheiten von Mißbrauch und Abhängigkeit in höheren Altersstufen nicht entsprechen (GRAHAM, 1986). Global gesehen bestehen die gravierendsten Unterschiede in einer wesentlich diskreteren Symptomausprägung, sowie der Möglichkeit einer Verschleierung charakteristischer Abhängigkeitssymptome durch andere, im Rahmen einer Multimorbidität zusätzlich bestehende Erkrankungen.

Zu den häufigsten Abweichungen gegenüber den Standardverläufen bei jüngeren Abhängigen zählen:

- Ein weniger auffälliger Trinkstil, da bei älteren Abhängigen durch die veränderten Toleranzverhältnisse bereits relativ geringe Trinkmengen Probleme schaffen können.
- Dementsprechend können auch die klassischen Auffälligkeiten einer körperlichen und psychischen Abhängigkeit wesentlich diskreter ausgeprägt sein und sich dadurch einer vordergründigen Diagnostik leichter entziehen (u.a. BLUM et al., 1983).
- Ähnliches kann auch für die Entzugssyptomatik gelten, die gelegentlich zwar weniger deutlich ausgeprägt aber gegenüber den Verlaufsformen bei Jüngeren wesentlich protrahierter verlaufen kann.
- Die bei allen Suchtkrankheiten obligaten Tendenzen zur Verleugnung und Verheimlichung werden bei der meist gegebenen Isolierung und geringeren ärztlichen Observanz bei Älteren viel häufiger akzeptiert als bei jüngeren Suchtkranken.
- Schließlich ergeben sich bei älteren Abhängigen auch vermehrt differentialdiagnostische Schwierigkeiten, da eine alkoholismusbedingte Demenz oder

Depression andere Grundstörungen vortäuschen kann (SCHMITZ-MOORMANN, 1989; MILLER et al., 1991).

Andererseits muß damit gerechnet werden, daß zusätzliche psychiatrische Erkrankungen eine Abhängigkeit weitgehend überdecken können.
Darüber hinaus können im Alter nicht selten anzutreffende Mehrfachabhängigkeiten zu einer weiteren Verwirrung des Bildes führen (MATTEO, 1988).
Zu den oft unbeachteten Komplikationen bei älteren Alkoholkranken zählen der zusätzliche Mißbrauch von Schlaf- und Beruhigungsmitteln sowie ein *Abusus der zahlreichen nicht verschreibungspflichtigen Medikamente.* Vor allem bei unkritischem Mehrfachkonsum muß mit den verschiedensten Risken der Toxizität, Abhängigkeitsbildung und ganz besonders unkalkulierbarer Arzneimittelinteraktionen gerechnet werden.
Zusammenfassend betrachtet, erfordern die überraschend hohen Werte spät manifestierter Abhängigkeiten und die deutliche Relevanz der bereits zitierten altersspezifischen psychosozialen und physischen Auslösefaktoren eine gezielte Berücksichtigung dieser Gegebenheiten bei der Erstellung eines für diese Altersgruppe geeigneten Behandlungskonzepts.

## *9.4 Spezifische Auslöser und Verstärker bei Abhängigkeitskrankheiten im Alter*

Zu den größten Eigenheiten von Mißbrauch und Sucht im höheren Lebensalter zählt ihre Entstehung durch spezifische altersabhängige Auslösefaktoren.
Dabei kann schwerpunktmäßig zwischen biologischen und psychosozialen Begünstigungsfaktoren unterschieden werden, die sich im konkreten Einzelfall allerdings oft kombinieren.
Unter den zahlreichen für eine erhöhte Suchtgefährdung potentiell wirksamen *biologischen Veränderungen* bei steigendem Lebensalter werden einige besonders hervorgehoben:

- Die Reduktion von funktionalem Körpergewebe, Serumprotein und intravaskulärem Volumen erhöht den Spiegel und die Wirkkonzentrationen von Alkohol und anderen psychotropen Substanzen (SALZMANN et al., 1975; DUFOUR et al., 1992).
- Durch die herabgesetzte enzymatische Abbaukapazität sind ebenfalls Sensitivitätssteigerungen und prolongierte Wirkzeiten zu erwarten.
- Schließlich führen in höherem Lebensalter häufiger werdende kognitive psychoorganische Störungen zu einer weiteren Toleranzminderung.

Der zuletzt genannte Punkt stellt bereits eine Querverbindung zu dem Bereich der *psychosozialen Begünstigungsfaktoren.*
BRODY (1982) hob vor allem die sozialen Rollenänderungen durch Pensionierung, Vereinsamung, Langeweile, aber auch den Verlust naher Angehöriger, Gesundheitsprobleme und Verschlechterung der gesamten Lebensqualität hervor. BRON et al. (1987) bestätigen die Anfälligkeit älterer Menschen gegenüber Alkohol- und Medikamenteneinnahme durch die Häufung von Verlustsituationen, Isolation und psychischen Begleiterkrankungen.
Dabei spielen besonders Depressionen, Angststörungen und hartnäckige Insomnie sowie bereits bestehende Abhängigkeiten häufig eine bahnende Rolle für chronischen Konsum von Alkohol oder Medikamenten.
Andererseits werden gerade diese Beschwerden in Sinne eines Circulus vitiosus durch chronischen Mißbrauch dieser Substanzen neuerlich verstärkt (MILLER et al., 1989).

Aus der Kombination psychosozialer Belastungsfaktoren mit Depressionen und Abhängigkeit im Alter ergibt sich ein überdurchschnittlich hohes Suizidrisiko, das bei zusätzlichen psychoorganischen Störungen nahezu unkalkulierbar wird (OSGOOD, 1992).

Zunehmende Hinweise deuten in diesem Zusammenhang auch auf die Bedeutung *iatrogener Bahnungsfaktoren speziell gegenüber Medikamentenabusus* im Alter hin (BRON et al., 1987; DRUG THER. BULL, 1985). Ihre Schwerpunkte bestehen in unbegründeter Langzeit- bzw. Mehrfachverschreibung, verschärft durch zu geringe ärztliche Präsenz, die eine über lange Zeit unbemerkte Entwicklung von Mißbrauch und Abhängigkeit erheblich begünstigen können. Ein wesentliches Motiv für vorschnelle Verschreibungen von Tranquilizern, Hypnotika oder für die ebenfalls nicht seltenen Alkoholempfehlungen bei älteren Patienten liegt sicherlich auch darin, daß am Sinn von Psychotherapie – und an deren Einsatz bei altersbedingten seelischen Problemen – gezweifelt wird. Diese Zweifel dürfen heute als überholt gelten.

Zusammenfassend betrachtet sind vor allem vereinsamte, gelangweilte, auf monotone Abläufe eingeengte kranke und depressive ältere Menschen besonders gefährdet, rasch in eine Abhängigkeit zu geraten (ZIMERING et al., 1982).

## 9.5 Motivationsarbeit und Behandlungsmöglichkeiten

Im Gegensatz zu vielen Vorurteilen bestehen bei einem hohen Prozentsatz von älteren Patienten mit Alkohol- bzw. Medikamentenabhängigkeit gute Behandlungschancen.

Die Voraussetzung dafür ist naturgemäß eine ausreichende und eigenständige Motivation sowie das Angebot eines den Verhältnissen dieser Altersgruppe angepaßten Therapiekonzepts mit Berücksichtigung der altersspezifischen psychosozialen und physischen Bedürfnisse.

Naturgemäß werden die Standardmethoden einer Abstinenzbehandlung bei Älteren gegenüber denen jüngerer Abhängiger variieren, da bei älteren Menschen oft ein direkter Bezug zu ihrer speziellen Lebenssituation gegeben ist.

Ein 66jähriger Pensionist, der inzwischen bereits das zehnte Abstinenzjahr absolviert, hatte den Wunsch, etwas gegen seinen Entzugstremor zu unternehmen. Es stellte sich heraus, daß er sich bei der monatlichen Unterschrift seines Pensionsschecks in der Bank vor den Umstehenden so genierte, daß es regelmäßig zur psychogenen Eskalation seines Händezitterns kam.

Erst im weiteren Therapieverlauf gelang es ihm durch zunehmende Krankheitseinsicht, eine Motivation zur dauerhaften Alkoholabstinenz aufzubauen und eine damit verbundene Verbesserung seiner Gesundheit und Lebensqualität zu erlangen.

Andere häufige Behandlungsmotive für ältere Alkoholabhängige sind beispielsweise das Unbehagen über den ausufernden Alkoholüberkonsum sowie alkoholbedingte Gesundheitsprobleme, Entzugssymptome und soziale Schwierigkeiten meist in Form des Rückzugs von Angehörigen und Freunden. Deshalb kommt gerade in dieser Altersgruppe der Mithilfe von Angehörigen und Betreuern eine entscheidende Rolle zu für den Motivationsprozeß und die Unterstützung der Therapie.

Allzuoft werden nämlich bereits sichtbar ausufernde Abhängigkeitszeichen übersehen, sei es aus Gleichgültigkeit, falscher Gönnerhaftigkeit oder weil man an eine effektive Behandlungsmöglichkeit nicht glaubt.

Eine erfolgreiche Behandlung ist nur zu erwarten, wenn die Bezugspersonen den Abstinenzwunsch akzeptieren und fördern, ohne dem Patienten das Gefühl von Zwang und Bevormundung zu vermitteln.

Gegebenenfalls muß zu Behandlungsbeginn die Einstellung der Betreuer bzw. Institutionen zum Alkoholkonsum älterer

Menschen geklärt oder korrigiert werden.
Wie aus den bereits erwähnten epidemiologischen Untersuchungen ersichtlich wurde, finden sich in Altersheimen, geriatrischen Abteilungen und psychogeriatrischen Betreuungseinrichtungen recht hohe, oft ignorierte Prozentanteile von Personen, die Alkohol mißbrauchen.

Eine Ursache dafür ist die Meinung mancher Betreuer, man solle „älteren Leuten ihren Alkohol gönnen, da sie ja sonst nichts hätten". Eine gezielte Informationskampagne in Altersheimen, Krankenanstalten, Pflegeeinrichtungen, Hauskrankenhilfe etc. könnte zu einer Verringerung der Suchtmittelexposition und zu einer breiteren Motivationsarbeit bereits Gefährdeter beitragen.

Die naturgemäß häufigen therapiebehindernden *Verleugnungsstrategien und andere Abwehrhaltungen* zielen, bei grundsätzlicher Analogie zu den Mechanismen bei jüngeren Patienten meist auf die besondere gesundheitliche und psychosoziale Situation im Alter ab. Die häufigsten Argumente sind, „daß ein alter Mensch nach einem arbeitsreichen Leben wohl etwas trinken dürfe" oder daß die Trinkmenge für eine Entwöhnung zu gering sei bzw. daß sich ein Aufhören des Trinkens in diesem Alter gar nicht mehr rentiere. Eine von schlecht informierten Angehörigen oft unterstützte Ansicht besteht in der Fehlmeinung, das Alkoholtrinken sei die letzte noch verbliebene Freude im Leben, die man dem Betroffenen nicht auch noch wegnehmen dürfe.

Als *Konsequenzen für die Motivationsarbeit* bieten sich Argumente der Gesundheitsschädigung und Lebensverkürzung bei ausuferndem Trinken an. Darüber hinaus können vor allem bei spätmanifestierten Verläufen frühere Vorbehalte angesprochen werden, die die Patienten „in ihrer aktiven Zeit" vor dem Abgleiten, dem Abhängigwerden gehindert hatten.

Analog zu der Motivationsarbeit mit jüngeren Patienten sind verurteilende und aggressive Strategien zu vermeiden und werden in ihrer Effektivität durch positive Verstärkung von Aktivierung, Selbstbewußtsein (z.B. Stolz auf die Lebensleistung) und stützenden Angeboten weit übertroffen.

Die bisherigen *Erfahrungen mit der Therapie älterer Alkoholabhängiger* zeigen, daß gut motivierte ältere Patienten durchaus eine gute Langzeitprognose haben können, wenn ihnen geeignete Behandlungsmöglichkeiten für ihre spezifischen Bedürfnisse geboten werden. Schwerpunkte erfolgversprechender Therapieansätze sind neben der Verstärkung der notwendigen Krankheitseinsicht und Motivation:

- die Behandlung der Abhängigkeit selbst,
- vor allem das direkte Eingehen auf die individuellen altersbedingten Umstände und Probleme, sowie
- die Eingliederung in ein geeignetes soziales Bezugssystem mit
- der notwendigen Aufwertung alkoholfreier Kommunikationsmöglichkeiten.

Analog zu den Unterschieden in der Motivationsarbeit sind auch bei der Behandlung von älteren Alkoholabhängigen trotz grundsätzlich gleicher Zielsetzung einige gravierende Fakten zu berücksichtigen. Sie beruhen vor allem auf den durch die veränderten biologischen, psychischen und sozialen Ausgangssituationen bedingten Verlaufsunterschieden.

Somit finden sich bei älteren Abhängigen gravierende *therapeutisch zu berücksichtigende Unterschiede gegenüber früher manifestierten Verläufen:*

- verlängerte Dauer von Entgiftungs- und Entzugsphase;
- verzögerte Rückbildung kognitiver, psychoorganischer und affektiver Begleit- und Folgeschäden;
- höherer Bedarf an psychosozialer supportiver Therapie;

- Häufung behandlungsbedürftiger körperlicher Befunde (Multimorbidität).

Zusammenfassend betrachtet, wird also bei älteren Patienten mehr Zeit und Geduld aufzuwenden sein, da eine gezielte Psychotherapie erst nach Abklingen der vielfach verlängerten Entzugsphase und der meist ebenfalls prolongierten kognitiven Störungen sinnvoll wird. Besondere Schwierigkeiten der *somatisch medizinischen Therapiestrategien* ergeben sich neben der Existenz alkoholbedingter Folge- und Begleiterkrankungen in der häufigen Existenz altersspezifischer Organstörungen im Sinne einer Multimorbidität.

Eine medikamentöse Therapie muß neben dem unbedingt notwendigem Absetzen von Medikamenten mit eigenem Abhängigkeitspotential (Tranquilizer, Clomethiazol oder Hypnotika) ebenfalls auf die altersbedingten Toleranzminderungen Rücksicht nehmen. Krisenhaft auftretende Symptome wie depressive Verstimmung, Unruhe, Schlafstörungen, psychovegetative Störungen können mit niedrigdosierten Antidepressiva bzw. Neuroleptika vielfach gut beeinflußt werden, während höhere Dosen die Gefahr von Kumulationseffekten, paradoxen Wirkungen und Interaktionen mit anderen Medikamenten bewirken.

Entsprechend der spezifischen sozialen Situation vieler älterer Alkoholabhängiger ergibt sich zwangsläufig ein absoluter Schwerpunkt in dem gezielten Eingehen auf die *Therapie der psychosozialen Belastung und Verlustsituationen*, die vielfach eine langdauernde, supportive psychotherapeutische Betreuung erfordern. Allgemein hat sich die für ältere Abhängige besonders gute Eignung von Gruppentherapien herausgestellt, deren Vorteil unter anderem in der zusätzlichen sozialen Kontaktmöglichkeit liegen dürfte. Allerdings muß bei der Gruppenzusammenstellung und Auswahl der Aktivitäten besonders in den ersten Behandlungsphasen Rücksicht auf die vielfach geringere sprachliche und physische Kapazität älterer Patienten genommen werden.

Über die sonstigen Strukturbedingungen von für ältere Patienten geeigneten Gruppensystemen bestehen unterschiedliche Ansichten:

- Zimberg (1987) berichtet über hervorragende Erfahrungen mit der Eingliederung von ambulanten älteren Alkoholkranken in Gruppen nicht-abhängiger Gleichaltriger mit verschiedenen Lebensproblemen.
- Gute Effekte für ältere Abhängige werden auch bei Integration in Gruppen der anonymen Alkoholiker oder der „Narcotics Anonymous" berichtet.
- In unserem regionalen Netzwerk von Gruppen für Alkoholkranke und Medikamentenabhängige absolvieren die älteren Patienten ihre Therapie zusammen mit allen anderen Altersgruppen. Die dabei erzielbare Strukturierung der Gruppen mit einem lebensnahen Alters- und Sozialgefüge leistet als Abbild tatsächlich gegebener Verhältnisse gute Dienste für die zunehmende Realitätsanpassung während des therapeutischen Prozesses.

In diesen Gruppen erleben wir immer wieder die Fähigkeit älterer Patienten, sich durch die Weitergabe ihrer Erfahrungen als wesentlicher Verstärker der Behandlungsziele mit positivem Rückkoppelungseffekt auf die eigene Haltung und Motivation zu profilieren. Viele jüngere unsichere Patienten entwickeln zumindest vorübergehend eine ausgeprägte Anhänglichkeit, die nicht selten an eine Eltern-Kind-Beziehnung erinnern kann.

Insgesamt sind ältere Abhängige bei geeignetem Gruppenmilieu vielfach die verläßlicheren und anhänglicheren Teilnehmer als viele jüngere Patienten; sie sollten aufgrund ihrer speziellen psychosozialen Situation unbedingt die Möglichkeit einer längerfristigen Betreuung vorfinden. Im Gegensatz zu früheren verbreiteten Vorurteilen profitieren viele ältere Abhängige auch vielfach von der Anwendung nicht-medikamentöser Entspannungsverfahren bzw. auch Biofeedback-Übungen (z.B. zum Erlernen der Muskelentspannung).

Darüber hinaus kann vor allem bei hartnäckiger Insomnie durch Regelung des Tagesablaufs mit ausreichenden Aktivierungsmöglichkeiten eine oft dramatische Einsparung sedierender Substanzen und Verbesserung des gesamten Lebensrhythmus erreicht werden.

Auf organisch massiv belastende Verfahren wie z.B. Antabus-Kuren (Disufiram) u.ä. sollte im Hinblick auf die damit verbundenen Risiken in dieser Altersgruppe ebenso grundsätzlich verzichtet werden, wie auf konfrontative und affektiv belastende Psychotherapieformen, da sie bei älteren Patienten oft zu Überforderung und Therapieabbruch führen können.

## 9.6 Möglichkeiten zur Prävention spät entstehender Abhängigkeiten

Aus der geschilderten offensichtlich rasch zunehmenden Entwicklung von Abhängigkeitsproblemen ergibt sich die Notwendigkeit gezielterer Vorbeugungsstrategien in mehrere Richtungen:

- Die hohe Prävalenz für späte Abhängigkeitsentwicklungen erfordert spezifische Vorbeugungsprogramme für die Altersgruppen zwischen 55 und 65 Jahren mit gezielter Information über die speziellen Risiken dieses Lebensabschnittes.
- In diesem Zusammenhang sollte die Bevölkerung vor allem über die bisher wenig bekannte Gefahr eines direkten Übergangs eines vorher kontrollierbaren Alkoholkonsums in eine Abhängigkeit in dieser Altersgruppe informiert werden.
- Ein besonderer Schwerpunkt sollte in einer ausreichenden Information und Schulung der Ärzte zur Früherkennung der oft sehr diskreten Zeichen für Mißbrauch und Abhängigkeit bei älteren Menschen liegen.
- Zur Vermeidung zusätzlicher iatrogener Abhängigkeitsbildung durch unreflektierte Verschreibung von Tranquilizern und Hypnotika müßten verbesserte psychopharmakologische und psychotherapeutische Strategien vermittelt werden.
- Schließlich sollten die älteren Konsumenten und ihre Angehörigen selbst mit den potentiellen Risiken vertraut gemacht werden, die von einem Erleichterungskonsum von Alkohol, Tranquilizern oder Hypnotika ausgehen können.

## 9.7 Zusammenfassung

Nach neueren Befunden entwickelt sich ein erheblicher Anteil der spät manifestierten Alkoholismusformen erst jenseits des 55. Lebensjahres unter dem Einfluß der biologischen und psychosozialen Veränderungen bei älteren Menschen.

Sie werden aufgrund ihrer vom üblichen Erscheinungsbild abweichenden Verlaufsarten bei älteren Menschen oft übersehen und deshalb trotz ihrer an und für sich guten Prognose selten ausreichend behandelt.

Eine erfolgreiche Motivationsarbeit und Therapie muß auf die speziellen Bedürfnisse und Ziele dieser Altersgruppe eingehen und in noch höherem Ausmaß von Bezugspersonen und Betreuern mitgetragen werden.

Zu den Besonderheiten der Therapie zählt neben der Berücksichtigung der veränderten körperlichen Gegebenheiten, die eine besondere Zurückhaltung gegenüber aggressiven und belastenden Medikationsformen erfordert, vor allem eine Verbesserung der sozialen Kontaktsituation.

# Literatur


Atkinson RM et al (1985) Early versus late onset alcoholism in older persons. Alcoholism: Clinical Experimental Res 9: 513–515

Beardsley RS et al (1988) Prescribing of psychotropic medication by primary care physicians and psvchiatrists. Arch Gen Psychiat 45: 1117–1119

Blum L, Rosner F (1983) Alcoholism in the elderly. An analysis of 50 patients. J Natl Med Assoc 75: 489–495

Brody JA (1982) Aging and alcohol abuse. J Am Gen Soc 3: 123–126

Bron B, Lowack A (1987) Mißbrauch und Abhängigkeit von Alkohol und Medikamenten im höheren Lebensalter. Z Gerontol 20: 219–226

Curtis JR, Geller G, Stokes EG, Levin DM, Moore RD (1989) Characteristics, diagnosis and treatment of alcoholism in elderly patients. J Am Geriatr Soc 37: 310–316

Dufour MC, Archer L, Gordis E (1992) Alcohol and the elderly. Clin Geriatr Med 8: 127–141

El-Shalkami-Loechner W (1992) Sucht im Alter. Suchtreport 5: 13–15

Graham K (1986) Identifying and measuring alchol abuse among the elderly. Serious problems with the existing instruments. J Stud Alc 47: 322–326

Graham K et al (1992) A typology of elderly persons with alcohol problems. Alcohol-Treat-Q 9: 79–95

King G, Altpeter M, Spada M (1986) Alcoholism and the elderly: a training model. Alcohol-Treat-Q 3: 81–94

Liem Liong Seng (1990) Alkoholprobleme bei Betagten. In: Jovic N, Uchtenhagen A (Hrsg) Psychische Störungen im Alter. Asanger, S 53–60

Matteo S (1988) The risk of multiple addictions. West J Med 149: 741–745

Mears HJ, Spice C (1993) Screening for problem drinking in the elderly: a study in the elderly mentally ill. Int J Geriatr Psychiatry 8: 319–326

Miller NS, Belkin BM, Gold MS (1991) Alcohol and drug dependence among the elderly. Compr Psychiatry 32: 153–165

Miller NS, Gold MS (1989) Benzodiazepines. Am Fam Physician 40: 175–183

Miller NS, Gold M (1991) Drugs of abuse. A comprehensive series for clinicians. Vol 2: Alcohol. Plenum, New York London, pp 231–250

Osgood NJ (1992) Suicide in the elderly. Etiology and assessment. Int Rev Psychiatry 4: 217–223

Rosin AJ, Glatt M (1971) Alcohol excess in the elderly. Q J Stud Alc 32: 53–59

Robbins LN et al (1988) Alcoholism disorders in the community. A report from the epidemiologic catchment area. In: Alcoholism Origins and Outcomes. Raven Press, New York

Salzmann C (1991) Benzodiazepine in der ärztlichen Praxis. Report der Arbeitsgruppe der Amerikanischen Psychiatrischen Gesellschaft APA (Task Force) zu Abhängigkeit,Toxizität und Mißbrauch von Benzodiazepinen. Nervenarzt 62: 61–63

Salzmann C, Vander Kolk B, Shader RI (1975) Psychopharmacology and the geriatric patient. In: Shader RI (ed) Manual of psychiatric therapeutics. Little Brown, Boston

Schmitz-Moormann K (1989) Alkoholismus. In: Bergener M (Hrsg) Depressive Syndrome im Alter. Thieme, S 163–171

Schukit MA (1982) A clinical review of alcohol, alcoholism and the elderly patient. J Clin Psychiatry 43: 396–399

Simon A, Epstein LJ, Reynolds L (1968) Alcoholism in geriatric mentally ill. Geriatrics 23: 125–131

Soeder M, Markowsky B (1981) Alkoholismus des höheren Lebensalters. In: Feuerlein W (Hrsg) Sozialisationsstörungen und Sucht. Akademische Verlagsanstalt, Wiesbaden

Stephens RC, Haney CA, Underwood S (1981) Psychoactive drug use and potential misuse among persons aged 55 years and older. J Psychoactive Drugs 13: 185–193

Ticehurst S (1990) Alcohol and the elderly. Aust NZ J Psychiatry 24: 2252–2260

Vaillant GE (1983) The national history of alcoholism. Harvard University Press, Cambridge

Whitcup SM, Miller F (1987) Unrecognized drug dependence in psyciatrically hospitalized elderly patients. J Am Gr Soc 35: 297–301

Zimberg SH (1987) Psychosocial treatment of elderly alcoholics. In: Zimberg SH, Wallace J, Blume SB (eds) Practical approaches to alcoholism psychotherapy, 2nd edn. Plenum, New York London, pp 347–363

Zimering S, Domeischl J (1982) Is alcoholism a problem of the elderly? Drug Educ 12: 103–111

# III. Die Diagnostik in der Gerontopsychiatrie

## 1. Die gerontopsychiatrische Untersuchung

*Hans Georg Zapotoczky und Martina Schönauer-Cejpek*

### *1.1 Das ärztliche Gespräch*

Im Mittelpunkt einer psychiatrischen Untersuchung steht das Gespräch. Von ihm ist die Anamneseerhebung abzugrenzen, die sich gezielt auf die Erhebung der Krankengeschichte, auf den psychopathologischen Befund, auf die soziale Situation bezieht, in der ein älterer Patient jetzt lebt; auch die wichtigsten Lebensereignisse bisher, die Entstehung von Lebensgewohnheiten, von Ängsten, die Entwicklung von Bewältigungsstrategien, die besonderen Fähigkeiten eines Patienten, seine Zukunftswünsche, kurz sein ganzes bisheriges Leben und die Ausblicke in die nächsten Jahre sollten erfaßt werden. Durch das ärztliche Gespräch wird das Vertrauen des Patienten zu gewinnen versucht. Dies ist immer schwierig, bei älteren Menschen vielleicht schwieriger als bei jüngeren.

Dazu ist zunächst notwendig, sich die Situation zu vergegenwärtigen, in der sich der Patient befindet. Ist er freiwillig zur Untersuchung gekommen, von wem wurde sie veranlaßt, wurde äußerer Zwang angewandt? Wie groß ist der Leidensdruck des Patienten? Leidet er zur Zeit auch an körperlichen Beschwerden (Herz-Kreislauf), an körperlichen Gebrechen (Schwerhörigkeit, Sprachstörungen etc.). Das Gespräch soll lebendig gestaltet sein, nicht unbedingt einem starren Schema folgen, wobei das Feststellen einer Diagnose sekundär und das Aufeinanderzugehen im Gespräch, das den Patienten wie auch den Arzt emotional öffnet, primär sein sollte.

Dazu trägt schon die äußere Umgebung bei: Wo soll das erste Gespräch stattfinden? Kann man sich in dem dafür vorgesehenen Raum wohlfühlen? Sind die Sitzgelegenheiten dem Patienten angemessen? Sind die Wände schalldicht? Telefonate und Eindringen dritter Personen stören. Was kann die Intimsphäre der ersten Kontaktaufnahme fordern? Die Sitzanordnung ist wichtig. Schreibtische zwischen Arzt und Patienten werden oft als Behinderung für die Entwicklung einer ungestörten Kommunikation empfunden. Die Verwendung eines Tonbandes kann den Eindruck einer Kontrolle erwecken, der Patient sollte zu dessen Benützung auf alle Fälle seine Zustimmung (oder seine Ablehnung) zum Ausdruck bringen. Es ist angebracht, daß sich der Arzt vorstellt. Er sollte auch darauf achten, daß er das Gespräch mit dem Patienten beginnt und nicht mit einem der Angehörigen, die erst später (in einem weiteren Gespräch) zugezogen werden; dadurch wird der Patient das Gefühl der Bevormundung und des Mißtrauens los.

Bei älteren Patienten ist es wichtig, das Erstgespräch nicht zu überdehnen; der Patient sollte ihm konzentriert folgen können und dadurch nicht ermüden. Er sollte sich schon durch den äußeren Rahmen, in dem das Gespräch stattfindet, angenommen fühlen. Emsiges Mitschreiben von seiten des Arztes kann diesen Eindruck verwischen. Der Arzt soll dessen gewärtig sein, daß nicht nur er sich ein Bild vom Patienten macht, sondern auch der Patient von ihm. Je besser das Aufeinanderzugehen von Patient und Arzt gelingt, umso vorteilhafter ist dies für alle weiteren Schritte. Beim Erstgespräch beginnt schon die Therapie! Es können auch viele nicht verbale Äußerungen in das Gespräch einfließen und Informationen liefern: Haltung, mimischer Ausdruck, Gestik, Frisur, äußere Erscheinung, körperliche Gepflegtheit, Kleidung etc. Auch von diesen Kriterien sind beide, Patient wie Arzt, betroffen. Gibt es Diskrepanzen zwischen den Eindrücken, die verschiedene Ausdrucksmomente machen?

Der Patient soll das Gefühl haben, daß er reden kann; der Arzt soll zuhören können, den Patienten nicht unterbrechen.

Gerade gegenüber älteren Menschen ist es wichtig sich vorzuhalten, daß sich hinter ihren Worten ein Weltbild auftürmt, aus dem Enttäuschungen, Verlassenheit, Mißtrauen sprechen können. Die Lebensweisheit vieler älterer Menschen besteht darin, verschlossen zu sein und dem anderen mit Argwohn zu begegnen. Auch dies muß der Arzt respektieren. Andererseits sollte er dazu fähig sein, sich selbst emotional zu öffnen und einzubringen.

Formal läßt sich die Eröffnungsphase eines Gesprächs vom mittleren Teil und der Abschlußphase abgrenzen.

Am Beginn kommt es also darauf an, daß der Patient das Gespräch nicht als Prüfung, als Abfragen bestimmter Punkte erlebt, sondern als beiderseitige persönliche Begegnungsmöglichkeit; er soll erfahren können, daß er die Chance zu persönlicher Formulierung seiner Anliegen erhält.

Im mittleren Teil geht es eher um Informationen, welche anamnestisch-biographische Daten und psychopathologische Merkmale betreffen, also um Anamnese im engeren Sinn. Hier erwartet der Patient auch gezielte Fragen. Je gelungener die Eröffnungsphase abgelaufen ist, desto leichter gibt der Patient Informationen preis. Dies betrifft vor allem auch intimere Lebensprobleme.

Gerade bei älteren Menschen mag es bedeutsam sein, wenn der Arzt durch seine Fragestellungen hindurch auch ein Schamgefühl spüren lassen kann. Wichtig ist ferner, wie der Patient seine Beschwerden, seine Störungen, seine Probleme sieht, welchen Ursachen er sie zuordnet (Kausalattribution), welche Ereignisse oder Personen sie seiner Meinung nach aufrecht erhalten (Kontrollattribution), wie sehr er sich selbst als Verursacher betrachten kann (Schuldgefühle) und welche Möglichkeiten der Bewältigung, der Änderung er erwägt.

Die Abschlußphase bietet dem Patienten eine Möglichkeit, nun seinerseits seine Beobachtungen, Erwägungen und Vorschläge im Hinblick auf Diagnose, Therapie und Prognose vorzubringen. In diesem Moment kann die ängstliche Erwartungshaltung des Patienten spürbar werden, es sollte auf sie eingegangen und sie sollte entaktualisiert werden. Was soll von welcher Seite wann wie unternommen werden? Es ist darauf zu achten, daß der Patient den Ausführungen des Arztes folgen kann: daher sollten Erklärungen mit einfachen Worten, mit wenigen Fremdwörtern erfolgen, die emotionale Reaktion des Patienten (Ängste von seiner Seite erschweren das Verständnis) berücksichtigt werden, Wiederholungen mit anderen Worten können den Patienten sicher machen. Ein geduldiges Verhalten wird dem Patienten die Möglichkeit geben, Fragen zu stellen. Es ist besser, wahre Sachverhalte nur anzudeuten, als zu Lügen Zuflucht zu nehmen. Und es ist wichtig zu wissen, daß der Patient das, was ihm am meisten am Herzen liegt, häufig zum Schluß sagt, sozusagen als Botschaft. Es wäre verfehlt, nicht darauf einzugehen, auch wenn die Zeit drängt, allerdings mit dem Bemerken, daß der nächste Termin dieser Problematik in erster Linie zugedacht werden könnte. Der Patient soll sein Gespräch mit dem Gefühl beenden können, daß er ernst- und angenommen wurde.

Das psychiatrische Interview, das der Anamneseerhebung, der Erstellung einer Diagnose und somit der Therapieeinleitung dient, unterscheidet sich vom psychotherapeutischen Gespräch, das auf Fragen wie Indikationsstellung, Beziehungsfähigkeit, Widerstandsarbeit usw. abgestimmt ist. Es grenzt sich auch von einer standardisierten Befunderhebung ab. Folgende Blickpunkte sollten Leitfaden sein:

- psychopathologischer Befund,
- Krankheitsanamnese,
- Familienanamnese,
- Sozialanamnese,
- Erhebung der Persönlichkeitsentwicklung,
- aktuelle Konflikte.

## 1.2 Der psychopathologische Befund

Die ersten Gespräche mit dem Patienten sollten psychopathologische Hinweise auf eine mögliche Diagnose, auf die Genese der Störung und auf Therapieansätze erbringen. Psychopathologische Orientierungspunkte stellen folgende Merkmale des Untersuchten dar:

*Bewußtseinslage:* Das Bewußtsein kann in verschiedener Hinsicht gestört sein; zunächst im Hinblick auf die Wachheit (Helligkeit); die Somnolenz führt zum Sopor, das Präkoma, eine Dimension zum Koma. Delirante Episoden stellen einen Zustand scheinbarer Wachheit dar, das Bewußtsein ist jedoch eingeengt; die Bewußtseinsinhalte sind auf einige Themata beschränkt; der Patient ist ablenkbar, das Bewußtsein getrübt. Im Dämmerzustand ist der Patient zu einzelnen sinnvollen Handlungen fähig, hypnotischen Zuständen ähnlich, ist er im Sinne eines stark eingeengten Bewußtseins verändert.

*Orientierung:* Diese kann zur Zeit, zum Ort und zur Person betroffen sein.

*Gedächtnis:* Man unterscheidet ein Kurzzeitgedächtnis von einem Langzeitgedächtnis. Das Kurzzeitgedächtnis schließt die Merkfähigkeit ein; es ist dadurch charakterisiert, daß Informationen in Neuronenverbänden „kreisen“ und es noch zu keinen biochemischen und strukturellen Veränderungen im Immediat-Speicher gekommen ist. Im Langzeitgedächtnis sind die Informationen bereits engrammiert, d.h. durch biochemische Vorgänge gespeichert.

*Wahrnehmung:* Sie kann quantitativ oder/ und qualitativ verändert sein. Zu quantitativen Veränderungen gehören Überempfindlichkeit gegenüber Sinnesreizen („reizbare Schwäche“), Unter- oder Unempfindlichkeit (man muß auf Wahrgenommenes nicht reagieren, dies ist von Wahrnehmungsstörungen zu unterscheiden!) sowie zur Verlangsamung von Wahrnehmungsvorgängen (erschwerte Auffassung). Qualitative Störungen bestehen in Sinnestäuschungen; diese umfassen Wahrnehmungsanomalien, wie Verzerrungen, Entstellungen; Illusionen (irrige Deutung von Sinneseindrücken) und Halluzinationen (Wahrnehmungen ohne objektives Substrat).

*Auffassung und Intelligenz* betreffen die Fähigkeit, rasch zu kombinieren und Lösungsmuster zu entwickeln. Sie sind erworbenen Kenntnissen nicht gleichzusetzen, sie gründen auf dem Erfassen von Sinnzusammenhängen und beziehen praktische und soziale Leistungen mit ein. Wichtig sind *Ausfälle* wie Agnosie, Aphasie, Apraxie, also Werkzeugstörungen, die Teilausfällen entsprechen. Intelligenzminderung (Abnahme der Urteilsfähigkeit, des Kritikvermögens) kann sich in typischen formalen Denkstörungen wie Perseverieren (am Thema haften), Stereotypien, Umständlichkeit etc. zeigen. Der Denkhemmung kann die Ideenflucht gegenübergestellt werden. Als inhaltliche Denkstörungen gelten Zwangsideen, Wahnideen und die ihnen ähnlichen überwertigen Ideen.

Der *Grundstimmung* und dem affektiven Response sind gerade auch bei älteren Menschen Bedeutung zuzumessen. Gefühlsregung kann auf Überempfindlichkeit beruhen (erhöhte Reizbarkeit) oder Abgestumpftsein (affektive Verödung). Qualitativ sind verschiedene Färbungen der Grundstimmung möglich: manisch expansiv, euphorisch, dysphorisch, depressiv, depressiv-ängstlich. Nicht unbedeutend ist die Dauer der Affektlage: Wie lang wird sie durchgehalten (Affektlabilität), bricht sie etwa zusammen (Affektinkontinenz, die sich bis zum Zwangslachen, Zwangsweinen steigern kann)? Nicht unabhängig vom Gefühlsbereich ist die *Antriebslage* zu sehen, die abhängig von der Gefühlslage vermehrt oder vermindert sein kann, sich aber auch von ihr völlig abzukoppeln vermag und sich dann als eigenständige Qualität manifestiert. Man spricht dann meist von Mischzuständen.

Unter qualitativen Störungen des Antriebs werden Zwangsimpulse, Drangenthemmungen und im Bereich der Triebe sexuelle Perversionen gereiht.

Der psychopathologische Befund wird nicht nur durch das Gespräch ermittelt. Auch die Beobachtung bezüglich des Patienten fließt hier ein: Kleidung (zerlumpt, zerrissen, verschmutzt, mit Speiseresten bekleckert), Körperpflege (Gebrauch von Parfum, Schminke, Puder, Schmuck), Haar- und Barttracht, Körperbau, körperliche Merkmale (Schnitte an den Handgelenken, Narben, Hautabschürfungen, Druckmale, Hautblutungen, Tätowierungen etc.) können Hinweise auf psychische Beeinträchtigungen geben. In der *Körperhaltung* und der *Motorik* kommen der Tonus der Muskulatur sowie die gesamte Antriebslage zum Ausdruck. Stimmt die Mimik mit der Gefühlslage überein (synthyn) oder nicht (katathym)?

Körperliche Gebrechen oder Beschwerden können den psychopathologischen Befund beeinträchtigen: Zittern, Schwerhörigkeit oder Fistelstimme können zu falschen Ergebnissen führen. Starke Müdigkeit und Erschöpfungszustände können besonders bei älteren Menschen zur Verminderung von Gestik und Mimik beitragen. Ein unheimlich starrer Blick kann auf einen Morbus Basedow hinweisen; der Postencephalitiker bietet unter Umständen ein Maskengesicht. Auch Gangstörungen und das Benützen von Stöcken, Tragen von Augengläsern mit hoher Dioptrienanzahl vermögen den klinischen Eindruck vom Patienten zu beeinflussen.

Nicht zuletzt sollen auch das Schriftbild und die *Handschrift* in die psychopathologische Beurteilung miteingebunden werden. An Kriterien bieten sich formale Auffälligkeiten wie Auslassen von Buchstaben oder ganzen Silben an; an qualitativen Merkmalen sind Mikro- bzw. Makrographie, Verschnörkelungen etc. zu erwähnen.

Da erfahrungsgemäß im Alter einige psychische Störungen häufiger beobachtet werden, ist ihnen im Rahmen des psychopathologischen Status ein besonderes Augenmerk zu schenken. Dazu gehören die verschiedenen mentalen Abbauprozesse, deren Genese unbedingt geklärt werden muß, ferner depressive Störungen, paranoische Syndrome sowie psychogene Reaktionen auf Isolation, Verlust und neue Annäherungen. Insbesondere sollte an reversible kognitive Beeinträchtigungen bei depressiven Syndromen (Pseudodemenz) gedacht werden.

## *1.3 Die Anamnese*

### 1.3.1 Die Krankheitsanamnese

Die Erhebung einer Anamnese ist dem Arzt wohl am besten vertraut. Bei älteren Patienten ist wichtig zu beachten, daß ihre Gedächtnisleistungen beeinträchtigt sein können, sodaß sie oft erst auf Umwegen über verschiedene Lebensereignisse zu einzelnen Erinnerungen, wie an bestimmte Erkrankungen, vorstoßen.

### 1.3.2 Die Familienanamnese

Die Familienanamnese muß weiter ausholen; neben körperlich-seelischen Krankheiten, Gemütserkrankungen, Suicidhandlungen sollen auch die soziale Situation, die Beziehungsstrukturen, die familiären Copingstrategien beim Lösen von Problemen und die Lebensgewohnheiten einer Familie beachtet werden.

### 1.3.3 Die Sozialanamnese

Daten, die wir vom Patienten erhalten, bedeuten im Sinne von Objektivität oft wenig. Gerade bei der Erhebung lebensgeschichtlicher Daten kommt der Bedeutung, welche der Patient ihnen beimißt – also die Subjektivität der Daten – besondere Geltung zu. Im einzelnen kann man sich an folgende Blickpunkte halten:

- Einstellung der Familie zu dem Patienten in seiner Kindheit
- Position der Geschwisterreihe
- Schwangerschaftsrisken, Geburtstrauma
- Frühkindliche Entwicklung
- Psychische und körperliche Belastungen für das Kind
- Kindergartenbesuch
- Schuleintritt
- Entwicklung in der Schule (mental wie sozial)
- Eintritt der Pubertät, Schwierigkeiten in der Pubertät
- Berufswahl
- Sexuelle Entwicklung (Normvarianten?)
- Bindungsverhalten – Kontaktbasis
- Partnerwahl
- Abgrenzung von der Ursprungsfamilie
- Familiengründung
- Konflikte in der eigenen Familie
- Konflikte mit den eigenen Kindern
- Probleme im beruflichen Fortkommen
- Leistungsprobleme
- Freizeitverhalten
- Freundschaft – Interessen – Hobbies
- Verhalten dem eigenen Scheitern gegenüber
- Ereignisse von besonderer Bedeutung: Trennungen – Verluste
- Stellung zu Krankheit und Tod

Es ist also nicht nur wichtig, nach den mit der Krankheit möglicherweise in Beziehung stehenden Ereignissen zu fragen und eventuell abweichendes oder durch Disstreß charakterisiertes Verhalten zu registrieren, sondern auch jene Möglichkeiten, Überlegungen, Copingstrategien zu erfragen, die der Patient (oder seine Ursprungsfamilie) einsetzen konnte, um Schwierigkeiten zu bewältigen und Probleme zu lösen. Wir müssen lernen, nicht nur eine Krankheitsgeschichte zu erheben, sondern in einer Gesundheitsgeschichte anamnestisch jene Faktoren zu erfassen, die für die Planung der rehabilitativen Möglichkeiten notwendig sind und dort eingesetzt werden können, um die gesunden Anteile in der Persönlichkeit des Kranken kompetitiv zu stärken. Dies gilt auch für ältere Patienten. Sehr häufig entscheidet sich schon in der Jugend, welche therapeutischen Möglichkeiten bei Störungen im Alter wieder aufgegriffen werden können und zielführend sind.

### 1.3.4 Erhebung der Persönlichkeitsentwicklung

Die Erhebung der Persönlichkeitsentwicklung überschneidet sich zum Teil mit der

Anamnese. Beim älteren Menschen wird es vor allem auf Änderungen ankommen, die gegenüber der Mitte seines Erwachsenenalters eingetreten sind; sie betreffen zunächst physiologische Veränderungen im Hinblick auf Schlaf- und Essensgewohnheiten. Wird eine warme Mahlzeit eingenommen? Wie konfrontiert sich der ältere Mensch mit den natürlichen biologischen Veränderungen, wie wird er mit dem Nachlassen der Vitalität fertig? Wie reagiert er auf pathologische Merkmale? Welches Ausmaß von Verunsicherung bewirken körperliche Gebrechen? Im psychischen Bereich sind die Besonderheiten der möglichen zunehmenden Vereinsamung und Isolierung, der verschiedenen Verluste (im Beruf, in der Familie) zu berücksichtigen. Ist die Beziehungsfähigkeit gestört? Welche Rolle spielen Kontaktängste? Wie wird der ältere Mensch mit dem Gefühl fertig, weniger oder gar nicht mehr gebraucht zu werden? Welche Bedeutung haben finanzielle Ressourcen, fühlt sich der ältere Mensch (der meistens mehrere Geldabwertungen erlebt hat) finanziell verunsichert? Eine Frage, die im Leben des einzelnen älteren Menschen bedeutsam sein kann, die von der Gesellschaft (und da speziell von den jüngeren) kaum ernst genommen wird, betrifft die Sexualität. Wie und unter welchen Voraussetzungen ist Sexualität im hoheren Alter lebbar? Es verhält sich nicht nur so, daß die Gesellschaft (die wir ja schließlich alle sind) den älteren Menschen gegenüber im Hinblick auf Erfahrungen, Lebensweisheit, Kontaktmöglichkeiten und Flexibilität restriktiv auftritt, sondern daß sie im Vergleich zu jüngeren Altersgruppen auch andere Wertmaßstäbe anwendet. Dies gilt gerade für die Sexualität älterer Menschen.

### 1.3.5 Aktuelle Konflikte

Sie erscheinen dem Patienten oft riesengroß, dem Außenstehenden oft unbedeutend. Und umgekehrt. Oft stellen sie ungelöste Probleme weit früherer Lebensepochen dar. Es gibt „Leid"-Leitmotive, die sich das ganze Leben hindurchziehen. Im Grunde gruppieren sich die Konflikte des älteren Menschen um einige wenige Themen: Wie habe ich gelebt, habe ich richtig gelebt, wie komme ich mit mir, meinem Partner, meiner Familie, meiner Umwelt zurecht? Gibt es Ängste, wie werde ich sterben, wie werde ich bis dahin leben? Die erlebte Hilflosigkeit erhält Bedeutung, besonders wenn der Partner verloren wurde, die eigene Gebrechlichkeit zu sozialen Veränderungen wie Heimeinweisung Anlaß gibt. Welche Kontakte geben mir noch etwas und von wem brauche ich Zuwendung?

Als Fremdanamnese gilt eine Erhebung der Beschwerden, der Lebensereignisse mit den Angehörigen des Patienten. Auch hier ist hervorzuheben, daß weniger die Fakten an sich von Bedeutung sind als vielmehr die emotionale Einstellung zu diesen. Die Feststellung der „objektiven Wahrheit" wird kaum gelingen; sie ist auch nicht von so großer Bedeutung. Wichtiger ist, wie Ereignisse von den verschiedenen Mitgliedern einer Familie einschließlich des Patienten selbst erlebt werden. Geht es um die Feststellung von Situationen bzw. Ereignissen, an die sich der Patient nicht mehr erinnern kann, dann stellt die außenanamnestische Erhebung eine Ergänzung des psychopathologischen Befundes des Patienten dar. Auf alle Fälle muß auch im Gespräch, in der Erhebung mit Angehörigen das Vertrauensverhältnis zum Patienten gewahrt bleiben. Lieber auf scheinbar wichtige Daten der Außenanamnese verzichten, als die Beziehung zum Patienten gefährden.

Man kann nicht alles erfragen. Wichtig ist und bleibt die Konzentration auf das kritische Detail: Was steht gegenwärtig im Vordergrund der Beschwerden, welche Probleme erfordern rasch eine Lösung? Was ist unbedeutend und braucht nicht verändert zu werden? Was muß auf alle Fälle geändert werden? Älter werden kann auch dadurch erleichtert werden, daß Ballast abgeworfen wird. Ein völlig neues Gefühl der Befreiung kann sich auftun.

### 1.4 Die allgemein körperliche Untersuchung

Für die Untersuchung von älteren Menschen muß ein Modus gefunden werden, der folgende Besonderheiten berücksichtigt:

- Für die Untersuchten muß mehr Zeit aus Rücksichtnahme auf die verminderte geistige und körperliche Beweglichkeit eingeplant werden (geistige Schwerfälligkeit, Schwerhörigkeit, Gehbehinderung, andere körperliche Behinderung).
- Berücksichtigung körperlicher Gebrechen, die älteren Menschen oft peinlich sind und deshalb nicht gleich dem Arzt gesagt werden (z.B. Aufstiegshilfe auf die Untersuchungsliege, Tremor).
- Ausführlichere Erklärungen sind notwendig, um den vermehrten, häufig paranoiden Ängsten zu begegnen. Diese Ängste sind durch die altersbedingte soziale Isolation und die Abnahme der Sinnesqualitäten bedingt (Ersatz der Außenwelt durch eine Innenwelt, dadurch vermehrtes Entstehen von paranoiden Gedanken und Ängsten).
- Sensiblerer Umgang mit der generationsbedingten unterschiedlichen Einstellung zur Nacktheit, Körperlichkeit und Intimsphäre.

Ein pathologischer Befund ist bei älteren Menschen zunehmend wahrscheinlich. Der körperliche Befund muß immer im Zusammenhang mit der vorher erhobenen Lebensgeschichte gesehen werden. Körperliche Symptome, die schon seit vielen Jahren bestehen, bedürfen oft keiner sofortigen Behandlung. Gerade bei älteren Menschen sollte man vorsichtig mit der Anordnung von Untersuchungen sein. Die für die Untersuchung notwendige Ortsveränderung, die dadurch ausgelösten Ängste, die Ängste vor der ärztlichen Intervention stellen Belastungen speziell für den meist weniger flexiblen, älteren Patienten dar. Die Weiterleitung zu diagnostischen Abklärungen sollte sorgfältig ausgewählt werden. Die abschätzbare Verbesserung der Lebensqualität des Patienten sollte die Auswahl der diagnostischen Verfahren und der Therapie bestimmen.

Die somatische Untersuchung umfaßt eine Beurteilung des Allgemein- und des Ernährungszustandes, der Haut und der sichtbaren Schleimhaut. Diese groben Untersuchungskriterien können gerade bei älteren Menschen oft schon wichtige Hinweise ergeben. Für Exsiccose sprechen z.B. trockene Haut (abgehobene Falten bleiben stehen) oder Schleimhäute (zuerst sichtbar am Trockenwerden der Zungenmitte; SCHENK, 1985). Danach erfolgt die genauere Untersuchung einzelner Körperregionen: Bei der Kopf-Hals-Region werden die Augen, die Zunge, der Rachen, die Tonsillen, die Lymphknoten betrachtet bzw. betastet. Nach Inspektion des Oberkörpers sollte die Herzgröße perkutorisch festgestellt und die Herztöne auskultatorisch beurteilt werden. Man tastet beide Radialispulse und vergleicht sie mit der Herzfrequenz. Auch die Lungen sollten perkutorisch (wie gut sind die Lungenbasen verschieblich, sind die Lungen überbläht?) beurteilt und auskultatorisch untersucht werden (Beachtung der Frequenz, Tiefe, Regelmäßigkeit, Periodenbildung, Begleitgeräusche wie Stridor, Seufzen, Einsatz der Atemhilfsmuskulatur). Bei Auffälligkeiten in der Atmung sollte man noch einmal nach dem Nikotinkonsum fragen.

Im Bereich des Abdomens sollte man die Bauchdecken untersuchen; sind sie weich, gibt es eine Abwehrspannung oder eine pathologische Resistenz. Über Stuhl- und Harngang wird schon in der Anamnese gesprochen worden sein. Gerade dieses Thema wird wahrscheinlich während der körperlichen Untersuchung noch einmal Raum

einnehmen. Im Sitzen sollten die beiden Nierenlager auf Klopfschmerzhaftigkeit geprüft und die gesamte Wirbelsäule auf Deformitäten inspiziert werden. Ein vorsichtiges Betasten und Abklopfen der Wirbelsäule sollte folgen.
Eine genaue Inspektion der unteren Extremität schließt die allgemein körperliche Untersuchung ab. Ein besonderes Augenmerk gilt den Venenveränderungen und venösen Folgeerkrankungen. Prall gefüllte Venen mit Schwellungen und Schmerzen finden sich distal bei einer Venenthrombose. Ödeme im Bereich der Knöchel oder Fußrücken weisen auf eine Herzschwäche hin. Die Fußpulse sollten immer an beiden unteren Extremitäten gesucht werden, sehr kalte Füße sind ebenfalls zu beachten. Belastungsabhängigkeit von Symptomen (z.B. Claudicatio intermittens) ist ein wichtiger Hinweis auf ihre vaskuläre Genese. Beschreibung von Deformitäten an den Extremitäten sowie von schlecht heilenden Wunden sind nicht zu vergessen.
Auch allgemein vegetative Symptome wie Körpertemperatur (Hyperthermie), Schweißanomalie, Speichelfluß, Talgsekretion (Salbengesicht), Erbrechen, Singultus sollten beachtet und beschrieben werden.

## *1.5 Die neurologische Untersuchung*

Soweit die Belastung für den älteren Menschen nicht zu groß ist, sollte die neurologische Untersuchung direkt an die somatische anschließen. Orientierende neurologische Untersuchungen beziehen sich (nach SCHENK, 1985) auf:

- Nackensteife
- Augenbewegungen
- Pupillenreaktion auf Licht und Nahesehen
- N. Facialis
- Armhalteversuch
- Beinhalteversuch
- Reflexe an den Beinen, einschließlich Suche nach Babinskireflex
- Vibrationsempfinden an den Unterschenkeln

Eine genauere neurologische Untersuchung umfaßt im Überblick (nach SCHENK) folgende Untersuchungen:

- Kopf und Hals in bezug auf äußere Merkmale (vor allem Verletzungen)
- Kopfumfang
- Palpation und Auskultation

**Wirbelsäule**

Form (Krümmungen)
Beweglichkeit (Nackensteife, KERNIG usw.)

**Hirnnerven**

Ophthalmoneurologie
Otoneurologie
Sensibilität, Motorik des Gesichtes einschließlich Spontanmimik
Reflexe im Bereich des Kopfes
Sensibilität, Motorik von Mundhöhle, Zunge, Rachen einschließlich Sprechen und Schlucken

**Schultergürtel und Arme**

Muskelkraft und Muskelmasse
Muskeltonus
Reflexe
Sensibiltität und Hauttrophik
Koordination, einschließlich Feinmotorik, Zielbewegungen und Diadochokinese

**Rumpf**

Muskelkraft
Reflexe
Sensibilität

**Beckengürtel und Beine**

Muskelkraft und Muskelmasse
Muskeltonus
Reflexe
Sensibilität und Hauttrophik

Koordination, einschließlich Zielbewegungen und Diadochokinese

Stehen einschließlich Romberg-Stehversuch und Stoßtest:
Gehen einschließlich Mitbewegungen, erschwertes Gehen
Abnorme Haltungen?
Rumpf- und Gliedergürtel, Extremitätenenden
Hyperkinesen? Untersuchung in Ruhe, Untersuchung im Stehtest

## Neuropsychologische Leistungen

Aphasie
Apraxie
Agnostische Störungen

Gerade die neurologische Untersuchung verlangt die aktive Mitarbeit des Patienten. Der Arzt verlangt bestimmte Bewegungsaufgaben und beobachtet, wie sie ausgeführt werden. Er gibt Sinnesreize und erbittet Auskunft, was gespürt oder gesehen worden ist (SCHENK). Die Mitarbeit kann gerade bei älteren Menschen in verschiedener Weise gestört sein: wenn die Aufforderung nicht verstanden wird, kann der Patient hör- oder sehbehindert sein, es kann sich aber auch um psychoorganische oder neuropsychologische Gründe handeln, die im Befund vermerkt werden sollten. Die Fähigkeit mitzuarbeiten ist z.B. bei einer schweren Depression eingeschränkt oder gar aufgehoben. Man sollte sich über die Grenzen der neurologischen Untersuchung klar sein und immer im Auge behalten, daß es sich bei vielen Untersuchungsschritten nicht um objektive Methoden handelt.
Im folgenden werden einzelne wichtige Punkte zu der oben angeführten Übersichtstabelle aufgezählt:
Die Inspektion und Palpation des Schädels sollte immer auch die eventuell von Haaren verborgenen Kopfteile einschließen. Bei der Prüfung der Nervendruckpunkte am Kopf werden die drei Äste des Trigeminus, der Nervus occipitales major und der Nervus occipitalis minor untersucht. Eine Druckschmerzhaftigkeit ist nur dann zu verwerten, wenn sie an umschriebener, typischer Stelle angegeben wird. Einseitige Druckschmerzhaftigkeit der Trigeminusaustrittspunkte kann bei einem supratentoriellen Prozeß an der Herdseite zu finden sein. Bei der Wirbelsäule achtet man auf Schulterblatthochstand (Verspannung), auf Verbiegung (Kyphose, Lordose, Skoliose). Bei vielen älteren Menschen wird man eine Deformierung der Wirbelsäule finden. Entscheidend für die Einleitung weiterer Untersuchungen sind die derzeitigen Beschwerden und die Aussicht auf die Möglichkeit einer zielführenden Therapie. Gerade Deformierungen der Wirbelsäule können oft mit der vorher erhobenen Lebensgeschichte in Zusammenhang gebracht werden und wichtige Hinweise auf derzeitige psychische Belastungen geben.
Bei der Prüfung der Nackensteifigkeit (Brudzinski-Nackenzeichen, Kernig-Zeichen, Lasegue-Zeichen) ist gerade bei älteren Menschen immer an degenerative Veränderungen an Halswirbeln, Wirbelgelenken oder Bändern zu denken, die ebenfalls eine Einschränkung der Beweglichkeit der HWS mit Schmerzen bewirken. In Abgrenzung zum Meningismus wird man diese Schmerzen aber auch bei Seitwärtsbeugen und Drehbewegungen finden. Das Nackenbeugezeichen (Lehrmitte'sches Zeichen) kann nicht nur bei meningealen arachnitischen oder raumfordernden Prozessen sondern auch bei Rückenmarksherden z.B. bei multipler Sklerose oder funikulärer spinaler Erkrankung auftreten. Es beruht wahrscheinlich auf mechanischer Reizung der Hinterstränge, wenn diese von einem Krankheitsprozeß betroffen sind (SCHENK).

## Hirnnerven

Bei den 12 Hirnnerven gilt es Motorik, Sensibilität und Reflexe zu untersuchen und periphere von zentralen Ausfällen zu unterscheiden. Im Hirnstamm drängen sich motorische, sensible und vegetative Kerne auf sehr engem Raum zusammen, sodaß bei Läsionen meistens mehr als ein Hirnnerv betroffen ist.

Bei Überprüfung des *N. olfactorius (I)* sollte man in Betracht ziehen, daß im Alter sowohl der Geruchs- als auch der Geschmacksinn schwächer werden. Für den Geschmackssinn sind auch der N. *trigeminus (V)* und *N. facialis (VII)* mitverantwortlich. Die Ophthalmoneurologie umfaßt den *N. opticus (II), N. oculomotorius (III), N. trochlearis (IV)* und den *N. abducens (VI)*. Vor Prüfung des Nahvisus sollte man den Patienten immer fragen, ob er eine Lesebrille trägt und diese bei sich hat. Die meisten älteren Menschen sind „altersweitsichtig".

Eine grobe Prüfung des Gesichtsfeldes sollte immer durchgeführt werden, da Schädigungen der Sehbahn so erkannt werden können und der Patient zu einer genaueren Prüfung zum Opthalmologen weitergeschickt werden muß.

Die Pupillenweite wird in 5 Stufen angegeben. Jede Veränderung, auch Entrundung einer oder beider Pupillen sollte beschrieben werden. Weiters die Reflextätigkeit der Pupillen auf Licht und Konvergenz sowohl direkt als auch indirekt. Diese Untersuchung hat lokaldiagnostische Bedeutung, Läsionsorte können ausgeforscht werden. Daran schließt die Beurteilung der Lidspalten und der Augenbewegungen an. Veränderungen geben Rückschlüsse auf Störungen der versorgenden Nerven.

Der *N. trigeminus (V)* ist für Sensibilität, Motorik und Reflexe im Gesicht zuständig. Der Kornealreflex z.B. kann schon am Beginn einer Trigeminusläsion abgeschwächt oder aufgehoben sein, wenn die übliche Untersuchung noch keine Sensibilitätsstörung aufdeckt.

Der *N. fazialis (VII)* ist neurologisch vor allem für die mimische Muskulatur bedeutsam. Gerade bei älteren Menschen ist es wichtig, eine periphere von einer zentralen Facialisparese unterscheiden zu können. Ein Gesicht sollte man immer in Ruhe betrachten, einen Seitenvergleich vor allem der Lidspalten und der Mundpartie durchführen (Hinweis auf apoplektischen Insult). Die vier Bewegungstests: „Stirne hochziehen", „Augen zudrücken", „Mund spitzen", „Zähne zeigen" sind auch bei älteren Menschen gut durchführbar. Bei einer halbseitigen zentralen Fazialisparese bleibt die Kontraktion der Stirn intakt, der Augenschluß wird höchstens geringfügig schwächer, während die Mundpartie deutlich paretisch ist (Schenk).

Der *N. vestibularis/cochlearis (VIII)* steht für die Otoneurologie. Bei vielen älteren Menschen wird man eine Störung des Hörvermögens finden. Eine Reihe von einfachen Tests kann Mittelohr-, Innenohr-, Nervenstammschwerhörigkeit unterscheiden lassen, vor allem, wenn sie einseitig sind.

*N. vestibularis (VIII):* Bei Untersuchungen sollen 2 Fragen beantwortet werden: Liegt überhaupt eine Störung vor? Ist sie peripher oder zentral?

Schwindel ist ein sehr häufiges Symptom bei älteren Menschen. Meist ist keine ursächliche Fehlfunktion zu finden. Trotzdem sollte man versuchen, den Leidensdruck des Patienten ernst zu nehmen, die psychodynamische Bedeutung zu hinterfragen und symptomatisch zu behandeln. Die Patienten klagen oft über einen Drehschwindel oder über ein Gefühl, nach einer bestimmten Seite gezogen zu werden. Um eine Fallneigung festzustellen, kann der Romberg-Stehversuch, eine Gangabweichung kann mit dem Blindgang und Gang, eine Drehtendenz mit dem Unterberger-Tretversuch, eine Armabweichung mit dem Armvorhalteversuch (= AVV) nachgewiesen werden.

*N. glossopharyngeus (IX), N. vagus (X), N. accessorius (XI):* Diese Nerven werden gemeinsam mittels Phonation, Rachenreflex und Schlucken geprüft. Sensibilitätsstörungen zeigen sich durch Berührung des Zungengrundes, der Gaumenbögen und des Rachens.

*N. hypoglossus (XII):* Dieser hat eine rein motorische Funktion. Bei einseitiger Lähmung weicht die Zunge nach der gelähmten Seite hin ab. Die Artikulation wird stark vom Nervus XII mitbeeinflußt. Man beurteilt das Schlucken und das Sprechen (Artikulation). Bei Patienten mit Parkinson-Syndrom findet man eine leise, heiser „ersterbende" und unmodulierte Stimme (SCHENK).

## Extremitäten

Bei der oberen und unteren Extremität beurteilt man den Tonus, die Trophik und die grobe Kraft. Man sollte den Patienten immer fragen, ob er Rechts- oder Linkshänder ist, da die Händigkeit einen Einfluß auf die drei folgenden Parameter hat.

### *Muskeltonus*

Unter Muskeltonus versteht man den Dehnungswiderstand willkürlich entspannter Muskeln. Zur Untersuchung führt man passive Bewegungen in verschiedenen Gelenken aus und achtet auf den muskulären Widerstand.
Eine Art von erhöhtem Muskeltonus ist der Rigor bei extrapyramidalen motorischen Störungen, vor allem beim Parkinson-Syndrom.

### *Trophik*

Trophische Störungen sind äußerlich sichtbar, wie z.B. Glanzhaut, Hyperkeratosen, Nagel- und Nagelbettveränderungen, Veränderung der Fingerspitzen, schlechte Heilungstendenz der Wunden, gehäufte Brandblasen und Narben, bei alten Menschen trophische Ulcera, Dekubitalgeschwüre, Zyanose. Alle diese Symptome sind unspezifisch.

### *Grobe Kraft*

Die grobe Kraft kann man für jede Muskelgruppe einzeln prüfen. Hier ist wieder entscheidend, ob ein alter Mensch die Untersuchungsart verstanden hat und sie durchführen möchte. Bei der Untersuchung der groben Kraft fordert man den Patienten zu bestimmten Bewegungen auf, schätzt durch Gegenhalten die entwickelte Kraft und beobachtet und palpiert wenn möglich die betreffenden Muskeln oder die Sehne. Man untersucht immer im Seitenvergleich. Bei alten Menschen muß man berücksichtigen, daß Schmerzen in der Nachbarschaft, im Nachbarmuskel, die Kraftentwicklung beeinträchtigen. Auch Gelenksversteifungen, muskuläre oder bindegewebige Kontrakturen müssen berücksichtigt werden. Rückschlüsse auf periphere Lähmungen werden möglich.
Leichte zentrale Paresen sind mit den sogenannten „Halteversuchen", für die obere Extremität mit dem Armhalteversuch (AVH), für die untere Extremität mit dem Beinhalteversuch (BHV) festzustellen. Man achtet auf einseitige Unsicherheit. Bei Armen und Beinen auf einseitiges, reproduzierbares Absinken, bei den Händen auf eine Pronationstendenz.

### *Reflexe*

Die Reflexe (Eigen- und Fremdreflexe) sollen möglichst in Rückenlage untersucht werden. Nur der Patellarreflex kann manchmal besser im Sitzen geprüft werden (bei sehr adipösen oder angespannten Patienten).
Der gesetzte Reiz muß ausreichen und soll so wenig unangenehm wie möglich sein. Gerade bei dieser Untersuchung sollte der Arzt genau erklären, was er tut, da der Reflexhammer Ängste auslösen kann. Jeder Reflex muß wiederholt, in unregelmäßigen Abständen und im Seitenvergleich untersucht werden.
Der Bauchhautreflex, ein sogenannter Fremdreflex, kann bei älteren Menschen besonders mit adipösen aber auch mit fettarmen Bauchdecken fehlen, ohne daß dies

ein Pyramidenbahnzeichen ist. Beim Parkinson-Syndrom sind die Bauchhautreflexe auch bei gleichmäßiger rhythmischer Reizung konstant ausgeprägt, während sie im Normalfall sukzessive abnehmen. Man spricht in diesem Fall von Habituation der Fremdreflexe.
Die Babinskigruppe (Babinski-, Oppenheim-, Gordonreflex) sind Pyramidenbahnzeichen.

### *Sensibilität*

Bei der Sensibilitätsprüfung werden routinemäßig die Berührungs-, Schmerz- und Vibrationsempfindung getestet. Die Sensibilitätsprüfung beruht immer auf subjektiven Empfindungen des Patienten, auf seiner Fähigkeit, die Reize bewußt wahrzunehmen und mitzuteilen. Bei schwerhörigen, depressiven oder dementen Patienten kann diese Untersuchung oft gar nicht durchgeführt werden oder bietet nur ein ungenaues Ergebnis. Falls ein älterer Mensch wegen Durchblutungsstörungen sehr kalte Hände oder Füße hat, ist ein warmes Hand- oder Fußbad ratsam, bevor eine genauere Sensiblitätsuntersuchung durchgeführt wird (SCHENK).

### *Koordination*

Als Untersuchung der Störung des geordneten Zusammenspiels von Muskelgruppen (= Asynergie) wird sowohl an der oberen wie unteren Extremität die Diadochokinese geprüft.
Gerade bei älteren Menschen findet man häufig eine Störung der Feinmotorik der Hände (z.B. beim Knöpfen, Uhr aufziehen, Bleistift rollen, Essen).
Ataktische Störungen können die Gliedmaßen oder den Rumpf betreffen. Störungen an der oberen oder unteren Extremität können mit dem Armhalte- bzw. Beinhalteversuch (= Halteversuche) oder mit dem Finger-Nasen- (FNV) bzw. dem Knie-Fersenversuch (KHV) (= Zielbewegungen) festgelegt werden. Gerade ältere Menschen haben oft Angst, diese Übungen nicht zu können. Die Zeit für eine Ermutigung sollte immer vorhanden sein. Die Prüfung der Zielbewegungen mittels Finger-Nasen- und Knie-Fersenversuch ist sogar bei liegenden Patienten gut durchführbar. Die Diadochokinese ist sowohl an der oberen als auch an der unteren Extremität bei älteren Menschen verlangsamt, ohne pathologisch zu sein.
Die Beurteilung von Stand und Gang gibt Aufschluß über Störungen im Bereich des Kleinhirns oder der Hinterstränge. Man sollte berücksichtigen, daß ältere Menschen durch Verminderung der Sehkraft, Gleichgewichtsstörungen oder durch Schmerzen in Gelenken einen unsicheren Gang haben. Eine skandierende Sprache ist neben der Rumpfataxie das einzig spezifische Kleinhirnzeichen.

### *Extrapyramidal-motorische Störungen*

Klinisch sind extrapyramidal-motorische Bewegungsstörungen gekennzeichnet durch Ausfälle auf folgenden Gebieten:

- Start und Durchführungen von Bewegungen,
- Feinmotorik,
- Wechselbewegungen (Diadochokinese),
- Ausdrucksbewegungen (Mimik und Gestik),
- Mitbewegungen, Asynergien; sowie durch abnorme Haltungen (beim Parkinson-Syndrom),
- Tonuserhöhungen (Rigor),
- Hyperkinesen (Ruhetremor beim Parkinson, Parkinsonoid, Blickkrämpfe).

Während des ganzen Gespräches sollte man auf die Artikulation, die Ausdrucksbewegungen und die Mitbewegungen im Gesicht achten. Weiters kann eine genaue

Beobachtung des Patienten beim Hereinkommen, beim Aus- und Ankleiden wichtige Informationen bringen und somit helfen, Zeit bei der Untersuchung zu sparen. Akinesen und Verarmung an Ausdrucksbewegungen sind typische Symptome des Parkinsonismus. Die Einnahme von Neuroleptika kann ebenfalls extrapyramidalmotorische Störungen hervorrufen. Bei den Spätdyskinesien (tardive Dyskinesien) beobachtet man vermehrte Mitbewegungen, vor allem im Gesicht. Sie treten viele Jahre nach Einnahme von Neuroleptika auf.

## Literatur

Schenk E (1985) Neurologische Untersuchungsmethoden. Thieme, Stuttgart New York

# 2. Die Psychometrie

*Peter K. Fischhof*

## 2.1 Einleitung

Die Entwicklung und Einführung psychopharmakologisch wirkender Substanzen in die Psychiatrie wird allgemein als ein Wendepunkt in der Therapie psychisch kranker Menschen angesehen. Die durch Psychopharmaka eröffneten therapeutischen Möglichkeiten führten zu einer universellen Veränderung des gesamten Fachgebietes, deren Ende noch nicht abzusehen ist. Neben dem therapeutischen Wandel entstand eine ganze Reihe neuer psychiatrischer Ansätze und Theorien, die sich sehr befruchtend auf das Fachgebiet ausgewirkt haben. Ein entscheidender Fortschritt bestand unter anderem darin, methodische Prinzipien des naturwissenschaftlichen Experimentes zur Beurteilung der therapeutischen Wirksamkeit heranzuziehen. Erst durch die Verwendung wissenschaftlich fundierter Meßmethoden zur Erfassung des psychischen Zustandes und seiner Veränderungen ist es in der Psychiatrie möglich geworden, unabhängig von Meinungen, Vorurteilen oder Glaubensbekenntnissen, systematisch festzustellen, was therapeutisch wirksam ist und dem psychisch kranken Menschen tatsächlich hilft.

Im vorliegenden Beitrag sind psychometrische Verfahren zur quantitativen und möglichst objektiven Erfassung psychopathologischer Phänomene zusammengestellt und beschrieben, die im Rahmen der Gerontopsychiatrie verwendet werden. Es handelt sich dabei um psychologische und klinische Beurteilungsverfahren, die sich als Diagnosehilfe, zur Syndrombeschreibung, zur quantifizierten Abschätzung des Krankheitsausmaßes und zum Vergleich der Wirksamkeit unterschiedlicher Therapien eignen. Obwohl psychometrische Verfahren ein wichtiger und unverzichtbarer Bestandteil der gegenwärtigen gerontopsychiatrischen Diagnostik sind, wurden sie nicht zur Diagnoseerstellung konzipiert und ersetzen keinesfalls die medizinisch-psychiatrische Befunderhebung und das diagnostisch orientierte Gespräch mit dem Patienten.

## 2.2 Psychometrische Grundlagen

Zur metrischen Beurteilung psychopathologischer Merkmale im Rahmen der Gerontopsychiatrie werden sowohl klinische Beurteilungsskalen als auch objektive psychodiagnostische Testverfahren verwendet. Die Beurteilungsskalen, die sich in Fremd- und Selbstbeurteilungsskalen unterteilen lassen, sind im allgemeinen psychologischen Fragebögen nachgebildet und auch auf der Grundlage psychologischer Testverfahren konstruiert und analysiert. Hinsichtlich ihrer Standardisierung stehen sie in der Mitte zwischen freier klinischer Beurteilung und objektiven Testverfahren. Die Analyse von Beurteilungsskalen und Testverfahren dient in erster Linie dem Ziel, die *Objektivität*, die *Zuverlässigkeit* (Reliabilität) und die *Gültigkeit* (Validität) eines Verfahrens zu bestimmen.

Neben den standardisierten gerontopsychiatrischen Meßverfahren gibt es eine Reihe häufig verwendeter Beurteilungsverfahren, die den strengeren Erfordernissen einer Testanalyse nicht entsprechen und im wesentlichen auf klinischen Erfahrungen beruhen. Diese weniger standardisierten Meßverfahren werden im klinischen Alltag meist aus Gründen der Zweckmäßigkeit den standardisierten vorgezogen und Einschränkungen hinsichtlich Objektivität, Zuverlässigkeit und Gültigkeit in Kauf genommen.

Als objektiv bezeichnet man ein diagnostisches Verfahren, mit dem das zu ermittelnde Merkmal eindeutig festgestellt wird und das Resultat von der untersuchenden Person unabhängig ist. Je weniger die Person des Untersuchers das Resultat beeinflußt, desto größer ist die Objektivität des Meßverfahrens. Die psychologische oder psychiatrische Exploration ist demnach ein weniger objektives Verfahren als die Fragebogenmethode mit vorgegebenen Antwortmöglichkeiten. Ebenso sind projektive Testverfahren weniger objektiv als Leistungstests. Die *Objektivität* eines Meßverfahrens wird festgestellt, indem man mehrere Beurteiler unabhängig voneinander das in einer Stichprobe erhobene Material auswerten läßt und anschließend den Grad der Übereinstimmung als Korrelationskoeffizient ermittelt.

Als zuverlässig bezeichnet man hingegen ein diagnostisches Verfahren, wenn es das zu ermittelnde Persönlichkeitsmerkmal genau erfaßt und bei wiederholter Anwendung in geringem zeitlichen Abstand zu einem identischen Resultat führt. Die *Zuverlässigkeit (Reliabilität)* eines Meßverfahrens wird festgestellt, indem man das Verfahren in derselben Stichprobe wiederholt und den Grad der Übereinstimmung der Befunde bestimmt. Dieser Kennwert wird als Reliabilitätskoeffizient bezeichnet.

Während die Zuverlässigkeit die Eignung eines diagnostischen Verfahrens als Meßwerkzeug bestimmt, gibt die *Gültigkeit (Validität)* an, in welchem Ausmaß ein Verfahren tatsächlich das mißt, was es messen soll. Die Gültigkeit eines diagnostischen Meßverfahrens ist umso größer, je besser die zu erfassenden Befunde mit zum Vergleich herangezogenen objektiven Kriterien übereinstimmen. Die Objektivität, die Reliabilität und die Validität sind ein Maß für die Güte eines Meßverfahrens und geben an, wieweit man den erfaßten Befunden aus biostatistischer Sicht vertrauen kann.

Bei einer Reihe von psychometrischen Meßverfahren entsprechen die beim Test ermittelten Summenwerte dem Testergebnis und können demnach unmittelbar interpretiert werden. Bei anderen psychometrischen Meßverfahren werden hingegen Normwerte angegeben, die eine Interpretation der Testergebnisse erst möglich machen. Bei diesen Meßverfahren müssen die bei der Testung ermittelten Test-Rohwerte anhand von Tabellen in Normwerte übertragen werden, um das Ergebnis auswerten zu können. Die Normwerte liefern dabei das Bezugssystem für die Bewertung eines individuellen Testwertes im Vergleich zu einer Referenzgruppe. Als Referenzgruppe kann beispielsweise die Normalbevölkerung, die klinische Gruppe, welcher der Proband angehört oder eine Gruppe mit einem bestimmten Intelligenzniveau herangezogen werden.

## 2.3 Diagnostische Hinweise

Klinische Beurteilungsskalen und psychodiagnostische Testverfahren in der gerontopsychiatrischen Praxis werden in erster Linie zur Beurteilung des Schweregrades und des Verlaufes von dementiellen und depressiven Erkrankungen verwendet.

*Dementielle Erkrankungen* sind durch Hirnleistungsschwäche und Veränderungen der Persönlichkeit gekennzeichnet. Im Vordergrund der Symptomatik stehen Störungen des Gedächtnisses, der Auffassung, der Orientierung, des Denkvermögens und der Affektivität. Entsprechend der Ausprägung der Symptomatik unterscheidet man nach dem DSM-III-R der amerikanischen psychiatrischen Gesellschaft drei Schweregrade der dementiellen Erkrankung. Bei der *leichten Demenz* sind sowohl die Leistungsfähigkeit als auch die soziale Aktivität beeinträchtigt, wobei die Fähigkeit ohne Hilfe unabhängig zu leben, noch vorhanden ist. Bei der *mittelgradigen Demenz* ist die Leistungsfähigkeit bereits derartig beeinträchtigt, daß eine selbständige Lebensführung nur mehr mit Schwierigkeiten funktioniert und ein gewisses Maß an Aufsicht erforderlich ist. Bei der *schweren Demenz* ist aufgrund der sehr schweren Beeinträchtigung der Leistungsfähigkeit und der beträchtlichen Persönlichkeitsveränderungen eine selbständige Lebensführung nicht mehr möglich und eine ständige Aufsicht erforderlich.

*Depressive Erkrankungen* im höheren Lebensalter manifestieren sich oft anders als bei jüngeren Menschen und stellen die häufigste behandelbare Ursache von kognitiven Beeinträchtigungen dar. Die Depression äußert sich beim älteren Menschen meist weniger in Form von vitalen Symptomen, wie allgemeine Inappetenz und Schlafstörungen, als vielmehr durch Hoffnungslosigkeit, Apathie, Verlangsamung und Klaghaftigkeit, insbesonders über Gedächtnisschwund und intellektuelle Leistungsschwäche. Liegt eine objektiv nachweisbare kognitive Beeinträchtigung vor, dann handelt es sich entweder um eine sogenannte depressive *Pseudodemenz*, bei der die Symptome mit der Remission der Depression vollständig verschwinden, oder um eine dementielle Erkrankung, bei der die Symptomatologie anhält oder fortschreitet. Da eine depressive Erkrankung im Gegensatz zur Demenz sehr gut behandelt werden kann, ist die diagnostische Unterscheidung zwischen den beiden Erkrankungen von großer prognostischer Bedeutung.

## 2.4 Die psychometrischen Meßverfahren

Die im vorliegenden Beitrag angeführten klinischen Beurteilungsskalen und psychodiagnostischen Testverfahren stellen lediglich eine kleine Auslese von diagnostischen Verfahren dar, die zur Zeit im Rahmen der Gerontopsychiatrie und dort speziell bei klinischen Forschungsvorhaben verwendet werden. Die Auswahl aus der großen Fülle existierender Meßverfahren wurde im Hinblick auf ihre klinische Bedeutung getroffen. Die Selbstbeurteilungsskalen wurden im Rahmen dieses Beitrages nicht berücksichtigt, da sie bei gerontopsychiatrischen Patienten mit ausgeprägten kognitiven Leistungseinbußen in der Regel kaum zielführend angewandt werden können und bei alten Menschen auch nicht ausreichend valide sind.

Aus Gründen der Übersichtlichkeit sind die ausgewählten Beurteilungsskalen und Testverfahren in erster Linie tabellarisch dargestellt und im Text nur stichwortartig beschrieben (Tabelle 1 und 2). Die psychometrischen Verfahren, die sich für die Untersuchung kognitiver Beeinträchtigungen und dementieller Erkrankungen sowie für die Quantifizierung von Leistung und Verhalten als besonders zuverlässig und praktikabel erwiesen haben und daher in der klinischen Praxis häufiger verwendet werden, sind im Text ausführlicher beschrieben und zum Teil mit Testbeispielen und Testfragebögen illustriert.

**Tabelle 1.** Fremdbeurteilungs-Skalen für gerontopsychiatrische Patienten

| Methode | Prüfer | Aufbau | Meßitems | Autoren |
|---|---|---|---|---|
| Alzheimer's Disease Assessment Scale (ADAS) | Psychologe/ Arzt | 21 Items | Kognitiver Teil: Gedächtnis, Orientierung, Praxie, Sprachverhalten Nicht-kognitiver Teil: Motorik, Stimmung, Störungen des Verhaltens | ROSEN et al. (1984) |
| Beurteilungs-Skala für geriatrische Patienten (BGP) | Pflege-personal | 35 Items | Hilfsbedürftigkeit, Aggressivität, Invalidität, Inaktivität | KAM et al. (1971) |
| Brief Cognitive RatingScale (BCRS) | Psychologe/ Arzt | 5 Hauptachsen und 5 Neben-achsen mit je 7 Stufen | 5 Hauptachsen: Konzentration und Rechen-fähigkeit/Kurzzeitgedächt-nis/Langzeitgedächtnis/ Orientierung/Alltagskompetenz und selbständige Versorgung | REISBERG et al. (1983) |
| Brief Psychiatric Rating Scale (BPRS) | Psychologe/ Arzt | 18 Items | Angst/Depression, Anergie, Denkstörung, Aktivierung, Feindseligkeit/Mißtrauen | OVERALL et al. (1962) |
| Clinical Global Impressions (CGI) | Arzt | 3 Items | 1. Schweregrad der Krankheit, 2. Zustandsänderung, 3. Wirksamkeitsindex: Gewünschte und unerwünschte Arznei-mittelwirkungen | NATIONAL INSTITUT OF MENTAL HEALTH (1970) |
| Functional Assessment Staging Test (FAST) | Arzt/ Psychologe | 16stufige Skala | Fortschreitende funktionelle Veränderungen bei AD | REISBERG et al. (1985) |
| Global Deterioration Scale (GDS) | Arzt/ Psychologe | 7stufige Skala | Kognitiver Status: Kognitiver Abbau bei SDAT | REISBERG et al. (1982) |
| Geriatric Depression Scale (GDS) | Psychologe/ Pflege-personal | 30 Fragen | Depressive Symptome | YESAVAGE et al. (1983) |
| Hachinski Ischemic Score (HIS) | Arzt | 13 Items | Zur Differenzierung PDD und MID | HACHINSKI et al. (1975) |
| Hamilton Rating Scale for Depression (HAMD) | Psychologe/ Arzt | 21 Items | Depressivität | HAMILTON (1960) |

(Fortsetzung S. 364)

**Tabelle 1** (Fortsetzung)

| Methode | Prüfer | Aufbau | Meßitems | Autoren |
|---|---|---|---|---|
| Mini-Mental State Examination (MMSE) | Psychologe/ Pflege-personal | 30 Fragen | Kognitiver Status: Orientierung, Aufnahmefähigkeit, Aufmerksamkeit, Gedächtnis, Rechnen, Sprache, Lesen, Schreiben und Praxie | Folstein et al. (1975) |
| Nürnberger Alters-Beobachtungs-Skala (NAB ) | Pflege-personal | 15 Items | Alltagsaktivitäten (ADL: Activities of Daily Living) | Oswald (1979) |
| Plutchnik Geriatric Rating Scale (PLUT) | Pflege-personal | 31 Items | Sozialverhalten, Aggressivität, Selbstversorgungsverhalten, Schlafstörungen, Sensorische Leistungen, Arbeitsverhalten | Plutchnik et al. (1970) |
| Sandoz Clinical Assessment Geriatric Scale (SCAG) | Psychologe/ Arzt | 18 Items | 5 Faktoren und ärztlicher Gesamteindruck: Kognitive Störungen, Sozialverhalten, Antriebsarmut, affektive und somatische Störungen | Shader et al. (1974) |
| Strukturiertes Interview zur Diagnose der Demenzen nach ICD-10 und DSM-III (SIDAM) | Psychologe/ Arzt/ Pflege-personal | Hachinski Skala, MMSE und andere klinische Skalen | Kognitive Beeinträchtigungen und psychiatrische Diagnostik nach ICD-10 und DSM-III | Zaudig et al. (1989) |

### 2.4.1 Die gerontopsychiatrischen Beurteilungsskalen

#### Die „Alzheimer's Disease Assessment Scale" (ADAS)

Die Alzheimer's Disease Assessment Scale (ADAS) wurde 1983 von Mohs und Mitarbeitern in den USA entwickelt und nach einer Überarbeitung 1984 in der endgültigen Form von Rosen, Mohs und Davis im American Journal of Psychiatry publiziert. Die deutschsprachige Version der ADAS wurde von Ihl und Weyer erarbeitet.

Bei der ADAS handelt es sich um eine Beurteilungsskala zur Einschätzung des Schweregrades dementieller Symptome. Die ADAS wurde in erster Linie als Forschungsinstrument für klinische Studien zur Bewertung therapeutischer Maßnahmen bei Demenzen vom Alzheimer Typ (DAT) entwickelt. Aufgrund der weitgehend vergleichbaren Symptomatik dementieller Erkrankungen kann die ADAS auch bei anderen Demenzformen eingesetzt werden.

Die endgültige, amerikanische Version der ADAS wurde aus einer umfangreicheren

**Tabelle 2.** Psychometrische Testverfahren für gerontopsychiatrische Patienten

| Methode | Prüfer | Aufbau | Meßitems | Autoren |
|---|---|---|---|---|
| Benton-Test (BT) | Psychologe/ Arzt | Zeichen- und Wahlform mit je 10 Stimuluskarten | Diagnosehilfe bei hirnorganischen Abbauerkrankungen | Benton (1981) |
| Mehrfachwahl-Wortschatz-Intelligenztest (MWT-B) | Psychologe/ Arzt/ Sozialarbeiter | 37 Wortzeilen | Kristallisierte Intelligenz | Lehrl (1975) |
| Nürnberger Alters-Inventar (NAI) | Psychologe/ Arzt | 5 Fragebogenverfahren, 11 Leistungstests | Kognitive Leistungsfähigkeit im höheren Alter | Oswald et al. (1986) |
| Syndrom-Kurz-Test (SKT) | Psychologe/ Arzt | 9 Subtests | Schweregrad eines organischen Psychosyndroms | Erzigkeit (1977) |
| Zahlen-Verbindungs-Test (ZVT-G) | Psychologe/ Arzt/ Pflegepersonal | 2 Matrizen mit Zahlen zwischen 1 und 30 | Flüssige Intelligenz, Bearbeitungsgeschwindigkeit | Oswald et al. (1980) |

40-Item-Version entwickelt und umfaßt nunmehr insgesamt 21 Items, und zwar 11 Items, mit denen Defizite in kognitiven Leistungen, und 10 Items, mit denen Verhaltensauffälligkeiten im nicht-kognitiven Bereich bewertet werden. Mit den Items des kognitiven Bereichs werden Beeinträchtigungen in Gedächtnisleistungen und in praktischen, handlungsorientierten Leistungen sowie Beeinträchtigungen der Orientierung und Sprache beurteilt. Die Beurteilung der nicht-kognitiven Items bezieht sich auf Verhaltensänderungen und Symptome aus den Bereichen der Motorik, der Motivation, der Affektivität und der Psychomotorik, die für DAT-Patienten typisch sind.

Ausgehend von der amerikanischen 21-Item-Originalversion wurden in Würzburg und in Berlin zwei Vorläuferversionen entwickelt, aus denen schließlich die gegenwärtig vorliegende deutschsprachige Version der Skala entstand. In bezug auf die Durchführung ist die ADAS in drei Teile gegliedert. In einem aktiven Testteil, der die Items 1–9 umfaßt, wird die aktuelle Leistung des Patienten anhand von standardisierten Aufgaben geprüft. In einem anschließenden Interview werden mittels der Items 10–16 Verhalten und Symptome des Patienten bewertet, die er selbst oder Angehörige während der lezten Woche beobachtet haben. Der dritte Teil beinhaltet die Beobachtung des Verhaltens des Patienten durch den Prüfer während der gesamten Testdurchführung und wird mit den Items 17–21 erfaßt.

In Tabelle 3 sind die 21 Items mit dem Maximalscore und ihrer Zuordnung in der Abfolge der Durchführung aufgelistet. In den Klammern sind die entsprechenden Itemnummern des amerikanischen Originals wiedergegeben. 18 Items werden mit Punktewerten zwischen 0 und 5 bewertet, wobei 0 das Fehlen einer Störung und 5 eine schwerste Störung bedeuten. Bei den Items 1, 7 (Gedächtnisprüfungen) und Item 2

(Orientierungsaufgabe) ergibt sich der Score direkt aus der Anzahl der Fehler.
In bezug auf die Auswertung orientiert sich die ADAS an der Unterscheidung von kognitiven und nicht kognitiven Items. Zu den kognitiven Items werden alle Leistungsaufgaben des aktiven Testteils (Items 1 bis 8) sowie die Beurteilung der Sprache (Items 19 bis 21) gerechnet. Die restlichen Items (9 bis 18) bilden den nicht kognitiven Teil ab. Entsprechend dieser Einteilung ist es möglich, einen Score für den kognitiven Teil (ADAS-K mit einem Maximalwert von 70) und einen Score für den nicht-kognitiven Teil (ADAS-NK mit einem Maximalwert von 50) zu errechnen. Die Summe aller Items ergibt den Gesamtwert mit einem Maximalwert von 120. Die Durchführung der ADAS setzt Erfahrung im Umgang mit psychologischen Testverfahren und mit dementiellen Patienten voraus und sollte daher nur durch einen mit diesem Verfahren vertrauten Arzt oder klinischen Psychologen erfolgen.
Mit dem Ziel, differenziertere Aussagemöglichkeiten zu gewinnen, als dies durch die Einteilung der Items nach kognitiven und nicht-kognitiven Störungen möglich ist, lassen sich Items auch nach Unterskalen zusammenfassen. Die Unterskalen „Gedächtnis“, „Orientierung/Praxie“ und „Sprache“

**Tabelle 3.** Aufbau der Alzheimer's Disease Assessment Scale (ADAS)

| Item[a] | Max. Score | Bereich | Subskala |
|---|---|---|---|
| *Aktiver Testteil* | | | |
| 1. (10.) Freie Reproduktion (10 Wörter) | 10 | K | G |
| 2. (9.) Orientierung | 8 | K | O/P |
| 3. (8.) Vorstellungsvermögen | 5 | K | O/P |
| 4. (7.) Zeichnen | 5 | K | O/P |
| 5. (5.) Befolgen von Anweisungen | 5 | K | O/P |
| 6. (6.) Benennen von Fingern und Gegenständen | 5 | K | O/P |
| 7. (11.) Wortwiedererkennung (12 aus 24 Wörtern) | 12 | K | G |
| 8. (3.) Erinnern an Prüfanweisung | 5 | K | – |
| 9. (20.) Tremor | 5 | NK | M |
| *Interview* | | | |
| 10. (18.) Umherlaufen | 5 | NK | M |
| 11. (19.) Motorische Unruhe | 5 | NK | M |
| 12. (12.) Weinen | 5 | NK | D |
| 13. (13.) Depressive Verstimmung | 5 | NK | D |
| 14. (16.) Wahnvorstellungen | 5 | NK | P |
| 15. (17.) Halluzinationen | 5 | NK | P |
| 16. (21.) Gesteigerter/verminderter Appetit | 5 | NK | – |
| *Verhaltensbeobachtung* | | | |
| 17. (14.) Konzentration/Ablenkbarkeit | 5 | NK | K/K |
| 18. (15.) Mangelnde Kooperation | 5 | NK | K/K |
| 19. (1.) Sprachliche Ausdrucksfähigkeit | 5 | K | S |
| 20. (2.) Verständnis gesprochener Sprache | 5 | K | S |
| 21. (4.) Wortfindungsstörungen | 5 | K | S |

[a] Die Itemnummern des amerikanischen Originals sind in Klammern angegeben
*K* Kognitiver Bereich; *NK* nicht-kognitiver Bereich; *G* Gedächtnis; *O/P* Orientierung/Praxie; *M* Motorik; *D* Depressivität; *P* psychotische Symptome; *K/K* Konzentration/Kooperation; *S* Sprache

gehören zum kognitiven Teil und differenzieren diesen weiter aus. Die Unterskalen „Motorik", „Depressivität" und „Psychotische Symptome", gehören zum nicht-kognitiven Teil, während die Skala „Konzentration/Kooperation" sowohl Beziehungen zum kognitiven als auch zum nicht-kognitiven Bereich aufweist. Die Bewährung der Unterskalen in der klinischen Praxis muß sich allerdings in zukünftigen Studien erst erweisen.

Angaben zur Reliabilität des Verfahrens liegen derzeit lediglich in Form von Konsistenzschätzungen (Cronbach's Alpha) mit 101 Demenzpatienten und 116 altersgleichen Probanden vor. Bei den Demenzpatienten betrug die innere Konsistenz der ADAS-Scores im kognitiven Bereich 0,61, im nicht-kognitiven Bereich 0,75 und beim Gesamtwert 0,76. Bei den Probanden lagen die Werte im kognitiven Bereich bei 0,82, im nicht-kognitiven Bereich bei 0,81 und beim Gesamtwert bei 0,87.

Hinweise zur Validität des Verfahrens fanden sich bei Untersuchungen, bei welchen eine Gruppe von 64 Patienten mit der CGI und dem MMSE beurteilt wurden. Die Korrelationen der ADAS mit der CGI lagen zwischen 0,46 und 0,69, die Korrelationen mit dem MMSE zwischen 0,62 und 0,69 (IHL und WEYER, 1993).

## Die „Beurteilungsskala für geriatrische Patienten" (BGP)

Die Beurteilungsskala für geriatrische Patienten (BGP) ist ein Instrument zur Erfassung von funktionellen Störungen bei alten Menschen. Mit dem Verfahren lassen sich die körperliche, psychische und soziale Leistungsfähigkeit eines geriatrischen Patienten durch Beobachtung des Verhaltens im Alltag beurteilen. Die Beurteilung, die durch das Pflegepersonal erfolgt, ist nicht von der Mitarbeit des Patienten abhängig.

Die BGP-Skala besteht aus 35 Items, mit denen die Faktoren „Hilfsbedürftigkeit", „Aggressivität", „Invalidität und Depressivität" und „Inaktivität" erfaßt werden können.

## Die „Brief Psychiatric Rating Scale" (BPRS)

Die Brief Psychiatric Rating Scale (BPRS) ist eine Beurteilungsskala, die in erster Linie für hospitalisierte psychiatrische Patienten entwickelt wurde. Die Grundlage für die Beurteilung bildet ein etwa 18minütiges Interview mit einer einleitenden 3minütigen Kontaktherstellung, einer 10minütigen nicht-direktiven Interaktion und einer abschließenden 5minütigen direkten Befragung. Das Interview und die Beurteilung sollten durch einen Psychiater oder einen klinischen Psychologen erfolgen.

Die BPRS-Skala besteht aus 18 Items, mit denen die Faktoren „Angst und Depression", „Anergie", „Denkstörung", „Aktivierung" sowie „Feindseligkeit und Mißtrauen" erfaßt werden können.

## Die „Clinical Global Impression Scale" (CGI)

Die Clinical Global Impression Scale (CGI) wurde 1970 im Rahmen von Schizophrenie-Studien des „National Institut of Mental Health" entwickelt.

Die Skala dient zur Bewertung des Therapieerfolges bei der medikamentösen Behandlung psychisch Kranker. Die Beurteilung erfolgt durch einen ärztlichen Untersucher, der nacheinander den Schweregrad der Krankheit, den Heilungsverlauf sowie die therapeutische Wirksamkeit einzuschätzen hat. Um ein hohes Maß an Meßgenauigkeit zu erzielen, muß der Untersucher den Krankheitsgrad des Patienten auf der Basis seiner medizinischen Erfahrung mit dieser speziellen Patientengruppe ermitteln. Einen hirngeschädigten Patienten beispielsweise muß der Untersucher demnach ausschließlich anhand seiner Erfahrungen mit Hirngeschädigten beurteilen und nicht auf der

Grundlage eines klinischen Erfahrungshintergrundes, der Schizophrene, Depressive, Angstneurotiker ebenso wie Hirngeschädigte umfaßt.
Die CGI-Skala besteht aus 3 Items. Zur Beurteilung der ersten beiden Items „Schweregrad der Krankheit" und „Zustandsänderung" sind jeweils 8 Antwortrubriken vorgesehen. Das dritte Item „Wirksamkeits-Index" ermöglicht die Ermittlung der therapeutischen Wirksamkeit des Arzneimittels sowie die Beeinträchtigung des therapeutischen Effekts durch das Auftreten von Nebenwirkungen.
Obwohl Angaben zur Reliabilität und Validität der CGI-Skala nicht vorhanden sind, wird dem Verfahren von Experten hohe klinische Relevanz bescheinigt, und das klinische

**Tabelle 4.** Geriatrische Depressionsskala (GDS) (Yesavage et al., 1983)

| | | |
|---|---|---|
| *Wählen Sie die beste Antwort dafür, wie Sie sich in der letzten Woche gefühlt haben:* | | |
| 1. | Sind Sie grundsätzlich mit Ihrem Leben zufrieden?* | ja/nein |
| 2. | Haben Sie viele Ihrer Aktivitäten und Interessen aufgegeben? | ja/nein |
| 3. | Haben Sie das Gefühl, daß Ihr Leben leer ist? | ja/nein |
| 4. | Sind Sie oft gelangweilt? | ja/nein |
| 5. | Sind Sie im Hinblick auf die Zukunft voller Hoffnung?* | ja/nein |
| 6. | Sind Sie über Gedanken wütend, die Ihnen nicht aus dem Kopf gehen wollen? | ja/nein |
| 7. | Sind Sie die meiste Zeit guten Mutes?* | ja/nein |
| 8. | Haben Sie manchmal Angst, daß Ihnen etwas Schlechtes zustößt? | ja/nein |
| 9. | Fühlen Sie sich die meiste Zeit glücklich?* | ja/nein |
| 10. | Fühlen Sie sich oft hilflos? | ja/nein |
| 11. | Werden Sie oft rastlos und zappelig? | ja/nein |
| 12. | Ziehen Sie es vor, zu Hause zu bleiben anstatt auszugehen und neue Dinge zu tun? | ja/nein |
| 13. | Machen Sie sich oft Sorgen um die Zukunft? | ja/nein |
| 14. | Haben Sie das Gefühl, mit dem Gedächtnis in letzter Zeit mehr Probleme als sonst zu haben? | ja/nein |
| 15. | Haben Sie den Eindruck, daß es schön ist, jetzt in dieser Zeit zu leben?* | ja/nein |
| 16. | Fühlen Sie sich oft niedergeschlagen und hoffnungslos? | ja/nein |
| 17. | Fühlen Sie sich ziemlich wertlos, so wie Sie im Augenblick sind? | ja/nein |
| 18. | Machen Sie sich viele Gedanken über die Vergangenheit? | ja/nein |
| 19. | Finden Sie das Leben sehr aufregend und interessant?* | ja/nein |
| 20. | Macht es Ihnen Mühe, neue Pläne zu machen oder neue Unternehmungen zu beginnen? | ja/nein |
| 21. | Fühlen Sie sich voller Energie?* | ja/nein |
| 22. | Haben Sie den Eindruck, daß Ihre Situation hoffnungslos ist? | ja/nein |
| 23. | Haben Sie den Eindruck, daß es den meisten Leuten besser geht als Ihnen? | ja/nein |
| 24. | Regen Sie sich oft über Kleinigkeiten auf? | ja/nein |
| 25. | Haben Sie oft das Gefühl, daß Sie am liebsten schreien möchten? | ja/nein |
| 26. | Haben Sie Schwierigkeiten, sich zu konzentrieren? | ja/nein |
| 27. | Freuen Sie sich, am Morgen aufzustehen?* | ja/nein |
| 28. | Vermeiden Sie gesellige Zusammenkünfte? | ja/nein |
| 29. | Ist es für Sie einfach, Entscheidungen zu treffen?* | ja/nein |
| 30. | Ist Ihr Gedächtnis so klar wie früher?* | ja/nein |

Die mit einem Stern (*) bezeichneten Fragen sind negativ zu verrechnen, d.h. eine Nein-Antwort ist als Punkt zu werten (bei den übrigen Fragen Ja-Antworten); normale ältere Personen liegen zwischen 0–10 Punkten, zunehmend depressive Patienten bei 11 und mehr Punkten und schwer depressive Alterspatienten bei durchschnittlich 23 Punkten

Globalurteil bei vielen klinischen Studien als wichtigste konfirmatorische Zielvariable betrachtet. Das klinische Globalurteil steht in diesen Studien über den einzelnen Meßebenen, wobei jedoch die dem CGI zugrundeliegenden Informationen, etwa über Krankheitsverlauf, Alltagskompetenz oder einzelne Testergebnisse, durch Instrumente auf unterschiedlichen Meßebenen erhoben werden.

Eine Weiterentwicklung der CGI stellt das Verfahren *Clinical Based Impression of Change-Plus (CBIC-plus)* dar, mit dem ebenfalls eine allgemeine Verbesserung oder Verschlechterung der medikamentösen Behandlung beurteilt werden kann. Die Beurteilung mit dem CBIC-plus erfolgt durch einen mit dementiellen Erkrankungen vertrauten, jedoch völlig unabhängigen und mit der medikamentösen Behandlung nicht befaßten Arzt und beruht auf Informationen, die in einem Gespräch mit dem Patienten und einer Betreuungsperson ermittelt werden. Mit dem CBIC-plus sollte eine *ganzheitliche* und *unabhängige* Beurteilung des Patienten erreicht werden.

## Die „Geriatric Depression Scale" (GDS)

Die Geriatric Depression Scale (GDS) wurde von Yesavage und Mitarbeitern speziell für die Anwendung in der Gerontopsychiatrie entwickelt und 1981 in den USA publiziert. Die GDS dient zur Beurteilung des Schweregrades depressiver Symptome bei Patienten im höheren Lebensalter. Die Skala besteht aus einem Fragebogen mit 30 Fragen, die ohne Anleitung vom Patienten selbst beantwortet werden können (Tabelle 4). Darüber hinaus liegt eine verkürzte Version mit 15 Fragen vor. Beide Versionen sollten jedoch ausschließlich bei Patienten mit leichter bis mittelschwerer Demenz verwendet werden, da schwer Demente die Fragen nicht mehr verstehen können.

Bei der 30-Fragen-Version erreichen nicht depressive ältere Menschen Werte zwischen 0 bis 10 Punkten. Werte von 11 und mehr Punkten sprechen für eine zunehmende Depression, Werte um 23 Punkte für eine schwere Depression. Bei der 15-Fragen-Version erreichen nicht depressive ältere Menschen Werte zwischen 0 bis 5 Punkten. Werte von 6 und mehr Punkten weisen auf eine zunehmend schwere Depression hin. Die Reliabilität und Validität des Verfahrens konnte durch eine Reihe umfangreicher Studien unter Zuhilfenahme der Forschungs-Diagnose-Kriterien (RDC) von Spitzer und unter Einbeziehung der Zung- und der Hamilton-Depressions-Skala gezeigt werden (Yesavage et al., 1983).

## Die „Global Deterioration Scale" (GDS)

Die Global Deterioration Scale (GDS) wurde von Reisberg, Ferris, de Leon und Cook auf der Basis systematischer Beobachtungen entwickelt und 1982 im American Journal of Psychiatry publiziert.

Die GDS ist ein Instrument zur Beurteilung kognitiver Leistungseinbußen und des Schweregrades einer Demenz, insbesondere bei der primär degenerativen Form vom Alzheimer-Typ. Grundlage der Beurteilung ist eine aus sieben, klinisch gut abgegrenzten Stufen bestehende Skala, wobei die Stufe 1 dem Nichtvorhandensein kognitiver Veränderungen und die Stufe 7 dem Vorhandensein schwerster kognitiver Leistungseinbußen entspricht. Der Ausprägungsgrad der kognitiven Leistungseinbußen widerspiegelt sowohl den Schweregrad der Demenz als auch den Verlauf des Krankheitsprozesses (Tabelle 5).

Voraussetzung für die zielführende Anwendung der GDS ist eine genaue diagnostische Abklärung, da kognitive Leistungseinbußen sehr unterschiedliche medizinische, neurologische oder psychiatrische Ursachen haben können. Die Bewertung der Skala sollte durch einen klinischen Psychologen oder einen Arzt erfolgen.

**Tabelle 5.** Global Deterioration Scale (GDS) (REISBERG et al., 1989)

| Stadien kognitiver Leistungsfähigkeit | Klinische Phase | Funktionelle Veränderungen |
|---|---|---|
| 1. Keine kognitiven Leistungseinbußen | Normal | Funktionelle Leistungseinbußen weder subjektiv noch objektiv manifest |
| 2. Zweifelhafte kognitive Leistungseinbußen | Vergeßlichkeit | Schwierigkeiten, Dinge wiederzufinden; subjektive Arbeitsschwierigkeiten |
| 3. Geringe kognitive Leistungseinbußen | Frühes Stadium der Konfusion | Leistungsabnahme im Beruf; Schwierigkeiten, sich örtlich zu orientieren |
| 4. Mäßige kognitive Leistungseinbußen | Spätes Stadium der Konfusion | Abnehmende Fähigkeit zur Ausführung komplexer Aufgaben; Schwierigkeiten im Umgang mit Geld |
| 5. Mittelschwere kognitive Leistungseinbußen | Frühe Demenz | Hilfestellung bei der Auswahl situationsgerechter Kleidung; Desorientierung zur Zeit oder zum Ort |
| 6. Schwere kognitive Leistungseinbußen | Mittelschwere Demenz | Schwierigkeiten beim korrekten Ankleiden; Hilfe beim Baden und Toilettengang nötig; häufig paranoide Symptome; starke Unruhe |
| 7. Sehr schwere kognitive Leistungseinbußen | Späte Demenz | Keine sprachliche Verständigung mehr möglich; Verlust motorischer Fähigkeiten; Inkontinenz; Stupor bzw. Koma |

Untersuchungen mit der GDS ergeben eine Interrater-Reliabilität zwischen 0,82 und 0,97. Der Test-Retest-Korrelationskoeffizient für die GDS liegt – bei einem Mindestabstand von einer Woche – bei 0,92. Hinweise zur Validität des Verfahrens ergeben sich unter anderem aus einer mit 170 Personen durchgeführten Untersuchung, bei welcher zwischen der GDS und dem Mini-Mental State Examination (MMSE) eine Korrelation von 0,89 ($p < 0{,}001$) festgestellt wurde (REISBERG et al., 1989). Der MMSE dient zur Beurteilung des kognitiven Zustandes und umfaßt die Faktoren Orientierung, Merkfähigkeit, Aufmerksamkeit, Konzentration, Erinnerung und Sprachverständnis. Bei einer weiteren Untersuchung mit 251 Personen wurde zwischen der GDS und dem Psychometric Deterioration Score (PDS) eine Korrelation von 0,86 ($p < 0{,}001$) festgestellt (REISBERG et al., 1989). Der PDS, mit dem ebenfalls kognitive Funktionen gemessen werden, besteht aus sechs Tests, wobei die Tests 1–3 dem Guild Memory Test (GILBERT et al., 1968) und die Tests 4–6 der Wechsler Adult Intelligence Scale (WAIS) (WECHSLER, 1958) entnommen sind.

Eine sehr ähnlich aufgebaute Beurteilungsskala wie die GDS ist die zu einem späteren Zeitpunkt von REISBERG et al. weiterentwickelte **Brief Cognitive Rating Scale (BCRS)**. Die BCRS besteht aus 5 Haupt- und 5 Nebenachsen und ermöglicht eine differenziertere Aussage als die GDS anhand von

Einschätzungen in 10 Teilbereichen der dementiellen Symptomatik. Die 5 Hauptachsen enthalten die Faktoren Konzentration, Kurzzeitgedächtnis, Langzeitgedächtnis, Orientierung, Alltagskompetenz und selbständige Versorgung der Person. Die 5 Nebenachsen enthalten die Faktoren Sprache, Psychomotorik, Stimmung und Verhalten, konstruktive Zeichenfähigkeit und Rechenfähigkeit. Obwohl kognitive Beeinträchtigungen mit der BCRS besser als mit der GDS differenziert werden können, ist die Anwendung aufwendiger und nur dort sinnvoll, wo ein bestimmtes kognitives Abbaumuster ermittelt werden soll. So zeigen beispielsweise Patienten mit primär degenerativer Demenz einen gleichförmigen kognitiven Abbau, während Patienten mit einer Altersdepression vorwiegend auf der Achse Konzentration kognitive Leistungsdefizite aufweisen.
Die Achse „Alltagskompetenz und selbständige Versorgung“ der BCRS wurde von Reisberg und Mitarbeitern zu einer eigenen Beurteilungsskala mit 16 Items weiterentwickelt, die als **Functional Assessment Staging (FAST)** bezeichnet wird. Die ersten 5 Items der FAST-Skala entsprechen den korrespondierenden Stufen der GDS und BCRS, während die Stadien 6 und 7 in weitere 11 Items unterteilt wurden. Die 16 Items der FAST-Skala umfassen jeweils ein bestimmtes, zeitlich begrenztes Stadium der Erkrankung, das empirisch ermittelt wird, und ermöglichen sowohl eine Beurteilung der Alltagskompetenz und der Fähigkeit zur selbständigen Versorgung der Person als auch auch eine prognostische Einschätzung des Fortschreitens der dementiellen Erkrankung.

## Die „Hachinski-Ischämie-Skala“ (HIS)

Hachinski und Mitarbeiter publizierten 1975 ein klinisch-psychologisches Verfahren, das eine Differenzierung zwischen primär degenerativer und vaskulärer Demenz ermöglicht. Die vollständige Form der Hachinski-

**Tabelle 6.** Hachinski-Ischämie-Skala (HIS)

| | Bewertung | Punktezahl |
|---|---|---|
| 1. Plötzlicher Beginn | 2 | |
| 2. Schrittweise Verschlechterung | 1 | |
| 3. Wechselhafter Verlauf | 2 | |
| 4. Nächtliche Verwirrtheit | 1 | |
| 5. Persönlichkeit ist eher erhalten | 1 | |
| 6. Depression | 1 | |
| 7. Körperliche Beschwerden | 1 | |
| 8. Emotionelle Inkontinenz | 1 | |
| 9. Anamnestisch Hypertonie | 1 | |
| 10. Anamnestisch Schlaganfall oder Schlaganfälle | 2 | |
| 11. Vorliegen einer extracerebralen Arteriosklerose | 1 | |
| 12. Neurologische Herdsymptome | 2 | |
| 13. Neurologische Herdzeichen | 2 | |

Eine Punktezahl bis maximal 4 Punkte spricht für eine senile Demenz vom Alzheimer-Typ (SDAT), Punktwerte von 5, 6 oder 7 weisen auf eine der häufig vorkommenden Mischformen von vaskulärer und degenerativer Demenz hin, und Punktwerte von 8 und mehr Punkten sprechen für eine Multi-Infarkt-Demenz (MID)

Ischämie-Skala besteht aus einem klinischen Fragebogen mit insgesamt 13 Items, die vor allem an charakteristischen Merkmalen einer vaskulären Demenz orientiert sind (Tabelle 6). Es gibt ferner eine von ROSEN und Mitarbeitern modifizierte Ischämie-Skala mit lediglich 8 Items, die aber keine nennenswerte Verbesserung in der differentialdiagnostischen Befunderhebung erbringen konnte.
Die einzelnen Items der Hachinski-Skala werden entweder mit einem oder zwei Punkten bewertet. Eine Punktezahl von 4 oder weniger spricht für eine senile Demenz vom Alzheimer-Typ (SDAT), Punktwerte von 5, 6 oder 7 weisen auf eine der häufig vorkommenden Mischformen von vaskulärer und degenerativer Demenz hin und Punktwerte von 8 und mehr sprechen für eine Multi-Infarkt-Demenz (MID).
Obwohl die Hachinski-Skala lediglich aufgrund pathologisch anatomischer Untersuchungen validiert wurde, weist sie in der Hand eines erfahrenen Prüfers eine verhältnismäßig hohe diagnostische Treffsicherheit auf (ROSEN et al., 1980). Mangels anderer, ähnlich differenzierender Verfahren ist sowohl die Hachinski-Skala als auch die modifizierte Rosen-Skala ein wesentliches Instrument in der Unterscheidung zwischen vaskulärer und primär-degenerativer Demenz.

## Die „Hamilton Rating Scale for Depression" (HAMD)

Die Hamilton Rating Scale for Depression (HAMD) wurde von HAMILTON entwickelt und 1960 erstmals in England publiziert. Die HAMD wurde in den darauf folgenden Jahren vom Autor mehrfach überarbeitet.
Die HAMD dient zur Beurteilung des Schweregrades depressiver Symptome bei Erwachsenen. Die Skala besteht aus 21 Items, wobei bei Item 18 zwei Aspekte zu beurteilen sind, sodaß vom diagnostizierenden Arzt insgesamt 22 Stellungnahmen gefordert werden. Bei 17 Items ist die Schweregradeinschätzung operational definiert und die Beurteilung aufgrund beschriebener Symptommerkmale vorzunehmen, während bei den restlichen 5 Urteilen subjektiv zwischen den Alternativen „nicht vorhanden" bis „schwer" oder „extrem schwer" zu entscheiden ist. Bei den Items 1, 2, 3, 7, 8, 10,11, 15 und 19 steht dem beurteilenden Arzt eine 5stufige Skala, bei dem Item 20 eine 4stufige Skala und bei den restlichen 11 Items eine 3stufige Skala zur Verfügung.
Mittels eines ausführlichen Interviews, das ohne Zeitdruck erfolgen soll, beurteilt der diagnostizierende Arzt die Ausprägung der Symptome. Um die Reliabilität der Urteile zu erhöhen, kann das Interview auch von zwei erfahrenen Ärzten vorgenommen werden, wobei einer vorrangig das Interview führt und der andere ergänzende Fragen stellt. Am Ende des Interviews sollten beide Ärzte unabhängig voneinander ihre Einschätzung vornehmen und bei einer Urteilsdifferenz von 2 oder mehr Punkten das Ergebnis eingehend erörtern. Erfahrungsgemäß führt ein gemeinsames Vorbereitungstraining bei etwa 12 Patienten zu weitgehender Übereinstimmung bei den Bewertungsmaßstäben (CIPS – COLLEGIUM INTERN. PSYCHIATRIAE SCALARUM [Hrsg], Internationale Skalen für Psychiatrie, 3. Aufl., Beltz, Weinheim 1986).
Die Interrater-Reliabilität wurde von HAMILTON aufgrund einer Einschätzung von 59 Patienten durch 2 Psychiater mit 0,90 angegeben. Die Reliabilität (innere Konsistenz, Cronbach's Alpha) für zwei Faktoren liegt je nach Zeitpunkt der Untersuchung zwischen 0,73 und 0,91 (BAUMANN, 1976). Die kriterienbezogene Validität zeigt die Korrelation von 0,48 zu einer Globalskala, die den Schweregrad der Depression mit 5 Stufen angibt (WELLNER, 1972). Für eine inhaltliche Validität spricht die Tatsache, daß die allgemein zum Krankheitsbild der Depression zu zählenden Symptome in der HAMD-Skala enthalten sind und die Skala aufgrund der Erfahrung mit depressiven Patienten erstellt wurde. Ergänzende Hinweise zur Validität der HAMD ergeben sich aus der großen

Anzahl klinischer Studien mit Antidepressiva, bei denen unter antidepressiver Verumtherapie die mittleren Gesamt-Rohwerte abnehmen und Ausdruck der dabei beobachteten Zustandsverbesserungen sind.

## Der Mini Mental Status – Mini Mental State Examination (MMSE)

Der Mini Mental Status (MMSE) wurde von FOLSTEIN, FOLSTEIN und MCHUGH entwickelt und erstmals 1975 im Journal of Psychiatric Research veröffentlicht.

Der MMSE ist ein einfach anzuwendendes Verfahren, das in etwa 5–10 Minuten eine einigermaßen zuverlässige und praktisch brauchbare Schätzung der kognitiven Fähigkeiten eines älteren Menschen ermöglicht. Der MMSE besteht aus einem aus 30 Fragen und Aufgaben zusammengesetzten Fragebogen, mit dem Orientierung, Aufnahmefähigkeit, Aufmerksamkeit, Rechnen, Gedächtnis, Sprache, Lesen, Schreiben und konstruktive Praxie überprüft werden. Patienten mit Punktwerten zwischen 30 und 24 werden als kognitiv nicht beeinträchtigt und von 23 und darunter als geistig abgebaut eingestuft. Da das Verfahren den kulturellen Hintergrund und die Bildung des Probanden nicht berücksichtigt, ist das erzielte Testergebnis in manchen Fällen fehlerhaft und ergibt falsch negative Punktewerte. Um falsch positive Punktwerte unter 23 auszuschließen, sollte differentialdiagnostisch eine möglicherweise dahinterliegende Depression ausgeschlossen werden. Der große Vorteil der MMSE liegt neben der Kürze und Einfachheit der Anwendung vor allem darin, daß das Verfahren ohne Schwierigkeit auch von nicht speziell testpsycholgisch geschulten Ärzten, Psychologen und ärztlichem Hilfspersonal durchgeführt werden kann (Tabelle 7).

Bei Untersuchungen mit psychiatrischen und neurologischen Patienten, die wiederholt mit dem MMSE beurteilt wurden, betrug die Interrater-Reliabilität nie weniger als 0,82 und die Test-Retest-Reliabilität nie weniger als 0,89 (FOLSTEIN et al., 1975; FOLSTEIN und MCHUGH, 1975). Die Validität des Verfahrens zeigt sich unter anderem durch die Korrelation von 0,78 zwischen MMSE Punktwerten und dem Leistungs-IQ des Wechsler Intelligenz-Tests für Erwachsene sowie durch die diagnostische Treffsicherheit des Verfahrens beim Nachweis von Demenz oder Delir (ANTHONY et al., 1982).

## Die „Nürnberger Alters-Beobachtungs-Skala“ (NAB)

Die Nürnberger Alters-Beobachtungs-Skala (NAB) ist ein Bestandteil des Nürnberger Alters-Inventars (NAI, siehe Seite 378) und dient wie alle ADL (Activity of Daily Living) Beurteilungsskalen der Erfassung von Aktivitäten und Tätigkeiten im Alltag. Die NAB-Skala ist ein zuverlässiges Instrument zur Beurteilung des Ausmaßes der Pflegebedürftigkeit geriatrischer Patienten. Inhaltlich umfaßt die NAB-Skala die folgenden vier Bereiche:

1. Essen, Kleidung und Körperpflege;
2. soziale Aktivitäten;
3. instrumentelle Aktivitäten (eigenständige Tätigkeiten wie Haushalt führen, Einkaufen, Essen zubereiten, Telefonieren usw.);
4. Sinnesorgane und Bewegungsapparat.

Die NAB-Skala enthält insgesamt 15 Items, wobei jedes einzelne Item drei Verhaltensbeschreibungen zuläßt. Tabelle 8 veranschaulicht anhand der Items 11 und 12 den Aufbau der Skala.

## Die „Plutchnik Geriatric Rating Scale“ (PLUT)

Die Plutchnik Geriatric Rating Scale (PLUT) ist wie die BGP-Skala ein Instrument zur Erfassung und Bewertung des psychischen und sozialen Aktivitätsniveaus von alten Menschen im Alltag. Die Beurteilung erfolgt über einen Zeitraum von einer Woche durch

**Tabelle 7.** Mini Mental Status (MMSE)

| Nr. | | Richtige Antwort = x |
|---|---|---|
| 1. | Welcher Wochentag ist heute? | ........................ |
| 2. | Welches Datum haben wir heute? | ........................ |
| 3. | Welchen Monat? | ........................ |
| 4. | Welche Jahreszeit? | ........................ |
| 5. | Welches Jahr? | ........................ |
| 6. | Wo sind wir (in welchem Spital, Altersheim)? | ........................ |
| 7. | Welches Stockwerk? | ........................ |
| 8. | Welche Ortschaft? | ........................ |
| 9. | Welches Bundesland? | ........................ |
| 10. | Welches Land? | ........................ |
| 11. | Sprechen Sie nach: „Zitrone, Schüssel, Ball“ | ........................ |
| 12. | (im Rhythmus 1 pro sec. vorsagen). Jede richtige Antwort = x | ........................ |
| 13. | Bei Schwierigkeiten bis 5mal vorsagen | ........................ |
| 14. | | ........................ |
| 15. | Von 100 jeweils 7 substrahieren | ........................ |
| 16. | Jede richtige Substraktion = x | ........................ |
| 17. | Maximal 5 richtige Antworten | ........................ |
| 18. | | ........................ |
| 19. | Welche 3 Wörter haben Sie | ........................ |
| 20. | mir vorher nachgesprochen? | ........................ |
| 21. | Maximal 3 richtige Antworten | ........................ |
| 22. | Was ist das? (Bleistift vorzeigen) | ........................ |
| 23. | Was ist das? (Uhr vorzeigen) | ........................ |
| 24. | Sprechen Sie nach: „Bitte kein Wenn und Aber“ | ........................ |
| 25. | Ausführen eines 3teiligen Befehls: | ........................ |
| 26. | Nehmen Sie ein Blatt Papier, falten Sie es in der Mitte und | ........................ |
| 27. | legen Sie es auf den Boden (maximal 3 Punkte) | ........................ |
| 28. | Lesen Sie (auf separatem Blatt) „Schließe beide Augen“ und führen Sie es aus | ........................ |
| 29. | Schreiben Sie (auf separatem Blatt) irgendeinen Satz | ........................ |
| 30. | Zeichnen Sie (auf separatem Blatt) folgende Figur ab: | ........................ |
| | Punktezahl | ........................ |

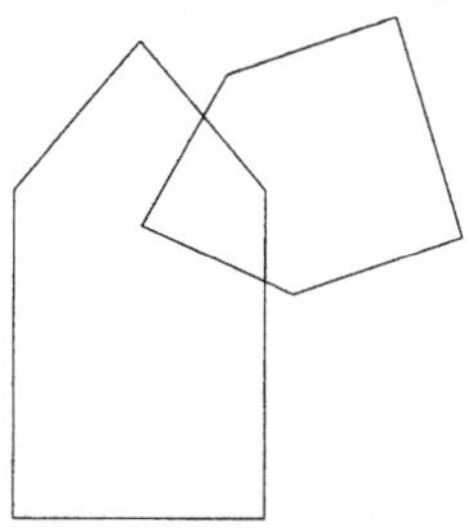

Normaler Alterspatient: 24–30; Altersdepression mit kognitiver Störung: 9–27; geistiger Abbau: < 23; senile Demenz: < 17

**Tabelle 8.** Items aus der Nürnberger Alters-Beobachtungs-Skala (NAB)

11. Der Patient
- erledigt alle finanziellen Angelegenheiten selbständig (geht zur Bank, überweist Rechnungen usw.)
- erledigt kleinere Geldangelegenheiten selbständig (benötigt aber für Bankgeschäfte, wie z.B. Überweisungen, Hilfe)
- ist nicht in der Lage, alltägliche Geldangelegenheiten zu erledigen

12. Beim Essen benötigt der Patient
- keinerlei Hilfe
- etwas Unterstützung (z.B. durch spezielle Vorbereitung des Essens, wie Brote streichen usw.)
- ständige Hilfestellung, kann alleine nicht essen

das Pflegepersonal und ist nicht davon abhängig, ob der Patient dabei kooperiert.
Die PLUT-Skala besteht aus 31 Items, mit denen die Faktoren „Sozialverhalten", „Aggressivität", „Selbstversorgungsverhalten", „Schlafstörung", „Sensorische Leistungen" und „Arbeitsverhalten" erfaßt werden können.

## Die „Sandoz Clinical Assessment Geriatric Scale" (SCAG)

Die Sandoz Clinical Assessment Geriatric Scale (SCAG) wurde von Shader, Harmatz und Salzmann entwickelt und 1974 im Journal of the American Geriatric Society veröffentlicht. Die SCAG-Skala wurde speziell für geriatrische Patienten entwickelt und ist eines der am häufigsten verwendeten Verfahren bei klinischen gerontopsychopharmakologischen Studien.
Die SCAG-Skala ist ein Instrument zur Beurteilung von psychischen Rückbildungssymptomen bei älteren Menschen und eignet sich vorzugsweise für Patienten mit psychoorganischen Symptomen sowie zur Evaluation des Therapieeinflusses.
Die SCAG-Skala besteht aus 18 Items, die sowohl kognitive, soziale und affektive Funktionen als auch den körperlichen Zustand des Patienten erfassen. Der klinische Gesamteindruck wird durch ein zusätzliches Item beurteilt. Die einzelnen Items werden vom Arzt oder klinischen Psychologen hinsichtlich der Störungen des Denkprozesses, des Sozialverhaltens, des Antriebs, der Affektivität sowie des somatischen Zustandes eingeschätzt. Anhand von 7 Antwortkategorien, die von „nicht vorhanden" bis „schwer" reichen, kann ein bestimmtes Symptom differenziert erfaßt werden. Da die Beurteilung eine genaue Kenntnis und Beobachtung des Patienten voraussetzt, ist ein vorausgehendes Interview durch den Untersucher sowie eine ausführliche Fremdanamnese unbedingt erforderlich.
Eine Untersuchung von Shader, Harmatz und Salzmann zur Interrater-Reliabilität zeigte bei 4 Beurteilern einen gemittelten Koeffizienten von 0,75. Hinweise zur Validität des Verfahrens ergeben sich aus den diskriminierenden Eigenschaften der SCAG-Skala von gesunden älteren Probanden im Vergleich zu leicht und stark abgebauten geriatrischen Patienten sowie aus den itemspezifischen Veränderungen unter Behandlung mit Antidepressiva, Nootropika und Placebo (Shader et al., 1979; Gaitz et al., 1977). Hinweise zur Konstruktvalidität des Verfahrens ergaben sich durch Faktorenanalyse an verschiedenen Stichproben und mit verschiedenen Sprachversionen. Bei einer Analyse der Vorbehandlungswerte von 1165 Patienten aus 21 in der USA durchgeführten Doppelblindstudien (Hamon et

al., 1984) wurde folgende 5-Faktoren-Struktur gefunden:

Kognitive Störungen (Items 1, 2, 3, 4)
Soziales Verhalten (Items 9, 10, 11, 14)
Antriebsarmut (Items 8, 12, 13, 15)
Affektive Störungen (Items 5, 6, 7)
Somatische Störungen (Items 16, 17, 18)

Diese Struktur ließ sich in einer transkulturellen Vergleichstudie mit der englischen, französischen und deutschen Version der SCAG-Skala im wesentlichen replizieren (Maurer et al., 1982).

### Das „Strukturierte Interview für die Diagnose der Demenzen vom Alzheimer-Typ, der Multi-Infarkt-Demenz und Demenzen anderer Ätiologie nach ICD-10 und DSM-III-R" (SIDAM)

Das „Strukturierte Interview für die Diagnose der Demenzen vom Alzheimer-Typ, der Multi-Infarkt-Demenz und Demenzen anderer Ätiologie nach ICD-10 und DSM-III-R" (SIDAM), das von Zaudig, Mittelhammer und Hiller 1988 konzipiert wurde, ermöglicht in einfacher Weise die Erfassung von Demenzen, die Differentialdiagnose verschiedener Demenzformen und die Bestimmung des Schweregrades der Erkrankung. Das Grundgerüst des Interview-Leitfadens bilden die Diagnosekriterien für Demenzen der beiden in der Psychiatrie gebräuchlichen diagnostischen Klassifikationssysteme DSM-III-R (American Psychiatric Association, 1987) und ICD-10 (World Health Organization, 1989). Die Quantifizierung und die Diagnostik der Störungsbilder erfolgt mit Hilfe des im SIDAM integrierten Mini-Mental-State Examination (Folstein et al., 1975), dem Hachinski Score bzw. dem modifizierten Ischemic Score nach Rosen (Hachinski et al., 1975; Rosen et al., 1980) und dem SIDAM Score SISCO. Mit den einzelnen, unabhängig voneinander auswertbaren Skalen des SIDAM lassen sich kognitive Funktionen wie Orientierung, rechnerische und zeichnerische Fähigkeiten, Gedächtnis und abstrakt-logisches Denkvermögen sowie Aspekte des Sozialverhaltens und der psychosozialen Beeinträchtigung erfassen. Neben dem Quantifizieren kognitiver und psychosozialer Störungen ermöglicht das SIDAM auch eine psychiatrische Diagnostik nach den Diagnosekriterien DSM-III-R und ICD-10 sowie eine kategoriale Abgrenzung gesunder Menschen von Dementen und kognitiv Beeinträchtigten. Nach einer entsprechenden Einschulung kann das SIDAM sowohl von Ärzten und Psychologen als auch vom Pflegepersonal und von Sprechstundenhilfen zuverlässig verwendet werden.
Das Verfahren wurde bereits in vielen internationalen Studien verwendet und ist reliabel und valide. Die Retest-Reliabilität für die ICD-10- und DSM-III-R-Diagnosen liegt bei 0,87 bis 0,95. Auf Kriterien- und Syndromebene liegen die Werte bei 0,57 bis 0,95 und auf Symptomebene bei 74% der Fragen über 0,40 und bei 28% über 0,70. Für die Validität spricht die hohe Übereinstimmung der SIDAM-Demenzdiagnosen mit Expertendiagnosen, die bei 0,86 bis 0,92 liegt, und die Überreinstimmung mit der Global Deterioration Scale von Reisberg (GDS, 1982) mit einem Korrelationskoeffizienten von 0,93.

## 2.4.2 Die gerontopsychiatrischen Testverfahren

### Der „Benton-Test" (BT)

Der Benton-Test, im englischen Sprachraum als Benton Visual Retention Test bekannt, wird in der klinischen Praxis als wichtige Diagnosehilfe bei hirnorganischen Abbauerkrankungen eingesetzt. Der Test prüft Wahrnehmungs-, Gedächtnis- und Differenzierungsfunktionen sowohl durch die zeichnerische Reproduktion einfacher und komplexer geometrischer Figuren (Zeichenform) als auch durch die Auswahl von

dargebotenen Figuren aus dem Gedächtnis (Wahlform).
Das Verfahren ist verhältnismäßig unempfindlich gegenüber situationsgebundenen oder neurotisch bedingten Hemmungen der Intelligenzleistung und ermöglicht, Beeinträchtigungen kognitiver Funktionen bereits im Frühstadium eines hirnorganischen Prozesses zu erfassen.

### Der „Mehrfachwahl-Wortschatz-Intelligenztest" (MWT-B)

Der MWT-B in der vorliegenden Form wurde von LEHRL und Mitarbeitern im Laufe mehrerer Jahre entwickelt. 1971 publizierten die Autoren erstmals Untersuchungsergebnisse, die sie mit der MWT-Erstform erzielen konnten. Die MWT-Erstform enthielt als „richtige" Lösungen die 42 Wörter des HAWIE-Wortschatztests. Um sich von der Vorlage des HAWIE-Wortschatztests zu lösen, konstruierten die Autoren zunächst eine MWT-Zweitform und im Auftrag einer Illustrierten eine weitere MWT-Form. Aufgrund der gewonnenen Erfahrungen konzipierten die Autoren schließlich die derzeit in Verwendung stehenden Formen MWT-A und MWT-B. Die MWT-B Form, die hier dargestellt wird, differenziert mit ihrer größeren Aufgabenzahl besser als die ursprüngliche MWT-A Form.
Der Mehrfachwahl-Wortschatz-Intelligenztest (MWT-B) ist ein einfaches, zuverlässiges und schnell durchführbares Verfahren zur Beurteilung des allgemeinen Intelligenzniveaus einer Person. Anders als bei Testverfahren zur Prüfung der flüssigen Intelligenz, die die volle Verfügbarkeit der geistigen Funktionen erfordern, aktiviert der MWT lediglich eingelernte Fertigkeiten und erworbenes Wissen und mißt im wesentlichen nur die Spuren der geistigen Auseinandersetzung eines Menschen mit seiner Umwelt.
Der MWT-B besteht aus 37 Wortzeilen, wobei in jeder Zeile ein umgangs-, bildungs- oder wissenschaftssprachlich bekanntes Wort neben vier sinnlosen Wörtern steht. Dem zu testenden Patienten wird die Aufgabe gestellt, das „richtige Wort" in jeder Zeile herauszufinden, wobei der Schwierigkeitsgrad von oben nach unten zunimmt. Bei der Auswertung erhält die Testperson für jede Zeile, in der das „richtige Wort" durchgestrichen ist, einen Punkt. Zeilen mit mehr als einem durchgestrichenen Wort werden nicht gewertet. Die gezählten Punkte ergeben einen Wert zwischen 0 und 37. Aufgrund der erzielten Gesamtpunktezahl kann mittels einer geeichten Normentabelle Prozentrang, IQ und Standardwert abgelesen werden.
Tabelle 9 illustriert den Zusammenhang zwischen Punktezahl und Intelligenzstufe. Die Testbefunde liefern eine rasche und verhältnismäßig objektive Information über das allgemeine Intelligenzniveau eines

**Tabelle 9.** Mehrfachwahl-Wortschatz-Intelligenztest (MWT-B)

| Gesamtpunktezahl[a] | Intelligenzstufe | IQ |
|---|---|---|
| 0–5 | Sehr niedrige Intelligenz | bis 72 |
| 6–20 | Niedrige Intelligenz | 73–90 |
| 21–30 | Durchschnittliche Intelligenz | 91–109 |
| 31–33 | Hohe Intelligenz | 110–127 |
| 34–37 | Sehr hohe Intelligenz | 128 und höher |

[a] Die Anzahl der „richtigen" Wörter entspricht der Gesamtpunktezahl

Menschen und sind durch vorübergehende psychische Störungen weitgehend unbeeinflußt.

## Das „Nürnberger Alters-Inventar" (NAI)

Das Nürnberger Alters-Inventar (NAI), das 1986 von OSWALD und FLEISCHMANN konzipiert wurde, gehört zu den bekanntesten gerontopsychiatrischen Testverfahren im deutschsprachigen Raum. Es besteht aus einer Reihe von verschiedenen Meßverfahren, mit denen wesentliche Bereiche der kognitiven Leistungsfähigkeit, des Verhaltens, der Befindlichkeit sowie der Pflegebedürftigkeit von älteren Menschen erfaßt werden können.

Das NAI enthält insgesamt elf kognitive Leistungstests und fünf Fragebogenverfahren. Die einzelnen Verfahren sind dabei so angelegt, daß sie sowohl bei gesunden älteren Personen als auch bei pathologisch gealterten Menschen mit dementiellen Veränderungen ein differenziertes Bild der intellektuellen Leistungsfähigkeit, der Befindlichkeit und des allgemeinen Aktivitätsniveaus wiedergeben.

Bei der Entwicklung der Leistungstests griffen die Autoren auf bekannte und bereits seit langem in Verwendung stehende Meßinstrumente wie den Hamburg-Wechsler-Intelligenz-Test für Erwachsene (WECHSLER, 1964), den Benton-Test (BENTON, 1958) und den Labyrinth-Test (CHAPUIS, 1959) zurück. Die Leistungstests des NAI sprechen sowohl geschwindigkeitsorientierte als auch gedächtnisbezogene Leistungsparameter an. Primär geschwindigkeitsorientrierte Tests sind beispielsweise der Zahlen-Verbindungs-Test von OSWALD und FLEISCHMANN und der in Anlehnung an CHAPUIS für den Einsatz in der Gerontopsychiatrie neu konstruierte Labyrinth-Test. Primär gedächtnisbezogene Tests sind beispielsweise der auf der Grundlage des Benton-Tests entwickelte Figuren-Test und der in Anlehnung an den gleichnamigen Untertest aus dem Hamburg-Wechsler-Intelligenz-Test für Erwachsene neu konstruierte Test „Zahlennachsprechen".

Die Fragebogenverfahren dienen unter anderem zur differenzierten Beschreibung von Fertigkeiten im Alltag, zur Feststellung des Grades der Selbständigkeit und der Pflegebedürftigkeit und zwar sowohl aus der Sicht des Patienten aufgrund von Selbsteinschätzungen als auch aus der eines Beobachters aufgrund von Beurteilungen durch Angehörige, durch den Arzt oder durch das Pflegepersonal.

Da die Anwendung des kompletten NAI verhältnismäßig aufwendig ist, sollte das Verfahren entweder von einem klinischen Psychologen oder von einem testerfahrenen Arzt durchgeführt werden.

## Der „Syndrom-Kurz-Test" (SKT)

Der Syndrom-Kurz-Test (SKT), der von ERZIGKEIT entwickelt wurde, dient zur Messung des Schweregrades von Störungen der Aufmerksamkeit und des Gedächtnisses bei Patienten mit cerebralen Leistungseinbußen. Das Verfahren eignet sich sowohl zur Einzelfalluntersuchung als auch zur Verlaufsbeobachtung und zur Kontrolle von Behandlungseffekten.

Der SKT wurde in fünf Parallelformen konzipiert, um Lerneffekte bei Testwiederholungen weitgehend auszuschalten. Die Parallelformen unterscheiden sich hinsichtlich der in den Untertests verwendeten Zahlen, Bilder und Farben, nicht jedoch in bezug auf die Art der Aufgaben. Jede Form besteht aus neun Untertests, die aufgrund faktorenanalytischer Ergebnisse die Dimensionen Gedächtnis und Aufmerksamkeit erfassen. In Tabelle 10 sind die neun SKT-Untertests der Fom A und die darin enthaltenen Aufgaben beschrieben. Der SKT ist verhältnismäßig einfach durchzuführen und kann in der Regel nach einer Einschulung auch vom ärztlichen Hilfspersonal abgenommen und ausgewertet werden.

**Tabelle 10.** Die neun Untertests des SKT (Form A)

*Untertest 1: Gegenstände benennen*

12 Gegenstände, die auf einer Vorlagetafel abgebildet sind, sollen benannt und gleichzeitig in das Gedächtnis eingeprägt werden.

*Untertest 2: Gegenstände unmittelbar reproduzieren*

Die 12 Gegenstände auf der Vorlagetafel sollen aus dem Gedächtnis reproduziert werden. Lernphase: Im Anschluß an Untertest 2 wird die Vorlagetafel 1 nochmals mit der Bitte gezeigt, sich die Gegenstände gut einzuprägen, da später nochmals nach ihnen gefragt werden wird.

*Untertest 3: Zahlen lesen*

Zahlen auf 10 Spielsteinen sollen so schnell wie möglich vorgelesen werden.

*Untertest 4: Zahlen ordnen*

Die 10 Spielsteine sollen nach Größe der aufgedruckten Zahlen auf einer Magnettafel geordnet werden.

*Untertest 5: Zahlen zurücklegen*

Jeder der 10 Spielsteine soll auf seine Ausgangsposition auf der Magnettafel – auf der die entsprechende Zahl aufgedruckt ist – zurückgelegt werden.

*Untertest 6: Symbole zählen*

Ein bestimmtes Symbol, das auf einer Vorlagetafel abgebildet ist, soll gezählt werden (in Form A handelt es sich um ein Quadrat).

*Untertest 7: Interferenztest*

Zwei Zeilen mit den Buchstaben A und B sollen so schnell und fehlerfrei wie möglich gelesen werden, wobei für jedes A laut „B" und für jedes B umgekehrt „A" gesagt werden muß.

*Untertest 8: Gegenstände nach Ablenkung reproduzieren*

Die im Unterstest 1 gezeigten 12 Gegenstände sollen aus dem Gedächtnis reproduziert werden.

*Untertest 9: Gegenstände wiedererkennen*

Auf einer Vorlagetafel, auf der 48 Gegenstände abgebildet sind, sollen die im Untertest 1 und in der Lernphase nach Untertest 2 eingeprägten 12 Objekte gefunden werden.

Für die Bearbeitung der Aufgaben jedes einzelnen Untertests stehen dem Patienten jeweils maximal 60 Sekunden zur Verfügung

Für die Bearbeitung der Aufgaben der einzelnen Untertests stehen dem Patienten jeweils maximal 60 Sekunden zur Verfügung. Die Rohwerte für die einzelnen Untertests entsprechen mit Ausnahme der Gedächtnistests direkt der Bearbeitungszeit in Sekunden. Die Rohwerte für die Untertests 8 und 9 ergeben sich aus der Anzahl nicht erinnerter oder nicht erkannter Gegenstände. Die ermittelten Rohwerte lassen sich unter Berücksichtigung des Alters und des Intelligenzniveaus des Patienten anhand von Tabellen in Normwerte übertragen. Die Summe der Normwerte aus den 9 Untertests ergibt den SKT-Gesamtwert, der ein Indikator für den Schweregrad der vorliegenden Störung der Aufmerksamkeit und des Gedächtnisses ist.

Für die Berechnungen zur Reliabilität und Validität des Verfahrens wurden die Ergebnisse von über 8000 Testprotokollen einbezogen. Für die Reliabilität der fünf Parallelformen des SKT wurden in einer umfangreichen Studie Werte zwischen 0,86 und 0,89 gefunden (ARNOLD, 1983). Hinweise zur Validität liegen aus einer Reihe von Untersuchungen vor, in denen signifikante Übereinstimmungen mit anderen psychometrischen Verfahren und zwischen den SKT-Untertests gefunden wurden (FUCHS, 1979; OVERALL und SCHALTENBRAND, 1992). Die wichtigsten Validitätshinweise lieferten klinische Studien mit nootropen Substanzen, bei denen der SKT als entscheidendes Zielkriterium diente und bei welchen die gemessenen Verbesserungen der Aufmerksamkeits- und Gedächtnisleistung mit günstigeren Beurteilungen durch den Arzt einhergingen. In einer Reihe anderer klinischer Studien konnten deutliche Zusammenhänge zwischen dem SKT, dem globalen Arzturteil und dem Faktor „kognitive Störungen" der SCAG-Skala gefunden werden (FISCHHOF et al., 1989, 1992).

### Der „Zahlen-Verbindungs-Test" (ZVT-G)

Der Zahlen-Verbindungs-Test (ZVT-G) ist ein Bestandteil des Nürnberger Alters-Inventars (NAI, siehe Seite 378) und stellt eine für gerontopsychiatrische Belange konzipierte Version dar. Der ZVT-G dient der Erfassung der weitgehend milieuunabhängigen, genetisch bedingten kognitiven Leistungsgeschwindigkeit, die als Grundvoraussetzung der allgemeinen Intelligenz angesehen wird. Diese korrespondiert mit jenen kognitiven Fähigkeiten, die als „flüssige Intelligenz" oder „perceptual speed" bzw. „Bearbeitungsgeschwindigkeit" bezeichnet werden. Das sprach- und entwicklungsunabhängige Verfahren wird als diagnostisches Instrument zur Prüfung hirnorganischer Störungen und ihrer therapeutischen Beeinflussung verwendet.
Der ZVT-G setzt sich aus zwei Testbögen zusammen, die jeweils 30 unterschiedlich angeordnete Zahlen enthalten. Diese Zahlen sollen nach einer kurzen Einübung so schnell und sorgfältig wie möglich durch Striche miteinander verbunden werden. Das Verfahren benötigt nur wenige Minuten an Bearbeitungszeit und kann auch vom ärztlichen Hilfspersonal durchgeführt werden.

## 2.5 *Zusammenfassung*

Die psychometrischen Meßverfahren sind ein wichtiger Bestandteil der gegenwärtigen gerontopsychiatrischen Diagnostik. Sie ergänzen die medizinisch-psychiatrische Befunderhebung durch die Bereitstellung von Informationen und klinischen Daten, die unter standardisierten Bedingungen erhoben wurden. Im Rahmen der gerontopsychiatrischen Diagnostik, die psychometrische Meßverfahren in den diagnostischen Prozeß miteinbezieht, erfüllen sie im wesentlichen folgende drei Funktionen:

*1. Meßfunktion*

Erfassung und Beschreibung vorhandener Fähigkeiten und Kompetenzen zur Quantifizierung von Funktionsseinbußen.

*2. Indikationsfunktion*

Bereitstellung von diagnostischen Informationen für rehabilitative und therapeutische Maßnahmen sowie zur Beurteilung von Therapie- und Krankheitsverläufen.

*3. Unterscheidungsfunktion*

Unterscheidung zwischen unauffälligen, psychogenen oder dementiellen kognitiven Leistungsbeeinträchtigungen sowie zwischen verschiedenen Demenzformen.
Die psychometrischen Meßverfahren erfassen dabei sowohl Bereiche auf der psychologischen als auch auf der klinisch-psychopathologischen und neuropsychologischen Ebene.

Auf der psychologischen Ebene werden Skalen wie die „BGP", die „NAB" oder die „PLUT" eingesetzt, um das Alltagsverhalten geriatrischer Patienten in ihrem natürlichen Umfeld zu erfassen.

Auf der klinisch-psychopathologischen Ebene werden Screening-Instrumente wie das „SIDAM", die „Hachinski-Skala" oder der „MMSE" benutzt. Auf derselben Meßebene werden Skalen wie die „GDS" von REISBERG, die „SCAG" oder die „CGI" zur Schweregradeinstufung einer Erkrankung, Skalen wie die „MWT-B" zur Beurteilung von prämorbider Intelligenz und Skalen wie die „HAMD" oder die „GDS" von YESAVAGE zur Erfassung von depressiver Symptomatik verwendet.

Auf der Ebene der Neuropsychologie werden kognitive Leistungstests wie der „BT", der „SKT" oder der „ZVT-G" eingesetzt, um kognitive Funktionen zu erfassen und zu quantifizieren.

Wie bereits ausgeführt, sind psychometrische Meßverfahren in keiner Hinsicht ein Ersatz für eine ausführliche klinisch-psychiatrische Diagnostik. Sie können weder das ärztliche Gespräch mit dem Patienten noch die ätiologisch ausgerichtete, medizinisch orientierte Diagnostik ersetzen. Sie sind in erster Linie als klinische Meßinstrumente Quelle von wichtigen Informationen und Meßdaten, die in den diagnostischen Prozeß einfließen und damit wesentlich zur diagnostischen Treffsicherheit beitragen.

# Literatur


ANTHONY JC et al (1982) Limits of the mini-mental state as a screening test for dementia und delirium among hospital patients. Psychological Med 12: 397–408

ARNOLD KR (1983) Untersuchungen zu Aspekten der Normierung, Reliabilität und Validität eines Testsystems zur Erfassung von Aufmerksamkeits- und Gedächtnisstörungen. Dissertation, Erlagen Nürnberg

BAN TA (1980) Pychopharmacology for the aged. Karger, Basel

BAUMANN U (1976) Methodische Unersuchungen zur Hamilton-Depressions-Skala. Arch Psychiatr Nervenkr 222: 359–375

BENKERT O (1977) Depressive Symptome erkennen. Aktuelles Wissen Hoechst, Reihe Psychiatrie. Institut Mensch und Arbeit, München

BENKERT O, HIPPIUS H (1980) Psychiatrische Pharmakotherapie. Ein Grundriß für Ärzte und Studenten. Springer, Berlin Heidelberg New York

BERGENER M et al (1979) Die gesundheitliche und soziale Situation älterer Menschen in der Großstadt. Schriftenreihe des Bundesministers für Jugend, Familie und Gesundheit, Bd 74. Kohlhammer, Stuttgart

BERGENER M, REISBERG B (eds) (1989) Diagnosis and treatment of senile dementia. Springer, Berlin Heidelberg New York

BERNER P (1977) Psychiatrische Systematik. Ein Lehrbuch (unter Mitarbeit von KRYSPIN-EXNER). Huber, Bern

BLEULER E (1972) Lehrbuch der Psychiatrie. 12. Aufl, neu bearb von BLEULER M. Springer, Berlin Heidelberg New York

CIPS – COLLEGIUM INTERNATIONALE PSYCHIATRIAE SCALARUM (Hrsg) (1986) Internationale Skalen für Psychiatrie, 3. Aufl. Beltz, Weinheim

CROOK T, FERRIS S, BARTUS R (1983) Assessment in geriatric psychopharmacology. Mark Powley

ERZIGKEIT H (1978) Der Syndrom-Kurztest zur Erfassung von Aufmerksamkeits- und Gedächtnisstörungen. Perimed, Erlangen (2. Aufl. Vless, Vaterstetten 1986)

ERZIGKEIT H et al (1979) Messung und Meßverfahren in der Psychopathologie. Vless, Vaterstetten München

FISCHHOF PK (1993) Therapie mit Nootropika. In: DIETZEL M, DOROW R, FRIEDMANN A (Hrsg) Psychopharmaka. 1 × 1 der Psychopharmaka: Standardtherapien und neue Konzepte. Springer, Berlin Heidelberg

FISCHHOF PK et al (1989) Therapeutical results with nimodipine in primary degenerative dementia and multi-infarct dementia. In: BERGENER M, REISBERG B (eds) Diagnosis and treatment of senile dementia. Springer, Berlin Heidelberg New York, pp 350–359

FISCHHOF PK et al (1992) Therapeutic efficacy of pyritinol in patients with senile dementia of the Alzheimer's type (SDAT) and multiinfarct dementia (MID). Neuropsychobiology 26: 65–70

FLÜGEL KA (Hrsg) (1978) Neurologische und psychiatrische Therapie. Perimed, Erlangen

FRANKE H, HIPPIUS H (1979) Geriatrie. Psychiatrie. Springer, Berlin Heidelberg New York

FOLSTEIN MF, FOLSTEIN SE, MCHUGH PR (1975) Mini-Mental-State. A practical method for grading the cognitive state of patients for the clinician. J Psychiat Res 12: 189–198

FOLSTEIN MF, MCHUGH PR (1979) Psychopathology of dementia: implication for neuropathology. In: KATZMANN (ed) Congenital and aquired cognitive disorders. Raven Press, New York

FUCHS HH (1979) Validierungsuntersuchungen zum SKT. Zur Quantifizierung von Durchgangs-Syndromen. Dissertation, Erlangen Nürnberg

GAITZ CM, VARNER RV, OVERALL JE (1977) Pharmacotherapy for organic brain syndrom in late life. Arch Gen Psychiat 34: 232–237

GIBBS FA, GIBBS EL (1971) Elektroencephalographie. Klinische Erfahrungen, Möglichkeiten und Grenzen. Fischer, Stuttgart

HACHINSKI V (1978) Cerebral blood flow: differentiation of Alzheimer's disease from multiinfarct dementia. In: KATZMAN R, TERRY RD, BICK KL (eds) Alzheimer's disease: senile dementia and related disorders. Raven Press, New York, pp 97–104

HACHINSKI VC et al (1975) Cerebral blood flow in dementia. Arch Neurol 32: 632–637

HAMON HB, PATIN RJ, SINGER MJ (1984) Factor structure of the Sandoz Clinical Assessment Geriatric (SCAG) Scale. 10. Psychopharmacology Bulletin, Vol 2, No 1, pp 142–150

HELMCHEN H, LINDEN M (1980) Depressive Erkrankungen. In: BOCK HE, GEROK W, HARTMANN F (Hrsg) Klinik der Gegenwart, 11. Bd. Urban & Schwarzenberg, München Wien Baltimore

HERTRICH O (1979) Depressionen behandeln. Aktuelles Wissen. Hoechst, Reihe Psychiatrie. Institut Mensch und Arbeit, München

HUBER G (1974) Psychiatrie. Systematischer Lehrtext für Studenten und Ärzte. Schattauer, Stuttgart New York

IHL R, WEYER G (1993) Alzheimer's Assessment Scale – Manual, pp 10–12

KIELHOLZ P (1971) Diagnose und Therapie der Depressionen für den Praktiker. Lehmann, München

KIELHOLZ P (Hrsg) (1972) Depressive Zustände. Erkennung, Bewertung, Behandlung. Huber, Bern

KOEHLER K, SASS H (Hrsg) (1984) Diagnostisches und statistisches Manual psychischer Störungen – DSM-III. Beltz, Weinheim

LAUTER H (1980) Demenzen. In: PETERS VH (Hrsg) Die Psychologie des 20. Jahrhunderts, Bd X. Kindler, Zürich

LAUTER H (1980) Psychotherapie bei depressiven Erkrankungen der 2. Lebenshälfte. DGPN-Kongreß, Berlin

LANGER G, HEIMANN H (Hrsg) (1983) Psychopharmaka. Grundlagen und Therapie. Springer, Wien New York

LEHR U (1974) Psychologie des Alterns. Quelle und Meyer, Heidelberg

MAURER W et al (1982) Sandoz Clinical Assessment Geriatric Scale (SCAG): eine transkulturelle faktorenanalytische Studie. Z Geront 15: 26–30

MÜLLER CH (1967) Alterspsychiatrie. Thieme, Stuttgart

MÜLLER CH (1982) Psychotherapie in der Alterspsychiatrie. In: HELMCHEN H, LINDEN M, RÜGER U (Hrsg) Psychotherapie in der Psychiatrie. Springer, Berlin Heidelberg New York

MUMENTHALER M (1979) Neurologie. Ein Lehrbuch für Ärzte und Studenten, 6. Aufl, Thieme, Stuttgart

OESTERREICH K (1975) Psychiatrie des Alterns. Grundlagen, Diagnostik, Therapie. Quelle und Meyer, Heidelberg

OVERALL JE, SCHALTENBRAND R (1992) The SKT neuropsychological test battery. J Geriatric Psychiatry Neurology 5: 220–227

PETERS KH (1977) Wörterbuch der Psychiatrie und medizinischen Psychologie, 2. Aufl. Urban & Schwarzenberg, München Wien Baltimore

PFEIFER J (1981) Hirnalterung. Schicksal und Krankheit des Menschen. Huber, Bern Stuttgart

PIEPGRAS U (1977) Neuroradiologie. Thieme, Stuttgart

PLATT D (1981) Funktionsstörungen des Gehirns im Alter. 7. Rothenburger Gespräch, 6. und 7. November 1980. Schattauer, Stuttgart New York

POECK K (1978) Neurologie. Ein Lehrbuch für Studierende und Ärzte, 5. Aufl. Springer, Berlin Heidelberg New York

POECK K (1982) Klinische Neuropsychologie. Thieme, Stuttgart

PÖLDINGER W (1971) Kompendium der Psychopharmakotherapie. Editions Roche

RADEBOLD H (1982) Probleme der psychotherapeutischen Technik bei neurotischen und reaktiven Erkrankungen im höheren und hohen Lebensalter. In: HELMCHEN H, LINDEN M, RÜGER U (Hrsg) Psychotherapie in der Psychiatrie. Springer, Berlin Heidelberg New York

REDLICH FC, FREEDMAN DX (1976) Theorie und Praxis der Psychiatrie, Bd 1 und 2. Suhrkamp, Frankfurt

REISBERG B et al (1989) Symptomatic changes in CNS aging and dementia of the Alzheimer Typ: Cross-sectional, temporal and remediable concomitants In: BERGENER M, REISBERG B (eds) Diagnosis and treatment of senile dementia. Springer, Berlin Heidelberg New York, pp 193–223

REISBERG B et al (1982) The global deterioration scale for assessment of primary degenerative dementia. Am J Psychiatry 139: 1113–1139

RINGEL E (1953) Der Selbstmord, Abschluß einer krankhaften psychischen Entwicklung. Maudrich, Wien

ROSEN WG et al (1980) Pathological verification of ischemic score in differentiation of ischemic score in differentiation of dementias. Ann Neurol 7: 486–488

SCHARFETTER CH (1976) Allgemeine Psychopathologie. Eine Einführung. Thieme, Stuttgart

SCHLIACK H, HOPF HC (1988) Diagnostik in der Neurologie. Thieme, Stuttgart New York

SCHMIDT LR (1978) Lehrbuch der klinischen Psychologie. Enke, Stuttgart

SCHNEIDER K (1959) Klinische Psychopathologie, 5. Aufl. Thieme, Stuttgart

SHADER RI, HARMATZ JS, TAMMERK HA (1979) Towards an observational structure for rating dysfunction and pathology in ambulatory geriatrics. Interdiscipl Topics Geront 15: 153–168

STENGEL E (1969) Grundsätzliches zum Selbstmordproblem. In: RINGEL E (Hrsg) Selbstmordverhütung. Huber, Bern

TEWS HP (1971) Soziologie des Alterns. Quelle & Meyer, Heidelberg

WELLNER J (1972) Eine internationale multizentrische Doppelblindprüfung eines neuen Antidepressivums. In: KIELHOLZ P (Hrsg) Depressive Zustände. Huber, Bern, S 209–219

WERNER W (1976) Was sind Involutionspsychosen? Neurol Psychiat 2: 79–82

WERNER W (1977) Schlafstörungen des alternden und alten Menschen. Z Allg Med 53: 2078–2084

WERNER W (1981) Symptom: Psychose – Symptomatische Psychosen. Lebensversicherungsmedizin 33: 3–7

WIECK HH (1974) Lehrbuch der Psychiatrie, 2. Aufl. Schattauer, Stuttgart

YESAVAGE JA, BRINK TL, ROSE TL, ADEY M (1983) The Geriatric Depression Rating Scale: comparison with other self-report and psychiatric rating scales. In: CROOK T, FERRIS S, BARTUS R (eds) Assessment in Geriatric Psychopharmacology. Mark Powley, pp 153–167

# 3. EEG und EP bei normalem und pathologischem Altern

*Bernd Saletu*

Obwohl bereits 1932 der Entdecker des menschlichen Elektroenzephalogramms (EEG), HANS BERGER, bei älteren Patienten mit intellektuellem Abbau eine Verlangsamung des Alpha-Rhythmus fand, begann die prospektive und systematische Erforschung der EEG-Veränderungen beim alternden Menschen erst in den 50er und 60er Jahren (OBRIST und BUSSE, 1965), wobei das Hinzuziehen von computerunterstützten EEG-Quanitifizierungstechniken einen weiteren bedeutenden Schritt in der Erforschung der Hirnfunktion bei normalem und pathologischem Altern darstellte. Die Einführung von Mini- und Mikrocomputern trug die Basis für eine Mehrkanal-, quantitative Analyse des spontanten EEGs und der ereigniskorrelierten Potentiale (ERP) (DUFFY et al.,1984a, b; ITIL et al., 1985; SALETU et al., 1987; JOHN et al., 1988; MAURER, 1989). Das daraus resultierende bildgebende Verfahren einer landkartenartigen Darstellung der Hirnfunktion – „EEG/EP-Mapping" genannt – entwickelte sich zu einer relativ billigen, schnell durchführbaren, nicht invasiven Methode mit einer hohen Zeitauflösung zur objektiven und quantitativen Evaluierung der neurophysiologischen Basis neurodegenerativer Störungen und kognitiver Funktionseinbußen und deren Therapie.

## 3.1 Normales Altern

### 3.1.1 Visuelle Befunde

Während frühe EEG-Befunde den Eindruck vermittelten, daß Alter mit einer generellen EEG-Verlangsamung einhergingen, so zeigen neuere Untersuchungen mit sorgfältig ausgesuchten gesunden, normalen Probanden („Supernormale") eher eine Desynchronisation (DUFFY et al., 1984a). OBRIST und Mitarbeiter (OBRIST und BUSSE, 1965; OBRIST, 1976) beschrieben noch als die häufigsten EEG-Veränderungen im höheren und hohen Menschenalter:

1. eine Verlangsamung der Alpha-Frequenz, Abnahme der Alpha-Amplitude und -Blockade,
2. Zunahme diffuser langsamer Aktivitäten,
3. Vermehrung der schnellen Beta-Aktivitäten und
4. Auftreten fokaler Veränderungen.

Fokale Veränderungen (Theta- und Deltawellen), Amplitudenassymmetrien, steile Wellen und Spitzen treten zunehmend ab dem 40. Lebensjahr auf – meistens über dem vorderen Temporallappen mit einer Prävalenz über der linken Seite. BUSSE und OBRIST (1965) fanden temporale, langsame Wellen bei 20 % von Normalen im Alter zwischen 40 und 60 Jahren, im Gegensatz zu nur 5 % bei Personen unter 40 Jahren, während die Inzidenz zu 35 % nach dem 60. Lebensjahr anstieg. Obwohl temporale Foci häufig bei

cerebrovaskulär erkrankten Patienten beobachtet werden (bei über 60% von akuten Schlaganfallpatienten), so können sie doch nicht als pathognomonisch für ein neurologisches oder psychisches Defizit beim Alternden angesehen werden. Es scheint vielmehr so zu sein, daß der vordere Temporallappen frühe pathologische Veränderungen zeigt. So beschrieben TOMLINSON und HENDERON (1976) eine relativ hohe Inzidenz von Neuronenverlust, Gliose und Plaques im vorderen Temporallappen, wobei diese Befunde bei Demenzen im allgemeinen weiter verbreitet und ausgeprägter waren.
Mit zunehmendem Alter zeigen weniger Menschen die Alpha-Blockade (OTOMO und TSUBAKI, 1966), wobei auch die Latenz der Antwort prolongiert ist (MANKOVSKY und BELONOG, 1971). Flackerlichtsteuerung und Aktivierung langsamer Wellen durch Hyperventilation erscheinen im Alter signifikat reduziert (MANKOVSKY und BELONOG, 1971; OTOMO und TSUBAKI, 1966).

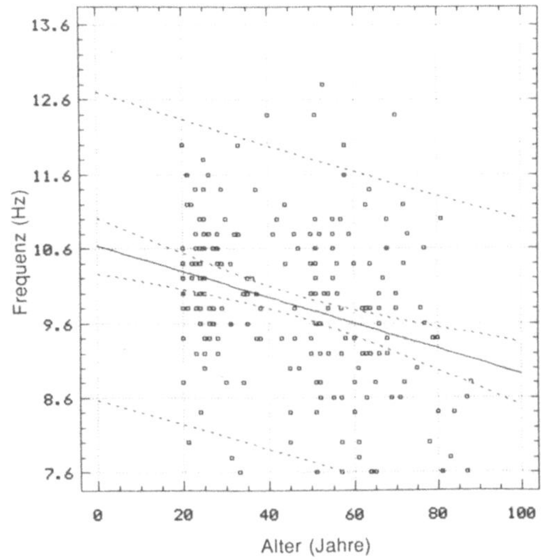


**Abb. 1.** Korrelation zwischen Alter und dominanter Alpha-Frequenz im spektralanalysierten EEG (n = 204). Mit steigendem Alter zeigt sich eine Verlangsamung der dominanten Frequenz von 0,02 Hz pro Jahr. Anstieg b = –0,02 Hz/Jahr (r = –0,30; p < 0,0001)

### 3.1.2 Quantitative Befunde

Während frühe quantitative Analysemethoden diese visuellen Befunde zum Teil bestätigten (MATEJCEK und DEVOS, 1976; SALETU und GRÜNBERGER, 1985), zeigten neuere kontrollierte Untersuchungen bei „Supernormalen", daß die Alpha-Aktivität zwar etwas langsamer und niedriger wird, daß aber vor allem Delta- und Theta-Aktivität abnimmt und die Beta-Aktivität zunimmt (DUFFY et al., 1984a). DUFFY et al. vermuteten, daß frühere Befunde bei nicht absolut gesunden Probanden erhoben worden waren.
Jüngste eigene EEG-Mapping Untersuchungen an 204 (88 männlichen, 116 weiblichen) normalen gesunden medikationsfreien Probanden im Alter von 20 bis 90 Jahren („Supernormale"), die sich alle einer psychischen, physischen und Laboruntersuchung unterzogen hatten, bestätigten DUFFYS Interpretation. Sie zeigten allerdings bei einer höheren N-Anzahl auch eine signifikante Korrelation zwischen dem Alter und der dominanten Frequenz: Je höher das Alter, desto langsamer ist die dominante Alpha-Frequenz; der Mensch altert um 0,02 Hz pro Jahr (Abb. 1). Topographisch ist diese Beziehung hauptsächlich über den occipitalen, frontalen bis frontotemporalen Hirnregionen zu sehen (Abb. 1). Mittels Korrelationsmaps stellten wir folgende weitere Zusammenhänge zwischen dem Alter und 36 EEG-Variablen an obig beschriebenen 204 Probanden fest: Je höher das Alter, desto niedriger ist die Total-Power (Gesamtleistung, insbesondere über der rechten occipitalen Hirnregion) sowie die absolute und relative Power im Delta-, Theta-, Alpha-1- und Alpha-2-Bereich und desto höher im Beta-1- bis Beta-5-Bereich. Das Centroid der gesamten Aktivität wird mit steigendem Alter schneller, die Centroidabweichung größer. Diese für eine Desynchronisation sprechenden Veränderungen sind topographisch verschieden ausgeprägt (siehe Abb. 2).

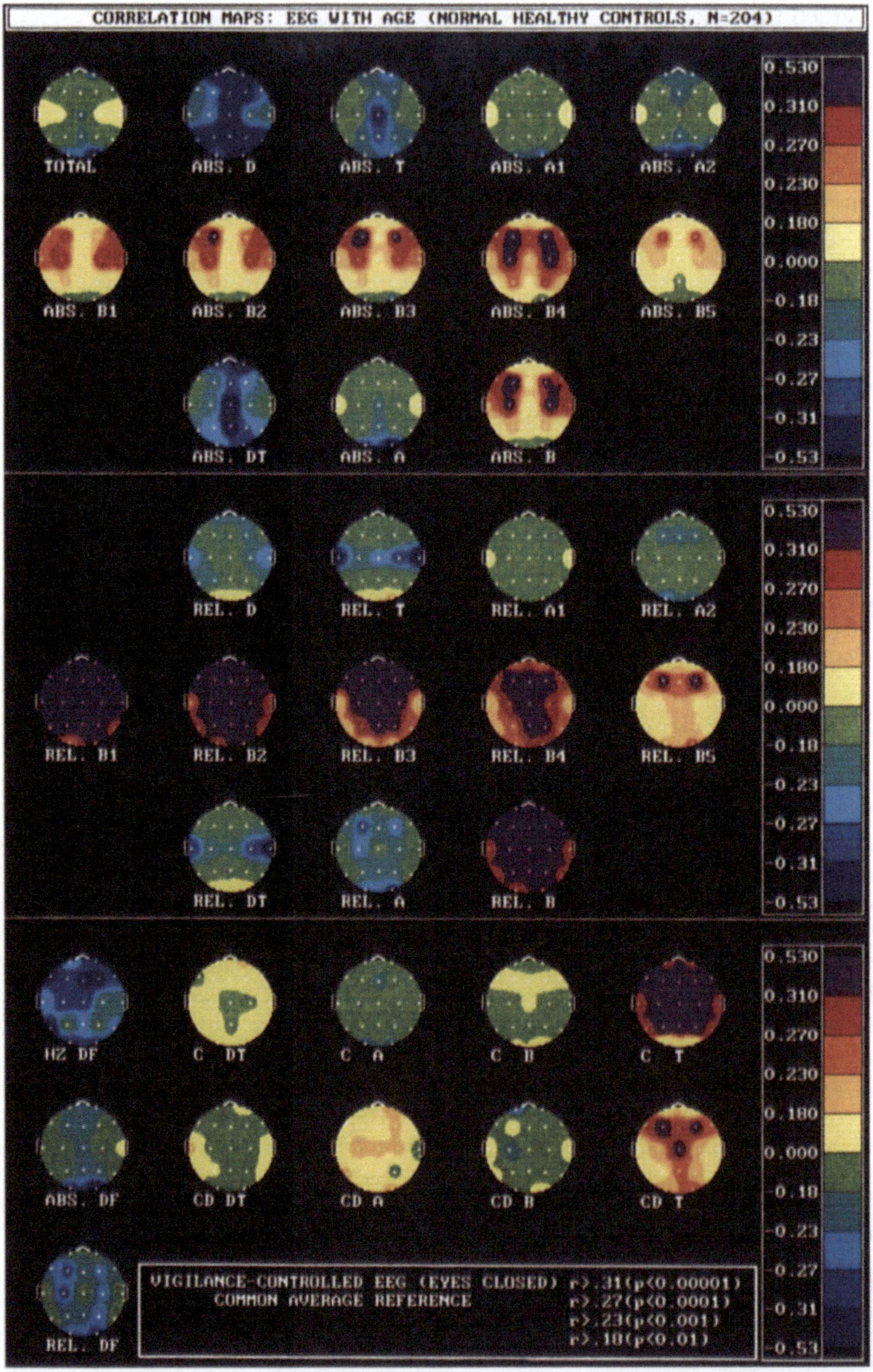
CORRELATION MAPS: EEG WITH AGE (NORMAL HEALTHY CONTROLS, N=204)
TOTAL
ABS. D
ABS. T
ABS. A1
ABS. A2
ABS. B1
ABS. B2
ABS. B3
ABS. B4
ABS. B5
ABS. DT
ABS. A
ABS. B
REL. D
REL. T
REL. A1
REL. A2
REL. B1
REL. B2
REL. B3
REL. B4
REL. B5
REL. DT
REL. A
REL. B
HZ DF
C DT
C A
C B
C T
ABS. DF
CD DT
CD A
CD B
CD T
REL. DF
VIGILANCE-CONTROLLED EEG (EYES CLOSED)
COMMON AVERAGE REFERENCE
r>.31(p<0.00001)
r>.27(p<0.0001)
r>.23(p<0.001)
r>.18(p<0.01)
0.530
0.310
0.270
0.230
0.180
0.000
-0.18
-0.23
-0.27
-0.31
-0.53

**Abb. 2**

Bei den ereigniskorrelierten Potentialen kommt der sogenannten P 300 oder P 3 große Bedeutung zu als die Latenz der P 300 das neurophysiologische Korrelat der Informationsverarbeitungsgeschwindigkeit darstellt, während die Amplitude die Verfügbarkeit der Ressourcen für diese Informationsverarbeitung reflektiert. GOODIN et al. (1978) beschrieben als erste eine Verlängerung der P 300 mit zunehmendem Alter, was auch andere Autoren wie SQUIRES et al. (1980) und POLICH (1991) bestätigten.
Bei unseren eigenen Untersuchungen (ANDERER et al., 1996) an 172 normal alternden

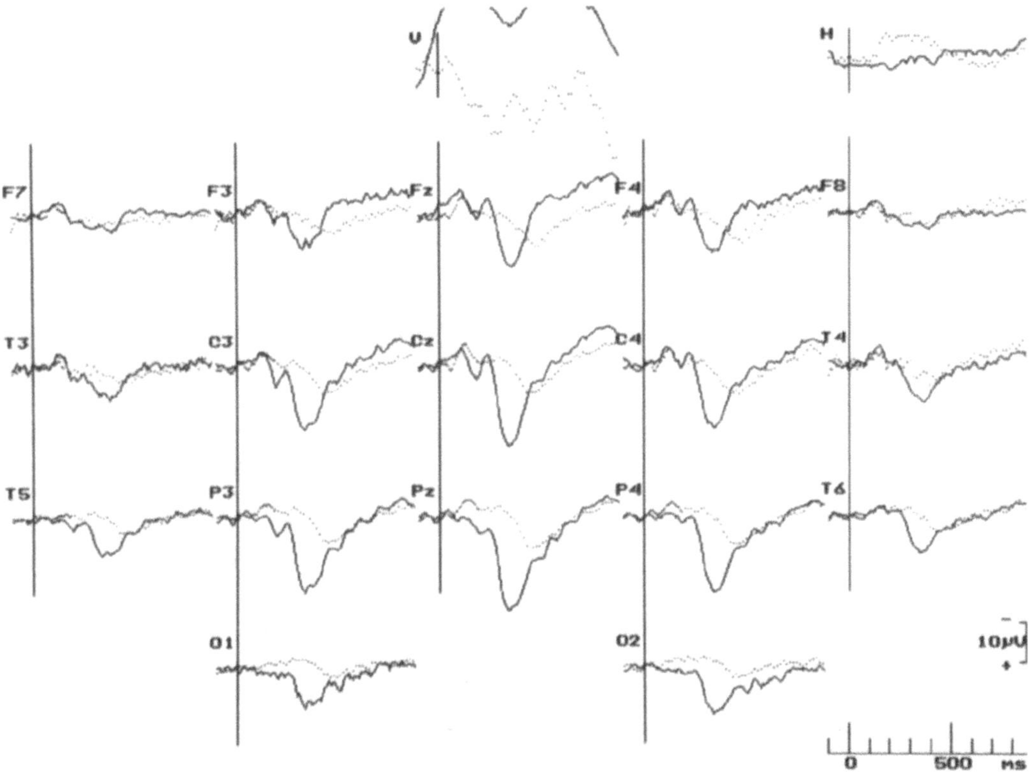


**Abb. 3.** Ereignis-korrelierte Potentiale bei einem 28jährigen im Vergleich zu einem 68jährigen Probanden. Der alternde Proband zeigt gegenüber dem jungen eine Verlängerung der P 300-Latenz und Abnahme der Amplitude. Proband Nr. 201: 26 Jahre (durchgezogene Linie), Proband Nr. A10: 68 Jahre (gepunktete Linie)

**Abb. 2.** Korrelationsmaps zwischen Alter und 36 EEG-Variablen (n = 204). Jede der 36 dargestellten einzelnen Landkarten zeigt die topographische Verteilung der Korrelationskoeffizienten zwischen Alter und einer spezifischen EEG-Variable. Der obere Teil der Abbildung zeigt 13 Korrelationsmaps von absoluten Powervariablen, der mittlere Teil von 12 relativen Powervariablen und der untere Teil von 11 Centroiden bzw. dominanten Frequenzvariablen. Die Farbskala repräsentiert positive (heiße/rote Farben) und negative (kalte/blaue Farben) Korrelationskoeffizienten. Die Signifikanzniveaus sind rechts unten angezeigt. Je höher das Alter, desto geringer die absolute Power in Delta-, Theta- und Alpha-Bändern und desto höher die absolute Power in den Beta-Bändern. Ähnliche Beziehungen bestehen hinsichtlich der Relativ-Power. Schließlich ist Alter negativ mit der dominanten Frequenz und positiv mit dem Zentroid der gesamten Aktivität korreliert

Probanden („Supernormalen“) zeigten sich alterskorrelierte Veränderungen sowohl in der Latenz als auch Amplitude (Abb. 3). Hinsichtlich der Latenz war interessanterweise keine Veränderung bis zum 50. Lebensjahr festzustellen, doch verlängerte sich dann die Latenz um ca. 2 Millisekunden pro Jahr (Abb. 4). Die Amplitude hingegen zeigte ein beständiges Abnehmen über den Alterungsprozeß mit 0,15 Mikrovolt pro Jahr (Abb. 5).

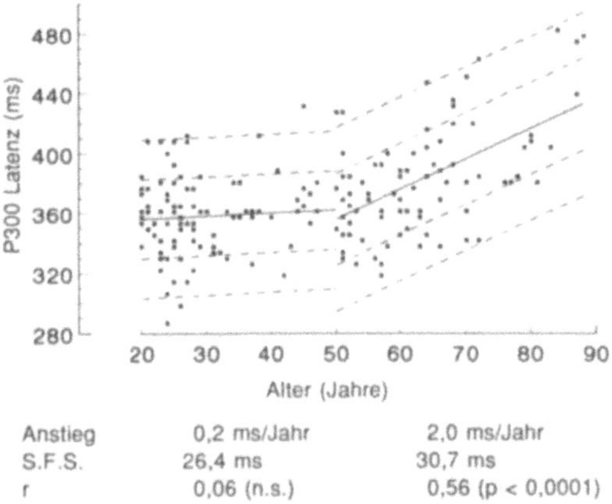


**Abb. 4.** Regression und Korrelation zwischen Alter und P 300-Latenz (n: 172; n < 50 Jahre: 90; n > 50 Jahre: 82). Während zwischen dem 20. und 50. Lebensjahr die P 300-Latenz unverändert bleibt, verlängert sie sich ab dem 50. Lebensjahr mit 2 Millisekunden pro Jahr. *S.F.S.* Standardfehler der Schätzungen

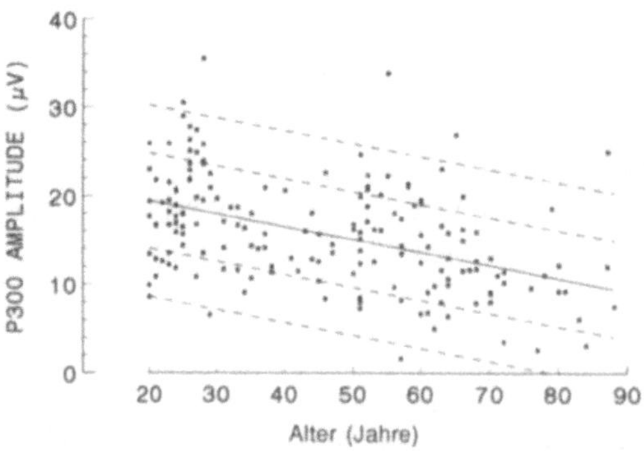


**Abb. 5.** Regression und Korrelation von P 300-Amplituden in Abhängigkeit vom Alter bei 172 normal Alternden. Mit steigendem Alter verringert sich die P 300-Amplitude um 0,15 Mikrovolt pro Jahr (Pz). Amplitude = 22,4 µV – 0,15 µV/Jahr * Alter. Standardfehler der Schätzungen = 5,4 µV. Korrelationskoeffizient = 0,46 (p < 0,0001)

## 3.2 Pathologisches Altern

### 3.2.1 Visuelle Befunde

Bei Demenzen vom Alzheimer-Typ beschrieben verschiedene Autoren wie Mundy-Castle et al. (1954), Lairy (1956), Letemendia und Pampiglione (1958), Passouant et al. (1956), Gordon und Sim (1967), Constantinidis et al. (1969), Müller und Schwartz (1978) und Obrist (1980), daß Alpha-Aktivität stark abnimmt sowohl in bezug auf das Auftreten als auch auf die Amplitude, die Peristenz (Prozentzeit) und die dominante Frequenz. Diffuse langsame niedergespannte Delta- und Theta-Aktivitäten werden prominenter, sodaß das Erscheinungsbild des EEG ein polymorphes wird. Unterschiede zwischen den Regionen verschwinden, obwohl Asymmetrien in bezug auf langsame Aktivitäten nicht ungewöhnlich sind (Nevin, 1967). Nach Kiloh et al. (1981) steht die Alpha-Reduktion und die Vermehrung langsamer Aktivitäten nur in einem approximativen Verhältnis zum Grad der Demenz, doch können in fortgeschrittenen Fällen Alpha- oder raschere Aktivitäten fehlen.

Das Vorkommen von EEG-Abnormalitäten in präsenilen Fällen von Alzheimerscher Erkrankung ist groß. In verschiedenen Studien von Letemendia und Pampiglione (1958), Liddell (1958), Swain (1959) und Gordon und Sim (1967) zeigen alle Patienten abnorme EEGs. Die Befunde von Gordon und Sim (1967) sind insofern von Interesse, als sie alle durch cerebrale Biopsien bestätigt wurden. Liddell (1958) glaubte das Charakteristische von 18 Morbus Alzheimer im Wechsel zwischen Theta- und langsamen Alpha-Rhythmen und hochgespannten bilateralen oft rhythmischen langsamen Wellen zu sehen. Da diese Veränderungen auf

Stimulation hin auftraten und an Schlafveränderungen erinnerten, hypothetisierte LIDDELL, daß sie eher zu der reduzierten Wachheit (die ja diese Patienten klinisch zeigen) in Beziehung gebracht werden sollten, als daß sie eine spezifisch-pathologische Eigenschaft der Erkrankung darstellten. Andererseits brachte NEVIN (1967) solche randomisierten Delta-Aktivitäten mit der amyloiden Degeneration von kleinen Gefäßen in Verbindung.

Es erhebt sich die Frage, warum einige Fälle von Alzheimerscher Erkrankung normale EEG zeigen, während andere wieder ganz offensichtlich abnorme EEG aufweisen. Einige dieser normalen EEG könnten auf die Tatsache zurückgeführt werden, daß prämorbide Ableitungen hauptsächlich raschere Rhythmen beinhalten, so daß die Verlangsamung nicht zur Unterschreitung der normalen Frequenzgrenzen führt. JOHANNESSON et al. (1977) postulierten, daß die frontale Delta-Aktivität auf degenerative Vorgänge im Gehirnstamm zurückzuführen sei, die sie durch Autopsie verifizieren konnten. Patienten ohne Gehirnstammabnormalitäten zeigten normale oder nur geringfügig abnorme EEGs, obwohl sie eine ausgeprägte Atrophie des frontalen Kortex hatten. STEFOSKI et al. (1976) beobachteten wiederum, daß EEG-Abnormalitäten mit mittels Computertomographie gemessenen Ventrikelweiten nur wenig zusammenhingen.

Bezüglich der EEG-Reaktivität zeigt sich eine Abnahme bzw. ein Verlust der Alpha-Blockierung.

In bezug auf Pick'sche Demenz fanden PASSOUANT et al. (1956) keine Unterschiede zwischen Pick'scher und Alzheimer'scher Demenz und LAIRY (1956) meinte, daß sie elektrophysiologisch identisch seien. Andererseits fanden GORDON und SIM (1967) und NEVIN (1967) die EEGs von Patienten mit einer Pick'schen Erkrankung meistens im Normbereich. Selbst wenn sie abnormal waren, konnte nach wie vor Alpha-Aktivität gesehen werden. KILOH et al. (1981) beschrieben Veränderungen ähnlich denen nach Alzheimerscher Erkrankung, doch weniger ausgeprägt, während fokale Veränderungen kein Charakteristikum der Pick'schen Erkrankung sind.

Multiinfarkt-Demenzen (MID) zeigen nach GORDON und SIM (1967), COSTANTINIDIS et al. (1969) und MÜLLER und SCHWARTZ (1978) zumeist einen gut erhaltenen Alpha-Rhythmus zwischen 7 und 8 Hz. Dieser Befund steht ganz im Gegensatz zur Alzheimerschen Erkrankung. Die höhere Inzidenz fokaler Delta- und Theta-Gruppen bei MID-Patienten ist auf cerebrale Infarkte zurückzuführen. Bei MID-Patienten mit deliranten Episoden können regelmäßige bifrontale Delta-Aktivitäten aufscheinen. VAN DER DRIFT (1961) führt letztere auf Ischämie der vorderen Regionen des Diencephalons zurück.

### 3.2.2 Quantitative Befunde

Eigene Studien bei 111 medikationsfreien Patienten zeigten solche mit seniler Demenz vom Alzheimer-Typ (SDAT), verglichen mit einer Kontrollgruppe physiologisch alternder Patienten, eine Zunahme der Delta/Theta- und eine Abnahme der Alpha- und Beta-Aktivität sowie eine Verlangsamung der dominanten Frequenz und des Centroids (= Flächenschwerpunktsfrequenz) der Gesamtaktivität, dies vor allem über den parietalen und temporalen Regionen (SALETU et al., 1988, 1991a). Multiinfarkt-(MID)-Patienten wiesen diese Unterschiede, im Vergleich zu einer normalen Kontrollgruppe, über dem gesamten Gehirn auf, was möglicherweise darauf zurückzuführen ist, daß sich Veränderungen verschiedener Hirnregionen, in denen ein Infarkt abgelaufen ist und deren Penumbrien ausgeprägte EEG-Anomalien bedingen, in einer Überblicksdarstellung wie den „statistical probability maps (SPM)" addieren. Die neurophysiologischen Ergebnisse beider Patientengruppen stimmen mit den Befunden von

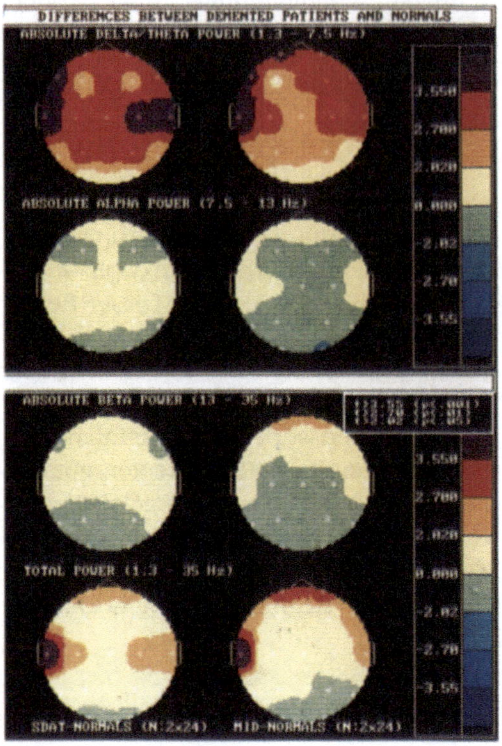


**Abb. 6.** EEG-Maps über Unterschiede zwischen SDAT-Patienten und Kontrollen (linke Seite) und zwischen MID-Patienten und Kontrollen (rechte Seite) in absoluten Powervariablen (V-EEG, AV, n = 2 × 24). Statistische Wahrscheinlichkeitsmaps (statistical probability maps = SPM) hinsichtlich Zwischengruppenunterschiede in absoluter Delta/Theta-, Alpha-, Beta- und Gesamt-Power (von oben nach unten) sind dargestellt. Heiße Farben zeigen eine Zunahme, kalte Farben eine Abnahme im Vergleich zu Kontrollen an: Orange, rote und violette Farben zeigen signifikante Zunahmen auf dem p < 0,05 bzw. 0,01 bzw. 0,001 Niveau; dunkelgrün, hellblau und dunkelblau zeigen signifikante Abnahmen auf dem p < 0,05 bzw. 0,01 bzw. 0,001 Niveau an. Die Delta/Theta-Vermehrung war selbst in einer konfirmatorischen Analyse statistisch signifikant. Demgegenüber waren Unterschiede in Alpha- und Beta-Power nicht signifikant. Die gesamte Energie zeigte sich bei beiden Patientengruppen über frontopolaren und temporalen Hirnregionen vermehrt

DUFFY et al. (1984b), JOHN et al. (1988) und MAURER und DIERKS (1991) überein und zeigen eine Vigilanzabnahme an.

In einer kürzlich wiederholten Studie an 96 Patienten wurde eine konfirmatorische Statistik im Hinblick auf Unterschiede zwischen SDAT-Patienten, MID-Patienten und einer normalen Kontrollgruppe in der absoluten Delta/Theta-Power (= Leistung) durchgeführt (SALETU, 1992). Die vorgegebene maximale Irrtumswahrscheinlichkeit Alpha = 0,05 wurde für multiple Vergleiche (2 × 17 Elektrodenpositionen) mittels der Bonferroni-Holme-Methode (p < 0,05/34 = 0,0015) korrigiert. Die Nullhypothese, daß in der absoluten Delta/Theta-Power zwischen der Kontrollgruppe und SDAT- sowie MID-Patienten kein Unterschied besteht, konnte tatsächlich verworfen werden. Bei SDAT-Patienten war die Delta/Theta-Power über allen Hirnregionen, mit Ausnahme der occipitalen Region, erhöht, während sich dieser Unterschied bei MID-Patienten links frontal, bioccipital und rechts occipitotemporal zeigte (Abb. 6). Eine deskriptive Datenanalyse zeigte in der absoluten Alpha- und Beta-Power keine Unterschiede, während die relative Delta/Theta-Power erhöht und die relative Alpha- und Beta-Power, verglichen mit der Kontrollgruppe, in beiden Patientengruppen vermindert war (Abb. 7). Die Gesamtleistung war bitemporal und frontopolar erhöht, das Centroid war über zahlreichen Hirnregionen verlangsamt. Die Zunahme der Delta/Theta-Power bei SDAT-Patienten betrug 3,9 Standardabweichungen, verglichen mit der Kontrollgruppe, die bei MID-Patienten 4,9 in der links temporalen Region (höchste p-Werte). Mit Hilfe artifizieller neuronaler Netzwerke konnten, auf der absoluten Delta/Theta-Power basierend, 90% der Demenzpatienten bzw. der normal Alternden als solche klassifiziert werden (ANDERER et al., 1994).

Die Differenzierung zwischen SDAT- und MID-Patienten gelang vor allem mittels der Unterschiede zwischen der maximalen und

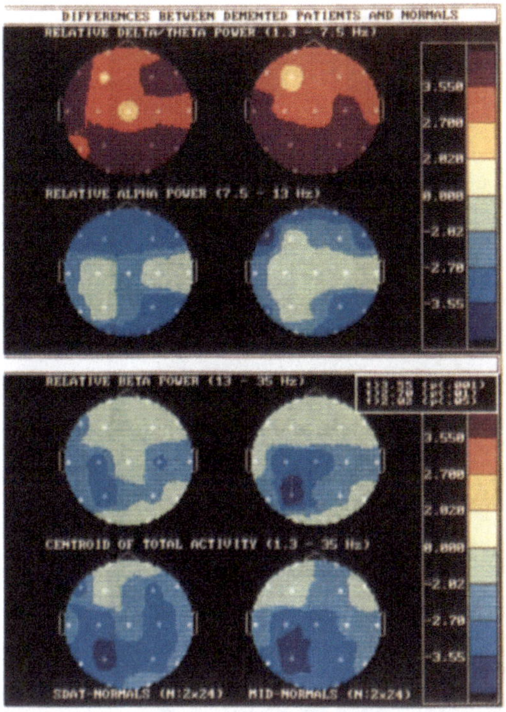


**Abb. 7.** EEG-Maps über Unterschiede zwischen SDAT-Patienten und Kontrollen (linke Seite) und zwischen MID-Patienten und Kontrollen (rechte Seite) in relativen Powervariablen sowie im Centroid der Gesamtaktivität (V-EEG, AV, n = 2 × 24). Zur Erklärung der Landkarten bzw. der Farbskalen siehe Abb. 1. Relative Power war im Delta/Theta-Bereich ubiquitär vermehrt, Alpha- und Beta-Power in beiden Subgruppen der Demenz über verschiedenen Hirnregionen vermindert. Das Centroid war bei beiden Subtypen der Demenz verlangsamt, mit einer gewissen Akzentuierung links parietal

minimalen Power und mittels rechts/links Hemisphären-Unterschieden: Solcherart konnten 63% der Patienten, basierend auf einer stufenweisen Diskriminanzfunktionsanalyse, korrekt klassifiziert werden (SALETU et al., 1988).

Schließlich wird die Analyse der ERP und speziell des kognitiven Potentials „P 300" in der Gerontopsychiatrie zunehmend verwendet, um demenzbedingte Veränderungen in der Reizverarbeitung, bzw. Reizverarbeitungsgeschwindigkeit zu objektivieren. Studien zeigten, daß die Latenz der P 300 bei bis zu 80% der Patienten gegenüber der Altersnorm um 2 Standardabweichungen verlängert ist und auch mit dem Grad der Demenz korreliert (SQUIRES et al., 1980; POLICH, 1991; SEMLITSCH et al., 1996). Die P 300-Amplitude nimmt über den zentralen und parietalen Regionen ab, und die Verteilung verlagert sich topographischerweise nach frontal (MAURER und DIERKS, 1991).

### *3.3 Beziehungen zwischen CT, EEG, klinischen und psychometrischen Daten*

Korrelationsmaps zeigten einen signifikanten Zusammenhang zwischen CT, EEG, klinischen und psychometrischen Daten (SALETU et al., 1991a). Je größer die Abstände der Vorderhörner der Seitenventrikel und die Abstände zwischen den Plexus chorioidei, je weiter der dritte Ventrikel (Abb. 8), je höher der Evans-Index und je geringer die kortikale Dichte war (die cerebrale Atrophie im CT widerspiegelnd), umso höher war die Delta/Theta-Aktivität und umso niedriger die Alpha- und Beta-Aktivität im EEG, was auf neurophysiologischem Niveau eine Vigilanzabnahme kennzeichnet. Umgekehrt korrelierten eine erhöhte Delta/Theta-Aktivität und eine erniedrigte Alpha- und Beta-Aktivität mit einem niedrigeren Mini-Mental-Status-Score (MMS) (Abb. 9), einem höheren SCAG-Score und einer schlechteren Leistung bei psychometrischen Tests (Zahlensymbol-, Zahlennachsprechen-, Zahlenverbindungstest) auf klinischem Niveau. In der kürzlich durchgeführten Wiederholungsstudie zeigte die konfirmatorische Statistik zwar keine signifikanten Korrelationen zwischen der zuvor ausgewählten CT-Variablen (größter Abstand zwischen den Seitenventrikeln) und der Delta/Theta-Power mehr, wohl aber signifikante Korrelationen zwischen Delta/Theta-Power und dem SCAG-Score bzw. dem Zahlensymboltest: Je

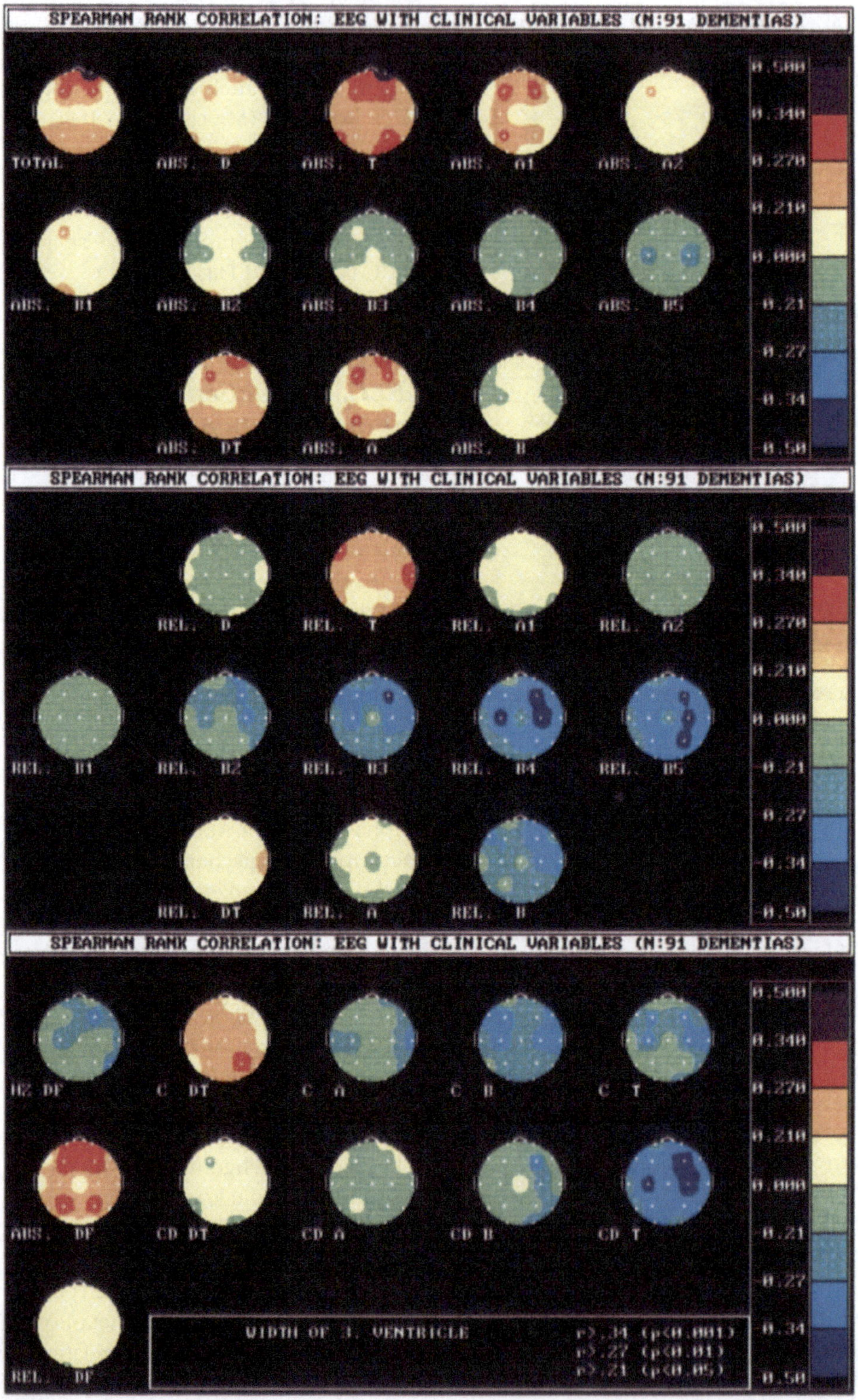
SPEARMAN RANK CORRELATION: EEG WITH CLINICAL VARIABLES (N:91 DEMENTIAS)
TOTAL
ABS. D
ABS. T
ABS. A1
ABS. A2
ABS. B1
ABS. B2
ABS. B3
ABS. B4
ABS. B5
ABS. DT
ABS. A
ABS. B
0.500
0.340
0.270
0.210
0.000
-0.21
-0.27
-0.34
-0.50
SPEARMAN RANK CORRELATION: EEG WITH CLINICAL VARIABLES (N:91 DEMENTIAS)
REL. D
REL. T
REL. A1
REL. A2
REL. B1
REL. B2
REL. B3
REL. B4
REL. B5
REL. DT
REL. A
REL. B
0.500
0.340
0.270
0.210
0.000
-0.21
-0.27
-0.34
-0.50
SPEARMAN RANK CORRELATION: EEG WITH CLINICAL VARIABLES (N:91 DEMENTIAS)
HZ DF
C DT
C A
C B
C T
ABS. DF
CD DT
CD A
CD B
CD T
REL. DF
WIDTH OF 3. VENTRICLE
r>.34 (p<0.001)
r>.27 (p<0.01)
r>.21 (p<0.05)
0.500
0.340
0.270
0.210
0.000
-0.21
-0.27
-0.34
-0.50

**Abb. 8**

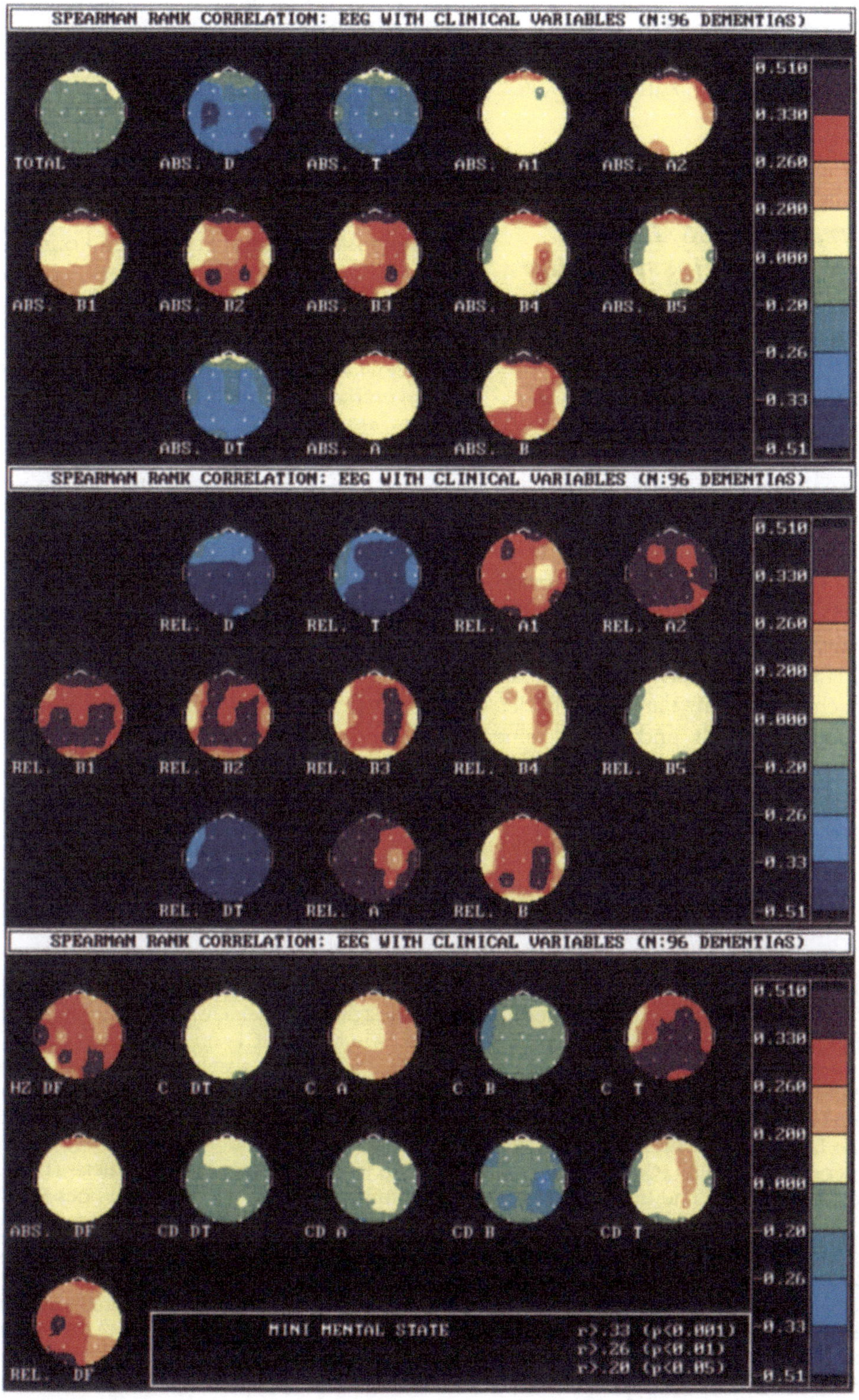
SPEARMAN RANK CORRELATION: EEG WITH CLINICAL VARIABLES (N:96 DEMENTIAS)
TOTAL
ABS. D
ABS. T
ABS. A1
ABS. A2
ABS. B1
ABS. B2
ABS. B3
ABS. B4
ABS. B5
ABS. DT
ABS. A
ABS. B
0.510
0.330
0.260
0.200
0.000
-0.20
-0.26
-0.33
-0.51
SPEARMAN RANK CORRELATION: EEG WITH CLINICAL VARIABLES (N:96 DEMENTIAS)
REL. D
REL. T
REL. A1
REL. A2
REL. B1
REL. B2
REL. B3
REL. B4
REL. B5
REL. DT
REL. A
REL. B
SPEARMAN RANK CORRELATION: EEG WITH CLINICAL VARIABLES (N:96 DEMENTIAS)
HZ DF
C DT
C A
C B
C T
ABS. DF
CD DT
CD A
CD B
CD T
REL. DF
MINI MENTAL STATE
r>.33 (p<0.001)
r>.26 (p<0.01)
r>.20 (p<0.05)

**Abb. 9**

höher die Delta/Theta-Power war, umso schlechter war der vom Psychiater beurteilte SCAG-Score und die vom Psychologen gemessene Leistung im Zahlensymboltest (SALETU et al., 1991b).

### *3.4 Pharmako-EEG/EP-Mapping in der Klassifikation und Beurteilung der Pharmakodynamik von Nootropika*

Leistungssteigernde Medikamente/Nootropika bewirken in der quantitativen EEG-Analyse von normalen älteren Probanden signifikante Veränderungen im Sinne einer Abnahme langsamer Aktivität und einer Zunahme der Alpha- und/oder Beta-Aktivität (SALETU, 1976, 1987; SALETU und GRÜNBERGER, 1985; SALETU et al., 1987, 1990; Abb. 10). Diese Veränderungen sind zu Veränderungen der Hirnfunktion, wie man sie bei pathologisch alternden Patienten findet, geradezu gegensätzlich und zeigen eine Vigilanzverbesserung an. Darüber hinaus unterscheidet sich der Typ der Veränderung von den EEG-Änderungen, wie man sie nach der Gabe anderer psychopharmakologischer Substanzen findet, so z.B. Neuroleptika, Antidepressiva, Tranquilizer und Psychostimulantien (Abb. 10).

Das Pharmako-EEG kann auch dazu verwendet werden, Zeit-, Wirkungs- und Dosis-Wirkungszusammenhänge aufzuzeigen, wie auch die Bioäquipotenz verschiedener galenischer Formulierungen von Medikamenten (SALETU et al., 1987, 1990).

In ereigniskorrelierten Potentialen konnten wir sehen, daß Nootropika sowie Tenilsetam und Co-Dergocrinmesilat die P 300-Amplitude, verglichen mit Placebo, erhöhen, was eine Verbesserung der Informationsverarbeitung bedeutet (SALETU et al., 1989a; Abb. 11).

In früheren Studien der Medikamentenforschung (Phase I) scheint das Hypoxiemodell eine wertvolle Methode darzustellen, da sich die Hirnfunktion unter Hypoxie verlangsamt, was dosisabhängig durch verschiedene Nootropika verbessert werden kann (Abb. 12) (SALETU et al., 1989b; SALETU 1990b). Auf der Verhaltensebene kann man unter Hypoxie nach Placebogabe eine Leistungsverschlechterung sehen (ungefähr 50% der vor der Behandlung erhobenen normoxischen Ausgangswerte), die sich nach Nootropika wie Co-Dergocrinmesilat, Nicergolin, Pyritinol, Aniracetam und Tenilsetam auf 25% verbessert.

**Abb. 8.** Brain-Maps über Korrelationen zwischen einer CT-Variable (Weite des dritten Ventrikels) und 36 EEG-Variablen bei Demenz (n = 91). Jede der 36 dargestellten, einzelnen Landkarten zeigt die topographische Verteilung der Korrelationskoeffizienten zwischen der CT- und einer spezifischen EEG-Variable. Der obere Teil der Abbildung zeigt 13 Korrelationsmaps von absoluten Powervariablen, der mittlere Teil von 12 relativen Powervariablen und der untere Teil von 11 Centroiden bzw. dominanten Frequenzvariablen. Die Farbskala repräsentiert positive (heiße/rote Farben) und negative (kalte/blaue Farben) Korrelationskoeffizienten. Die Signifikanzniveaus sind rechts unten angezeigt. Je weiter der dritte Ventrikel (Gehirnatrophie reflektierend) im CT, desto mehr Delta/Theta- (D/T), desto weniger Alpha- (A) und Beta- (B) Aktivität und desto langsamer das Centroid (CT) des EEGs (eine Verschlechterung der Vigilanz widerspiegelnd)

**Abb. 9.** Brain-Maps von Korrelationen zwischen kognitivem Abbau, evaluiert anhand des Mini-Mental-Status (MMS) und 36 EEG-Variablen bei Demenz (n= 96). Die technische Beschreibung der Landkarten und des Farbindex mögen der Legende von Abb. 4 entnommen werden. Je mehr Delta/Theta-Aktivität, je weniger Alpha- und Beta-Aktivität und je langsamer das Centroid der gesamten Aktivität (eine Vigilanzverschlechterung anzeigend), desto niedriger ist der MMS-Score, was wiederum eine kognitive Verschlechterung bedeutet

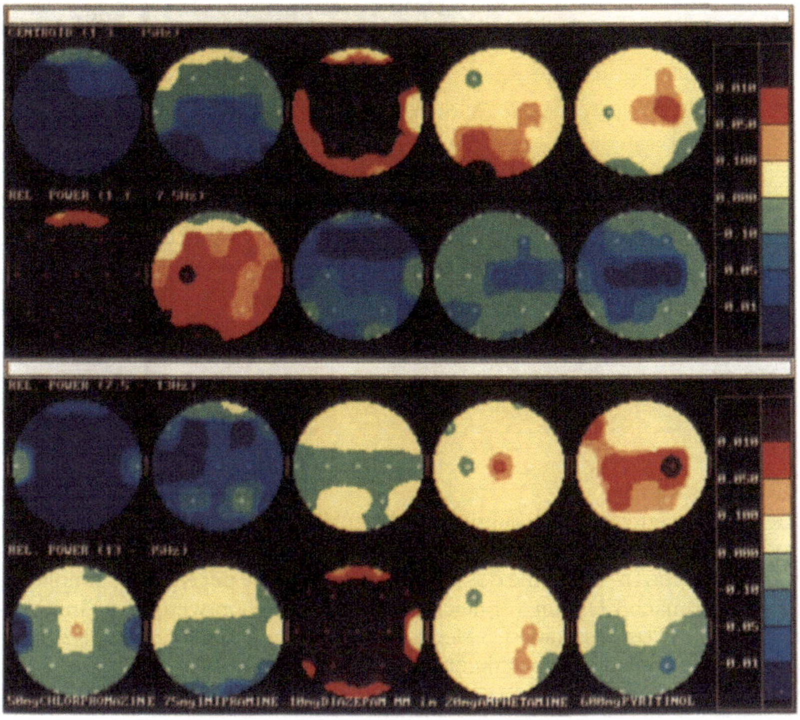

**Abb. 10.** Topographische Pharmako-EEG-Veränderungen im Centroid der gesamten Aktivität (1,3–35 Hz) sowie in der relativen Power der 1,3–7,5 Hz (Delta/Theta-), 7,5–13 Hz (Alpha-) und 13–15 Hz (Beta-)Freqenz (von oben nach unten gesehen, respektive) nach repräsentativen Medikamenten der fünf Hauptpsychopharmakaklassen. Jede Pharmako-EEG-Signifikanz-probability map zeigt die Resultate eines statistischen Vergleichs von medikamenteninduzierten zu placeboinduzierten Veränderungen mittels des t-Tests (2. Stunde post Medikation, ausgenommen Pyritinol, wo die 1. Stunde dargestellt ist). Die 8-Farbenskala zeigt Unterschiede zwischen den medikamenteninduzierten und placeboinduzierten Veränderungen (basierend auf t-Werten, ausgedrückt in p-Werten): Dunkelblau, Abnahme am $p < 0{,}01$-Niveau; hellblau, Abnahme am $p < 0{,}05$-Niveau; dunkelgrün, Abnahme am $p < 0{,}010$-Niveau; hellgrün, Trend zur Abnahme; helles gelb, Trend zur Zunahme; ocker, Zunahme auf dem $p < 0{,}10$-Niveau; rot, Zunahme auf dem $p < 0{,}05$-Niveau; violett, Zunahme auf dem $p < 0{,}01$-Niveau. Das Neuroleptikum 50 mg Chlorpromazin verlangsamt das Centroid, vermehrt Delta/Theta- und verringert Alpha- und Betaaktivität. Das Antidepressivum 75 mg Imipramin verlangsamt das Centroid über den hinteren Hirnregionen, vermehrt mäßig Delta/Theta- und verringert Alpha- und occipitale Beta-Power. Der Tranquilizer 10 mg Diazepam beschleunigt das Centroid, setzt Delta/Theta- herab und vermehrt Beta-Aktivität. Das Psychostimulantium 20 mg Amphetamin beschleunigt occipital das Centroid, vermindert zentrale Delta/Theta- und vermehrt Alpha-Aktivität über dem Vertex. Das Nootropikum 600 mg Pyritinol beschleunigt das Centroid zentral, verringert die Delta/Theta- und vermehrt die Alpha-Aktivität über den verschiedenen Hirnregionen

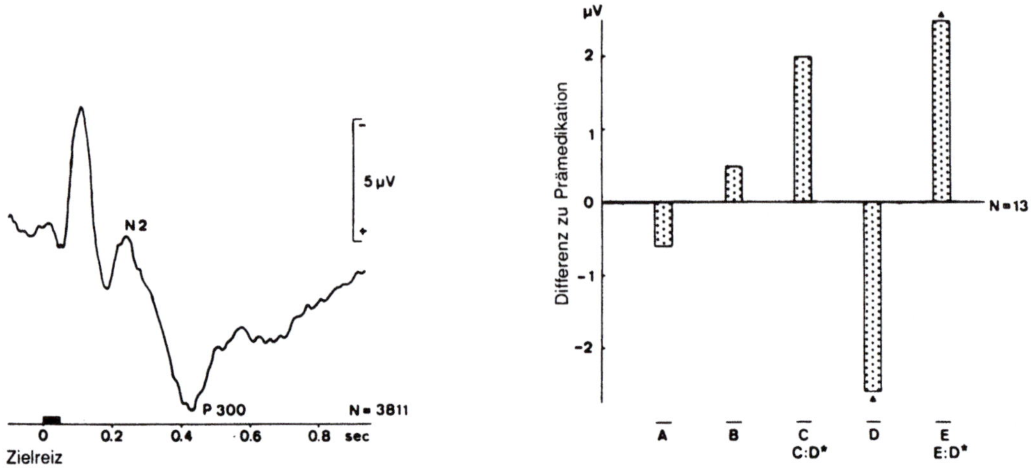


a b

**Abb. 11.** Durchschnittliches evoziertes Potential und medikamenteninduzierte Veränderungen der P 300 bei normal Alternden zwei Stunden nach 150, 300 und 900 mg Tenilsetam (TEN), 5 mg Co-Dergocrinmesilat (CDM) und Placebo (n = 13). Eine dosisabhängige Zunahme der N2-P 300 Amplitude kann nach Tenilsetam aber auch nach CDM im Vergleich zu Placebo gesehen werden. **a** Gruppenmittelwert (15 Probanden, Prä-und Postmedikation, 5 Medikamente); **b** Veränderungen der N2-P300-Amplituden nach TEN, CDM und Placebo. Signalerkennung ▲ $p < 0{,}05$ (t-Test für abhängige Stichproben), * $p < 0{,}05$ (Newman Keuls Test)

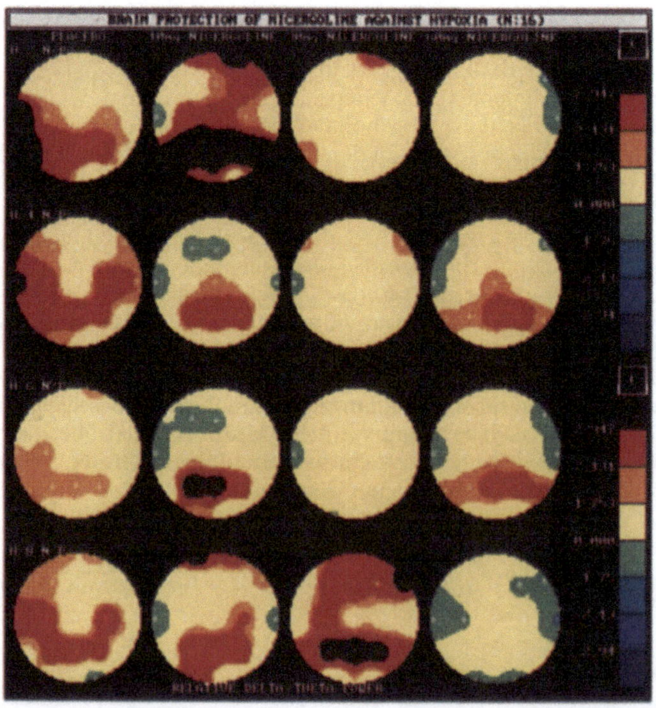

**Abb. 12.** Hirnschutzfunktion von Nicergolin gegen Hypoxie, dargestellt mittels EEG-Mapping der relativen Delta/Theta-Power unter Hypoxie (H) (9,8% $O_2$) 2, 4, 6 und 8 Stunden nach Placebo, 10, 30 und 60 mg Nicergolin im Vergleich zu Normoxie (N) (21% $O_2$) (n = 16). Die 8-Farbenskala zeigt hypoxieinduzierte Veränderungen 2, 4, 6 und 8 Stunden (von oben nach unten) nach Verabreichung von Placebo, 10, 30 und 60 mg Nicergolin (von links nach rechts), basierend auf t-Werten, dargestellt in p-Werten. Hinsichtlich der Beschreibung der Farbskala siehe die Legende von Abb. 6, S. 390. Unter Placebo/Hypoxie kommt es zur Vermehrung der Delta/Theta-Aktivität, speziell über den parietalen und temporalen und zentralen Hirnregionen, was durch 30 und 60 mg Nicergolin in der 2., 4. und 6. Stunde abgeschwächt wird

### *3.5 EEG/EP-Mapping im Rahmen eines therapeutischen Monitoring*

Topographische EEG-Maps können auch dazu verwendet werden, den therapeutischen Effekt einer Substanz im Hinblick auf eine Vigilanzverbesserung sowohl bei einzelnen Patienten als auch im Rahmen von großangelegten therapeutischen Multi-Zentren-Studien aufzuzeigen (SALETU et al., 1988, 1992). Die Unterschiede der Medikamenten-Wirkung in verschiedenen Hirnregionen können so bei SDAT- und MID-Patienten gezeigt werden (SALETU et al., 1988). In einer kürzlich durchgeführten, doppelblinden, placebokontrollierten Studie an 112 Patienten mit leichter bis mäßiger Demenz, nach DSM-III-R-Kriterien diagnostiziert, unterteilt in 56 SDAT- und 56 MID-Patienten, konnten wir eine statistisch signifikante Verbesserung in den Zielvariablen – dem Clinical Global Impression (CGI) Score – bei beiden Verumgruppen (Nicergolin 2 × 30 mg über 8 Wochen) feststellen (Tabelle 1) (SALETU et al., 1994). Die Responderanalyse zeigte in der SDAT/NIC-Gruppe ein Responder- zu Non-Responder-Verhältnis von 16 zu 8 gegenüber 8/16 in der SDAT/PLAC-Gruppe (p = 0,04), in der MID/NIC ein Verhältnis von 17/7 versus 7/19 in der MID/PLAC-Gruppe (p = 0,005). Die therapeutische Überlegenheit von Nicergolin gegenüber Placebo war offensichtlich auf die vigilanzfördernde Wirkung der Substanz zurückzuführen. Wie aus Abb. 13 und 14 ersichtlich ist, zeigen sowohl die SDAT- als auch die MID-Gruppe unter Nicergolin eine

**Tabelle 1.** Schweregrad der Krankheit (Item 1) und Gesamtbeurteilung der Zustandsänderung im CGI (Clinical Global Impressions / Klinischer Gesamteindruck) vor und nach 8 Wochen Behandlung mit Nicergolin (NIC) (2 × 30 mg/d) und Placebo (PLAC) bei seniler Demenz vom Alzheimer-Typ (SDAT) und Multi-Infarkt-Demenz (MID)

| | SDAT/NIC (N = 24) | | SDAT/PLAC (N = 24) | | MID/NIC (N = 24) | | MID/PLAC (N = 26) | |
|---|---|---|---|---|---|---|---|---|
| | PRÄ | Woche 8 | PRÄ | Woche 8 | PRÄ | Woche 8 | PRÄ | Woche 8 |
| *Schweregrad der Krankheit* | | | | | | | | |
| Mittelwert | 4,33 | 3,54 | 4,29 | 4,04 | 4,42 | 3,83 | 4,23 | 4,00 |
| Standardabweichung | 1,01 | 0,88 | 0,95 | 0,95 | 1,02 | 1,09 | 1,03 | 1,17 |
| Median | 4,00 | 4,00 | 4,00 | 4,00 | 4,00 | 4,00 | 4,00 | 4,00 |
| Veränderung | | –0,79 | | –0,25 | | –0,59 | | –0,23 |
| Wilcoxon, P-Wert | | 0,001 | | 0,046 | | 0,001 | | 0,029 |
| Diff. zw. Medikamenten U-Test, Pc-Wert | 0,01 < 0,025 | | | | 0,034 < 0,05 | | | |
| *Gesamtbeurteilung der Zustandsänderung* | | | | | | | | |
| Mittelwert | 3,21 | | 3,75 | | 3,29 | | 3,81 | |
| Standardabweichung | 0,78 | | 0,61 | | 0,62 | | 0,57 | |
| Median | 3,00 | | 4,00 | | 3,00 | | 4,00 | |
| Diff. zw. Medikamenten U-Test, P-Wert | 0,001 | | | | 0,04 | | | |

Abnahme der langsamen Delta/Theta- und eine Zunahme der Alpha- und Beta-Aktivität (Saletu et al., 1994).

Evozierte Potentiale und vor allem die P 300 können dazu herangezogen werden, die kognitive Leistungsverbesserung von Patienten unter medikamentöser Therapie zu objektivieren (Semlitsch et al., 1990). Zum Beispiel fanden wir eine ansteigende P 300-Amplitude bei Patienten mit altersassoziierten Gedächtnisstörungen (AAMI) nach einer einmaligen, einer subakuten und einer aufgepropften Infusion von 250 ml 20%iger Actovegin®, verglichen mit Placebo, was die Hypothese verstärkt, daß nootrope Substanzen die P 300-Amplitude im Sinne einer Verbesserung der Verfügbarkeit kognitiver Ressourcen beeinflussen (Abb. 15).

In der zuvor erwähnten, doppelblinden, placebokontrollierten Studie mit Nicergolin bei SDAT- und MID-Patienten, konnten wir zeigen, daß die Latenz von Nicergolin-be-

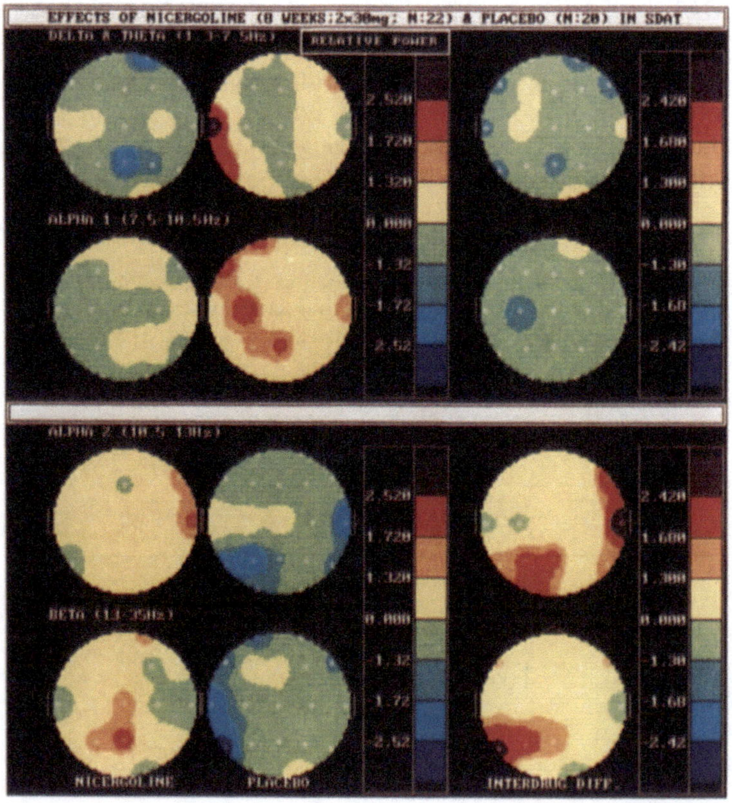


**Abb. 13.** EEG-Maps von Veränderungen nach Nicergolin (8 Wochen; 2 × 30 mg; n = 22) und Placebo (n = 20) bei SDAT-Patienten in relativer Power der Delta/Theta-, Alpha-1-, Alpha-2- und Beta-Aktivität (von oben nach unten). Veränderungen nach Nicergolin im Vergleich zum Ausgangswert sind in der linken Kolonne, solche nach Plazebo in der mittleren Kolonne, Unterschiede zwischen den Medikamenten in der rechten Kolonne dargestellt. Hinsichtlich der technischen Beschreibung der Maps bzw. der Farbskala siehe Abb. 6. Während Nicergolin Delta/Theta-Aktivität reduziert und Alpha-2- sowie Beta-Aktivität vermehrt, können oppositionelle Veränderungen nach Placebo beobachtet werden. Demnach reduziert Nicergolin im Vergleich zu Placebo Delta/Theta- und Alpha-1-Aktivität, während es Alpha-2- und Beta-Aktivität vermehrt, was eine Verbesserung der Vigilanz anzeigt

handelten Patienten unter Verum-Medikation signifikant kürzer wurde, während sie unter Placebo eine Verlangsamung zeigte (Abb. 16). Interessant ist, daß die Verkürzung der P 300-Latenz unter Nicergolin dasselbe Ausmaß hat, wie die Latenz bei nicht behandelten Demenz-Patienten von der normal alternden Probanden abweicht. Somit zeigten Nicergoline eine signifikante Verbesserung der Reizverarbeitungsgeschwindigkeit von kognitiven Vorgängen im Sinne einer Normalisierung dieser Vorgänge bei beiden Patientengruppen, sowohl bei den SDAT- als auch bei den MID-Patienten. Dies widerspiegelte sich auf klinischer Ebene in einer statistisch signifikanteren Verbesserung des MMS unter Nicergolin (+ 4,2) im Vergleich zu Placebo (+ 2,2) in der SDAT-Gruppe ($p < 0{,}01$, U-Test), sowie unter Nicergolin (+ 3,7) im Vergleich zu Placebo (+ 0,9) in der MID-Gruppe ($p < 0{,}05$, U-Test).

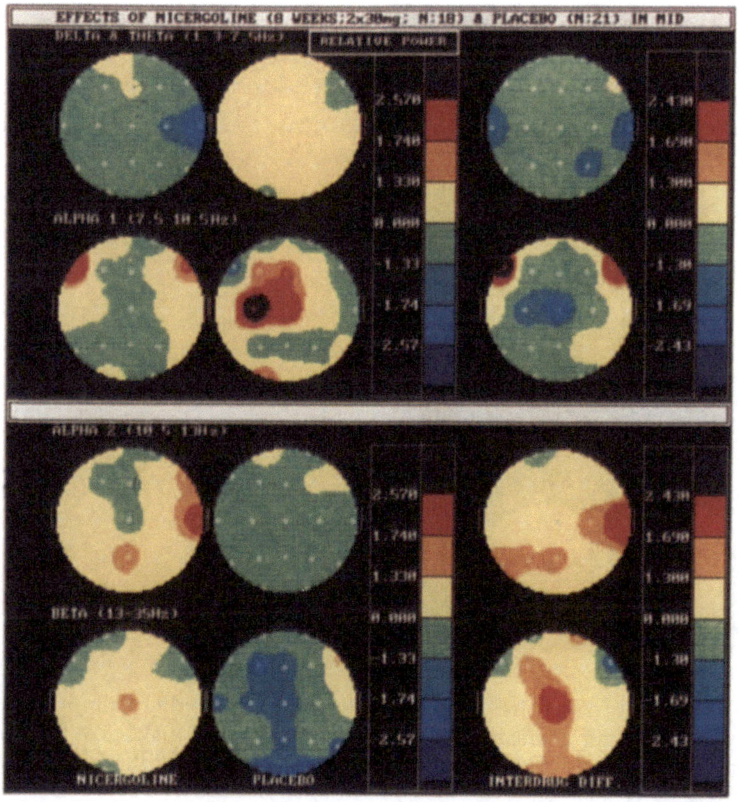


**Abb. 14.** EEG-Maps über Wirkungen von Nicergolin (8 Wochen; 2 × 30 mg; n = 18) und Placebo (n = 21) bei MID-Patienten auf die relative Power der Delta/Theta-, Alpha-1-, Alpha-2- und Beta-Aktivität (von oben nach unten). Veränderungen nach Nicergolin im Vergleich zum Ausgangswert sind in der linken Kolonne, solche nach Placebo in der mittleren Kolonne, Zwischenmedikamente-Unterschiede in der rechten Kolonne dargestellt. Zur technischen Beschreibung des Farbindex siehe Abb. 6. Während Nicergolin Delta/Theta- reduziert und Alpha-1- und -2-Aktivität zunehmen läßt, kann ein Trend zu einer Zunahme der Delta/Theta-, eine Zunahme der Alpha-1- und eine signifikante Abnahme von Beta-Aktivität nach Placebo gesehen werden. Die Unterschiede zwischen Nicergolin-induzierten und Placebo-induzierten Veränderungen sind signifikant, sie reflektieren die Vigilanzverbesserung nach Nicergolin im Vergleich zu Placebo

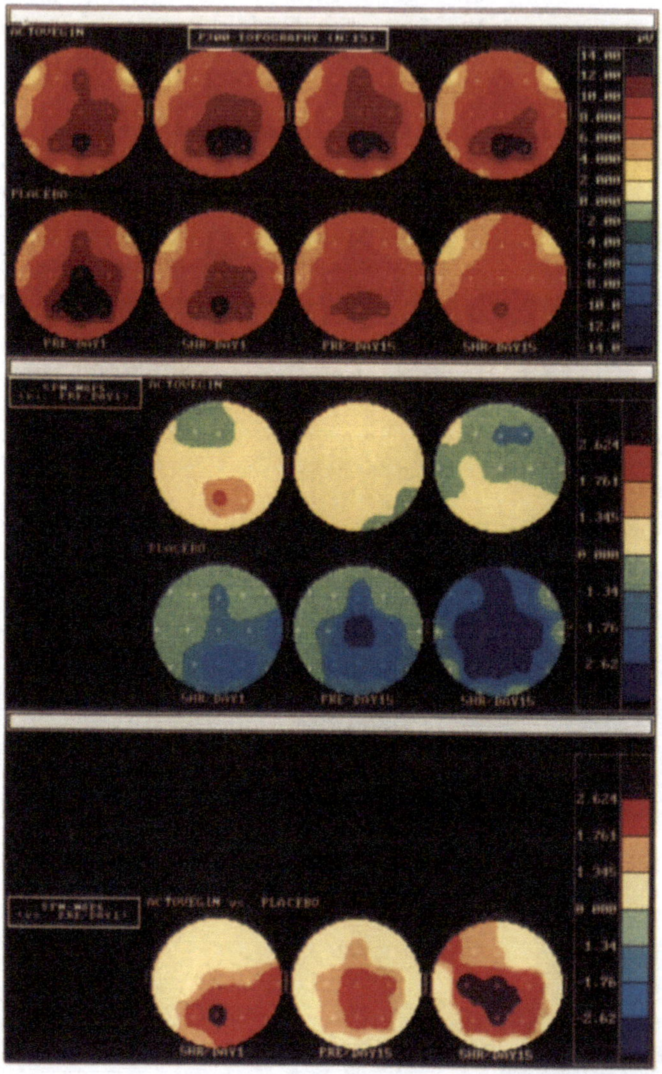

**Abb. 15.** Veränderungen in der P 300-Topographie während akuter, subakuter und superimponierter Infusionstherapie von Patienten mit einer altersassoziierten Gedächtnisstörung mit Actovegin und Placebo. Im oberen Teil der Abbildung ist die topographische Verteilung der P 300 vor (prä/Tag 1) sowie nach akuter (5 Stunden/Tag 1), subakuter (prä/Tag 15) und superimponierter Infusion (5 Stunden/Tag 15) von Actovegin (250 ml 20%iger Actovegin) und Placebo (n = 15) dargestellt. Im mittleren Teil der Abbildung sind deskriptive statistische Wahrscheinlichkeitsmaps (significance probability maps = SPM), basierend auf t-Werten im Vergleich zu prä/Tag 1 dargestellt. Im unteren Teil der Abbildung sind Placebo-korrigierte deskriptive SPM, basierend auf t-Werten im Vergleich zu prä/Tag 1, dargestellt. Heiße Farben repräsentieren eine Zunahme, kalte eine Abnahme ($t > 1,34$, $p < 0,10$; $t > 1,76$, $p < 0,05$; $t > 2,62$, $p < 0,01$). Actovegin erhöht signifikant die P 300-Amplitude, was eine verbesserte Verfügbarkeit der Reizverarbeitungsressourcen reflektiert

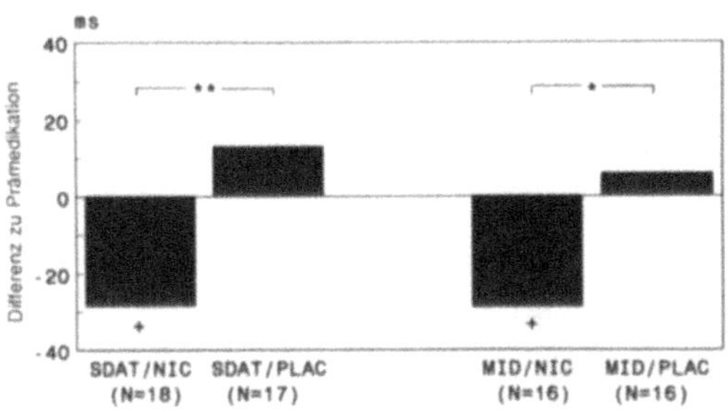


**Abb. 16.** Effekte von Nicergolin (8 Wochen; 2 × 30 mg) und Placebo auf die P 300-Latenz bei SDAT (n = 35) und MID (n = 32). Nicergolin induziert sowohl bei SDAT- als auch bei MID-Patienten eine signifikante Verkürzung der P 300-Latenz, was signifikant unterschiedlich von beiden Gruppen nach Placebo ist, welches eine Tendenz zu einer Latenzverlängerung zeigt. Die Latenzverkürzung zeigt eine beschleunigte Reizverarbeitung an. + $p < 0{,}05$, ++ $p < 0{,}01$ (t-Test für abhängige Stichproben); * $p < 0{,}05$, ** $p < 0{,}01$ (t-Test für unabhängige Stichproben)

## 3.6 Zusammenfassung

Das EEG stellt – insbesonders in Verbindung mit Computer-unterstützten quantitativen Analysen (z.B. Vielkanal-Spektralanalysen mit topographischer Darstellung, dem EEG-Mapping) – eine relativ billige, schnell durchführbare nicht-invasive Methode zur objektiven und quantitativen Untersuchung der spontanen elektrischen Hirnfunktion dar. Ereignis-korrelierte Potentiale (ERP) messen die Antwort des Gehirns auf Außenreize und vermitteln – insbesonders die P 300 oder P 3 – wertvolle Einblicke in die kognitive Informationsverarbeitung des Gehirns.

Das *normale Altern* ist im EEG mit einer Verlangsamung der Alphafrequenz, Abnahme der Alpha-Amplitude und Alpha-Reaktivität verbunden, weiters mit einer Abnahme der Gesamtleistung (Total Power), Abnahme der absoluten und relativen Delta-, Theta-, Alpha-Power, Zunahme der absoluten und relativen Beta-Power und Beschleunigung des Centroids des gesamten Power-Spektrums. Diese Veränderungen spiegeln eine Desynchronisation wider. Die P 300 nimmt in der Amplitude ebenfalls ab (ca. 0,15 mV/Jahr), zeigt in der Latenz kaum Veränderungen bis zum 50. Lebensjahr und danach eine Verlangsamung um ca. 2 ms/Jahr.

Das *pathologische Altern* geht bei der degenerativen Demenz vom Alzheimer-Typ (DAT) im Gegensatz zu normalem Altern mit einer fast ubiquitären Zunahme der absoluten Delta-Theta-Power, Zunahme der relativen Delta-Theta- und Abnahme der relativen Alpha- und Beta-Power, weiters mit einer Verlangsamung der dominanten Frequenz und des Centroids und Zunahme der Total Power (bds. temporozentral und frontopolar) einher. Die vaskuläre Multiinfarkt-Demenz (MID) weist ähnliche Unterschiede zu normalem Altern auf, mit dem Maximum der Delta-, Theta-Power-Zunahme links frontotemporal bis temporal. Demnach besteht bei beiden Subtypen der Demenz eine Verschlechterung der Vigilanz auf neurophysiologischer Ebene, wobei Korrelationsuntersuchungen signifikante Zusammenhänge zu Hirnatrophie im morphologischen Computertomogramm (CT) einerseits und zu der Verschlechterung der klinischen Symptomatik und Hirnleistung im psychologischen Test andererseits ergaben. Hinsichtlich der P 300 ist eine Latenzverlängerung (über 2 Standardabweichungen der Norm), eine Amplituden-Abnahme und eine topographische Verlagerung der P 300-Amplitude nach frontal charakteristisch.

*Nootropika bzw. „Cognition Enhancers“*, bewirken im Pharmako-EEG mit einer Abnahme der Delta-Theta- und Zunahme der Alpha- und Beta-Aktivitäten geradezu oppositionelle Veränderungen der Gehirntätigkeit, die dem pathologischen Altern geradezu entgegenstehen und eine Vigilanzverbesserung reflektieren. Die P 300 zeigt eine Latenzverkürzung und/oder Amplituden-Zunahme. Pharmako-EEG und -EP können insbesondere in der Phase-I der

Medikamentenentwicklung Antworten auf wichtige Fragen liefern, ob, wie, wann und in welchem Dosisbereich eine neu entwikkelte Substanz am Zielorgan, dem menschlichen Gehirn, wirkt. Das Hypoxie-Modell stellt ein wertvolles Instrument zum Nachweis cerebroprotektiver Eigenschaften solcher Medikamente dar. Schließlich können EEG/EP-Methoden dazu verwendet werden, den therapeutischen Effekt einer Substanz im Hinblick auf eine Verbesserung der Vigilanz und der kognitiven Informationsverarbeitung, sowohl bei einzelnen Patienten (Therapie-Monitoring) als auch im Rahmen von großangelegten therapeutischen Multicenterstudien aufzuzeigen.

# Literatur


Anderer P et al (1994a) Discrimination between demented patients and normals based on topographic EEG slow wave activity: comparison between statistics, discriminant analysis and artificial neural network classifiers. Electroenceph Clin Neurophysiol 91: 108–117

Anderer P et al (1994b) Topography of P 300 latencies and amplitudes in normal aging and dementia and nootropic drug effects of nicergoline in SDAT and MID. J Psychophysiology 8: 248

Anderer P, Semlitsch HV, Saletu B (1996) Multichannel, auditory event-related brain potentials: Effects of normal aging on the scalp distribution of N1, P2, N2 and P300 latencies and amplitudes. Electroenceph Clin Neurophysiol

Berger H (1932) Über das Elektroenzephalogramm des Menschen. Fünfte Mitteilung. Arch Psychiatr Nervenkr 98: 231–254

Böhmer F (1992) EEG mapping and psychopharmacological studies with denbufylline in SDAT and MID. Biol Psychiatry 32: 668–681

Busse EW, Obrist WD (1965) Pre-senescent electroencephalographic changes in normal subjects. J Geront 20: 315–320

Constantinidis J, Krassoievitch M, Tissot R (1969) Correlations entre les perturbations électroéncephalographiques et les lésions anatomohistologiques dans les démences. L'Encéphale 58: 19–52

Duffy FH et al (1984a) Age-related differences in brain electrical activity of healthy subjects. Ann Neurol 16: 430–438

Duffy FH, Albert MS, McAnulty G (1984b) Brain electrical activity in patients with presenile and senile dementia of the Alzheimer type. Ann Neurol 16: 439–448

Goodin D et al (1978) Age-related variations in evoked potentials to auditory stimuli in normal human subjects. Electroencephal Clin Neurophysiol 44: 447–458

Gordon EB, Sim M (1967) The EEG in presenile dementia. J Neurol Neurosurg Psychiat 30: 285–291

Itil TM et al (1985) A new brain function diagnostic unit, including the dynamic brain mapping of computer analyzed EEG, evoked potentials and sleep (a new hardware/software system and its application in psychiatry and psychopharmacology). New Trends in Experimental Clinical Psychiatry 1: 107–177

Johannesson G et al (1977) EEG in presenile dementia related to cerebral blood flow and autopsy findings. Acta Neurol Scand 56: 89

John ER et al (1988) Neurometrics: computer assisted differential diagnosis of brain dysfunctions. Science 239: 162–169

Kiloh LG et al (1981) Clinical electroencephalography. Butterworths, London

Lairy GC (1956) Origansation de l'électroencéphalogramme normal et pathologique. Rev Neurol 94: 749

Letemendia F, Pampiglione G (1958) Clinical and electroencephalographic observations in Alzheimer's disease. Neurol Neurosurg Psychiat 21: 167

Liddell DW (1958) Investigation of EEG findings in presenile dementia. J Neurol Neurosurg Psychiat 21: 173

Mankovsky NB, Belonog RP (1971) Aging of the human nervous system in the electroencephalographic aspects. Geriatrics 26: 100–116

Matejcek M, Devos JE (1976) Selected methods of quantitatives EEG analysis and their application in psychotropic drug research. In: Kellaway P, Peterson I (eds) Quantitative analytic studies in epilepsy. Raven Press, New York, pp 183–205

MAURER K (1989) Topographic brain mapping of EEG and evoked potentials. Springer, Berlin Heidelberg New York Tokyo

MAURER K, DIERKS TH (1991) Atlas of brain mapping. Springer, Berlin Heidelberg New York Tokyo

MÜLLER HF, SCHWARTZ G (1978) Electroencephalograms and autopsy findings in gerontopsychiatry. J Geront 33: 504–513

MUNDY-CASTLE AC et al (1954) The electroencephalogram in the senile psychoses. Electroencephal Clin Neurophysiol 6: 245

NEVIN S (1967) On some aspects of cerebral degeneration in later life. Proc Royal Soc Med 60: 517

OBRIST WD, BUSSE EW (1965) The electroencephalogram in old age. In: WILSON WP (ed) Application of electroencephalography in psychiatry. Duke University Press, Durham

OBRIST WD (1980) Cerebral blood flow and EEG changes associated with aging and dementia. In: BUSSE EW, BLAZER DG (eds) Handbook for geriatric psychiatry. Van Nostrand Reinhold, New York, pp 83–101

OBRIST WD (1976) Problems of aging. In: REMOND A (ed) Handbook of electroencephalography and clinical neurophysiology, vol 6, part A. Elsevier, Amsterdam, pp 272–275

OTOMO E, TSUBAKI R (1966) Electroencephalography in subjects sixty years and over. Electroenceph Clin Neurophysiol 20: 77–82

PASSOUANT P et al (1956) Les indications apportées par L'EEG au cours des encéphaloses. Rev Neurol 95: 573

POLICH J (1991) P 300 in the evaluation of aging and dementia. In: BRUNIA CHM, MULDER G, VERBATEN MN (eds) Event-related brain research, EEG Suppl 42. Elsevier, Amsterdam London New York, pp 304–322

SALETU B (1976) Psychopharmaka, Gehirntätigkeit und Schlaf. Karger, Basel

SALETU B (1987) The use of pharmaco-EEG in drug profiling. In: HINDMARCH I, STONIER PD (eds) Human psychopharmacology, measures and methods, vol 1. Wiley , Chichester, pp 173–200

SALETU B, GRÜNBERGER J (1985) Memory dysfunction and vigilance: Neurophysiological and psychopharmacological aspects. Ann NY Acad Sci 444: 406–427

SALETU B et al (1987) Topographic brain mapping of EEG in neuropsychopharmacology. Part II: Clinical applications (Pharmaco EEG imaging). Methods Find Exp Clin Pharmacol 9: 385–408

SALETU B et al (1988) EEG brain mapping in SDAT and MID patients before and during placebo and xantinolnicotinate therapy: Reference considerations. In: SAMSON-DOLLFUS D et al (eds) Statistics and topography in quantitative EEG. Elsevier, Paris, pp 251–275

SALETU B et al (1989a) Psychophysiological research in psychiatry and neuropsychopharmacology. II: The investigation of antihypoxidotic/nootropic drugs (tenilsetam and coderqocrine-mesylate) in elderlies with the Viennese Psychophysiological Test-System) (VPTS). Methods Find Exp Clin Pharmacol 11: 43–55

SALETU B, ANDERER P, GRÜNBERGER J (1989b) EEG brain mapping in gerontopsychopharmacology: on protective properties of pyritinol against hypoxic hypoxidosis. Psychiatry Res 29: 387–390

SALETU B, ANDERER P, GRÜNBERGER J (1990a) Topographic brain mapping of EEG after acute application of ergotalkaloids in the elderly. Arch Gerontol Geriatr 11: 1–22

SALETU B et al (1990b) Brain protection of nicergoline against hypoxia: EEG brain mapping and psychometry. J Neural Transm [P-D Sect] 2: 305–325

SALETU B et al (1991a) EEG brain mapping in diagnostic and therapeutic assessment of dementia. Alzheimer Dis Assoc Disord 5 [Suppl 1]: 57–75

SALETU B et al (1991b) On diagnosis, differential diagnosis and pharmacotherapy of dementia; mapping of EEG and its correlations to clinical variables. In: RACAGNI G, BRUNELLO N, FUKUDA T (eds) Biological Psychiatry, vol 2. Excerpta Medica, Amsterdam, pp 398–400

SALETU B et al (1992) EEG mapping and psychopharmacological studies with denbufylline in SDAT and MID. Biol Psychiatry 32: 668–681

SALETU B et al (1995) Nicergoline in senile dementia of Alzheimer type and multi-infarct dementia: a double-blind, placebo-controlled, clinical and EEG/ERP mapping study. Psychopharmacology 117: 385–395

SEMLITSCH HV, ANDERER P, SALETU B (1990–91) Topographic mapping of cognitive event-related potentials in a double-blind, placebo-controlled study with the hemoderivative actovegin in age-associated memory impairment. Neuropsychobiology 24: 49–56

SEMLITSCH HV, ANDERER P, SALETU B (1996) Event-related potentials in nootropic drug research. In: OGURA C, KOGA Y, SHIMOKOCHI M (eds) Recent advances in event-related brain potential research. Elsevier, Amsterdam, pp 685–690

Squires KC et al (1980) A Electrophysiological assessment of mental function in aging and dementia. In: Poon LW (ed) Aging in the 1980s: selected contemporary issues in the psychology of aging. American Psychological Association, Washington, pp 125–134

Stefoski D et al (1976) Correlations between diffuse EEG abnormalities and cerebral atrophy in senile dementia. J Neurol Neurosurg Psychiat 39: 751

Swain IM (1959) Electroencephalographic abnormalities in presenile atrophy. Neurology 9: 722

Tomlison BE, Henderson G (1976) Some quantitative cerebral findings in normal and demented old people. In: Terry RD, Gershon S (eds) Neurobiology of aging. Raven Press, New York, pp 183–204

# 4. Funktionelle Bildgebung in der Gerontopsychiatrie

*Ivo Podreka, Thomas Brücke, Daniela Prayer, Susanne Asenbaum, Walter Pirker, Elisabeth Punz und Thomas Heller*

## Einleitung

Bildgebende Verfahren, mit denen es möglich ist, die Morphologie und den Stoffwechsel bzw. die Durchblutung des Gehirns darzustellen und zu messen, haben das Wissen über pathophysiologische Vorgänge während des normalen Alterns und bei degenerativen Erkrankungen des Nervensystems wesentlich bereichert. Mit ihrer Hilfe ist auch die Differentialdiagnose dementieller Abbauprozesse teilweise erleichtert worden. Nachgewiesene Veränderungen der regionalen Hirndurchblutung (rCBF) und des regionalen Stoffwechsels haben andererseits die Einteilung von Demenzformen, wie z.B. in corticale und subcorticale, durch die Darstellung deafferenzierter, funktionell verschalteter Hirnareale aber auch manchmal in Frage gestellt.

Heute gehören Techniken wie Computertomographie (CT) und Magnetresonanztomographie (MRI) zur Standardausrüstung von Schwerpunktkrankenhäusern. Diese sogenannte „morphologische Bildgebung" erlaubt es, sehr detailliert Veränderungen verschiedener Gewebskompartimente (weiße und graue Substanz, Liquorraum) nachzuweisen. Hervorzuheben sind hier Veränderungen des Marklagers oder auch der Hirnrinde, die entzündlich, vaskulär oder toxisch und degenerativ bedingt sein können. Nicht im Gegensatz zur „morphologischen Bildgebung", sondern komplementär dazu steht die sogenannte „funktionelle Bildgebung". Unter diesem Begriff werden vor allem zwei Abbildungsverfahren verstanden, nämlich die Positronen-Emissions-Tomographie (PET) und die Single-Photon-Computer-Tomographie (SPECT). Beide Techniken beruhen auf der Registrierung einer Gammastrahlung, die von einem in den Körper eingebrachten Isotop oder mit diesem markierten Molekül mit spezifischen physiologischen Eigenschaften abgegeben wird. Mit einem der CT oder der MRI analogen mathematischen Verfahren (sog. „filtered back projection") werden dreidimensionale Schichtbilder der Tracerverteilung errechnet.

Der prinzipielle Unterschied zwischen PET und SPECT besteht in der Art der angewendeten Isotope, ihrer unterschiedlichen physikalischen Halbwertszeit und in der von diesen emittierten Strahlungsenergie. Die sich für die PET eignenden Positronen-emittierenden Isotope sind sehr kurzlebig. Es bedarf eines meist unmittelbar am Untersuchungsort aufgestellten Cyclotrons und eines radiochemischen Labors, um die für eine spezifische Untersuchung in Frage kommenden Liganden zu markieren und gleich zu applizieren, um möglichst wenig Aktivität durch den Transport des Liganden zu verlieren. Die SPECT kann relativ einfach ohne aufwendige Logistik, wie sie bei PET-Untersuchungen notwendig ist, durchgeführt werden. Allerdings steht hier eine weitaus geringere Anzahl von Tracern als bei der PET zur Verfügung (schwierigere radiochemische Markierung der Moleküle mit 99 mTc oder 123 J), und die Quantifizierung der Studien in absoluten Einheiten ist durch teilweise unbekannte kinetische Eigenschaften vereinzelter Tracer schwierig. Dennoch werden beide Techniken in der Alters- und Demenzforschung verwendet. Im folgenden soll ein Überblick über den klinischen Stellenwert und die bisherigen Ergebnisse dieser bildgebenden Verfahren in der Gerontopsychiatrie gegeben werden.

## *4.1 Normales Altern*

Zahlreiche Post-mortem-Studien haben ergeben, daß das Hirngewicht mit fortschreitendem Alter um 7 bis 8% des maximalen Gehirngewichtes abnimmt (Dekaban et al., 1978). Mit zunehmendem Alter kommt es zur Atrophie sowohl der grauen als auch weißen Substanz (Anderson et al., 1983, Miller et al., 1980). In den meisten Fällen werden die Sulci weiter, die Gyri enger, insbesondere im frontalen und parietalen Bereich. Das Verhältnis zwischen grauer und weißer Substanz ändert sich altersabhängig und fällt von 1,28 auf 1,13 zwischen dem zwanzigsten bis zum fünfzigsten Lebensjahr, um mit 100 Jahren wiederum auf 1,55 anzusteigen (Miller et al., 1980). Aus diesen Ergebnissen kann man folgern, daß es im jüngeren Alter (20 bis 50 Jahre) zu einem Schwund der grauen und im fortgeschrittenen (70 bis 90 Jahre) zu einem Verlust der weißen Substanz kommt.

### 4.1.1 Ergebnisse bildgebender Verfahren beim normalen Altern

*a) Computertomographische und Magnetresonanz-Untersuchungen*

In analoger Weise zu Post-mortem-Untersuchungen zeigen volumetrische Vermessungen von CT- und MRI-Bildern eine Erweiterung des Ventrikelsystems (Barron et al., 1976), Hirnatrophie (Zatz et al., 1982) und eine zunehmende Variabilität der Befunde mit zunehmendem Alter. Die Atrophie ist somit vorwiegend durch einen Verlust der corticalen und subcorticalen grauen Substanz, wie auch durch Ventrikelsystemerweiterung bedingt. Über mittels MRI sichtbare Marklagerveränderungen bei älteren Normalpersonen liegen noch keine eindeutigen Ergebnisse vor, es sind aber derzeit Untersuchungen im Gange, deren Ergebnisse abgewartet werden müssen. Fest steht jedoch, daß nicht selten bei symptomfreien älteren Personen durchaus kleine, vermutlich vaskuläre Herde in der weißen Substanz gesehen werden können.

*b) Hirndurchblutung und Hirnstoffwechsel*

Die Hirndurchblutung (= cerebral blood flow = CBF) ist unter normalen Bedingungen und im chronisch erkrankten Gehirn eng mit dem Hirnstoffwechsel und der Hirnfunktion gekoppelt. Daher geben Messungen der Hirndurchblutung und des Hirnstoffwechsels das Ausmaß der Hirnaktivität wieder. Im Laufe der Jahre haben sich mehrere Untersucher bemüht, eine Beziehung zwischen dem normalen Alterungsprozeß und dadurch bedingten Veränderungen der Hirndurchblutung und des Hirnstoffwechsels nachzuweisen. Die Ergebnisse einzelner Arbeitsgruppen sind teilweise unterschiedlich ausgefallen. So berichtet Kety 1956 (Stickoxydultechnik) über eine rasche Abnahme des globalen CBF und Sauerstoffstoffwechsels ($CMRO_2$) in der ersten Lebensdekade und im jugendlichen Alter, während später, im fortgeschrittenen Alter beide Parameter nur einen langsamen Abfall zeigen. Dieses Ergebnis konnte durch Untersuchungen von Lassen et al. (1960) und Dastur et al. (1963) nicht repliziert werden. Man fand hier keinen sicheren Unterschied des CBF und $CMRO_2$ in jeweils einer Gruppe von jungen und alten gesunden Probanden. Erklärt wurde diese Diskrepanz mit möglicherweise unterschiedlichen Probandengruppen, in denen „super-normale" Personen mituntersucht wurden. Dennoch berichtet die überwiegende Anzahl der Untersucher über eine mit unterschiedlichen Techniken gemessene leichte Abnahme des CBF, $CMRO_2$ und auch des Glucosestoffwechsels (CMRglu) mit zunehmendem Alter. NARITOMI et al. (1979) (133 Xe-Inhalationstechnik) berichten über eine signifikante CBF-Abnahme in der grauen Substanz ($p < 0{,}001$) zwischen dem 21. und 63. Lebensjahr, die regional nur das Versorgungsgebiet der A. cerebri media betraf. Zu einem ähnlichen Ergebnis kamen auch YAMAMOTO et al. (1980) und MELAMED et al. (1980). Beide Untersuchergruppen fanden ebenfalls eine Abnahme der Durchbutung in der grauen Substanz mit zunehmendem Alter, wobei erstere auch eine Verminderung der Reservekapazität nach $CO_2$-Inhalation nachweisen konnte.

Durchblutungs- und Stoffwechseluntersuchungen mit PET zeigten ebenfalls teilweise unterschiedliche Ergebnisse. In einer relativ frühen PET-Arbeit berichten KUHL et al. (1982) über eine signifikante altersabhängige Abnahme des CMRglu. Im Schnitt war der Glukosestoffwechsel im Alter von 78 um 26% niedriger als der durchschnittliche Wert im 18. Lebensjahr, während dies kaum für den $O_2$-Verbrauch zutraf (LAMMERTSMA et al., 1981). Relative, d.h. zum globalen CMRglu in bezug gebrachte regionale CMRglu-Werte waren nur in den höheren Schichten im frontalen Cortex bei älteren Probanden niedriger (möglicherweise durch eine deutlichere lokale Atrophie bedingt) und schwankten zwischen 1,22 (27 Jahre alter Proband) und 0,82 (75 Jahre alter Proband). FRACKOWIAK et al. (1980) konnten ebenfalls einen Abfall des CBF und $CMRO_2$ im Alter nachweisen. Wiederum im Gegensatz dazu berichten DUARA et al. (1986) über eine fehlende Korrelation zwischen Alter und CMRglu-Werten.

Berücksichtigt man diese teils unterschiedlichen und mit verschiedenen Meßverfahren erhaltenen Ergebnisse, so bieten sich für ihre Streuung folgende Erklärungsmöglichkeiten an:

a) die Abnahme des CBF und der Stoffwechselparameter bei älteren Menschen muß nicht zwangsläufig altersbedingt sein und könnte einen noch klinisch stummen arteriosklerotischen Prozeß widerspiegeln. Es ist bekannt, daß ab dem 30. Lebensjahr die Anzahl arteriosklerotischer Läsionen im Gehirn generell ansteigt. Ab dem 50. Lebensjahr können in 50 % der Fälle solche Veränderungen neuropathologisch gefunden werden (MOOSY, 1971);
b) unterschiedlich selektierte Probandengruppen mit Einschluß besonders gesunder alter Menschen;
c) meßtechnische Aspekte und Unterschiede in Aufmerksamkeit bzw. Gehirnaktivität während der Messung, sowie Gebrauch inadäquater kinetischer Konstanten bei der Berechnung von Stoffwechselwerten, welche meist bei jungen Probanden ermittelt wurden und möglicherweise nicht bedenkenlos zu Stoffwechselbestimmungen bei älteren Menschen herangezogen werden dürfen (KUHL et al., 1982).

### 4.1.2 Ergebnisse bildgebender Verfahren beim pathologischen Altern

*Morbus Alzheimer*

Etwa 50% der Demenzen mit chronischem Verlauf sind durch eine Alzheimersche Erkrankung bedingt. Klinisch ist sie durch eine sich über Jahre hinziehende progrediente Störung höherer Hirnleistungen, die schließlich zu einer völligen Demenz führt, gekennzeichnet. Charakteristisch für diese Erkrankung ist ein Untergang von Neuronen, vor allem in mesiotemporalen, laterotemporalen, parietalen und auch in frontalen Regionen, der begleitet ist von einer Anhäufung sogenannter Plaques und Tangles im Cortex. Das Absterben von Neuronen führt zur corticalen Atrophie, die temporal (Jobst et al., 1994; West et al., 1994) und parietal betont ist. Die endgültige Diagnose des Morbus Alzheimer ist letztlich den Neuropathologen vorbehalten.

Neuropsychologische Befunde, entsprechend den Kriterien des National Institute of Neurological and Communicative Disorders and Stroke and the Alzheimer's Disease and Related Disorders Association (NINCDS – ADRDA), haben zwar einen hohen Stellenwert in der Diagnostik, unterliegen aber einer relativ hohen Interrater-Variabilität (Kukull et al., 1990; Lopez et al., 1990). Dennoch wurde über eine Trefferquote an richtigen, neuropathologisch bestätigten Befunden, von 68%–100% berichtet (Burns et al., 1990; Galasko et al., 1994; Morris et al., 1988; Risse et al., 1990). Bildgebende Verfahren wie MRI und CT zeigen je nach Erkrankungsstadium einen „altersentsprechenden" Befund oder eine unspezifische Atrophie. Mit zweidimensionalen 133 Xe-Hirndurchblutungsmessungen (Prohovnik et al., 1988; Risberg, 1987) und später mit der 133 Xe-SPECT (Bonte et al., 1986) konnte schon gezeigt werden, daß bei Patienten mit wahrscheinlicher Alzheimerschen Erkrankung eine regional verminderte Hirndurchblutung in parieto-temporalen Regionen nachweisbar ist. IMP-SPECT Untersuchungen bestätigten durch ihre bessere räumli-

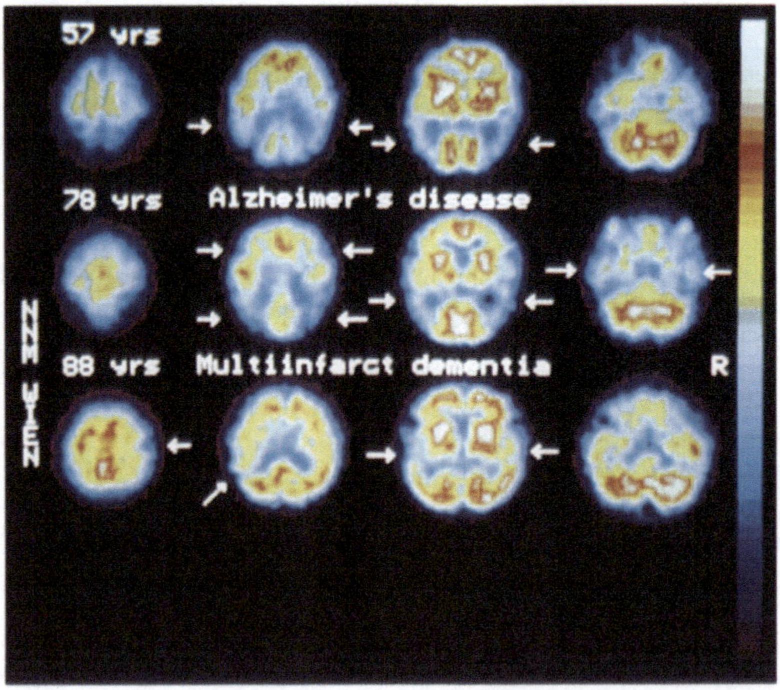


**Abb. 1.** HMPAO-SPECT-Untersuchungen bei M. Alzheimer (1. Reihe), bei Demenz vom Alzheimer-Typ (2. Reihe) und bei Multi-Infarkt-Demenz (3. Reihe). Das regionale HMPAO-Verteilungsmuster in den ersten 2 Reihen ist praktisch ident. Es ist beidseits eine verminderte Durchblutung im temporalen und parietalen Cortex sichtbar, geringer ausgeprägt auch bds. laterofrontal (Pfeile), während die mesio-frontalen und occipitalen Cortexanteile, die Basalganglien sowie die Centralregion eine relativ gute HMPAO-Speicherung aufweisen („Alzheimer-Muster"). Die 3. Reihe zeigt multifokale Durchblutungsminderungen bei Multi-Infarkt-Demenz

che Auflösung die temporo-parietalen Durchblutungsverminderungen (GEMMEL et al., 1984; HELLMAN et al., 1989; JAGUST et al.,1987; Johnson et al., 1988; Ohnishi et al., 1991; SHARP et al., 1986). Auch mit Tc99m-HMPAO durchgeführte SPECT-Untersuchungen zeigten eine temporo-parietal lokalisierte Durchblutungsverminderung bei Alzheimer-Patienten (BURNS et al., 1989; CLAUS et al., 1994; MCKEITH et al., 1993; MONTALDI et al., 1990; O'BRIEN et al., 1992; SPAMPINATO et al., 1991; WALDEMAR et al., 1994). Die Sensitivität dieses Durchblutungsmusters wird in der Literatur mit 81–86% angegeben (HOLMAN et al., 1992; JOBST et al., 1992; WALDEMAR et al., 1994).

Obwohl dieses Durchblutungsmuster als weitgehend spezifisch für den M. Alzheimer angesehen wird, ist es durchaus möglich, daß auch frontale Regionen bei dieser Erkrankung minderdurchblutet sind (MONTALDI et al., 1990; O'BRIEN et al., 1992, WALDEMAR et al., 1994). Dies ist prinzipiell nicht verwunderlich, da je nach Erkrankungsstadium durch den unaufhaltsam fortschreitenden Untergang von Neuronen auch der frontale Cortex betroffen sein wird.

Die doch relativ stark schwankenden Literaturangaben über die Spezifität der temporo-parietalen Durchblutungsminderung können durch verschiedene Ursachen bedingt sein. Einerseits bringt die unterschiedliche Patientenselektion in den verschiedenen Studien, die meist auf neuropsychologischen Untersuchungsergebnissen basiert, eine gewisse Streumöglichkeit mit sich. Andererseits werden SPECT-Systeme mit verschiedenem räumlichen Auflösungsvermögen verwendet, was wiederum eine einheitliche Interpretation der Ergebnisse erschwert, insbesondere dann, wenn es sich um Frühformen der Erkrankung handelt. Letztendlich können auch bilaterale Marklagerveränderungen durch funktionelle Beeinträchtigung von Verbindungsfasern zum Cortex und dadurch bedingter Deaktivierung desselben auch ein „Alzheimermuster“ vortäuschen. Es ist daher unentbehrlich, bei der Beurteilung einer SPECT- oder PET-Studie auch das Ergebnis der cerebralen CT und der MRI zu berücksichtigen. Unserer Erfahrung nach ist die temporo-parietale Durchblutungsminderung, soferne sie eindeutig ist, doch sehr spezifisch für das Vorliegen eines M. Alzheimer oder einer Demenz vom Alzheimer-Typ (Abb. 1, 2). Es ist verblüffend, wie sich die regionalen Durchblutungsveränderungen trotz unterschiedlichem Manifestationsalter gleichen. Gelegentlich und vor allem bei Patienten, die relativ frühzeitig nach Auftreten der mnestischen Störungen mit der SPECT untersucht werden, ist es schwer, einen eindeutig pathologischen Befund zu erheben. Hier bewährt es sich, 4–5 Monate nach der ersten SPECT-Studie eine Kontrolluntersuchung vorzunehmen. In dieser wird das Fortschreiten der Erkrankung infolge Zunahme der abnormen Durchblutungsveränderungen (oder der regional betonten Verminderung der Neuronendichte) im temporalen, parietalen und präfrontalen Cortex unter Aussparung der Centralregion, der Sehrinde, des mesiofrontalen Cortex und des Striatum evident (Abb. 3).

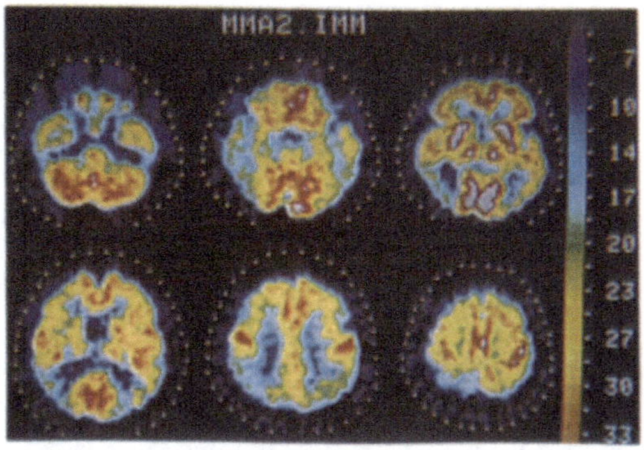


**Abb. 2.** Fluorodeoxyglucose – PET bei M. Alzheimer. Das in Abb. 1 beschriebene regionale Durchblutungsmuster gilt auch für den Glukosestoffwechsel (aus HEISS et al., 1985, mit freundlicher Erlaubnis von Univ.-Prof. Dr. W. D. HEISS, Max-Planck-Institut für Neurologische Forschung in Köln, wiedergegeben)

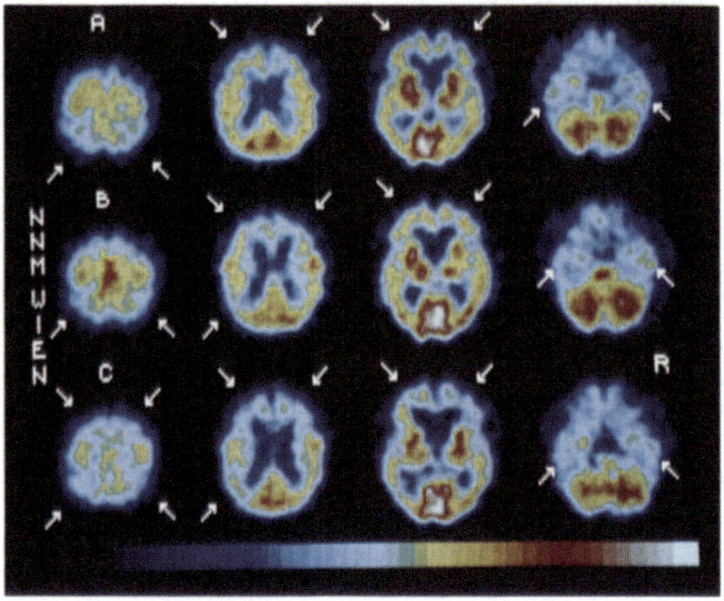


**Abb. 3.** Drei HMPAO-SPECT-Untersuchungen bei einem 72jährigen Patienten mit Verdacht auf präsenile Demenz vom Alzheimer-Typ. In der 1. Reihe sieht man in den einzelnen SPECT-Schichten eine insgesamt verminderte Traceraufnahme im Cortex (Pfeile) mit Ausnahme der Sehrinde. Die 2. und 3. Reihe zeigt Kontrolluntersuchungen jeweils im Abstand von 4 Monaten. Die Aussparung der Centralregion ist jetzt deutlich sichtbar (1. und 2. Bild von links), was durch einen fortschreitenden Untergang der diese Region umgebenden Neuronen bedingt ist

Der Vergleich von neuropsychologischen Testergebnissen mit regionalen Durchblutungsmustern bei Patienten mit vermutlichem M. Alzheimer zeigte ein gute Übereinstimmung zwischen Defiziten höherer Hirnleistungen und relativen Durchblutungsminderungen im assoziativen Cortex temporal, parietal und frontal (Goldenberg et al., 1989). HMPAO-SPECT-Studien von neuropathologisch bestätigten Alzheimer-Patienten ergaben Durchblutungsverminderungen ebenfalls in temporalen, parietalen und frontalen corticalen Regionen (Waldemar et al., 1994).

Um Schwierigkeiten, die möglicherweise bei der Differentialdiagnose zwischen vaskulärer Demenz und dem M. Alzheimer anhand von CBF-SPECT-Bildern entstehen könnten, zu umgehen, untersuchte man auch, ob es bei diesen Patienten nach Gabe von Acetazolamid Unterschiede in der sogenannten Reservekapazität gibt, auf Grund der Annahme, daß bei vorliegender cerebrovaskulärer Erkrankung die Reservekapazität vermindert sein könnte (Pavics et al., 1995). Es liegen derzeit nur vorläufige Ergebnisse vor, die zeigen, daß Patienten mit M. Alzheimer eine weitgehend normale Reservekapazität haben, während solche mit vaskulärer Demenz eher eine verminderte Vasoreaktion aufweisen. Diese Mitteilungen sind allerdings bezüglich ihrer tatsächlichen differentialdiagnostischen Relevanz noch sehr vorsichtig zu beurteilen.

### *Vaskuläre Demenz*

Die vaskuläre Demenz ist die zweithäufigste Demenzform im Alter (etwa 30% der Fälle) und beruht meist auf kleinen lakunären Infarkten, die oft in „stummen" Hirnregionen lokalisiert sind. Erst bei Schädigung eines kritischen Gewebsvolumens von etwa 100 ml wird klinisch der geistige Abbau bemerkt (TOMILSON et al., 1970). Auch multiple Marklagerveränderungen, die in der CT oder MRI als Leukoaraiose imponieren (HACHINSKI et al., 1987), können zum geistigen Abbau führen. Daneben sind kleine ischämische Läsionen in wichtigen Umschaltstellen von funktionellen Regelkreisen, z.B. im vorderen Thalamuskern oder bilateral im mittleren THALAMUS (SZELIES et al., 1991) oder große Infarkte im Versorgungsgebiet der A. cerebri anterior für ausgeprägte amnestische Syndrome verantwortlich.

PET-Studien bei vaskulärer Demenz ergaben multilokuläre Hirndurchblutungs- oder Stoffwechseldefizite, welche klar zu den bilateralen temporo-parietalen und frontalen Veränderungen im assoziativen Cortex beim M. Alzheimer abgegrenzt werden konnten (HEISS et al., 1989; KUHL et al., 1983). Auch SPECT-Untersuchungen ergaben ein zum M. Alzheimer unterschiedliches Durchblutungsmuster im Sinne von mehreren, asymmetrisch lokalisierten Durchblutungdefekten (COHEN et al., 1986; GEMEL et al., 1984; GEMMEL et al., 1989; SHARP et al., 1986). Kleine Infarkte im Marklager, welche klar in den T2-gewichteten MRI-Bildern sichtbar sind (Abb. 4), führen nach einer Untersuchung von HERHOLZ et al. (1990) zu einer Verminderung der Durchblutung und des Stoffwechsels im angrenzenden Cortex, am ehesten durch eine Deafferenzierung bedingt, während ausgedehnte leukoaraiotische oder Marklager-Veränderungen beim M. BINSWANGER (Abb. 5) zu einer diffusen Durchblutungs- und Stoffwechselstörung führen.

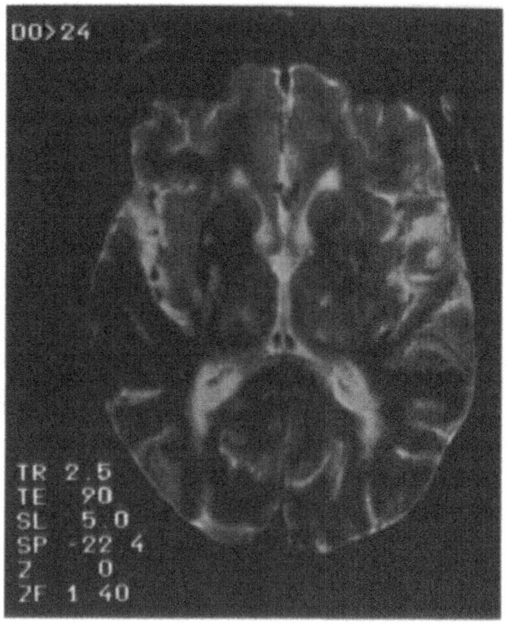


**Abb. 4.** T2-gewichtete MRI-Darstellung von lakunären Infarkten in beiden Thalami und im Marklager

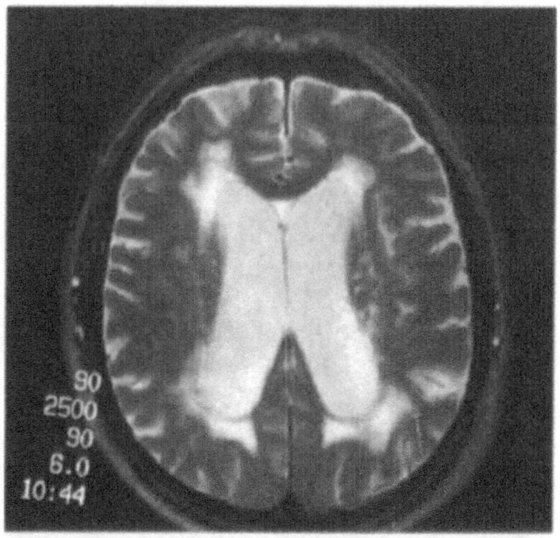


**Abb. 5.** Die T2-gewichteten MRI-Bilder zeigen hyperintense, dem Ventrikelsystem kappenförmig aufsitzende Marklagerveränderungen, wie sie bei Leukoaraiose oder M. Binswanger gesehen werden

*M. Parkinson und Demenz*

Während man im frühen Erkrankungsstadium des M. Parkinson in den CBF-SPECT-Befunden keine sicheren Unterschiede zur Normalpopulation entdecken kann, nehmen mit zunehmender Erkrankungsdauer in den SPECT-Bildern sichtbare abnorme Veränderungen zu. Hier sind vor allem wieder der parietale und frontale Assoziationscortex betroffen, ähnlich wie beim M. Alzheimer (Brooks, 1993), gelegentlich wird auch über eine Durchblutungsverminderung im occipitalen Cortex berichtet (Spampinato et al., 1991). Kuhl et al. (1983) fanden eine Korrelation zwischen dem Demenzgrad und einer mit FDG-PET nachgewiesenen Verminderung des Glukosestoffwechsels im Parietallappen. Das regionale Glucosestoffwechselmuster war bei dementen Parkinsonpatienten ähnlich der beim M. Alzheimer beobachteten regionalen Glucoseverteilung. Aus rein klinisch-praktischer Sicht kommen den Verfahren CBF, SPECT oder PET bei dieser Erkrankung eine eher geringe Bedeutung zu, im Gegensatz zu SPECT- oder PET-Rezeptorstudien des dopaminergen Systems (siehe S. 220f).

### *Chorea Huntington*

Diese autosomal-dominant vererbbare Erkrankung ist neuropathologisch durch einen Schwund von Neuronen charakterisiert, vorwiegend im Striatum, bei langer Erkrankungsdauer auch im Cortex. FDG-PET-Studien (Berent et al., 1988; Kuhl et al., 1982; Mazziotta et al., 1987) konnten bei Patienten und bei asymptomatischen Genträgern einen verminderten Glukosestoffwechsel im Striatum zeigen, auch noch vor den typischen CT- oder MRI-Veränderungen im Sinne einer Atrophie des Caput nuclei caudati mit ausgeweiteten Vorderhörnern. Auch in

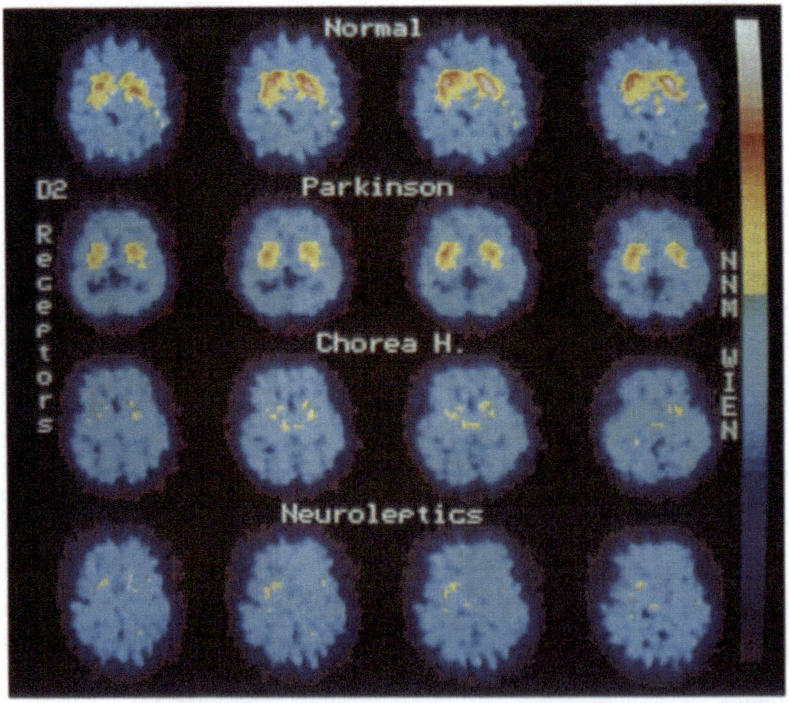


**Abb. 6.** 4 IBZM-SPECT-Studien (die Bilder sind auf das Maximum der Normalstudie [1. Reihe] gewichtet und daher direkt vergleichbar). 2. Reihe: M. Parkinson mit normaler IBZM-Aufnahme im Striatum. 3. Reihe: Verminderte IBZM-Aufnahme im Striatum bei einer 23jährigen Patientin mit Chorea Huntington und völlig normalem CT-Befund. 4. Reihe: D2-Dopamin-Rezeptorblockade durch Haloperidol

CBF- und SPECT-Studien wurden analoge Veränderungen noch vor Beginn klinischer Symptome gesehen (Bruyn et al., 1993; Ichise et al., 1993; Leblhuber et al., 1990).

*Frontallappen-assoziierte Demenzen*

Unter diesem Begriff werden verschiedene Demenzformen mit klinisch ähnlichen Symptomen subsumiert. Darunter fallen die Frontallappen-Degeneration (vom Nicht-Alzheimer-Typ), der M. Pick, Demenzen, die mit Erkrankungen von Motorneuronen vergesellschaftet sind, und jene Fälle von M. Alzheimer, die primär eine frontale Manifestation aufweisen. Klinisch charakteristisch sind Persönlichkeitsveränderungen, frontale Enthemmung und fehlende Einsicht wie auch mnestische Störungen. Nachdem es sich um heterogene Patientengruppen handelt, die neuropathologisch einen Neuronenverlust, eine Gliose, Spongiose, aber auch gelegentlich Pick'sche Einschlußkörperchen aufweisen (Brun, 1987), findet man hier letzlich auch eine ein- oder beidseitige unspezifische Duchblutungsverminderung im Frontallappen (Neary et al., 1987, 1988). Beim M. Pick ist zusätzlich meist der Temporallappen unilateral mitbetroffen.

*Seltene Demenzformen*

Bei AIDS-assoziierten Demenzformen findet man bei normalem bzw. nur eine Atrophie aufweisendem CT oder MRI unspezifische corticale Durchblutungsminderungen, die diffus oder regional betont auftreten können und ebenfalls unspezifisch sind. Die Creutzfeldt-Jakob'sche Erkrankung führt ebenfalls zu unspezifischen Durchblutungsminderungen, wobei nach eigener Erfahrung und einigen Literaturangaben entsprechend zum Zeitpunkt der klinischen Diagnosestellung diese eher linkshemisphärisch laterofrontal (Cohen et al., 1989; Kao et al., 1993) und parieto-temporal anzutreffen sind. Im Spätstadium der Erkrankung zeigen die Durchblutungsveränderungen eine zunehmende regionale Ausdehnung.

## 4.2 Rezeptor-Studien

Radioaktiv markierte Moleküle, die durch ihre Struktur eine Affinität zu bestimmten Rezeptoren im Gehirn haben und sich daher an diese binden, werden für die Sichtbarmachung und teilweise Dichtebestimmung derselben verwendet. Unter klinischen Bedingungen wurden bisher am eingehendsten Dopamin-Rezeptoren untersucht. Diese haben in der Gerontopsychiatrie auch einen wichtigen Stellenwert, da sie bei degenerativen Prozessen, die vorwiegend im Alter auftreten, in ihrer Dichte oder in ihrem Bindungsvermögen verändert sein können. Weiters kann man Medikamenteneffekte an diesen Rezeptoren nachweisen und damit auch therapiebedingte Nebenwirkungen und neurologische Symptome besser verstehen.

Prinzipiell unterscheidet man D1- und D2-Dopamin-Rezeptoren (Seeman und Girgoriadis, 1987). D2-Dopamin-Rezeptoren sind im Striatum zu etwa 85% postsynaptisch lokalisiert. In den letzten Jahren wurden einige Subtypen von D2-Dopamin-Rezeptoren, nämlich D3- und D4-Dopamin-Rezeptoren, nachgewiesen, während D5-Dopamin-Rezeptoren als Subtyp von D1-Dopamin-Rezeptoren angesehen werden (Cooper et al., 1991; Sibley und Monsma, 1992). Ihrer Verteilung nach finden sich Dopamin-Rezeptoren vorwiegend im Nucleus caudatus, Putamen und Globus pallidus. Extrastriatal sind sie im frontalen Cortex, im Temporallappen mesial und im Thalamus in weit geringerer Dichte als im Striatum lokalisiert. Demnach bestimmt man mit den zur Zeit zur Verfügung stehenden Radioliganden in erster Linie, wegen der besseren Signalgebung, striatale Dopamin-Rezeptoren.

D2-Dopamin-Rezeptoren wurden erstmals in vivo von WAGNER et al. (1983) mit der PET, unter Anwendung von 11 C-N-Methylspiperon, dargestellt. Mit 18F-Fluoro-DOPA konnte man erstmals die Degeneration dopaminerger Neuronen wie beim M. Parkinson nachweisen. Postsynaptische Veränderungen der D2-Dopamin-Rezeptoren wurden unter anderem auch mit 18 F-N-Fluoroäthylspiperon und 11C-Racloprid nachgewiesen. Mit der PET wurden relativ frühzeitig Zusammenhänge zwischen Alter und Verlust an Dopamin-Rezeptoren oder der verabreichten Dosis an klassischen trizyklischen Neuroleptika und dadurch bedingter D2-Dopamin-Rezeptorblockade nachgewiesen (FARDE et al., 1988).

In den letzten Jahren wurden auch mit 123J markierte SPECT-Liganden synthetisiert, die sich für die Darstellung von D2-Dopamin-Rezeptoren oder für das Dopamin-Transportersystem (Dopamin-Wiederaufnahmestellen an der Synapse) eignen. Diese Entwicklung hat es ermöglicht, degenerative Krankheiten des extrapyramidalen Systems hinsichtlich ihrer Rezeptor- oder Transmitterstörung wie auch rezeptorassoziierte Therapienebenwirkungen auf breiter klinischer Basis zu untersuchen.

Das Iodobenzamid (IBZM), eine Substanz aus der Klasse der Benzamide und dem Racloprid, Sulpirid oder Remoxiprid chemisch ähnlich, besitzt eine hohe Affinität zu D2-Dopamin-Rezeptoren (BRÜCKE et al., 1988; KUNG et al., 1988). Diese Substanz wurde und wird klinisch vorwiegend zur Differentialdiagnose zwischen M. Parkinson und Multisystematrophien (Olivo-ponto-cerebelläre-Atrophie, striatonigrale Degeneration und Shy-Drager-Syndrom) bzw. Steele-Richardson-Olszewski-Syndrom (Progressive Supranuclear Palsy [PSP]) verwendet. Die SPECT-Studien werden durch Berechnung des Verhältnisses der durchschnittlichen Impulsdichte im Bereich des Striatum (spezifische Bindung des Liganden) und einer frontalen oder cerebellären Region (unspezifische Bindung des Liganden) etwa 80 min nach der i.v. Tracerinjektion ausgewertet (zu diesem Zeitpunkt erhält man ein „Pseudogleichgewicht" der Tracerverteilung). Eine Neuentwicklung stellt die Synthese von 2-β-carbomethoxy-3-β-(4-iodophenyl)-tropan (β-CIT) (markiert mit 123J) oder β-CFT (markiert mit 11C) dar. Die Substanzen sind Kokainabkömmlinge und werden für die Darstellung des Dopamin- bzw. 5HT (Serotonin-) Transportersystems verwendet. β-CIT-SPECT-Untersuchungen werden etwa 20 Stunden nach Tracerinjektion durchgeführt. Erst zu diesem Zeitpunkt erreicht die β-CIT-Bindung im Striatum ein Plateau, das eine Untersuchung unter weitgehend konstanten Bedingungen erlaubt.

### 4.2.1 Normales Altern

Einige PET-Studien haben eine Abnahme der D2-Dopamin-Rezeptoren mit zunehmendem Alter ergeben (WONG et al., 1984; BARON et al., 1986). Auch die IBZM-SPECT ergab ein entsprechendes Ergebnis (BRÜCKE et al., 1991; siehe Abb. 7). Rezente Untersuchungen (BRÜCKE et al., submitted) mit β-CIT-SPECT haben ebenfalls eine geringe, aber stetige altersabhängige Abnahme der Wiederaufnahmestellen für Dopamin im

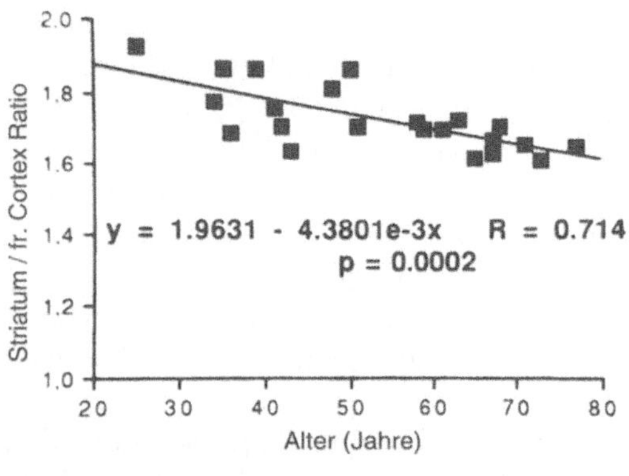


**Abb. 7.** Korrelation und Regression zwischen Alter und D2-Dopamin-Rezeptorenbindungsvermögen

Striatum ergeben. Obwohl Post-mortem-Untersuchungen zu diesen Ergebnissen teilweise in Widerspruch stehen (GUTTMAN et al., 1986; MORGAN et al., 1987; PALACIOS et al., 1988), kann davon ausgegangen werden, daß die Ergebnisse der in vivo durchgeführten Studien zutreffen, was auch der im Alter zu beobachtenden motorischen Verlangsamung entsprechen würde.

### 4.2.2 Klinische Anwendungen

*M. Parkinson*

Da beim M. Parkinson keine postsynaptische, sondern eine präsynaptische Störung vorliegt, zeigen IBZM-SPECT- oder 11C-Racloprid-PET-Studien üblicherweise eine normale Tracerverteilung im Striatum. Durch den bei dieser Erkrankung vorliegenden Dopaminmangel kann es sogar zu einer leichten Zunahme der D2-Bindungsstellen kommen (sogenannte „up-regulation"). Bei fortgeschrittener Erkrankung, die charakterisiert ist durch einen zunehmenden Wirkungsverlust der L-DOPA Therapie, wird auch eine Abnahme der D2-Dopamin-Rezeptoren beschrieben (SPEELMAN, 1991). Diese möglichen Schwankungen gegenüber der Norm sind aber sehr klein und nur gruppenweise und nicht im Einzelfall feststellbar.

Im Gegensatz zum D2-Dopamin-Rezeptorbindungsvermögen sind die Dopamin-

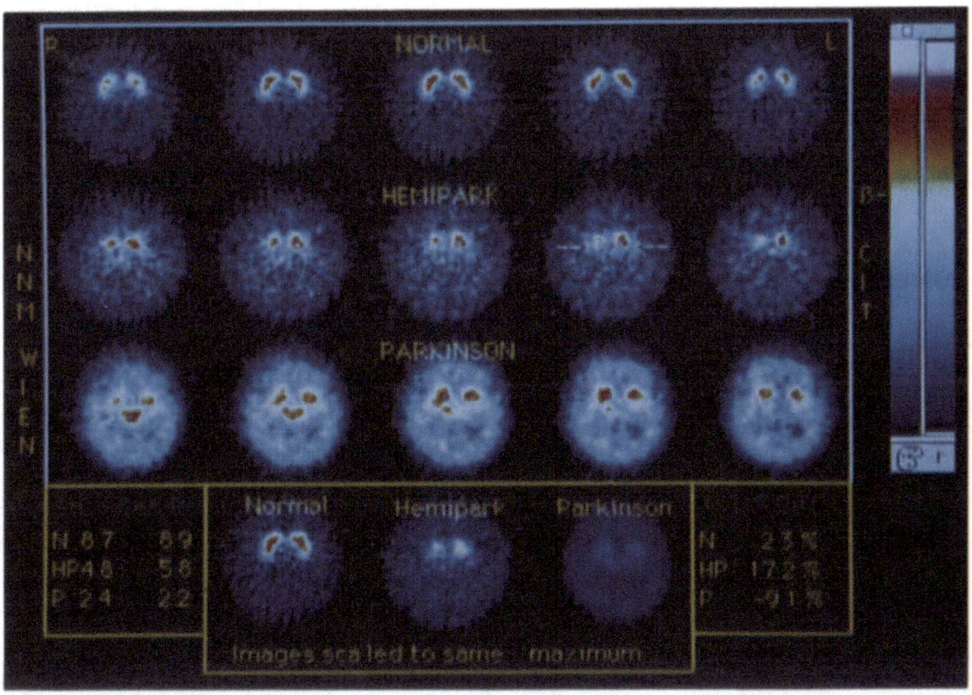


**Abb. 8.** β-CIT-SPECT-Studien: 1. Reihe Normalbefund. Der Kaudatus-Putamen-Komplex ist kommaförmig dargestellt. 2. Reihe: Hemiparkinson (Hoehn-Yahr 1): ein Seitenunterschied der β-CIT-Bindung im Striatum ist sichtbar (re. < li. bei linksseitiger klinischer Symptomatik). Eine deutlich herabgesetzte Tracerbindung im Putamen ist sichtbar. 3. Reihe: M. Parkinson (Hoehn-Yahr 5): deutlich erniedrigtes β-CIT-Bindungsvermögen im Striatum. In der 4. Reihe ist jeweils eine Schicht aus den 3 Studien auf das Maximum der Normalstudie zum direkten Vergleich gewichtet. Links davon sind die Striatum/cerebelläre Ratio der Tracerbindung, rechts der %-Seitenunterschied angegeben

Wiederaufnahmestellen im Striatum beim M. Parkinson auch im Frühstadium der Erkrankung deutlich vermindert. Daher ist die Störung in den β-CIT-SPECT- oder β-CFT-PET-Bildern sofort sichtbar, da das kommaförmige Aussehen des Caudatus-Putamen-Komplexes aufgehoben ist (Abb. 8). Die Schwere der Erkrankung selbst, beurteilt nach der Skala von HOEHN und YAHR, korreliert sehr gut mit dem Ausmaß der Tracerbindung. Die β-CFT-PET oder β-CIT-SPECT kann demnach der Entdeckung des M. Parkinson im präklinischen Stadium dienen. Möglicherweise könnten dadurch neuroprotektive Behandlungsstrategien rechtzeitig zum Einsatz gelangen und damit zumindest das Fortschreiten des degenerativen Prozesses bremsen.

### *Multisystematrophien*

Multisystematrophien unterscheiden sich vom M. Parkinson durch eine Störung der dopaminergen Übertragung, die prä- und postsynaptisch bedingt ist. Daher fallen PET- oder SPECT-Untersuchungen mit Liganden, die beide Synapsenanteile markieren, pathologisch aus (Abb. 7 und 9). Damit

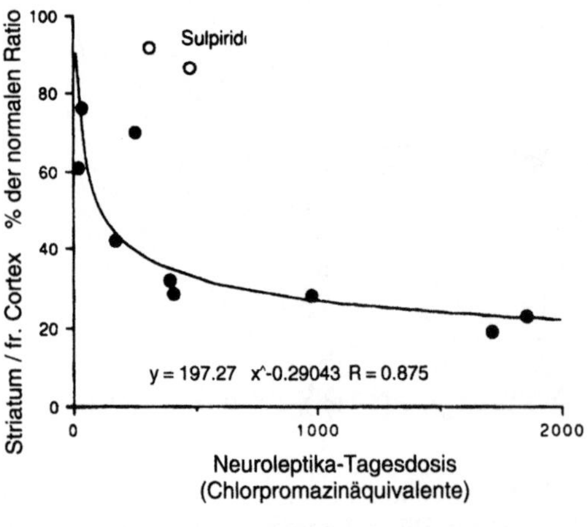


**Abb. 9.** Beziehung zwischen Neuroleptika-Tagesdosis (umgerechnet in Chlorpromazinäquivalente) und D2-Dopamin-Rezeptorblockade. Im hohen Dosisbereich ist keine zusätzliche Rezeptorblockade (max. etwa 80%) zu erreichen

ist bei klinisch nicht eindeutig differenzierbaren extrapyramidalen Störungen eine differentialdiagnostische Abklärung derselben mit solchen Studien möglich.

### *Chorea Huntington*

Da bei der Chorea Huntington mit der Degeneration GABA-erger Neuronen im Striatum auch die von diesen Neuronen exprimierten D2-Dopamin-Rezeptoren verloren gehen, kann mit dem D2-Dopamin-Rezeptor Liganden IBZM die verminderte Bindung im Striatum gut nachgewiesen werden (BRÜCKE et al., 1991; ICHISE et al., 1993; Abb. 6). Nachdem heutzutage durch gentechnische Untersuchungen die Diagnose gestellt bzw. Risikopatienten identifiziert werden können, hat bei dieser Erkrankung die Bedeutung der bildgebenden Diagnostik abgenommen.

### *Medikamentenwirkungen*

Klinisch hinlänglich bekannt sind die extrapyramidalen Nebenwirkungen klassischer Neuroleptika. Mittels IBZM-SPECT oder 11C-Racloprid-PET ist die Blockade der D2-Dopamin-Rezeptoren durch diese Substanzen nachweisbar. Es besteht eine dosisabhängige Beziehung zum Ausmaß der Rezeptorblockade, wobei im höheren Dosisbereich eine weitere Steigerung der Dosis zu nur insignifikanter zusätzlicher Rezeptorblockade führt (BRÜCKE et al., 1991; FARDE et al., 1988; Abb. 9). Atypische Neuroleptika wie Clozapin zeigen eine weitgehend niedrigere D2-Dopamin-Rezeptorblockade im Striatum und damit auch nur geringe extrapyramidale Nebenwirkungen. Es wird postuliert, daß Clozapin eher auf extrastriäre D4-Dopamin-Rezeptoren blockierend wirkt. Interessant ist der Nachweis der rezeptorblockierenden Wirkung von Calziumantagonisten, die häufig bei Migräne oder zur Beeinflussung einer sogenannten „cerebrovaskulären Insuffizienz" verschrieben wer-

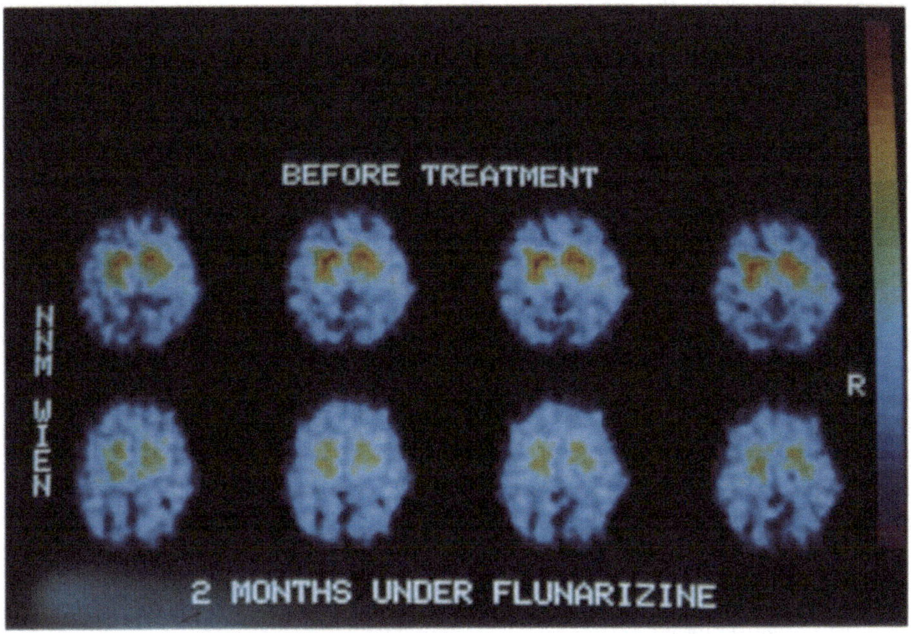


**Abb. 10.** Zwei IBZM-SPECT-Studien bei gleichem Subjekt vor (1. Reihe) und nach (2. Reihe) 2 Monate langer Behandlung mit Flunarizin. Die Rezeptorblockade durch das Medikament, die in diesem Fall mit der Entwicklung von extrapyramidalen Symptomen einherging, ist evident

den. Manche ältere Patienten entwickeln unter dieser Therapie extrapyramidale Symptome wie beim M. Parkinson. Rein klinisch haben schon Neurologen in Spanien und in Südamerika diese Beobachtung gemacht. In vivo konnte die D2-Dopamin-Rezeptorblockade durch Flunarizin und Cinnarizin mittels IBZM-SPECT (Brücke et al., 1995) nachgewiesen werden (Abb. 10). Dies hat sicherlich eine wesentliche klinische Konsequenz insofern, als bei älteren Patienten, bei denen schon durch das Altern die D2-Dopamin-Rezeptordichte abgenommen hat, eine zusätzliche medikamentenbedingte Blockade derselben zu einer primär unerwarteten extrapyramidalen Störung führen kann. Deshalb sollten solche Medikamente, vor allem im Alter, nur sehr gezielt, bei klarer Indikation und zeitlich begrenzt verschrieben werden. Nach Absetzen dieser Therapie kommt es erst über Monate zu einer Rückbildung der Symptome, parallel zur Zunahme des IBZM-Bindungsvermögens im Striatum.

## Literatur

Anderson JM et al (1983) The effect of advanced old age on the neurone content of the cerebral cortex. Observations with an automatic image analyzer point counting method. J Neurol Sci 58: 235–246

Baron JC et al (1986) Loss of striatal Br-bromospiperone binding sites demonstrated by positron tomography in progressive supranuclear palsy. J Cereb Blood Flow Metab 6: 131–136

Barron SA, Jacobs L, Kinkel WR (1976) Changes in size of normal lateral ventricles durig aging determined by computerized tomography. Neurology 26: 1011–1013

Berent S et al (1988) Positron emission tomographic scan investigations of Huntington' s disease. Ann Neurol 23: 541–546

Bonte FJ et al (1986) SPECT study of regional cerebral blood flow in Alzheimer's disease. J Comput Assist Tomogr 10: 579–583

Bonte FJ et al (1993) Brain blood flow in the dementias: SPECT with histopathologic correlation. Radiology 186: 361–365

Brooks DJ (1993) Functional imaging in relation to parkinsonian symptoms. J Neurol Sci 115: 1–17

Brun A (1987) Frontal lobe degeneration of the non-Alzheimer type. Arch Gerontol Geriatr 6: 193–208

Bruyn RPM et al (1993) SPECT, CT and MRI in a Turkish family with Huntington's disease. Neuroradiology 35: 525–528

Brücke T et al (1988) In vitro binding properties and autoradiographic imaging of 3-iodobenzamide ([125 I]-IBZM): a potential imaging ligand for D2-dopamine receptors in SPECT. Life Sci 42: 2097–2104

Brücke T et al (1991) Dopamine D2 receptor imaging with SPECT. Studies in different neuropsychiatric disorders. J Cereb Blood Flow Metab 11: 220–228

Brücke T et al (1995) D2 receptor blockade by Flunarizine and Cinnarizine explains extrapyramidal side effects. A SPECT study. J Cereb Blood Flow Metab 15: 513–518

Burns A et al (1989) The investigation of Alzheimer's with single photon emission tomography. J Neurol Neurosurg Psychiatry 52: 248–253

Burns A et al (1990) Accuracy of clinical diagnosis of Alzheimer's disease. Br Med J 301: 1026

Claus JJ et al (1994) The diagnostic value of SPECT with 99 mTc HMPAO in Alzheimer's disease. Neurology 44: 454–461

Cohen D et al (1989) Brain SPECT imaging with 99 mTc HM-PAO in Creutzfeldt-Jakob disease. Clin Nucl Med 14: 808–810

Cooper JR, Bloom FE, Roth RH (1991) The biochemical basis of neuropharmacology, 6th edn. Oxford University Press

Dastur DK et al (1963) Effects of aging on cerebral circulation and metabolism in man. In: Birren JE et al (eds) Human aging, a biological and behavioral study. US Government Printing Office, USPHS Publ 986, Washington DC, pp 59–76

Dekaban AS, Sadowsky D (1978) Changes in brain weights during the span of human life: relation of brain weights to body heights and body weights. Ann Neurol 4: 345–356

Duara R et al (1986) Positron emission tomography in Alzheimer's disease. Neurology 36: 879–887

Farde L et al (1988) Central D2 dopamine receptor occupancy in schizophrenic patients treated with antipsychotic drugs. Arch Gen Psychiatry 45: 76–91

Frackowiak RSJ et al (1980) Quantitative measurement of regional cerebral blood flow and oxygen metabolism in man using 150 and positron emission tomography: theory, procedure and normal values. J Comput Assist Tomogr 4: 727–736

Galasko D et al (1994) Clinical-neuropathological correlations in Alzheimer's disease and related dementias. Arch Neurol 51: 888–895

Goldenberg G et al (1988) The cerebral localisation of neuropsychological impairment in Alzheimer's disease: a SPECT study. J Neurol 236: 131–138

Guttman M et al (1986) Dopamine D2 receptor density remains constant in Parkinson's disease. Ann Neurol 19: 487–492

Hachinski VC, Potter P, Merskey H (1987) Leucoaraiosis. Arch Neurol 44: 21–23

Heiss WD et al (1985) Atlas der Positronen-Emissions-Tomographie des Gehirnes. Springer, Berlin Heidelberg New York Tokyo

Heiss WD et al (1989) Positron emission tomography findings in dementia disorders: contributions to differential diagnosis and objectivizing of therapeutic effects. Keio J Med 38: 111–135

Hellman RS et al (1989) Alzheimer disease: quantitative analysis of I-123-iodoamphetamine SPECT brain imaging. Radiology 172: 183–188

Herholz K et al (1990) Regional cerebral blood flow in patients with leucoaraiosis and artherosclerotic carotid artery disease. Arch Neurol 47: 392–396

Holman BL et al (1992) The szintigraphic appearance of Alzheimer's disease: a prospective study using technetium-99 m-HMPAO SPECT. J Nucl Med 33: 181–185

Ichise M et al (1993) Iodine 123-IBZM dopamine D2 receptors and technetium-99m-HMPAO brain perfusion SPECT in the evaluation of patients with and subjects at risk for Huntington's disease. J Nucl Med 34: 1274–1281

Jagust WJ, Budinger TF, Reed BR (1987) The diagnosis of dementia with single photon emission computed tomography. Arch Neurol 44: 258–262

Jobst KA et al (1992) Association of atrophy of the medial temporal lobe with reduced blood flow in the posterior parietotemporal cortex in patients with a clinical and pathological diagnosis of Alzheimer's disease. J Neurol Neurosurg Psychiatry 55: 190–194

Jobst KA et al (1994) Rapidly progressing atrophy of medial temporal lobe in Alzheimer's disease. Lancet 343: 823–830

Johnson KA et al (1988) Single photon emission computed tomography in Alzheimer's disease. Abnormal iofetamine I-123 uptake reflects dementia severity. Arch Neurol 45: 392–396

Kao C-H et al (1993) 99 mTc HMPAO brain SPECT findings in Creutzfeldt-Jakob disease. Clin Nucl Med 18: 234–236

Kety SS (1956) Human cerebral blood flow and oxygen consumption as related to aging. Res Publ Assoc Nerv Ment Dis 35: 31–45

Kuhl DE et al (1982) Effects of human aging on patterns of local cerebral glucose utilisation determined by the [18F] Fluorodeoxyglucose method. J Cereb Blood Flow Metab 2: 163–171

Kuhl DE et al (1983) Local cerebral glucose utilisation in elderly patients with depression, multiple infarct dementia, and Alzheimer's disease. J Cereb Blood Flow Metab 3 [Suppl 1]: 494–495

Kuhl DE et al (1985) Similarities of cerebral glucose metabolism in Alzheimer's and Parkinsonian dementia. J Cereb Blood Flow Metab 5: 169–170

Kuhl DE et al (1982) Cerebral metabolism and atrophy in Huntington's disease determined by 18FDG and computed tomographic scan. Ann Neurol 12: 425–434

Kukull WA et al (1990) Interrater reliability of Alzheimer's disease diagnosis. Neurology 40: 257–260

Kung HF et al (1988) Dopamine D2 receptor imaging radiopharmaceuticals: synthesis, radiolabeling, and in vitro binding of (R)-(+)- and (S)-(–)-3-iodo-2-hydroxy-6-methoxy-N-[1-ethyl-2-pyrrolidinyl)methyl]benzamide. J Med Chem 31: 1039–1043

Lammertsma AA et al (1981) Accuracy of the oxygen-15 steady state technique for measuring CBF and CMRO2: Tracer modelling, statistics and spatial sampling. J Cerb Blood Flow Metabol 1 [Suppl 1]: 3–4

Lassen NA, Feinberg I, Lane MH (1960) Bilateral studies of cerebral oxygen uptake in young and aged normal subjects. J Clin Invest 9: 491–494

Leblhuber F et al (1990) Single photon emission computed tomography in subjects at risk for Huntington's chorea. J Neurol 237: 496–498

Lopez OL et al (1990) Reliability of NINCDS – ADRDA clinical criteria for the diagnosis of Alzheimer's disease. Neurology 40: 1517–1522

Mazziotta JC et al (1987) Reduced cerebral glucose metabolism in asymptomatic subjects at risk for Huntington's disease. N Engl J Med 316: 360–362

McKeith IG et al (1993) Single photon emission computerised tomography in elderly patients with Alzheimer's disease and multi-infarct dementia. Regional uptake of technetium-labelled HMPAO related to clinical measurements. Br J Psychiatry 163: 597–603

Melamed E et al (1980) Reduction in regional cerebral blood flow during normal aging in man. Stroke 11: 31–35

Miller AKH, Alston RL, Corsellis JAN (1980) Variation with age in the volumes of grey and white matter in the cerebral hemispheres of man: measurements with an image analyzer. Neuropathol Appl Neurobiol 6: 119–132

Montaldi D et al (1990) Measurements of regional cerebral blood flow and cognitive performance in Alzheimer's disease. J Neurol Neurosurg Psychiatry 53: 33–38

Moosy J (1971) Cerebral artherosclerosis: intracranial and extracranial lesions. In: Minckler J (ed) Pathology of the nervous system, vol 2. McGraw-Hill, New York, pp 1423–1432

Morgan DG et al (1987) Divergent changes in D1 and D2 dopamine binding sites in human brain during aging. Neurobiol Aging 8: 195–201

Morris JC et al (1988) Validation of clinical diagnostic criteria for Alzheimer's disease. Ann Neurol 24: 17–22

Naritomi H et al (1979) Effects of advancing age on regional cerebral blood flow. Studies in normal subjects and subjects with risk factors for atherothrombotic stroke. Arch Neurol 36: 410–416

Neary D et al (1987) Single photon emission tomography using 99mTc-HM-PAO in the investigation of dementia. J Neurol Neurosurg Psychiatry 50: 1101–1109

Neary D et al (1988) Dementia of frontal type. J Neurol Neurosurg Psychiatry 51: 353–361

O'Brien JT et al (1992) A study of regional cerebral blood flow and cognitive performance in Alzheimer's disease. J Neurol Neurosurg Psychiatry 55: 1182–1187

Ohnishi T et al (1991) Regional cerebral blood flow study with 123I-IMP in patients with degenerative dementia. AJNR 12: 513–520

Palacios JM et al (1988) Characterization and distribution of brain dopamine receptors. In: Jankovic J, Tolosa E (eds) Parkinson's disease and movement disorders. Urban & Schwarzenberg, Baltimore, pp 27–36

Pavics L et al (1995) rCBF SPECT with 99 mTc-HMPAO and acetazolamide test in the evaluation of vascular and Alzheimer type of dementia. Eur J Nuc Med 22: 772

Prohovnik I et al (1988) Cerebral perfusion as a diagnostic marker of early Alzheimer's disease. Neurology 38: 931–937

Risberg J (1987) Frontal lobe degeneration of the non-Alzheimer Type. III: Regional cerebral blood flow. Arch Gerontol Geriatr 6: 225–233

Risse SC et al (1990) Neuropathological findings in patients with clinical diagnoses of probable Alzheimer's disease. Am J Psychiatry 147: 168–172

Seeman P, Girgoriadis D (1987) Dopamine receptors in brain and periphery. Neurochem Int 10: 1–25

Sharp P et al (1986) Application of iodine-123-labeled isopropylamphetamine imaging to the study of dementia. J Nucl Med 27: 761–768

Sibley DR, Monsma FJ (1992) Molecular biology of dopamine rezeptors. Trends in Phamacological Sciences 13: 61–69

Spampinato U et al (1991) (99 mTc)-HM-PAO SPECT and cognitive impairment in Parkinson's disease: a comparison with dementia of the Alzheimer type. J Neurol Neurosurg Psychiatry 54: 787–792

Speelman JD (1991) Parkinson's disease and stereotaxic neurosurgery. Thesis (PhD), University of Amsterdam

Szelies B et al (1991) Widespread functional effects of discrete thalamic infarction. Arch Neurol 48: 178–182

Tomilson BE, Blessed G, Roth M (1970) Observations on the brains of demented old people. J Neurol Sci 11: 205–242

Wagner HN Jr et al (1983) Imaging dopamine receptors in the human brain by positron tomography. Science 221: 1264–1266

Waldemar G et al (1994) Heterogeneity of neocortical cerebral blood flow deficits in dementia of the Alzheimer type: a [99 mTc]-d, 1-HMPAO SPECT study. J Neurol Neurosurg Psychiatry 57: 285–295

West MJ et al (1994) Differences in the pattern of hippocampal neuronal loss in normal ageing and Alzheimer's disease. Lancet 344: 769–772

Wong DF et al (1984) Effects of age on dopamine and serotonin receptors measured by positron emission tomography in the living brain. Science 226: 1393–1396

Yamamoto M et al (1980) Aging and cerebral vasodilator responses to hypercarbia. Arch Neurol 37: 489–496

Zatz LM, Jernigan TL, Ahumada AJ Jr (1982) Changes on computed cranial tomography with aging: intracranial fluid volume. AJNR 3: 1–11

# IV. Therapie und Rehabilitation in der Gerontopsychiatrie

## 1. Psychopharmakotherapie

*Peter Hofmann, Peter K. Fischhof und Hans Georg Zapotoczky*

### *1.1 Einleitung*

Die Behandlung älterer Menschen mit Psychopharmaka ist allgemein mit folgenden Schwierigkeiten konfrontiert:

1. Häufig liegt eine Multimorbidität vor, die dazu führt, daß viele Ärzte oft unabhängig voneinander dem älteren Patienten Medikamente verordnen, die zu Interaktionen führen oder zumindest die Compliance erschweren. Die Konsequenz daraus besteht in der Forderung nach einem Gesamtbehandlungsplan, nach dem nicht nur verschiedene psychiatrisch-psychotherapeutische und sozialpsychiatrische Vorgangsweisen abgestimmt werden, sondern auch die Behandlungsverfahren einzelner medizinischer Disziplinen entsprechende, für den Patienten oft ausschlaggebende Gewichtung erfahren. Das interdisziplinäre Gespräch verschiedener Ärzte ist also eine Grundvoraussetzung für die Behandlung eines älteren Menschen.
2. Pharmakokinese wie Pharmakodynamik älterer Menschen unterscheiden sich in wichtigen Belangen von denen jüngerer Menschen. Dies kann zur Wirkungsverstärkung einzelner Medikamente, zur Wirkungsminderung und zu massiveren Nebenwirkungen führen. Unter Pharmakokinese werden Vorgänge wie Absorption, Verteilung im Organismus, Metabolismus und Ausscheidung subsumiert. Der Begriff Pharmakodynamik bezieht sich auf Interaktionen synergistischer oder antagonistischer Natur einzelner Substanzen am Rezeptor auf Effekte im gleichen physiologischen System, auf den intrazellulären Transport, den Elektrolyt- und Flüssigkeitshaushalt, auf Enzymhemmung und Enzyminduktion etc. Interaktionen können auch nach dem Absetzen eines Arzneimittels beobachtet werden, wenn der Patient unter dem Einfluß zweier einander beeinflussender Medikamente gut eingestellt war und plötzlich – oft auch auf ärztlichen Rat – eines davon weggelassen wird (PÖCH und JUAN, 1990). Zu den wichtigsten Veränderungen im Rahmen von Pharmakokinese und Pharmakodynamik im Alter können folgende Befunde gerechnet werden: Die Abnahme resorbierender Zellen im Magen-Darm-Trakt verzögert die Resorption. Der

Blutfluß zum Pfortadersystem ist vermindert. Eine duodenale Divertikelbildung kann zur Malabsorption führen. Der Typ I – Abbau in der Leber – ein mischfunktionelles Oxygenasesystem ist reduziert, es kommt zur Verdoppelung der Eliminationshalbwertszeit. Fraglich ist ferner eine verminderte Rezeptorsensibilität. Der Dopaminspiegel im Alter ist vermindert, die Umwandlung von L-Thyrosin in L-Dopa ist reduziert, die Konzentration von Monoaminooxydase und COMT, die Katecholamine katalysieren, ist erhöht. Der vagale Tonus vermindert sich mit dem Alter (LEHOFER, 1995), weswegen die anticholinergen Nebenwirkungen von trizyklischen Antidepressiva im Alter zunehmen (JANOWSKY, 1972; DAWSON, 1977; LOHNER, 1993). Die Nierenfunktion nimmt um 30–40 Prozent ab. Bei harnpflichtigen Substanzen wird demnach die Ausscheidung verzögert.

Diesen wenigen Hinweisen ist zu entnehmen, mit welchen Nebeneffekten und Wirkungsbeeinträchtigungen im Alter gerechnet werden muß. Als Konsequenz daraus kann man folgende Richtlinien für die Behandlung älterer Menschen mit Psychopharmaka ableiten:

1. Information und Beratung des Patienten hinsichtlich der Wirkung, Nebenwirkungen und Interaktionen der verschriebenen Medikamente.
2. Einschleichende Medikation mit Psychopharmaka – daher verzögerter Wirkungseintritt.
3. Die Gesamtdosis ist etwa um ein Drittel geringer anzusetzen als im Erwachsenenalter.
4. Trizyklische Antidepressiva mit starker anticholinerger Nebenwirkung sollen eher vermieden werden.
5. Genaue Anamnese im Hinblick auf
   - Comedikation,
   - Unverträglichkeitserscheinungen,
   - kardialen Zustand,
   - Schädel- und Hirntrauma in der Anamnese,

**Tabelle 1.** Alterseffekte auf die Pharmakokinetik

| | Effekt | Konsequenz |
|---|---|---|
| Absorption | erniedrigter gastrischer pH, verminderte Motilität, Reduktion intestinaler Darmschleimhaut und des Blutflusses | verminderte Resorption |
| Metabolismus | verminderte hepatische Durchblutung, reduzierte Enzymaktivität | bisher unbekannt<br>verminderte Demethylierung trizyklischer Antidepressiva und Benzodiazepine |
| Verteilung | Zunahme des Fettanteils im Körper | Zunahme der Lithiumplasmaspiegel und hydrophiler Medikamentenmetaboliten; erniedrigte Plasmaspiegel lipophiler Substanzen bei gleichzeitig gesteigerter Gesamtverteilung und damit verlängerter HWZ |
| | Reduktion von Eiweiß im Plasma | erhöhte freie Benzodiazepinspiegel |
| Ausscheidung | verminderte Nierenfunktion | verminderte Clearence von Lithium und Metaboliten polyzyklischer Antidepressiva |

- mögliche körperliche Beeinträchtigungen (Glaukom),
- Prostatahypertrophie,
- Herzrhythmusstörungen (Blutdrucklabilität).

6. Auf Interaktionen mit Alkohol hinweisen! Alkoholverbot!
7. Arzneimittelinteraktionen beachten!
8. Engmaschige Kontrollen zur Dosisanpassung.
9. Vertrauensbildende Zusatztherapien (Psycho-, Sozio-, Beschäftigungs- und Physiotherapie).
10. Einpendeln auf einen regulären Nacht-Tag-, d.h. Schlaf-Wach-Rhythmus.
11. Die Möglichkeit paradoxer Reaktionen beachten.
12. Möglichst einfache, leicht lesbare Verordnungspläne einsetzen.

Im folgenden sollen die Wirkungen, Nebenwirkungen, Interaktionen, Indikationen und Dosierungen der Antidepressiva, Tranquilizer, Neuroleptika und Nootropika nach gerontopsychiatrischen Gesichtspunkten dargestellt werden. Es würde den Rahmen dieses Handbuches sprengen, wollte man auch auf Chemie, neurobiochemische Wirkungen und klinische Pharmakologie der einzelnen Substanzklassen eingehen. Hinweise darauf erfolgen nur, sofern dies für gerontopsychiatrische Fragestellungen relevant ist.

## *1.2 Antidepressiva*

Für die pharmakologische Behandlung depressiver Symptome/Syndrome im Alter stehen folgende Antidepressivagruppen zur Verfügung:

- trizyklische Antidepressiva;
- tetrazyklische Antidepressiva;
- atypische Antidepressiva;
- selektive Serotoninwiederaufnahmehemmer (Selective Serotonin Reuptake Inhibitor = SSRI);
- reversible Monoaminoxidasehemmer (Reversible Inhibitor of Monoamineoxidase A = RIMA).

Da die irreversiblen MAO-Hemmer (Tranylcypromin etc.) in unseren Breiten nur noch äußerst selten zur Anwendung kommen, wird auf ihre Darstellung verzichtet.

### 1.2.1 Trizyklische Antidepressiva (TAD)

#### *1.2.1.1 Nebenwirkungen der TAD*

Naturgemäß gibt es zwischen den einzelnen Substanzen zum Teil erhebliche Unterschiede, dennoch sind ihnen allen die angeführten Nebenwirkungen mehr oder weniger eigen. Man sollte jedoch immer bedenken, daß gerade in höherem Alter die Dosis von entscheidender Bedeutung für das Auftreten und die Ausprägung von Nebenwirkungen der TAD ist (Learoyd, 1972) – wobei jedoch eine Niedrigdosisstrategie meist mit einer Einbuße an therapeutischer Potenz einhergeht. Wegen der reichen Vielfalt der Nebenwirkungen der TAD werden im folgenden vor allem die für ältere Patienten klinisch relevanten angeführt (nach Langer, 1983; Schatzberg, 1991; Fritze, 1993):

- *Kognitive NW:* Vor allem zu Beginn der Therapie kommt es zu anticholinerg mediierten Konzentrations-, Aufmerksamkeits- und Gedächtnisstörungen. Dabei werden aufgrund der depressiven Symptomatik bestehende kognitive Beeinträchtigungen verstärkt. In höheren Dosen führen die TAD auch zu Verwirrtheitszuständen, Delirien und manchmal auch Halluzinosen.
- *Sedierung:* Diese ist mitunter therapeutisch erwünscht, kann jedoch gerade im Zusammenhang mit orthostatischen Dysregulationen, Vertigo etc. zu gefährlichen Stürzen führen. Die aktivierende Wirkung mancher TAD verursacht *Schlafstörungen* und *Unruhe*.

**Tabelle 2.** Nebenwirkungen einiger TAD im Vergleich zu anderen Antidepressiva bei älteren Patienten (modifiziert nach ALEXOPOULOS, 1992)

| Substanz | Sedierung | Hypotension | Anticholinerge NW | Kardiale NW |
|---|---|---|---|---|
| *TAD* | | | | |
| Amitriptylin | stark | mäßig | sehr stark | stark |
| Clomipramin | stark | stark | stark | stark |
| Doxepin | mäßig – stark | mäßig | stark | mäßig |
| Imipramin | gering | mäßig | mäßig – stark | mäßig |
| Desipramin | gering | gering – mäßig | gering | gering |
| Nortriptylin | gering | gering | mäßig | gering |
| *Tetrazyklika* | | | | |
| Maprotilin | mäßig – stark | mäßig | mäßig | gering |
| Mianserin | mäßig – stark | gering | keine – gering | keine – gering |
| *Triazolopyridinderivate* | | | | |
| Trazodon | mäßig | mäßig | gering | gering – mäßig |
| *SSRI* | | | | |
| Fluoxetin | ungewöhnlich | keine | keine | keine |
| *RIMA* | | | | |
| Moclobemid | keine – gering | keine | keine | keine |

**Tabelle 3.** Kleine Auswahl der wesentlichen aus der Vielzahl der möglichen Interaktionen der TAD mit anderen Substanzen (modifiziert nach DIETMAIER, 1993)

| Substanz | Klinische Wirkung | Literaturhinweis |
|---|---|---|
| Alkohol | verstärkte Sedierung | LANDAUER, 1969; CIRAULO, 1988; SEPÄLLA, 1984 |
| Antikoagulantien | gerinnungshemmende Wirkung gesteigert | KOCH-WESER, 1971; VESELL, 1970 |
| Antiparkinsonmittel | anticholinerge NW gesteigert | BLAZER, 1983 |
| Carbamazepin | Plasmaspiegel der TAD sinkt | BROWN, 1990 |
| Cimetidin | Plasmaspiegel der TAD steigt | HENAUER, 1984; SUTHERLAND, 1987 |
| Clonidin | blutdrucksenkende Wirkung abgeschwächt | BRIANT, 1973 |
| MAO-Hemmer | Blutdruckschwankungen, Halluzinationen, Erregungszustände, Koma | RAZANI, 1983; SCHUCKIT, 1971; SPIKER, 1976 |
| Neuroleptika | Plasmaspiegel der TAD steigt | LINNOILA, 1982 |
| Reserpin | blutdrucksenkende Wirkung abgeschwächt | JORI, 1968 |
| SSRI | Plasmaspiegel der TAD steigt | BERGSTROM, 1992; VAUGHAN, 1988 |
| Sympathomimetika | blutdrucksteigernde Wirkung verstärkt | BOAKES, 1973 |
| T3, T4 | therapeutische Wirkung der TAD gesteigert | GOODWIN, 1982 |
| Zentral dämpfende Substanzen | Verstärkung der dämpfenden Wirkung | WEBER, 1991 |

- *Zentralmotorische NW:* Tremor, Myoklonien, Akathisie.
- *Peripher-anticholinerge NW:* Hyperhidrosis, Mundtrockenheit, Akkomodationsstörungen, Glaukom-Anfallprovokation, Obstipation bei induzierter Darmatonie bis zum Ileus, sexuelle Funktionsstörungen, Miktionsstörungen bis Harnverhalten bei Blasenatonie.
- *Kardiovaskuläre NW:* Orthostatische Dysregulationen (Hypotonie), verlängerte Herzreizleitung (Cave AV-Block!, KI: AV-Block II-III), Tachykardie.
- *Blutbildveränderungen:* Eosinophilie, Leukopenie, Agranulozytose (grundsätzlich gilt: vor Therapiebeginn und im Verlauf regelmäßige Blutbildkontrollen durchführen).

### *1.2.1.2 Intoxikationen mit TAD*

Mit höherem Lebensalter steigt das Suizidrisiko, Selbstmordversuche enden häufiger tödlich (Grundy, 1991); dabei werden Suizidversuche häufig mit verordneten Medikamenten unternommen. Ein wesentlicher Anteil an Vergiftungen sind Suizidversuche, wobei Vergiftungen mit Pharmaka aller Art im Alter ein wesentliches Problem darstellen. Es handelt sich dabei zum Großteil um unbeabsichtigte Vergiftungen aufgrund dementieller Symptomatik, Verwirrtheit, nicht sachgemäßer Einnahme oder Lagerung der Pharmaka oder schlichtweg um Verwechslungen (Klein-Schwartz, 1991).

Werden TAD in hohen Dosen eingenommen, so verändert sich deren Kinetik. Durch die Verminderung der Peristaltik, einen verstärkten enterohepatischen Kreislauf (Verminderung der Ausscheidung!), Sättigung der Enzyme, die für die Verstoffwechselung verantwortlich sind, und durch die in der Regel bei Intoxikationen auftretende Azidämie hervorgerufene Verminderung der Plasmaproteinbindung kommt es zu einer signifikanten Plasmaspiegelerhöhung und damit gesteigerter Toxizität der TAD. Zusätzlich eingenommene Pharmaka wie Neuroleptika und SSRI können diesen Effekt verstärken (Jarvis, 1991).

*Symptome:* Übelkeit, Erbrechen, Hyperreflexie, Mydriasis, Sinustachykardie, Unruhe, epileptische Anfälle, Delirien, Mundtrokkenheit, Darmatonie, Hypotonie, Arrhythmien, Überleitungsstörungen, metabolische Azidose, Schläfrigkeit, Müdigkeit, Atemdepression, Koma.

Epileptische Krampfanfälle sind in höherem Lebensalter häufiger und oft mit tödlichen Komplikationen verbunden (Olson, 1994). Die *hohe Letalität* der Intoxikationen mit hohen Dosen von TAD rührt jedoch hauptsächlich von den kardiotoxischen Wirkungen her. Als Endstrecke findet sich meist ein kardiopulmonales Versagen.

*Therapie:* Magenspülung mit wiederholter Aktivkohleinstillation und konsekutive intensivmedizinisch-symptomatische Therapie.

### *1.2.1.3 Interaktionen in der Therapie mit TAD*

In höherem Alter kommt es vor allem bei multimorbiden Patienten häufig zu pharmakologisch-polypragmatischen Therapieansätzen. Dabei ist zu beachten, daß die TAD durch verschiedenste Mechanismen nicht nur im Sinne einer Verstärkung oder Abschwächung der Wirkung anderer Pharmaka wirken, sondern bereits eine Ebene tiefer durch Beeinträchtigung der Resorption durch anticholinerge Nebenwirkungen das pharmakokinetische Profil anderer Substanzen wesentlich beeinflussen können. Eine solche Beeinflussung kann aber auch durch Veränderungen der Metabolisierung durch Enzyminduktion hervorgerufen werden. Dies gilt naturgemäß auch umgekehrt, wonach die TAD einer veränderten Metabolisierung unterworfen sind und damit ein verändertes pharmakokinetisches Profil aufweisen – dies durch enzyminduzierende oder – hemmende Substanzen. So führen z.B: Kaffee, Tee und Tabak zu einer Reduktion der Plasmaspiegel der TAD (LASSWELL, 1984).

### 1.2.2 Tetrazyklische Antidepressiva

*Maprotilin* weist ein den TAD vergleichbares *Nebenwirkungsprofil* auf, wobei die Inzidenz und Ausprägung bei vergleichbarer Dosierung geringer ist (WELLS, 1981; GRÜTER, 1982). Die *Interaktionen* von Maprotilin decken sich im wesentlichen mit denen der TAD (siehe Tabelle 3). Bei *Intoxikationen* kommt es bei Maprotilin vor allem zu motorischer Unruhe, Tremor, Ataxie, Vertigo, Reizleitungsstörungen (Kardiotoxizität jedoch deutlich geringer als bei TAD!), Tachykardie, Krampfanfällen und Koma.

*Mianserin* nimmt aufgrund seines Wirkprofils (gute antidepressive [MONTGOMERY, 1991], gute anxiolytische [MURPHY, 1978] Wirksamkeit, bei leicht sedierenden Eigenschaften) und wegen seines im Vergleich zu den TAD deutlich günstigeren *Nebenwirkungsprofils* (praktisch keine anticholinergen Nebenwirkungen; FEIGHNER, 1983) in der Behandlung von depressiven und ängstlichen Störungen, aber auch Schlafstörungen im Alter einen wichtigen Platz ein. Mianserin führt zu einer unmittelbaren Verbesserung des Schlafmusters (MENDLEWICZ, 1984), zeigt keine Beeinträchtigungen der Gedächtnisleistungen (LILJEQUIST, 1978) und zeitigt keine relevanten kardiovaskulären Nebenwirkungen (BURROWS, 1979). An Nebenwirkungen hervorzuheben wären lediglich die vor allem initial auftretende Müdigkeit; die bekannten dosisunabhängigen Blutdyskrasien (meist Granulozytopenien und Agranulozytosen; selten Panzytopenien, aplastische Anämien – alle gelten als reversibel); weiters ist mit Krampfanfällen, Erektionsstörungen und temporären Arthralgien zu rechnen (DEMLING, 1993). Regelmäßige Blutbildkontrollen (vor allem bei aufkeimenden Infektionen) sind indiziert. Mianserin weist auch ein günstiges *Interaktionsprofil* auf. Neben verstärkter Sedierung mit zentral dämpfenden Substanzen finden sich erhöhte Mianserinspiegel bei antikonvulsiver Therapie mit Carbamazepin und Phenytoin. Große Sicherheit bietet Mianserin bei *Intoxikationen*: Im Vordergrund steht vor allem starke Sedierung, jedoch ohne kardiotoxische Effekte (WESTER, 1980).

### 1.2.3 Atypische Antidepressiva

Das antidepressiv-anxiolytisch wirkende Triazolopyridinderivat *Trazodon* scheint relativ selektiv mit dem Serotoninsystem zu interagieren. Trazodon ist gut verträglich – zu den häufigsten *Nebenwirkungen* gehören: Müdigkeit, Schwindel und gastrointestinale Beschwerden. Es verfügt kaum über ein anticholinerges Nebenwirkungsprofil, auch sind die kardiovaskulären NW geringer ausgeprägt und treten seltener auf als bei den TAD (BECKMANN, 1983). Klinisch relevante *Interaktionen* von Trazodon mit anderen Substanzen: verstärkte Sedierung in Kombination mit zentral dämpfend wirksamen Pharmaka und Alkohol; verlangsamte Digoxinelimination führt zu Übelkeit und Erbrechen; verkürzte Prothrombinzeiten bei Antikoagulantien; erhöhte Trazodonspiegel bei gleichzeitiger Fluoxetintherapie; Erhöhung von Phenytoinspiegeln (DEMLING, 1993). Bei *Intoxikationen* scheint Trazodon relativ sicher zu sein – es kommt meist zu Benommenheit, Ataxie, Übelkeit, Erbrechen, Krampfanfällen und manchmal auch Koma.

### 1.2.4 Selektive Serotonin-Wiederaufnahmehemmer (Selective serotonin reuptake inhibitors – SSRI)

#### *1.2.4.1 Nebenwirkungen der SSRI*

Betrachtet man im Gegensatz zu den TAD die Nebenwirkungen der selektiven Serotoninwiederaufnahmehemmer und der

RIMA (S. 428), so wird man der „stillen Revolution“ gewärtig, welche die Einführung dieser Medikamentengruppe für die Therapie depressiver Syndrome vor allem im Alter bedeutet (dies gilt übrigens auch für die Interaktionen – s. unten). Selbstverständlich gibt es zwischen den verschiedenen Substanzen (Citalopram, Fluvoxamin, Fluoxetin, Paroxetin, Sertralin) Unterschiede, die aber der Einfachheit halber unberücksichtigt bleiben sollen. Faßt man die bisher vorliegenden Studien grob zusammen, dann findet sich folgende Nebenwirkungsinzidenz (modifiziert nach DEMLING, 1993):

| | |
|---|---|
| Übelkeit und/oder Erbrechen | ca. 13–37 % |
| Kopfschmerz | ca. 4,7–25,2 % |
| Unruhe, Angst | ca. 1,4–16 % |
| Schlafstörungen | ca. 4,5–18,7 % |
| Sedierung | ca. 6,9–26 % |
| Mundtrockenheit | ca. 4,6–26 % |
| Appetitlosigkeit | ca. 2,1–15 % |

Im Vordergrund stehen sicherlich die *gastrointestinalen Beschwerden*, mit denen man zu Therapiebeginn rechnen muß. Es ist aber anzumerken, daß es sich dabei in der Regel um passagere Nebenwirkungen handelt, welche innerhalb von ein bis zwei Wochen remittieren. In der überwiegenden Zahl der Fälle muß das Medikament nicht abgesetzt werden, sondern es genügt, bei ausgeprägten Symptomen die Dosis zu reduzieren. Auch die übrigen angeführten Symptome treten meist vorübergehend auf. Die SSRI weisen praktisch keine relevanten *kardiovaskulären Nebenwirkungen* auf. Es gibt Hinweise, daß es zu diskreten Veränderungen der kardialen Erregungsleitung (meist nicht signifikante Verlängerungen des QRS-Komplexes bzw. Verlangsamung der Frequenz) kommen kann. Aufgrund nahezu fehlender anticholinerger Nebenwirkungen sind *orthostatische Dysregulationen* praktisch vernachlässigbar (HALPER, 1990). Ebenso zeigen die SSRI bezüglich *zentralmotorischer Störungen, epileptischer Anfälle* (fragliche Inzidenz 0,5 und 1 %) und Veränderungen *hämatologisch und klinisch-chemischer Parameter* große Sicherheit (BOYER, 1991). Citalopram als einzig verfügbarer SSRI, welcher parenteral verabreicht werden kann, scheint in dieser Applikationsform die geringsten Nebenwirkungen aller SSRI aufzuweisen (SCHÖNY, 1992). Anfängliche Beobachtungen, wonach die SSRI möglicherweise *Suizidideen* induzieren könnten, bestätigten sich nicht. Es gibt sogar überzeugende Hinweise, daß die SSRI wegen ihrer serotoninergen Wirkung einen protektiven Effekt bezüglich der Suizidalität aufweisen (BEASLEY, 1991).

### *1.2.4.2 Intoxikationen mit SSRI*

Intoxikationen mit SSRI stellen im Vergleich zu den TAD ein ungleich geringeres Risiko dar. Während es bei den TAD aufgrund ihrer vielfältigen pharmakologischen Wirkungen zu einer Reihe an lebensbedrohlichen Symptomen bereits in relativ geringen Dosen (> 500 mg als Einzeldosis) kommen kann, so zeigt die bisherige Erfahrung mit den SSRI, daß selbst extrem hohe Dosen (mehrere Gramm) unbeschadet überlebt werden können (BOYER, 1991).

*Symptome:* Übelkeit, Erbrechen, Tremor, Mydriasis, Sinustachykardie, Unruhe, epileptische Anfälle, Mundtrockenheit, Hypotonie, Reflexabschwächung, Müdigkeit.

*Therapie:* Magenspülung mit Aktivkohleinstillation, konsekutive intesivmedizinische Überwachung und allfällige symptomatische Therapie.

### *1.2.4.3 Interaktionen in der Therapie mit SSRI*

Die SSRI haben im Vergleich zu den TAD erst vor kurzem Eingang in die Therapie der Depression in breiter Anwendung gefunden. Daher liegt bezüglich der Interaktionen naturgemäß keine vergleichbare wissenschaftliche Datenfülle vor. Dennoch er-

**Tabelle 4.** Auswahl der wesentlichen Interaktionen der SSRI mit anderen Substanzen (modifiziert nach FEIGHNER, 1991; DEMLING, 1993)

| Substanz | Klinische Wirkung | Literaturhinweis |
|---|---|---|
| Alkohol | verstärkte Sedierung | COOPER, 1989 |
| Antikoagulantien | gerinnungshemmende Wirkung gesteigert | BANNISTER, 1989 |
| Benzodiazepine | Plasmaspiegel und HWZ der Benzodiazepine steigen | BANNISTER, 1989 |
| Betablocker | Plasmaspiegel der Betablocker steigt | LEMBERGER, 1988 |
| Carbamazepin | Plasmaspiegel des CBZ steigt | BENFIELD, 1986 |
| Cimetidin | Plasmaspiegel der SSRI steigt | GRIMSLEY, 1991 |
| L-Tryptophan | Serotonin-Syndrom (Insomnie, Erbrechen, Erregungszustände) | STEINER, 1986 |
| MAO-Hemmer | Serotonin-Syndrom | STERNBACH, 1988; FEIGHNER, 1990 |
| Neuroleptika | Plasmaspiegel der NL steigt | BOUCHARD, 1989 |

scheint es zulässig aus dem Verfügbaren einige wesentliche Schlüsse zu ziehen:
Der wichtigste Interaktionsweg der SSRI scheint die Hemmung des Enzymsystems des Cytochrom P 450 mit allen Subtypen zu sein. Dieses ist maßgeblich an der Metabolisierung einiger pharmakologisch relevanter Substanzen beteiligt. Durch die seitens der SSRI hervorgerufene Hemmung kann es zu einer verminderten Metabolisierungsquote und damit zu erhöhten Plasmaspiegeln und verstärkter Wirkung dieser Substanzen kommen. Umgekehrt führen Substanzen, welchen diese Hemmung auch eigen ist zu einer Verlangsamung der Metabolisierung der SSRI. Von den oben angeführten SSRI scheint Citalopram die geringste Hemmwirkung in dieser Richtung aufzuweisen, weshalb es wahrscheinlich am schwächsten interagiert (BROSEN, 1991; CREWE, 1991; GRAM, 1993).
Vorläufige Berichte weisen darauf hin, daß es mögliche Interaktionen mit Digitalispräparaten und mit Lithium geben kann. Es kommt dabei zu einer Verstärkung der Digitaliswirkung. In der Kombinationsbehandlung mit Lithium ist darauf zu achten, daß z.B.: verstärkter Tremor ein Ergebnis dieser Kombination sein kann (SALAMA, 1989). Bei den meisten Interaktionen kann therapeutisch durch Dosisanpassung (z.B.: Digitalispräparate, Betablocker, TAD etc.) und durch genaues Monitoring (z.B.: Antikoagulantien) das Auslangen gefunden werden. Gänzlich zu vermeiden ist die Kombination mit MAO-Hemmern (mehr als fraglich auch mit RIMA: Moclobemid) und L-Tryptophan (DEMLING, 1993).

### 1.2.5 Reversible Monoaminoxidasehemmer (Reversible inhibitor of monoamineoxidasis A = RIMA)

Das Benzamidderivat *Moclobemid* (Aurorix®) ist die zur Zeit am besten untersuchte Substanz aus dieser Gruppe. Bei älteren Patienten scheint es gegenüber gesunden jungen Probanden bzw. depressiven Patienten anderer Altersgruppen keine wesentlichen pharmakokinetischen Unterschiede zu geben (STOECKEL, 1990; MAGUIRE, 1991). Moclobemid gehört neben den SSRI zu den bestverträglichen Antidepressiva. Die wichtigsten *Nebenwirkungen* in der Altersgruppe über 60 Jahren umfassen: Mundtrockenheit, Schlafstörungen, Kopfschmerz, Übelkeit, wobei die Inzidenz dieser Symptome in manchen Studien auf Placeboniveau lagen (NAIR, 1995). Weiters gibt es keine Hinweise auf wesentliche kardiovaskuläre Nebenwirkungen. Bezüglich kognitiver Wirkungen scheint Moclobemid keine Beeinträchtigungen, sondern im Gegenteil protektiv therapeutische Wirkungen zu entfalten (POSTMA, 1983). Im Gegensatz zu den irreversiblen MAO-Hemmern finden sich bisher keine Hinweise auf einen sogenannten „Cheese effect", d.h. bisher wurden keine Fälle von malignen hypertonen Krisen unter Moclobemidtherapie bei tyraminhaltiger Kost (durchschnittliche Dosierung postprandial verabreicht bei normalen Ernährungsgewohnheiten) berichtet (NAIR, 1995). Abgesehen von Kombinationen mit Selegilin und Cimetidin, gibt es keine Hinweise auf klinisch relevante *Interaktionen* von Moclobemid (ZIMMER, 1990; AMREIN, 1992). Bei *Intoxikationen* ist Moclobemid äußerst sicher – bis zu 20,5 g wurden ohne Folgeerscheinungen (keine schwerwiegenden kardiovaskulären Komplikationen!) überlebt (HETZEL, 1992).

### 1.2.6 Wirksamkeit, Indikationen und Dosierungen der Antidepressiva in der Behandlung depressiver Symptome/ Syndrome im Alter

Die *Wirksamkeit* der Antidepressiva im Alter ist ausreichend nachgewiesen. Dies gilt für alle oben genannten Gruppen, sowohl im Vergleich mit Placebo, als auch in Studien mit antidepressiv wirksamen Referenzsubstanzen (kleine Auswahl an Literaturhinweisen: TAD: BRESSLER, 1993; Tetrazyklika: SCHIFANO, 1990; SSRI: SALZMAN, 1993; PHANJOO, 1991; DUNNER, 1992; LUO, 1993; RIMA: FITTON, 1992). Die Frage nach der *Therapie der Wahl* läßt sich nicht so einfach beantworten – letztlich gilt es, individuell jeweils die ideale Substanz zu finden: Aufgrund der besseren Verträglichkeit der neueren Substanzen bei ebenbürtiger Wirksamkeit gelten die SSRI-Präparate (CASSANO, 1993) und das bisher einzige frei erhältliche RIMA-Präparat (ANGST, 1992; DE-VANNA, 1990; NAIR, 1995) neben Mianserin als Therapie der Wahl. Unter den TAD empfehlen sich aufgrund des günstigeren Nebenwirkungsprofils primär Desipramin und Nortriptylin (CASEY, 1994; DEWAN, 1992).

Bisher kaum systematisch untersucht ist die Frage nach der *Dauer der medikamentösen antidepressiven Therapie* im Alter. Aufgrund der oft schwerwiegenden klinischen Symptomatik depressiver Patienten und aufgrund des Risikos eines Rückfalles diskutiert man zur Zeit Therapiestrategien von zumindest zwei Jahren Dauer. Es gibt aber auch Überlegungen, die Therapie bei guter Verträglichkeit der Antidepressiva unausgesetzt fortzuführen (BRESSLER, 1993; OLD AGE DEPRESSION INTEREST GROUP, 1993).

Bei *Therapieresistenz* kann die zusätzliche Gabe von Lithium (ZIMMER, 1991), Amphetaminen (KRAUS, 1992) oder die Elektrokonvulsionstherapie (NIH CONSENSUS DEVELOPMENT CONFERENCE, 1993) versucht werden. Die letztgenannte Therapie ist vor allem bei Patienten mit depressiv – wahnhaft gefärbter Erkrankung hilfreich, bei denen sich eine Kombinationstherapie aus Antidepressiva und Neuroleptika in suffizienter Dosierung wegen der zu erwartenden Nebenwirkungen verbietet.

*Indikationen*

- Altersdepression;
- Major Depression (mit und ohne Wahn);
- Larvierte Depression;
- Depressionen mit Hirnleistungsstörungen;
- Depressionen im Rahmen von Demenzen;
- Depressionen als Reaktion auf physische Erkrankungen;
- Depressionen als Teilsymptomatik physischer Erkrankungen;
- Vornehmlich ängstlich gefärbte depressive Zustände;
- Angststörungen;
- Chronische Schmerzsyndrome.

**Tabelle 5.** Psychopharmaka zur Behandlung von depressiven Syndromen im Alter

| Antidepressiva | Substanz (Handelsname) | Mittlere Tagesdosis (mg) |
|---|---|---|
| *Tri- und Tetrazyklika und Triazolopyridinderivate* | *vorwiegend antriebsteigernd:* | |
| | Melitracen (Dixeran®) | 50–200 |
| | Clomipramin (Anafranil®) | 50–100 |
| | Imipramin (Tofranil®) | 75–200 |
| | Dibenzepin (Noveril®) | 120–480 |
| | Nortriptylin (Nortrilen®) | 50–125 |
| | *vorwiegend anxiolytisch-sedierend:* | |
| | Amitriptylin (Saroten®, Tryptizol®) | 75–200 |
| | Doxepin (Sinequan®) | 75–200 |
| | Desipramin (Pertofran®) | 50–150 |
| | Maprotilin (Ludiomil®) | 75–150 |
| | Mianserin (Tolvon®) | 30–125 |
| | Trazodon (Trittico®) | 50–200 |
| | Opipramol (Insidon®) | 25–200 |
| *SSRI* | Fluoxetin (Fluctine®) | 20–40 |
| | Fluvoxamin (Floxyfral®) | 100–300 |
| | Citalopram (Seropram®) | 20–40 |
| | Paroxetin (Seroxat®) | 20–40 |
| *RIMA* | Moclobemid (Aurorix®) | 300–600 |
| *Neuroleptika mit thymoleptischer Komponente* | Flupentixol (Fluoanxol®) | 3–12 |
| | Thioridazin (Melleril®) | 25–200 |
| | Chlorprothixen (Truxal®) | 20–200 |
| | Laevomepromazin (Nozinan®) | 25–200 |
| *Phasenprophylaktika* (optimaler Serumspiegel: 0,8–1,2 mmol/l) | Lithium-Acetat (Quilonorm®) | |
| | Lithium-Carbonat (Quilonorm retard®) | |

### 1.2.7 Fahrtüchtigkeit älterer Patienten

Einen wichtigen *Sicherheitsaspekt* stellt die mögliche Beeinträchtigung der *Fahrtüchtigkeit* des Patienten durch Psychopharmaka dar. Depressive Patienten sind an sich in ihren kognitiven Fähigkeiten symptomatisch beeinträchtigt, weshalb sich prinzipiell die Frage stellt, ob die Symptomatik Auto fahren ausschließt – dies muß von Fall zu Fall entschieden werden. Vor allem in der ambulanten Behandlung muß die Indikationsstellung für TAD, aber auch Benzodiazepine wohl überlegt werden. Sind es bei den TAD vor allem Substanzen mit einem ausgeprägten Nebenwirkungsprofil (Amitriptylin, Imipramin), welche zu einer Minderung der Fahrtüchtigkeit führen, so sind es bei den Benzodiazepinen vor allem Substanzen mit langer HWZ und hohe Dosierungen (Ray, 1993). Mit steigender Dosierung findet sich ein erhöhtes und ab einer Dosierung von ≥ 20 mg Diazepam und ≥ 125 mg Amitriptylin ein substantielles Unfallrisiko (Ray, 1992). Abhängig von der Dosierung führen auch Neuroleptika zu einer wesentlichen Beeinträchtigung. RIMA und SSRI scheinen demgegenüber keine wesentlichen Beeinträchtigungen der Fahrtüchtigkeit hervorzurufen

(RAEMAKERS, 1992; ROBBE, 1989). Dem Patienten sollte man in der Anfangsphase der Therapie raten, solange auf das Auto fahren zu verzichten, bis er sich an die (Neben-) Wirkungen des neuen Medikaments gewöhnt hat bzw. bis es zu einer nachhaltigen klinischen Besserung gekommen ist.

## 1.3 Anxiolytika/Tranquilizer/ Hypnotika

Für die Behandlung von Angststörungen, Schlafstörungen und als adjunktive Therapie für depressive Zustandsbilder im Alter stehen neben Antidepressiva und Neuroleptika folgende Substanzgruppen zur Verfügung (mit Beispielen, in Klammer Handelsname; HWZ = Halbwertzeit):

- Benzodiazepine:
  mit kurzer HWZ: Lorazepam (Temesta®),
  mit langer HWZ: Diazepam (Valium®);
- Propandiolderivate: Meprobamat (Miltaun®);
- Azaspirone: Buspirone (Buspar®);
- Antihistaminika: Hydroxyzindihydroxid (Atarax®);
- Barbiturate (da Substanzen dieser Gruppe wegen ihrer geringen therapeutischen Breite kaum noch Anwendung in der Allgemeintherapie, sondern nahezu ausschließlich in der Anästhesie finden, werden nur wichtige Aspekte der Nebenwirkungen und Intoxikationssymptome erwähnt).

### 1.3.1 Benzodiazepine (BZD)

Auch beim alten Menschen sind die Benzodiazepine die sichersten und effektivsten Medikamente in der Behandlung von Schlaflosigkeit und ängstlichen Zuständen (SHORR, 1994). Man darf aber dabei nicht übersehen, daß alle gemeinhin bekannten Probleme in der Anwendung von Benzodiazepinen wie *Gewöhnung* und *Abhängigkeit, Entzug, kognitive und psychomotorische Beeinträchtigungen* mit dem Lebensalter proportional zunehmen (CLOSSER, 1991). In der Allgemeinpraxis kann der Anteil an älteren Patienten, die wegen Schlafstörungen (40 % leiden über Jahre an mäßig bis stark ausgeprägten Schlafstörungen!) regelmäßig Benzodiazepine nehmen, über 50 % sein (HOHAGEN, 1994). Benzodiazepine führen zu ruhigerem Schlaf (Reduktion der Körperbewegungen) bei regelmäßigerer Atmung (SEPPALA, 1993). BZD mit kurzer HWZ verursachen häufiger *Rebound-Insomnie und Entzugssymptome.* BZD mit langer HWZ bewirken eher Tagesmüdigkeit (MACZAJ, 1993). In diesem Zusammenhang ist darauf hinzuweisen, daß die Pharmakokinetik der BZD bei alten Menschen erheblich verändert sein kann. So findet sich eine verminderte Clearence bei jenen BZD, deren Biotransformation durch mikrosomale Oxidation erfolgt (Diazepam, Bromazepam, Alprazolam etc.). Hingegen gibt es keine Hinweise für eine altersbedingt veränderte Kinetik die BZD, die durch Glukuronidierung metabolisiert werden (Oxazepam, Lorazepam, Temazepam). Bei der erstgenannten Gruppe kommt es daher eher zu Akkumulierungseffekten mit den bekannten Problemen wie Verwirrtheit und Stürzen mit Frakturen (GREENBLATT, 1991).

Besondere Aufmerksamkeit ist bei der Einschätzung von Entzugssymptomen geboten, weil diese vor allem bei multimorbiden Patienten gänzlich anders ausgeprägt sein können als bei jungen Patienten und daher die Gefahr einer Mißinterpretation besteht. Mildere Symptome wie Ängstlichkeit, Schlaflosigkeit und Wahrnehmungsstörungen können bereits initial durch Verwirrtheitszustände oder delirante Zustandsbilder überdeckt sein (KRUSE, 1990). Für die Entzugstherapie empfiehlt sich Carbamazepin (SWANTEK, 1991).

*Tranquilizer-Entzugssymptome:* Innere Unruhe, Schlaflosigkeit (oft als Rebound-Insomnie), Agitiertheit, Cephalea, Nausea,

**Tabelle 6.** Interaktionen der Benzodiazepine (modifiziert nach Watsky und Salzman, 1992)

| Substanzklasse | Klinische Wirkung |
|---|---|
| Alkohol, Antihistaminika, Neuroleptika | verstärkte Sedierung, Gefahr der Atemdepression mit Alkohol Kontrollverlust |
| Antidepressiva | verstärkte Sedierung, Verwirrtheit, Reduktion der motorischen Leistungen, evtl. verminderte Antidepressiva-Plasmaspiegel |
| Carbamazepin | reduzierte Plasmaspiegel der Benzodiazepine |
| Digoxin | unter Diazepam erhöhte Digoxin-Spiegel |
| Heparin | vorübergehende Plasmaspiegelerhöhung der Benzodiazepine |
| L-Dopa | verminderte Wirkung durch Chlordiazepoxid |
| Lithium | unter Clonazepam erhöhte Lithiumspiegel |
| Metoprolol | verminderter negativer chronotroper Effekt |

Krampfanfälle (Grand Mal), Halluzinationen.

Neben den angeführten Problemen stellen vor allem die *psychomotorischen Beeinträchtigungen* mit konsekutiven Stürzen ein besonderes Risiko für alte Menschen dar. Ein Sturz, der zu schweren Verletzungen führt, bedeutet meist Hospitalisierung, Immobilisierung, Thromboserisiko und letztlich Verlust der Autonomie (Campbell, 1991; Ryyananen, 1993). Besonders zu beachten sind die durch BZD hervorgerufenen *kognitiven Beeinträchtigungen.* Bei hospitalisierten Patienten findet sich in 29 % der Fälle eines Auftretens von kognitiven Beeinträchtigungen die Benzodiazepinmedikation als Ursache (Foy, 1995).

*Sonstige Nebenwirkungen der Benzodiazepine*

- Schläfrigkeit, Müdigkeit, Konzentrationsschwäche, Beeinträchtigungen der Gedächtniskonsolidierung (Jenike, 1985, Pomara, 1984, Rickels, 1987);
- Ataxie (Rickels, 1987);
- paradoxe Reaktionen (steigende Irritierbarkeit, Agitiertheit, Kontrollverlust; Pomara, 1984);
- Cave bei i.v. Gabe: Atem- und Herzstillstand (Rickels, 1987).

*Toxizität der Benzodiazepine*

Sehr gering. Symptome: Somnolenz bis Koma, Ataxie, paradoxe Erregung.

Therapie: bei Bedarf Magenspülung mit symptomatischer Therapie.

BZD gehören zu den wenigen Psychopharmaka, für die es einen spezifischen Antagonisten, nämlich *Flumazenil* (Anexate®), gibt. Dieser hebt bei i.v. Gabe die Benzodiazepinwirkung sofort auf. Somnolente Patienten verdämmern wegen der kurzen HWZ des Flumazenil bei Nachlassen der Wirkung rasch wieder. Wegen des günstigen NW-Profils von Flumazenil ist die Anwendung aus differentialdiagnostischen Gründen dringend indiziert (v.a. bei fortschreitender respiratorischer Insuffizienz).

### 1.3.2 Andere Anxiolytika/Tranquilizer/Hypnotika

Das Azaspiron *Buspirone* (partieller 5-$HT_{1A}$ Agonist) zeichnet sich durch seine gute Verträglichkeit aus. Darüber hinaus gibt es eine zunehmende Zahl an Hinweisen bezüglich einer guten Wirksamkeit bei Angstsyndromen auch in höherem Alter (Bohm, 1990; Steinberg, 1994). Ähnlich den Antidepressiva (übrigens wurde Buspiron auch in dieser Indikation geprüft und als antidepressiv wirksam eingestuft) weist Buspiron eine gewisse Wirklatenz (einige Tage bis Wochen) auf! Daher bedarf es der sorgsamen Aufklärung der Patienten über diesen Umstand (SALZMAN, 1992). Bezüglich Wirksamkeit, Sicherheit (auch bei Intoxikationen) und pharmakokinetischen Profil scheint es im Vergleich zu jungen Patienten keine wesentlichen Unterschiede zu geben (NAPOLIELLO, 1991). Als *häufige Nebenwirkungen* finden sich Schwindel, Nausea und Kopfschmerz, jedoch keine kognitiven Beeinträchtigungen (HART, 1991). Als Vorteile erwiesen sich das günstige *Interaktionsprofil* und das Fehlen einer Suchtpotenz (RICKELS, 1990).

Neben den Barbituraten hatten die Propandioltranquilizer lange Zeit einen hohen klinischen Stellenwert. Als letzter von diesen ist *Meprobamat* heute noch im Einsatz. Das *Nebenwirkungsprofil* umfaßt Schläfrigkeit, Konzentrationsschwäche, Ataxie, Hypotension, allergische Reaktionen (Urtikaria), angioneurotische Ödeme, Bronchospasmen und Fieber. Wobei gerade beim alten Menschen das Phänomen der *Sensitivitätsentwicklung* beobachtet wurde. Dabei tritt eine Sensitivität bezüglich sedierender und Desorientiertheit hervorrufender Eigenschaften von Meprobamat auf, und es kommt selbst in vorher gut tolerierten Dosisbereichen zu nächtlicher Verwirrtheit und Unruhe. Hinzukommt die hohe *Toxizität* von Meprobamat (Lebensgefährlich! Symptome: Hypotension, Vertigo, Atemdepression, Schock, Lungenödem, Herzversagen; letale Dosis ca. 40 g, oft darunter). Deshalb ist die Therapie von Angstsymptomen und Schlafstörungen mit Meprobamat im Alter fragwürdig (SALZMAN, 1992).

Die kurzfristige Gabe von Anxiolytika mit antihistaminergen Eigenschaften wie zum Beispiel *Hydroxyzindihydrochlorid*, kann manchmal sinnvoll sein. Hydroxyzin verursacht aber eher eine unspezifische Sedierung (gute schlafanstoßende Wirkung) und manchmal auch Desorientierung und Übersedierung. Vor allem in Kombination mit anticholinerg wirkenden Substanzen wie Neuroleptika und Antidepressiva kann es zu stark ausgeprägten Unruhezuständen, Verwirrtheit und sogar deliranten Zustandsbildern kommen (SALZMAN, 1992). Daher sollte in der Behandlung von Angstsyndromen und Schlafstörungen im Alter an die Möglichkeit der Therapie mit *anxiolytisch wirkenden Antidepressiva, Neuroleptika* und *Betablocker* gedacht werden.

Als reines Hypnotikum hat *Chloralhydrat* seit Jahrzehnten seinen Platz in der Therapie von Schlafstörungen. Es hat eine kurze HWZ, eine geringe Suchtpotenz und wird von älteren Menschen abgesehen von gastrointestinalen Nebenwirkungen gut vertragen. Vorsicht ist geboten in der Kombinationstherapie mit Kumarinen (durch Enzyminduktion beschleunigter Abbau der Antikoagulantien) und mit Diuretika (kompetitive Freisetzung der Diuretika von den Trägerproteinen und damit verstärkter Effekt. In höheren Dosen können hepatotoxische Effekte auftreten (REGESTEIN, 1992).

### 1.3.3 Klinisch pharmakologische Wirkungen, Indikationen und Dosierung

Die Indikationen der Benzodiazepine entsprechen bei nicht-dementen älteren Patienten denen bei jüngeren Patienten. Umstritten ist die Anwendung bei dementen Patienten. Hier scheint es so zu sein, daß zum Beispiel Diazepam zwar stärker beruhigend als Thioridazin (s. Neuroleptika) wirkt, jedoch letzteres einen ausgeprägteren therapeutischen Effekt auf Verhaltensstörungen zeitigt. Weiters führen die BZD bei dementen Patienten oft zu einer Verstärkung der kognitiven Beeinträchtigungen.

Deshalb sind die BZD abgesehen von ihrer sehr guten Akutwirkung bei Unruhezuständen nicht für die Langzeittherapie geeignet (KIRVEN, 1973; SIZARET, 1974).

**Tabelle 7.** Indikation und Wirksamkeit verschiedener Anxiolytika/Tranquilizer/Hypnotika

| Indikation | BZD | Meprobamat | Buspirone | Hydroxyzindihydrochlorid | Chloralhydrat | Barbiturate |
|---|---|---|---|---|---|---|
| Angstzustände | +++ | ++ | +++ | + | 0 | + |
| Adjuvans bei Depressionen | + | 0 | ++ | + | ++ | 0 |
| Neurot. Zustandsbild | + | 0 | +++ | ++ | 0 | 0 |
| Psychosom. Störungen | ++ | ++ | ++ | ++ | 0 | + |
| Schlafstörungen | +++ | + | 0 | ++ | ++ | ++ |
| Alkohol-Entzugssyndrom | +++ | + | ? | ? | + | + |
| Epilepsie | ++ | 0 | 0 | 0 | 0 | ++ |
| Muskelspasmen | ++ | ++ | ++ | 0 | 0 | + |

Als *Behandlungsrichtlinien* für die Anwendung von Benzodiazepinen beim alten Menschen sollte folgendes berücksichtigt werden:

1. Mit der niedrigst möglichen Dosis eines BZD mit kurzer HWZ beginnen.
2. Kurfristige Kontrolle des Therapieerfolges (z.B.: nach zwei Wochen).
3. Sollten BZD länger als sechs Wochen verabreicht worden sein, so empfiehlt sich ein langsames Ausschleichen über 2–12 Wochen, wobei auf Entzugssymptome bzw. Wiederauftreten der Symptomatik zu achten ist (Shorr, 1994).

## 1.4 Neuroleptika (NL)

Der Einsatz von Neuroleptika bei älteren Patienten ist hauptsächlich in Form kontrollierter klinischer Studien über die Wirksamkeit von Neuroleptika bei Unruhezuständen verschiedenster Genese dokumentiert (Übersicht bei Lohr, 1992). Deshalb müssen einige Fragestellungen aus den vorliegenden Daten anderer Patientengruppen beantwortet werden. Zu den wichtigsten Vertretern dieser Substanzgruppe gehören (jeweils mit Beispielen, in Klammer der Handelsname):

- *Phenothiazine:* aliphatische Seitenkette: Laevopromazin (Nozinan®); Piperidylseitenkette: Thioridazin (Melleril®); Piperazinseitenkette: Fluphenazin (Dapotum®), Dixyrazin (Esucos®);
- *Butyrophenone:* Haloperidol (Haldol®), Melperon (Buronil®);
- *Thioxanthene:* aliphatische Seitenkette: Chlorprothixen (Truxal®); Piperazinseitenkette: Flupentixol (Fluanxol®);
- *Dibenzoepine:* Clozapin (Leponex®);
- *Diphenylbutylpiperidine:* Pimozid (Orap®);
- *Benzamide:* Sulpirid (Dogmatil®), Tiaprid (Delpral®);
- *bicycl. 5-$HT_2$/$D_2$ Antagonisten:* Risperidon (Risperdal®).

### 1.4.1 Nebenwirkungen der Neuroleptika

Als einfache klinische Einteilung hat sich die Polarisierung in *hoch-* (Haloperidol), *mittel-* (Thioridazin) und *niedrigpotente Neuroleptika* (Laevopromazin) bewährt. Dabei geht man davon aus, daß hochpotente Neuroleptika therapeutisch eher auf psychotische Symptome bei geringer Sedierung wirken und niedrigpotente Neuroleptika ein umgekehrtes Wirkprofil zeigen. Letztlich entspricht die Wahl eines bestimmten Neuroleptikums dem Inkaufneh-

**Tabelle 8.** Dosierung einiger Anxiolytika/Tranquilizer/Hypnotika beim alten Menschen (modifiziert nach Jellinger, 1983, und Watsky, 1992)

| Substanz (Handelsname) | HWZ der BZD | Mittlere Tagesdosis (mg) |
|---|---|---|
| Dikaliumclorazepat (Tranxilium®) | kurz | 5–20 |
| Lorazepam (Temesta®) | kurz | 1–5 |
| Oxazepam (Adumbran®, Praxiten®) | kurz | 10–50 |
| Prazepam (Demetrin®) | lang | 10–30 |
| Bromazepam (Lexotanil®) | lang | 1,5–18 |
| Clobazam (Frisium®) | | 10–60 |
| Alprazolam (Xanor®) | kurz | 0,25–2 |
| *Schlafanstoßend* | | |
| Triazolam (Halcion®) | kurz | 0,125–0,25 |
| Nitrazepam (Mogadon®) | lang | 5–10 |
| Flurazepam (Dalmadorm®) | lang | 15–30 |
| Diazepam (Valium®) | lang | 2–20 |
| Flunitrazepam (Rohypnol®) | lang | 0,5–4 |
| Meprobamat (Miltaun®) | | 200–1200 |
| Buspiron (Buspar®) | | 5–50 |
| Hydroxyzin (Atarax®) | | 10–100 |
| Chloralhydrat (Chloraldurat®) | | 500–2000 |

men des entsprechenden Nebenwirkungsprofils. Während die niedrigpotenten NL eher anticholinerge, antihistaminerge und antiadrenerge *Nebenwirkungen* aufweisen, finden sich bei den hochpotenten NL aufgrund der Dopaminrezeptorblockade extrapyramidalmotorische Störungen. Vergleichbar der Benzodiazepintherapie haben ältere Menschen unter Neuroleptikatherapie ein erhöhtes Risiko für Stürze mit der damit verbundenen Komorbidität. Führen bei den niedrigpotenten NL vor allem Hypotension, Sedierung und kardiovaskuläre Instabilität zu Stürzen, so ist bei den hochpotenten NL das Pseudoparkinson-Syndrom die Ursache (Ray, 1987).

Die wichtigsten *Nebenwirkungen* für den älteren Patienten ergeben sich aus den vielfältigen pharmakologischen Wirkungen (modifiziert nach Schöny, 1992, und Wood, 1991):

- $D_2$-Dopaminrezeptorblockade: extrapyramidalmotorische Störungen – akute Dyskinesie, Pseudoparkinson-Syndrom, Akathisie, tardive Dyskinesie;
- α-Rezeptorenblockade: orthostatische Hypotension, Sedierung, Tachykardie;
- anticholinerg: vor allem bei den Phenothiazinen auftretend; Symptome s. TAD;
- antihistaminerg: Sedierung, Benommenheit.

Weitere altersrelevante Nebenwirkungen (nach Lohr, 1992), deren Ätiologie teilweise ungeklärt ist: neuroleptisch *induzierte Katatonie, generalisierte Krampfanfälle* (treten häufiger bei rasch einsetzender Hochdosierung auf), *Hypo/Hyperthermie, Gewichtszunahme, ophthalmologische Störungen* (dosisabhängige irreversible Rethinopathien unter Thioridazin), *Dermatosen, Agranulozytosen* (unter Phenothiazintherapie beobachtet, nicht unter Nichtphenothiazinen!), selten *reversibler obstruktiver Ikterus* unter Phenothiazinen und schließlich manchmal auftretende *erhöhte ADH- (antidiuretisches Hormon) -Sekretion* (die konsekutive Natriumretention kann besonders bei alten Menschen zu Verwirrtheit und Gedächtnisstörungen führen).

*Akute Dyskinesien*, welche bei jungen Patienten sehr häufig beobachtet werden, finden sich selten bei alten Patienten (SALZMAN, 1970). Die *Akathisie* hingegen ist eine Form der neuroleptikabedingten NW, die auch bei alten Patienten häufig auftritt. Dabei kann bei dementen Patienten, die nicht in der Lage sind, ihre Symptome zu verbalisieren, das Problem auftreten, daß die Symptomatik entweder zu selten diagnostiziert wird oder aber als Agitiertheit fehlinterpretiert wird. Dadurch kann es zu fehlgeleiteten Therapieansätzen kommen wie z.B. Erhöhung der bestehenden Neuroleptikadosis (WRAGG, 1988). Obwohl oft *Pseudoparkinson-Syndrom* genannt, ist diese Störung tatsächlich vom genuinen M. Parkinson klinisch nicht zu unterscheiden (Tremor, Rigor, Akinese). Diese Störung tritt mit höherer Dosis häufiger auf. 70 % der Fälle entstehen innerhalb des ersten Monates nach Therapiebeginn. Ältere Patienten haben ein höheres Risiko solche Störungen zu entwikkeln. Dabei stellen Frauen und vor allem solche mit körperlichen Erkrankungen die Gruppe mit dem größten Risiko dar. Therapeutisch empfiehlt sich eine Dosisreduktion und/oder die zusätzliche Gabe von Anticholinergika z.B.: Biperiden (Akineton®). Die prophylaktische Gabe ist vor allem bei älteren Patienten wegen des Nebenwirkungsprofils anticholinerg wirksamer Substanzen (s. NW der TAD) umstritten. L-Dopa Präparate sind nicht indiziert, da diese zu einer Verschlechterung der psychischen Symptomatik führen können und mit den NL kompetitiv interagieren (WOOD, 1991). 40 % der älteren Patienten mit einer kontinuierlichen Neuroleptikatherapie in der Anamnese weisen *tardive Dyskinesien* auf. Diese Patienten leiden eher unter orofacialen und Extremitätendyskinesien (JESTE, 1987). Weniger als 50 % der Patienten zeigen nach einer Therapieunterbrechung eine Remission der Symptomatik (im Vergleich zu mehr als 80 % der jüngeren Patienten). Die Hypothese wonach Patienten mit M. Alzheimer von den *anticholinergen NW* der NL profitieren könnten, harrt weiterhin der Validierung. Wurde zum einen eine kognitive Verbesserung auf Thioridazin und Loxapin im Vergleich zu Placebo gefunden (BARNES, 1982), so fand sich bei Haloperidol (1 mg versus 5 mg) in der höheren Dosierung eine ausgeprägtere Besserung des Verhaltens, jedoch eine Verschlechterung der kognitiven Leistungen. Abschließend sei noch darauf hingewiesen, daß es auch bei alten Patienten zum sogenannten *malignen Neuroleptikasyndrom* kommen kann. Dabei ist vor allem bei körperlich schwer kranken Patienten die Gefahr einer Fehlinterpretation der Symptomatik gegeben (ADDONIZIO, 1987).

*Clozapin* stellt als erstes sogenanntes „atypisches" Neuroleptikum eine Ausnahme dar. Die Tatsache, daß es gut antipsychotisch wirksam, keine dopaminblockierenden Wirkungen und damit keine extrapyramidalen Nebenwirkungen aufweist, hat zum breiten Einsatz dieser Substanz bei therapieresistenten Schizophrenen oder solchen mit einer Unverträglichkeit hinsichtlich der extrapyramidal motorischen Störungen der klassischen Neuroleptika geführt. Eine Einschränkung erfuhr der Einsatz durch die gemeinhin bekannte gefährliche Nebenwirkung der induzierten Veränderungen des weißen Blutbildes. Angesichts kaum vorhandener klinischer Studien über Clozapin im Alter, blieb der Gebrauch von Clozapin auf die genannten Indikationen beschränkt. Hinweise bezüglich guter Wirksamkeit bei durch Parkinsonmedikamenten hervorgerufenen psychotischen Symptomen ermutigen, kontrollierte Studien über Wirksamkeit aber auch Dosisfindung von Clozapin in der Gerontopsychiatrie zu fordern (LOHR, 1992).

Eine weitere Ausnahme stellt *Sulpirid* dar. Das Benzamidderivat wirkt im niedrigen Dosisbereich (< 300 mg pro Tag) antidepressiv, darüber mittelpotent antipsychotisch bei relativ geringen extrapyramidalmotorischen Nebenwirkungen. Über die Möglichkeiten des Einsatzes beim alten Menschen liegen keine systematischen Hinweise vor.

Ein weiteres substituiertes Benzamidderivat mit $D_2$-antagonistischen Eigenschaften ist *Tiaprid*. Über diese Substanz liegen einige klinische Studien über die Behandlung von Unruhezuständen mit und ohne Aggressivität im Rahmen seniler Demenzen vor. Demnach ist Tiaprid im angegebenen Dosisbereich (s. unten) gut verträglich und im Vergleich von besserer klinischer Wirksamkeit als Lorazepam, Meprobamat oder Chlorpromazin (Peyramond, 1978; Rouquet, 1984; Shimizu, 1985). Vor allem die Tatsache, daß Tiaprid neben anxiolytischen und schlaffördernden Eigenschaften, förderlich auf die Vigilanz und Wachheit älterer Menschen wirken soll, eröffnet weite Indikationsbereiche (Steele, 1993).

Vielversprechend sind die bisher vorliegenden Berichte über *Risperidon*, wonach diese Substanz als hochpotentes Neuroleptikum nach dem sehr erfolgreichen Einsatz in der Behandlung schizophrener Psychosen nun auch in der Behandlung psychotischer Symptome im Alter eingesetzt wird. Neben der therapeutischen Wirksamkeit (Cohen, 1994) zeichnet sich Risperidon durch deutlich geringere extrapyramidale *Nebenwirkungen* (Owens, 1994) und durch eine mögliche

**Tabelle 9.** Interaktionen (modifiziert nach Watsky und Salzman, 1992)

| Substanzklasse | Klinische Wirkung |
|---|---|
| Analgetika | Verstärkung der Wirkung |
| Antazida | verzögerte Absorption der NL |
| Anticholinergika | Verstärkung der anticholinergen Wirkungen, verzögerter Wirkungseintritt der NL, erhöhtes Risiko für Hyperthermien |
| Antihistaminika | Verstärkung der Wirkung |
| Antikoagulantien | Verminderung der Wirkung |
| Benzodiazepine | verstärkte Sedierung, Gefahr der Atemdepression |
| Carbamazepin | Reduktion der Plasmaspiegel des CBZ, Verminderung der NL-Effekte durch Steigerung des Metabolismus, Neurotoxizität mit Haloperidol |
| Cimetidin | Reduktion der Plasmaspiegel |
| Heterozyklische | ventrikuläre Arrythmien mit Thioridazin, verstärkte Hypotension, verstärkte Sedierung |
| Antidepressiva | verstärkte anticholinerge Effekte, erhöhte Krampfanfallbereitschaft |
| Kaffee, Tee | Verminderung der NL-bedingten Sedierung; verminderte Wirkung der NL |
| L-Dopa | Verminderung der L-Dopa Wirkung, evtl. Exazerbation der Psychose |
| Lithium | Verstärkung der extrapyramidalen Symptome, erhöhte Neurotoxizität |
| Methyldopa | orthostatische Hypotension, Delirien, paradoxe Hypertension |
| Orale Antidiabetika | Erhöhung der Plasmaglucose |
| Propranolol | erhöhte Plasmaspiegel der Phenothiazine, erhöhte Neurotoxizität, Hypotension und erhöhtes Risiko für Herz/Kreislaufversagen, Hemmung des Metabolismus von Propranolol durch Chlorpromazin |
| SSRI | Verstärkung der extrapyramidalen Symptome |
| Valproat | verstärkte Hypotension mit Phenothiazinen |

therapeutische Beeinflussung tardiv-dyskinetischer Symptomatik aus. Es scheint auch bei *Intoxikationen* relativ sicher zu sein (Brown, 1993). Verbindliche Aussagen über den Einsatz von Risperidon in der Gerontopsychiatrie sind aber noch nicht zulässig. Die wichtigsten Interaktionen der Neuroleptika sind in Tabelle 9 zusammengefaßt.

### 1.4.3 Wirksamkeit, Indikationen und Dosierung

Die Ergebnisse großer Übersichtsarbeiten zum Thema Wirksamkeit neuroleptischer Therapie bei Verhaltenstörungen (z.B. Unruhe, Aggressivität, Wandertrieb etc.) und psychotischen Symptomen bei dementen Patienten können folgendermaßen zusammengefaßt werden:

1. Neuroleptika sind Placebo in der Kontrolle von Unruhezuständen und psychotischen Symptomen im Rahmen dementieller Prozesse überlegen.
2. Die Wirksamkeit der Neuroleptika ist proportional dem Grad der Störung.
3. Es gibt keine überzeugenden Hinweise für die Überlegenheit einer Neuroleptikagruppe über eine andere.
4. Neuroleptika lindern zwar Verhaltensstörungen, führen aber selten zur vollständigen Remission.
5. Die Besserung der Verhaltensstörungen und der psychotischen Symptome stehen in keinem definierbaren Verhältnis zur Besserung kognitiver Leistungen (Young, 1991).

**Indikationen** für den Einsatz von Neuroleptika im höheren Lebensalter (nach Jellinger, 1983)

*1. Akute organische Psychosen und delirante Verwirrtheit* (akute exogene Reaktionstypen, hirnorganische Erregungszustände, symptomatische Psychosen)
1.1 Cerebrale bzw. cerebrovaskuläre Dekompensation (cerebrale Durchblutungsstörungen, Arteriosklerosis cerebri) oft in Verbindung mit Herz/Kreislauferkrankungen
1.2 Hirnfunktionsstörungen bei internen Erkrankungen (Leber-, Nierenversagen, Hypoglykämie, Diabetes mellitus, Wasser-, Elektrolythaushaltsstörungen)
1.3 Entzündungsprozesse und akute Infektionskrankheiten
1.4 Degenerative Hirnprozesse („senile Verwirrtheit")
1.5 Intoxikationen, metabolische Entgleisungen
1.6 Anfallsleiden (Dämmerzustände, epileptische Psychosen)
1.7 Pharmakogene Delirien – Psychopharmaka mit anticholinergem Wirkprofil; Antiparkinsontherapie; Sedativa, Hypnotika

*2. Ängstlich-agitierte depressive Verstimmungszustände*
2.1 Involutionsdepression, Spätdepression
2.2 Hypochondrisch-depressive Zustände bei seniler Demenz
2.3 Reaktive Depression und situative Belastung

*3. Reizbar-dysphorische Verstimmungszustände*
3.1 Neurotisches Fehlverhalten mit Angstbesetzung
3.2 Situative Belastungsreaktionen

*4. Paranoid-halluzinatorische Syndrome*
4.1 Spätschizophrenie
4.2 Involutions- und Altersparanoia
4.3 Paranoid-halluzinatorische Durchgangssyndrome

*5. Motorische Erregungszustände*
5.1 Symptomatische Psychosen
5.2 Organische Psychosyndrome (präsenile Demenz)
5.3 Reaktive Erregungszustände (Schmerzsyndrome, Dyskinesien, vegetative Syndrome)
5.4 Endogene Psychosen

6. *Schlafstörungen* oft als Ausdruck von 1–5. Dabei ist nachdrücklich darauf hinzuweisen, daß Neuroleptika im Gegensatz zu Benzodiazepinen kein Suchtpotential aufweisen, weshalb Substanzen mit guter körperlicher Verträglichkeit und *guter schlafanstoßender Wirkung* wie zum Beispiel Melperon, Prothipendyl oder Dyxirazin öfter der Vorzug gegeben werden sollte.

Wie bereits oben ausgeführt, gibt es nur wenige kontrollierte Studien über den Einsatz von Neuroleptika beim alten Menschen, weshalb auch die Angabe von Dosierungsbereichen spekulativ bleiben muß. In diesem Sinne ist auch Tabelle 10 zu lesen. In bestimmten Fällen können sicher auch höhere als die angegebenen Dosen indiziert sein. Als *allgemeine Behandlungsrichtlinie* könnte sich folgende Vorgangsweise als nützlich erweisen: Nach der Wahl des entsprechenden Neuroleptikums sollte die Anfangsdosis ca. ein Fünftel bis ein Viertel der bei jungen Patienten verabreichten Dosis sein. Entsprechend dem therapeutischen Ergebnis bzw. dem Auftreten von Nebenwirkungen wird die Dosis schrittweise gesteigert oder reduziert. Gerade die hochpotenten Neuroleptika haben sich bei Unruhe- und Verwirrtheitszuständen bereits in geringen Dosen als sehr effektiv erwiesen (LOHR, 1992).

Berichte über Versuche, Unruhezustände, aggressive Ausbrüche etc. im Rahmen de-

**Tabelle 10.** Dosierung häufig verordneter Neuroleptika beim alten Menschen (tlw. in Anlehnung an LOHR, 1992)

| Substanz | Neuroleptische Potenz | Mittlere Tagesdosis in mg |
|---|---|---|
| *Phenothiazine* | | |
| Laevopromazin (Nozinan®) | niedrig | 10–300 |
| Thioridazin (Melleril®) | mittel | 10–300 |
| Fluphenazin (Dapotum®), | hoch | 0,25–6 |
| Perphenazin (Decentan®) | hoch | 4–32 |
| Triflupromazin (Psyquil®) | niedrig | 10–150 |
| Dixyrazin (Esucos®) | niedrig | 10–250 |
| *Butyrophenone* | | |
| Haloperidol (Haldol®) | hoch | 0,25–6 |
| Melperon (Buronil®) | niedrig | |
| *Thioxanthene* | | |
| Flupentixol (Fluanxol®) | hoch | 0,5–5 |
| Prothipendyl (Dominal®) | niedrig | 40–120 |
| Chlorprothixen (Truxal®) | niedrig – mittel | 10–300 |
| *Dibenzoepine* | | |
| Clozapin (Leponex®) | mittel | ? |
| *Diphenylbutylpiperidine* | | |
| Pimozid (Orap®) | hoch | 1–6 |
| *Benzamide* | | |
| Sulpirid (Dogmatil®) | mittel | 50–400 (?) |
| Tiaprid (Delpral®) | mittel | 75–200 |
| *Bicycl. 5-$HT_2$/$D_2$ Antagonist* | | |
| Risperidon (Risperdal®) | hoch | ? |

mentieller Prozesse mit Substanzen anderer Pharmakagruppen (Betablocker, Antidepressiva, Buspiron, Carbamazepin und Lithium) zu behandeln, klingen teilweise vielversprechend (SMITH, 1992; HOLZER, 1995), aber letztlich fehlen kontrollierte Studien, um einen breiteren Einsatz zu rechtfertigen.

## *1.5 Nootrope Therapie bei Hirnleistungsstörungen im höheren Lebensalter*

### 1.5.1 Nootrope Therapie

Unter nootroper Therapie versteht man die Behandlung mit Pharmaka, die bei Hirnleistungsstörungen und Demenzen therapeutische Effekte zeigen. Die Möglichkeiten, Hirnleistungsstörungen pharmakologisch wirksam zu behandeln oder dementielle Prozesse günstig zu beeinflussen sind allerdings nach wie vor gering und trotz der Fülle der angebotenen Arzneimittel bislang noch wenig überzeugend. Die geringe klinische Effizienz nootrop wirkender Pharmaka bedeutet jedoch keinesfalls, daß Hirnleistungsstörungen unbeeinflußbar sind und letztlich immer in Pflegebedürftigkeit münden. Eine Reihe psychologischer und klinischer Untersuchungen aus neuerer Zeit belegen, daß eine gezielte medikamentöse Therapie und frühzeitig einsetzende rehabilitative und psychosoziale Maßnahmen zu einer Aktivierung der Hirnleistung und zu einer Verlangsamung des Krankheitsprozesses führen können. Eine effiziente Therapie dementieller Erkrankungen erfordert neben einer eventuellen Behandlung mit einer nootrop wirkenden Substanz vor allem eine ausreichende internistische Basistherapie sowie den Einsatz sinnvoller rehabilitativer Maßnahmen zur Aktivierung und Realitätsorientierung. Wenn Symptome wie Schlafstörungen, Unruhezustände, Ängste, depressive Verstimmungen, wahnhaftes Erleben oder Sinnestäuschungen vorliegen, wird die zusätzliche Gabe von Psychopharmaka notwendig sein. Neuroleptisch wirkende Substanzen können kognitive Symptome insofern günstig beeinflussen, als sie den Patienten psychisch stabilisieren und ihm damit ermöglichen, seine noch vorhandenen kognitiven Fähigkeiten besser zu nutzen. Durch die beschriebenen Behandlungsmaßnahmen lassen sich häufig eine zunehmende Dekompensation der Hirnleistung verhindern und damit der Zeitpunkt hinausschieben, zu dem eine Aufnahme des Patienten in einem Spital oder einem Pflegeheim unumgänglich wird.

Obgleich die cerebrale Wirksamkeit bei einer Vielzahl nootrop wirkender Arzneimittel durch klinische Prüfungen nachgewiesen werden konnte, verfügt mit Ausnahme der Kalziumantagonisten und der Thrombozytenaggregationshemmer keine der derzeit bekannten Substanzen über ein substanzspezifisches Wirkungsprofil oder über eine eindeutige pathogenetische Spezifität. Allen nootropen Pharmaka gemeinsam ist hingegen ein allgemeiner Effekt auf das zentrale Nervensystem, der darauf ausgerichtet ist, die gestörte Vigilanzregulation zu beeinflussen und beeinträchtigte kognitive Funktionen zu verbessern (COPER, 1983; FISCHHOF, 1993). In den folgenden Abschnitten werden nootrop wirkende Pharmaka besprochen, die zur Behandlung von Hirnleistungsstörungen und Demenzen eingesetzt werden (Tabelle 11). Bei den Pharmaka, die in der ärztlichen Praxis am häufigsten Verwendung finden und deren Wirkung durch klinische Studien verifiziert werden konnte, sind Angaben über Dosierung und Nebenwirkungen angefügt.

### 1.5.2 Die Pharmakologie nootroper Pharmaka

#### *1.5.2.1 Nootropika*

Unter Nootropika im engeren Sinne versteht man eine eher umstrittene Gruppe unter-

**Tabelle 11.** Nootrop wirkende Pharmaka

| Freiname | Handelsname | Wirkungsweise |
|---|---|---|
| *Nootropika* | | |
| Dihyrdroergotoxin (Codergocrinmesilat) | Circanol®, Hydergin® | siehe Text |
| Piracetam (Gammaamino-buttersäurederivat) | Nootropil®, Nootrop®, Normabrain® | siehe Text |
| Pyritinol (Vitamin-B-Derivat) | Encephabol® | siehe Text |
| Vincamin (Alkaloid aus Vinarosea) | Cetal®, Pervicamin® | siehe Text |
| Gingko biloba-Extrakt (EGb 761) | Tebonin® | siehe Text |
| *Vasodilatatoren* | | |
| Bencyclan | Fludilat® | hämorheologisch, kalzium-antagonistisch |
| Cinnarizin | Stutgeron® | vasoaktiv, kalziumantagonistisch |
| Etofyllin | Hesotanol® | vasoaktiv |
| Meclofenoxat | Helfergin® | vasoaktiv, tierexp. neuroprotektiv |
| Naftidrofuryl | Dusodril® | vasoaktiv, tierexp. neuroprotektiv |
| Nicergolin | Sermion® | vasoaktiv, alpha-adrenolytisch |
| Papaverin | Panelvon®, Panergon® | vasoaktiv |
| Pentoxifyllin | Trental® | hämorheologisch |
| Pyridylmethanol | Ronicol® | vasoaktiv |
| Xantinol niciotinat | Complamin® | hämorheologisch |
| *Kalziumantagonisten* | | |
| Emopamil | noch nicht im Handel | neuroprotektiv, vasoaktiv |
| Flunarizin | Sibelium® | neuroprotektiv, vasoaktiv |
| Nimodipin | Nimotop® | neuroprotektiv, stark vasoaktiv funktionsverbessernd |
| *Thrombozytenaggregationshemmer* | | |
| Acetylsalicylsäure | Aspirin®, Colfarit® | thrombozytenaggregations-hemmend, antithrombotisch |

schiedlicher Arzneimittel, die vorwiegend auf die Noopsyche wirken. Die geringe Akzeptanz dieser Pharmaka ist wahrscheinlich darauf zurückzuführen, daß ihre unmittelbaren klinischen Wirkungen gering und schwierig nachzuweisen sind. Demnach wird angenommen, daß sie lediglich Placebowirkung besitzen und zur Behandlung dementieller Prozesse untauglich sind. Eine solche Beurteilung wird den Nootropika jedoch nicht gerecht. Viele pharmakologische und klinische Prüfungen mit nootrop wirkenden Substanzen sind über einen zu kurzen Zeitraum geplant und berücksichtigen nicht, daß Arzneimitteleffekte oft erst nach einigen Monaten auftreten können. Manches spricht dafür, daß Nootropika erst nach einer längeren Behandlungszeit Wirkungen zeigen, die geeignet sind, die cerebralen Leistungen zu verbessern. In der nachfolgenden Übersicht werden die in deutschsprachigen Ländern derzeit gebräuchlichen Nootropika beschrieben.

*Dihydroergotoxin* (Codergocrinmesilat) enthält als aktiven Wirkstoff ein Gemisch aus vier hydrierten Mutterkornalkaloiden, und zwar Dihydroergocornin, Dihydroergocristin sowie Alpha- und Beta-Dihydroergocryptin. Dihydroergotoxin blockiert alpha-adrenerge Rezeptoren an der glatten Muskulatur der Gefäße. Weiters hemmt die Substanz zentrale noradrenerge Rezeptoren und verhindert dadurch eine übermäßige Aktivierung von ATPase und Adenylzyklase und die Synthese von zyklischem AMP. An zentralen dopaminergen und serotonergen Rezeptoren entfaltet Dihydroergotoxin gemischt agonistisch-antagonistische Eigenschaften (WEIL, 1988). Die Substanz gehört vermutlich zu den am besten untersuchten Nootropika und ist ohne Zweifel cerebral wirksam. Dihydroergotoxin bewirkt meßbare und in klinischen Studien psychometrisch überprüfbare Besserungen, wenn auch nicht eindeutig geklärt ist, über welchen Mechanismus die Wirkungen tatsächlich zustande kommen. Die Substanz wirkt vasodilatatorisch und schwach antihypertensiv und wurde, insbesonders bei älteren Menschen, zur Behandlung von Hypertonie und peripheren Durchblutungsstörungen eingesetzt. In einer Reihe klinischer Studien konnte allerdings nachgewiesen werden, daß Dihydroergotoxin auch Symptome wie Verwirrtheit, Reizbarkeit, Verstimmung, Affektlabiltät und Schwindel positiv beeinflußt. Darüber hinaus wurden in mehreren psychometrischen Testverfahren Verbesserungen der kognitiven Leistungen und der Vigilanz beschrieben (COPER, 1983; WEIL, 1988). Diese Befunde werden auch durch EEG-Untersuchungen bestätigt. Es ist bekannt, daß sich die elektrische Hirnaktivität im Laufe des Lebens kontinuierlich verändert. Im Alter verlangsamt sich die dominante Alpha-Frequenz, während die langsamen Theta- und Delta-Frequenzen zunehmen und sich der prozentuale Anteil der Alpha-Frequenz verringert. Dihydroergotoxin bewirkt eine Abnahme von Theta- und Delta-Wellen sowie eine Vermehrung der dominanten Alpha-Frequenzen und eine Zunahme der Energie des Alpha-Bandes und zeigt somit eine Wirkung, die alterskorrelierten Veränderungen entgegengesetzt ist (SALETU, 1986). Als *Dosierung* von Dihydroergotoxin wird in der Regel 3–4,5 mg pro Tag über mehrere Monate empfohlen.

*Nebenwirkungen* werden nicht berichtet.

*Piracetam* (2-Oxy-Pyrrolidin-1-acetamid) ist ein Gamma-Aminobuttersäure-Derivat, ohne jedoch in dieses Transmittersystem einzugreifen. Piracetam wurde lange Zeit als der Prototyp eines Nootropikums betrachtet. Nach GIURGEA soll die Substanz ihre pharmakologische Wirkung auf das zentrale Nervensystem über eine direkte und selektive Beeinflussung telencephalischer Funktionen entfalten (GIURGEA, 1976). In tierexperimentellen Versuchen konnte tatsächlich festgestellt werden, daß sich nach mehrwöchiger Behandlung mit Piracetam die Lernleistung alter Mäuse verbesserte, wobei gleichzeitig die Zahl der m-Cholinozeptoren im frontalen Kortex zunahm (KRIEGLSTEIN, 1990). Piracetam ist mit Sicherheit cerebral wirksam. Bei gesunden Probanden verbessert Piracetam das Lernvermögen und das Gedächtnis (DIAMOND, 1975). Bei stationären Patienten mit Hirnleistungsstörungen wurde die klinische Wirksamkeit von Piracetam in Doppelblindstudien nachgewiesen (COPER, 1983; GIURGEA, 1976). Auch bei Hirntraumen und Apoplexien ist Piracetam wirksam (KRIEGLSTEIN, 1990). Im EEG bewirkt die Substanz eine gesteigerte Alpha-Aktivität und eine reduzierte Delta-Aktivität. Weiters verbessert die Substanz die Verformbarkeit der Erythrozyten und damit die Fließeigenschaften des Blutes. Die in klinischen Studien beobachteten kognitiven Leistungsverbesserungen und die Zunahme der Aufmerksamkeit nach Behandlung mit Piracetam sind wahrscheinlich auf eine allgemeine Aktivierung und Vigilanzsteigerung zurückzuführen (COPER, 1983). Als *Dosierung* von Piracetam wird im allgemeinen 2,4–4,8 g pro Tag in zwei bis drei Einzeldosen über eine längere Zeit empfohlen.

*Nebenwirkungen* sind wegen der guten Verträglichkeit der Substanz kaum zu beobachten. In einzelnen Fällen kann es im Verlauf der Behandlung zu einer Zunahme der psychomotorischen Unruhe und Aggressivität sowie zu einer Steigerung der sexuellen Appetenz kommen.

*Pyritinol* (Pyrithioxin) ist von seiner chemischen Struktur her mit Pyridoxin verwandt, ohne jedoch Vitamineigenschaften zu besitzen. Pyritinol ist cerebral wirksam und zeigt in verschiedenen Untersuchungen eine neurophysiologisch nachweisbare Stimulierung der Vigilanzfunktion, eine Zunahme der Hirndurchblutung sowie einen neurochemisch verifizierbaren Einfluß auf die Glukoseutilisation im Gehirn (Coper, 1983). Die klinische Wirksamkeit von Pyritinol wurde in mehreren Doppelblindstudien an geriatrischen Patienten mit leichteren Hirnleistungsstörungen nachgewiesen (Coper, 1983; Herrmann, 1986). Die hierbei beobachteten Verbesserungen des Befindens und Verhaltens sind vermutlich die Folge der Aktivierung und Stabilisierung der Vigilanzfunktion. Als *Dosierung* von Pyritinol wird im allgemeinen 600–800 mg pro Tag in drei oder vier Einzeldosen empfohlen. Nebenwirkungen werden nicht berichtet.

*Vincamin* ist ein Alkaloid aus Vinarosea, welches sowohl im Tierexperiment als auch bei gesunden Probanden durch Verminderung des Gefäßwiderstandes zu einer Steigerung des peripheren und cerebralen Blutflusses führt. Weiters bewirkt Vincamin einen Anstieg oxydativer Stoffwechselprozesse. Die Substanz scheint ähnlich wie Pyritinol den neuronalen Stoffwechsel zu stimulieren. In klinischen Studien an Patienten mit leichteren Hirnleistungsstörungen konnten Verbesserungen der kognitiven Leistungen beobachtet werden (Fischhof, 1991).

Als *Dosierung* von Vincamin wird im allgemeinen 40–60 mg pro Tag empfohlen. *Nebenwirkungen* sind gelegentlich als gastrointestinale Störungen zu beobachten.

*Gingko biloba-Extrakt* ist ein Phytopharmakon, das aus den Blättern des Gingko biloba-Baumes gewonnen wird. Seine pharmakologische Wirkung ist vermutlich auf die im Extrakt enthaltenen Naturstoffe Flavonoide und Terpene zurückzuführen. Den im Gingko-Extrakt enthaltenen Wirkstoffen werden Radikalfängereigenschaften zugeschrieben, welche die Lipidperoxidation hemmen und die Gehirndurchblutung durch eine Verbesserung der Fließeigenschaften des Blutes wirksam steigern. Von den Terpenverbindungen wurden vor allem die Gingkolide genau untersucht und das Gingkolid B als wirksamer Antagonist des Platelet Activating Factor (plättchenaktivierender Faktor; PAF) beschrieben. In einigen klinischen Studien konnte die therapeutische Wirksamkeit der Substanz bei peripheren Durchblutungsstörungen sowie bei Schwindel, Hörstörungen und Ohrensausen bestätigt werden. Inwieweit die Substanz auch bei vaskulär oder degenerativ bedingten Hirnleistungsstörungen wirksam ist, läßt sich aufgrund der derzeit vorliegenden klinischen Berichte nicht eindeutig beantworten (Weiss, 1989). Das Phytopharmakon Gingko biloba steht entweder in Form von Dragees oder als Injektionsampullen zur Verfügung, wobei als orale *Dosierung* in der Regel 120 mg pro Tag in drei Einzeldosen empfohlen wird. Abgesehen von gelegentlich auftretenden leichten gastrointestinalen Beschwerden sind *Nebenwirkungen* nicht zu beobachten.

Die Frage, ob ausgewählte Nootropika bei der Behandlung von Hirnleistungsstörungen und Demenzen tatsächlich von therapeutischer Relevanz sind, kann aufgrund der Ergebnisse von klinischen Studien positiv beantwortet werden (Fischhof, 1991; 1993a; 1993b; Giurgea, 1976; Herrmann, 1986, 1987; Weil, 1988; Weiss, 1989). Ein gewisser Indikationswert kommt den Nootropika alleine schon deshalb zu, als ihr allgemein aktivierender und vigilanzsteigernder Effekt für das Alltagsleben geriatrischer Patienten von großer Bedeutung ist. Im Rahmen eines multidimensionalen Therapiekonzeptes können einige ausgewählte

Nootropika durchaus als ein sinnvolles Hilfsmittel in der Behandlung von Hirnleistungsstörungen betrachtet werden.

### 1.5.2.2 *Vasodilatatoren*

Die Vorstellung, daß der therapeutische Nutzen vasodilatatorischer Pharmaka durch eine Verbesserung der Hirndurchblutung oder durch eine gesteigerte Sauerstoffzufuhr zustande kommt, ist zwar nach wie vor weitverbreitet, aber wissenschaftlich schwer zu begründen. Die folgenden Ausführungen erläutern, weshalb diese Annahme den tatsächlichen Gegebenheiten kaum entsprechen kann:

Die entscheidenden Meßgrößen für Durchblutung und Sauerstoffversorgung des Gehirns sind der cerebrale Perfusionsdruck und der cerebrale Sauerstoff/Partialdruck. Normalerweise werden 100 g Hirngewebe in der Minute von 55–58 ml Blut bei einem arteriellen Sauerstoff/Partialdruck von 80 mm Hg durchströmt. Die kritische Grenze der Sauerstoffversorgung des Gehirns mit Absinken des Energietransfers ist bei Unterschreiten des arteriellen Sauerstoff/Partialdruckes von 30 mm Hg erreicht; dies entspricht einer Verringerung der Hirndurchblutung um etwa 65 % der Norm. Bei einem arteriellen Sauerstoff/Partialdruck von 50 mm Hg – entspricht einer Verringerung der Hirndurchblutung um etwa 35 % der Norm – ist der Energietransfer noch völlig intakt, wenngleich höhere Hirnleistungen, wie das Kurzzeitgedächtnis, schon beeinträchtigt sind (Berntmann, 1978). Diese Überlegungen machen deutlich, daß eine chronische relative Hypoxie nicht zu einem Energiemangel führt und deshalb eine Steigerung der Hirndurchblutung ohne Berücksichtigung anderer Faktoren nicht Grundlage eines therapeutischen Konzeptes sein kann. Damit soll natürlich nicht gesagt werden, daß ein ungenügendes Sauerstoffangebot nicht an einer cerebralen Leistungseinbuße beteiligt sein kann. Ein kleiner Teil des cerebralen Sauerstoffverbrauchs entfällt auf den Stoffwechsel biogener Amine. Eine chronische Hypoxie könnte daher über eine Störung des Transmitterstoffwechsels die Informationsverarbeitung beeinträchtigen und auf diese Weise einen Leistungsverlust cerebraler Funktionen herbeiführen. Ein bekannter Effekt vasodilatatorischer Substanzen ist das „Steal" Phänomen. Bei Patienten mit cerebrovaskulärer Insuffizienz, die mit hirndurchblutungsfördernden Pharmaka behandelt werden, besteht insbesonders bei intravenöser Anwendung die Gefahr einer verstärkten regionalen Minderdurchblutung im Sauerstoffmangelbezirk, wenn es zu einer Erweiterung der gesunden Gefäße in benachbarten Gebieten kommt.

Die gefäßerweiternde Wirkung von Vasodilatatoren ist experimentell nachgewiesen. Dies bedeutet aber keinesfalls, daß ihre Anwendung immer eine Steigerung der Hirndurchblutung bewirkt. In einer Studie, in die 108 Patienten mit cerebrovaskulärer Insuffizienz eingeschlossen wurden, untersuchte Herrschaft mit Hilfe der Xenon-Clearance die Wirksamkeit von acht verschiedenen vasoaktiven Substanzen auf die regionale Hirndurchblutung. Hierbei konnte er feststellten, daß lediglich Rheomacrodex eine statistisch signifikante Verbesserung der Hirndurchblutung um 11,7 % ergab.

Unter Actihaemil wurde eine nichtsignifikante Verbesserung der Hirndurchblutung von 7,5 % registriert. Bencyclan, Naftidrofuryl, Raubasin, Hydroxiaethyl-Theophyllin, Oxyaethyl-Theophyllin und Xantinolnicotinat zeigten hingegen eine statistisch signifikante Abnahme der Hirndurchblutung zwischen 16,6 % und 25,9 % (Herrschaft, 1974).

Aufgrund dieser Ausführungen wird verständlich, daß die gefäßerweiternden Effekte von vasodilatatorischen Substanzen bei Durchblutungsstörungen des Gehirns therapeutisch nur von geringem Nutzen sind. In diesem Zusammenhang ist erwähnenswert, daß es in keiner der zahlreichen klinischen Studien bislang gelungen ist, die therapeu-

tische Wirksamkeit von vasodilatatorischen Substanzen bei Patienten mit Hirnleistungsstörungen überzeugend nachzuweisen. Neben den vorwiegend vasodilatatorisch wirkenden Pharmaka gibt es aber einige Substanzen, die zusätzlich noch hämorheologische Wirkungen aufweisen und daher günstige Wirkungen bei der Therapie von Hirnleistungsstörungen erwarten lassen.
Die bekanntesten und am besten überprüften Arzneistoffe mit hämorheologischen Wirkungen sind *Xantinolnicotinat*, *Pentoxifyllin* und *Bencyclan*. Diese Substanzen hemmen die Thrombozytenaggregation, beeinflussen die Mikrozirkulation durch Erhöhung der Verformbarkeit der Erythrozyten und verbessern damit insgesamt die Fließeigenschaften des Blutes (BLAHA, 1978; EHRLY, 1976; KANOWSKI, 1990).
Xantinolnicotinat steht entweder in Form von Tabletten oder als Injektionsampullen zur Verfügung, wobei als orale *Dosierung* in der Regel 1000–2000 mg pro Tag empfohlen wird. Auch Pentoxifyllin steht entweder in Form von Dragees oder als Injektionsampullen zur Verfügung, wobei als orale Dosierung anfangs 600–800 mg pro Tag und als Erhaltungsdosis 300 mg pro Tag empfohlen wird.

### *1.5.2.3 Kalziumantagonisten*

#### 1.5.2.3.1 Zelluläre Kalziumhomöostase

Kalziumionen steuern eine Vielzahl physiologischer Vorgänge im Neuron. So stabilisieren Kalziumionen die Zellmembran, halten das Ruhepotential aufrecht, sind weiters an der De- und Repolarisation der Membran beteiligt, fungieren als second messenger, sind für die Transmitterfreisetzung erforderlich und regulieren schließlich eine Reihe verschiedener Stoffwechselvorgänge. Damit diese Funktionen erfüllt werden können, muß das Neuron ein hohes Konzentrationsgefälle zwischen intra- und extrazellulären Kalziumionen aufrechterhalten. Unter normotoxischen Bedingungen beträgt die intrazelluläre Kalziumkonzentration etwa 0,1 µmol/l, während die extrazelluläre Konzentration bei etwa 1 mmol/l liegt, also 10.000mal höher ist. Der Einstrom von Kalziumionen in die Zelle erfolgt passiv durch spezifische Kalziumkanäle, die sich bei einer Depolarisation der neuronalen Membran öffnen. Um hingegen Kalziumionen wieder in den extrazellulären Raum zu befördern oder in die intrazellulären Speicher aufzunehmen, benötigt das Neuron ständig Energie in Form von ATP. Die Aufrechterhaltung eines stabilen physiologischen Gleichgewichts zwischen extra- und intrazellulärer Kalziumionenkonzentration wird als Kalziumhomöostase bezeichnet.
Mit zunehmendem Alter verändert sich die zelluläre Kalziumhomöostase und wird anfälliger für Störungen. Altersbedingte pathogene Faktoren, die eine Störung der neuronalen Kalziumhomöostase bewirken, führen zu vermehrtem Kalziumeinstrom in die Zelle, zu verminderter intrazellulärer Kalziumspeicherfähigkeit und zu reduziertem Kalziumausstrom in den extrazellulären Raum. In der Folge steigt die zytosolische Kalziumionenkonzentration im Neuron und führt zur Zellschädigung und Nekrose. Möglicherweise handelt es sich bei den beobachteten Veränderungen der neuronalen Kalziumhomöostase um primäre Ursachen von Alterungsvorgängen (LANDFIELD, 1989).
Sehr genau untersucht und beschrieben wurden die zellulären Vorgänge bei der regionalen cerebralen Ischämie. Hierbei kommt es zunächst zu vermehrtem Austritt von Kaliumionen aus der Zelle und zu einer Depolarisation der neuronalen Membran. In der Folge öffnen sich die spannungsabhängigen Kalziumkanäle, und Kalziumionen strömen vermehrt in die Zelle, wobei die intrazelluläre Kalziumionenkonzentration um das 1000fache ansteigen kann. Gleichzeitig wird vermehrt Glutamat im synaptischen Spalt freigesetzt, das die Glutamat-Rezeptoren Quisqualat, Kainat und N-Me-

thyl-D-Aspartat stimuliert. Die Stimulation der NMDA-Rezeptoren öffnet die rezeptorgesteuerten Kalziumkanäle und führt zu weiterem Kalziumioneneinstom in das Neuron. Die intrazelluläre Kalziumüberladung setzt schließlich eine Reihe von energieverbrauchenden Prozessen in Gang, welche die bereits ungünstige Energieversorgungslage noch weiter verschlechtern und zum völligen Erliegen des oxydativen Metabolismus im Neuron und zu deletären morphologischen Veränderungen an der Zelle führen.

### 1.5.2.3.2 Lipophile Kalziumantagonisten

Kalziumantagonisten sind Substanzen, die den Einstrom von Kalzium in die Zelle hemmen, indem sie an spezifische Rezeptoren von spannungsabhängigen Kalziumkänalen binden. Auf diese Weise tragen sie dazu bei, daß die intrazelluläre Kalziumionenkonzentration abnimmt. Im glatten Gefäßmuskel verringern sie vermutlich auch einen Teil des Kalziumeinstroms, der durch Aktivierung von rezeptorabhängigen Kalziumkanälen erfolgt. Dagegen haben sie keine Wirkung auf den Kalziumeinstrom, der im Austausch gegen Natriumionen durch die Zellmembran erfolgt. Zur Therapie von Hirnleistungsstörungen sind nur lipophile Kalziumantagonisten geeignet. Im Gegensatz zu hydrophilen Kalziumantagonisten diffundieren sie verhältnismäßig leicht durch die Blut-Hirnschranke und erreichen im Gehirn einen therapeutisch ausreichend hohen Gewebsspiegel. Die bekanntesten lipophilen Kalziumantagonisten sind Flunarizin, Emopamil, Bencyclan und Nimodipin.

*Flunarizin* wird als Kalzium-Overload-Blocker beschrieben. Im Gegensatz zu den klassischen Kalziumantagonisten reguliert Flunarizin lediglich die bei Hypoxie oder Ischämie auftretende unphysiologische Kalziumüberflutung der Zelle. Die Substanz verbessert die rheologischen Eigenschaften des Blutes und verhindert Kalzium-induzierte Vasospasmen ohne einen Steal-Effekt hervorzurufen. Im Tierversuch wurde die neuroprotektive Wirkung der Substanz nachgewiesen. In einer von Agnoli durchgeführten klinischen Studie konnte die Wirksamkeit von Flunarizin auch bei chronisch cerebrovaskulären Erkrankungen belegt werden (Agnoli, 1988). Flunarizin wird aber hauptsächlich bei ischämisch bedingten Störungen, wie Schwindel oder Migräne, eingesetzt. Als *Nebenwirkungen* nach Behandlung mit Flunarizin sind depressive Verstimmungen und Störungen der Extrapyramidalmotorik beschrieben worden.

*Emopamil* ist ein Kalziumantagonist, der auch antiserotonerge Eigenschaften aufweist. Möglicherweise ist die Blockade der Serotoninrezeptoren an der gefäßerweiternden und cerebroprotektiven Wirkung dieser Substanz beteiligt. Die Substanz befindet sich zur Zeit noch im Stadium der klinischen Prüfung.

*Bencyclan* ist eine Substanz mit kalziumantagonistischen Eigenschaften, die zur Behandlung von peripheren und cerebralen Durchblutungsstörungen empfohlen wird. Obwohl die Substanz die Thrombozytenaggregation hemmt, ferner die Fließeigenschaften des Blutes verbessert und nachweislich die Hirndurchblutung steigert, konnte eine therapeutische Wirksamkeit bei Hirnleistungsstörungen durch die bislang durchgeführten klinischen Studien nicht eindeutig nachgewiesen werden (Krieglstein, 1990).

*Nimodipin* ist ein Kalzium-Antagonist aus der Dihydropyridin-Gruppe, welcher seine pharmakodynamischen Wirkungen sowohl an Hirngefäßen als auch an Neuronen entfaltet. Nimodipin hemmt den Kalziumeinstrom in die Zellen und erweitert die Hirngefäße ohne einen Steal-Effekt hervorzurufen. Die Substanz besitzt sowohl ausgeprägte antischämische als auch neuroprotektive Wirkungen und verbessert die Lernleistung alter Ratten. In der klinischen Praxis wird Nimodipin seit langem erfolgreich bei Patienten mit Subarachnoidalblutungen angewandt, die aufgrund cerebraler Vasospasmen neurologische Defizite aufweisen. Das Pharmakon wurde daher in den letzten Jahren wiederholt in mehreren klinischen Studien im doppelblinden Vergleich gegen Placebo untersucht und erwies sich dabei bei Patienten mit Hirnleistungsstörungen als wirksam (FISCHHOF, 1989, 1990, 1993a). Als *Dosierung* von Nimodipin wird im allgemeinen 90 mg pro Tag in drei Einzeldosen empfohlen. Als *Nebenwirkungen* treten gelegentlich Kopfschmerz, Hypotonie und gastrointestinale Störungen auf.

#### *1.5.2.4 Thrombozytenaggregationshemmer*

*Acetylsalicylsäure* und *Indomethazin* sind als Cyclooxygenasehemmer schon seit langem bekannt. Ihre therapeutische Wirkung bei cerebraler Ischämie wurde sehr genau untersucht. Mit Hilfe von Multicenter-Studien konnte an Patienten mit transitorischen ischämischen Attacken bzw. Insulten nachgewiesen werden, daß Acetylsalicylsäure sowohl die Zahl der cerebralen Infarkte als auch die der Todesfälle signifikant reduziert (KRIEGLSTEIN, 1990; LADURNER, 1991; PETO, 1988). Die experimentellen und klinischen Studien mit Indomethazin zeigten hingegen keine ganz eindeutigen Ergebnisse (KRIEGLSTEIN, 1990). Acetylsalicylsäure wird bei gefährdeten Personen zur Insultprophylaxe in der Regel in *Dosen* von etwa 100 mg pro Tag über einen sehr langen Zeitraum verabreicht.

#### *1.5.2.5 Nootrop-wirksame Substanzen mit fraglichem Behandlungspotential*

Eine Reihe noch in Entwicklung und Erprobung befindlicher Arzneistoffe, wie *NMDA-Antagonisten, Adenosin* bzw. *Adenosinagonisten, PAF-Antagonisten, Opioid-Antagonisten*, zeigen ebenso wie *Substanzen, die freie Radikale neutralisieren*, neue Wege in der Behandlung von Hirnleistungsstörungen auf. Experimentelle und klinische Untersuchungen bestätigen die neuroprotektive Wirkung dieser Arzneistoffe. Allerdings liegen noch keine ausreichenden klinischen Erfahrungen vor, um diese Substanzen therapeutisch beim Menschen einsetzen zu können. Vor einiger Zeit sind durch das Cholinergikum *Tetrahydroaminoacridin* große therapeutische Erwartungen bei der Behandlung von Hirnleistungsstörungen geweckt worden. Tetrahydroaminoacridin ist eine ausreichend gehirngängige Substanz, die sowohl die Acetylcholinesterase hemmt als auch die Phencyclidinstelle im geöffneten Kalziumkanal bindet. Es wurde daher angenommen, daß die Substanz ihre neuroprotektive Wirkung durch eine Modulation sowohl des cholinergen als auch des glutamatergen Transmittersystems entfalten könnte, da sie einerseits das cholinerge System aktiviert und andererseits den zellschädigenden Kalziumeinstrom unterbindet. Leider haben die bisherigen klinischen Studienergebnisse die Hoffnung auf einen erfolgreichen therapeutischen Ansatz stark gedämpft.
Die Therapie der cerebralen Ischämie mit Prostacyclin wäre naheliegend, da Prostacyclin stark vasodilatatorisch wirkt und die Thrombozytenaggregation hemmt. Allerdings führten bislang weder tierexperimentelle noch klinische Untersuchungen zu positiven Ergebnissen. Auch die Behandlung mit Gangliosiden, die tierexperimentell positive Resultate bezüglich Mortalität und Neurotoxizität aufweist, konnte klinisch keinen überzeugenden Wirknachweis erbringen.

### 1.5.3 Zusammenfassung

Obwohl nootrop wirkende Pharmaka aufgrund ihrer cerebralen Wirksamkeit bei Hirnleistungsstörungen und dementiellen Erkrankungen immer häufiger eingesetzt werden, ist ihre klinische Wirkung weder zuverlässig noch genau vorhersagbar. Die therapeutische Praxis zeigt, daß ein Teil der mit nootropen Substanzen behandelten Patienten eine günstige Beeinflussung ihrer Symptome oder Funktionsausfälle erfährt, während andere Patienten wiederum keinerlei Veränderungen feststellen können. Es gibt gegenwärtig auch keine Kriterien, die eine einigermaßen zuverlässige Voraussage zulassen, ob und inwieweit Patienten auf eine nootrope Therapie ansprechen. Dennoch gilt als wissenschaftlich erwiesen, daß die Wirksamkeit nootroper Pharmaka der von Plazebo überlegen ist, wenngleich der Wirkungsunterschied nicht sehr ausgeprägt ist. Die Wirksamkeitsbeurteilung nootrop wirkender Pharmaka wird insbesonders dadurch erschwert, daß die bei klinischen Studien ermittelten statistisch signifikanten Unterschiede zwischen Verum- und Plazeboeffekte meist nicht gleichbedeutend sind mit klinisch relevanter Wirksamkeit. So kann es beispielsweise vorkommen, daß ein nootrop wirkendes Pharmakon die überwiegende Anzahl der damit behandelten Patienten in die Lage versetzt, sich um ein bis zwei Ziffern im Zahlennachsprechen zu verbessern, während unter Plazebo nur ein wesentlich kleinerer Teil der Patienten diese „Leistung“ zu erbringen vermag (Diamond, 1975). Im Falle, daß diese Differenz statistisch signifikant ist, wird sie die Annahme einer Verum-Wirkung rechtfertigen. Dennoch kann ein derartiges Ergebnis noch nichts darüber aussagen, ob die nachgewiesene Wirkung tatsächlich auch eine klinisch relevante Wirksamkeit besitzt, oder anders formuliert, ob die behandelten Patienten oder die sie betreuenden Angehörigen auch eine bessere Bewältigung alltäglicher Lebensprobleme erleben oder erkennen können.

## Literatur

Addonizio G (1987) Neuroleptic malignant syndrome in elderly patients. J Am Ger Soc 35: 1011–1012

Agnolia A et al (1988) Randomized doube-blind study of flunarizin versus placebo in patients with chronic cerebrovascular disorders. Int J Clin Pharmacol Res 3: 189–197

Alexopoulos GS (1992) Treatment of depression. In: Salzman C (ed) Clinical geriatric psychopharmacology, 2nd edn. Williams & Wilkins, Baltimore, Tokyo, pp 137–174

Herrmann WM, Kern U (1987) Nootropica: Wirkungen und Wirksamkeit. Eine Überlegung am Beispiel einer Phase III-Prüfung mit Piracetam. Nervenarzt 58: 358–364

Amrein R (1992) Interactions of moclobemide with concomitantly administered medication: evidence form pharmacological and clinical studies. Psychopharmacology 106 [Suppl]: 24–31

Angst J, STabl M (1992) Efficacy of moclobemid in different patient groups: a meta-analysis of studies. Psychopharmacology (Berl) 106 [Suppl]: 109–113

Bannister SJ et al (1989) Evaluation of the potential of the interactions of paroxetine with diazepam, cimetidine, warfarin and digoxin. Acta Psychiatr Scand 80 [Suppl 350]: 102–106

Barnes R, Veith R, Okimoto J (1982) Efficacy of antipsychotic medications in behaviorally disturbed dementia patients. Am J Psychiatry 139: 1170–1174

Beasley CM et al (1991) Fluoxetine and suicide: a metaanalysis of controlled trials of treatment of depression. Br Med J 303: 685–692

Beckmann H (1983) Therapie mit nicht-trizyklischen Antidepressiva. In: Langer G, Heimann H (Hrsg) Psychopharmaka: Grundlagen und Therapie. Springer, Wien New York, S 140–159

Benfeld P, Ward A (1986) Fluvoxamine. A review of ist pharmadynamic and pharmakocokinetic properties, and therapeutic efficacy in depressive illness. Drugs 32: 313–334

Bergstrom RF, Peyton AL, Lemberger L (1992) Quantification and mechanism of fluoxetine and tricyclic antidepressant interaction. Clin Pharmacol The 51: 239–248

Berntmann L, Siesjö BK (1978) Brain energy metabolism and circulation in hypoxia. Proc Europ Soc Neurochem 1: 253–326

BITTLES AH (1991) Biological aspects of ageing. In: JACOBY R, OPPENTEIMER C (eds) Psychiatry in the elderly. Oxford University Press, Oxford New York Tokyo, pp 3–34

BLAHA L (1978) Behandlungsprobleme in der Gerontopsychiatrie In: FLÜGEL KA (ed) Neurologische und psychiatrische Therapie. Perimed, Erlangen, S 397–402

BLAZER HG et al (1983) The risk of anticholinergic toxicity in the elderly: a study prescribing practices in two populations. J Gerontol 38: 31–35

BOAKES AJ, LAUWRENCE DR, TEOH PC (1973) Interactions between sympathomimetic amines and antidepressant agents in man. Br Med J 1: 311–315

BOHM C et al (1990) Buspirone therapy in anxious elderly patients: a controlled clinical trial. J Clin Psychopharmacology 10 [Suppl 3]: 47–51

BOUCHARD RH, POURCHER E, VINCENT P (1989) Fluoxetine and extrapyramidal side effects. Am J Psychiatry 146: 352–1353

BOYER WF, FEIGHNER JP (1991) Side effects of the selective serotonin re-uptake inhibitors. In: FEIGHNER JP, BOYER WF (eds) Perspectives in psychiatry, vol 1. Selective serotonin re-uptake inhibitors. Wiley, Chichester, pp 133–152

BOYER WF, FEIGHNER JP (1991) Pharmacokinetics and drug interactions. In: FEIGHNER JP, BOYER WF (eds) Perspectives in psychiatry, vol 1. Selective serotonin re-uptake inhibitors. Wiley, Chichester, pp 81–88

BRESSLER R, KATZ MD (1993) Drug therapy for geriatric depression. Drugs Aging 3: 195–219

BRIANTR RH, REID JL, DOLLERY CT (1973) Interaction between clonidine and desipramine in man. Br Med J 1: 522–523

BROSEN K, SKJELBO E (1991) Fluoxetine and norfluoxetine are potent inhibitors of P450IID6, the source of sparteine/debrisoquine oxidation polymorphism. Br J Clin Pharmacol 32: 136–137

BROSEN K, GRAM LF, KRAGH-SORENSON P (1991) Extremly slow metabolism of amitriptyline but normal metabolism of imipramine and desipramine in an extensive metabolizer of sparteine, debrisoquine and mephenytoin. Ther Drug Monit 13: 177–182

BROWN CS et al (1990) Possible influence of carbamazepine on plasma imipramine concentration in children with attention-deficit hyperactivity disorder. J Clin Psychopharmacol 10: 359–362

BROWN K et al (1993) Overdose of risperidone. Ann Emerg Med 22: 1908–1910

BURROWS GD et al (1979) Effects of mianserin on cardiac condition. Med J Aust 2: 97–98

CAMPBELL AJ (1991) Drug treatment as a cause of falls in old age. A review ofthe offending agents. Drugs Aging 1: 289–302

CASEY DA (1994) Depression in the elderly. South Med J 87: 559–563

CIRAULO DA, BARNHILL JG, JAFFE JH (1988) Clinical pharmacokinetics of imipramine and desipramine in alcoholics and normal volunteers. Clin Pharmaol Ther 43: 509

CLOSSER MH (1991) Benzodiazepines and the elderly. A review of potential problems. J Subst Abuse Treat 8: 35–41

COHEN LJ (1994) Risperidone. Pharmacotherapy 14: 253–265

COOPER SM et al (1989) The psychomotor effects of paroxetine alone and in combination with haloperidol, amylobarbitone, oxazepam or alcohol. Acta Psychiatr Scand 80: 53–55

COPER H, KANOWSKI S (1983) Nootropika: Grundlagen und Therapie In: LANGER G, HEIMANN H (eds) Pychopharmaka-Grundlagen und Therapie. Springer, Wien New York, S 409–433

CREWE HK et al (1991) The effect of paroxetine and other specific serotonin re-uptake inhibitors on cytochrome P450IID6 activity in human liver microsomes. Br J Clin Pharmacol 32: 658–659

DAWSON ME, SCHELL AM, CATANCA JJ (1977) Autonomic correlates of depression and clinical Improvementf ollowing electroconvulsive shock therapy. Psychophysiology 14: 569–578

DE-VANNA M et al (1990) Moclobemide compared with second-generation antidepressants in elderly people. Acta Psychiatr Scand 360 [Suppl]: 64–66

DEMLING J et al (1993) Nicht-trizyklische Antidepressiva: Interaktionen. In: RIEDERER P, LAUX G, PÖLDINGER W (Hrsg) Neuro-Psychopharmaka. Ein Therapiehandbuch. Bd 3: Antidepressiva und Phasenprophylaktika. Springer, Wien New York, S 207–218

DEWAN MJ et al (1992) The use of antidepressants in the elderly: 1986 and 1989. J Geriatr Psychiatry Neurol 5: 40–44

DIAMOND SJ (1975) Use of a nootropic substance to increase the capacity for verbal learning and memory in normal man. In: Agnoli A (ed) Proceedings of the Symposium „Nooanaleptic and Nootropic Drugs", 3rd Congress of the International College of Psychosomatic Medicin, Rome, pp 107–110

DIETMAIER O (1993) Trizyklische Antidepressiva: Interaktionen. In: RIEDERER P, LAUX G, PÖLDINGER W (Hrsg) Neuropsychoharmaka. Ein Therapiehandbuch. Bd 3: Antidepressiva und Phasenprophylaktika. Springer, Wien New York, S 72–82

Dunner DL et al (1992) Two combined, multicenter doubleblind studies of paroxetine and doxepin in geriatric oatients with major depression. J Clin Psychiatry 53 [Suppl]: 57–60

Ehrly AM, Schmittner I (1976) Einfluß von Xantinolnicotinat auf die Fließfähigkeit von Blut in einem in vitro Kapillarsystem In: Bredin K, Gross D (Hrsg) Moderne Thromboseprophylaxe, Schattauer, Stuttgart New York, S 308–314

Feighner JP et al (1983) A double-blind comparative trial with mianserin and amitriptyline in outpatients with major depressive episode. Br J Clin Pharmacol 15: 227–237

Feighner JP et al (1990) Adverse consequences of fluoxetine-MAOI combination therapy. J Clin Psychiatry 51: 222–225

Fischhof PK et al (1989) Therapeutic results with nimodipine in primary degenerative dementia and multi-infarct dementia In: Bergener M, Reisberg B (eds) Diagnosis and treatment of senile dementia. Springer, Berlin Heidelberg New York, pp 350–359

Fischhof PK et al (1990) Therapieergebnisse mit Nimodipin bei primär degenerativer Demenz und Multinfarkdemenz. Z Geriatrie 6: 320–327

Fischhof PK (1991) Vincamin bei stationären Patienten mit primär degenerativer Demenz vom Alzheimer Typ bzw Multi-Infarkt-Demenz während einer 12wöchigen Behandlungsdauer (unveröffentlicht)

Fischhof PK et al (1992) Therapeutic efficacy of pyritinol in patients with senile dementia of the Alzheimer's type (SDAT) and Multinfarct Dementia (MID). Neuropsychobiology 26: 65–70

Fischhof PK (1993a) Divergent neuroprotective effects of nimodipine in PDD and MID provide indirect evidence of disturbances in Ca+2 homeostasis in dementia. Meth and Find Exptl Clin Pharmacol 8: 549–555

Fischhof PK (1993b) Therapie mit Nootropika. In: Dietzel M, Dorow R, Friedmann A (eds) Psychopharmaka. 1 × 1 der Psychopharmaka: Standardtherapien und neue Konzepte. Springer, Berlin Heidelberg

Fitton A, Faulds D, Goa KL (1992) Moclobemide. A review of ist pharmacological properties and therapeutic use in depressive illness. Drugs 43: 561–596

Foy A et al (1995) Benzodiazepine use as a cause of cognitive impairment in elderly hospital inpatients. J Gerontol A Biol Sci Med Sci 50: 99–106

Fritze J, Laux G (1993) Trizyklische Antidepressiva: unerwünschte Wirkungen, Kontraindikationen, Überdosierung, Intoxikationen. In: Riederer P, Laux G, Pöldinger W (Hrsg) Neuropsychopharmaka. Ein Therapiehandbuch. Bd 3: Antidepressiva und Phasenprophylaktika. Springer, Wien New York, S 59–71

Giurgea C (1976) Piracetam: nootropic pharmacology of neurointegrative activity. Current Developments in Psychopharmacology, vol 3. Spectrum, New York, pp 223–273

Goodwin FK, Prange AJ, Post RM (1982) Potentiation of antidepressant effect by L-trijodothyronine in tricyclic nonresponders. Am J Psychiatry 139: 34–38

Gram LF et al (1993) Citalopram: Interaction studies with levopromazine, imipramine, and lithium. Ther Drug Monit 15: 18–24

Greenblatt DJ, Harmatz JS, Shader RI (1991) Clinical pharmacokinetics of anxiolytics and hypnotics in the elderly. Therapeutic considerations (part I). Clin Pharmacokinet 21: 165–177

Grimsley SR et al (1991) Increased carbamazepine plasma concentrations after fluoxetine coadministration. Clin Pharmacol Ther 50: 10–15

Grundye E, Bowling A (1991) The sociology of ageing. In: Jacoby R, Oppenheimer C (eds) Psychiatry in the elderly. Oxford University Press, Oxford New York Tokyo, pp 35–57

Grüter W, Pöldinger W (1982) Maprotiline. Mod Probl Pharmacopsychiatry 18: 1–30

Halper JP, Mann JJ (1990) Cardiovascular effects of antidepressant medications. Brit J Psychiatry 153: 87–98

Hart RP, Cclenda CC, Hamer RM (1991) Effects of buspirone and alprazolam on the cognitive performance of normal elderly subjects. Am J Psychiatry 148: 73–77

Henauer SA, Hollister LE (1984) Cimetidine interaction with imipramine and nortriptyline. Clin Pharmacol Ther 35: 183–185

Herrmann WM, Kern U (1987) Nootropica: Wirkungen und Wirksamkeit. Eine Überlegung am Beispiel einer Phase II-Prüfung mit Piracetam. Nervenarzt 58: 358–364

Herrmann WM, Kern U, Röhmel J (1986) On the effects of pyritinol on functional deficits of patients with organic mental disorder. Pharmacopsychiatr 19: 378–385

Herrschaft H (1974) Die Bedeutung regionaler Hirndurchblutung für die Diagnostik und Therapie der zerebralen Durchblutungsstörungen. Z Therapiewoche 28: 1–10

HETZEL W (1992) Neueste Angaben über die klinische Verträglichkeit von Moclobemid: Suizide, Intoxikationen und Nebenwirkungen. 3. Int. Moclobemid-Symposium, Wien, 29.–31. 3. 1992. Abstracts, S 7

HOHAGEN F et al (1994) Prevalence of insomnia in elderly general practice attenders and the current treatment modalities. Acta Psychiatr Scand 90: 102–108

HOLZER JC, GITELMAN DR, PRICE BH (1995) Efficacy of buspirone in the treatment of dementia with aggression. Am J Psychiatry 152: 812

JANOWSKY DD et al (1972) A cholinergic-adrenergic hypothesis of mania and depression. Lancet 23: 632–635

JARVIS MR (1991) Clinical pharmacokinetics of tricyclic antidepressant overdose. Psychopharmacol Bull 27: 541–550

JELLINGER K (1983) Psychopharmakatherapie beim alten Menschen. In: LANGER G, HEIMANN H (Hrsg) Psychopharmaka: Grundlagen und Therapie. Springer, Wien New York, S 591–613

JENIKE MA (1985) Handbook of geriatric psychopharmacology. PSG Publishing, Littleton

JESTE DV, WYATT RJ (1987) Aging and tardive dyskinesia. In: MILLER NE, COHEN GD (eds) Schizophrenia and aging. Guilford, New York

JORI A, ANNONI F, BIANCHETTI A (1968) Metabolic effects induced by the interaction of reserpine with desipramine. J Pharm Pharmacol 20: 862–866

KANOWSKI S et al (1990) Efficacy of xantinolnicotinate in patients with dementia. Pharmakopsychiat 23: 118–124

KANOWSKI S et al (1988) Wirksamkeitsnachweis von Nootropika am Beispiel von Nimodipin – ein Beitrag zur Entwicklung geeigneter klinischer Prüfmodelle. Z Gerontopsycholpsychiatr 1: 35–44

KIRVEN LE, MONTERO EF (1973) Comparison of thioridazine and diazepam in the control of nonpsychotic symptoms associated with senility: double-blind control study. Am J Geriatr Soc 21: 545–551

KLEIN-SCHWARTZ W, ODERDA GM (1991) Poisoning in the elderly. Epidemiological, clinical and management considerations. Drugs Aging 1: 67–89

KOCH-WESER J, SELLERS EM (1971) Drug interactions with coumarin anticoagulants. N Engl J Med 285: 547–558

KRAUS MF, BURCH EA (1992) Methylphanidate hydrochloride as an antidepressant: controversy, case studies and review. South Med J 85: 985–991

KRIEGLSTEIN J (1990) Hirnleistungsstörungen – Pharmakologie und Ansätze für die Therapie. Wiss. Verlagsges., Stuttgart

KRUSE WH (1990) Problems and pitfalls in the use of benzodiazepiens in the elderly. Drg Saf 5: 328–344

LADURNER G(1991) DieTherapie des ischämischen Insultes und der chronischen zerebrovaskulären Insuffiziens. In: LADURNER G (Hrsg) Die zerebrovaskuläre Insuffizienz. Zuckschwerdt, München, S 69–90

LANDAUER AA, MILNER G, PATMAN J (1969) Alcohol and amitriptyline effects on skills related to drivingbehavior. Science 63:1467

LANDFIELD PW (1989) Calcium homeostasis in brain aging and Alzheimer's disease. In: BERGENER M, REISBERG B (eds) Diagnosis and treatment of senile dementia. Springer, Berlin Heidelberg New York, pp 276–287

LANGER G, SCHÖNBECK G (1983) Klinische Pharmakologie der Antidepressiva. In: LANGER G, HEIMANN H (Hrsg) Psychopharmaka: Grundlagen und Therapie. Springer, Wien New York, S 96–110

LASSWELL WL, WEBER SS, WILKINS JM (1984) In vitro interaction of neuroleptics and tricyclic antidepressants with coffee, tea and gallotanic acid. J Pharm Sci 73: 1056–1058

LEAROYD DM (1972) Toxic drug reactions in the elderly. Med J Aust I: 1131–1133

LEHOFER M et al (1995) Effect of Tricyclic antidepressants on cardiac vagal tone related to age (im Druck)

LEMBERGER L et al (1988) The effect of fluoxetine on the pharmacokinetics and psychomotor responses of diazepam. Clin Pharmacol Ther 43: 412–419

LILJEQUIST R, SEPPALA T, MATTILYA MJ (1978) Amitriptyline- and mianserin-induced changes in acquisition of paired-association learning task. Br J Clin Pharmacol 5: 149–153

LINNOILA M, GEORGE L, GUTHRIE S (1982) Interactions between antidepressants and perphenazine in psychiatric inpatients. Am J Psychiatry 139: 1329–1331

LOHNER H et al (1993) Therapie von Depressionen durch Manipulation des Schlaf-Wachrhythmus. In: PETER JH et al (Hrsg) Der therapeutische Fortschritt in der Schlafmedizin. Wien Med Wochenschr 144: 26–31

LOHR JB et al (1993) Treatment of disordered behavior. In: SALZMAN C (ed) Clinical geriatric psychopharmacology, 2nd edn. Williams & Wilkins, Baltimore Tokyo, pp 79–113

LUO H, RICHARDSON JS (1993) A pharmacological comparison of citalopram, a bicyclic serotonin uptake inhibitor, with traditional tricyclic antidepressants. Int Clin Psychopharmacol 8: 3–12

MACZAJ M (1993) Pharmacological treatment of insomnia. Drugs 45: 44–55

MAGUIRE K, PEREIRA A, TILLER J (1991) Moclobemide pharmacokinetics in depressed patients: lack of age effect. Hum Psychopharmacol 6: 249–252

MCDONALD RJ (1982) Drug treatment of senile dementia. In: WHEATHLEY D (ed) Psychopharmacology of old age. Chapter 9. Oxford University Press, Oxford

MENDLEWICZ J (1984) Acute and chronic effects of mianserin on sleep EEG architecture. Clin Neuropharmacol 7: 638–639

MONTGOMERY SA, BULLOCK T, PINDER RM (1991) The clinical profile of mianserin. Nord Psykiatr Tidsskr 45: 27–35

MURPHY JE (1978) Mianserin in the treatment of depressive illness and anxiety states in general practice. Br J Clin Pharmacol 5: 81–82

NAIR NPV et al (1995) Reversible and selective inhibitors of monoamine oxidase a in the treatment of depressed elderly patients. Acta Psychiatr Scand 91 [Suppl 386]: 28–35

NAPOLIELLO MJ, DOMANTAY AG (1991) Buspirone: a world-wide update. Br J Psychiatry 12 [Suppl]: 40–44

NIH CONSENSUS DEVELOPMENT CONFERENCE STATEMENT (1993) Diagnosis and treatment of depression in late life. Psychopharmacol Bull 29: 87–100

OLD AGE DEPRESSION INTEREST GROUP (1993) How long should the elderly take antidepressants? A double blind placebo-controlled study of continuation/prophylaxis therapy with dothiepin. Br J Psychiatry 162: 175–182

OLSON KR et al (1994) Seizures associated with poisoning and drug overdose. Am J Emerg Med 11: 565–568

OWENS DG (1994) Extrapyramidal side effects and tolerability of risperidone: a review. J Clin Psychiatry 55 [Suppl]: 29–35

PETOR R et al (1988) Randomized trial of prophylactic daily aspirin. Br Med J 296: 313–316

PEYRAMOND A (1978) Ètude comparative croisée del'action du tiapride et du méprobamate sur les états d'agitation. Semaine des Hôpitaux 54: 542–545

PHANJOO A (1991) The elderly depressed and treatment with fluvoxamine. Int Clin Psychopharmacol 6 [Suppl 3]: 33–37

PÖCH G, JUAN H (1990) Wirkungen von Pharmaka. 2. neubearbeitete und erweiterte Auflage. Thieme, Stuttgart New York

POMARA N et al (1984) Adverse effects of single therapeutic doses of diazepam on performance in normal geriatric subjects: relationship to plasma concentration. Psychopharmacology 84: 342–346

POSTMA JU, VRANESIC D (1983) Moclobemide in the treatment of depression in demented geriatric patients. Arch Ther 11: 1–4

RAEMAKERS JG, SWIJGMAN HF, O'HANLON JF (1992) The effect of moclobemide and mianserine on highway driving, psychometric performance and subjective parameters, relative to placebo. Psychopharmacology 106 [Suppl]: 562–567

RAY WA et al (1987) Psychotropic drug use and the risk of hip fracture. N Engl J Med 316: 363–369

RAY WA, FOUGHT RL, DECKER MD (1992) Psychoactive drugs and the risk of injurious motor vehicle crashes in elderly drivers. Am J Epidemiol 136 (7): 873–883

RAY WA, THAPA PB, SHORR RI (1993) Medications and the older driver. Clin Geriatr Med 9: 413–438

RAZANI J et al (1983) The safety and efficacy of combined amitriptyline and tranylcypromine antidepressant treatment. Arch Gen Psychiatry 40: 657–661

REGESTEIN QR (1992) Treatment of insomnia in the elderly. In: SALZMAN C (ed) Clinical geriatric psychopharmacology, 2nd edn. Williams & Wilkins, Baltimore Tokyo, pp 235–253

RICKELS K (1990) Buspirone in clinical practice. J Clin Psychiatry 51 [Suppl]: 51–54

RICKELS K, SCHWEIZER E, LUCKI I (1987) Benzodiazepine side effects. In: Psychiatryupdate: American Psychiatric association annual review, vol 6. American Psychiatric Press, Washington DC, pp 781–801

ROBBE HWJ, SHOENMAKERS EAMJ, O'HANLON JF (1989) Acute and subchronic effects of paroxetine and amitriptyline on psychomotor and driving performance. 8th World Congress of Psychiatry, Athens

ROUQUET JP, BEZAURY JP (1984) Traitment de l'agitation dans les états démentiels. Ètude comparative, en ouvert, de l'action du tiapride et du lorazepam. Semaine des Hôpitaux 60: 3068–3088

RYYANEN OP et al (1993) Medication and chronic diseases as risk factors for falling injuries in the elderly. Scand J Soc Med 21: 264–271

SALAMA AA, SHAFEY M (1989) A case of severe lithium toxicity induced by combined fluoxetine and lithium carbonate. Am J Psychiatry 146: 278

SALETU B (1986) Neurophysiologische Aspekte des normalen und pathologischen Alterns und der Gerontopharmakologie In: LAUTER H, MÖLLER HJ, ZIMMER R (Hrsg) Untersuchungs- und Behandlungsverfahren in der Gerontopsychiatrie. Springer, Berlin Heidelberg, S 168–188

SALZMAN C (1990) Anxiety in the elderly: treatment strategies. J Clin Psychiatry 51 [Suppl]: 18–21

SALZMAN C (1992) Treatment of anxiety. In: SALZMAN C (ed) Clinical geriatric psychopharmacology, 2nd edn. Williams & Wilkins, Baltimore Tokyo, pp 189–212

SALZMAN C (1993) Pharmacologic treatment of depression in the elderly. J Clin Psychiatry 54: 23–28

SALZMAN C, SHADER RI, PEARLMAN M (1970) Psychopharmacology and the ederly. In: SHADER RI, DIMASCIO A (eds) Psychotropic drug side effects. Williams & Wilkins, Baltimore

SCHATZBERG AF, COLE JO (1991) Manual of clinical psychopharmacology, 2nd edn. American Psychiatric Press, Washington London

SCHIFANO F et al (1990) A double blind comparison of mianserin and maprotiline in depressed medically ill elderly people. Acta Psychiatr Scand 81: 289–294

SCHÖNY W (1992) Die Wirksamkeit und Verträglichkeit von Citalopram im Vergleich von parenteraler und oraler Verabreichung. Neuropsychiatrie 6: 65–71

SCHÖNY W, RITTMANNSBERGER H (1992) Praktische Durchführung, allgemeine Behandlungsrichtlinien. In: RIEDERER P, LAUX G, PÖLDINGER W (Hrsg) Neuropsychoharmaka. Ein Therapiehandbuch. Bd 4: Neuroleptika. Springer, Wien New York, S 129–152

SCHUCKIT M, ROBINS E, FEIGHNER J (1971) Tricyclic antidepressant and monoamine oxidase inhibitors. Combination therapy in the treatment of depression. Arch Gen Psychiatry 24: 509–514

SEPÄLLA T, STROMBERG C, BERGMANN I (1984) Effects of zimeldine, mianserin and amitriptyline on psychomotor skills and their interaction with ethanol. Eur J Clin Pharmacol 27: 181–189

SEPPALA M et al (1993) Midazolam and flunitrazepam: pharmacocinetics and effects on night time respiration and body movements in the elderly. Int J Clin Pharmacol Ther Toxicol 31: 170–176

SHIMIZU M et al (1985) A multicentre, double-blind comparative study of tiapride and chlorpromazine in patients with psychiatric disorders of the aged (Translation from Japanese – Jap J Clinical Psychiatry) Rinsho Seishin Igaku 27: 573–582

SHORR RI, ROBIN DW (1994) Rational use of benzodiazepines in the elderly. Drugs Aging 4: 9–20

SIZARET P, WALKER SE, MACKENZIE S (1974) Clinical investigation of lorazepam. Psychol Med 6: 591–598

SMITH DA, PERRY PJ (1992) Non-neuroleptic treatment of disruptive behavior in organic mental syndromes. Ann Pharmacother 26: 1400–1408

SPIKER DG, PUGH DD (1976) Combining tricyclic and monoamine oxidase inhibitor antidepressants. Arch Gen Psychiatry 33: 828–830

STEELE JW, FAULDS D, SORKIN EM (1993) Tiaprid: a review of ist pharmacodynamic and pharmacokinetic properties and therapeutic potential in geriatric agitation. Drugs & Aging 3: 460–478

STEINBERG JR (1994) Anxiety in elderly patients. A comparison of azaspirones and benzodiazepines. Drugs & Aging 5: 335–345

STEINER W, FONTAINE R (1986) Toxic reaction following the combined administration of fluoxetine and L-tryptophane: five case reports. Biol Psychiatry 21: 53–58

STERNBACH H (1988) Danger of MAOI therapy after fluoxetine withdrawal. Lancet, pp 850–851

STOECKEL K, PFEFEN JP, MAYERSOHN M (1990) Absorption and disposition of moclobemide in patients with advanced age or reduced liver and kidney function. Acta Psychiatr Scand 82 [Suppl 360]: 94–97

SUTHERLAND DL et al (1987) The influnece of cimetidine versus ranitidine on doxepin pharmacokinetics. J Clin Psychopharmacol 32: 159–164

SWANTEK SS et al (1991) The use of carbamazepine to treat benzodiazepine withdrawal in a geriatric population. J Geriatr Psychiatry Neurol 4: 106–109

VAUGHAN DA (1988) Interaction of fluoxetine with tricyclic antidepressants. Am J Psychiatry 145: 1478

VESELL ES (1970) Impairment of drug metabolism in man by allopurinol and nortryptilyne. N Engl J Med 283: 1484

WATSKY E, SALZMAN C (1992) Psychotropic drug dosage and drug interactions. In: SALZMAN C (ed) Clinical geriatric psychopharmacology, 2nd edn. Williams & Wilkins, Baltimore Tokyo, pp 303–331

Weber E (1991) Taschenbuch der unerwünschten Arzneiwirkungen. Fischer, Stuttgart

Weil C (1988) Hydergin, pharmakologische und klinische Befunde. Springer, Berlin Heidelberg New York

Weiss H (1989) Wirksamkeit des Gingko biloba Extraktes (EGb-761) bei Hirnleistungsstörungen. Münch Med Wochenschr 131 [Beilage 82]: 6

Wells BG, Gelenberg AJ (1981) Chemistry, pharmacology, pharmacokinetics, adverse effects and efficacy ofthe antidepressant maprotiline hydrochloride. Pharmacotherapy 1: 121–142

Wester HA, Siegers CP (1980) Cardiovaskular effects of mianserin and amitriptyline in healthy volunteers. Curr Med Res Opin 6: 29–35

Wood P, Castleden CM (1991) Psychopharmacology in the elderly. In: Jacoby R, Oppenheimer C (eds) Psychiatry in the elderly. Oxford University Press, Oxford New York Tokyo, pp 339–372

Wragg RE, Jeste DV (1988) Neuroleptics and alternative treatments: management of behavioral symptoms and psychosis in Alzheimer's disease and related conditions. Psychiatr Clin North Am 11: 195–213

Young RC, Meyers BS (1991) Psychopharmacology. In: Sadavoy LW, Jarvik LF (eds) Comprehensive review of geriatric psychiatry. American Psychiatric Press, Washington DC, pp 435–468

Zimmer R et al (1990) Interaction studies with moclobemide. Acta Psychiatr Scand 82 [Suppl 360]: 84–86

# 2. Psychotherapie

*Ilse Kryspin-Exner*

„Das Alter der Kranken spielt bei der Auswahl der psychoanalytischen Behandlung insofern eine Rolle, als bei Personen nahe an oder über 50 Jahren einerseits die Plastizität der seelischen Vorgänge zu fehlen pflegt, auf welche die Therapie rechnet – alte Leute sind nicht mehr erziehbar – und als andererseits das Material, welches durchzuarbeiten ist, die Behandlungsdauer ins Unabsehbare verlängert."

FREUD, 1905, S. 21

In den 90 Jahren, die seither vergangen sind, ist nicht nur die Lebenserwartung des Menschen deutlich gestiegen, auch die Ansichten zum Thema „Altern" haben sich verändert (Stichwort: „Erfolgreiches Altern", siehe z.B. THOMAE, 1988; LEHR, 1991; OLBRICH, 1991; BALTES et al., 1992; SAUP, 1991; STAUDINGER, 1992). Psychotherapie wiederum ist vielschichtiger geworden und umfaßt eine breite Palette verschiedener Ansätze, darüber hinaus ist eine zunehmende Tendenz zur Professionalisierung zu beobachten. Auch das Bewußtsein bzw. der Anspruch, daß über die Ebenen des Erlebens, Fühlens und Verhaltens Probleme zu beseitigen bzw. eine Weiterentwicklung des Menschen erreichbar seien, ist in der Öffentlichkeit gestiegen.

## 2.1 *Psychotherapiebedarf und angewandte Psychotherapiemethoden*

Daß der Anteil der älteren Bevölkerung im Laufe dieses Jahrhunderts stark angestiegen ist und mit zunehmendem Alter auch der Anteil psychischer Erkrankungen steigt, wurde in diesem Buch bereits mehrfach angesprochen. Die Prävalenz schwerer psychischer Störungen im Alter wird mit 4–8 % angegeben, die Häufigkeit für leichte Krankheitsgrade bewegt sich zwischen 25 und 30 % (COOPER, 1992), in Altenheimen ist sie noch höher (42,8 %, COOPER und SOSNA, 1983). Dabei machen den größten Anteil psychischer Erkrankungen im Alter die neurotischen und psychosomatischen Erkrankungen aus (16,9 %), psychoorganische Syndrome im Sinne psychogeriatrischer Störungen werden mit 11 bis 13 % angegeben (COOPER und SOSNA, 1983; DILLING et al., 1984).

Der Bedarf an psycho- und soziotherapeutischen Maßnahmen wurde in der Bundesrepublik Deutschland für die 50- bis 60jährigen auf 17 % und für die über 65jährigen auf 9 % geschätzt (DILLING, 1981, zit. nach HEUFT und MARSCHNER, 1994). Im Vergleich zum Bevölkerungsanteil und dem Bedarf sind ältere Menschen in psychotherapeutischen Behandlungen deutlich unterrepräsentiert. So fand FICHTER 1990 in einer Verlaufsuntersuchung in Oberbayern heraus, daß nur 0,6 % der über 60jährigen mit tiefenpsychologisch orientierter, psychoanalytischer oder verhaltenstherapeutischer Kassenleistung behandelt wurden. Den geringen Anteil von Psychotherapiepatienten in der älteren Bevölkerung zeigen auch andere Untersuchungen auf, und das gilt für den

ambulanten Bereich ebenso wie für den stationären (RADEBOLD, 1992; LINDEN et al., 1993).
Dabei ist anzumerken, daß auffallend viele Behandlungsberichte bis mindestens 1970 keine eindeutigen Aussagen darüber machen, auf welche theoretischen Konzepte sie gründen und welche Behandlungstechnik mit welcher Weiterbildungsqualifikation angewandt wird. Ebenso fehlen häufig eindeutige Angaben zu behandelten Störungen/Krankheiten (RADEBOLD, 1989).
HEUFT und MARSCHNER geben in ihrer 1994 erschienenen Publikation „Psychotherapeutische Behandlung im Alter – State of the Art" eine differenzierende aktuelle Übersicht über die Literatur verschiedener Psychotherapiemethoden bei alten Menschen seit 1970. Über zwei Jahrzehnte, also von 1970 bis 1990, fanden sie rund 700 Veröffentlichungen in der Suchwörterschnittmenge „Psychotherapie" und „Alter". Die Arbeiten wurden daraufhin durchgesehen, ob sie in Anlehnung an STROTZKA (1978) den Kriterien eines psychotherapeutischen Behandlungsverfahrens im engeren Sinn entsprachen.[1]
Von den 700 Veröffentlichungen zu dieser Thematik entsprachen 406 Literaturstellen den Kriterien einer Psychotherapie im engeren Sinn. 80 % stammten aus dem angloamerikanischen Bereich. Je 45 % sind als Übersichtsarbeiten oder als Kasuistiken, 10 % als Therapiestudien zu charakterisieren. 26 % dieser Arbeiten (n = 105) berichteten (auch) über die Anwendung gruppentherapeutischer Interventionen.
Aus dieser Übersicht geht hervor, daß in der Literatur zur Alterspsychotherapie hauptsächlich folgende Psychotherapiemethoden bzw. -verfahren genannt werden: psychoanalytische Therapie, Gestalttherapie, Psychodrama, Verhaltenstherapie, kognitive Therapie und „persönliche Konstrukttherapie" (siehe Seite 465). Mehr als 3/4 der Arbeiten beziehen sich auf analytische Psychotherapie (51 %) und behavioral-kognitive Verfahren ( 36 %). Seit 1991 stieg die Zahl der Literaturstellen zu obengenannten Suchwörtern steil an (n = 1920), wobei sich der Anteil analytisch und verhaltenstherapeutisch orientierter Arbeiten noch weiter erhöhte.
Den verschiedenen theoretischen Orientierungen der einzelnen Psychotherapieverfahren entsprechend sind natürlich auch die altersspezifischen Konzepte der Psychotherapie unterschiedlich.

## 2.2 Psychoanalytisch orientierte Psychotherapie

Psychoanalytische Psychotherapie setzt ihre Akzente auf ungelöste Aufgaben früherer Phasen, die späte Krisen verursachen, oder auf Traumen, die Anpassungsmöglichkeiten überschreiten (HEUFT, 1993). Diskutiert werden auch Regressionskonzepte, die von der Annahme ausgehen, für normales Altern sei eine Regression auf prägenitale Stufen charakteristisch. Neben pathognomonischen Regressionsvorgängen werden heute aber auch zunehmend adaptive Regression (im Dienste der Entwicklung) und Möglichkeiten der Progression gesehen (siehe die Konzepte der Weisheit, der biographischen Intelligenz usw.). Unter „Geschlechter-Shift" werden Überlegungen angestellt, daß Männer im Alter mehr ihre Abhängigkeitswünsche und Frauen eher aggressive Anteile ausleben. Über die Frage, ob sich die Abwehrleistungen des Ich quantitativ ändern, gibt es konträre Auffassungen: der Auffassung einer verstärkten Abwehr steht die Ansicht einer abgeschwächten Abwehr

---

[1] Damit entfielen „Encounter"-Gruppen, Entspannungsverfahren, Trainings, paraprofessionelle Ansätze ohne eine explizite psychotherapeutische Ausbildung und indirekte Patienten-„Behandlung" über Angehörigengruppen, Personalgruppen sowie allgemeine Milieutherapie. Auch die sehr wichtige Frage des Umgangs mit „Multimorbidität" (HIRSCH et al., 1992) und „Polypathie" im Alter blieb unberücksichtigt.

im Alter gegenüber, wobei bestimmte Abwehrmechanismen für den letzten Lebensabschnitt besonders prägnant sein sollen, z.B. Somatisierung, Abwertung, Projektion und Verleugnung (HEUFT und MARSCHNER, 1994). KIPP und JÜNGLING (1991) geben in ihrem Buch „Verstehender Umgang mit alten Menschen" einen praktisch orientierten Einblick in die psychodynamischen Aspekte älterer Menschen.

Psychoanalytische Psychotherapie wird im Bereich der Geriatrie sowohl als Langzeitbehandlung wie als Fokaltherapie im ambulanten oder stationären Setting durchgeführt (RADEBOLD, 1992; HEUFT und SENF, 1992; PETERS, 1992). Insgesamt trägt sie jedoch trotz ihrer theoretischen großen Bedeutung quantitativ gesehen eher wenig zur alterspsychotherapeutischen Versorgung bei. Dabei kommt vielfach das Argument zum Tragen, daß das Verfahren von den intellektuellen, emotionalen und auch ökonomischen Anforderungen her bei alten Menschen nicht mehr möglich, notwendig oder sinnvoll sei (siehe Einleitung). Zur Scheu der Psychoanalytiker, sich mit älteren Personen psychotherapeutisch auseinanderzusetzen, sei auch auf einen Aspekt verwiesen, den HINZE (1990) herausstreicht: „Neben Vorurteilen über das Altern müssen hier starke emotionale Kräfte am Werk sein. Außer Problemen der Gegenübertragung bei älteren Patienten und dem beträchtlichen narzißtischen Gewinn durch die Behandlung junger Patienten vermute ich eine für den psychoanalytischen Prozeß spezifische Schwierigkeit. Im engen Kontakt mit seinem Analysanden ist der Analytiker derart intensiv den destruktiven Tendenzen des Seelenlebens ausgesetzt, daß er sich bisher in der noch recht kurzen Geschichte der Psychoanalyse gescheut haben mag, zusätzlich den Kräften des biologischen Zerfalls zu begegnen ... Der Hauptschwierigkeit begegnet der Therapeut in seiner Gegenübertragung. Die Entwicklung der Übertragung folgt bei älteren und jüngeren Patienten den gleichen Gesetzmäßigkeiten. Aber für den Therapeuten macht es einen Unterschied, ob ein junger Patient die Rolle seines früheren kindlichen Selbst zuweist oder ein alter. Es gehört zur psychoanalytischen Kompetenz und beruflichen Identität, solche Rollenangebote zu spüren und therapeutisch nutzbar zu machen. Es fällt aber auch einem älteren Menschen gegenüber viel schwerer, diesen Prozeß gewissermaßen wohltemperiert zu halten. Allzu leicht fühlt man sich dabei in die eigene Kindheit zurückgeworfen und hat dann Mühe, zwischen der eigenen infantilen Welt und der des Patienten zu unterscheiden. Man unterliegt in dieser intensiven Begegnung mit einem älteren Menschen einem regressiven Sog, der es einem schwer macht, zwischen dem Rollenangebot des Patienten und dem eigenen kindlichen Selbst zu differenzieren. Der Therapeut kann dann den Patienten als Verkörperung der Elternimagines der eigenen Kindheit erleben, und Gegenübertragung sowie eigene Übertragung auf den Patienten können immer schwerer auseinandergehalten werden. Diesem regressiven Sog, den ich für spezifisch im Umgang mit älteren Menschen halte, sieht sich auch ein Therapeut ausgesetzt, der weiß, daß er in der Behandlung jüngerer Patienten im allgemeinen angemessen und kompetent reagiert."

So wird verständlich, daß potentielle jüngere Therapeuten Kontakte zu alten Patienten überhaupt meiden, sich auf kurze, formalisierte und/oder indirekte Hilfestellung beschränken und in der intensiven Interaktion mit Älteren vielfältiges Abwehrverhalten aufweisen, wie z.B. rationalisierender, infantilisierender oder idealisierender Umgang (RADEBOLD, 1989). Dies ist auch ein Grund, daß ein ausschließlich auf die Älteren zentrierter Behandlungsauftrag (und dies hat m.E. gleichermaßen für Psychotherapeuten wie beispielsweise Pflegepersonal Bedeutung) dazu führen kann, daß aufgrund der erlebten psychischen Belastungen ein hoher und ständiger Mitarbeiterwechsel stattfindet und die Mitarbeiter zunehmend mehr mit affektiver Abwehr, Verhärtung sowie mit distanzierter, formalisierter und indirekter Hilfestellung reagieren.

## 2.3 *Humanistische Psychotherapieverfahren*

Mit der Betonung der subjektiven Sichtweise des Selbstbildes, der Biographie und Autonomie des Klienten gelangt die Person in den Mittelpunkt der Behandlung. Dieses zugrundeliegende Menschenbild vermittelt nicht nur ein optimistisches Bild vom Alternsprozeß, sondern stellt auch den alten Menschen als potentiell aktiven Menschen dar, der die notwendigen Möglichkeiten und Fähigkeiten besitzt – und dem auch das Recht eingeräumt wird –, für sich, sein Leben und sein Sterben persönliche Verantwortung zu übernehmen und ein persönliches und befriedigendes Leben im Alter zu führen.

### 2.3.1 Gesprächspsychotherapie

Im Sinne humanistischer Psychotherapieansätze im Alter wird mehr als bei Klienten in anderen Lebensaltern der Zeitperspektive eine besondere Akzentuierung beigemessen. Es geht darum, dem Klienten zu helfen, die Gegenwart nicht zu verfehlen und die Zukunft nicht zu verpassen und diese Aufgabe aus der eigenen Werdensgeschichte heraus – von der eigenen Biographie her – zu verstehen. Die einzelnen Phasen der eigenen Vergangenheit, die gelebten und die ungelebten Teile des Lebens, erhalten ihre aktualisierte persönliche Bedeutung. Die Lebensgeschichte besitzt nicht nur eine identitätsstiftende Bedeutung für die gegenwärtige Situation, sondern für die gesamte Zeitspanne: sie gilt es zu bilanzieren und in persönlicher Weise abzuschließen. Darin ist auch das Erfahren der eigenen Endlichkeit und des nahen Todes eingeschlossen.
Die angestrebte personale Autonomie kann nur eine relative sein, wenn Altern auch als Verlust und Einschränkung gesehen wird, zumal diese Veränderungen nicht nur Einschränkungen der körperlichen und psychischen Verfassung des alten Menschen umfassen, sondern auch seine gesamte Lebenssituation. Daher gilt es neben den individuellen auch die situativen Gegebenheiten protektiv für den alten Menschen zu verändern. Die therapeutische Arbeit muß daher auch die Umwelt (Angehörige, Wohnverhältnisse, Versorgung usw.) einbeziehen und versuchen, therapeutische Kompetenzen für die Fremd- und Selbstanwendung zu fördern und zu verbessern.
Linster (1990) schlägt vor, klientenzentrierte Psychotherapie als Prozeß der Beziehungserfahrung, die das Wachstumspotential des Klienten freisetzen soll, einerseits vom Konzept her (siehe oben), andererseits vom Tätigkeitsfeld her aufzuarbeiten. Zu letzterem ist festzuhalten, daß nur sehr wenige Veröffentlichungen vorliegen, die sich der klientenzentrierten Orientierung in der Psychotherapie mit älteren Menschen verpflichtet fühlen. Auffallend ist hiezu, meint Linster, daß anscheinend in diesem Bereich eine besondere Diskrepanz zwischen tatsächlich durchgeführter psychotherapeutischer Arbeit und Veröffentlichungen vorliegt. Publiziert sind eher Arbeiten, die auf der Grundlage und im Rahmen des klientenzentrierten (personenzentrierten) Konzepts andere therapeutische Methoden und Prinzipien einbeziehen, etwa Gruppenarbeit, Bewegungstherapie, Training intellektueller Funktionstüchtigkeit und Aktivitätstraining. Relativ differenzierte, ausführliche und empirisch fundierte Arbeiten liegen zu therapeutischen Maßnahmen zur Verbesserung der Lebensqualität und -situation älterer Menschen in der Gemeinde vor: z.B. über Selbsterfahrungs- und Selbsthilfegruppen im Rahmen der offenen Altenhilfe (Altentagesstätte) oder die Durchführung von Gesprächen am Telefon. Auch wenn es um

die Verbesserung von kommunikativen und sozialen Kompetenzen älterer und alter Menschen geht, wird häufig eine Vermittlung von klientenzentrierten Prinzipien angestrebt, aber um klientenzentrierte Psychotherapie im engeren Sinne geht es dabei nicht. Es werden ausdrücklich klientenzentrierte Prinzipien und Vorgehensweisen aufgegriffen, jedoch in eklektische Psychotherapie- bzw. in andere Therapiekonzepte integriert. Die Bedeutung der Empathie, der Akzeptanz und Echtheit für die Gestaltung der Therapeut-Klient-Beziehung wird betont bzw. die Therapeutenhaltung der „nicht an Bedingungen gebundenen Wertschätzung und Zuwendung" („non-kontingenter" therapeutischer Rahmen) herausgegriffen. Humanistisch orientierte psychotherapeutische Arbeit mit alten Menschen betont also neben den expressiven und kathartischen, den supportiven und protektiven Momenten vor allem auch aktivierende und motivierende Anteile. Der Klient soll trotz Verlusten, Einschränkungen und Verfall, die er durch seinen Alternsprozeß erfährt, aktiviert werden, bis an sein Lebensende psychisch zu wachsen.

Wie beim analytischen Therapieprozeß werden auch in den humanistischen Psychotherapieansätzen bei alten Menschen die hohen Anforderungen an den Psychotherapeuten herausgestrichen. Die Konfrontation mit dem negativen Veränderungsprozeß (mit Verlusten und Einschränkungen) ist massiver und enthält ein wesentlich übergreifenderes Ziel als in der Psychotherapie mit Kindern, Jugendlichen und Erwachsenen: Psychotherapie soll nicht nur zur besseren Bewältigung des Lebens beitragen, sondern auch dazu verhelfen, die eigene Endlichkeit, das Lebensende und den Tod als bevorstehende entscheidende Lebensaufgabe persönlich zu erfahren. Die Therapeut-Klient-Beziehung erhält auf diesem Hintergrund eine entscheidende Bedeutung, wobei die von ROGERS formulierten generellen therapeutischen Grundhaltungen besondere Bedeutung erhalten: empathisches Verstehen, Wertschätzung und Akzeptanz sowie Echtheit und Kongruenz.

Das Konzept der *Validation* – von NAOMI FEIL (1992) für die Betreuung hochbetagter verwirrter Menschen entwickelt – verwendet Elemente oben beschriebener Vorgehensweise und geht davon aus, die Erlebniswelt des anderen nachzuempfinden und dessen Gefühle anzuerkennen und zu bestätigen. Aus dem einfühlsamen Versetzen in die Ursache des Verhaltens wird eine spezielle Kommunikations- und Interaktionstechnik entwickelt (siehe den Beitrag von SCHARB über Validation, Seite 471).

### 2.3.2 Gestalttherapie

Auch in der Gestalttherapie werden dem Menschen in jedem Alter Fähigkeiten zu Integration und Wachstum zugeschrieben. Dem Phänomen des Alterns als ein „soziales Schicksal" wird ein therapeutischer Ansatz einer „multiplen Stimulierung" – körperlich, seelisch, geistig und sozial – gegenübergestellt (PETZOLD, 1979). Der Aufbau eines vermehrten Körperbewußtseins wird kombiniert mit konflikt- und erlebniszentrierter Arbeit bzw. sinnfindender Lebensbilanz.

Die Gestalttherapie versucht nach einem umfangreichen diagnostischen Prozeß aller Lebensbereiche ein individuelles Programm zusammenzustellen, in dem soziotherapeutischen Elementen – häufig in der Gruppe – ein hoher Stellenwert beigemessen wird. In der Akzentuierung biographischer Elemente kommt dem therapeutischen Konzept entsprechend dem Schließen noch „offener Gestalten" eine zentrale Aufgabe zu.

Während in der Gestalttherapie oft kreative Materialien (Bewegungstherapie, Hobby, Malen) Verwendung finden, wird im *Psychodrama* mit den sich wandelnden Rollen – meist in Gruppen mit Rollenspielen – gearbeitet. Ziel dabei ist, sich mit dem quantitativen Rollenverlust im Alter auseinanderzusetzen (LEUTZ, 1974).

## 2.4 *Verhaltenstherapie*

Verhaltensorientierte Sicht- und Vorgehensweisen orientieren sich daran, daß Verhalten kein zwangsläufiges Ergebnis des Alternsprozesses ist; „Lernen" spielt eine entscheidende Rolle und bleibt bis ins hohe Alter erhalten („Lernen ist immer möglich", HIRSCH, 1991). In einer verhaltenszentrierten Sichtweise des Alterns wird davon ausgegangen, daß die Veränderung von Umweltbedingungen einen wesentlichen Stellenwert hat und daß es im Sinne einer Reiz-(Situations-)Kontrolle darum geht, Umgebungsbedingungen den physischen und psychischen Veränderungen, die Alter mit sich bringen kann, anzupassen (Behavioral Gerontology, Verhaltensgerontologie, BURGIO und BURGIO, 1986; CARSTENSEN, 1988). Weiters steht die Förderung der sozialen Kompetenz und die Bedeutung der kognitiven Repräsentanz des subjektiven Erlebens im Vordergrund. Auf letztere nehmen vor allem kognitive Methoden Bezug.

Die verhaltenszentrierte Sichtweise stellt eine aus der verhaltensgerontologischen Diagnostik heraus entwickelte Behandlung in den Vordergrund. Das Ziel der Diagnostik besteht in der Aufdeckung funktionaler Zusammenhänge zwischen dem Verhalten und Befinden des älteren Menschen auf der einen Seite und ihrer Bedingungsfaktoren auf der anderen Seite. Die Therapie selbst versucht dann zum Wohle des älteren Menschen das Bedingungsgefüge zu entwirren bzw. neu zu gestalten. Dabei finden soziale, ökologische und physische Faktoren bzw. diesbezügliche Verstärkerkontingenzen ebenso Beachtung wie ihre subjektive Auslegung und Ausgestaltung (in Form von Einstellungen, Ursachenzuschreibungen, sogenannten Attributionen, Phantasien, Werthaltungen – insgesamt im Sinne von „Kognitionen" zusammengefaßt).

Im Lernmodell hat die Interaktion von Individuum und Umwelt nicht nur soziale Bedeutung, sondern betrifft auch die ökologischen Bedingungen. Letzteren kommt in der Verhaltensgerontologie insofern ein besonderer Stellenwert zu, da erfolgreiches Altern davon abhängt, inwieweit es gelingt, die Umwelt so zu gestalten und zu modifizieren, daß die Verluste älterer Menschen – unabhängig davon, ob sie im physischen, sozialen, materiellen oder psychologischen Bereich liegen – kompensiert werden können. Der Komplexitätsgrad ist diesbezüglich überaus vielfältig, die Unterstützung bei der Bewältigung alterstypischer kritischer Lebensereignisse kann genauso wichtig sein wie die Beachtung baulicher Maßnahmen (Einbau von Aufzügen) oder die Erleichterung durch motorische oder sensorische Hilfsmittel.

Auch das soziale Netzwerk und der soziale Status ist im Alter auf mehreren Ebenen mit Beeinträchtigungen bedroht, die lerntheoretisch erklärbar sind: Die Ausgliederung aus dem Berufsleben und der damit verbundene Verlust an Sozialkontakten und Status, der Tod naher Angehöriger, insbesondere des Partners, von Freunden und Bekannten und die daraus resultierende Schrumpfung des sozialen Netzwerks führt zu Verlust an sozialen Verstärkern und stellt somit einen gewichtigen Risikofaktor für die psychische und physische Gesundheit des älteren Menschen dar. Auch Umgebungsänderungen (etwa Unterbringung in einem Seniorenheim oder Krankenhaus) sind mit mannigfachen sozialen Veränderungen verbunden: So etwa klagt die Mehrzahl der in Senioreninstitutionen untergebrachten Menschen über den ausschließlichen Umgang mit wiederum alten Menschen. In einer Reihe von Studien konnte auch nachgewiesen werden, daß es in Institutionen wie Pflegeheimen oder Krankenhäusern zu einer Verstärkung von passivem, depressivem und abhängigem Verhalten kommt, während selbständiges und aktives Verhalten unbeachtet bleibt und somit gelöscht wird (BALTES et al., 1980, 1986; BALTES, 1988). Soziale Konsequenzen entspringen auch dem Klageverhalten vieler älterer Menschen, deren körperliche Beschwerden ihr bevorzugtes Gesprächsthema sind. Damit wird jedoch – zumindest längerfristig gesehen – das genaue Gegenteil erreicht, indem sich nämlich Sozialpartner zurückziehen, was zu verstärkter Isolation führt (PINKSTON und LINSK, 1984). Altersbedingte Beeinträchtigungen etwa des Gedächtnisses oder der Sinnesorgane können die Kommunikation zusätzlich behindern. Ebenso ist eine Verlangsamung der Informationsbearbeitung Teil des normalen Alternsprozesses. Für die Therapie bedeutet dies, daß in kleinen Schritten vorgegangen und oft wiederholt sowie neue Informationen multimodal dargeboten werden müssen. So wird ein neu zu erlernendes Verhalten zunächst durch verbale Instruktionen vermittelt, dann im Modell dargeboten und schließlich durch eigenes Handeln des Klienten geübt. Eine teilweise ebenfalls durch soziale Faktoren bedingte Schwierigkeit besteht darin, erzielte Verhaltensänderungen längerfristig aufrechtzuerhalten, da dafür notwendige Änderungen der Kontingenzen in der natürlichen Umgebung etwa bei fehlendem Partner nur erschwert zu erreichen sind.

Therapie nach lerntheoretisch orientiertem Denken sucht schließlich nach den günstigsten Bewältigungsformen, wenn Beeinträchtigungen bei Ausschöpfung aller medizinischen und rehabilitativen Bemühungen irreversibel sind, sich also Behinderungen bemerkbar machen. Ein Problem stellt dabei vielfach die Motivation älterer Menschen für die Inanspruchnahme therapeutischer Hilfe dar. Hiebei hat sich gezeigt, daß alle Formen von kinderspielartigen Materialien ältere Leute eher entmutigen und daß sie von der Sinnhaftigkeit von Aufgaben und Lösungen überzeugt sein müssen. Es ist daher wichtig, älteren Menschen den Sinn angestrebter therapeutischer Maßnahmen zu verdeutlichen bzw. den Inhalt von Trainingsprogrammen den persönlichen Interessen, Neigungen und Schwierigkeiten anzupassen. Das bedeutet, daß die individuellen Erfahrungen, Interessensgebiete, Freizeitaktivitäten usw. bei der Planung von Interventionen weitgehend berücksichtigt werden.

Zusammenfassend lassen sich die Vorteile eines verhaltensorientierten Ansatzes (nach HAAG und BAYEN, 1990) wie folgt charakterisieren durch:

- ihre Gegenwartsorientierung,
- die Möglichkeit, komplexe Verhaltensziele in einzelne Teilziele zu zerlegen und somit rasch Erfolgserlebnisse zu vermitteln,
- die Möglichkeit der direkten und kontinuierlichen Beobachtung von Effekten,
- die damit einhergehenden guten Voraussetzungen zur Erfolgskontrolle,
- die Verfügbarkeit eines breiten Methodenrepertoires, welches verschiedensten Gruppen älterer Menschen gerecht werden kann.

Individuell angepaßt können die lerntheoretischen Erkenntnisse zum Altern von Menschen, die in physischer wie psychischer Hinsicht kaum oder gar nicht beeinträchtigt sind, vorbeugend im Sinne einer Optimierung ihrer Möglichkeiten und Erweiterung ihres Lebensraums umgesetzt werden. Ebenso erscheint die Nutzung von Elementen verhaltenstherapeutischen Vorgehens bei geriatrischen Patienten, die in ihren psychischen und kognitiven Funktionen schwer beeinträchtigt sind, sinnvoll. Als Beispiele sind die Erhöhung der Selbständigkeit, die Verbesserung von Compliance (z.B. bei der Medikamenteneinnahme oder Flüssigkeitszufuhr) bzw. die Stimmungsaufhellung zu nennen. Bausteine verhaltenstherapeutischer Programme können auch von nicht-professionellen Personen angewandt werden, wenn ihnen die Überlegungen durchschaubar erscheinen und sie in den einzelnen Fertigkeiten unterrichtet wurden. Unter Supervision eines Verhaltenstherapeuten sind insbesondere Angehörige und Pflegepersonal – mit verhaltenstherapeutischen Elementen vertraut gemacht – sehr gut in der Lage, Verstärkerkontingenzen, Einstellungen und Attributionsmuster zu verändern, die zum Wohle des Betroffenen, aber auch zum positiven Empfinden des Betreuers beitragen können (MORRIS et al., 1988).

Als Charakteristikum kognitiv-behavioraler Verfahren sind auch noch die zeitlich begrenzten Interventionen und die Ausrichtung auf Selbstkontrolle bzw. -management zu erwähnen, die das Vorgehen ökonomisch und breit anwendbar machen. Die Selbständigkeit des älteren Menschen möglichst lange aufrechtzuerhalten ist ein vorrangiges Ziel (WAHL, 1991; SKINNER, 1992). Drei Bereiche verhaltenstherapeutischen Denkens und Handelns, die im Rahmen der Geriatrie gut dokumentiert und praktisch erprobt sind, seien daher speziell herausgegriffen, und zwar:

- *behavioral-kognitive Interventionen bei Depressiven;*
- *verhaltenstherapeutische Ansätze bei geistigem Abbau;*
- Verhaltenstherapeuten leugnen die zuvor betonten Übertragungsphänomene nicht, wenn sie sie vielleicht auch anders bezeichnen. Sie berücksichtigen sie in ihren therapeutischen Überlegungen, und damit gewinnt die *Einbeziehung von Angehörigen und Pflegepersonal* besonders an Bedeutung.

### 2.4.1 Verhaltenstherapeutische Interventionen bei Depressiven

Die Depression ist neben der Demenz die häufigste und gesundheitspolitisch bedeutendste psychische Erkrankung im Alter (HÄFNER, 1986): Die Prävalenz depressiver Episoden nach DSM-III-Kriterien wird bei depressiven älteren Menschen über 65 Jahren mit 1,5–2,5 % angegeben, bei Einbeziehung leicht- bis mittelgradiger depressiver Verstimmungen erhöht sie sich auf 12–15 %. Zudem muß mit einer erhöhten Rezidiv- und Chronifizierungsrate gerechnet werden, was insbesondere für depressive Entwicklungen bei in Alten- und Pflegeheimen lebenden Menschen Bedeutung hat. Bei ihnen ist die selbständige Lebensgestaltung sehr eingeschränkt und der Verlust an Kontrolle hoch. Der sogenannte „Kontrollverlust" führt vermehrt zu Hilflosigkeitsgefühlen und depressiven Verstimmungen (SELIGMAN, 1979; BLÖSCHL, 1981). Sowohl Depression als auch chronische körperliche Erkrankung sind mit dem Suizidrisiko im Alter eng verbunden (STENBACH, 1980).

Ziel verhaltenstherapeutischer Interventionen ist in diesem Zusammenhang die Förderung der sozialen Kompetenz und der Ausbau von Aktivitäten bzw. das Verändern von Verstärkerkontingenzen. Solche verhaltenstherapeutischen Maßnahmen werden mit kognitiven Methoden kombiniert, wobei auf typische Denkinhalte und Denkmuster eingegangen wird, die neben dem Mangel an Verstärkern oder der nicht-kontingenten Verstärkung als Ursache der Entstehung und Aufrechterhaltung der Depression angesehen werden (siehe dazu BECK et al., 1981; HAUTZINGER und GREIF, 1981; KAMMER und HAUTZINGER, 1988; HAUTZINGER et al., 1989). BECK (1981) hat die sogenannte kognitive Triade des depressiven Menschen beschrieben, die die negative Sichtweise von sich selbst, von der Umwelt und von der Zukunft betrifft. Systematische Denkfehler (z.B. selektive Wahrnehmung, willkürliche Schlußfolgerungen, Generalisierung) werden in der Therapie gemeinsam mit dem Patienten erarbeitet und zu korrigieren versucht. Als Mittel dazu dienen sowohl das Umstrukturieren dysfunktionaler Kognitionen (z.B. Sammeln automatischer negativer Gedanken, Austesten alternativer Kognitionen usw.) als auch verhaltensorientierte Verfahren (z.B. Planung erfreulicher Aktivitäten). Die Effektivität derartiger kognitiv-behavioraler Therapieprogramme wird in einer Reihe von Studien nachgewiesen (siehe HAUTZINGER, 1992; FUCHS und ZIMMER, 1992). Auch eine vorübergehende Kombination kognitiv-behavioral orientierter Therapie mit medikamentösen Behandlungsformen ist diesbezüglich in Erwägung zu ziehen. Insgesamt wird ein mehrdimensionales Behandlungskonzept angestrebt (FREEDMAN,

1986; HIRSCH, 1992), Elemente kognitiv-behavioral orientierter Therapie werden auch dazu eingesetzt, depressive und Belastungsreaktionen bei Betreuungspersonen geistig oder körperlich beeinträchtigter Älterer zu verbessern (WALSH et al., 1992).
Zur Behandlung von Angst, die ebenfalls bei älteren Menschen häufig eine Rolle spielt, haben sich verhaltenstherapeutische Standardverfahren wie die Systematische Desensibilisierung und angstantagonistische Entspannungsübungen bewährt. Dabei ist jedoch eine mögliche Überforderung durch zu große Schritte in der Angsthierarchie zu beachten; GATTERER (1985) weist darüber hinaus auf die wichtige Funktion des Feedbacks durch den Therapeuten hin.

### 2.4.2 Verhaltenstherapeutische Interventionen bei hirnorganischem Abbau

Aus Ergebnissen großangelegter Feldstudien wird die Häufigkeit dementieller Erkrankungen in der Altersgruppe der über 65jährigen auf etwa 3–7 % geschätzt, wobei die Häufigkeit der Demenz im höheren Alter ansteigt und für die 80- bis 90jährigen mit 20–30 % angegeben wird (COOPER, 1992).
Mit der Abnahme kognitiver Fähigkeiten wie Aufmerksamkeit, Konzentration, Gedächtnis und Lernen gehen häufig Störungen einher, die auf der Verhaltensebene unter anderem als Verwirrtheit, Inkontinenz oder mangelndes Hygieneverhalten auffallen.
Verhaltenstherapeutische Ansätze versuchen einen Wiedererwerb der alltäglichen Funktionen zu erreichen bzw. Bewältigungsverhalten zu fördern: dabei werden Methoden des Shapings (schrittweises Annähern), Chainings (Verhaltensverkettung), des Modell-Lernens, Kontingenzmanagements und der Stimuluskontrolle verwendet (GATTERER, 1986; GÜNTHER et al., 1991; OSWALD und GUNZELMANN, 1991). Ebenfalls auf lerntheoretischen Prinzipien baut das Realitätsorientierungstraining auf (ROT). Es handelt sich dabei um therapeutische Methoden zur Rehabilitation von Personen mit Gedächtnisverlust, Verwirrtheit und Orientierungsstörungen, wobei es vor allem um die Steigerung der Selbständigkeit und sozialen Kompetenz geht. Hiebei spielt insbesondere das operante Konditionieren und die Gewährleistung eines warmen, verständnisvollen (Stations-)Klimas eine Rolle. Die Umgebung wird möglichst klar und einfach strukturiert und der Einsatz verschiedener Hilfsmittel (Farben zur Orientierung, Berücksichtigung der sensorischen Defizite bei Dingen, die den Tagesablauf gliedern – beispielsweise Uhren mit großen Ziffern und Zeigern – etc.) betont.
Das ROT setzt sich im wesentlichen aus folgenden 3 Bestandteilen zusammen: dem Training des Personals, einem 24-Stunden-Realitätsorientierungstraining und ergänzenden Gruppensitzungen. Wichtig ist vor allem, daß der gesamte Institutions- bzw. Stationsalltag unter dem Gesichtspunkt der Reorientierung gestaltet wird, so z.B. durch häufige verbale Informationen, durch klare zeitliche Strukturierung von Routineereignissen, deutlicher Kennzeichnung von Räumen sowie der Korrektur desorientierten und der Verstärkung orientierten Verhaltens. Die empirischen Befunde sprechen für eine Wirksamkeit des ROTs vor allem bei leicht bis mittelschwer dementen Patienten, wobei ein dauerhafter Erfolg nur bei kontinuierlicher Fortführung des Trainings erreicht werden kann (NOLL und HAAG, 1992).
Der häufig mit dementiellem Abbau einhergehenden Harninkontinenz liegt vielfach ein falsches Verstärkermuster zugrunde: körperliche Zuwendung, „Berühren" älterer Personen (verbunden mit der Verwendung von Seife und Wasser, frischem Bettzeug usw.) erfolgt nach Einnässen oder Einkoten, wodurch es beim Betreffenden zum Aufbau falscher Verstärkerkontingenzen kommt. Möglicherweise wird dadurch das von den Angehörigen und vom Pflegepersonal uner-

wünschte Verhalten von den Patienten gezeigt, um zu den angenehmen Verstärkern zu kommen, weil diese durch anderes Verhalten nicht mehr erreichbar sind. Zudem hat sich als verhaltenstherapeutische Behandlung von Harninkontinenz bei älteren Menschen eine systematische Veränderung der Lebensgewohnheiten (Zeitpläne etc.) bewährt, auch Blasentraining und EMG-Biofeedback werden in der Literatur beschrieben (BURGIO und BURGIO, 1986).

Im Zusammenhang mit der Psychotherapie bei hirnorganisch abgebauten Patienten geht es jedoch nicht nur um das möglichst präzise Erfassen der einzelnen Defizite und Potentiale, sondern auch um die Wahrnehmung der Emotionalität und Affektivität des Betreffenden, und zwar nicht nur im Querschnitt, sondern aus einem einigermaßen genauen biographischen Verständnis heraus. Das Verständnis hinsichtlich einer Verschärfung von Lebenszügen, der Lebens- und Realitätserfassung das ganze Leben hindurch, also das differenzierte Verständnis der Primärpersönlichkeit läßt besser verstehen, welche Bedeutung das Auftreten kognitiver Defizite hat. Mit diesem vertieften Eintritt in die Lebensgeschichte wird manches an gegenwärtig zu beobachtendem Verhalten des Kranken, das unverständlich oder verwirrt erscheint, leichter zu interpretieren sein, dies kann unter Umständen das retrospektive Verständnis wieder weiter verbessern – idealerweise ein sich selbst unterhaltender Prozeß (BRUDER, 1992).

### 2.4.3 Pflegepersonal und Familie

Alle obengenannten Überlegungen werden nur dann zielführend sein, wenn sie konsequent angewandt, kontingent verstärkt und von allen Betreuenden in ähnlicher Art vertreten werden. Aus diesem Grund ist die Anleitung des Pflegepersonals und der Angehörigen enorm wichtig (NEUMANN et al., 1993; KRYPSIN-EXNER et al., 1993). Zudem sind nur ca. 14 % der pflegebedürftigen älteren Menschen in Heimen untergebracht, d.h. die meisten leben bei ihren Familien, für die die Betreuung große zeitliche und emotionale Belastungen mit sich bringt (ZARIT und ZARIT, 1982; MACE und RABINS, 1991). Wie erwähnt werden die aus den lerntheoretischen Erklärungsmodellen gewonnenen Überlegungen auch für die bessere Befindlichkeit der Betreuungspersonen (also gegen die Entwicklung von Burn-out-Syndromen) einbezogen (ARONSON et al., 1983; ENZMANN und KLEIBER, 1989; BERMEJO und MUTHNY, 1993).

Verhaltenstherapeutische Methoden können hierbei eine große Unterstützung für die betreuenden Familienangehörigen darstellen (siehe Elderly support project, LINSK et al., 1982; PINKSTON und LINSK, 1984). Die Anleitung besteht darin, Probleme in Form konkreter Verhaltensweisen zu beschreiben, und die Familienangehörigen werden über Prinzipien der Lerntheorie informiert sowie in darauf aufbauenden verhaltenstherapeutischen Interventionsformen wie Verstärkung, Modell-Lernen, Feedback trainiert. Während anfängliche Interventionen unter Supervision stattfinden, blendet sich letztere allmählich aus, und die Verantwortung für die Weiterführung des Programms zur Aufrechterhaltung der erzielten Veränderung wird in die Verantwortung der Familie gelegt. Evaluationsstudien zu diesem Elderly-support-Projekt zeigen, daß verhaltenstherapeutische Methoden den Angehörigen pflegebedürftiger älterer Menschen eine große Unterstützung sein können und in einigen Fällen Heimeinweisungen verhindern.

Arbeit mit Angehörigen ist Beratung und Unterstützung von (meist) Gesunden bei der Versorgung ihrer erkrankten Partner oder Eltern. Für das Selbstverständnis der Angehörigen spielt es eine wesentliche Rolle, nicht als Kranker, sondern „nur“ als ungewöhnlich Belasteter und eventuell Unerfahrener Hilfe und Unterstützung zu suchen und zu erhalten. Gelegentlich – und dies gilt besonders für eheliche Pflegesituationen – existiert dieses Gesundheitsgefälle nur noch in der Wahrnehmung der Pflegenden, gibt ihnen aber die Kraft, den auftretenden Belastungen standzuhalten.

Weil sie teilweise den kognitiven Verfahren zugerechnet wird, sei abschließend vollständigkeitshalber kurz auf die eingangs erwähnte „persönliche Konstrukttherapie" (abgeleitet von der Theorie KELLYS, 1955, zit. nach HEUFT und MARSCHNER, 1994) eingegangen: Dabei handelt es sich um das individuelle Erstellen persönlicher Konstrukte als Erklärung gegenwärtiger und zukünftiger Ereignisse. Mit einer biographischen Dimension konstruiert sich der einzelne mit Hilfe des Therapeuten ein Netzwerk interpersonaler Beziehungen und versucht, Alternativen zu schaffen, indem bisher fehlbewertete belastende Lebensereignisse neu verarbeitet und „alte" Konstrukte modifiziert werden. Mehr oder weniger sind diese Überlegungen in allen bisher beschriebenen Psychotherapieansätzen enthalten.

## 2.5 *Paar- und Familientherapie*

In jüngster Zeit gewinnt auch bei alten Paaren die Betrachtung des Systems Familie (einschließlich der Beziehungsbiographie und des Beziehungsnetzes) an Bedeutung (WEAKLAND und HERR, 1992; JOHANNSEN, 1992).

HEUFT und MARSCHNER haben in ihrer bereits weiter oben zitierten Literatur-Recherche von 1970 bis 1990 bezüglich der Paartherapie festgestellt, daß sie sich zu drei Viertel auf allgemeine Beziehungskonflikte und zu einem Viertel auf sexuelle Probleme bei alten Menschen bezieht. Inhaltlich war die Paartherapie zu 25 % psychoanalytisch, 25 % kognitiv-behavioral, 37 % systemisch und 13 % eklektisch ausgerichtet. Bei einem klassisch psychoanalytisch orientierten Verständnis von Psychotherapie ist die Einbeziehung der Angehörigen ausgeschlossen, weil hier die Perspektive des Patienten stets im Mittelpunkt steht (BRUDER, 1992).

Aufgaben für die reifere Paarbeziehung sind insbesondere eine Neudefinition der Rollen und Ziele, das Suchen neuer Formen von Intimität sowie möglicherweise eine Vorbereitung auf den Partnerverlust. Paartherapeutische Interventionen wurden außerdem bei Angstsyndromen, psychoorganischen Syndromen, Zwangsneurosen und körperlichen Erkrankungen des Partners berichtet (BIRCHER, 1982; BIRCHER et al., 1983).

Paar- und Familientherapie ist von Angehörigenarbeit zu unterscheiden. Letztere bedeutet zunächst Unterstützung in der Bewältigung äußerer Lebensabläufe, die belastend sind, aus der sich allerdings mit der Zeit auch die Auseinandersetzung mit innerseelischen Vorgängen, gelegentlich sogar Anteilen der Persönlichkeit ergeben kann. Neben der Überlastung kann ein weiterer Grund, mit Partnern oder anderen Angehörigen alter Menschen psychotherapeutisch zu arbeiten, die Tatsache sein, daß letztere ebenfalls depressive Reaktionen zeigen bzw. neurotische Verarbeitungsmechanismen (beispielsweise bei Kindern Betagter) auftreten: Bisher Verabsäumtes wird in den Vordergrund gestellt oder eine Verbesserung der Situation der alten Angehörigen im Sinne des Reparaturdenkens gefordert.

Ein familientherapeutischer Zugang kann auch die Dialogfähigkeit zwischen Angehörigen und dem betagten Familienmitglied fördern. Der therapeutisch und versorgend Tätige muß in unterschiedlichem Umfang stellvertretend für den Kranken dessen Ich-Funktionen wahrnehmen. Dies betrifft die Linderung von ängstlich-aufgeregten Affekten, das Gegensteuern bei depressiv-antriebsschwachen Verfassungen (Fremdantrieb kann zu Eigenantrieb werden) oder das angemessene Belohnen bzw. kritische Kommentieren störenden Verhaltens. Zum Teil geht es dabei auch um die Übernahme von Über-Ich-Funktionen in dem Sinne, daß man sich als therapeutisch Beteiligter zu fragen hat, was der Kranke früher an Impulsen in sich selbst unterdrückt bzw. an Anstrengungen von sich selbst verlangt hätte, als er noch im Sinne vernünftiger Abwägung und Beurteilung entscheidungsfähig war (Bruder, 1992).

## 2.6 *Gruppentherapie*

Die Form der Gruppenarbeit hängt von der methodischen Ausrichtung ab, aber prinzipiell kommen alle angeführten psychotherapeutischen Verfahren in Frage, in Gruppen angewandt zu werden. Mehrheitlich wird in der Literatur eine Bevorzugung altershomogener Gruppen berichtet, um den spezifischen Problemen der älteren Menschen Rechnung zu tragen – ein Gedanken- oder Erfahrungsaustausch zwischen Generationen scheint jedoch sinnvoll. Die Zielsetzung besteht in Selbsthilfe, Selbstvertretung, Selbstorganisation und Selbstverwaltung Älterer. Bei selbständigen Patienten werden als Behandlungsziele in Gruppen die Bearbeitung individueller Konflikte und Verlustängste in problematischen Beziehungen, Anpassung an die Rolle des Alternden, Selbstfindung im letzten Lebensabschnitt, mehr Bewußtsein und Wachstum angegeben. Bei Patienten mit chronischen Einschränkungen können als Ziele genannt werden: gemeinsame Bearbeitung der Beeinträchtigungen, Aufbau von Verstärkern und der Erlebnisfähigkeit, Umgang mit Ängsten sowie Förderung der Kontakt- und Kommunikationsfähigkeit (siehe dazu Berger und Berger, 1973; Radebold, 1989; eine praktische Anleitung gibt Bechtler, 1993). Auch die Unterstützung von Angehörigen in Gruppen erscheint sinnvoll (Barnes et al., 1981; Schreiter-Gasser, 1992).

Zur Förderung der Auseinandersetzung (sowohl mit der Thematik als auch der betreuenden Personen untereinander) bzw. als Supervision dienen weiters Personalgruppen, in denen Information über und Klärung von Schwierigkeiten mit Alterspatienten im Vordergrund stehen sollen (Bermejo und Muthny, 1993). Gleichzeitig erscheint es jedoch notwendig, hierarchische bzw. institutionelle sowie persönliche Probleme einzubeziehen. Letztere aufzuarbeiten dürfte Voraussetzung dafür sein, daß „Fortbildung" überhaupt angenommen wird (Kryspin-Exner et al., 1993).

## 2.7 *Resümee*

Alterspsychotherapie umfaßt das Bemühen um Akzeptanz von Einschränkungen und Verlusten, die Überwindung des damit verbundenen Schmerzes und die Verschiebung von Bedeutungen. Es geht um die Suche nach Neuorientierung im Sinne einer Arbeit an innerseelischen Abläufen, vielleicht sogar Strukturen, die schließlich auch Einflüsse auf die Gestaltung und Ereignisse des äußeren Lebens haben können. Andererseits muß es ein wichtiges Ziel psychologisch-therapeutischen Handelns sein, Abbauprozesse bzw. deren Progredienz so weit als möglich hinauszuzögern. Wird der Wunsch nach Weiterentwicklung in den Vordergrund gestellt (was einen gewissen Grad an Verbalisierungsfähigkeit voraussetzt), sind klassische psychotherapeutische oder humanistisch orientierte Verfahren angebracht, solange die Betroffenen dazu in der Lage sind. Geht es jedoch darum, den Abbauprozeß zwar zur Kenntnis zu nehmen, aber möglichst hintanzuhalten, stehen übende Elemente, Stimulierung, Förderung sozialer Beziehungen und der Aufbau richtiger Verstärkerkontingenzen im Vordergrund, d.h. es werden behavioral-kognitive Verfahren Mittel der Wahl sein. Insgesamt geht es um eine differentielle Indikation und in Anbetracht der geringen (finanziellen und personalen) Ressourcen für psychotherapeutische Arbeit um eine möglichst öko-

nomische Arbeitsweise innerhalb dieses Versorgungsbereichs.
Wie aus den obenstehenden Überlegungen wahrscheinlich leicht zu erkennen ist, handelt es sich bei der Verfasserin des Artikels um eine lerntheoretisch orienterte Psychotherapeutin. In diesem Sinne schließen sich die Begriffe „senile Demenz" und „Psychotherapie" nicht aus; der Beeinträchtigungsgrad des Betroffenen wird ebenso wie das soziale und gesellschaftliche Gefüge in einer Verhaltens- und Problemanalyse berücksichtigt und in das therapeutische Geschehen einbezogen. Psychologische Tätigkeit im Rahmen der Geriatrie wird damit vielschichtiger und umfaßt Unterstützung, Beratung, Begleitung und psychologische Behandlung von Beeinträchtigungen. Sie betrifft auch verschiedene Zielgruppen: den betagten Menschen selbst, seine Angehörigen und die Personen der Umgebung (Freunde, Nachbarn) bis hin zu den professionellen Helfern wie Pflegepersonal oder Altenbetreuer, Heimhilfen usw. Für alle Betreuungsgruppen ist Information bzw. eine gute Ausbildung und die Möglichkeit einer ständigen Reflexion der eigenen Tätigkeit nötig. In einzelnen Fällen kann sich daraus auch eine Psychotherapie entwickeln, wobei – um es am Beispiel von Angehörigen zu demonstrieren – offen bleibt, ob dafür der Begriff Angehörigentherapie angemessen ist oder nicht von vornherein von eigenständiger Psychotherapie gesprochen werden sollte. Eine ähnliche Schwierigkeit ergibt sich in Zusammenhang mit der Burn-out-Problematik: eine berufsbegleitende präventive Arbeit, um der Überforderung vorzubeugen, wird von den Beteiligten wohl kaum je als Psychotherapie bezeichnet werden, und dennoch bedient sie sich daraus abgeleiteter Erkenntnisse und Techniken. Insgesamt ist der milieuzentrierte Ansatz Voraussetzung für die Verbesserung des therapeutischen Klimas, insbesondere im institutionellen Bereich, aber auch bei der häuslichen Pflege, und damit Grundlage einer anderweitigen guten Versorgung.
Geht es um die betroffenen älteren Menschen selbst, so ist zu bedenken, daß deren Anteil in der Bevölkerung in unserem Jahrhundert enorm gestiegen ist und sich weiter erhöht. Dem erfreulichen Aspekt des längeren Lebens steht jedoch die neue Perspektive der Notwendigkeit von Versorgung einer großen und wachsenden Zahl von Personen mit somatischen und psychischen Beeinträchtigungen gegenüber. Das hat auch Konsequenzen für den Bereich der Psychotherapie: Sie muß möglichst vielen Menschen, die sie benötigen, zugute kommen können und vom personellen Aufwand und den finanziellen Mitteln her erschwinglich sein, d.h. zeitökonomisch gestaltet und auf möglichst große Selbständigkeit der Betroffenen ausgerichtet sein, was mehr dem Konzept psychologischer Behandlung als einer Psychotherapie im engeren Sinn entspricht. Aus diesem Grund werden die diskutierten Methoden und Maßnahmen in der Literatur auch unter dem Begriff „Interventionsgerontologie" zusammengefaßt, es ergeben sich Überschneidungen mit Rehabilitationsmaßnahmen, und manche Autoren verwenden den Terminus „soziotherapeutische Verfahren".
Unabhängig von der Bezeichnung und ohne auf Kompetenzen einzugehen (ob es sich um professionelle Helfer oder Angehörige handelt) wird deutlich, daß die Versorgung – im vorliegenden Kapitel die psychische Betreuung – alter Menschen und die psychologische Unterstützung derer, die sie leisten, zu einer der wichtigsten und komplexesten Aufgaben in unserer heutigen Gesellschaft zählt.

# Literatur


ARONSON E, PINES A, KAFRY D (1983) Ausgebrannt – vom Überdruß zur Selbstentfaltung. Klett-Cotta, Stuttgart

BALTES M, BURGESS RL, STEWART RB (1980) Independence and dependence in self-care behavior in nursing homes residents: An operant-observational study. Int J Behav Dev 3: 489–500

BALTES MM, KINDERMANN T, REISENZEIN R (1986) Die Beobachtung von unselbständigem und selbständigem Verhalten in einem deutschen Altenheim: die soziale Umwelt als Einflußgröße. Z Gerontologie 19: 14–24

BALTES MM (1988) The etiology and maintenance of dependency in the elderly: three phases of operant research. Behav Ther 19: 301–319

BALTES MM, KOHLI M, SAMES K (Hrsg) (1992) Erfolgreiches Altern. Bedingungen und Variationen. Huber, Bern

BARNES RF et al (1981) Problems of families caring for Alzheimer patients: the use of a support group. J Am Geriatric Assoc 29: 80–85

BECHTLER H (1993) Gruppenarbeit mit älteren Menschen. Lambertus, Freiburg im Breisgau

BECK AA et al (1981) Kognitive Therapie der Depression. Urban & Schwarzenberg, München

BERGER MM, BERGER LF (1973) Psychogeriatrische Gruppenbehandlungen. In: SAGER CJ, KAPLAN HS (Hrsg) Handbuch der Ehe-, Familien- und Gruppentherapie. Kindler, München, S 931–944

BERMEJO I, MUTHNY FA (1993) „Burnout" und Bedarf an psychosozialer Fortbildung und Supervision in der stationären Altenpflege. Psychother Psychosom Med Psychol 43: 110–120

BIRCHER M (1982) Möglichkeiten und Erfahrungen in der Arbeit mit älteren Paaren und Familien in der Geriatrie und Gerontopsychiatrie. In: RADEBOLD H, SCHLESINGER-KIPP G (Hrsg) Familien- und paartherapeutische Hilfen bei älteren und alten Menschen. Vandenhoeck & Ruprecht, Göttingen, S 96–117

BIRCHER M et al (1983) Gruppenpsychotherapie mit Patienten im höheren und hohen Lebensalter – Erfahrungen an einer geriatrischen Klinik. In: RADEBOLD H (Hrsg) Gruppenpsychotherapie im Alter. Vandenhoeck & Ruprecht, Göttingen, S 75–76

BLÖSCHL L (Hrsg) (1981) Verhaltenstherapie depressiver Reaktionen. Huber, Bern

BRUDER J (1992) Alterspsychotherapie und Angehörigenarbeit. In: HIRSCH RD (Hrsg) Psychotherapie im Alter. Huber, Bern, S 73–82

BURGIO LD, BURGIO KL (1986) Behavioral gerontology: application of behavioral methods to the problems of older adults. J Applied Behav Anal 19: 321–328

CARSTENSEN LL (1988) The emerging field of behavioral gerontology. Behav Ther 19: 259–281

COOPER B (1992) Die Epidemiologie psychischer Störungen im Alter. In: HÄFNER H, HENNERICI M (Hrsg) Psychische Krankheiten und Hirnfunktion im Alter. Fischer, Stuttgart, S 15–29

COOPER B, SOSNA U (1983) Psychische Erkrankungen in der Altenbevölkerung. Nervenarzt 54: 239–249

DILLING H, WEYERER S, CASTELL R (1984) Psychische Erkrankungen in der Bevölkerung. Enke, Stuttgart

ENZMANN D, KLEIBER D (1989) Helfer-Leiden. Streß und Burnout in psychosozialen Berufen. Asanger, Heidelberg

FEIL N (1992) Validation. Ein neuer Weg zum Verständnis alter Menschen. Wiener Verlag, Himberg bei Wien

FICHTER MM (1990) Verlauf psychischer Erkrankungen in der Bevölkerung. Springer, Berlin

FREEDMAN AM (1986) Psychosoziale und psychotherapeutische Maßnahmen beim älteren depressiven Patienten. In: KIELHOLZ P, ADAMS C (Hrsg) Der alte Mensch als Patient. Deutscher Ärzteverlag, Köln, S 127–143

FREUD S (1905/1968) Über Psychotherapie. GW 5, 4. Aufl. Fischer, Frankfurt/M, S 11–26

FUCHS T, ZIMMER FT (1992) Verhaltenstherapeutische und psychodynamische Therapieansätze bei Altersdepressionen. Verhaltenstherapie 2: 244–250

GATTERER G (1985) Verhaltenstherapie bei Patienten im höheren Lebensalter. Verhaltensmodifikation 1: 20–35

GATTERER G (1986) Verhaltensmedizinische Interventionsstrategien bei Pflegeheimpatienten mit Demenzerscheinungen multipler Genese. Wien Med Wochenschr 136: 518–521

GÜNTHER V et al (1991) Kognitives Training bei organischem Psychosyndrom. Dt Med Wochenschr 116: 846–851

HAAG G, BAYEN UJ (1990) Verhaltenstherapie mit Älteren. In: HIRSCH RD (Hrsg) Psychotherapie im Alter. Huber, Bern, S 55–72

Häfner H (1986) Psychische Gesundheit im Alter. Fischer, Stuttgart

Hautzinger M, Greif S (Hrsg) (1981) Kognitionspsychologie der Depression. Kohlhammer, Stuttgart

Hautzinger M, Stark W, Treiber R (1989) Kognitive Verhaltenstherapie bei Depressiven. Psychologie Verlags Union, München

Hautzinger, M (1992) Verhaltenstherapie bei Depression im Alter. Verhaltenstherapie 2: 217–221

Heuft G (1993) Psychoanalytische Gerontopsychosomatik – zur Genese und differentiellen Therapieindikation akuter funktioneller Somatisierung im Alter. Psychother Psychosoma Med Psychol 43: 46–54

Heuft G, Marschner C (1994) Psychotherapeutische Behandlung im Alter. Psychotherapeut 39: 205–219

Heuft G, Senf W (1992) Stationäre fokaltherapeutische Behandlung Älterer – Konzeption und erste Ergebnisse. Z Gerontologie 25: 380–385

Hinze E (1990) Die psychoanalytische Behandlung von Älteren. In: Hirsch RD (Hrsg) Psychotherapie im Alter. Huber, Bern, S 83–89

Hirsch RD (1991) Lernen ist immer möglich. Verhaltenstherapie mit Älteren. Reinhardt, München

Hirsch RD (Hrsg) (1992) Altern und Depressivität. Huber, Bern

Hirsch RD et al (Hrsg) (1992) Multimorbidität im Alter. Herausforderung für die Psychotherapie. Huber, Bern

Johannsen J (1992) Systemische Therapie bei Älteren. In: Hirsch RD et al (Hrsg) Multimorbidität im Alter. Herausforderung für die Psychotherapie. Huber, Bern, S 118–128

Kammer D, Hautzinger M (Hrsg) (1988) Kognitive Depressionsforschung. Huber, Bern

Kipp J, Jüngling G (1991) Verstehender Umgang mit alten Menschen. Eine Einführung in die praktische Gerontopsychiatrie. Springer, Berlin

Kryspin-Exner I et al (1993) Schulungsprogramm für Pflegepersonal und Angehörige geriatrischer Patienten. Verhaltensmodifikation Verhaltensmedizin 4: 356–378

Lehr U (1991) Psychologie des Alterns. Quelle & Meyer, Wiesbaden

Leutz GA (1974) Psychodrama. Springer, Berlin

Linden M et al (1993) Verhaltenstherapie in der kassenärztlichen Versorgung: eine versorgungsepidemiologische Untersuchung. Verhaltenstherapie 3: 101–111

Linsk NL, Pinkston EM, Green GR (1982) Home based behavioral social work with the elderly. In: Pinkston EM et al (eds) Effective social work practice: advanced techniques for behavioral intervention with individuals, families, and institutional staff. Jossey-Bass, San Francisco, pp 215–242

Linster HW (1990) Gesprächspsychotherapie mit älteren Menschen. In: Hirsch RD (Hrsg) Psychotherapie im Alter. Huber, Bern, S 90–102

Mace NL, Rabins PV (1991) Der 36-Stunden-Tag. Huber, Bern

Morris RG, Morris LW, Britton PG (1988) Factors affecting the emotional wellbeing of the caregivers of dementia sufferers. Br J Psychiat 153: 147–156

Neumann EM, Zank S, Tzschätzsch K, Baltes MM (1993) Selbständigkeit im Alter. Ein Trainingsprogramm für Pflegende. Huber, Bern

Noll P, Haag G (1992) Das Realitätsorientierungstraining – eine spezifische Intervention bei Verwirrtheit. Verhaltenstherapie 2: 222–230

Olbrich E (1991) Ansichten über Altern im historischen Wandel. In: Oswald WD, Lehr U (Hrsg) Altern. Veränderung und Bewältigung. Huber, Bern, S 11–27

Oswald WD, Gunzelmann T (1991) Zur Steigerung der geistigen Leistungsfähigkeit durch Übung und Training. In: Oswald WD, Lehr U (Hrsg) Altern. Veränderung und Bewältigung Huber, Bern, S 28–37

Peters M (1992) Stationäre Psychotherapie Älterer in einer psychoanalytisch ausgerichteten psychosomatischen Klinik. Z Gerontologie 25: 360–364

Petzold HG (1979) Psychodrama, therapeutisches Theater und Gestalt als Verfahren der Interventionsgerontologie und Alterspsychotherapie. In: Petzold GH, Bubolz E (Hrsg) Psychotherapie mit älteren Menschen. Junfermann, Paderborn, S 147–260

Pinkston EM, Linsk NL (1984) Care of the elderly: a family approach. Pergamon, New York

Radebold H (1989) Psychotherapie. In: Kisker KP et al (Hrsg) Psychiatrie der Gegenwart. 8: Alterspsychiatrie. Springer, Berlin, S 313–346

Radebold H (1989) Psycho- und soziotherapeutische Behandlungsverfahren. In: Platt D (Hrsg) Handbuch der Gerontologie. Bd 5: Neurologie, Psychiatrie. Fischer, Stuttgart, S 418–443

Radebold H (1992) Psychodynamik und Psychotherapie Älterer. Springer, Berlin

Saup W (1991) Konstruktives Altern. Hogrefe, Göttingen

Schreiter-Gasser U (1992) Der Alzheimer-Kranke und seine Familie: Erfahrungen mit einer Angehörigengruppe. In: Häfner H, Hennerici M (Hrsg) Psychische Krankheiten und Hirnfunktion im Alter. Fischer, Stuttgart, S 193–201

Seligman MEP (1979) Erlernte Hilflosigkeit. Psychologie Verlags Union, München

Skinner BF (1992) Intellektuelles Selbst-Management im Alter. Verhaltenstherapie 2: 198–203

Staudinger U (1992) Altersintelligenz, Lebenserfahrung und Weisheit. In: Häfner H, Hennerici M (Hrsg) Psychische Krankheiten und Hirnfunktion im Alter. Fischer, Stuttgart, S 1–13

Stenbach A (1980) Depression and suicidal behaviour in old age. In: Birren JE, Sloane RB (eds) Handbook of mental health and aging. Prentice-Hall, Englewood Cliffs, pp 616–652

Strotzka H (1978) Psychotherapie alter Menschen. In: Strotzka H (Hrsg) Psychotherapie: Grundlagen, Verfahren, Indikationen. Urban & Schwarzenberg, München, S 471–474

Thomae H (1988) Das Individuum und seine Welt. Huber, Bern

Wahl HW (1991) „Das kann ich allein!" Selbständigkeit im Alter. Chancen oder Grenzen. Huber, Bern

Walsh WA, Steffen A, Gallagher-Thompson D (1992) Depressionsniveau und Belastungsverarbeitung bei Betreuern körperlich und geistig beeinträchtigter älterer Menschen. Verhaltenstherapie 2: 231–236

Weakland JH, Herr JJ (1992) Beratung älterer Menschen und ihrer Familien. Huber, Bern

Zarit SH, Zarit JM (1982) Families under stress: interventions for caregivers of senile dementia patients. Psychotherapy: Theory, Research Practice 19: 461–471

# 3. Validation – ein humaner Zugang zu alten, verwirrten Menschen

*Brigitte Scharb*

## *3.1 Was ist Validation?*

Validation ist ein neuer Weg des humanen Umganges mit desorientierten, sehr alten Menschen, die sich nur mangelhaft oder gar nicht mehr an der Realität orientieren. Die Methode der Validation wurde zwischen 1963 und 1980 von NAOMI FEIL entwickelt. Unter dem Motto: „In den Schuhen des anderen gehen" begleitet der/die Validations-„TherapeutIn" diese sehr alten, desorientierten Menschen in ihre innere Erlebniswelt, ohne zu analysieren oder zu urteilen.
Das Prinzip dieser Methode besagt, daß Verwirrtheit im hohen Alter nicht auf organische Hirnschäden zurückzuführen ist, sondern daß sich der betagte Mensch unbewußt in die Vergangenheit zurückzieht. Er tut dies einerseits, weil er die Gegenwart nicht ertragen kann und andererseits, weil er seine ungelösten Konflikte austragen muß, bevor er stirbt. „Der Rückzug alter Menschen in ihre eigene Vergangenheit ist keine Geisteskrankheit und kein Gebrechen, sondern eine Form des Überlebens" (NAOMI FEIL*).

„Validation" bedeutet soviel wie „gültig erklären", „wertschätzen", „ernst nehmen". Es bedeutet, sich in die emotionale Situation des alten, verwirrten Menschen einzufühlen, und sein Verhalten zu verstehen, wenn er seinen vielleicht jahrzehntelang unterdrückten Gefühlen freien Lauf läßt.
NAOMI FEIL bezieht ihre theoretischen Grundlagen für Validation aus der behavioristischen (Verhaltensforschung), aus der analytischen (Tiefenpsychologie) und aus der humanistischen Psychologie. Sie vertritt die Meinung, daß es immer einen Grund für das scheinbar „sinnlose" Verhalten von desorientierten, sehr alten Menschen gibt. Jeder Mensch ist wertvoll, wie desorientiert er auch sein mag.
Die Anwendung von Einzel- und Gruppenvalidation bei hochbetagten, desorientierten Menschen ergibt eine deutliche Verbesserung der Situation sowohl der alten Menschen selbst als auch des Pflegepersonals und der Angehörigen. Dies hat seinen Grund in der Erhöhung der Vitalität der sehr alten, desorientierten Personen infolge der Anwendung von Validation und in der Vertiefung des Verständnisses für deren Situation bei Pflegepersonen und Familien. Die durch Validation angestrebte und bewirkte positive Verhaltensänderung bei allen vorgenannten Personengruppen ermöglicht sehr alten Menschen, ihre ungelösten Konflikte zu bewältigen und in Frieden zu sterben.

---

* NAOMI FEIL, geboren 1932 in München, ist Direktorin des Validation Training Institute in Cleveland, Ohio. Sie ist Magistra der Sozialwissenschaften der Columbia University in New York mit Ausbildung an der „New York School for Social Research", „Case Western Reserve University" und der „University of Michigan".

## 3.2 Ausgangssituation

Mit dem Älterwerden erleidet der Mensch zunehmend körperliche Einbußen, die im hohen Alter oft in besonders gravierendem Gegensatz zu dem Wunsch des einzelnen stehen, im Vollbesitz seiner körperlichen und geistigen Kräfte zu bleiben und sich vor dem Tod endlich selbst verwirklichen zu können. Die sehr häufig uneingestandene Erkenntnis, daß Wille und Körper immer weiter auseinanderdriften und am Ende eines konfliktreichen Lebens körperliches Unvermögen, also die persönliche Niederlage steht, veranlaßt viele sehr alte Menschen, sich aus der Realität, die für sie zusehends schwieriger zu bewältigen ist, zurückzuziehen.

Der sich zunehmend verschlechternde Visus und Beeinträchtigungen des Gehörs, des Bewegungsapparates und des Tastsinns führen dazu, daß für den sehr alten Menschen sein Lebensumfeld immer mehr eingeengt wird. Bezugspersonen sterben, Lebensgewohnheiten, die dem sehr alten Menschen von Kindheit an vertraut sind, ändern sich, die Sprache wandelt sich, die vertrauten Begriffe finden keine Entsprechung mehr. Frust und Argwohn gegenüber jüngeren und mobileren Menschen führen zu weiterem Rückzug. Das Kurzzeitgedächtnis schwindet, der Gehirnstoffwechsel verändert sich, die Kontrolle über die Muskeln geht verloren, Inkontinenz und Gebrechlichkeit erzwingen Immobilität und Untätigkeit.

Um sich selbst vor dem totalen Verlust seiner Persönlichkeit zu schützen, ziehen sich viele sehr alte Menschen in ihre innere Welt zurück. Bilder der Vergangenheit ersetzen das wirkliche Sehen, Menschen der Gegenwart verschwinden und werden durch tröstende Bilder und Klänge der Vergangenheit ersetzt (z.B. durch eine deutliche Erinnerung an die Stimme der Mutter). Da der Bezug zur Gegenwart nicht mehr oder nur mehr sehr eingeschränkt hergestellt werden kann, tritt in Assoziationen vertrautes Vergangenes an die Stelle des verwirrenden Gegenwärtigen. Junge Verwandte werden mit dem Namen von Verstorbenen angesprochen, da sie von den sehr alten, desorientierten Menschen als eben diese Verstorbenen empfunden und erlebt werden usw. Alte, ungeäußerte Gefühle kommen unkontrolliert ans Tageslicht und werden ohne Filter durch das Über-Ich spontan geäußert. Der Wortschatz verringert sich, wird unverständlich, Symbole und rhythmische Bewegungen ersetzen die Sprache. Das äußere Erscheinungsbild wird nachlässig und schlampig, der Bezug zur eigenen physischen Person geht zunehmend verloren.

Ein solch völliger Rückzug aus der Realität erfolgt überall dort, wo mangelnde Ich-Integrität das Bewußtsein: „Ich bin, wie ich bin – ich mag mich, wie ich jetzt bin und wie ich früher war" und „Ich akzeptiere, daß ich nicht alles im Leben erreicht habe" verhindert. Wo körperliche Einbußen sich selbst gegenüber nicht eingestanden werden, die körperlichen Anzeichen des Alters, soziale Verluste, der Verlust des Kurzzeitgedächtnises, des Bewußtseins und der Selbstbeherrschung als unerträgliche Niederlage empfunden werden und Personen sich weigern, Vergangenes loszulassen.

Dieses Zurückkehren in die eigene Vergangenheit – so Naomi Feil – dient der Lösung nicht ausgetragener Konflikte, der Äußerung von Gefühlen, die in der Jugend verdrängt wurden, dem Wiedererleben angenehmer Dinge der Vergangenheit (Ersetzen des Intellektes durch Gefühle) und der Milderung von Langeweile und Streß durch Stimulieren sinnlicher Erinnerungen sowie der Distanzierung von schmerzlichen Gefühlen, wie Nutzlosigkeit und Einsamkeit.

Ein solches Verhalten ist jedoch nur scheinbar sinnlos. Es steckt für den alten Menschen ein durchaus „praktischer" Sinn dahinter. Es macht sein Leben für ihn erträglich. Für seine Umgebung ist sein Verhalten allerdings meist nur schwer zu ertragen. Es entzieht sich allen rationalen Grundsätzen und ver-

unmöglicht jegliche „reale" Kommunikation und Konfliktlösung.
Validation bietet eine Möglichkeit, ohne Realitätsorientierung über die Emotion Zugang zu solchen sehr alten, desorientierten Personen zu finden.

### Validation ist eine spezielle Kommunikationsmethode

Sie findet bei sehr alten Menschen überall dort Anwendung, wo aufgrund der Verwirrtheit Psychotherapie keinen Zugang mehr findet. Durch den Einsatz von Psychotherapie sollen Einsichten erzielt werden, um daraus beim Patienten Einstellungen für die Zukunft zu verändern. Es sind aber sehr alte, mangelhaft orientierte Personen zu solchen Änderungen nicht mehr willens; sie reagieren mit Ablehnung und innerem Rückzug, unter Umständen sogar mit Selbstaggression. Zeitverwirrte Personen, Personen mit immer wiederkehrender Bewegung oder gar vegetierende Patienten besitzen nicht mehr die kognitive Möglichkeit für Einsichten. Psychotherapie kann in den vorgenannten Fällen also nicht nur nichts mehr nützen, sie kann diesen Patienten sogar schaden. Validation hingegen unterstützt und intensiviert die Interaktion.

### Validation akzeptiert Emotionen

Der Validations-„Therapeut" ist für den alten, desorientierten Menschen ein Bindeglied zwischen Gegenwart und Vergangenheit. Er begegnet diesem alten Menschen mit Empathie. Das bedeutet nicht Analyse, sondern Anerkennung der Gefühle, die dieser sehr alte, desorientierte Mensch empfindet und auf seine Weise äußert – die Anerkennung des Existenzrechtes dieser frei geäußerten Gefühle, die durch kein Über-Ich gesteuert werden. Es bedeutet, keine Gefühle zu erforschen und zu hinterfragen, welche die Person nicht ausdrücken möchte.
Der Validations-„Therapeut" *erzwingt* niemals Gefühle, sondern stellt sich auf die Gefühle ein, die ihm seine Klienten offen zeigen. *Er sieht mit ihren Augen, hört mit ihren Ohren, unterstützt ihren Körperrhythmus und fängt ihre Signale auf, um ihre Gefühle zu verbalisieren.* Er vermittelt ihnen Selbstwertgefühl, indem er ihre Erinnerungen bestärkt, ihre Gefühle anerkennt und ihnen dadurch hilft, ihre persönliche Würde wiederzugewinnen.

## *3.3 Theoretische Grundlagen*

Den theoretischen Grundlagen, auf denen Validation aufbaut, liegen jene Grundprinzipien zugrunde, die von der behavioristischen, analytischen und humanistischen Psychologie entwickelt wurden. Hier einige wesentliche Kernsätze:

- Akzeptieren Sie Ihren Patienten, ohne ihn zu beurteilen (CARL ROGERS).
- Der Therapeut kann weder Einsicht verschaffen noch das Verhalten ändern, wenn der Patient nicht bereit ist, sich zu ändern oder die kognitive Fähigkeit zur Einsicht nicht besitzt (SIGMUND FREUD).
- Verstehen Sie Ihren Patienten als einzigartiges Individuum (ABRAHAM MASLOW).
- Gefühle, die ausgedrückt und dann von einem vertrauten Zuhörer bestätigt und validiert wurden, werden schwächer, ignorierte oder geleugnete Gefühle stärker. Aus einer nicht beachteten Katze wird ein Tiger (C. G. JUNG).
- Jedes Lebensstadium hat seine spezifische Aufgabe, die wir zu einem bestimmten Zeitpunkt unseres Lebens lösen müssen. Wir müssen danach streben, diese Aufgabe zu erfüllen und dann zur nächsten schreiten (ERIK ERIKSON).
- Eine übergangene Aufgabe meldet sich in einem späteren Stadium wieder (ERIK ERIKSON).
- Die Menschen streben nach Gleichgewicht (Homöostase) (S. ZUCKERMANN).
- Wenn das Kurzzeitgedächtnis versagt, stellen sehr alte Menschen durch frühe

Erinnerungen das Gleichgewicht wieder her. Versagt der Gesichtssinn, sehen sie mit dem inneren Auge. Versagt der Gehörsinn, so hören sie Klänge aus der Vergangenheit (WILDER PENFIELD).
- Frühe, gefestigte Erinnerungen überleben bis ins hohe Alter (F. G. SCHETTLER und G. S. BOYD).
- Das Gehirn ist nicht der einzige Verhaltensregulator im hohen Alter. Verhalten beruht auf einer Kombination von körperlichen, sozialen und intrapsychischen Veränderungen, die im Laufe des Lebens stattfinden (ADRIAN VERWOERDT).
- Autopsien haben ergeben, daß viele sehr alte Menschen trotz ernster Beeinträchtigung des Gehirns relativ orientiert bleiben (CHARLES WELLS).

Dazu NAOMI FEIL:

- Es gibt immer einen Grund für das Verhalten von desorientierten, sehr alten Menschen.
- Jeder Mensch ist wertvoll – wie desorientiert er auch sein mag.

## *3.4 Die vier Stadien der Desorientierung*[1]

### Stadium I: Mangelhafte Orientierung – unglückliche Orientierung an der Realität

Die mangelhaft orientierte Person klammert sich verzweifelt an die Realität der Gegenwart, d.h. an ihren Besitz (Hut, Tasche, Stock ...). Er/sie möchte wissen, wer die anderen sind. Er/sie kann gehen, besitzt eine leicht verständliche Sprache. Die Person erfindet Entschuldigungen für Gedächtnisverlust und fürchtet sich davor; er/sie leugnet den Verlust des Seh-, Hör-, Bewegungsvermögens. Er/sie möchte alles an seinem richtigen Platz haben und widersetzt sich Veränderungen. Die Person leugnet Gefühle wie Einsamkeit, Beklemmung, Angst, Eifersucht, Ablehnung von den Angehörigen, möchte sich unter Kontrolle haben. Typisch für das körperliche Erscheinungsbild: Die Muskeln sind verspannt, die Augen zusammengekniffen. Die Körperbewegungen sind noch präzise, der Blick noch zielgerichtet und klar. Die Person wird wütend, wenn man sie neben desorientierte Personen setzt, sie sagt. „Ich gehöre nicht zu diesen verrückten Leuten." Er/sie beschuldigt andere, sie zu bestehlen, sie vergiften zu wollen, wenn Verluste zu groß werden. Er/sie äußert unbewußt eine ungelöste Lebensaufgabe aus einer früheren Lebensphase.

### Stadium II: Zeitverwirrtheit – Verlust der kognitiven Fähigkeiten

Die zeitverwirrte Person zieht sich in die Vergangenheit zurück, verliert das Zeitgefühl, Vergangenheit wird Gegenwart. Er/sie verwechselt Personen der Vergangenheit mit Lebenden, glaubt z.B., die Eltern leben noch, möchte in sein früheres Zuhause. Er/sie besitzt ein gutes Langzeitgedächtnis und erlebt lebhafte Bilder aus der Vergangenheit, hört Stimmen, Töne aus dieser Zeit. Die Person hört und/oder sieht schlecht und/oder kann nicht gehen und Personen oder Dinge berühren. Muskulatur und Bewegungen sind nicht mehr auf „Haltung" aus. Typisch ist der starke Verlust des Kurzzeitgedächtnisses, des sinnlichen Selbstbewußtseins sowie der Verlust der sozialen Kontrolle. Die Person erfindet eine eigene Sprache, spricht leise, undeutlich, der Blick schweift ab, ist nicht zielgerichtet. Er/sie verwendet Gegenstände als Metapher für Personen.

### Stadium III: Sich wiederholende Bewegungen – Ersatz von Sprache durch Rhythmus

Eine Person mit ständig wiederholenden Bewegungen weist einen starken Ich-Identitätsverlust auf und weiß nicht, wo sie ist,

[1] Nach NAOMI FEIL.

kann sich an Personen oder Dinge der Gegenwart nicht erinnern und reagiert nur auf Personen und Dinge aus der Vergangenheit. Er/sie besitzt wenig Selbstdisziplin. Die Person vollführt ständig eine Bewegung, singt, schlägt, beißt – es findet eine ständige Wiederholung dieser Aktion statt. Er/sie spricht unzusammenhängend, unverständlich, klopft, summt, stammelt oder schmatzt. Die Person kann nicht mehr schreiben, kann nicht mehr richtig gehen, sehen oder hören und leidet an permanenter Inkontinenz. Er/sie weiß nicht, wer die anderen sind, hört und spricht nicht mit ihnen, starrt vor sich hin, sitzt mit geschlossenen Augen oder geht permanent auf und ab. Die Person reagiert auf Berührung oder Blickkontakt erst nach Stimulanz durch jemand anderen. Grundlegende menschliche Bedürfnisse werden durch Bewegung ausgedrückt, Menschen oder Tätigkeiten aus der Vergangenheit werden durch Symbole vergegenwärtigt.

#### Stadium IV: Vegetieren – totaler Rückzug nach innen

Die vegetierende Person schläft oder sitzt die meiste Zeit mit geschlossenen Augen, vollführt nur mehr langsame, unbestimmte Bewegungen und murmelt schwach, selten mit klaren Wortfetzen. Es besteht kein erkennbarer Bezug zur Umwelt mehr.

### *3.5 Grundsätze der Validation*

- In jedem Lebensabschnitt hat der Mensch andere Aufgaben, die er zur rechten Zeit erfüllen und bewältigen muß (Tabelle 1).
- Werden diese Aufgaben nicht beachtet, müssen sie in einer späteren Lebensphase verarbeitet werden.
- Wenn der Mensch im hohen Alter unbewältigte Aufgaben in sich trägt, gelangt er in das Endstadium „Verarbeiten" oder „Vegetieren". In diesem Stadium verlangt er, seine unerfüllten Bestimmungen aufzudecken, um dadurch in Frieden sterben zu können.
- Durch die körperlichen und sozialen Verluste schaltet der betagte Mensch die für ihn unerträgliche Gegenwart aus, er begibt sich in seine Vergangenheit, um sie verarbeiten zu können.

**Tabelle 1.** Theorie der Lebensaufgaben (nach E. Erikson)

| Stadium | Aufgabe | Aufgabe nicht erfüllt |
|---|---|---|
| 1. Frühe Kindheit | Vertrauen | Mißtrauen |
| 2. Späte Kindheit | Darmfunktion, Regeln | Scham, Schuldgefühl |
| 3. Adoleszens | Eigenidentität finden, kämpfen | Unsicherheit (ich bin nur jemand, wenn ich geliebt werde) |
| 4. Erwachsene | Intimität | Isolation, Abhängigkeit |
| 5. Lebensmitte | Neue Aktivitäten entwickeln, wenn alte Rollen überholt sind | Stagnation, Festklammern an überholten Rollen |
| 6. Hohes Alter | Integrität | Verzweiflung |
| *Letztes Lebensstadium* (nach N. Feil) | | |
| 7. Sehr hohes Alter | Verarbeiten der Vergangenheit | Vegetieren |

**Verhaltensprinzipien**

- Erlerntes aus dem Altzeitgedächtnis ist bleibend. Wenn das Kurzzeitgedächtnis abnimmt, kommt Früherlerntes wieder hervor.
- Ein Geschehnis der Gegenwart kann eine Erinnerung aus der Vergangenheit auslösen. Gegenwart und Vergangenheit werden vermischt.
- Ein körperlicher Verlust in der Gegenwart kann die anschauliche Erinnerung an ein früheres Gefühl auslösen.

**Entwicklungsprinzipien**

- Jedes Lebensstadium hat eine andere Aufgabe zu erfüllen. Eine ignorierte Lebensaufgabe fordert in einer späteren Phase ihr Recht ein.
- Menschen, die bis ins hohe Alter ungelöste Aufgaben mit sich herumtragen, betreten das Endstadium *Verarbeiten* oder *Vegetieren*. Sie streben danach, unerfüllte Aufgaben zu erledigen, um vor dem Sterben Frieden zu finden.

**Psychologische Prinzipien**

- Nicht beachtete Gefühle gären im Dunkeln weiter.
- Wirklich einfühlsames Zuhören (Validieren) erleichtert die Last.
- Wenn niemand zuhört, verschlechtert sich das Verhalten, oder die Personen ziehen sich ganz zurück und vegetieren.

## 3.6 *Ziele der Validation*

- Wiederherstellen des Selbstwertgefühls
- Reduktion von Streß;
- Rechtfertigung des gelebten Lebens;
- Lösen der unausgetragenen Konflikte aus der Vergangenheit;
- Reduktion chemischer und physikalischer Zwangsmittel;
- Verbesserung der verbalen und nonverbalen Kommunikation;
- Verhindern eines Rückzugs in das Vegetieren;
- Verbesserung des Gehvermögens und des körperlichen Wohlbefindens.

**Zielgruppe für die Anwendung von Validation**

sind Personen über 80 Jahre mit starken Beeinträchtigungen von Visus und Gehörsinn und/oder Bewegungsfähigkeit sowie mangelhaftem Kurzzeitgedächtnis, die ernste Krisen ihr ganzes Leben lang geleugnet haben, an überlebten Rollen festhalten und sich auf die Ebene des Unbewußten zurückziehen, um der schmerzvollen Realität zu entgehen.

**Validation ist nicht geeignet**

für Personen, die im hohen Alter gut orientiert sind. Validation ist ferner auch nicht für Personen geeignet, die geisteskrank sind, ein geistiges Handicap besitzen oder ein organisches Trauma erlitten haben (z.B. Aphasie nach einem Sturz oder einem Schlaganfall u.a.).

## 3.7 *Validationstechniken*

Um Validation richtig anwenden zu können, müssen Validations-„Therapeuten“ vor allem erkennen, daß Alter keine Krankheit ist und daß es für sehr alte, verwirrte Menschen durchaus ein normaler Bestandteil des Alterns sein kann, sich aus der für sie beschwerlich gewordenen Realität der Gegenwart in die Vergangenheit zurückzuziehen und so zu überleben.

Der Validations-„Therapeut“ muß bereit sein, in eine gemeinsame Beziehung mit dem sehr alten, verwirrten Menschen einzutreten. Er muß die Bereitschaft haben, den betagten Menschen „wahr“zunehmen, ihm in seiner Welt gegenüberzutreten und ein hohes Maß an Toleranz besitzen, um „in den Schuhen des anderen gehen zu können“

(FEIL). Er muß das Existenzrecht frei geäußerter Gefühle akzeptieren und anerkennen, ohne zu hinterfragen oder zu analysieren. Er muß Respekt und Empathie für den sehr alten, desorientierten Menschen empfinden.
Er muß fachliches Wissen über den Einsatz von Validationstechniken und -methoden besitzen, um Mißerfolge und Schaden für die Patienten hintanzuhalten.
Soweit es im Rahmen eines solch kurzen Kapitels überhaupt möglich ist, sei hier das Wichtigste kurz vorgestellt.

## Individuelle Validation

Zu Beginn der Ausbildung lernt der Validations-„Therapeut" den Umgang mit einzelnen desorientierten Personen im Rahmen der individuellen oder Einzelvalidation. Er erhebt zunächst Daten über Lebensgeschichte und Ausgangsverhalten sowie Umfeldbedingungen des Klienten, wobei besonders der Lebensgeschichte große Bedeutung für das Verhalten des Klienten zukommt, und viele Handlungen und Gesprächswendungen daraus erklärbar werden. Bei seinen Gesprächen mit dem Klienten wendet der Validations-„Therapeut" verbale und non-verbale Validationstechniken an.
Im Gespräch mit dem Klienten beobachtet der Validations-„Therapeut" körperliche Charakteristika seines Gegenübers (Augen, Färbung der Haut, Muskeln, Hände, Atmung ...) und daraus resultierende Reaktionen auf das Gespräch. Er achtet darauf, welche Art von Wörtern der Klient bevorzugt verwendet und zieht daraus den Schluß, welches das bevorzugte Sinnesorgan des Klienten (visuell, auditiv, kinästethisch) sein könnte, da solche Wörter, wenn sie durch den Validations-„Therapeuten" vermehrt gewählt werden, den Klienten auch bevorzugt ansprechen und damit die Interaktion intensivieren. Der Validations-„Therapeut" stellt dem Klienten Fragen mit den Wörtern *Wer, Was, Wo, Wann, Wie* (nicht: *Warum* – Einsichten sind nicht mehr möglich!). Er wiederholt „Schlüsselwörter", die der Klient verwendet und antwortet darauf mit allgemeinen Umschreibungen („es", „jemand", „etwas"), um dem Klienten zu zeigen, daß er mit ihm fühlt, auch wenn er diese Wörter nicht nach rationalen Grundsätzen versteht (Technik „Ambiguity"). Er fragt nach dem Extrem der Empfindung (Wie schlecht? Schlechter? Besser? ... Wann ist es besser? Hat es eine Zeit gegeben, wo Ihre Kleider nicht gestohlen wurden?) (Technik „Polarity") und regt den Klienten an, eine gemeinsame Lösung für sein Problem (z.B. des Verlustes) zu finden („Was taten Sie früher als das passierte?").
Der Validations-„Therapeut" „spiegelt" Haltung und Stimmlage/Stimmstärke des Klienten (Technik „Mirroring"). Der Klient fühlt sich dadurch bestätigt und verstanden. Wenn der Klient es zuläßt, berührt ihn der Validations-„Therapeut" mit den Fingerspitzen z.B. am Handrücken, an der Schulter, an der Wange. Das Singen von Liedern, die dem Klienten bekannt sind (alte Kinderlieder, Weihnachtslieder u.a.) weckt Vertrautheit und das Interesse des Klienten. Das gleiche gilt für Gedichte, die der Klient vor langer Zeit einmal gelernt hat und auch für Tätigkeiten, die seiner lang zurückliegenden sozialen Rolle entsprechen (z.B. Pflege eines Blumenstocks – ersetzt den ehemaligen Garten usw.).

## Gruppenvalidation

Als Fortgeschrittener lernt der Validations-„Therapeut" später, mit einer Validationsgruppe zu arbeiten. Eine derartige Gruppe eignet sich sehr gut für die Arbeit mit Menschen in Stadium II (Zeitverwirrtheit) und Stadium III (sich wiederholende Bewegung). In der Gruppe werden Erinnerungen an frühere Gruppensituationen und Gruppenrollen in Gesellschaft und Familie geweckt und manifestiert, Gemeinsamkeiten erkannt und verarbeitet. Mangelhaft orientierte Personen, die Angst vor Gefühlen haben und sich das schwindende Vermögen ihres Kurzzeitgedächtnisses nicht eingestehen wollen, gehören nicht in eine Validationsgruppe.

Die Gruppe kann nur Erfolg haben, wenn sie die Möglichkeit hat, sich in einem geschlossenen Raum mit einer gemütlichen Atmosphäre zusammenzufinden und die Zusammenkünfte immer wieder im selben Raum, zur gleichen Zeit, mindestens einmal pro Woche stattfinden. Die Mitglieder der Gruppe erhalten Rollen zugewiesen: Vorsitzender, Gastgeber, Redner (für Begrüßungen), Dichter, Gesangsleiter, etc. Angehörige und Personal werden in die Gruppenziele mit einbezogen. Der Validations-„Therapeut" wählt Lieder aus, sowie allgemeine menschliche Themen für eine Diskussion: Einsamkeit, Schmerz, Bedürfnis nach Liebe, Stimulierung, Identität; passende Bewegungen und Essen. Diese müssen einen Sinn haben und Erinnerungen an frühere soziale Situationen auslösen können.

Der Ablauf folgt einer festgesetzten Tagesordnung. Der Validations-„Therapeut" begrüßt jedes Mitglied mit Namen, durch Berührung und Augenkontakt. Der Validations-„Therapeut" hilft dem Begrüßer beim Aufstehen (Stehen verleiht Prestige) und bei der Begrüßung der Gruppe. Er hilft der Gastgeberin beim Servieren von Getränken. Er stimuliert das Gespräch durch Verbalisierung der Körpersprache der Teilnehmer und bringt Gruppengefühle mit Einfühlungsvermögen zum Ausdruck. Er schlägt dem Gesangsleiter ein Lied vor. Die Gruppe erkennt intuitiv einen fürsorglichen Validations-„Therapeuten" an seinen/ihren Berührungen, an aufrichtigem Blickkontakt und an seiner/ihrer einfühlsamen Stimme. Der Validations-„Therapeut" faßt die Lösung der Gruppe für ein unbefriedigtes menschliches Bedürfnis zusammen. Am Ende des Rituals gibt die Person, die eingangs die Gruppenmitglieder begrüßt hat, den Termin für die nächste Zusammenkunft bekannt.

Ziele der Gruppe sind die Stimulanz von: Energie, sozialen Rollen, Identität, Interaktion, verbalem Ausdruck, Kontrolle des sozialen Verhaltens. Wichtig dabei ist das Verhindern eines Dahin-Vegetierens, die Reduzierung von Angst, die Steigerung der Energie, des Wohlbefindens und der Zufriedenheit.

## *3.8 Resümee*

### Validation bedeutet hohe Verantwortung gegenüber den Patienten

Eingehende Reflexion der eigenen Lebens- und Berufssituation ist dringende Voraussetzung für die Anwendung von Validation. Ergänzend möchte ich außerdem nachdrücklich darauf hinweisen, daß sich jeder Validations-„Therapeut" der überaus großen Verantwortung bewußt sein muß, die gegenüber der von ihm validierten Person trägt. Validation ist zwar eine „schlichte", aber keine leichtfertige Methode. Bloßes Studium der Bücher von Naomi Feil oder der Besucher eines Seminars allein ergeben noch keinen fertigen Validations-„Therapeuten". Validation ist eine komplexe Aufgabe von hoher Sensibilität und fußt auf einem Fundament profunder Arbeit mit den verwirrten Patienten und auf detaillierter Dokumentation. Ihre Anwendung sollte nur durch speziell dafür ausgebildete Personen erfolgen, um Mißerfolge infolge ungenügender Ausbildung von vornherein hintanzuhalten.

### Validation ist kein Allheilmittel

Es werden immer wieder Vergleiche zwischen Validation und anderen Methoden angestellt und die einzelnen Methoden polarisierend betrachtet. Dies ist meiner Meinung nach irreführend. Pauschalierende Anwendung von Methoden konterkariert das Bestreben nach ganzheitlicher und individueller Pflege. Erst im Kontakt mit dem einzelnen betagten Menschen kann erkannt werden, ob dieser soweit reaktivierbar ist, daß er genügend mobilisiert werden kann, um sich in der Realität des täglichen Lebens wieder besser zurechtzufinden, oder ob er – durch sein hohes Alter und seine Verwirrtheit – nicht mehr in der Lage ist, sich an der Realität zu orientieren. Wir müssen uns sehr bemühen, mehr über ihn und seine früheren Lebensumstände zu erfahren. Er selbst muß uns durch den Kontakt mit uns dorthin führen, wo diese oder jene Methode seine gegenwärtige Lebensqualität verbessert.

### Validation stellt das Selbstwertgefühl des betagten Menschen wieder her

Das Einfühlungsvermögen des Validations-„Therapeuten" schafft Vertrauen, Vertrauen gibt Sicherheit, Sicherheit bringt Stärke, Stärke stellt das Selbstwertgefühl wieder her, Selbstwertgefühl verringert Streß. Das Leben des sehr alten Menschen gewinnt auf diese Weise wieder Bedeutung für ihn selbst. Damit gewinnen die BetreuerInnen wieder mehr Berufszufriedenheit und neue Energien für sich.

Anwendung von Validation bringt den hochbetagten, desorientierten Menschen und ihren Angehörigen eine deutliche Verbesserung der Situation.

Validation wird mittlerweile in mehr als 1500 Altenbetreuungsinstitutionen auf der ganzen Welt angewandt.

## Literatur

Feil N (1970) Validation. Delle Karth, Wien

Scharb B (1993) Validation ist keine Psychotherapie. Altenpflege 4: 267–269

Scharb B (1993) Immer Validation? Nie Validation? Lazarus 5: 24–25

Scharb B (1994) Jeder Mensch ist wertvoll – wie alt er auch sein mag. Clinicum 4: 42

# 4. Rehabilitation

*Gerald Gatterer*

## *4.1 Psychosoziale Aspekte*

### 4.1.1 Einleitung

Durch den dramatischen Anstieg der Lebenserwartung in den industrialisierten Ländern gewinnt auch die Rehabilitation, Betreuung und Versorgung älterer Menschen mit körperlichen, sozialen und/oder psychischen Problemen einen immer höheren Stellenwert. Obwohl zahlreiche Beiträge zur Gerontologie belegen, daß Altern nicht einseitig als Abbau von Funktionen, Fähigkeiten und Fertigkeiten angesehen werden kann, kann die Tatsache der Multimorbidität und das Ansteigen dementieller und depressiver Störungen bei Personen über 65 Jahre nicht geleugnet werden. So beträgt etwa der Anteil schwerer depressiver Erkrankungen in dieser Gruppe 13% (Haupt et al., 1990), mittelschwere und schwere Formen dementieller Erkrankungen treten bei etwa 3% bis 8% auf (Denzler et al., 1989).

Ähnlich verhält es sich auch mit Angaben über körperliche Erkrankungen bei Personen über 65 Jahren, wobei hier Krankheiten des Kreislaufsystems, des Skeletts, der Muskeln und des Bindegewebes, der Atmungsorgane und der Verdauungsorgane im Vordergrund stehen (Kern, 1984). Welchen Stellenwert rehabilitative Maßnahmen bei dieser Personengruppe haben müßten, ist etwa aus einer Studie von Thomas et al. (1986) abzuleiten. Von den von ihm untersuchten 262 zu Beginn der Untersuchung klinisch gesunden 65–89jährigen wiesen nach 5jähriger Beobachtungszeit 22,1% Herzerkrankungen, 6,8% maligne Erkrankungen, 2,7% cerebrovaskuläre Erkrankungen und 1,9% eine Demenz auf. Einen weiteren Faktor, der im Rahmen der Rehabilitation nicht vernachlässigt werden sollte, stellt das Problem „Einsamkeit" dar. So berichtet etwa die Bonner Arbeitsgruppe Alternsforschung (1971), daß Frauen häufiger über Einsamkeit klagen als Männer, und weiters Personen über 75 Jahre und solche mit schlechtem gesundheitlichen Zustand sich ebenfalls öfter einsam fühlen.

Rehabilitative Maßnahmen beim älteren Menschen können sich insofern also nicht nur auf rein körperliche Faktoren beziehen, sondern müssen zusätzlich auch psychische, soziale und auch ökologische Faktoren mitberücksichtigen (Gatterer, 1994).

Die Zusammenhänge zwischen diesen Faktoren sind in Abb. 1 dargestellt. Diese Faktoren sind jedoch nicht unabhängig voneinander zu betrachten, sondern bedingen sich gegenseitig. So können etwa negative psychische Voraussetzungen z.B. eine Depression, die Durchführung und das Gelingen einer körperlichen Rehabilitation nach einer Schenkelhalsfraktur negativ beeinträchtigen. Andererseits ist oft zu beobachten, daß positive Voraussetzungen in einem nicht direkt betroffenen Bereich, z.B. soziale Integration, auch schwierige Problemsituationen, wie etwa eine Demenz, leichter bewältigbar machen. Insofern ist also die Beachtung dieser Faktoren und deren ge-

genseitige Beeinflussung für das Gelingen rehabilitatorischer Maßnahmen wichtig.

### 4.1.2 Begriffsdefinition und Problemstellung

Rehabilitation im engeren Sinn bedeutet die Wiederherstellung von einer Krankheit oder einem angeborenen Leiden sowie die Wiedereinfügung in das soziale Umfeld (FALCK, 1991). Die Rehabilitation schließt so auch die Resozialisation mit ein. Im weitesten Sinn beinhaltet sie auch „soziale Interventionen“, die dann mit dem Insgesamt der Maßnahmen der Altenpolitik und Altenarbeit – von der Veränderung des Image des alten Menschen bis zur finanziellen Unterstützung im Rahmen der Sozialhilfe – gleichzusetzen wären (LEHR und THOMAE, 1979).

Wie aus verschiedensten gerontologischen Studien (OSWALD et al., 1991) ersichtlich ist, lassen sich Abbauerscheinungen teilweise durch das Training körperlicher, geistiger und sozialer Fertigkeiten verhindern oder zumindest verlangsamen. Bereits eingetretene Abbauerscheinungen können durch solche Maßnahmen auch in relativ großem Umfang wieder rückgängig gemacht werden, sie sind also nicht irreversibel. Weiters kann durch die Beachtung ökologisch/kontextueller Faktoren, z.B. der Wohnsituation, ebenfalls ein positiver Einfluß auf den Alterungsprozeß ausgeübt werden. Sicher gibt es hierbei auch Grenzen, jedoch sind diese sicher nicht so eng gesteckt, wie man aufgrund verschiedenster biologischer und psychologischer Alternstheorien annehmen könnte. Vielmehr ergeben sich Probleme vor allem durch:

- eine negative Einstellung der Bevölkerung, die von einem Defizitmodell (vgl. OSWALD et al., 1991) des Alterns ausgehend, dem älteren Menschen die Fähigkeit der Weiterentwicklung abspricht. Daraus ergibt sich jedoch die Konsequenz, daß sich auch eine Rehabilitation nicht lohnt;
- eine negative, fatalistische Einstellung der Betroffenen selbst, die eine passive Lebenseinstellung mit negativem Selbstbild zur Folge hat;
- die im Alter bestehende Multimorbidität, sodaß das gezielte Ansprechen von Einzelproblemen erschwert ist. Dadurch sind jedoch auch Kriterien wie Therapieplanung und Erfolgskontrolle nur schwer möglich. Oft führen intermittierend auftretende Zusatzerkrankungen zu einem subjektiven Mißerfolg oder es sind ge-

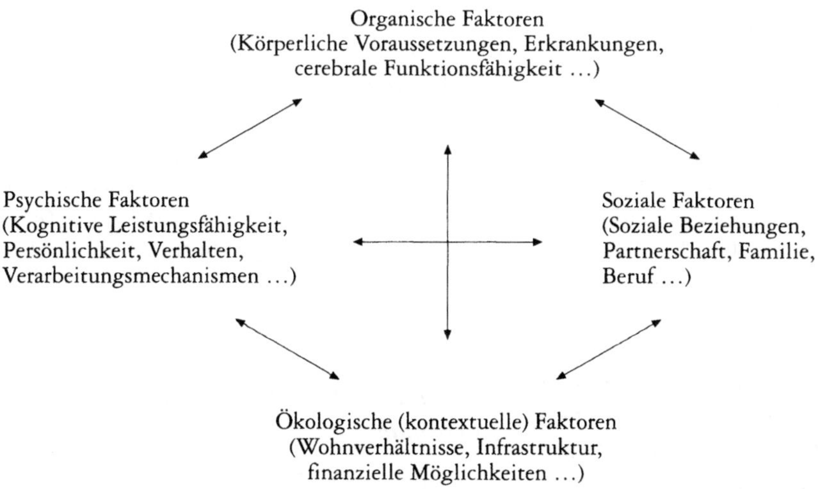


**Abb. 1**

zielte therapeutische Maßnahmen, z.B. infolge der mangelnden kognitiven Fertigkeiten des Betroffenen im Rahmen einer Demenz, nicht so durchführbar, wie bei einem jüngeren Menschen;
- die starken psychischen und physischen Belastungen für die Helfer, und das negative Image der Altenbetreuung in der Gesellschaft. Daraus ist leicht erklärbar, daß die in diesem Bereich tätigen Personen vermehrt „burn-out"-Symptomatiken zeigen und oft in andere, weniger belastende und „erfolgversprechendere" Tätigkeitsbereiche wechseln;
- den Mangel an entsprechenden Therapieeinrichtungen für ältere Menschen, die den speziellen Bedürfnissen und Ressourcen dieser Personengruppe angepaßt sind. Hier wären vor allem ein Mangel an Langzeitrehabilitations-Einrichtungen, sowie eine zu geringe personelle Ausstattung von Alters-und Pflegeheimen zu nennen. Auf eine neue Entwicklung in diesem Bereich wird im Abschnitt „Die soziale Betreuung alter Menschen im Pflegeheim" genauer eingegangen (S. 503ff);
- die fehlende Ausbildung der Helfer im Bereich der Geriatrie.

Nach Lehr (1988) und Gatterer (1993) erfordern Maßnahmen für ein gesundes Altern und der Ausnützung von Ressourcen und Potentialen des älteren Menschen Interventionen auf verschiedensten Altersstufen:

a) im Kindes- und Jugendalter durch eine Optimierung der Entwicklungsbedingungen. Hierzu gehören körperliche und geistige Entwicklung durch Anregung und Training sowie das Ausbilden von Interessen;
b) im Erwachsenenalter durch eine entsprechende Geroprophylaxe im körperlichen, seelischen und sozialen Bereich; durch Erhalt der körperlichen, seelischen und sozialen Fertigkeiten durch lebenslanges Training; durch die Pflege der Interessen und richtige Ernährung;
c) im Alter durch eine entsprechende optimale Therapie und Rehabilitation; durch Wiedergewinnung von Kompetenz in den verschiedensten Lebensbereichen und die Reaktivierung körperlicher geistiger und sozialer Fertigkeiten durch gezieltes Neueinüben und Trainieren. Lehr (1988) prägt in diesem Zusammenhang den Begriff „Fördern durch Fordern", der sich etwa auch im Bereich der „reaktivierenden Pflege" findet (Böhm, 1991);
d) bei chronischem Leiden durch ein entsprechendes Anpassungstraining an Behinderungen und eine Unterstützung beim Ausnützen von noch verbliebenen Möglichkeiten. Dazu gehören die aktive Auseinandersetzung mit der Problemsituation, die Veränderung der inneren Einstellung sowie kognitives Umstrukturieren, das Einüben von Coping-Stilen, aber auch die Veränderung der ökologischen Bedingungen und prothetische Maßnahmen.

### 4.1.3 Voraussetzungen und Ziele der Rehabilitation im höheren Lebensalter

Zur Planung und zum Gelingen einer Therapie und Rehabilitation bei Menschen im höheren Lebensalter sind die im folgenden Abschnitt angeführten Faktoren wichtig (Gatterer, 1994). Grundlegend ist dabei anzumerken, daß alle Interventionsmaßnahmen mit einer detaillierten Analyse der jeweils spezifischen individuellen Situation und der kognitiven Verarbeitung und Repräsentanz dieser Situation beginnen sollten. Erst danach lassen sich die Möglichkeiten und Grenzen verschiedenster Interventionsmaßnahmen, von Optimierungs- und Präventionsmaßnahmen, bis hin zu gezielten Trainingsprogrammen diskutieren.

#### *4.1.3.1 Korrektur des defizitären Altersbildes*

Hierunter sind alle negativen Erwartungen der Umwelt (inklusive des Behandlungs-

teams) im Hinblick auf die Leistungs- und Entwicklungsfähigkeit des älteren Menschen zu subsumieren. So können etwa negative Einstellungen wie „Unbeweglichkeit", „gering belastbar", „allgemeines Desinteresse" etc. zu einem unbewußten Verstärken dieser Eigenschaften führen. Der ältere Mensch verhält sich dann so, wie wir es von ihm erwarten.
Ähnlich verhält es sich auch mit den Ansprüchen, die dann an ihn gestellt werden. Selten ist man bei einem 25jährigen Mann nach einem Unfall mit Beinbruch der Meinung, man solle ihn nicht mit einer Therapie „quälen". Wie leicht schleicht sich jedoch dieser Gedanke bei einer 85jährigen Frau in einem Pflegeheim ein.
Massives Umdenken wird hier erforderlich. Psychologische Grundlagenforschungen konnten zeigen (Oswald und Lehr, 1991), daß Altern keineswegs mit einem ständigen Abbau verbunden sein muß. Auch der ältere Mensch ist kompetent (Olbrich, 1989), Fähigkeiten und Fertigkeiten sind trainierbar und können durch ein gezieltes Training bis ins höhere Lebensalter aufrechterhalten werden (Oswald und Gunzelmann, 1991). Ähnlich verhält es sich mit körperlichen Fähigkeiten (Prokop und Bachl, 1984). Auch sie sind bis ins höhere Lebensalter trainierbar und ermöglichen dadurch sowohl ein gesünderes Altern als auch eine Wiederherstellung nach Krankheit und Unfall.
Insofern können nicht nur, sondern müssen auch an den älteren Menschen Anforderungen gestellt werden, um ihm ein möglichst gesundes, erfolgreiches und zufriedenes Altern zu ermöglichen.

#### *4.1.3.2 Stärkere Betrachtung differentieller Aspekte*

Der Alterungsprozeß und die mit ihm verbundenen Beeinträchtigungen weisen einerseits erhebliche interindividuelle Unterschiede auf, andererseits sind auch erhebliche intraindividuelle Unterschiede in den Bewältigungsversuchen auf verschiedene Belastungen zu beobachten.
In diesem Abschnitt soll auf jene Faktoren hingewiesen werden, die individuelle Therapiemaßnahmen ermöglichen, da ein allgemeines „Beschäftigungs- und Therapieprogramm" im Alter als nicht zielführend angesehen wird.

*Individualität (biographischer Aspekt)*
Jeder lebt sein eigenes Alter, mit seinen Möglichkeiten, aber auch mit seinen eigenen Grenzen. Altern stellt einen individuellen Prozeß dar, mit speziellen Formen der Auseinandersetzung mit Aufgaben und Problemen. Jeder Mensch hat aufgrund seiner spezifischen Fähigkeiten und Fertigkeiten, seiner Persönlichkeit, aber auch den nur ihn betreffenden Erlebnissen ein Verhaltensrepertoire entwickelt, welches er auch im höheren Lebensalter aufrechtzuerhalten, einzusetzen und weiterzuentwickeln versucht.
Insofern ist die Kenntnis der Biograpie von zentraler Bedeutung für die Rehabilitation. Negative Erfahrungen, unbewältigte Konflikte, Einstellungen, Erwartungen, aber auch Werte und Ziele, können noch vorhandene Entwicklungspotentiale hemmen. So ist es etwa ohne weiteres möglich, daß ein 80jähriger Mann die therapeutischen Vorschläge einer 21jährigen Physiotherapeutin nicht annimmt, da er nie „Anweisungen von einer Frau" entgegengenommen hat. Die Kenntnis der Biograpie ermöglicht hier ein individuelles therapeutisches Vorgehen.

*Situativer Aspekt*
Der Alterungsprozeß weist eine Mehrdimensionalität in verschiedenen Funktionsbereichen auf (organisch/psychisch/sozial/kontextuell). Insofern erfordert es zur Abklärung der Möglichkeiten einer Rehabilitation eine genaue Erfassung und Abklärung der noch tatsächlich vorhandenen Fähigkeiten und Ressourcen in diesen Bereichen, um eine Über- oder Unterforderung zu vermei-

den. Durch die große zeitliche Variabilität bei bestimmten Krankheitsbildern, z.B. Multiinfarktdemenz, ist eine solche Abklärung oft vor Beginn jeder therapeutischen Maßnahme nötig. Andererseits ergibt sich dadurch jedoch auch die Möglichkeit, tagesspezifische Leistungsressourcen besser auszunützen.

Die Beachtung der verschiedenen Funktionsbereiche ist vor allem in der praktischen Altenarbeit von großer Bedeutung. Dies soll am Beispiel eines dementen Patienten veranschaulicht werden. Eine Demenz ist durch eine Reduktion der kognitiven Leistungen, vor allem der Gedächtnisleistungen, charakterisiert. Dies führt in vermehrtem Ausmaß zu Abhängigkeit und der Notwendigkeit stationärer Betreuung. Andererseits sind gut eintrainierte Verhaltensmuster oft auch bei mittelgradig dementen Patienten noch gut entwickelt, und ermöglichen diesen, wenn auch mit Unterstützung, ein Leben in der eigenen Wohnung.

Die zentralen Fragen in diesem Abschnitt sind daher:

a) in welchen Funktionsbereichen eine hohe Kompetenz sowie eine Weiterentwicklung von Fähigkeiten und Fertigkeiten gegeben ist,
b) in welchen Funktionsbereichen die Kompetenz gering ist bzw. Einschränkungen, Verluste und Leistungsausfälle zu erkennen sind und
c) ob und in welchem Ausmaß Einschränkungen und Verluste durch Interventionsschritte gelindert oder kompensiert werden können (Baltes und Baltes, 1990).

Im Vordergrund steht also die Bearbeitung der aktuellen Situation des Betroffenen mit seinen Möglichkeiten, aber auch seinen Grenzen.

*Personaler Aspekt (subjektive Sichtweise)*
Thomae (1988) konnte in seinen Untersuchungen feststellen, daß die Vergangenheit, die Gegenwart und die Zukunft zentrale Dimensionen der individuell erlebten Welt darstellen. Der Autor weist auch darauf hin, daß diese subjektive Sicht für das tatsächliche Verhalten wichtiger ist als die objektive (vom Beobachter erlebte) Situation.

Eine Person steht ihrer Situation also nicht passiv gegenüber, sondern sie gibt eine individuelle Antwort auf diese Situation.

In verschiedenen Untersuchungen bei geriatrischen Patienten konnte etwa gezeigt werden (Gatterer, 1985; Gatterer und Imre, 1991), daß Personen, die aufgrund ihrer Erfahrungen ihre Situation als „unveränderbar“ wahrnehmen, weniger aktiv an der Therapie mitarbeiten, in ihrer Stimmung depressiver und mit ihrem Leben weniger zufrieden sind. Sie weisen auch eine geringere Zukunftsperspektive auf. Dadurch können sie jedoch auch kritische Lebensereignisse schlechter verarbeiten und sind rehabilitativen Maßnahmen gegenüber, da diese ja „aussichtslos“ scheinen, weniger aufgeschlossen.

Zum Gelingen einer Rehabilitation ist es somit notwendig, die subjektive Sicht des Klienten zu erfassen und hemmende Faktoren zu bearbeiten. So erscheint es zielführend, vermehrt interne Kontrolle („Ich selbst kann etwas verändern“) und Verantwortung beim Patienten aufzubauen. Das kann etwa dadurch geschehen, daß auf die noch verbliebenen Möglichkeiten und deren Einsatz im Rahmen der Rehabilitation hingewiesen wird.

Weiters erscheint auch eine positive Einstellung des Therapeuten zur Förderung der Sicherheit des Patienten unbedingt nötig. Mißerfolge sollten zur Vermeidung einer verstärkten negativistischen Sichtweise unbedingt in die Rehabilitation integriert und präventiv besprochen werden. Günstig erweisen sich weiters kleine Therapieschritte und verstärktes Lob des Therapeuten. In weiterer Folge sollte jedoch vermehrt interne Verstärkung des Klienten („Das habe ich gut gemacht!“) aufgebaut werden.

*Sozialer Aspekt*
Zahlreiche Beiträge zur „sozialen Unterstützung" und zum „sozialen Netzwerk" (ANTONUCCI, 1988) weisen auf die Wichtigkeit des sozialen Umfeldes im Alter hin. So stellen etwa tragfähige soziale Beziehungen (KOSSEN-KNIRIM, 1989) eine bedeutende Hilfe bei der Auseinandersetzung mit Belastungssituationen dar. Innerhalb der sozialen Beziehungen kommt auch dem Austausch von Hilfeleistungen große Bedeutung zu.
Hierbei dürfen ältere Menschen jedoch nicht nur einseitig als Hilfe-Empfänger angesehen werden. Einerseits erwidern sie die empfangene Hilfe, andererseits können auch sie Mitgliedern ihrer Generation als auch nachfolgender Generationen oft ein hohes Maß an Unterstützung gewähren.
Eine zu starke Wahrnehmung des älteren Menschen als primär Hilfe-Empfangender erschwert die subjektive Lebenssituation und damit auch die Rehabilitation erheblich (ROSENMAYR, 1983).
Eine besondere Problemgruppe stellen in diesem Zusammenhang chronisch erkrankte, oft auch in ihrer Mobilität deutlich eingeschränkte ältere Menschen dar. Sie sind häufig von Isolation bedroht und leiden unter Vereinsamung. Insofern erscheint es für das Gelingen einer Rehabilitation im Alter besonders wichtig, den älteren Menschen sozial zu integrieren und eine entsprechende Tagesstruktur aufzubauen. Das kann etwa im Rahmen von Tageszentren geschehen, auf die im Abschnitt 4.2 näher eingegangen wird.
Der soziale Aspekt beschränkt sich jedoch nicht nur auf die unmittelbaren Beziehungen zu anderen Menschen, sondern beinhaltet auch den Einfluß der Gesellschaft auf den älteren Menschen. Wenn die Gesellschaft mit dem Begriff „Alter" vor allem Defizite, Behinderungen, Krankheit und Tod verbindet, verstärkt sie indirekt auch das negative Selbstbild älterer Menschen. Diese nehmen sich dann ebenfalls vermehrt als verbraucht, unnütz und „auf den Tod wartend" wahr, wodurch noch vorhandene Therapiemöglichkeiten nicht genutzt werden.

*Kontextueller Aspekt*
Rehabilitatorische Maßnahmen sind schließlich im situativen Kontext, in dem die betroffene Person steht zu betrachten. Hierzu gehören der Bildungsstand, die finanzielle Situation, die Wohnsituation, der Gesundheitszustand, aber auch Versorgungsmöglichkeiten. So können etwa gesundheitliche Einschränkungen und eine schwer erreichbare Wohnung auch negative Auswirkungen auf soziale Kontakte haben, sodaß eine Vereinsamung begünstigt wird.
Die Rehabilitation von älteren Menschen, die an sensorischen, motorischen und psychischen Beeinträchtigungen leiden, muß sich zum Ziel setzen, die Selbständigkeit dieser Person in ihrem räumlichen Umfeld zu fördern. Insofern darf sie also diese Person auch nicht losgelöst vom Umfeld betrachten, sondern muß sich vielmehr die Frage stellen, wie ein möglichst selbständiges Leben in diesem Umfeld gefördert werden kann.
So konnte etwa von KRUSE und KRUSE (1990) gezeigt werden, daß das Training von häuslichen Funktionen in der ambulanten Rehabilitation zu einer weiteren Zunahme der Kompetenz des älteren Menschen führt. Bereits kleine Veränderungen innerhalb der Wohnung konnten das selbständige Leben des älteren Menschen und damit verbunden seine Lebenszufriedenheit erheblich fördern.
Andererseits muß auch hier die subjektive Sicht des Betroffenen mitberücksichtigt werden. Ältere Menschen, die in schlecht ausgestatteten Wohnungen leben, lehnen möglicherweise Veränderungen innerhalb der Wohnung oder den Umzug in eine andere Wohnung deshalb ab, weil sie ihre Wohnung „selbst eingerichtet" haben oder dort schon seit 50 Jahren leben. Eine Änderung dieser Situation wird von ihnen als Bruch in ihrem Leben empfunden, den sie

sich entweder nicht zutrauen, der Angst macht oder dessen Notwendigkeit sie nicht einsehen können.
Eine Rehabilitation kann also nicht einfach davon ausgehen, daß allein durch die Adaptierung einer Wohnung als „altengerecht" bereits ein Therapieerfolg garantiert ist. Vielmehr benötigt es gezielter Gespräche, um auch den Betroffenen von der Notwendigkeit dieser Maßnahmen überzeugen zu können.

#### *4.1.3.3 Die Berücksichtigung der multifaktoriellen Determinierung von Alternszuständen und Alternsveränderungen*

Gerade im höheren Lebensalter treten Krankheiten oft nicht isoliert, sondern in Kombination mit anderen, oft noch nicht (subjektiven) Krankheitswert besitzenden Alternsveränderungen auf. Diese können jedoch sowohl eine Rehabilitation behindern, als auch ab diesem Zeitpunkt selbst zum Problem werden.

Als Beispiel sei an dieser Stelle eine 78jährige Frau mit deutlicher Beeinträchtigung der Sehfähigkeit angeführt. Diese Beeinträchtigung war jedoch für die Klientin kein Problem, da sie ihre Lebenszufriedenheit mit Aktivitäten wie etwa Spazierengehen, Freunde besuchen und unterhalten, Reisen udgl. herstellte, die nicht primär mit gutem Sehen verbunden sind. Die Situation änderte sich jedoch massiv nach einem Sturz mit Schenkelhalsfraktur und der damit verbundenen Aufnahme in ein Krankenhaus. Dadurch waren die primären Aktivitäten nicht mehr gegeben, Alternativen wie etwa Lesen und Fernsehen für sie nicht mehr möglich. Sie zog sich, obwohl früher immer sehr kommunikativ, zurück und vereinsamte. Rehabilitationsversuche, wie etwa Gehübungen, wurden von ihr infolge zu starker Unsicherheit und Angst beim Gehen weitgehend abgelehnt oder nur in Anwesenheit zweier Therapeuten durchgeführt. Dadurch wurde eine Pflegeheimaufnahme nötig.
Die Klientin liegt derzeit auf einer Station zur „Psychosozialen Rehabilitation" und wird multiprofessionell betreut. Einerseits erhält sie weiter physiotherapeutische Übungen zur Verbesserung ihrer Mobilität, andererseits wird jedoch ihre Angst zu stürzen auch psychotherapeutisch (Verhaltenstherapie) bearbeitet. Zusätzlich wird versucht, die seit Jahren unbehandelte Augenkrankheit durch eine entsprechende Therapie und Versorgung mit einer Brille zu bessern. Für die Zeit nach ihrer Entlassung ist der Besuch eines Tageszentrums geplant.

Aus diesem Beispiel ist ersichtlich, daß eine Intervention im höheren Lebensalter oft als mehrgleisige Maßnahme anzusetzen ist. Physiotherapeutische Übungen sind in diesem Zusammenhang genauso wichtig wie eine gezielte Medikation, eine entsprechende psychologische und psychotherapeutische Betreuung, reaktivierende Pflege, soziale Interventionen oder auch ökologische und prothetische Maßnahmen. Nur durch die gezielte Zusammenarbeit des Behandlungsteams ist somit ein Erfolg möglich. Daraus läßt sich aber auch sofort die Notwendigkeit von Teambesprechungen zur gemeinsamen Therapieplanung, Information über Fortschritte oder Probleme in Einzelbereichen und die für eine Entlassung notwendigen Voraussetzungen im stationären und ambulanten Bereich ableiten.
Zusätzlich sollte auch das soziale Umfeld der Betroffenen, soweit möglich und notwendig, in diesen Prozeß integriert werden. Diese Kommunikation ist jedoch im extramuralen Bereich mindestens ebenso wichtig, wenngleich auch schwieriger herzustellen. Probleme in der Kommunikation können somit leicht zu unnötigen Krankenhausaufenthalten und den damit verbunden Problemen für den Betroffenen führen. Besonders kritisch äußert sich in dieser Hinsicht Barns mit seiner „Spiral of senility" (Barns et al., 1973), der Fehler in der ambulanten und stationären Betreuung für ein unnötiges Siechtum der Patienten verantwortlich macht.

#### *4.1.3.4 Die Berücksichtigung zeitlicher Faktoren*

Die Beachtung zeitlicher Faktoren im Rahmen der Rehabilitation älterer Menschen

erscheint aus mehreren Gründen wichtig.
Einerseits handelt es sich um Personen, deren tatsächliche Lebenserwartung infolge ihres bereits weit fortgeschrittenen Alters deutlich begrenzt ist. Daraus wäre auch die Notwendigkeit einer raschen Therapie und Rehabilitation ableitbar.
Ähnlich verhält es sich auch mit der im höheren Lebensalter leicht auftretenden Hospitalisierung bei unnötig langen Aufenthalten in Krankenanstalten und Pflegeheimen.
Andererseits stellen gerade Multimorbidität und oft langsamere Genesungs- und Rehabilitationsfortschritte Faktoren dar, die eine rasche und effiziente Therapie verhindern. Hier erfordert es eine klare Abgrenzung zwischen notwendigen, günstigen und zur Sicherheit durchgeführten Maßnahmen. Eine „alle Kausalitäten" einbeziehende Therapie führt oft zur Überforderung, Überbetreuung und damit Verunselbständigung der Patienten. Das bedeutet nicht, daß notwendige Maßnahmen nicht durchgeführt werden sollten, sondern weist mehr darauf hin, daß ein gewisses Rehabilitationsrisiko mitberücksichtigt werden muß, um eine Rehabilitation nicht zu verhindern.
Als Beispiel wäre hier die Entlassung einer 85jährigen Frau aus der stationären Betreuung in ihre Wohnung zu nennen. Die Aufnahme erfolgte wegen vermehrter Stürze infolge einer cerebrovaskulären Erkrankung. Die Patientin hatte weiters leichte kognitive Beeinträchtigungen, jedoch noch nicht im Ausmaß einer Demenz.
Im Rahmen der Reintegration nach Hause wurden von Personen des Behandlungsteams oft Bedenken gegen eine Entlassung geäußert, da die Patientin wieder stürzen könnte. Eine Entlassung war deshalb, obwohl die Patientin während der stationären Betreuung nicht gestürzt war, bereits mehrfach verschoben worden. Durch diese Verschiebungen traten bei der Patientin zusätzlich depressive Verstimmungen auf, die auch eine psychotherapeutische Intervention notwendig machten.
Im Rahmen der Betreuung der Patientin wurden auch die Ängste des Betreuungspersonals angesprochen. Als eine Entlassung behindernde Faktoren stellten sich dabei „Schuldgefühle im Falle des Mißlingens" und „rechtliche Absicherung" heraus. Nach Bearbeitung dieser Probleme konnte die Patientin entlassen werden. Als begleitende Maßnahme wurde eine „Übergangspflege" (Böhm, 1988) durchgeführt, die sowohl die Sicherheit der Klientin als auch des Teams erhöhte.

### *4.1.3.5 Rehabilitation als bevormundende Maßnahme?*

Jedes Hilfsangebot schafft eine problematische Rollenverteilung, auch dann, wenn es in der Absicht gemacht wurde, die Lebenssituation der betroffenen alten Menschen zu verbessern. Bei rein physischen Funktionsverbesserungen erscheint dies noch weniger bedenklich, als bei Versuchen zur Änderung der Meinungs-und Willensbildung, der Gefühlswelt und auch der sozialen Beziehungen. So meint etwa Keupp (1980, S. 120 und 122) bei der Beurteilung der psychosozialen Versorgung: „... Das System der psychosozialen Versorgung in unserer Gesellschaft transportiert jedoch über seine Dienstleistungsfunktion auch die der sozialen Kontrolle ... Auch die gesellschaftlich hoffähigen Dienstleistungen der psychosozialen Versorgung, z.B. die individualisierten Formen von Therapie und Beratung enthalten den Funktionsmodus der sozialen Kontrolle. Sie versuchen, lebensgeschichtlich erzeugte Leidensprozesse in einer Form zu bearbeiten und zu bewältigen, die die Möglichkeit zum Handeln entsprechend geltenden Normalitätsmodellen erzeugen soll."
Natürlich spiegeln sich im Rahmen der psychosozialen Rehabilitation im Alter auch die Vorstellungen der Behandelnden über ein

„angemessenes", „erfülltes", „sinnvolles" Leben im höheren Lebensalter wider, die sich keineswegs mit den Vorstellungen der Betroffenen selbst decken müssen (KAISER, 1983).
Für den Praktiker stellt sich damit eine schwierige Aufgabe des Abwägens und Entscheidens. Soweit als möglich sollte hierbei das auch sonst in der Psychologie und Sozialarbeit geltende Prinzip „Hilfe zur Selbsthilfe" gelten.
Probleme ergeben sich jedoch im vermehrten Ausmaß dort, wo der Patient selbst, infolge fehlender kognitiver Fertigkeiten oder einer psychischen Erkrankung diese Entscheidungen selbst nicht mehr in ausreichendem Maße treffen kann. Hier ist eine selbstkritische Sichtweise der eigenen Therapie gegenüber sehr hilfreich, sodaß diese zum Wohl des Patienten erfolgt.
Insofern lassen sich die Ziele der Rehabilitation folgendermaßen zusammenfassen. Diese sollten:

a) eine Stärkung der Kompetenz des älteren Menschen zur Bewältigung seines Alltags mit größtmöglicher Selbständigkeit und Unabhängigkeit zur Folge haben und ihm somit
b) eine Erhöhung, ein Erhalten oder ein Zurückgewinnen des psychophysiologischen Wohlbefindens (der subjektiven Lebensqualität) bis ins hohe Alter ermöglichen.

Aus dieser Zieldefinition ist jedoch auch ersichtlich, daß der ältere Mensch, mit allen seinen Fähigkeiten, aber auch Einschränkungen im Zentrum aller unserer Bemühungen stehen sollte.

### 4.1.4 Wichtige Formen der Rehabilitation im höheren Lebensalter

#### *4.1.4.1 Präventive Maßnahmen*

Interventionsmaßnahmen im Sinne einer Optimierung und Prävention, die das Ziel haben, Voraussetzungen für ein psychophysiologisches Wohlergehen im höheren Alter zu schaffen, zählen zwar nicht primär zu rehabilitativen Maßnahmen, sie sollen aber infolge ihrer Wichtigkeit im Rahmen eines ganzheitlichen Therapieansatzes ebenfalls kurz angesprochen werden.
Das primäre Ziel dieser Maßnahmen besteht darin, durch die Schaffung von optimalen „Alternsbedingungen", Alternsstörungen und pathologischen Alternsveränderungen vorzubeugen. Hiezu zählen:

a) eine gezielte Beratung des älteren Menschen über biologische, psychologische, soziale und ökologische Faktoren, die ein möglichst gesundes Altern ermöglichen (vgl. SELBY und GRIFFITHS, 1988).
Im körperlichen Bereich wären hier als wichtige Faktoren Gesundheitspflege, richtige Ernährung, Teilnahme an Vorsorgeuntersuchungen, körperliche Aktivitäten, Turnen, Gymnastik, Alterssport (PROKOP und BACHL 1984), eine Schulung der Sinne und das Verändern von Risikoverhaltensweisen (Rauchen, Alkohol ...) zu nennen.

Im psychischen Bereich eine positive Einstellung zum Altern und den biologischen Alternsveränderungen (z.B. Falten, weiße Haare);
eine Vorbereitung auf das Altern und den Ruhestand;
die Entwicklung geistiger Fähigkeiten und deren lebenslanges Training, lebenslanges Lernen, Erfahrungen sammeln und um Anregungen bemüht sein, als auch für regelmäßige Stimulation zu sorgen;
die Entwicklung und Erhaltung von Selbständigkeit und Kompetenz;
der Aufbau von Selbstsicherheit, ein positives Selbstbild und die Entwicklung und Pflege weitgehender Interessen;
die Suche nach sinnerfüllten Aufgaben und die Antizipation künftiger Lebensaufgaben, um die Auseinandersetzung mit diesen zu erleichtern;

Haustiere zur Prävention von Vereinsamung und zur Aktivitätsförderung (GATTERER, 1993).

Im sozialen Bereich der Aufbau und die Pflege sozialer Kontakte (auch außerhalb des familiären Bereiches);
eine Bearbeitung von Rollenveränderungen und Rollenverlusten (Mutter, Ehefrau, Großmutter ...) und damit verbundenen Verhaltensweisen (Fürsorge, Sexualität ...);
die Vorbereitung auf kritische Lebensereignisse (Pension, Tod eines Partners, Auszug der Kinder ...)
sowie Reisen, Feste, Gruppenaktivitäten u. dgl. (vgl. MERTENS, 1991).

Im ökologischen Bereich eine rechtzeitige altersgerechte Wohnsituation (spezifische Anforderungen an die Wohnung, Miete, technische Voraussetzung für Anpassungsmaßnahmen ...; vgl. STOLARZ, 1992);
Vorbereitung auf eine möglicherweise notwendige Heimunterbringung (Anmeldung im Pensionistenheim);
eine finanzielle Vorsorge;
Information über Hilfsdienste.

b) Krisenintervention zur rechtzeitigen Korrektur von Fehlentwicklungen, z.B. nach einem kritischen Lebensereignis.

c) Einzel- und gruppenpsychotherapeutische Maßnahmen bei länger anhaltenden Krisen.

d) Bildungs- und Freizeitangebote für ältere Menschen (Volkshochschule, Universität, caritative Vereinigungen ...).
Als praktisches Beispiel für ein geistiges Training und den Aufbau sozialer Kontakte seien an dieser Stelle „Miteinander spielen lernen" (FISCHER-TRUMPP und KÖHLER, 1981) und „Gedächtnistraining. Ein lebendiges Arbeitsbuch als Einstieg für Gruppenleiter" (KUHN et al., 1992) genannt. Die Autoren geben praktische Tips und Anleitungen für die Durchführung von Spielen mit Senioren. Besonders werden auch Fragen wie Intention des Spieles, Thematik, Methode und Durchführung besprochen.
So wird etwa beim „Wollknäuel-Spiel" durch das Zuwerfen des Knäuels von Spieler zu Spieler einerseits ein Fadennetz konstruiert, andererseits durch das Stellen einer Frage an diese Person (Namen, Hobbies, ehemaliger Beruf ...) auch ein sozialer Kontakt hergestellt.
Andere Spiele wären etwa Lieder erraten, Filmtitel raten oder Reisen in ein fernes Land.

e) Strukturelle Veränderungen in der Altenbetreuung (extramurale Hilfsangebote, soziale Hilfsdienste, altengerechte Wohnungen ...) und

f) eine Verbesserung des negativen Altersbildes in der Gesellschaft sowie eine gezielte Altenpolitik.

Die Wichtigkeit dieser Faktoren ist etwa aus der Tatsache ersichtlich, daß im Rahmen der Umgestaltung des Pflegeheimes der Stadt Wien – Lainz in das Geriatriezentrum am Wienerwald mindestens 10% der zugewiesenen Patienten als fehlplaziert betrachtet werden müßten. Häufige Einweisungsgründe sind hierbei eine nicht altengerechte Wohnung oder Probleme mit Angehörigen. Probleme ergeben sich weiters oft durch einen Mangel an extramuralen Versorgungseinrichtungen.
Insofern erscheint es nur unter Miteinbeziehung präventiver und optimierender Maßnahmen möglich, eine effiziente Rehabilitation im Alter durchzuführen.

#### *4.1.4.2 Rehabilitation im engeren Sinn*

Rehabilitationsmaßnahmen bei älteren Menschen erfordern eine enge Kooperation von Arzt, Pflegepersonal, Physiotherapeuten, Ergotherapeuten, Sozialarbeitern, Psychologen und anderen Fachkräften. Dies entspricht den Idealvorstellungen, wobei jedoch sehr oft das Hauptaugenmerk etwas einseitig auf die primäre Verbesserung des körperlichen Zustandes gelegt wird, der natürlich eine wichtige Basis für die Gesamtrehabilitation darstellt. Rehabilitation im Sinne einer Verbesserung der (subjektiven) Lebensqualität erfordert jedoch auch eine stärkere Betrachtung psychologischer und sozialer Aspekte. Insofern sollen in diesem Abschnitt vermehrt die praktischen Konsequenzen psychologischer Grundlagenforschung für eine Rehabilitation und Aktivierung im Alter dargestellt werden. In bezug auf spezifische medizinische Maßnahmen (physikalische Medizin, Chirurgie, pharmakologische Therapie ...) wird auf die entsprechende Fachliteratur verwiesen.

## 1. Psychosoziale Rehabilitation

Aufbauend auf psychologischen Theorien zum Alterungsprozeß (vgl. LEHR, 1991), den Ergebnissen testpsychologischer Untersuchungen und den aus der Biographie erhobenen Daten, können individuelle Strategien für die Rehabilitation, Behandlung, Restauration und Korrektur von bereits eingetretenen Schäden und Abbauerscheinungen erarbeitet werden.

Im Vordergund sollte hierbei der Aufbau von Kompetenz in den verschiedensten Lebensbereichen durch das Aufdecken von Ressourcen beim Betroffenen stehen. Weiters soll die Umgebung so an den Kranken angepaßt werden, daß diese ihre noch vorhandenen Fähigkeiten gut entfalten können und daß vermeidbare Beeinträchtigungen ausgeschlossen werden. Wichtig ist hierbei jedoch nicht nur das objektive Ausmaß an Fertigkeiten (körperlich/psychisch/kognitiv/sozial), sondern deren subjektive Bewertung. Erst dadurch wird eine Reaktivierung dieser Fähigkeiten durch ein gezieltes Neueinüben und Trainieren möglich.

*Aktivierungsprogramme*

Wie Ergebnisse von LEHR (1991) und HILL et al. (1993) gezeigt haben, sind aktive ältere Menschen einem geringeren Altersabbau unterworfen als inaktive. HILL et al. untersuchten hierbei ältere Personen mit sitzender Lebensweise und stellten fest, daß ein gezieltes Training körperlicher Funktionen positive Auswirkungen auf die Stimmungslage, die Herz-Kreislauffunktion und das Selbstbild der Untersuchten hatte. Die Autoren schlossen aus ihren Ergebnissen, daß das körperliche Training nicht nur zu einer Verbesserung der physischen Gesundheit führt, sondern auch das psychische Wohlbefinden älterer Menschen steigern kann.

Insofern stellen also gezielte Aktivierungsprogramme nicht nur eine „Freizeitbeschäftigung" zum Abbau von Langeweile dar, sondern haben sowohl präventive als auch therapeutische Effekte. Nach eigenen Untersuchungen (GATTERER, 1986) sind sie sowohl bei kognitiv guten als auch bereits beeinträchtigten Personen effizient.

Hierbei sind jedoch einige Richtlinien zu beachten (modifiziert nach GATTERER, 1986):

- Motivationaler Aspekt: Die durchgeführten Aktivitäten sollten den Grundbedürfnissen älterer Menschen angepaßt und deren Sinnhaftigkeit nachvollziehbar sein (Realitätsnähe).
- Leistungsaspekte: Sie sollten so strukturiert sein, daß dem Prinzip „Fördern durch Fordern" entsprochen wird. Eine Überforderung und Frustration ist jedoch zu vermeiden.
- Sie sollten die verschiedensten sensorischen, körperlichen und geistigen Bereiche ansprechen, um dadurch eine Reaktivierung all dieser Funktionen zu ermöglichen.
- Erfolge sind von Therapeuten gezielt zu belohnen, z.B. durch Lob, Zuwendung. Es sollten jedoch rechtzeitig auch Selbstverstärkungsmechanismen aufgebaut werden.
- Kommunikation unter den Teilnehmern einer solchen Gruppe ist zu fördern.
- Die Aktivitäten sollten regelmäßig unter

weitgehend gleichen Bedingungen, in einer möglichst ungestörten Umgebung durchgeführt werden.

- Eine positive Erwartungshaltung der Therapeuten verstärkt das positive Erleben und Verhalten der Patienten und trägt zum Erfolg der Maßnahme bei.

*Remotivation*
Diese Technik besteht darin, den Patienten zu Gedanken, Plänen und Aktionen anzuregen, die mit der realen Umwelt verknüpft sind und ihn dadurch auch zur Interaktion mit anderen (Resozialisation) zu ermuntern. Hierzu gehören Zeitunglesen, Radio und Fernsehen, aber auch Beobachtungen und Erlebnisse des täglichen Lebens.
So empfehlen etwa BARNS et al. (1973) einstündige wöchentliche Gruppensitzungen mit Diskussion aktueller Themen, die wieder einen Bezug zur Realität herstellen sollen.
Dazu gehört auch die Übernahme kleiner Arbeiten und Aufgaben, um sowohl für sich selbst, als auch für andere tätig zu sein. Dadurch wird einerseits Aktivität gefördert, als auch das Selbstbild positiv beeinflußt.

*Resozialisierung*
Bei dieser Technik steht die interpersonelle Interaktion im Vordergrund. Vor allem in gruppentherapeutischen Sitzungen soll verstärkt Kommunikation unter den Teilnehmern gefördert werden. Dadurch wird einerseits eine Wiedereingliederung in die Gemeinschaft gefördert, andererseits die Gefahr der Vereinsamung gemindert.
Als Themen eignen sich sowohl Tagesthemen als auch biographische Daten. So weist etwa DELIUS (1990) auf die Möglichkeit der Kompetenzförderung bei psychiatrischen Patienten durch die Durchführung einer Geschichtsgruppe (Oral-History-Gruppe) hin. Über die Diskussion von themenzentrierten autobiographischen Erinnerungen (z.B. Kindheit) konnten sowohl eine Stärkung der Identität, des Selbstwertgefühls und der Erinnerungsfähigkeit als auch eine Verbesserung der Stimmung und eine Erhöhung sozialer Kontakte erreicht werden. Probleme ergaben sich jedoch für paranoide Patienten, für die das aktive, expansive Verhalten anderer Gruppenteilnehmer zum Teil bedrohlich war. Als positiven Nebeneffekt berichtet der Autor auch eine positive Veränderung der defizitären Sichtweise des Teams im Hinblick auf gerontopsychiatrische Patienten.

*Resensibilisierung*
Die Wiederbelebung der fünf Sinne wird als Ergänzung zu Realitäts-Orientierungs-Programmen (HAAG und NOLL, 1991; FOLSOM et al., 1968) angesehen. Für Patienten, die infolge kognitiver oder affektiver Störungen nicht in der Lage sind, mit ihrer Umwelt zu interagieren, können solche Übungen sowohl in Einzel- als auch Gruppenbehandlungen durchgeführt werden. Eine Technik, die sich vor allem bei depressiven älteren Klienten bewährt, ist das „Genußtraining" (LUTZ, 1983). Dabei werden den Klienten verschiedenste Stimuli geboten, die eine differenzierte Auseinandersetzung mit der dinglichen und sozialen Umwelt ermöglichen. Besonders geeignet erscheinen hierbei Reize mit stark emotionalem oder reflektorischem Charakter (z.B. Zitrone, Blumen ...).
Im Bereich des Sehens bieten sich im stationären Bereich eine farbliche Gestaltung der Zimmer, häufig wechselnde Bilder, bunte und fröhliche Ausstattung der Räume, Mobiles, Wandschmuck und Blumen an.
Der Geruchssinn kann durch Kontraste gestärkt werden. Akustisch sind das Hören von Schallplatten und Radio, aber auch das selbständige Erzeugen von Tönen therapeutisch effizient. Geschmacksdifferenzierungen, etwa durch das Anbieten von Bonbons und Chips (salzig-süß) wirken gegen die im stationären Bereich oft auftretende Appetitlosigkeit infolge fehlender Abwechslung. Der taktile Bereich kann durch Tasten verschie-

denster Gegenstände (weich/hart, kalt/warm ...) trainiert werden.
Wichtig erscheint jedoch auch hier, daß sich der Therapeut bewußt ist, daß es sich um erwachsene Menschen und keine Kinder handelt, die diese Fähigkeiten zumindest teilweise noch besitzen oder besessen haben. Eine Verkindlichung ist auf jeden Fall zu vermeiden.

*Revitalisierung*
Interventionsmaßnahmen, die zweifellos ebenfalls zu einer Resozialisierung beitragen, sind: Musiktherapie, begleitet von Bewegungstherapie, Tanz- und Maltherapie sowie „Altersturnen" bzw. „Altersgymnastik". Diese Maßnahmen führen zu einer Stimulation im geistigen, emotionalen und körperlichen Bereich. Weiters werden dadurch auch Interaktionen zwischen den Teilnehmern gefördert.

*Milieutherapie*
Im Mittelpunkt der Milieutherapie steht eine konstante, einfühlsame Beziehung zu dem Erkrankten, die durch Respekt vor seiner Person geprägt ist. Für die Entwicklung der Beziehung wird auch die Kenntnis der Biographie als wichtige Voraussetzung hervorgehoben. Die Umgebung des Kranken und sein Tagesablauf werden im Rahmen des therapeutischen Konzeptes mitbedacht und überschaubar und streß-, aber nicht anstrengungsarm strukturiert. Insgesamt wird mit diesem Ansatz angestrebt, daß Kranke ihr Wohnumfeld als erhaltendes, förderndes und respektvolles Milieu erleben können (Wächtler, 1990; Wächtler et al., 1994). Hierunter fallen also alle bereits oben erwähnten Maßnahmen, die mit einer stimulierenden Umgebung einhergehen. Dazu gehören etwa gemischte Stationen, Strukturierung der Stationen, Tagesablauf, Rekreations-Therapie (Urlaub), Besuchsprogramme etc.
Die Milieutherapie hat die Aufgabe, dem Patienten zu helfen, früher vorhandene, aber verlorengegangene Fähigkeiten und Fertigkeiten neu zu entwickeln und sie in einer sicheren Umgebung auszuprobieren. Nach Lehr (1979) sind bei der Durchführung vier wesentliche Stufen wichtig: Einstellungsänderung und Training des gesamten Therapieteams; Veränderung der räumlichen Umgebung im Sinne zunehmender Stimulation im physischen, psychischen und sozialen Bereich; Bereitstellung von Aktivitätsmöglichkeiten; Anwendung verschiedenster Techniken zur Verhaltensänderung.

2. Psychotherapeutische Ansätze

Psychotherapeutische Interventionen werden in einem eigenen Abschnitt dargestellt, sie sollen aber an dieser Stelle erwähnt werden, soweit sie für die Rehabilitation älterer Menschen wichtig sind. Ein Überblick über die Anwendung psychotherapeutischer Methoden im höheren Lebensalter findet sich etwa bei Gatterer (1994).

*Problemorientierte Gespräche*
Diese sollen dem älteren Menschen das Erarbeiten von Coping-Strategien und damit verbunden, die Verarbeitung von psychischem Streß ermöglichen. Wichtig ist hierbei eine therapeutische Grundhaltung, wie sie etwa von der klientenzentrierten Psychotherapie (Rogers, 1977) vetreten wird. Im Vordergrund stehen Einfühlungsvermögen in die Problematik des Patienten, Akzeptanz und Echtheit. Dadurch soll es dem Patienten möglich sein, seine Ängste, Probleme, Befürchtungen und negativen Erwartungen leichter zu verbalisieren. Durch die Analyse seiner subjektiven Sicht eines Problems, können mögliche rehabilitationserschwerende Faktoren leichter analysiert und bearbeitet werden. Probleme ergeben sich etwa durch:

- eine zu hohe Therapieerwartung und damit verbundene Frustrationserlebnisse;

- eine zu negativistische Sicht der eigenen Situation;
- eine zu starke Vergangenheitsbezogenheit und
- fehlende Zukunftsperspektiven.

Hier kann durch ein gezieltes Gespräch die Therapiemotivation des Patienten dadurch erhöht werden, daß vermehrt auf seine Fähigkeiten hingewiesen wird, Fehlwahrnehmungen gezielt hinterfragt werden und seine Autonomie gestärkt wird. Kleine Therapieschritte ermöglichen ihm weiters ein wesentlich angstfreieres Erleben von Veränderungen.
Hierzu eignet sich auch der gezielte Einsatz lerntheoretischer Techniken wie etwa gezieltes Verstärken von aktiv bewältigenden Verhaltensweisen sowie das Ausblenden von „unerwünschten" Verhaltensweisen. Studien zur Inkontinenz etwa zeigen (Hoogers, 1993), daß durch ein Blasen- und Toilettentraining positive Effekte auf die Inkontinenz ausgeübt weden können. Wichtig ist jedoch auch hierbei die Zusammenarbeit des Personals mit dem Inkontinenten und/oder dessen Angehörigen. Als Therapiemöglichkeiten werden vom Autor Beckenbodengymnastik, aber auch ein gezielter Trink-Toilettenrhythmus, Elektrostimulation oder Fußreflexzonen-Therapie beschrieben. Erstere sind für den Patienten eher aktive, letztere passive Methoden. Sie verstärken somit jedoch auch ungewollt die Abhängigkeit des Patienten und vermindern gleichzeitig sein Selbstwertgefühl, da er sich selbst als minderwertig und defekt fühlt.
Gezielte Gespräche sind auch im Rahmen der Entlassungsvorbereitung von stationär behandelten Patienten nötig, um diesen eine Reintegration in ihre ursprüngliche Umgebung zu ermöglichen. Hierbei werden vor allem Ängste, unrealistische Erwartungen, Mißerfolge und mangelndes Selbstvertrauen bearbeitet. Weiters müssen in diesen Gesprächen auch notwendige unterstützende Maßnahmen (Heimhilfe, Essen auf Rädern u. dgl.) besprochen werden. Gerade dabei ergeben sich immer wieder Probleme, da die älteren Menschen die Notwendigkeit dieser Maßnahmen nicht einsehen und sie dadurch ablehnen. Nach eigenen Erfahrungen sind hier zur Förderung der Kooperation therapeutische Ausgänge sehr hilfreich. Dadurch gewinnt der Patient eine realistische Sicht seiner Situation und ist begleitenden Maßnahmen eher aufgeschlossen.

*Verhaltenstherapie*

Bei Anwendung verhaltenstherapeutischer Techniken erstrecken sich die Interventionen vor allem auf:

- die Vermittlung von sozialer Kompetenz (Stuhlmann, 1992);
- Interventionen bei Depressionen (Hautzinger, 1992);
- Interventionen bei Angst (Gatterer, 1985; Stuhlmann, 1992);
- Interventionen bei dementiellen Erkrankungen (Hirsch, 1994);
- die Behebung von Schlafstörungen (Hirsch, 1991);
- Trainigsprogramme für Inkontinenz (Hirsch, 1991);
- die Erarbeitung von Copingstrategien für die Bewältigung von Krankheit, Sterben und Tod (Gatterer und Imre, 1991).

(Siehe dazu auch den Beitrag von Kryspin-Exner, S. 460.) Wichtig erscheint in dieser Hinsicht jedoch die Tatsache, daß bei der Durchführung solcher Programme die individuelle Situation des Betroffenen mitberücksichtigt werden muß. Zu vermeiden sind „Patentrezepte" sowie die willkürliche Definition von „Auffälligkeiten" des Patienten und dessen Therapie anstelle z.B. der Veränderung der Einstellung des Personals.

*Validation*

Validation stellt einen relativ neuen Ansatz in der Betreuung hochbetagter Menschen dar (siehe dazu den Beitrag von Scharb, S. 471).

3. Neuropsychologische Ansätze

Kernpunkt dieser Rehabilitationstechniken sind Übungen zur Verbesserung der beeinträchtigten kognitiven Fähigkeiten. Hierzu gehören Gedächtnistrainingsprogramme (KUNZ, 1990), Gedächtnisspiele (STENGEL, 1982, 1989), Aufmerksamkeitstraining, Training zur Erhöhung der Reaktionsgeschwindigkeit, visuelle Merkhilfen, bildhafte Verknüpfungen (zit. nach MÜLLER, 1994) oder auch Sprachübungen (ROMERO und EDER, 1992).

Bei dementen Patienten kann auch ein sogenanntes Realitäts-Orientierungs-Training (FOLSOM, 1968) durchgeführt werden. Die Grundannahme dieses Vorgehens besteht darin, daß durch ständige Aktivierung, die konsistente Korrektur inadäquater Verhaltensweisen und das Zusammensein mit anderen in einer Gruppe diese Patienten aus ihrer sozialen Isolation gerissen und dadurch besser in ihre Umgebung integriert werden.

Ein von uns (GATTERER et al., im Druck) entwickeltes standardisiertes Trainingsprogramm berücksichtigt dabei folgende Bereiche:

- Training kognitiver Leistungen (Orientierung, Gedächtnis, Konzentration ...);
- Training von Wahrnehmungen (optisch, akustisch, taktil, olfaktorisch und gustatorisch);
- Remotivation;
- Förderung sozialer Kontakte;
- Förderung von Kompetenz;
- Orientierungstraining in vivo und Selbständigkeitstraining (z.B. Toilette oder Zimmer wiederfinden).

Eine Aufgabe aus dem Bereich „Training der Wahrnehmung" wäre etwa, das Erkennen verschiedener Getränke durch Kosten.

Dieses Programm hat sich bei Patienten mit leichter bis schwerer Demenz bewährt, wobei signifikante Verbesserungen in den Bereichen Orientierung, kognitive Leistungsfähigkeit und Stimmung beobachtet werden konnten. Nach Beendigung des Trainings fielen die Leistungen jedoch innerhalb eines halben Jahres wieder auf das Ursprungsniveau zurück.

FLEISCHMANN (1989) bemängelt in dieser Hinsicht, daß bei allen bislang beobachteten Trainingseffekten von kognitiven Trainingsprogrammen keine Rückschlüsse auf zugrundeliegende kognitive Operationen möglich sind. Ebenso sei die alltagspraktische Relevanz vieler Programme noch nicht hinreichend nachgewiesen.

Trotzdem sollten kognitive Trainingsprogramme in keiner Rehabilitation des älteren Menschen fehlen. Gerade das Nachlassen kognitiver Fertigkeiten wird oft von Patienten als belastend empfunden, wodurch eine relativ hohe Therapiemotivation gegeben ist. Darüber hinaus können dadurch auch Kommunikation und Interaktion vom älteren Menschen oft vernachlässigte Bereiche gefördert werden.

#### *4.1.4.3 Rehabilitationsbegleitende Maßnahmen*

1. Unterstützung der Angehörigen

Gerade die Betreuung alter, oft schwer kranker Menschen stellt auch für die Angehörigen eine massive psychische Belastung dar. Insofern benötigen auch sie entsprechende Hilfe, um eine Rehabilitation unterstützen zu können. Angehörigengruppen (vgl. ROMERO, 1991) können helfen, Frustrationen, Aggressionen und Schuldgefühle abzubauen, die etwa bei der Betreuung dementer Patienten leicht entstehen. Bei solchen Gruppen sollte auch eine entsprechende Information über dieses Krankheitsbild und die damit verbundenen Probleme gegeben, aber auch Lösungsmöglichkeiten und Unterstützung angeboten werden. Dadurch wird auch den Angehörigen eine realistische Sicht der Situation mit allen Möglichkeiten, aber auch Grenzen möglich.

Weiters sollten in solchen Gruppen auch tabuisierte Themen wie Sexualität und Sterben besprochen werden. Gerade im Bereich der Sexualität ist bei jüngeren Therapeuten ein Umdenken notwendig, um auch ältere Menschen mit sexuellen Problemen zu verstehen (von SYDOW, 1992). Auch Institutionen zeigen in dieser Hinsicht oft wenig Verständnis für die sexuellen Bedürfnisse älterer Menschen, wobei hierunter nicht nur Geschlechtsverkehr, sondern vor allem Zärtlichkeit, Gemeinsamkeit, Vertrauen und Hinwendung zum Partner verstanden wird. Ebenso stellen die Bereiche Tod und Sterben für viele Menschen ein Problem dar. Kommunikation darüber erfolgt nur selten, da die Auseinandersetzung mit der eigenen Endlichkeit oft Angst und Unsicherheit auslöst (SEEBURGER, 1990). Gerade diese Themen sind jedoch für den älteren, oft kranken Menschen und dessen Angehörigen von zentraler Bedeutung (THOMAE, 1988). Durch eine Tabuisierung ist diesen jedoch eine Kommunikation, auch mit dem Betreuungspersonal, nur erschwert möglich. Insofern erscheint es besonders wichtig, auch diese Themen im Rahmen der Rehabilitation zu besprechen. Dadurch ergibt sich jedoch weiters die Notwendigkeit, auch die Helfer in diesen Bereichen besser auszubilden. Ebenso erscheint es notwendig, in Institutionen Bereiche zu schaffen, die eine Intimität ermöglichen. Dies wäre im Bereich des Sterbens etwa mit dem Hospizgedanken zu vergleichen. Im Bereich der Sexualität könnten abseits liegende Räume oder „Ehestübchen" das Leben von Emotionalität ermöglichen.

2. Hilfe für die Helfer

Das Rehabilitationsteam in geriatrischen Abteilungen ist oft massiven psychischen und physischen Belastungen ausgesetzt. Insofern benötigen nicht nur die zu rehabilitierenden älteren Menschen oder deren Angehörige Unterstützung und Hilfe, sondern auch die sie professionell betreuenden Personen. Dazu gehören:

a) eine regelmäßige Aus- und Weiterbildung, um auch neue Erkenntnisse in die Rehabilitation einbringen zu können;
b) Vermittlung von Entspannungstechniken zur Streßbewältigung;
c) Supervision zur Prävention von Burn-Out-Syndromen, wobei hierbei eigene Probleme der Mitarbeiter, solche mit Klienten und Kollegen, aber auch mit der Institution bearbeitet werden sollten (PETZOLD, 1985);
d) Stärkung von Kollegialität und Teamgeist;
e) Dezentralisierung der Entscheidungsfindung, Delegation von Verantwortung und dadurch Stärkung des Selbstwertgefühls;
f) vermehrte Gestaltungsmöglichkeiten der Arbeit und der Arbeitsumgebung und
g) die Auseinandersetzung mit den Themen Tod und Sterben, um eigene Ängste und Befürchtungen zu bearbeiten, sowie das Wissen über die Thematik zu erweitern und Strategien für den Umgang mit Sterbenden zu entwickeln. Hinweise hierzu finden sich etwa in HUCK und PETZOLD (1984) und KÜBLER-ROSS (1979).

Dazu gehört jedoch auch, daß Probleme offen diskutiert werden dürfen und nicht als „Schwäche" einer Pflegeperson oder eines Arztes angesehen werden. Nur durch das Erkennen eigener Grenzen, Fehler und Schwächen können diese aufgedeckt, analysiert und auch bewältigt werden.
Gerade in diesem Bereich herrscht jedoch noch immer ein gewaltiges Defizit. Es muß uns jedoch bewußt sein, daß nur gut ausgebildetes und zufriedenes Personal auch eine entsprechende Qualität der Betreuung und Rehabilitation gewährleistet.

### 4.1.5 Zusammenfassung

Die Rehabilitation älterer Menschen stellt ein noch immer vernachlässigtes Gebiet dar. Oft ergibt sich dadurch die Nowendigkeit einer Pflegeheimaufnahme. Die angeführten therapeutischen Überlegungen sollten aufzeigen, daß sich die Bereiche Alter und Rehabilitation keineswegs ausschließen – im Gegenteil. Gerade die Forderung nach erfolgreichem Altern schließt sozusagen die Notwendigkeit einer spezifischen Rehabilitation in physischer, psychischer, sozialer und ökologischer Hinsicht mit ein.

Allerdings sind Veränderungen in einem System immer nur in dem Maß möglich, wie sie von den Beteiligten, Patient und Therapieteam überhaupt für möglich gehalten werden. Ideen, Erwartungen, Vorstellungen, aber auch das Wissen um Veränderungsmöglichkeiten bestimmen hier die Praxis.

Nach neueren Überlegungen stehen derzeit weniger die Fragen „Lohnt es sich überhaupt, mit diesem Klientel zu arbeiten?“ oder „Welches ist die beste Therapie?“ im Vordergrund als vielmehr „Für welche Person ist unter welchen konkreten Bedingungen welche Maßnahme am zielführendsten?“.

Dazu gehören jedoch auch strukturelle Veränderungen wie etwa ausreichendes und gut ausgebildetes Personal in geriatrischen Abteilungen, bauliche Veränderungen, Ausweitung extramuraler Versorgungseinheiten und ausreichende finanzielle Ressourcen. Einige dieser Bereiche werden in den Abschnitten „Die soziale Betreuung alter Menschen im eigenen Haushalt“ und „Die soziale Betreuung alter Menschen im Pflegeheim“ (s. S. 503) noch genauer besprochen.

## *4.2 Die soziale Betreuung alter Menschen im eigenen Haushalt*

### 4.2.1 Einleitung

Wir alle werden älter. Jeder von uns muß sich also darauf einstellen, daß er selbst aller Wahrscheinlichkeit nach ein hohes Alter erreicht und daß er es in seiner Umgebung, in seiner Familie, in seiner Nachbarschaft mit immer mehr alten Menschen zu tun haben wird.

Das Vorurteil, Alter sei gleichbedeutend mit Krankheit, Hilflosigkeit und Verfall der geistigen und körperlichen Kräfte ist noch immer weit verbreitet, wenn sich auch immer mehr herumspricht, daß Altern nicht nur Probleme bringt, sondern auch Chancen bedeutet. Chancen für eine aktive Lebensphase nach der Berufstätigkeit, in der der Mensch endlich Zeit für Dinge hat, die ihm sinnvoll erscheinen und Spaß machen.

Viele ältere Menschen können diese Chancen jedoch nur nutzen, wenn ihnen im täglichen Leben geholfen wird. Denn eine große Zahl älterer Menschen benötigt Hilfe und Pflege. Das muß jedoch nicht unbedingt Abhängigkeit bedeuten, sondern Erweiterung der Entfaltungsmöglichkeiten durch den gezielten notwendigen, jedoch nicht übermäßigen Einsatz von Hilfen.

Auf die Notwendigkeit präventiver Maßnahmen wurde bereits im Abschnitt „Rehabilitation im Alter“ hingewiesen (s. S. 488). Der vorliegende Teil soll vermehrt auf die praktischen Möglichkeiten einer Betreuung älterer Menschen zu Hause eingehen. Mit allen seinen Möglichkeiten, aber auch Grenzen.

### 4.2.2 Betreuung des älteren Menschen in und durch die Familie

In der industriellen Gesellschaft ist nicht nur ein Strukturwandel der Bevölkerung , sondern auch ein Strukturwandel der Familie zu beobachten. Beide beeinflussen einander gegenseitig und haben auch Auswirkungen auf die Möglichkeiten häuslicher Betreuung.

Allgemein hat sich die aktive Familienphase verkürzt. Das Heiratsalter ist gestiegen, eine Familie hat weniger Kinder (im Schnitt 1–2), der Auszug der Kinder erfolgt früher, die Eltern haben zum Zeitpunkt des Auszuges noch etwa 30 Jahre ihres Lebens vor sich (Bäcker, 1989). Die Heiratsneigung ist gesunken, bestehende Ehen werden häufig geschieden. Die Kernfamilie ist durch den Anteil der Alleinerziehenden bereits vielfach zur „unvollständigen Kernfamilie" geschrumpft.

Der Übergang von der Groß- zur Kleinfamilie spiegelt sich wider in der Abnahme der Haushaltsgröße bei wachsender Anzahl der Haushalte. Besonders interessant ist der Anstieg an Einpersonenhaushalten. Hierin drückt sich der Wunsch nach autonomer Lebensführung aus. Soziale Versicherungssysteme (Rente, Krankenversicherung) übernehmen die Absicherung von Risiken, für die früher der Familienverband verantwortlich war. Man kann in dieser Hinsicht von einer „Singularisierung des Alters" (Bäkker, 1989, S. 209) sprechen, denn 40% der über 65jährigen leben alleine. Vor allem handelt es sich hierbei um Frauen.

Rosenmayr (1990) spricht in diesem Zusammenhang von einer „Intimität auf Abstand" und versteht darunter ein Geltenlassen der alten Generationen und eine gleichzeitig verstehende Abgrenzung ihnen gegenüber. Dies führt jedoch nicht unbedingt zu einem Abbruch innerfamiliärer Kontakte oder einer Reduktion der Qualität der Beziehung. Insofern erscheint es erstaunlich, daß 90% der pflegebedürftigen älteren Menschen trotzdem von Familienangehörigen unterstützt oder gepflegt werden (Kruse, 1994). In den meisten Familien wird hierbei die Pflege von Ehefrauen, Töchtern und Schwiegertöchtern geleistet, sodaß „Familienpflege" mit „Frauenpflege" gleichgesetzt werden kann.

Österreichische Daten (Mikrozensus, 1987) zeigen, daß 42% der älteren Menschen ab 60 Jahre im Falle einer Erkrankung vom Ehepartner betreut werden, 19% von der Tochter, 6% vom Sohn, 9% von anderen Verwandten und Bekannten, 3% von Nachbarn und 1% vom Sozialdienst. 9% werden von niemandem betreut.

Bei längerer Krankheit steigt der Anteil der Personen, die keine Betreuung erhalten oder die Hilfe von sozialen Diensten in Anspruch nehmen, etwas an.

#### *4.2.2.1 Grundprinzipien der Betreuung des älteren Menschen durch die Familie*

Soll Hilfe und Pflege im häuslichen Bereich erfolgreich und befriedigend sein, so müssen folgende Faktoren beachtet werden:

a) Die Hilfe soll sich nur auf jene Bereiche beziehen, die zum Erhalt der Selbständigkeit notwendig sind. Eine „Überversorgung" ist zu vermeiden, da dadurch das Gefühl der Hilflosigkeit und Imkompetenz verstärkt wird.

b) Durch Vertrauen in die Fähigkeiten und Ressourcen des älteren Menschen soll dieser in seinem Streben nach Selbständigkeit und Unabhängigkeit unterstützt werden. Zu vermeiden sind übergroße Ängstlichkeit, Rollenumkehr (der ältere Mensch wird zum Kind), Schuldgefühle („Habe ich auch wirklich alles getan?"), aber auch das Abstempeln des älteren Menschen zum Sündenbock für familiäre Probleme (Weakland, 1988).

Auch der verwirrte und abgebaute ältere Mensch verfügt noch über brachliegende Fähigkeiten und Fertigkeiten. So können etwa kleinere, einfache, sinnvolle und gut eintrainierte Tätigkeiten relativ lange ausgeübt werden. Dazu zählen etwa die Mithilfe bei einfachen Tätigkeiten im Garten oder Haushalt.

c) Durch die Gabe von Informationen über Krankheiten und deren Behandlungsmöglichkeiten ergibt sich für den älteren Menschen die Möglichkeit, aktiv an seiner Betreuung mitzuarbeiten. Hier hat auch der Hausarzt eine wichtige aufklärende Funktion.

d) Bestehende Behinderungen sollten nach Möglichkeit rechtzeitig behandelt oder gemildert werden Ein gut funktionierendes Hörgerät, die richtige Brille oder der passende Gehstock erleichtern vieles.

e) Weiters sollte dem älteren Menschen auch die Möglichkeit geboten werden, die empfangene Hilfe zu erwidern. Dies kann sowohl emotional als auch materiell oder durch unterstützende Aktivitäten (Kinderbetreuung) erfolgen.

f) Wichtig erscheint auch die Tatsache, daß bei allen durchgeführten Hilfen, die Qualität der Betreuung oft wichtiger ist, als deren Quantität. Für diese Beurteilung werden vom älteren Menschen oft auch Kriterien wie Freiwilligkeit, Aufwand und Notwendigkeit herangezogen.

g) Bei vergeßlichen und verwirrten Familienangehörigen müssen diese auch als „krank" anerkannt, sowie die eigenen Gefühle im Umgang mit ihnen reflektiert werden. Ständige Vorwürfe, Enttäuschungen und Verstimmungen können nur zu einer gestörten Beziehung und einem Mißlingen der Betreuung führen.

h) Der kranke Ältere muß sich gefühlsmäßig auf seine Umwelt verlassen können. Trotz altersveränderter bzw. abgebauter geistiger Funktion nimmt er Vorwürfe, Kritik, Ärger und Wut gut wahr und reagiert entsprechend darauf.

i) Infolge seiner eingeschränkten kognitiven Fertigkeiten ist der verwirrte ältere Mensch gefährdet. Insofern ist es notwendig, mögliche Gefahrenquellen (Autoschlüssel, Bügeleisen ...) zu beseitigen.

Da die Betreuung kranker und oft kognitiv beeinträchtigter älterer Menschen eine massive psychische und physische Belastung für die Betreuungspersonen darstellt, ist es auch notwendig, die Betreuung breiter zu fächern. Lernt der ältere Mensch rechtzeitig, sich auf mehrere Menschen einzustellen, so fällt auch die Umstellung im Falle von Krankheit, Urlaub oder Kur der primären Betreuungsperson nicht so schwer.

#### *4.2.2.2 Probleme der Angehörigen und Lösungsansätze*

Für viele (Schwieger-)Töchter ist die Pflege des älteren Angehörigen mit einem Verzicht oder zumindest einer Reduktion des Berufes verbunden. Dadurch ergeben sich sowohl finanzielle, physische, als auch psychologische Nachteile für diese Frauen. Ein Teil der finanziellen Belastungen konnte sicher mit Inkrafttreten des Bundespflegegeldgesetzes (BPGG, 1993) gemindert werden. Geblieben sind jedoch weiterhin physische und psychische Belastungen.

Ähnliches gilt auch für pflegende Ehefrauen. Bei ihnen fällt zwar in der Regel der Verzicht auf den Beruf als belastender Faktor fort, andererseits sind sie durch ihr ebenfalls bereits höheres Alter in ihren physischen Ressourcen eingeschränkter. Bei ihnen ist durch diese zusätzliche Belastung oft die Gefahr einer Zunahme eigener Behinderungen und Krankheiten gegeben.

In der Literatur (Heinemann-Knoch et al., 1992; Gunzelmann, 1991; Halsig und Zimmermann, 1993) werden hierbei vor allem folgende Belastungen für die Betreuungspersonen angeführt, die sich einerseits direkt aus der Pflege und Betreuung, anderseits jedoch auch durch die damit verbundenen Veränderungen in der persönlichen Lebensführung ergeben. Zu ersteren zählen:

- physische und psychische Überforderung;
- hohe zeitliche Beanspruchung durch die Pflege;
- spezifische Krankheitssymptome des erkrankten Familienmitglieds (z.B. Harn- und Stuhlinkontinenz);
- Persönlichkeitsveränderungen und Verhaltensauffälligkeiten des erkrankten Familienmitglieds (z.B. Paranoia);
- Gefühl der Entfremdung;
- emotionale Distanzierung zum erkrankten Familienmitglied;
- Mangel an Dank und Anerkennung.

Zu letzteren zählen:

- Zusammenbruch der Normalität des Alltags;
- Aufgabe des Berufes;

- abnehmendes Spektrum verwirklichter Interessen;
- verminderte innerfamiliäre und außerfamiliäre Kontakte;
- Krisen und Spannungen in der Ehe;
- geringe Unterstützung bei der Pflege durch die Familie;
- fehlende Zukunftsperspektiven und erlebte Unveränderbarkeit der Situation.

Daraus lassen sich jedoch auch bereits Ansätze für eine Verbesserung der sozialen Betreuung durch die Familie ableiten.

1. Im Bereich der ambulanten Versorgung ist eine umfassende Aufklärung der Angehörigen über die Erkrankung, deren Verlauf und die Möglichkeiten einer Behandlung und Rehabilitation zu fordern. Damit verbunden ist auch die Aufklärung über die Möglichkeiten der stationären und teilstationären Betreuung.
Des weiteren müssen Angehörige in nachfolgenden Therapieschritten unterwiesen werden, denn nur dadurch ist ihnen eine Mitarbeit im Sinne der Mobilisation und Aktivierung des Patienten möglich. Fehlende Unterweisung ist mit der Gefahr verbunden, daß Angehörige durch abhängigkeitsförderndes oder überforderndes Verhalten die bestehenden Einbußen oder Schädigungen noch verstärken.
Als günstig erweisen sich in dieser Hinsicht Angehörigenschulungen wie etwa für Schlaganfallpatienten (LIEBERUM, 1992), Alzheimererkrankte (MACE und RABINS, 1991) oder verwirrte alte Menschen (KIPP und JÜNGLING, 1991).
So werden etwa in der Angehörigenschulung für ein gemeinsames Leben nach dem Schlaganfall folgende Themen angeboten: Ursachen und Behandlung des Schlaganfalls, Veränderung der Hirnleistungen, Sprach- und Sprechstörungen bei Halbseitengelähmten, Möglichkeiten von Sprachtherapie, krankengymnastische Übungen, Reflexion, Erfahrungsaustausch und Selbsthilfetraining.

2. Durch eine psychologische Betreuung der Angehörigen soll diesen sowohl die Möglichkeit der emotionalen Entlastung geboten, als auch die Entwicklung von Verhaltenstechniken zum besseren Umgang mit diesen Belastungen und Anforderungen unterstützt werden. Wird diese nicht angeboten, so muß bei den betreuenden Angehörigen vermehrt mit dem Auftreten von Depressionen und psychosomatischen Erkrankungen gerechnet werden.
Angehörigengruppen (KRUSE, 1987) haben dabei folgende Zielsetzungen:

- Aufklärung, Informationsvermittlung und Informationsaustausch;
- emotionale Unterstützung, positive Bekräftigung, Vermittlung von Sicherheit und sozialer Integration, Möglichkeiten, zur kritischen Reflexion der eigenen Situation;
- Erfahrungsaustausch mit anderen über Probleme und Lösungsmöglichkeiten für die Bewältigung des Alltags;
- Möglichkeit, sich gegenseitig zu unterstützen und zu entlasten;
- Planung und Durchführung von gemeinsamen Unternehmungen und Aktivitäten zur Verbesserung der sozialen Integration und zur Förderung sozialer Kontakte.

3. Wichtig erscheint weiters eine Verbesserung der Wohnbedingungen und materiellen Ressourcen. So zeigen etwa Studien über die Wohnungsanpassung zur Erhaltung der Selbständigkeit älterer Menschen (STOLARZ, 1992), daß ein Großteil der Wohnungen älterer Menschen nicht altengerecht ist. Oft fehlen Lift, einfache Heizmöglichkeit, WC und Bad. Die Wohnung ist zu groß, hat zu lange Wege oder Hindernisse. Teilweise stimmen nur Einzelheiten (zu hohes oder niederes Bett, gefährliches Badezimmer ...) nicht. So kann etwa eine zu schmale WC-Türe ein unüberwindbares Hindernis für Rollstuhlpatienten sein.

Solche nicht altengerechten Wohnungen gefährden einerseits die selbständige Lebensführung des älteren Menschen an sich, andererseits behindern sie auch eine adäquate psychosoziale Betreuung, da Ressourcen nicht völlig ausgenützt werden können.
Zu fordern ist deshalb eine qualifizierte bewohnernahe Beratung für frühzeitige Wohnungsanpassungen.

4. Durch eine Verstärkung extramuraler Hilfsdienste können Überforderungen der Familie und frühzeitige Pflegeheimeinweisungen vermieden werden.
Diese Hilfestellung ermöglicht es den Angehörigen, die Art und den Umfang der sozialen und pflegerischen Maßnahmen soweit zu kontrollieren, daß die Veränderungen in den einzelnen Lebensbereichen zu bewältigen sind. Besonders wichtig erscheint in dieser Hinsicht die Möglichkeit, Interessen und Freizeitaktivitäten auch weiterhin aufrechtzuerhalten.

### 4.2.3 Betreuung des älteren Menschen durch Freunde, Bekannte, Nachbarn und organisierte Nachbarschaftshilfe

Nur rund 16% (Rückert, 1992) der älteren Menschen in der BRD erwarten im Falle von Krankheit und Pflegebedürftigkeit Hilfe von Freunden, Bekannten und Nachbarn. Nach einer Socialdata-Erhebung liegt jedoch der tatsächliche Anteil deutlich höher, nämlich bei 20%. Weiters zeigen sich auch starke regionale Unterschiede. Ein großes Potential dürfte in der organisierten Nachbarschaftshilfe liegen, einer Form der personenbezogenen Dienste, die Ende der sechziger Jahre ursprünglich zur Überwindung der Isolation von Hausfrauen, zur Beaufsichtigung der Kinder und als Ersatz der Mutter im Falle einer Erkrankung gegründet wurden. Im Laufe der Zeit nahm der Anteil alter Menschen als Hilfeempfänger ständig zu.

Die Angebote reichen dabei von Besuchen und persönlichen Kontakten zu einsamen alten Menschen, über Beratung, Einkaufen, Begleitung beim Spazierengehen, Behördenwege, gesellige Veranstaltungen, bis zur Versorgung mit Mahlzeiten und pflegerischen Maßnahmen. So lautet etwa der Wahlspruch der Bürgerinitiative Altenselbsthilfe in Bad Nauheim „Alte helfen Alten" und „Helfen hilft". Vorrangiges Ziel aller dieser Maßnahmen ist es, dem hilfsbedürftigen Mitbürger so lange wie möglich ein Leben im eigenen Heim zu ermöglichen, um ihm seine Unabhängigkeit zu erhalten.
In Wien versucht das Sozial-medizinische Nachbarschaftszentrum Wien-Unterpenzing (SMUP) seit 1987 ein tragfähiges, stabiles Netz von Nachbarschaftshilfe aufzubauen. Das Konzept geht davon aus, daß durch die örtliche Nähe, nachbarschaftliche Hilfe durch Laien die notwendige Ergänzung zur professionellen Hilfe darstellt. Als Vorteile der Laienhilfe werden hierbei Flexibilität, Einsatzmöglichkeit ohne bürokratischen Aufwand und die hohe persönliche Motivation der Helfer angesehen (Schaffenberger, 1989).

### 4.2.4 Ambulante Altenhilfe

Unter ambulanter Altenhilfe versteht man alle Maßnahmen und Einrichtungen, deren Zweck es ist, den alten Menschen in dem Maße, in dem dies möglich ist, selbständig in seiner vertrauten Wohnung leben zu lassen bzw. ihn möglichst bald wieder (z.B. nach einem Spitalsaufenthalt) in eine Lage der relativen Unabhängigkeit und Eigenverantwortlichkeit zu versetzen (Bloem und Hammer, 1994). Sie beinhaltet eine gesundheitliche, pflegerische. soziale und psychologische Betreuung alter Menschen in ihrer häuslichen Umgebung. Dadurch kann der Zeitpunkt eines Alters- oder Pflegeheimeintritts hinausgeschoben oder auch gänzlich vermieden werden. Weiters ermöglicht die ambulante Altenhilfe auch eine Entlastung der Familie.

Ein Überblick über die einzelnen Institutionen findet sich in KLICPERA et al. (1994) sowie in „Österreich Sozial“ (BMAS, 1992).
Im folgenden sollen die Formen und Möglichkeiten der ambulanten Altenhilfe kurz dargestellt werden:

*Hauskrankenpflege*
Sie erfolgt durch mobile Krankenschwestern bei Erkrankungen, die keinen stationären Aufenthalt erfordern. Sie sind eigenverantwortlich in Kooperation mit dem praktischen Arzt tätig, der sie auch anfordert. Die diplomierten Krankenschwestern und -pfleger

- führen eine medizinische Fachpflege durch, wie z.B. Wundversorgung, Injektionen, Sonderernährung,
- sind auch für die Betreuungspflege zuständig,
- beraten und unterweisen den Patienten, deren Angehörige und andere Helfer,
- stellen ein Bindeglied zwischen Patienten, Angehörigen, behandelnden Ärzten und Spitälern dar und
- organisieren weitere Dienste.

*HeimhelferInnen*
Diese unterstützen den älteren Menschen bei der Haushaltsführung, der Körperpflege, bei Besorgungen, der Medikamenteneinnahme und betreuen ihn auch im Krankheitsfall.

*Besuchsdienst*
Diese Einrichtung wurde für Menschen eingerichtet, die aufgrund ihres Alters und/ oder von Behinderungen oder aus sozialen Gründen einsam sind. Sie sollen der Aufrechterhaltung eines sozialen Kontaktes dienen. Außer für ein „Plauderstündchen“ stehen die MitarbeiterInnen auch für Spaziergänge, Einkäufe, Arzt- und Behördenbesuche oder auch Erledigungen zur Verfügung. Mitarbeiter des Besuchsdienstes sind meist ehrenamtlich tätig.

*Essen auf Rädern*
Personen, die nicht mehr in der Lage sind, ihr tägliches Essen selbst zuzubereiten, bekommen ein Mitagessen zugestellt, wobei die Auswahl zwischen verschiedenen Kostformen (Normal-, Schon-, Diabetiker- und Vitalkost) besteht.

*Wäschepflegedienst*
Die Wäsche wird in einem bestimmten Rhythmus (meist alle 4 Wochen) abgeholt, gewaschen, gebügelt, wenn nötig auch in die Putzerei gebracht oder ausgebessert und wieder zugestellt.

*Reinigungsdienst*
Die Mitarbeiter des Reinigungsdienstes übernehmen schwere häusliche Arbeiten wie Großreinigung, Fensterputzen, Türen-, Möbel- und Bodenpflege.

*Reparaturdienst*
Der Reparaturdienst wurde für Personen geschaffen, die nicht in der Lage sind, notwendige Instandsetzungsarbeiten in ihrer Wohnung selbst durchzuführen. Geboten werden Instandsetzungsarbeiten und Reparaturen im Haushalt, behindertengerechte Adaptierungen (z.B. die Montage von Haltegriffen) usw. Es werden jedoch keine Arbeiten an Gas- und Elektrogeräten bzw. andere Arbeiten, die an eine Konzession gebunden sind, durchgeführt.

*Sonstige Dienste*
Weiters zählen zu den ambulanten Diensten auch sonstige Angebote wie etwa Fahrtendienste, Hausnotruf und Telefonketten, Vorlese- und Schreibdienste oder auch Einkaufsdienste.

*Psychosozialer Dienst*
Für psychisch kranke ältere Menschen steht auch der Psychosoziale Dienst zur Verfügung. Dieser bietet einerseits die Möglichkeit einer fachärztlichen Behandlung und psychsozialen Betreuung durch Psychiater,

Psychologen, Fachpflegepersonal und Sozialarbeiter in den psychosozialen Stationen, andererseits kann Patienten, die unter Vereinsamung oder fehlender Tagesstruktur leiden, auch eine Beschäftigung in Tagesstätten angeboten werden.
Die Organisation der ambulanten Betreuung älterer Menschen erfolgt meist über soziale Stützpunkte (z.B. in Wien) oder Sozialstationen.

*Ärztliche Hilfe*
Wichtige Funktionen in diesem ambulanten Versorgungssystem haben jedoch *praktische Ärzte* und *niedergelassene Fachärzte*. Sie stellen nämlich die primäre Anlaufstelle für die Probleme von zu Hause lebenden älteren Menschen dar. Insofern sind sie auch Verantwortungsträger und Führer im Labyrinth spezieller ärztlicher und psychosozialer Maßnahmen und damit Koordinatoren zwischen ärztlicher und nichtärztlicher Versorgung.
Weiters ist die Verfügbarkeit und Qualität der medizinischen Versorgung zu Hause auch eines der Hauptkriterien für die Notwendigkeit einer stationären Betreuung.

### 4.2.5 Teilstationäre Einrichtungen

Teilstationäre Einrichtungen ergänzen das Angebot der ambulanten Dienste und sind dort nötig, wo die Versorgung zu Hause durch ambulante Dienste nicht mehr ausreicht. Hierzu zählen:

*Geriatrische Tageskliniken*
Diese dienen der Aufnahme und Behandlung älterer Menschen während der Tagesstunden über einen begrenzten Zeitraum. Wichtigster Bestandteil des tagesklinischen Behandlungskonzeptes ist die medizinische Behandlung, meist im Sinne von Rehabilitation (z.B. funktionelle Ergotherapie, Physiotherapie), um bereits erreichte Therapieerfolge zu stabilisieren oder noch zu verbessern und um das Risiko einer neuerlichen Verschlechterung zu minimieren. Die personelle, apparative und räumliche Ausstattung entspricht weitgehend dem Leistungsangebot stationärer Krankenhauseinrichtungen.

*Geriatrische Tageszentren*
Hier steht eine psychisch und physisch ganzheitliche Betreuung älterer Menschen mit verschiedensten Gebrechen und Problemen im Vordergrund, um ihnen ein Verbleiben in der eigenen Wohnung zu ermöglichen. Zielgruppe sind sowohl körperlich gebrechliche alte Menschen, solche mit starken Körper- und Sinnesbeeinträchtigungen, aber auch desorientierte und gerontopsychiatrische Patienten (Depressionen, Alzheimer). Weiters auch vereinsamte alte Menschen, die ohne soziale Kontakte häufig an Depressionen erkranken und deren somatischer Zustand sich rapide verschlechtern würde (Prophylaxe). Weiters bieten Tageszentren für pflegende Angehörige die Möglichkeit der Entlastung.
Die Leistungsangebote der Tageszentren umfassen die Beförderung von der Wohnung ins Tageszentrum und zurück, die Bereitstellung von Mahlzeiten, persönliche Assistenz bei Aktivitäten des täglichen Lebens (Einnahme der Mahlzeiten, Benützung der Toiletten ...), Betreuung desorientierter Klienten, sozialarbeiterische Interventionen und therapeutische Aktivierungsmaßnahmen (Ergotherapie, Bewegungstherapie, Gedächtnistraining ...) (Petioky, 1989).

*Kurzzeitpflegeplätze*
Diese bieten eine vorübergehende und zeitlich befristete Versorgung und Betreuung pflegebedürftiger alter Menschen in einer stationären Altenhilfeeinrichtung. Durch entsprechende rehabilitative Maßnahmen soll ihnen die Rückkehr in die eigene Wohnung, z.B. nach einem Krankenhausaufenthalt, wieder ermöglicht werden. Durch Kurzzeitpflegeplätze können auch pflegende Angehörige zeitweise entlastet werden,

z.B. wenn sie selbst krank werden oder Urlaub nötig haben. Einige Heime bieten hierzu auch Urlaubsbetten an (ROSENBERGER-SPITZY, 1994).

*Tagespflegeheime*
Diese stellen eine neue Form der teilstationären Betreuung dar. Hier können Pflegebedürftige tagsüber versorgt werden, während sie abends und nachts sowie an den Wochenenden in ihren eigenen vier Wänden verbleiben können. Auch diese Institutionen sind darauf ausgerichtet, dem älteren gebrechlichen Menschen ein möglichst langes Verbleiben in seiner eigenen Wohnung zu ermöglichen.

*Wohngemeinschaften*
Ebenfalls relativ neu sind *betreute Wohngemeinschaften für ältere Menschen* (KIPP und JÜNGLING, 1991). Mit Unterstützung sozialer Hilfsdienste (Essen auf Rädern, Heimhilfe ...) können oft auch gebrechlichere Personen in solchen Wohngemeinschaften betreut werden. Besonders geeignet sind diese Wohnformen für Menschen, die zu vereinsamen drohen.
Die Angebote solcher Wohngemeinschaften umfassen gemeinsame Einkäufe, gemeinsames Kochen und Backen, Kaffeetrinken, Spaziergänge, Spiele u.a. Unsere eigenen Erfahrungen zeigen, daß durch betreute Wohngemeinschaften die psychosoziale Rehabilitation von älteren Menschen in Pflegeheimen besonders unterstützt wird. Durch die im Vergleich zur eigenen Wohnung bessere Kommunikationsmöglichkeit gelingt auch die Rehabilitation von Menschen, die sonst aufgrund von Ängsten und Vereinsamung in einem Pflegeheim leben würden.

### 4.2.6 Zusammenfassung

Die vorliegende Arbeit zeigt die Möglichkeiten, aber auch die Grenzen der Betreuung älterer Menschen zu Hause auf. Die angeführten Probleme sollen jedoch nicht zu einer negativistischen Haltung verführen, sondern eine Herausforderung für uns alle sein, sie zu bewältigen. Unsere schnellebige moderne Zeit nimmt für sich in Anspruch, alle Probleme zu lösen. Insofern ist es eine Herausforderung, auch das Problem „Alter und Krankheit" zu lösen. Eine Möglichkeit der Lösung stellen extramurale Versorgungseinrichtungen und die Betreuung der älteren Menschen zu Hause dar. Sie müssen jedoch noch stärker als bisher aufgebaut, erweitert und besser koordiniert werden. Besonders wichtig erscheint ihre Integration in ein Gesamtkonzept der Versorgung und Betreuung des älteren Menschen, das aus präventiven, rehabilitatorischen, extramuralen und stationären Maßnahmen besteht. Nur durch eine enge Kooperation dieser Einzelbereiche ist es möglich, dem älteren Menschen ein bestmögliches Altern zu ermöglichen.

## 4.3 Die soziale Betreuung alter Menschen im Pflegeheim

### 4.3.1 Einleitung

Die Einweisung in ein Pflegeheim stellt für viele ältere Menschen nicht nur eine Veränderung der Wohnsituation dar, sondern bedeutet oft einen grundlegenden Wechsel in der gesamten Lebenssituation. Auswirkungen sind dabei sowohl im sozialen und psychischen, aber auch im physischen und gesundheitlichen Bereich zu verzeichnen. Diese sind für die Nicht-Betroffenen oft nicht einsichtig, handelt es sich doch aus ihrer Sicht um eine notwendige Maßnahme, die eine Erleichterung der Lebensführung oder eine Vorsorge bewirken soll.
Trotzdem bedeutet diese Institutionalisierung für den älteren Menschen die Anpassung an neue Regeln und Verhaltensmuster, die für sie bisher keine oder nur eine untergeordnete Rolle gespielt haben. Anderer-

seits sind Regeln und Verhaltenweisen, die für sie als Menschen außerhalb von Heimen selbstverständlich waren, nun teilweise nutzlos oder können sogar zu Problemen werden.
Als Gründe für die Notwendigkeit einer Heimeinweisung können sowohl somatische (Pflegebedürftigkeit), soziale (inadäquate Wohnung) als auch psychische Faktoren (Depressionen) angesehen werden. Häufig führt auch das Auftreten kognitiver Defizite (Demenzen) und die damit verbundenen Probleme bei der Betreuung zu Hause zu einer Heimeinweisung. Es muß jedoch hervorgehoben werden, daß einzelne Gründe eher selten direkt zu einer Heimeinweisung führen. Vielmehr handelt es sich meist um eine Kombination mehrerer Faktoren, die ein weiteres Verbleiben oder eine Rückkehr in die eigene Wohnung nach einem Krankenhausaufenthalt erschweren.
Weiters ist auch ein Ansteigen des Prozentsatzes der Personen, die in Heimen leben mit dem Lebensalter zu verzeichnen. So berichtet LEHR (1988), daß nur 0,6% der 60–70jährigen in Heimen leben, jedoch 21,6% der über 90jährigen. Der Gesamtanteil der in Heimen lebenden über 65jährigen beträgt etwa 4,5% (TOKARSKI, 1991).
Obwohl also der absolute Anteil der in Heimen lebenden älteren Menschen eher gering ist, soll im folgenden Abschnitt trotzdem die spezielle Situation der Heimeinweisung und Betreuung des älteren Menschen im Heim diskutiert werden.

### 4.3.2 Der Umzug ins Heim

Der Umzug ins Heim kann als kritisches Lebenserreignis betrachtet werden. Viele gerontologische Studien stellen hier negative Aspekte wie reduzierte Kontakthäufigkeit, verringertes Aktivitätsniveau, negatives Selbstbild, Lebensunzufriedenheit, eingeschränktes Zeitgefühl und negativen Zukunftsbezug (TOKARSKI, 1991) in den Vordergrund. Ebenso wird eine erhöhte Mortalität im ersten Monat nach der Heimübersiedelung berichtet (ERNST et al., 1987).
Andererseits beschreibt LEHR (1991) auch positive Effekte, wie vermehrte Kommunikation, Gefühl der Sicherheit und Stabilität. Insofern sollten also verallgemeinernde Aussagen über die Auswirkungen des Heimaufenthaltes eher vermieden werden. Vielmehr können folgende Faktoren für eine positive oder negative Bewältigung des Übertritts und der Anpassung an ein Heim angeführt werden (SCHMITZ-SCHERZER et al., 1978):

a) Zu den Faktoren der persönlichen und sozialen Situation vor der Übersiedelung ins Heim zählen die eigenen Lebensverhältnisse, die Einstellungen zum Heim, Informationen über das Heim, die Vorbereitung auf das Heim, bestehende Auswahlmöglichkeiten, Freiwilligkeit der Übersiedelung, der gesundheitliche Zustand, Aktivität, Kontaktfähigkeit u.a. So berichtet etwa LEHR (1991), daß eine entsprechende psychologische Vorbereitung positive Auswirkung auf den Heimaufenthalt hat, während bei unvorbereiteter oder falsch vorbereiteter Einweisung häufig zeitliche und örtliche Desorientierung oder auch psychosomatische Beschwerden gehäuft auftraten.

b) Faktoren der materiellen Verhältnisse im Heim: Hier werden ökologische und architektonische Faktoren, die Heimordnung, die Anordnung der Räume, die Möglichkeiten zum privaten Rückzug aber auch Kontaktmöglichkeiten über das Heim hinaus u.ä. genannt. So wird etwa das Leben in Mehrbettzimmern (VOGT, 1986) von vielen älteren Menschen als belastend eingestuft.

c) Faktoren der Struktur und Organisation sowie des Personals und seiner Kompetenz: Dazu zählen z.B. Konflikte zwischen Institution und Personal, Konflikte zwischen Personal und Bewohnern, der Grad der Totalität der Institution, aber auch inwieweit eine integrative oder separate Betreuung verwirrter und nicht verwirrter Personen erfolgt. Ebenso sind hier Faktoren wie Mitarbeiterqualifikation, rehabilitativer oder verwahrender Charakter der Einrichtung und Tagesstrukturierung zu nennen (MÜLLER, 1994).

Insofern müssen also zur optimalen Ausschöpfung der Möglichkeiten des älteren, auch pflegebedürftigen und verwirrten Menschen sowohl die Bedingungen vor dem Heimeintritt, als auch die Ausstattung und Stuktur der Heime selbst verbessert werden. Nur dadurch wäre es möglich, das Negativimage der Pflegeheime als letzte Station vor dem Tode zu verbessern.

### 4.3.3 Struktur und Organisation der Pflegeheime

Die Struktur und Organisation der österreichischen Pflegeheime ist sehr unterschiedlich und reicht von „typischen Pflegeheimen" mit primär pflegerischer und „versorgender" Betreuung bis zu eher „geriatrischen Krankenanstalten" (Wien) mit medizinischer Leitung und entsprechenden rehabilitativen Maßnahmen.
Insofern soll in diesem Abschnitt primär auf jene Faktoren eingegangen werden, die im Rahmen der Betreuung älterer Menschen in Pflegeheimen beachtet werden sollten.

#### *4.3.3.1 Allgemeine Richtlinien der Betreuung älterer Menschen in Pflegeheimen*

*Medizinische Betreuung*
Die medizinische Betreuung von Pflegeheimen ist sehr unterschiedlich. Oft erfolgt sie ambulant durch niedergelassene Ärzte oder, wie etwa bei den Pflegeheimen der Stadt Wien, durch ständig anwesende Ärzte wie in einer Krankenanstalt.
Die medizinische Betreuung sollte jedoch auf jeden Fall die Erkenntnisse moderner gerontologischer Forschung berücksichtigen. Abzulehnen ist eine Medizin zweiter Klasse, da es sich „ja nur" um pflegebedürftige alte Menschen handle. Gerade der Einsatz neuer, nebenwirkungsarmer Medikamente kann in einem Pflegeheim die Lebensqualität eines älteren und kranken Menschen wesentlich verbessern. Im Hinblick auf die Möglichkeiten moderner Medizin wird auf die entsprechende Fachliteratur verwiesen.

*Pflegerische Konzepte*
Innerhalb eines halben Jahrhunderts hat sich das Pflegeverständnis mehrfach grundlegend geändert. In den 50er Jahren und davor bezog sich der Begriff „Pflegekunst" auf eine intuitive, unreflektierte Pflege auf individueller Basis, die sich einerseits dem kirchlichen „Heil" und andererseits der medizinischen „Heilung" verpflichtet sah.
In den 60er und 70er Jahren dominierte die „Pflegetechnik" mit einer stark medizinischen Ausrichtung. In dieser Zeit wurden einheitliche Pflegestandards und Methoden etabliert.
Seit 1980 wird von „Pflegekunde" gesprochen, wobei die Eigenständigkeit des Pflegeberufsbildes betont wird. Ganzheitlichkeit, Interdisziplinarität und Professionalisierung sind Schlagworte dieser Entwicklung (JUCHLI, 1991).
Unter ganzheitlicher Pflege wird dabei eine Pflege verstanden, die die Gesundheitsförderung miteinbezieht und an fundamentalen Bedürfnissen des zu Pflegenden orientiert ist. Dabei ist auch wichtig, die Grenzen dieser Maßnahmen zu akzeptieren, da eine umfassende Befriedigung aller Bedürfnisse nicht möglich ist. Als elementare Bestandteile der Pflege werden die soziale Beziehung und Kommunikation hervorgehoben. Weiters erfolgt eine Verschiebung von der funktionalen zur verstehenden Beziehungspflege.
Diese ganzheitliche Auffassung zeigt sich in

- der Annahme des gesamten Menschen mit seiner eigenen Biographie und seiner Lebensumwelt;

- der Zusammengehörigkeit von Körper, Geist und Seele;
- der Förderung der Kompetenz und der Ressourcen der Betroffenen;
- der Sicht der Krankheit als Teil des Lebens und als mögliche Antwort auf Erfahrungen. Sie betreffen dabei alle Bereiche;
- der Berücksichtigung des Befindens des zu Pflegenden als Hauptkriterium für die Pflege;
- dem Versuch, die individuelle Situation des Pflegenden zu erfassen und darauf aufbauend Interventionsstrategien zu entwickeln;
- der Akzeptanz der eigenen Grenzen.

Sie erstreckt sich dabei auf Grundpflege (tägliche Verrichtungen), Behandlungspflege bei Krankheiten, Selbständigkeitspflege (Aufbau von Aktivitäten des täglichen Lebens), Aktivitätenpflege (Abwechslung, Unterhaltung, Entspannung), „Seelenpflege" und Informationspflege (Pflegeplanung).
Aktivierende Pflege (MATTHES, 1989) wird nicht als zusätzliches Pflegemodell, sondern vielmehr als Haltung, Einstellung bzw. Pflegeziel angesehen. Hierbei sollen die noch vorhandenen, verfügbaren Eigenaktivitäten des alten und kranken Menschen innerhalb der Pflege gesichert und gefördert werden. Im Rahmen der individuellen Pflegeplanung wird geklärt, inwieweit sich durch Aktivitäten die Situation des Betroffenen ändern läßt.
Reaktivierende Pflege (BÖHM, 1988, 1991) wird von Böhm definiert als „Helfen mit der Hand im Sack". Oberstes Ziel ist die Autonomie des zu Pflegenden, auch wenn dieser verwirrt oder anderweitig psychisch verändert ist. Böhm möchte sich mit seinem Konzept zum einen von der exzessiven Grundpflege (warm – satt – sauber), aber auch von einer rein im Hier und Jetzt ansetzenden aktivierenden Pflege abgrenzen.
Übergangspflege (BÖHM, 1988) soll dazu beitragen, auch verwirrten älteren Menschen wieder eine Entlassung nach Hause zu ermöglichen. Dabei werden mit dem Patienten lebenspraktische Fertigkeiten, wie alleine einkaufen gehen, kochen, heizen u. dgl. wieder trainiert. Bei Probeausgängen und Hausbesuchen wird das Gelernte in der „echten" Umgebung geübt. Ist der Patient wieder zu Hause, so bleibt der Kontakt zu seiner Betreuungsperson auch weiterhin erhalten, wobei jedoch die Intervalle länger werden. Vermehrt wird auch versucht, Angehörige zur Mitarbeit zu bewegen.

*Ergotherapie*

Ergotherapeutische Maßnahmen erstrecken sich vor allem auf zwei Bereiche (JENTSCHURA und JANZ, 1979):

- Funktionelle Ergotherapie soll dem Patienten durch gezielte Übungen helfen, eine größtmögliche Funktionsfähigkeit zu erreichen. Weiters werden von Ergotherapeuten auch Hilfsmittel für Patienten angefertigt sowie Selbsthilfetrainings und Therapieausgänge durchgeführt.
- Aktivierende Ergotherapie dient zur Förderung sozialer Kontakte, zur Beschäftigung, aber auch zum Training kognitiver Funktionen. Hierzu zählen Mal- und Gedächtnisgruppen, gemeinsames Kochen u.ä.

Insofern ist also eine Ergotherapie ein wichtiger Bestandteil der sozialen Betreuung älterer Menschen in Pflegeheimen. Weiters sind die Erkenntnisse der Ergotherapie auch für die Rehabilitation geriatrischer Patienten, wie etwa eine altengerechte Wohnungsanpassung und deren Ausstattung mit Hilfen wichtig.

*Physiotherapie*

Physiotherapeutische Maßnahmen sollen dem Patienten wieder zu größtmöglicher Mobilität verhelfen. Im Rahmen der Geriatrie werden von Physiotherapeuten auch häufig gruppentherapeutische Aktivitäten durchgeführt, die sowohl körperliche als auch kognitive Bereiche betreffen. Weiters wird durch solche Aktivitäten auch der Vereinsamung und Isolation von Patienten in Pflegeheimen entgegengewirkt.

*Klinisch psychologische und psychotherapeutische Betreuung*
Wie bereits im Abschnitt „Rehabilitation" (s. S. 492) dargestellt, können durch klinisch psychologische und psychotherapeutische Maßnahmen Verbesserungen des Befindens und der kognitiven Leistungsfähigkeit erzielt werden. Das erscheint gerade im stationären Bereich besonders wichtig, da nur dadurch die Möglichkeit einer Rehabilitation und Reintegration zu Hause gewahrt bleibt. Die Maßnahmen sollten sich dabei auf folgende Bereiche beziehen:

- Bearbeitung des „Aufnahmeschocks";
- Diagnostik psychischer, intellektueller und neuropsychologischer Beeinträchtigungen;
- Förderung von Kommunikation;
- gezieltes Training kognitiver Funktionen;
- Aufbau von Aktivitäten;
- Verstärkung von Selbständigkeit und Autonomie;
- Bearbeitung von Ängsten, unrealistischen Erwartungen, Frustrationen u.dgl.;
- Bearbeitung akuter Belastungen (z.B. Tod eines Mitpatienten);
- Mitarbeit bei der Erstellung eines Rehabilitationsplans;
- Vorbereitung der Entlassung;
- Nachbetreuung.

Therapeutische Gespräche können sowohl bei der Krankheitsverarbeitung als auch bei familiären Konfikten eine Entlastung bringen und dadurch einen rehabilitativen Erfolg sicherstellen.

*Sozialarbeit*
Sozialarbeiter haben eine wichtige Funktion im Rahmen der sozialen Betreuung älterer Menschen in Pflegeheimen. Sie bieten durch gezielte Beratungsgespräche Hilfen für die zukünftige Lebensgestaltung, bei finanziellen und rechtlichen Problemen, bei der Koordinierung mit extramuralen Einrichtungen und auch bei der Vorbereitung und Nachbetreuung im Falle einer Entlassung aus dem Heim.

### *4.3.3.2 Die Betreuung verwirrter älterer Menschen in einem Pflegeheim*

Gerade die Betreuung verwirrter älterer Menschen bringt oft große Probleme in Pflegeheimen mit sich. Die mit der Verwirrtheit einhergehenden Verhaltenweisen wie Herumirren, Erregungszustände, Inkontinenz udgl. erschweren oft eine Integration dieser Menschen mit Nicht-Verwirrten.
Eine Entscheidung für eine getrennte oder separate Unterbringung ist nur schwer möglich, da beide Betreuungsformen Vor- und Nachteile haben, die im folgenden exemplarisch dargestellt werden.
Für ein integratives Modell spricht, daß

- durch die Desintegration Verwirrtheitszustände eher verschlimmert als gebessert werden. Der häufige Wechsel zwischen Abteilungen erfordert eine ständige Eingewöhnung und Umstellung und hat oft Desorientierung zur Folge (Wagner, 1992);
- eine Stigmatisierung oder ein „Ghetto" vermieden wird. Die Verwirrtheit wird nicht als Sonderphänomen, sondern als zum Menschen gehörend betrachtet (Müller, 1994);
- stützende Maßnahmen für Verwirrte (Orientierungshilfen) eine präventive Wirkung für Nicht-Verwirrte haben können (Grond, 1984);
- Nicht-Verwirrte in der Betreuung Verwirrter eine neue Aufgabe finden können;
- Verwirrte sich auf Spezialabteilungen leichter gegenseitig mit Unruhe und Ängsten anstecken lassen (Rasehorn, 1990);

- dadurch eine höhere psychische Belastung des Personals gegeben ist.

Gegen ein integratives Modell sprechen

- der erhöhte Selbst- und Fremdschutz bei aggressivem Verhalten;
- die oft nicht ausreichende Toleranz der gesunden Mitbewohner;
- die leichtere bauliche Adaptierung, die speziell auf die Bedürfnisse verwirrter Menschen zugeschnitten ist;
- eine rationellere Gestaltung des Arbeitsablaufes durch Wegfall von Zusatztätigkeiten (z.B. Suchen des Verwirrten);
- eine leichtere Einstellung der Mitarbeiter auf die Patienten und die Planung spezieller Therapieprogramme für Verwirrte.

Welches Modell auch immer gewählt wird, so sollten doch einige Faktoren Berücksichtigung finden:

- Grundlage jeder Betreuuung ist die genaue Erfassung der Ressourcen des verwirrten alten Menschen.
- Detaillierte Information der Angehörigen und der professionellen Betreuer über Defizite und Ressourcen (kognitive und somatische) des Verwirrten erlauben ein Erarbeiten patientenzentrierter Betreuungsstragien.
- Hilfen zur Kompensation der Defizite ersparen dem Patienten Frustration und Entmutigung.
- Durch eine Aktivierung der noch vorhandenen Möglichkeiten (aktivierende Pflege, Toilettentraining, kognitives Training ...) soll ein weiterer Abbau infolge Inaktivität verhindert oder zumindest verlangsamt werden.
- Durch eine Anpassung der Umwelt an die Defizite (Orientierungshilfen, geringe Änderungen der Umgebung, Stimulation ...) soll eine Selbstgefährdung vermindert werden.

Mittels solcher Maßnahmen kann auch einem verwirrten alten Menschen ein würdiges Altern ermöglicht werden. Bewährt haben sich auch Maßnahmen wie Realitäts-Orientierungs-Training, Validation, Milieutherapie u.ä., die im Abschnitt „Rehabilitation" (S. 492) bereits besprochen wurden.

#### *4.3.3.3 Vom Pflegeheim zum Geriatriezentrum*

Gerade die Betreuung älterer pflegebedürftiger Menschen in Pflegeheimen wird immer wieder kritisiert. So berichtet etwa ROSENMAYR (1990) in seiner Analyse über die Vorfälle im Krankenhaus Wien-Lainz starke Stukturmängel in Pflegeheimen. Kritisiert werden „Säle" mit 6–8 Betten, mangelhaft geschultes Personal, unterstimulierendes Milieu und fehlende Privatsphäre der Patienten.

Insofern sollen an dieser Stelle auch die im Rahmen der Neugestaltung des Pflegeheimes Wien-Lainz getroffenen Maßnahmen zu einem modernen Geriatriezentrum kurz dargestellt werden (ROSENBERGER-SPITZY, 1994).

In zwei neu geschaffenen Aufnahmestationen („Assessment units") werden die neu aufgenommenen Patienten innerhalb von 14 Tagen hinsichtlich der Notwendigkeit weiterer medizinischer, psychologischer und sozialer Maßnahmen begutachtet und ein weiterer Pflege- und Therapieplan erstellt. Ziel ist eine möglichst kurzfristige Behandlung und adäquate Weiterversorgung, um Hospitalismus und einer Entwurzelungsproblematik entgegenzuwirken. Ebenso sollen Fehlplazierungen möglichst vermieden werden. Nach ersten Erfahrungen zeigt sich, daß etwa 8% der auf diesen Stationen aufgenommenen Patienten nach dieser Zeit mit entsprechenden flankierenden Maßnahmen wieder in ihre eigene Wohnung entlassen werden können.

In den Kurzzeitpflege-Abteilungen (HAAS und GALLBRUNNER, 1994) soll Patienten durch entsprechende medizinische und pflegerisch reaktivierende Maßnahmen sowie eine gezielte Physio- und Ergotherapie eine Rückkehr in die eigene Wohnung ermöglicht werden.

Ältere Menschen, die zwar körperlich schon in der Lage wären, nach Hause zu gehen, aber noch Angst haben, die schützende Umgebung des Pflegeheimes zu verlassen, werden im Psychosozialen Rehabilitationszentrum auf eine solche vorbereitet. Ein interdisziplinäres Team, bestehend aus Psychologen, Pflegepersonen, Sozialarbeitern und Ärzten, versucht hier individuelle Behandlungs- und Betreuungsprogramme zu erstellen, die den speziellen Bedürfnissen der Patienten angepaßt werden. Hierzu zählen etwa Kochgruppen, kognitives Training, Selbständigkeitstraining. Entlassungsvorbereitungs-Gruppen oder auch Gymnastik und Psychotherapie.

Ziel dieser Abteilung ist die Reintegration von Pflegeheimpatienten in ihre eigene Wohnung oder in eine andere Wohnform (Wohngemeinschaft, Pensionistenheim ...) außerhalb des Geriatriezentrums. Die entlassenen Patienten können weiters über ein Projekt noch in ihrer eigenen Wohnung nachbetreut werden, sodaß die Ablösung von der Institution erleichtert wird.

Erste Ergebnisse zeigen, daß etwa 40% der an dieser Abteilung aufgenommenen Patienten innerhalb eines halben Jahres wieder entlassen werden konnten. Häufige rehabilitationserschwerende Faktoren waren Ängste, Vereinsamung, Depressivität. Probleme mit Angehörigen (die sich gegen Entlassung wehren), Probleme bei der Wohnungssanierung oder -adaptierung, die Organisation und Koordination extramuraler Dienste, sowie begrenzte eigene Ressourcen der Nachbetreuung (Gatterer et al., im Druck).

Urlaubsbetten bieten Angehörigen die Möglichkeit zur temporären Entlastung, etwa im Falle einer eigenen Erkrankung oder für einen eigenen Urlaub.

Weiters steht an der neurologischen Abteilung eine spezielle Einheit zur Betreuung von apallischen Patienten zur Verfügung. Weitere Einheiten sind eine stationäre Hospizstation, ein ambulantes Team für Sterbebegleitung. Eine Spezialisierung in der Langzeitpflege ist geplant.

Zur ambulanten Betreuung der Patienten des Geriatriezentrums stehen weiters Fachambulanzen, wie etwa eine Zahnambulanz, die Augenambulanz, die neurologisch-psychiatrische Ambulanz oder die psychologisch-psychotherapeutische Ambulanz zur Verfügung. Diese sind speziell für die Bedürfnisse älterer und pflegebedürftiger Menschen adaptiert.

Weitere Angebote des Geriatriezentrums sind Tiertherapie und ein Patienten-Kaffeehaus.

Obwohl die Umstrukturierung noch nicht abgeschlossen ist, können doch bereits erste Erfolge dieser Maßnahmen festgestellt werden.

So berichtet etwa eine 83jährige Patientin der Psychosozialen Rehabilitation in der Zeitung „Willkommen" des Pflegeheimes Lainz: „Das Warten hat sich gelohnt! Mein unermüdliches Üben und die intensive Betreuung durch das ganze Team haben meinen größten Wunsch wahr werden lassen: Ich bin endlich wieder zu Hause!"

### 4.3.4 Zusammenfassung

Die Einweisung in ein Pflegeheim ist oft ein großer Schock für die Betroffenen. Assoziationen wie „letzte Station vor dem Tod", langes Siechtum oder Abgeschoben-Sein sind die Folge. Daraus ergeben sich jedoch auch oft rehabilitationserschwerende Verhaltensweisen wie Inaktivität, Resignation, Aggression oder eine fatalistische Einstellung.

Die vorliegende Arbeit möchte aufzeigen, daß durch eine gezielte Strukturierung der Pflegeheime und ein entsprechendes Angebot an therapeutischen Maßnahmen auch diese Institution dem älteren, gebrechlichen und oft auch verwirrten Menschen ein Heim bieten kann. Ebenso ist auch eine Entlassung wieder nach Hause durchaus im Bereich des Möglichen, wenn alle Maßnahmen der extramuralen Hilfen entsprechend eingesetzt werden.

Wichtig erscheinen in diesem Zusammenhang sowohl eine entsprechende Betreuung des Patienten, als auch strukturelle Maßnahmen und eine Schulung des Personals in reaktivierender Pflege.

Dann können auch Pflegeheime ihr negatives Image abschütteln, welches sie derzeit immer noch haben.

# Literatur


Antonucci TC (1985) Personal characteristics, social support, and social behavior. In: Binstock RH, Shanas E (eds) Aging and the social sciences. Van Nostrand Reinhold, New York, pp 94–128

Arbeitsgruppe Alternsforschung Bonn (1976) Altern – psychologisch gesehen. Westermann, Braunschweig

Bäcker G (1989) Sozialpolitik und soziale Lage in der Bundesrepublik Deutschland. Bd 2: Gesundheit, Familie, Alter, soziale Dienste, 2. Aufl. Bund Verlag, Köln

Baltes PB, Baltes MM (1990) Psychological perspectives on successful aging: The model of selective optimization with compensation. In: Baltes PB, Baltes MM (eds) Successful aging: perspectives from the behavioral sciences. Cambridge University Press, New York, pp 1–34

Barns EK, Sack A, Shore H (1973) Guidelines to treatment approaches. Gerontologist 13: 512–517

Bloem J, Hammer M (1994) Ambulante Altenhilfe. In: Klicpera Ch et al (Hrsg) Psychosoziale Probleme im Alter. WUV, Wien, S 253–274

BMAS (1992) Österreich Sozial 93/94

Böhm E (1988) Verwirrt nicht die Verwirrten – neue Ansätze geriatrischer Krankenpflege. Psychiatrie Verlag, Bonn

Böhm E (1991) Re-aktivierende Pflege nach Böhm. Heilberufe 43: 417–419

Bundesgesetzblatt für die Republik Österreich (1993) 110. Bundesgesetz: Bundespflegegeldgesetz – BPGG. 47. Stück, S 1221–1240

Delius P (1990) Das Kompetenzmodell des Alterns: Möglichkeiten klinisch-psychiatrischer Umsetzung am Beispiel einer Geschichtsgruppe (Oral-History-Gruppe). Z Gerontol 23: 293–299

Denzler P et al (1989) Demenz im Alter. Pathologie, Diagnostik, Therapieansätze. Beltz, Weinheim Basel

Erikson EH, Joan M (1978) Introduction: Reflections on aging. In: Spicker S, Woodward K, Van Tassel D (eds) Aging and the elderly. Humanities Press

Ernst A, Federspiel K, Langbein K (1987) Sozialstaat Österreich. Bei Bedarf geschlossen. Orac, Wien

Falck I (1991) Rehabilitation. In: Oswald WD et al (Hrsg) Gerontologie. 2. Aufl. Kohlhammer, Stuttgart, S 473–479

Feil N (1990) Validation, ein neuer Weg zum Verständnis alter Menschen. Delle Karth, Wien

Fischer-Trumpp B, Köhler R (1981) Miteinander spielen lernen. Anleitungen, Tips, Erfahrungsberichte für die Arbeit mit älteren Menschen. KDA, Köln

Fleischmann UM (1989) Gedächtnis und Alter. Huber, Bern

Folsom JC, Taulbee LR (1968) Reality orientation for geriatric patients. J Hospital Community Psychiatry 17: 133–135

Gatterer G (1985) Verhaltenstherapie bei Patienten im höheren Lebensalter. Verhaltensmodifikation 6: 20–35

Gatterer G (1986) Verhaltensmedizinische Interventionsstrategien bei Pflegeheimpatienten mit Demenzerscheinungen multipler Genese. WMW 136: 518–522

Gatterer G (1993a) Psychosoziale Dimensionen der Rehabilitation im Alter. Schriftreihe des ZfA 5: 46–56

Gatterer G (1993b) Tiere als Hilfe im psychotherapeutischen Prozeß. In: IEMT (Hrsg) Tiere im Altersheim. Ein Handbuch für Tierhaltung und Besuchsprogramme in Altersheimen. IEMT, Wien

Gatterer G (1994) Psychotherapie im Alter. In: Pritz A, Delisch H (Hrsg) Psychotherapie im Krankenhaus. Erfahrungen – Modelle – Erfolge. Orac, Wien, S 195–209

Gatterer G, Imre B (1991) Psychische Verarbeitung und Bewältigung chronischer Erkrankungen im höheren Lebenalter. DGVM-Abstract, Trier

GROND E (1984) Die Pflege verwirrter alter Menschen. Lambertus, Freiburg/Breisgau

GUNZELMANN Th (1991) Die Versorgung dementiell erkrankter älterer Menschen durch die Familie. Dissertation, Universität Erlangen Nürnberg

HAAG G, NOLL P (1991) Das Realitätsorientierungstraining (ROT). Eine spezifische Intervention bei Verwirrtheit. In: HAAG G, BRENGELMANN JC (Hrsg) Alte Menschen – Ansätze psychosozialer Hilfen. Röttger, München, S 127–164

HAAS M, GALLBRUNNER M (1994) Kurzzeitpflege professionelle Herausforderung. Lazarus 9: 12–13

HALSIG N, ZIMMERMANN P (1993) Die Situation der Hauptpflegeperson. In: OLBRICH E et al (Hrsg) Möglichkeiten und Grenzen selbständiger Lebensführung im Alter. Zweiter Zwischenbericht. Bundesministerium für Familie und Senioren, Bonn, S 333–358

HAUPT M, KURZ A, LAUTER H (1990). Gerontopsychiatrie I: Demenzerkrankungen, senile Verwirrtheitszustände. In: FÜSGEN I, GADOMSKI M (Hrsg) Der geriatrische Patient. MMV, München, S 35–41

HAUPT M, KURZ A, LAUTER H (1990) Gerontopsychiatrie II: depressive Verstimmungszustände, paranoide Syndrome. In: FÜSGEN I, GADOMSKI MF (Hrsg) Der geriatrische Patient. MMV, München, S 42–48

HAUTZINGER M (1992) Verhaltenstherapie bei Depressionen im Alter. Verhaltenstherapie 2: 217–221

HEINEMANN-KNOCH M, v. KARDORFF E, KLEIN-LANGE M (1992) Verwirrte alte Menschen. Empirische Studien zur Versorgungslage und zur alltäglichen Problembewältigung durch Betroffene, Angehörige und Versorger. KDA-Forum, Köln, S 19

HILL RD, STORANDT M, MALLEY M (1993) The impact of longterm exercise training on psychological function in older adults. J Gerontology 48: 12–17

HIRSCH RD (1991) Lernen ist immer möglich. Verhaltenstherapie mit Älteren. Reinhardt, München Basel

HIRSCH RD (Hrsg) (1994) Psychotherapie bei Demenzen. Steinkopff, Darmstadt

HOOGERS K (1993) Inkontinenz verstehen. Reinhardt, München Basel

HUCK K, PETZOLD H (1984) Death education, Thanatagogik, Modelle und Konzepte. In: SPIEGEL-RÖSING I, PETZOLD H (Hrsg) Die Begleitung Sterbender. Junfernmann, Paderborn

JENTSCHURA G, JANZ HW (Hrsg) (1979) Beschäftigungstherapie. Bd I. Thieme, Stuttgart

JUCHLI L (1991) Krankenpflege – Praxis und Theorie der Gesundheitsförderung und Pflege Kranker, 6. Aufl. Thieme, Stuttgart

KAISER HJ (1983). Interventionen im höheren Lebensalter. In: OSWALD, WD, FLEISCHMANN UM (Hrsg) Gerontopsychologie. Psychologie des alten Menschen. Kohlhammer, Stuttgart, S 129–144

KERN KD (1984) Gesundheitszustand der Bevölkerung. Wirtschaft und Statistik 4: 338

KEUPP H (1980) Die psychosoziale Versorgung in der Bundesrepublik Deutschland. In: WITTLING W (Hrsg) Handbuch der klinischen Psychologie. Hoffmann & Campe, Hamburg, S 118–141

KIPP J, JÜNGLING G (1991) Verstehender Umgang mit alten Menschen. Eine Einführung in die praktische Gerontopsychiatrie. Springer, Berlin Heidelberg New York

KOSSEN-KNIRIM C (1989) Kontakte und emotionale Beziehungen zwischen verheirateten Kindern und ihren Eltern. Z Gerontol 22: 251–257

KRUSE A (1987) Familiäre Hilfeleistungen – eine kritische Analyse der „Pflegebedürftigkeit". Z Gerontol 20: 283–291

KRUSE A, KRUSE W (1990) Die Stellung der Rehabilitation in der ambulanten Versorgung älterer Patienten – ein empirischer Beitrag aus der hausärztlichen Praxis. Z Allgemeinmedizin 66: 87–103

KRUSE A (1994) Die psychische und soziale Situation pflegender Frauen – Beiträge aus empirischen Untersuchungen. Z Gerontol 27: 42–51

KÜBLER-ROSS E (1979) Leben bis wir Abschied nehmen. Kreuz, Stuttgart

KUHN M, DOLL B, VÖLKER M (1992) Gedächtnistraining. Ein lebendiges Arbeitsbuch als Einstieg für Gruppenleiter. KDA-Thema, Köln

KUNZ IO (1990) Demenz, Alter und Gedächtnis. Haag und Herchen, Frankfurt

LEHR U, THOMAE H (1979) Altersstörungen. In: BAUMANN U, BERBACK H, SEIDENSTÜCKER G (Hrsg) Klinische Psychologie: Trends in Forschung und Praxis, Bd 2. Huber, Bern, S 227–266

LEHR U (1988) Isolation und Einsamkeit im Alter – Dichtung und Wahrheit. In: HOFFMANN H (Hrsg) Jugendwahn und Alterswahn. Athenäum, Frankfurt/Main

LEHR U (1991) Psychologie des Alterns, 7. Aufl. Quelle Meyer, Heidelberg Wiesbaden

LIEBERUM R (Hrsg) (1992) Gemeinsam leben nach dem Schlaganfall. KDA-Thema, Köln

LUTZ R (1983) Genuß und Genießen. Zur Psychologie des genußvollen Erlebens und Handelns. Beltz, Weinheim Basel

MACE NL, RABINS PV (1991) Der 36-Stunden-Tag. Die Pflege des verwirrten älteren Menschen, speziell des Alzheimer-Kranken, 3. Aufl. Huber, Bern

MATTHES W (1989) Pflege als rehabilitatives Konzept. Vincentz, Hannover

MERTENS K (1991) Aktiv bleiben und aktiv werden durch Psychomotorik. In: OSWALD WD, LEHR UM (Hrsg) Altern. Veränderung und Bewältigung. Huber, Bern, S 61–75

MÜLLER D (1994) Interventionen für verwirrte, ältere Menschen in Institutionen. Medizinische, pflegerische und psychotherapeutische Entwicklungen. KDA-Thema, Köln

ÖSTERREICHISCHES STATISTISCHES ZENTRALAMT (1987) Ältere Menschen. Ergebnisse d Mikrozensus, Heft 955. Österr Staatsdruckerei, Wien

OLBRICH E (1989) Kompetentes Verhalten älterer Menschen. Epochale Aspekte. In: ROTT CH, OSWALD F (Hrsg) Kompetenz im Alter. Liechtenstein Verlag, Vaduz, S 32–61

OSWALD WD et al (Hrsg) (1991) Gerontologie. Kohlhammer, Stuttgart Berlin Köln

OSWALD WD, GUNZELMANN TH (1991) Psychometrie und klinische Beurteilung. In: OSWALD WD et al (Hrsg) Gerontologie. Kohlhammer, Stuttgart Berlin Köln, S 431–455

OSWALD WD, LEHR UM (Hrsg) (1991) Altern. Veränderung und Bewältigung. Huber, Bern

PETIOKY Ch (1989) Von der Pflegeheimprophylaxe zur Pflegeheimalternative. Die geriatrischen Tageszentren der Stadt Wien. In: FORSTER R, FROSCHAUER U (Hrsg) Gesunde Projekte. Jugend & Volk, Wien

PETZOLD H (1985) Mit alten Menschen arbeiten: Bildungsarbeit, Psychotherapie, Soziotherapie. Pfeiffer, München

PROKOP L, BACHL N (1984). Alterssportmedizin. Springer, Wien New York

RASEHORN E (1991) Für ein anderes Verständnis von Verwirrtheit. Altenpflege, Kongreßband, S 30–32

ROGERS C (1977). Therapeut und Klient. Kindler, München

ROMERO B (1991) Gruppen für Angehörige dementer alter Menschen. Ziele, Vorgehensweisen und Erfahrungen. In: HAAG G, BRENGELMANN JC (Hrsg) Alte Menschen. Ansätze psychosozialer Hilfen. Röttger, München

ROMERO B, EDER G (1992) „Und jetzt? Was muß ich jetzt machen?“: Zur neuropsychologischen Therapie bei einem Patienten mit Alzheimer-Krankheit. In: ROTH V (Hrsg) Computer in der Sprachtherapie. Gunther Narr, Tübingen

ROSENBERGER-SPITZY A (1994) Vom Pflegeheim zum Geriatriezentrum. Willkommen 2: 8–9

ROSENMAYR L (1983) Die späte Freiheit. Das Alter – ein Stück bewußt gelebten Lebens. Severin & Siedler, Berlin

ROSENMAYR L (1990) Die Kräfte des Alters. Edition Atelier, Wien

RÜCKERT W (1992) Bevölkerungsentwicklung und Altenhilfe – Folgen der Bevölkerungsentwicklung für die Altenhilfe: von der Kaiserzeit über das Jahr 2000 hinaus. KDA, Köln

SCHAFFENBERGER E (1989) Ein Modell zur Reform der gesundheitlichen und sozialen Versorgung in der städtischen Region. Das Sozialmedizinische Nachbarschaftszentrum Wien-Unterpenzing. In: FORSTER R, FROSCHAUER U (Hrsg) Gesunde Projekte. Jugend & Volk, Wien

SCHMITZ-SCHERZER R, SCHICK I, KÜHN D (1978) Altenwohnheim, Personal und Bewohner. Eine empirische Studie in der Stadt Braunschweig. Bd 57 der Schriftreihe des Bundesministers für Jugend, Familie und Gesundheit. Kohlhammer, Stuttgart

SEEBURGER G (1990) Einstellung zu Sterben und Tod in unserer Gesellschaft. Diplomarbeit, Universität Wien

SELBY P, GRIFFITHS A (1988) Wegweiser zu einem lebenswerten Altern. Vorbereitung, Bewältigung und Fürsorge. Sandoz-Wander Pharma AG, Bern

STENGEL F (1982) Heitere Gedächtnisspiele. Klett, Stuttgart

STENGEL F (1989) Gedächtnis spielend trainieren. Klett, Stuttgart

STOLARZ H (1992) Wohnungsanpassungs-Maßnahmen zur Erhaltung der Selbständigkeit älterer Menschen. KDA-Forum 5, Köln

STUHLMANN W (1992) Angst und Unsicherheit bei alten Patienten. Z Gerontol 25: 373–380

SYDOW K v (1992) Die Lust auf Liebe bei älteren Menschen. Reinhardts Gerontologische Reihe, Bd 5. Reinhardt, München

THOMAS PD, GARRY PJ, GOODWIN JS (1986) Morbidity and mortality in an initially health elderly sample: findings after five years of follow-up. Age and Ageing 15: 105–110

THOMAE H (1988) Das Individuum und seine Welt. Huber, Bern

TOKARSKI W (1991) Institutionalisierung. In: OSWALD WD et al (Hrsg) Gerontologie. Kohlhammer, Stuttgart, S 261–268

VOGT G (1986) Die Auswirkungen von Kontrollverlust auf den Eingewöhnungsprozeß im Pflegeheim. Dissertation, Universität Wien

WÄCHTLER C (1990) Psycho- und Soziotherapie der Alzheimerschen Krankheit. Geriatrie Praxis 2: 81–84

WÄCHTLER C et al (1994) Entwicklung eines therapeutischen Milieus für Demenzkranke. In: HIRSCH RD (Hrsg) Psychotherapie bei Demenzen. Steinkopff, Darmstadt, S 149–158

WAGNER P (1992) Umgang mit verwirrten Heimbewohnern – Integrative Betreuung oder Unterbringung auf Spezialstationen. In: BIRK et al (Hrsg) Gerontopsychiatrie und Altenarbeit, 2. Deutsches Zentrum für Altersfragen, Berlin, S 117–128

WEAKLAND J (1988) Beratung älterer Menschen und ihrer Familien. Huber, Bern

# 5. Die Betreuung und Begleitung Schwerkranker und Sterbender – eine Darstellung aus psychologischer Sicht

*Sonja Kaplan*

*Mutter*
*Ich trage dich wie eine Wunde*
*auf meiner Stirn, die sich nicht schließt.*
*Sie schmerzt nicht immer. Und es fließt*
*das Herz sich nicht draus tot.*
*Nur manchmal plötzlich bin ich blind*
*und spüre Blut im Munde.*

GOTTFRIED BENN

Diese kleine psychologische Abhandlung soll dazu beitragen, daß Sterben und Tod in ihrer Realität erfaßt und angenommen werden können.
„Wenn man früher auf dem Sterbebett lag, war man beinahe schon im Jenseits; heutzutage ist man schon dort gewesen" – Ausspruch des niederländischen Schriftstellers GODFRIED BOMANS.
Endlichkeitserlebnisse erfahren manche Menschen bereits früh in ihrem Leben. Durch das Faktum der Vergänglichkeit und die Reflexion darüber stoßen wir an die Grenzen unserer Existenz und damit verbundenen Ängste.
Im Laufe der Jahrhunderte ist ein Wandel der Todesursachen eingetreten: Von der hohen Säuglings- und Kindersterblichkeit und dem raschen Tod durch Infektionskrankheiten zum langen Tod der Alten aufgrund chronischer Erkrankungen und zur Mehrzahl der Sterbefälle im fortgeschrittenen Alter.

## *5.1 Thanato-Psychologie*

Es gibt eine junge wissenschaftliche Disziplin, die sich mit der Erforschung, dem Erleben und Verhalten bezüglich Tod und Sterben befaßt, die Thanato-Psychologie (siehe dazu KASTENBAUM, 1984). Das Wort *Thanatos* kommt aus dem Griechischen und bedeutet Tod (siehe auch das Konzept des Todestriebes bei S. FREUD, um 1920). Der Forschungsbereich der Thanatologie ist interdisziplinär, wobei der Psychologie ein wesentlicher Impetus zukommt. Zu den frühen psychologischen Arbeiten im Zusammenhang mit dem Tod zählen FECHNERS „Büchlein vom Leben nach dem Tod" (1876) und später FREUDS Arbeiten über die Einstellung zum Tod, zur Trauer und Melancholie (1917); aus soziologischer Sicht ist DURKHEIMS Buch über den „Suicid" (1898) anzuführen. Die mit einem Tabu sowie auch mit Verleugnen und Verdrängen belegte Thematik der Furcht und Angst vor dem Tode wurde in den 60er Jahren in den USA durch FEIFEL und später durch KASTENBAUM – Herausgeber der Zeitschrift: „Omega, Journal of Death and Dying" – zu überwinden versucht. Der endgültige Durchbruch – damit ihr Verdienst – dürfte der Schweizer Psychiaterin KÜBLER-ROSS in den 70er Jahren mit ihren Aufzeichnungen: „On death and dying" (1969) in der Übersetzung „Interviews mit Sterbenden“ (1971) gelungen sein, die auch heute noch als Einstieg für den Umgang mit Sterbenden angesehen werden. Sicher hat auch MOODY mit seinem Bestseller „Reflections on life after life“ (1977) dazu beigetragen. Erwähnt werden muß auch die englische Soziarbeiterin, Krankenschwester und Ärztin CICELY SAUNDERS, die 1967 in London ein Haus für sterbende Menschen, das erste Hospiz, nämlich St. Christopher's, eröffnete. Die ganzheitliche Behandlung Sterbender, damit die Eingliederung dieser in die Gesellschaft, ist der Pionierarbeit dieser Frauen KÜBLER-ROSS und CICELY SAUNDERS zu verdanken. Ein Zugang von psychotherapeutischer Seite ist die Thanato-Therapie (EISSLER, 1978). Das Interesse an der Thematik bezüglich Tod und Sterben wächst auch im deutschen Sprachraum. Die Thanato-Psychologie versteht sich als eine Teildisziplin der Psychologie.

Bereits FEIFEL (1959) verweist auf die thematische und naheliegende Verbindung von Gerontologie und Thanatologie, weshalb eine diesbezügliche Auseinandersetzung in diesem Handbuch Berücksichtigung findet.

## *5.2 Begriffsklärungen*

### 5.2.1 Sterben

Im Unterschied zum Tod, der ein Zustand ist, ist das *Sterben ein Prozeß*, ein Verlauf, dessen Ende der Tod ist – „Vorgang des Erlöschens der Lebensfunktionen bis zum Tod“ (PSCHYREMBEL, 1994). Der Begriff des Sterbens entzieht sich einer genauen Definition (JACOB, 1982). Man könnte allgemein von einer „Übergangsphase vom Leben zum Tod“ (MEYER, 1979, siehe auch GLASER und STRAUSS, 1963) sprechen. REST (1984) definiert Sterben als den Abschnitt, der dem Tode vorausgeht. Sterben kann von kurzer oder verhältnismäßig kurzer Dauer sein (abruptes Sterben oder akutes Sterben), jedoch kann es auch andauern (chronisches Sterben). Eine Definition impliziert den Hinweis auf den Beginn dieses Vorganges, dabei ist jedoch zu bemerken, daß physisches, soziales und psychisches Sterben zeitlich häufig nicht in Übereinstimmung zu bringen sind. „Eine Person stirbt vor sich selbst so lange nicht, bis sie klar ihre Situation erkannt hat. In diesem Sinne kann der Sterbeprozeß nicht zeitlich festgelegt werden von der medizinischen Prognose oder dem Zeitpunkt der Mitteilung an. Wir müssen uns der Gegebenheiten und Gefühle des Individuums bewußt sein ... Eine Person wird zu einem ‚sterbenden Patienten‘, weil ein Arzt ihn dazu macht“ (KASTENBAUM, 1977).

EIBACH (1976) schlägt in Zusammenarbeit mit medizinischen Berufsgruppen folgende Definition des Sterbens vor: „Sterbend im medizinischen Sinn ist ein schwer kranker (bzw. schwer verletzter) Mensch dann, wenn es zu einem objektivierbar irreversiblen und unaufhaltbar fortschreitenden Prozeß kommt, der erfahrungsgemäß in absehbarer Zeit zu einem Zusammenbrechen einer bzw. mehrerer lebenswichtiger Organfunktionen führt.“

Wesentlich in dieser Definition ist aufgrund des Prozeßgeschehens die Zeitspanne und der *Faktor Zeit*, die geschenkte Zeit als ein zeitlicher Raum, in dem unter günstigen Umständen eine letzte Möglichkeit zur Entfaltung gelangt. „Objektive Todesbedrohung und subjektives Bedrohtseinerleben müssen zusammenkommen, damit wir einen Menschen als Sterbenden bezeichnen können“ (WITTKOWSKI, 1990).

Nach JASPERS ist Sterben eine Grenzsituation, in der es um den Verlust der Existenz geht – Sterben darf daher nicht als Krankheit definiert werden, wodurch dieser Vorgang nicht mehr (ausschließlich) in den Bereich der Medizin fällt. „Sterben ist keine Krankheit ... Sterbebegleitung ist keine Krankenpflege, Sterbebegleitung ist keine Altenpflege“ (MUSCHAWECK-KÜRTEN, 1994). Altern und Sterben sind natürliche Abschnitte des Lebens. Tod ist seine Ergänzung und damit nicht als Niederlage zu begreifen (siehe

Weber, 1922). Sterben beginnt daher nicht mit dem Ausbruch einer zum Tode führenden Krankheit, sondern wird neben biologischen Fakten auch auf der Ebene zwischenmenschlicher Kommunikation definiert (siehe oben): Tod und Sterben sind jedenfalls nicht identisch.

*Euthanasie:* Unter Euthanasie wird Sterbehilfe (im Sinne von Sterbenachhilfe), d.h. die Unterlassung der Lebensverlängerung oder auch die Tötung eines Moribunden durch den Arzt oder einen Dritten mit dem Ziel, diesen von seinen Leiden zu befreien bzw. von einem qualvollen Tod zu erlösen, verstanden (Missliwetz und Ellinger, 1992). Unter Euthanasie wird die „Vernichtung lebensunwerten Lebens" bezeichnet; sie ist eine „beschönigende Verharmlosung des Mordes" (Dearing und Schwarz, 1991).

*Aktive Sterbehilfe* bedeutet bewußte, aktive Beschleunigung des Sterbevorganges, diese setzt ein *Handeln* voraus – in Österreich und Deutschland strafbar.

*Passive Sterbehilfe* bedeutet den zulässigen Verzicht auf den Abbruch von künstlich lebensverlängernden Maßnahmen bei einem Sterbenden, bezieht sich also auf ein *Unterlassen* wie Beatmung, Antibiotika etc.[1]

*Indirekte* Sterbehilfe bedeutet mögliche Verkürzung des Lebens als Nebenwirkung einer Medikamentation, z.B. zur Schmerzlinderung. Diese ist der herrschenden österreichischen Rechtsmeinung folgend nicht strafbar. Sie ist also nicht von vornherein ausgeschlossen, sofern der Patient mit dem Abbruch *mutmaßlich* einverstanden ist (Bernat, 1995). Sie bedeutet aufgrund des Unterlassens möglicher lebensverlängernder medizinischer Behandlung die Befreiung des Sterbenden von seinen Leiden und Schmerzen. „Die Frage, ob Sterbehilfe strafbar ist, stellt sich dann nicht, wenn der noch selbstbestimmungsfähige Patient die lebensverlängernde Behandlung ablehnt" (Missliwetz und Ellinger, 1992). Nach § 110 StGB (des österr. Rechts) macht sich derjenige, der einen anderen ohne dessen Einwilligung behandelt, strafbar. Demnach zählt der Verzicht auf forcierte Lebensverlängerung zu den ethisch legitimen Mitteln, Schmerzen zu lindern bzw. den Leidens- und Schmerzenszustand zu verkürzen.

Das Recht eines natürlichen Todes impliziert den Ausschluß einer unnatürlichen Verlängerung des Lebens (Auer et al., 1977).

*Sterbebegleitung oder auch -beistand* bedeutet die ganzheitliche, mitmenschliche und palliativmedizinische Betreuung Sterbender, wie sie in den Hospizen realisiert wird. Schmerzkontrolle und somatische Therapie wird durch einfühlende psychische Begleitung vervollständigt, die auch die Angehörigen und deren Betreuung mit einbezieht.

### 5.2.2 Der Tod

Im Unterschied zum Sterben, dem ein prozeßhaftes Geschehen zugrunde liegt, ist *Tod ein Zustand*, dessen Definition organbezogen ist. Eine Definition des Todes ist kulturell bedingt, damit wird der Zeitpunkt des Todes in verschiedenen Kulturen unterschiedlich definiert. Manche Gewebe beispielsweise sind lange noch nach dem Tod am Leben (siehe Loewy, 1995). Im allgemeinen bedeutet Gehirntod den Verlust des Bewußtseins, das Tot-Sein. „Gehirntod kann jedoch zweifach verstanden werden: als Tod des Großhirns (auch Teilhirntod – Dekortikation), an das die geistigen Fähigkeiten und Betätigungen gebunden sind, oder als Tod des Gesamthirn (Dezerebration). Beide decken sich nicht" (Hörmann, 1973). Während das Großhirn, *higher brain,* für das Bewußt-Sein, für die Fähigkeit wahrzunehmen, zu denken, zu fühlen und zu leiden verantwortlich gemacht wird, sind die vegetativen Funktionen wie Atmung, Kreislauf im Hirnstamm, *lower brain,* und in

---

[1] Löwy (1995) unterscheidet zwischen einer *Hilfe beim* (passive Sterbehilfe) und einer *Hilfe zum Sterben* (aktive Sterbehilfe).

der Formatio reticularis, einem Koordinationsgebiet, das wesentlich an der Aktivierung (im Sinne von Wachheit) und auch an der Weiterleitung motorischer Impulse beteiligt ist, lokalisiert. Bei funktionslosem Vorliegen der neocorticalen Strukturen und funktionsfähiger Formatio reticularis, z.B. der Reflexe, Wachen und Schlafen, wird von einem „persistent vegetative state" gesprochen (siehe dazu Löwy, 1995, und Bernat, 1993). Bei andauerndem *Koma* ist der Hirnstamm unversehrt, jedoch sind neocorticale Strukturen und Formatio reticularis ohne Funktion (Löwy, 1995). Während das *apallische Syndrom* durch gleichzeitiges Vorliegen von Organtod des Gehirns, unwiderruflichem Koma und unwiderruflichem vegetativen Zustand definiert wird. Löwy (1995): „Der Patient ist hoffnungslos ohne Bewußtsein, ist also am Leben, aber hat kein Leben". Tod war ursprünglich durch Herz- und Atemstillstand definiert. Bei den Griechen galt das Zwerchfell als „Sitz der Seele", Tod wurde dort mit Atemstillstand gleichgesetzt. Heute wird der irreversible Ausfall aller integrierenden Funktionen des Gehirns, also das Desintegrieren des Organismus, somit des gesamten Gehirns, in den Vordergrund gestellt. Im Klinischen Wörterbuch von Pschyrembel (1994) ist unter „Tod" zu finden: „Abfolge irreversibler Funktionsverluste des Atmungs-, Kreislauf- und Zentralnervensystems, verläuft in vier Phasen:

1. klinischer Tod – völliger Kreislaufstillstand;
2. cerebraler Tod, auch kortikaler oder Großhirntod;
3. Hirntod, kortikaler Tod mit zusätzlicher Nekrose von Klein-, Mittel- und Stammhirn; gilt als Kriterium für den Tod eines Individuums;
4. biologischer Tod: Tod aller Organe."

„Der Zeitpunkt des Todes ist unabhängig von der Herz- und Atemfunktion definiert als derjenige Zeitpunkt, zu dem die Hirnfunktion erlischt. Hirntod bedeutet biologischer Tod; Stillstand der Herztätigkeit und Atmung bedeutet klinischer Tod. Ist der biologische Tod eingetreten, dann läßt sich der klinische Tod nur für eine gewisse Zeit aufhalten" (Pschyrembel, 1986). Der cerebrale Tod ist durch das Minus hirnspezifischer Leistungen charakterisiert: „Bewußtseinsverlust, Atemstillstand und Ausfall jeglicher zentralnervöser Aktivität" (Penin und Käufer, 1973); wobei unter dem letzten Kriterium das Fehlen sämtlicher Hirnnervenreflexe sowie die cerebrale Reaktionslosigkeit auf alle Reize zu verstehen ist. – Demnach gibt es mehrere und unterschiedliche Hirntod-Doktrine und das Problem Tod wird zum Gegenstand der Ethik. Zur Feststellung des Todes dient letztlich der Nachweis der fehlenden Hirntätigkeit mittels EEG durch die *zweite* Null-Linien-Ableitung. In den meisten europäischen Ländern[2], in den USA und in Kanada bestimmt der *Tod des gesamten Gehirns* vom Gesetz her den Tod (Loewy, 1995) – bei bestehender Herzleistung. Zur Organentnahme müßte daher in den oben genannten Staaten die Definition des Todes geändert werden. Es gibt allerdings Länder, deren Gesetzgebung immer noch ausschließlich am Herzstillstand orientiert ist (siehe Dearing und Schwarz, 1991). *Individualtod* ist somit dem Tod einer Person gleichzusetzen und er betrifft den irreversiblen Funktionsausfall sowohl des Groß- als auch des Stammhirns. Dem Tod der Person jedoch geht der Tod des Menschen als eines percipierenden Wesens voraus und das bedeutet, daß Reaktionen auf Reize aus der Umwelt kaum bzw. nicht mehr stattfinden und damit jeglicher Kommunikation ein Ende gesetzt ist. Dies wird auch als *psychologischer Tod* verstanden. Der psychologische Tod ist jedoch nicht mit dem Tod einer Person ident. Davon zu differenzieren wäre der *„soziale Tod"*, der im übertragenen Sinn zu verstehen ist und im allgemeinen die soziale Isolierung vor allem

[2] Ausnahmen, z.B. Dänemark.

alter, schwer kranker und sterbender Menschen betrifft. Diese Personengruppe ist aufgrund ihrer Ausweglosigkeit, Verzweiflung und Depression todes-gefährdet und führt manchmal den vorzeitigen Tod als einen Ausweg herbei.

Der *rechtliche Todesbegriff* hängt aufs engste von den naturwissenschaftlichen Kriterien ab. „Mit dem Tod erlischt die Rechtsfähigkeit des Menschen (seine Fähigkeit, Träger von Rechten und Pflichten zu sein); das Vermögen des Toten geht auf dessen Erben über" (SCHICK, 1993).

*Medizinrechtlich* „bildet der Tod die späteste Grenze der Behandlungspflicht des Arztes und die Voraussetzung für die Entnahme von Organen zu Transplantationszwecken" (SCHICK, 1993).

Der biologische Alterstod erklärt sich endogen, nicht pathogen (AUER, 1977). WUNDERLI beschreibt ihn als „ein normales Ereignis, das zu festgesetzter Stunde eintritt wie die Pubertät oder die Menopause". Es ist jedoch zu vermerken, daß er nicht die Regel ist. Die biologische Betrachtungsweise setzt den Tod auf einer Lebensskala, die mit Geburt und Entwicklung beginnt, an ihr Ende, weshalb dieser nicht ausschließlich als Gegensatz zum Leben, sondern als dem Leben immanent, betrachtet werden kann. „Der Tod ist kein Unfall, sondern die Folge des Lebens" (WEISMAN, 1991).

## *5.3 Aufklärung – oder der Umgang mit der Wahrhaftigkeit*

*Die Wahrheit ist dem Menschen zumutbar!*

INGEBORG BACHMANN

### Selbstbestimmung (im Sinne von Autonomie) und Menschenwürde

Die historischen Wurzeln eines derartigen Denkens sind – neben der hippokratischen Tradition – in der Philosophie der Aufklärung begründet, wobei die Selbstbestimmung des Menschen, das Recht auf persönliche Freiheit, im Sinne der Menschenrechte zentral ist. Das Prinzip der Autonomie in Verbindung mit Menschenwürde und dem Recht auf persönliche Integrität findet seinen Ausdruck bereits im „kategorischen Imperativ" von KANT. Die Achtung der Selbstbestimmung ist damit in einer demokratischen Gesellschaft ein sittliches Gebot. Dieses findet auch in der Arzt-Patienten-Beziehung als ethische Haltung seinen Niederschlag und sieht auf Patientenseite nicht nur Mitbestimmung und Wahrung der Würde vor, sondern beispielsweise auch das Recht, eine Behandlung abzubrechen, lebenserhaltende Maßnahmen abzulehnen.[3]

Nach BERNAT (1995) ist „der österreichische Gesetzgeber immer stärker bereit, dem Gebot *voluntas aegroti suprema lex* auch im Grenzbereich zwischen Leben und Tod formell Ausdruck zu verleihen". Mit dieser Thematik verbunden ist das „vermeintliche Recht, aus Menschenliebe zu lügen", denn Pflicht sei, „in allen Erklärungen wahrhaft (ehrlich) zu sein" (KANT). Trotz der bewiesenen Unhaltbarkeit des Ausspruchs von HUFELAND, Goethes Hausarzt: „Den Tod verkünden heißt den Tod geben", hält sich diese Argumentation hartnäckig.

„Die Aufklärungspflicht" – der behandelnde Arzt ist in Österreich zur Aufklärung verpflichtet – bedeutet, daß Aufklärung ohne Aufforderung zu geben ist – „ist im Gesetz nach Art und Umfang nicht definiert; sie leitet sich aus dem Recht auf Selbstbestimmung des Patienten ab. Selbstbestimmung und Entscheidung setzt notwendigerweise Information voraus. Diese Information kann und muß der Arzt dem Patienten geben" (MISSLIWETZ und ELLINGER, 1992). „Die Notwendigkeit der Aufklärung resultiert nicht nur aus dem rechtlichen Gebot der im Arzt-Patienten-Vertrag eingeschlossenen Informationspflicht des Arztes als Vertragspart-

---

[3] Siehe Bill of Rights, USA, oder Patient Self-Determination Act (1993).

ner, sondern aus den ethischen Grundlagen der Autonomie jedes Menschen in jeder Situation.“ (Heimpel, 1994)

## Patientenrechte und das Recht auf Aufklärung

Die Patientenrechte in Österreich sind inhaltlich zum Teil verwirklicht, und zwar im Wiener Krankenanstalten-Gesetz § 17a (Pickl, 1995). Die Patienten-Charta sieht die Einbeziehung von Bezugspersonen in den Sterbeverlauf sowie Betreuung dieser vor; das Recht Sterbender auf Intimität (heißt nicht: alleine sein), den Anspruch auf schmerzfreies Sterben und damit das Recht, nicht unnötig leiden zu müssen; sowie die Gewährleistung auf wahrhafte Information durch den Arzt (siehe den Bericht über die Enquete *Sterben in Österreich*, 1992). Zu den persönlichen Rechten zählen weiters die Möglichkeit zur Einsichtnahme in die eigene Krankengeschichte sowie die Erstellung eines Patienten-Testaments bzw. einer Willenserklärung für die Zeit, in der der Patient nicht mehr handlungsfähig sein sollte, z.B. für den Fall einer psychiatrischen Zwangsunterbringung eine Verfügung zu deponieren, nicht mit Elektro-Schocks und Neuroleptika behandelt zu werden.
Aufklärung am Krankenbett wird in Österreich nach wie vor mißachtet, dabei ist Informationsrecht, das Recht auf *Aufklärung, oberstes Patientenrecht* und bezieht sich einerseits auf eine infauste Diagnose, andererseits auch auf die Sterbephase. Interessanterweise wird dieser Umstand bei Kindern (St. Anna-Kinderspital) und Erwachsenen unterschiedlich gehandhabt. Davon ausgenommen sind die Hospize (in Wien: St. Raphael, Lainz, Rennweg) – da eine der Voraussetzungen für die Aufnahme in ein Hospiz die Aufklärung des Patienten bezüglich seines Zustandes ist. In der letzten Phase eines Lebens geht es um nichts Geringeres als um die nackte Existenz, die Frage nach dem Weiterleben einer Person. Existenzanalytisch stellt sich hier die persönliche Frage nach dem Sinn einer Erkrankung für den Erkrankten oder den Sinn des Sterbens eines Todgeweihten (siehe auch 5.6). Erst durch die Aufklärungspflicht wird das Selbstbestimmungsrecht des Kranken rechtsgültig gesichert.

## Die Wahrheitsfrage und der Wahrheitsbegriff

Im allgemeinen jedoch bleibt das Vorgehen bezüglich Aufklärung und Einschätzen einer möglichen daraus resultierenden Schadensnahme des Patienten, damit die Wahrheitsfrage, dem einzelnen Arzt überlassen, was zu der paradoxen Situation führen kann, daß in ein und derselben Abteilung eines größeren Spitals aufgrund des eigenen Ermessensspielraumes Vertreter konträrer Einstellung und Auffassung – (mehr oder weniger) für und gegen aufklärende Information – tätig sein können. Das Problem, das sich in diesem Zusammenhang stellt, läßt sich in der Frage fassen, wie man in seinem Leben mit Wahrheit umgeht, woraus sich schließen läßt, wie man in bestimmten Situationen mit ihr verfährt. Der Umgang mit der Wahrheit ist somit Ausdruck einer Haltung. „Die Wahrheitsfrage stellt sich dort, wo der Mensch in einer Beziehung steht – in einer Beziehung zu sich selber, zu anderen Menschen, zu Sachen oder Tatsachen. Der Umgang mit Wahrheit ist eine Lebenseinstellung“ (Längle, 1989).Wer eine derartige Wahrheit nicht ertragen kann, kann sie schwer mitteilen! „Menschliches Leben verwirklicht sich auch im Sterben in den Beziehungen zu Mitmenschen. Daher kommt es vor allem darauf an, daß diese Beziehungen nicht durch eine Atmosphäre der gegenseitigen Täuschung und des Mißtrauens erschwert werden ... wie dies fast immer der Fall ist, wenn der Kranke über seinen Zustand bewußt getäuscht oder im Unklaren gehalten wird“ (Eibach, 1976).

Daß ein derartiges Verhalten – das Vorenthalten von wesentlicher Information – von seiten der Ärzteschaft und des Pflegepersonals für den Patienten Zusatzbelastung bedeutet, versteht sich von selbst. Jedoch nicht nur für den Patienten, sondern auch für das Pflegepersonal, wenn es beispielsweise nicht weiß, ob der Patient aufgeklärt ist oder nicht; bzw. obliegt bei einem bewußt nicht aufgeklärten Patienten dem Pflegeteam die Wahrung des Schweigens. Noch fataler wird die Situation, wenn die Angehörigen über den Zustand des Erkrankten Bescheid wissen, es jedoch vor dem Patienten zu verheimlichen suchen. Dieser, seinen Zustand ahnend, wagt es nicht, aus einer falsch verstandenen Rücksichtnahme, den Teufelskreis zu durchbrechen. „Das, was Iwan Iljitsch am meisten quälte, war die Lüge – jene aus irgendeinem Grunde von allen verbreitete Lüge, daß er nur krank sei und keineswegs auf den Tod darniederliege ... Und ihn quälte diese Lüge" (Tolstoi). Derartige Vorgehens- und Verhaltensweisen der Ärzteschaft sind ethisch unverantwortlich und stürzen den Patienten in immer größere Isolierung, schließlich treiben sie ihn in einen vorzeitigen, den sozialen Tod!

Gefordert ist, und darum geht es wohl dabei, die *Kooperation mit dem Patienten.* Wie wohl sollte er diese leisten, wenn er nicht aufgeklärt ist und wird? Denn nur hinreichend Informierte vermögen ihr Geschick selbst zu bestimmen. Warum wohl werden im St. Anna-Kinderspital alle Kinder ihrem Alter entsprechend und wenn möglich sukzessive aufgeklärt? Aufklärung kann ja auch stufenweise erfolgen, wenn dies dem Patienten zuträglicher sein sollte. Denn *ohne* aktive Mitarbeit seitens der Patienten sind medizinisch-therapeutische Maßnahmen als Einsatz gegen den drohenden Tod nicht möglich. Dies wiederum setzt sachbezogenen Wissensstand voraus. Bei Berücksichtigung der Komplexität und Problematik des Wahrheitsbegriffes gibt Längle (1989) zu bedenken:

- „Wahrheit ist mehr als Sachlichkeit (Objektivität, Richtigkeit), sie ist ein menschlicher Begriff.
- Die Wahrheit ist uns nur ausschnittweise gegeben, wir erfassen nur Aspekte der Wahrheit.
- Das Problem der Wahrheit am Krankenbett kann auf mindestens zehn verschiedenen Ebenen behandelt werden.
- Der praktische Umgang mit einem so komplexen Begriff wie ‚Wahrheit' verlangt, sich dem existentiellen Anspruch der Wahrheit zu stellen: die nicht ganze Wahrheit erfassen zu wollen, sondern gerade jenen Abschnitt, der zu einem sinnvollen Leben – also letztlich zu einem Gewinn – verarbeitet werden kann. Das, was an Möglichkeit werden kann, ist die Wahrheit!"

## Das Aufklärungsgespräch

Die Voraussetzung für Aufklärung ist Wissen in Form von verständlicher Information. Die einer Aufklärung folgende Entscheidung ist demnach als ein Produkt von Einsicht und rationaler Verarbeitung des aufgenommenen Wissens einer autonomen (mündigen), kompetenten Person zu betrachten. Information wird einerseits rational, andererseits emotional verarbeitet, das macht die Kommunikation zu einem Problem. Die Aufklärung bezieht sich auf Diagnose und Behandlung (1), weiters auf den Hinweis alternativer Behandlungsmöglichkeiten (2) und daraus resultierender möglicher Risken (3). Das Ein- und Abschätzen von Risken einerseits und mögliche Wirkungen und Chancen bezüglich einer Therapie andererseits führt erst zu einer Entscheidung und damit zu einer Lösung des Problems.

Das Wissen um die Diagnose hilft den Patienten, z.B. bei Tumorerkrankungen, bevorstehende Verstümmelungen anzunehmen. Die adäquate Reaktion ist dann im allgemeinen – nicht Depression und Denken an Suizid, sondern – Einsicht (PÖLDINGER, 1981).

Es ist nicht immer einfach herauszufinden, bis zu welchem Grad der Patient informiert werden will. Ziel sollte über die Information hinaus sein, den Patienten zu aktivieren, ihn zur Mitarbeit zu bewegen und seine Wahrheitsfindung zu erleichtern, z.B. durch Rückfragen: Was glauben Sie ...?, um Kenntnis über den Patienten zu gewinnen. Die meisten der Patienten ahnen ihren Zustand längst vor der objektiven Sicherung eines Befundes Nach einer Untersuchung von HINTON (1980) ist davon auszugehen, daß 80 % der Sterbenden das Herannahen ihres Todes verspüren, lange bevor sie darüber mit dem Pflegeteam reden.

Auch unter Voraussetzung eines individuell unterschiedlichen Informationsbedürfnisses sind für das Diagnose- oder Aufklärungsgespräch gegenüber dem Patienten folgende Kriterien erforderlich:

- die Anwesenheit des behandelnden Arztes, eines Psychologen oder Psychotherapeuten, der nächsten Angehörigen, Partner/in;
- das Zulassen von Hoffnung, wobei sich *Hoffnung* nicht ausschließlich aufs Überleben, sondern *auf Integration in das nächste Umfeld der Lebenden bezieht, zur Selbstfindung* und damit zum Aufrechthalten der Integrität des Patienten. Wahr ist, was den Menschen sein läßt, ihn nicht vernichtet! Dabei ist vollständiges Unterrichten bezüglich einer infausten Erkrankung *nicht* einer schonungslosen Konfrontation gleichzusetzen. Eine Vermischung dieser beiden unterschiedlichen Ebenen ist häufig anzutreffen;
- zumindest einmaliges, meist *mehrmaliges Wiederholen des aufklärenden Gespräches*, weil beim Patienten sofort Verdrängungsmechanismen einsetzen, weshalb auch die Gegenwart eines Angehörigen wichtig wäre. Die Reaktion auf Diagnose und Aufklärung ist ein aktiver Prozeß, der sich im Schwanken zwischen Annahme und Abwehr vollzieht. Durch eine entsprechende Information können andere Werte an Bedeutung gewinnen.

### Aufklärungsziele

Vorrangiges Ziel der Aufklärung bei chronisch Kranken ist es, die *Therapie zu sichern* (siehe oben). Wahrheit erfahren involviert die Möglichkeit, darüber sprechen zu können, sie ist daher einsamkeits- und angstreduzierend und wirkt möglichen irrationalen Ängsten des Patienten entgegen. Wobei allerdings zu beachten wäre, daß Wahrheit für ein und denselben Patienten zu verschiedenen Zeiten unterschiedlich sein könnte, d.h. die Verarbeitung von Wahrheit ist nicht immer gleich, sie ist von der Tagesverfassung und der Stimmung des Patienten abhängig. „Unwahrheit ist Inhumanität gleichzusetzen ... die Begleitung des Sterbenden auf dem Weg zur Wahrheit ist Humanität in Form von Hilfe zum Leben" (GRAF, 1994). Erst im Umfeld von Offenheit und Wahrheit ergibt sich Begegnung. Nach EIBACH (1976) ist „Eröffnung der Wahrheit die Ermöglichung eines Lebens gemäß der Bedeutung der Krankheit, so daß der Kranke nicht um wesentliche Ereignisse seines Lebens betrogen wird, sondern seinem Leben den Sinn und Abschluß geben kann, die er ihm unter diesen Umständen geben möchte". – Das aufklärende Gespräch unter dem Gebot der Wahrhaftigkeit bietet die *Chance, zu überleben* und der vernichtenden Einsamkeit zu entkommen. Die Voraussetzung dafür besteht darin, daß der Patient Partner ist in einem gemeinsamen Kampf ums Überleben.

Das Vorenthalten von Information oder ausschließliches Aufklären der Angehörigen unter Ausschluß des Patienten ist völlig kontraproduktiv, weil die wichtigste Beziehung aufgrund des bewußten Ausschließens von Information erheblich beeinträchtigt ist und das Vertrauensverhältnis gestört wird. Zusätzlich kommt es zur Entfremdung zwischen allen Beteiligten. Das Problem der Information stellt sich ja bei sterbenden Patienten nochmals.

Nach 10jähriger Erfahrung im Umgang mit Tumorpatienten wollen nach JUNGIS (1981) ca. 95 % dieser Patienten ihre Diagnose offen wissen; in einer Befragung von 100 an Leukämie Erkrankten, wollten dies 96 (KÖHLE et al., 1981). KÖHLE et al. (1990) berichten auch zur Problematik der Diagnosestellung aufgrund empirischer Untersuchungen, daß die Mehrheit der Patienten wünscht, über ihren Zustand aufgeklärt zu werden, wobei diesem Wunsch seitens der Ärzte nicht nachgekommen bzw. dem Informations- und Orientierungsbedürfnis einfach nicht Genüge getan wird. „Die Kommunikationsbereitschaft der Ärzte und die institutionellen Voraussetzungen entsprechen noch nicht dem Kommunikationsbedürfnis unheilbar Kranker" (KÖHLE et al., 1990), obwohl Umfragen eine deutliche Einstellungsveränderung und offenere Kommunikation in den letzten 30 Jahren ergaben.

Wesentliche Zielsetzung sollte daher die *offene Kommunikation* sein. Grundbedingung dafür wäre der Aufbau einer tragfähigen Beziehung.[4] Kritik von Patientenseite kommt nicht über das Prinzip der Aufklärung, häufig jedoch über die Art und Weise bezüglich des Vorgehens, also über das Verhalten der Ärzte während einer derartigen Mitteilung. Abgesehen davon, wissen die meisten der Schwererkrankten und auch der Sterbenden zum Zeitpunkt der Aufklärung bereits ziemlich klar über ihren Zustand Bescheid. Dieses Wissen, belegt aus zahlreichen empirischen Untersuchungen, nämlich, daß fast alle Patienten früher oder später um ihren zum Tode führenden Zustand wissen, ihn nicht nur ahnen (siehe oben: Aufklärungsgespräch), kann heute als gesichert gelten. Jedoch erst das aufklärende Gespräch durch den Arzt enthebt sie aus der Unsicherheit und dem verzweifelten Grübeln darüber. Laut Statistik wird ungefähr nur ein Drittel der Patienten über ihre zum Tode führende Situation aufgeklärt. Eine derartige Gesprächsführung jedenfalls hätte auch für den Arzt Konsequenzen, denn Aufklärung impliziert die Begleitung eines zu Tode Erkrankten, und dies schließt sein Sterben ein; ein Heraushalten ist danach wohl schwer möglich! Gründe für ausweichendes, nicht offenes Verhalten der Ärzteschaft sind auch in einer mit dem üblichen Rollenklischee nicht adäquat verstandenen Auffassung ihres Berufsstandes, in eigenen Ängsten und Hilflosigkeit, mangelnder Ausbildung etc. zu suchen (siehe auch Epilog). Die Folgen und Auswirkungen solchen Verhaltens sind jedoch für den Patienten schwerwiegend und vielfältig. Um einige anzuführen: Rückzug, Reaktionen wie Depression und Selbstmordphantasien, Vertrauensverlust, Neigung zum Verdrängen.

Weiters bestätigen die Untersuchungen, „daß die grundlegende Orientierung des Menschen an der Wahrheit vom therapeutischen Standpunkt aus gesünder ist als eine Orientierung an der Illusion oder der Leugnung" (BOWERS, 1971). Bewußt falsche oder optimistische Äußerungen zu machen in Anbetracht von Diagnose und Prognose bei tödlichen Erkrankungen gegenüber Patienten ist daher mehr als verwerflich und einfach abzulehnen. Vor allem deshalb, weil damit sowohl Patienten als auch deren Angehörigen die Möglichkeit zu einer Verarbeitung und damit zu einer *Vorbereitung auf den bevorstehenden Tod* genommen wird(!). Stattdessen verstreicht kostbare Zeit, gekennzeichnet durch Unruhe, Unsicherheit und Unwissenheit; während Sicherheit und Wissen es ermöglichen, das Sterben und den nahenden Tod zu begreifen und anzunehmen. Wahrhaftigkeit am Krankenbett scheint in erster Linie ein Pro-

[4] Dies ist jedoch meist aus verschiedenen Gründen nicht möglich.

blem derer zu sein, die die Wahrheit mitzuteilen haben, wobei Devise und Orientierung im Umgang mit Sterben sein sollte: Leiden zu minimieren, wobei eine Differenzierung von vermeidbaren und unvermeidbaren Leiden wichtig wird. „Das Bewußtsein des Todes ist die größte Herausforderung, mit der ein Mensch überhaupt konfrontiert wird. Das Bewußtwerden hat zwei Bedeutungen: klar zu erkennen und etwas für die eigene Erfahrung daraus zu machen" (WEISMAN, 1991).

*Wahrheitsgemäße Aufklärung sollte* nicht nur zur Entschleierung des Gegebenen, sondern letztlich *zum Verzicht auf sinnlose lebensverlängernde Maßnahmen führen* – aus humanen und finanziellen Gründen.

## 5.4 Orte des Sterbens

Es gibt zwei Bereiche: das *Hospiz* (Herberge, Gastfreundschaft) und die *Palliativstation* (Lebenshilfe im letzten Abschnitt des Lebens), in denen Sterbenden ganzheitliche Pflege und psychosoziale Betreuung angeboten werden.

Hilfestellung – zumindest das Gesprächsangebot – sollte auch für eine emotionale Verarbeitung dieser allerletzten Lebensphase gewährleistet werden können; für die Lösung dieser Problematik müßten Psychologen und auch Psychotherapeuten in einem psychosozialen Team – als Ausdruck höchster Verantwortlichkeit – zur Verfügung stehen. Die Beziehungen mit und zu Sterbenden sollten durch professionelle Struktur und interdisziplinäre Teamarbeit als Basis untermauert sein, da nur entsprechend ausgebildete Personen einen Umgang von Nähe und Distanz sowie das Aushalten von Ambivalenzen gelernt haben, wobei deren Angst vor dem eigenen Sterben in einem kontrollierten Ausmaß mobilisiert wird. Mitarbeiter eines solchen Teams müssen daher die Auseinandersetzung mit eigenen Problemen, die Bewältigung eigener Todesängste, Verlusterfahrungen und Sterbebefürchtungen geleistet haben, um die Sterbenden entsprechend entlasten zu können. Aus einer wissenschaftlichen Perspektive sollten begleitende Pilotprojekte vorgesehen sein.

Wünschenswert wäre eine Generalisierung und Übernahme der Hospiz-Idee in die allgemeinen Krankenhausanstalten und Altenpflegeheime. Diese bezieht neben der physischen, psychische, soziale und weltanschauliche Bereiche ein, schlägt sich in der multiprofessionellen Teamarbeit nieder, womit die innere Einstellung entscheidend ist. Zentrale Anliegen neben Schmerz- und Symptomkontrolle sind: verbesserte Kommunikation, familiäre Interaktion und Unterstützung. Die Zielsetzung des Krankenhauses ist eine vom Hospiz unterschiedliche: Während das Krankenhaus funktionsorientiert ausgerichtet ist und die Heilung eines Organs im Vordergrund der Behandlung steht, ist im Hospiz Fürsorge und lindernde Pflege, abgestimmt auf die Bedürfnisse einer Person, vorherrschend. Im Mittelpunkt steht jedoch das Leben – und nicht das Sterben. Nach KASTENHAUM (1967) verfügt eine große Zahl alter Menschen auch noch im Sterben über ungestörte psychische Funktionen und Kontaktfähigkeit. Krankenhaus und Hospiz jedoch sollten Begegnungsstätten sein, in denen menschliche Berührung stattfindet. Voraussetzung dafür ist Zeit und Raum für Kommunikation und Gespräche, daraus resultiert manchmal eine letzte Lebens-Chance für schwer Erkrankte und Sterbende.

## 5.5 Die Bedeutung des Todes für den alten Menschen

*Einstellungen zu Tod und Sterben* als gerontopsychologischer Aspekt betreffen den Zeitpunkt des Todes, die Auseinandersetzung mit dem Allein-Sterben und dem „Danach".

### *Angst vor dem Sterben und Angst vor dem Tod im Alter*

Dabei ist jeweils die Angst vor dem Tod im eigenen Leben (Sorge um die Angehörigen; Beschäftigung mit der Frage: Gibt es ein Leben nach dem Tod?); dem Tod im fremden Leben (Verlusterlebnisse) sowie die Angst vor dem eigenen Sterben (persönliches Leiden, Sterben könnte qualvoll sein, keine Zukunft mehr) und dem fremden Sterben (stellvertretendes Leiden bzw. Mitleiden) zu unterscheiden.

Im Existenzialismus wird die Einstellung zum Tod als Angst vor dem Ausgelöschtwerden aufgefaßt und als existentielle Verzweiflung dargestellt. Sterbeprozeß und bevorstehender Tod sind jedenfalls lebensbedrohlich und lassen nur eine sukzessive Verarbeitung zu. Im allgemeinen läßt sich sagen, daß die Angst vor dem Sterben und damit verbundenen möglichen Schmerzen und körperlichen Qualen größer ist als die Angst vor dem Tod (z.B. WITZEL, 1971).

Das zunehmende Alter ist durch die Nähe des Todes und durch Verlusterlebnisse gekennzeichnet. Diese beziehen sich einerseits auf den eigenen Körper und seine Funktionen, andererseits auf sich reduzierende Beziehungen: Beschäftigung, Verlust des Partners, auch der von Freunden, soziale Vereinsamung. Nach MUNNICHS (1980) „ereignen sich Verlusterfahrungen beim Altern kurz hintereinander auf verschiedenen Gebieten, manchmal sogar zeitgleich, wodurch die Konfrontation mit dem definitiven Ende unausweichlich wird".

Interessant ist der Zusammenhang zwischen höherem Lebensalter und geringer Todesangst, der in etlichen Untersuchungen bestätigt wird (siehe BALTES, 1984, und WITTKOWSKI, 1978). Bei alten Menschen weniger bewußte Todesangst angetroffen zu haben, heben auch SMITH et al. (1983) hervor. Ebenso ermittelten KOGAN und WALLACH (1961), daß im Vergleich mit Studenten alte Menschen dem Tod gegenüber positiver eingestellt sind. Es ist anzunehmen, daß aufgrund realer Erfahrungen und durch Antizipation alte Menschen öfters mit der Dimension ‚Endlichkeit' konfrontiert werden, weshalb eine Beschäftigung und mögliche Verarbeitung erfolgt bzw. auch erleichtert. Somit bietet Altern eine Möglichkeit, auch diesbezügliche Ängste zu sublimieren.

Angst ist ein Phänomen, das einerseits physische, andererseits psychische Aspekte beinhaltet: Um würdevoll sterben zu können und damit, dem Wunsch, sterben zu wollen zu begegnen, bedeutet Sterbebegleitung für den Arzt, den Patienten von vorhandenen Schmerzen und damit von der Angst davor zu befreien, also zuerst Schmerzkontrolle. Dazu trägt Aufklärung über die Wirkungsweise von Morphinen bei,[5] jedoch auch Aufklärung über ihren Zustand, damit Zeit bleibt zur Vorbereitung und Annahme des Todes. Sterbende werden jedoch von verschiedenen Ängsten zutiefst gequält. Eben, nicht mehr genügend Zeit zu haben, um sich zu verabschieden. Angst auch vor dem Verlust und Leiden am nicht-gelebten, ungelebten Leben. Sterbebegleitung bedeutet somit für Psychotherapeuten und Psychologen: das Angebot einer Beziehung, der Dialog, die averbale Präsenz; ich würde ein solches Vorgehen als Angstreduktion durch Nähe bezeichnen. Erst das ganzheitliche Angebot mit daraus resultierender Hilfe könnte ein Gegengewicht darstellen und den Abbau von existentieller Angst ermöglichen.

### *Erwartung des Todes und Wunsch nach dem Tod*

Der Tod wird dann von manchen, insbesondere Hochbetagten, herbeigesehnt, vor allem, wenn Leidenszustände psychischer

---

[5] In diesem Zusammenhang wäre eine Entkriminalisierung des Suchtgiftgebrauches für Schmerz-Patienten wünschenswert.

oder physischer Art überwiegen. Oft tritt der Erlösungs-Aspekt bei älteren Personen in den Vordergrund (LANGEN, 1987), begleitet von Schuldgefühlen; sie wären den anderen nicht mehr „zumutbar". Solche Personen leiden darunter, keinen Wert mehr zu haben. Die Funktion der Betreuenden könnte darin bestehen, darauf hinzuweisen, daß die nächsten Menschen immer noch da und anwesend seien, sich noch nicht distanziert hätten und daß „letzte Eindrücke" innerhalb eines Lebensverlaufs nicht überwiegen, sondern daß vor allem die guten Zeiten in Erinnerung blieben.

*Drei Einstellungstheorien zum Tod alter Menschen*[6]

(1) Aktivitätstheorie – in dieser ist Altern durch kontinuierliche Aktivität gekennzeichnet; diese scheint ein Modell der Verdrängung nahezulegen (siehe dazu auch S. 112 und S. 64).
(2) Dis-Engagementtheorie – versteht Altern als langsamen Rückzug auf sich selbst.
(3) Lebensspannen-Perspektive – wird aus einem Zusammenspiel von Einflußfaktoren verständlich, da Bedeutung des Todes und Einstellung zum Tod interindividuell unterschiedlich erlebt werden.

## 5.6 Verhalten und Erleben von Sterbenden

### Der Prozeß des Sterbens

*1. Die präterminale Phase*

Diese ist mehrphasig und mehrdimensional: physisch, psychisch und geistig. Die Spanne, ausgehend vom Wissen des nahenden Todes und bevorstehenden Sterbens bis zum Eintritt des Todes, wird auch als Lebens-Sterbens-Intervall bezeichnet. Dabei werden mehrere nicht definierte Phasen registriert: die akute Phase, die Krisen-Phase und die terminale Phase. PATTISON (1977) postuliert in diesem Zusammenhang ein Phasen-Streß-Modell, wobei für ihn die akute Krise (1) mit dem Zeitpunkt der Diagnose bezüglich einer infausten Erkrankung, deren Ausgang tödlich sein wird, einsetzt. Im Lebens-Sterbens-Intervall (2) ist der Patient mit zahlreichen Ängsten wie Ungewißheit und Einsamkeit konfrontiert, die er abzuwehren versucht. Das Verarbeiten von Trauer sollte mittels psychologischer und psychotherapeutischer Hilfe ermöglicht werden. Die dritte, terminale Phase (3) ist durch zunehmenden körperlichen Verfall und Rückzug gekennzeichnet. Auch WEISMAN (1972 und 1991) beschäftigt sich mit psychosozialen Phasen chronischer Erkrankungen und stellt folgende Dimensionen der tödlichen Krankheiten auf: Das 1. Stadium ist aufgrund der Konfrontation mit der eigenen Sterblichkeit meist durch einen existentiellen Schock gekennzeichnet. Das 2. Stadium betrifft ein Zwischenstadium für den Patienten, in dem keine Behandlung erfolgt, wo er eine Anpassung an seine Gegebenheiten versucht und vornimmt. Im 3. Stadium führt meist ein Rückfall zu neuerlichem Schock, stärkerer Ungewißheit und größerer Angst sowie zu einer Zunahme körperlicher Schwäche. Das 4. Stadium besteht aus der prä- und terminalen Phase, in der es zu einer Zunahme der Symptome und zu einer Abnahme der Kräfte kommt: der Tod wird greifbar nahe.

Prinzipiell ist der Sterbevorgang als ein *individuelles Geschehen* zu betrachten, das bei jeder Person in Abhängigkeit von Alter, Persönlichkeit, Vorerkrankungen, sowie Erfahrungen und Einstellungen völlig anders abläuft. Vermutlich wird aufgrund der Bedingungen des Altersprozesses eine Bewältigung des Todes erleichtert. Im Vorfeld des herannahenden Todes stehen Lebensrückblick, Bilanz, Bewertung und das Bewußtwerden, daß der Tod die persönliche Ord-

[6] Nach BALTHES, 1984.

nung und die Lebensbeziehungen zerstört und vernichtet. Als Interventionsformen kommen auch in diesem Stadium Coping- und Bewältigungsstrategien zum Einsatz.

## 2. *Das Terminal-Stadium*

„Terminal-Patienten sind kranke Personen, die nach Ansicht der Ärzte ... und des Krankenpflegepersonals im Laufe einer absehbaren Zeitspanne sterben werden" (MUNNICHS, 1989). WEISMAN (1991) spricht von terminaler Phase, wenn es sich um die letzten drei bis vier Tage vor dem Tod handelt. Es wird zwischen zwei Gruppen terminaler Patienten unterschieden: Kurzzeit- (mit ca. einmonatigem Krankenhausaufenthalt) und Langzeit-Terminale (Lebenserwartung über 6 Monate), die noch Hoffnung und Erwartung an das Leben zeigen können.

Die allerletzte Phase ist fast bei allen Patienten durch Rückzug, vor allem körperlich, und durch die Beschäftigung mit dem bevorstehenden Ende gekennzeichnet. Sterbebegleitung kann allerdings nur dann stattfinden, wenn der Patient seinen Tod akzeptiert (im Sinne von Zustimmung – Tod als Notwendigkeit) und einstellungsbedingt sich auf ihn vorbereitet. Dies sind nach einer Untersuchung von BRUNING und KLEIN HESSELINK (1986) ca. ein Drittel der Patienten, eher Frauen als Männer; ca. 20 % haben Schwierigkeiten mit der Akzeptanz und sind in ihrer Haltung ambivalent, während 25 % immer noch um ihr Überleben kämpfen. In dieser Phase reagieren ungefähr 10 % auf ihren bevorstehenden Tod abwehrend. Auf Hospizstationen wird dem Wunsch des Patienten entsprechend gehandelt: Einige der Todgeweihten bevorzugen eine nicht übermäßige Betreuung, nur das körperliche Gepflegtsein und ziehen es vor, für sich und alleine zu sein. Andere brauchen das Gespräch, Berührung und Nähe, die psychische Begleitung. Etliche betrachten den Tod als Erlösung, nicht nur von ihren Qualen, sondern auch von ihrem Leiden am Leben, wünschen ihn herbei und wollen den Vorgang sogar beschleunigen.

Oft schwindet erst in dieser letzten Phase mit dem Lebenswillen die Angst. Bei gesunden alten Menschen steht möglicherweise eine fortschreitende Bewußtseinstrübung im Vordergrund.

Aus Tabelle 1 geht hervor, daß der Großteil der Patienten, beinahe die Hälfte, mit zunehmender Bewußtlosigkeit „hinüberschläft"! Auffallend ist der Unterschied im Sterbeverhalten (1 und 5) zwischen Frauen und Männern, der sich schon im Stil der Sterbeverarbeitung erweist (siehe oben). Während Frauen sich scheinbar eher abfinden sowie ein- und umstellen können, dürfte Männern das Loslassen schwerer fallen. Zusammenfassend besagt die Statistik dieser Tabelle, daß beinahe (und zumindest) 30 % der Sterbenden in diesen ihren letzten Lebenstagen besonderer Aufmerksamkeitszuwendung sowie liebevoller und intensivster Betreuung bedürften.

**Tabelle 1.** Verhalten von Sterbenden kurz vor dem Tod (Untersuchung an 191 Patienten in den Niederlanden von BRUNING und HESSELINK, 1966, zit. nach MUNNICHS, 1989)

| Zustand während der letzten Tage | Männer | Frauen | Gesamt |
|---|---|---|---|
| 1 ruhig, akzeptierend | 22,9 | 30,6 | 27,2 |
| 2 unruhig, grübeln, sich abmühen | 8,4 | 7,4 | 7,9 |
| 3 traurig | 0,0 | 1,9 | 1,0 |
| 4 durcheinander | 6,0 | 0,9 | 3,1 |
| 5 ängstlich, beklommen | 16,9 | 9,3 | 12,6 |
| 6 böse, in Ruhe gelassen werden wollen, verschlossen | 1,2 | 5,5 | 3,7 |
| 7 dösig, Koma, schlafend | 44,6 | 44,4 | 44,5 |
| Gesamt (in Zahlen) | 83 | 108 | 191 |

*Das Sinnerleben in der letzten Lebensphase*

Die Bedürfnisse von Sterbenden resultieren aus unterschiedlichen Dimensionen: der biologischen, der psychosozialen und der Sinn-Dimension. BARTON (1977) entwickelte einen Ansatz zur Fürsorge von Sterbenden, in dem das komplexe Gefüge von Beziehungen und Interaktionen als zentral angesehen werden. Er verweist darauf, daß Sterben und Tod individuelle Anpassungsprozesse für alle Involvierten erfordert. Vor allem sind Sterbende durch Sinn- und Identitätskrisen gefährdet. Dabei wird oft „das Gefühl, am Leben zu sein, verschwommen, eingeschränkt und unbestimmt, und da besteht eine bedeutsame Steigerung des Todesbewußtseins mit den begleitenden Gefühlen" (BARTON, 1977). Die Annäherung an die „Wahrheit" ist hier wie bei der Diagnosestellung ein Entwicklungsprozeß, und dieser schlägt sich in einem – manchmal häufigem – Wechsel zwischen Resignation und Hoffnung nieder. Trauer, Verzweiflung etc. sind nicht konstante Aspekte dieser inneren Auseinandersetzung und damit von Angehörigen und Betreuern nicht ausschließlich zu bewerten. In solchen Situationen des letzten Lebensabschnittes erfährt die eigene Existenz meist eine heftige Erschütterung und wird dabei in Frage gestellt. Beinahe alle Patienten bedürfen in diesen Krisen einer Intervention, doch die Sinnfindung gelingt nur einigen.

*Aufgaben und psychologische Perspektiven in der Begleitung*[7]

- Bewahrung der Kompetenz des Sterbenden. Ein wesentlicher Beitrag ist die Beteiligung an Entscheidungsmöglichkeiten für die verbleibende Lebenszeit. Dies bezieht sich auch auf die Umstände des Sterbens.
- Artikulation von Emotionen durch den Sterbenden. Dem Sterbenden sollte es möglich gemacht werden, sich mit all seinen Ambivalenzen – Akzeptanz und Negation gleichermaßen – bezüglich des bevorstehenden Todes zu äußern.
- Einbeziehung des personalen Umfeldes des Sterbenden.
- Kontinuität in der Beziehung von Sterbendem und Helfer.

Was *psychotherapeutische Maßnahmen* bezüglich der Betreuung Schwererkrankter betrifft, verdienen die Bemühungen von SIMONTON et al. (1982) besondere Beachtung. Unheilbare Krebs-Patienten (insgesamt 159) mit einer statistischen Erlebensprognose von ca. 12 Monaten wurden von dem genannten Team psychotherapeutisch begleitet und betreut. Im Vergleich mit einer Kontrollgruppe ohne psychotherapeutische Begleitung mit ausschließlich medizinischer Betreuung überlebte die äußerst aktive Versuchsgruppe die ihnen prognostizierte Zeit um das Eineinhalbfache, während die noch lebenden Patienten – zum erhobenen Zeitpunkt – bereits doppelt so lange lebten.

## 5.7 Trauern

Meist setzt Trauern nicht erst nach dem Absterben geliebter Personen ein, sondern es beginnt häufig schon früher, wie beim Mitteilen einer infausten Diagnose. Die hier einsetzende Trauer – auch als antizipatorisches Trauern bezeichnet – findet nach dem Tode erst ihren Abschluß. Sie beinhaltet die Möglichkeit, sich bereits mit der Möglichkeit des Todes vor derem Eintreten auseinanderzusetzen.

*Psychologische Aspekte von Trauerarbeit*[8]

Zur Wiedererlangung des seelischen Gleichgewichts nach einem Todesfall be-

[7] Nach WITTKOWSKI, 1990.

[8] (Zum Teil) nach HOWE, 1992.

darf es der Lösung einer Reihe von Aufgaben:

- Zulassen der Trauer, Zulassen des Schmerzes;
- Bewußtwerden des Verlustes, wobei Zuwendung zu sich selber, z.B. in Form eines inneren Dialoges, und Zuwendung von außen durch die Umwelt (Freunde, Angehörige, Pflegepersonal, Psychotherapeut) notwendig sind;
- Die Anerkennung der Realität – ist häufig eine schwierige und schmerzliche Aufgabe;
- Entscheidung zum Leben – wobei sich die Frage nach dem Sinn des Lebens bzw. Weiterlebens stellt;
- Für die Überlebenden ist das Ausdrükken unakzeptabler Wünsche sowie das Verarbeiten von negativen Gefühlen gegenüber dem Verstorbenen wichtig;
- Bewertung des erlittenen Verlustes und
- Chance der Neuorientierung.

Als Hauptsymptomatik von Trauer gilt die Triade: Tränen, Schlaflosigkeit und Gewichtsverlust. In einem späteren Verlauf können dann noch Ängste, Niedergeschlagenheit usw. hinzukommen. Manchmal durchlaufen Partner von Sterbenden – aufgrund einer Identifizierung – ähnliche Phasen wie die Verstorbenen. In einer Untersuchung von Zisook et al. (1982, zit. bei Meyer, 1986) über die Symptome der Trauerreaktion fanden sich in 9 % Schmerzen gleicher Lokalisation, wie sie der Verstorbene geklagt hatte; 12 % meinten, sie hätten dieselbe Krankheit, und in 14 % fühlten sie sich „just like the person who died".
Durch ein Verdrängen des Todes tritt auch die Trauer nicht mehr öffentlich in Erscheinung. Die Trauer des schmerzlichen Verlustes muß, um verarbeitet zu werden, gelebt und ausgedrückt werden können. Es bedarf daher (neuer oder alter) Rituale der Verlustbewältigung. Als therapeutische Intervention bieten sich Selbsthilfegruppen an.

*Begleitung und Beistand der Angehörigen*

Alle Sterbenden haben auch Nahestehende, für die oft eine Nachbetreuung von großer Wichtigkeit wäre. In dieser außergewöhnlichen Belastung ist, das Miteinbeziehen der Familie – „Rooming-in", die Einbindung von Angehörigen und deren Betreuung wesentlich. In den meisten Fällen sind diese froh, etwas für ihre Lieben tun zu können – möglicherweise den allerletzten Liebesdienst –, auch wenn dies nur zur Entlastung eines schlechten Gewissens dienen sollte.

## 5.8 Suicid

Die Intervention zur Aufrechterhaltung eines sinnerfüllten Daseins ist im Umgang mit Sterbenden wesentlich. Einige von ihnen sehen es als würdevoll an, anderen nicht zur Last zu fallen und ihrem Leben in freier Entscheidung ein Ende zu setzen (Amery, 1976). Interessanterweise ist Selbstmord bei Schwerstkranken eher selten, wenn davon abgesehen werden kann, daß Gedanken und das Denken daran besonders häufig bei betagten und kranken Personen anzutreffen ist. Vor allem sind diesbezügliche Äußerungen auch ernst zu nehmen, da ältere Menschen dazu neigen, Methoden einzusetzen, bei denen geringere Aussichten auf Überleben besteht.

## 5.9 Begleiten angesichts des Todes

*O Herr, gib jedem seinen eigenen Tod,*
*Das Sterben, das aus jenem Leben geht,*
*Darin er Liebe hatte, Sinn und Not,*
*Denn wir sind nur die Schale und das Blatt.*

Rainer Maria Rilke

Das heißt: mitgehen, dasein und gleichzeitig zurücktreten, es heißt nicht: direkt eingreifen, bestimmen. Aus einer Begleitung resultieren Dialog, menschliche Zuwendung, Begegnung und somit das Entwikkeln einer tragfähigen Beziehung. Im Vordergrund stehen dabei ärztlicherseits Schmerzkontrolle, psychotherapeutischer- und psychologischerseits ein tragfähiges Beziehungsangebot, das auf all die modulierenden Bedürfnisse mit entsprechendem Einfühlungsvermögen . Bezug nimmt und emotionale Stützung gewährleistet, damit Aufrichtigkeit und Offenheit möglich wird. Teilnahme am Sterben bedeutet für den Außenstehenden vor allem, ein Sich-Einlassen und -Einrichten auf Differenzen, Diskrepanzen und Ambivalenzen, Überwinden von Vermeidungstendenzen, d.h. Auseinandersetzen in einem psychischen Prozeß. „Sich rasch verändernde Bedürfnisse und wechselnde Interaktionsmuster schreiben es vor, daß Reaktionen aus dem dynamischen Prozeß der Pflege selbst entwickelt werden." Dieses Konzept sieht BARTON (1977) als grundlegend für die Pflege von Sterbenden.

Dazu nötige Maßnahmen sind: über den bevorstehenden Tod Gesprächsbereitschaft zeigen, nachfragen, was eventuell *noch* zu tun oder zu erledigen wäre bzw. getan werden könnte; zusätzliche Entwicklungs-Potentiale, Ressourcen entdecken; falls die Zeit es noch erlaubt: nach-arbeiten der Biographie, z.B. bezüglich früherer Verlusterlebnisse, Problemanalyse leisten, Nähe, Vertrauen, Offenheit zulassen. SCHWEIDTMANN (1992) vertritt die Auffassung, daß „wir Patienten nicht nahe genug kommen können, um mit ihnen die offenen Dinge zu besprechen". Weiters ist das Entwickeln spezieller und geeigneter (aktiver) *Coping-Strategien*, Bewältigungsformen, das Anpassen an die Situation zu einer besseren Bewältigung von Wichtigkeit, da dieses Verhalten direkt auf den somatischen Grundprozeß einzuwirken vermag. Diese Erklärung „wird durch viele neuere Ergebnisse der Psycho-Immunologie gestützt, die aufzeigen, wie Bewältigungsverhalten direkt mit der Immunabwehr gekoppelt ist" (SCHULZ und RAEDLER 1986, zit. nach HEIM, 1988; UHLENBRUCK, 1995). Nach WEISMAN (1991) „scheinen Menschen, die bessere Bewältigungsmechanismen besitzen als andere, länger zu leben und besser zu sterben. Ihnen dabei zu helfen ist das *Hauptziel der psychosozialen Intervention*." Von zusätzlichem Belang wäre Hilfestellung und -leistung beim Neubestimmen und Umstellen der Identität anzubieten, da die Zukunftsperspektive aufgrund körperlicher Behinderungen bei Schwersterkrankten allmählich geringer wird und schließlich abhanden kommt. Durch den Verlust der Zukunft kann Planung nur mehr kurzfristig, oft von einem Moment zum anderen, erfolgen. In all den Unsicherheiten, auch familiären, da Angehörige sich mit dem Sterben einer nahen Person oft nicht zurechtfinden bzw. sich nicht abfinden können, weshalb der Todgeweihte manchmal vermittelnd eingreift, ist Stützung und Sicherheit von Vorteil. Vor allem wäre eine Art Bezugsperson, die sich möglicherweise um die psychischen Belange des Präterminalen bemüht, zur emotionalen Stabilisierung von hoher Relevanz. Zur Besserung der gesamten psychosozialen Kompetenz ist auch erforderlich, dem gesamten Team Hilfe und Unterstützung zukommen zu lassen, z.B. in Form von Supervision.

Sterben ist ja nicht nur ein physischer Vorgang, sondern vor allem ein psychischer Prozeß, daher soll und muß mit der verbleibenden Zeit, da sie knapp und kostbar ist, sinnvoll umgegangen werden.

## 5.10 Epilog

Die Lösung medizinischer Probleme bedeutet nicht die Lösung menschlicher Probleme, sie ist daher oft konträr. Beim Sterben verlaufen physische Vorgänge nicht immer synchron zu psychischen Prozessen. Patienten haben daher oft gute Gründe, sich eine medizinische Behandlung zu ersparen, vor

allem dann, wenn die Aussicht auf Erfolg äußerst gering ist.
Aus zahlreichen Untersuchungen gehen folgende Motivationen der Ärzte, das bloße Überleben todkranker Patienten zu sichern bzw. diesen wichtige Informationen vorzuenthalten, hervor: Kontrolle auszuüben, Bevormundung der Patienten, Macht zu haben über den Tod, weshalb Sterben für den Arzt als Niederlage erlebt wird. Wenn der Tod den Sieg davonträgt, bleiben Technik, Wissenschaft, Fortschritt der Medizin und Ohnmacht der Ärzteschaft zurück. Daraus resultieren „Mißerfolg", Hilflosigkeit, Insuffizienzgefühle, auch Aggressionen. „Der sterbende Patient wird zu einer Bedrohung der definierten Heilungsaufgabe der Medizin" (AIGNER, 1989).
Was „Behandlung" in der medizinischen Praxis betrifft, ist eben zwischen zwei Aspekten zu unterscheiden: dem der die Heilung intendiert, und dem der die Beschwerden lindert. Für die Ärzteschaft steht nun ein Teil stellvertretend für die ganze Therapie, und diese wird damit zur einzig gültigen Methode erhoben. Es ist an der Zeit, auf diesen Kategorienfehler hinzuweisen und ihn zu korrigieren (TOULMIN, Wittgenstein-Symposion, 1995). Angehende Ärzte werden eben nicht angehalten, das Ausüben ihrer Funktion nur als Betreuung von Menschen – ohne gleich in Aktivitäten zu verfallen – zu sehen. Betreuung von Todkranken sowie Sterbebegleitung, auch der Umgang mit unveränderlichen Situationen sind im medizinischen Lehrplan und in der Ausbildung nicht vorhanden.[9] Nach LEHR (1989) werden Begegnungen mit Sterbenden von Ärzten häufig vermieden; diese klären – ihrer Erfahrung nach – Patienten bezüglich ihres Terminalstadiums kaum auf, wodurch sie die Antizipation des Ereignisses beim Kranken und dessen Angehörigen verhindern. Für Psychologen, Psychotherapeuten, die diesen Part professionell übernehmen möchten, ist keine Bezahlung vorgesehen – unentgeltliche Leistung jedoch unterminiert ihre Profession.
Hoffnung bedeutet für Todkranke noch eine Erwartung, sicher nicht auf Heilung, sondern etwas noch miterleben zu dürfen, eine Sache noch erledigen zu können; ferner den Wunsch, die vorgegebene Situation zu verbessern, auch wenn Änderungen oft nur minimal sein können. Es ist einfach die Hoffnung noch auf eine geringe Lebenszeit.
Wünsche der Sterbenden umfassen: die Umarmung des geliebten Menschen, Menschen um sich zu haben, die zu Lebzeiten für sie Bedeutung hatten, Abschied nehmen zu können, im Beisammensein nochmals Leben zu zelebrieren, Abschied als Trost für den bevorstehenden Verlust, Trost für das erlittene Leid, für Qual und Pein, die in diesem Moment aufgehoben werden, zu erleben und einmal noch Geborgenheit zu empfinden und für die Schwererkrankten Hoffnung auf Erlösung.
Ich selbst habe Schwerstkranke angesichts des nahenden Todes auf einer Hospiz-Station sagen hören: „... wie gut Sterben auch sein kann!"
In sozialen Berufen Tätige sollten Sorge tragen und dazu beitragen, daß das Sterben wieder mehr Aufmerksamkeit und damit kulturelle Verfestigung erfährt, eine Wiedereinführung der „Ars moriendi – der Kunst des heilsamen Sterbens". Eine Realisierung besteht im Bejahen des eigenen Todes als Vorausetzung dafür, anderen in oft längeren Sterbeprozessen nicht nur beizustehen, sondern zu trachten, daß zumindest einige der Sterbenden „ihren Weg" finden. Dies wird dann möglich, wenn der Patient nicht um einer falsch verstandenen Schonung willen um die Möglichkeit gebracht wird, der ihm noch verbleibenden Zeit einen Sinn zu geben, die Chance zum Ersatz für ungelebtes Leben im letzten Moment. Dadurch erfährt der Patient Wachstum und Sinn!

---

[9] Auch wäre die Etablierung von Lehrfächern wie medizinische Ethik und Gerontologie äußerst wünschenswert.

# Literatur


AIGNER E (1989) Die Wahrheit am Krankenbett. Gedanken zur „Sterbebegleitung". ÖÄZ 10

BALTES MM (1984) Altern und Tod in der psychologischen Forschung. In: WINAU, ROSEMEIER (Hrsg) Tod und Sterben. de Gruyter, Berlin

BATTEGAY R et al (Hrsg) (1992) Handwörterbuch der Psychiatrie, 2. Aufl. Enke, Stuttgart

BAUST G (1992) Sterben und Tod. Medizinische Aspekte. Ullstein, Berlin

BERNAT E (1993) Ethik und Recht an der Grenze zwischen Leben und Tod. Grazer rechts- und staatswissenschaftliche Studien, Bd 50. Leykam, Graz

BERNAT E (1995) Behandlungsabbruch und (mutmaßlicher) Patientenwille. Recht in der Medizin H 3

BREUER A (1989) Bewältigungsformen von Tod und Sterben. Dissertation, Universität Köln

DEARING A, SCHWARZ O (1991) In: ESER A, KOCH HG (Hrsg) Materialen zur Sterbehilfe. Eine internationale Dokumentation; Beiträge und Materialien aus dem Max-Planck-Institut für ausländisches und internationales Strafrecht, Freiburg/Br

DORSCH (1994) Psychologisches Wörterbuch, 12. neue und erweiterte Aufl. Huber, Bern

EIBACH U (1976) Medizin und Menschenwürde. Brockhaus, Wuppertal

ENQUETE STERBEN IN ÖSTERREICH (1992) Art, Umstände, Betreuung. 26.–27. März 1992. Bundesministerium für Gesundheit, Sport und Konsumentenschutz, Wien

FRANKL V (1982) Ärztliche Seelsorge. Deuticke, Wien

HEIM E (1988) Coping und Adaptivität: gibt es geeignetes oder ungeeignetes Coping? Psychother Med Psychol 38: 8–18

HEIMPEL H (1994) Arztrechtliche und ethische Probleme in der klinischen Medizin: Hämatologie und Onkologie. In: MADEA B, WINTER UJ (Hrsg) Medizin – Ethik – Recht. Schmidt-Römhild, Lübeck

HOWE J (1987) Das Sterben als Gegenstand psychosozialer Alternsforschung. Enke, Stuttgart

HOWE J, OCHSMANN R (Hrsg) (1984) Tod – Sterben – Trauer. Bericht über die 1. Tagung zur Thanato-Psychologie vom 4.–6. Nov. 1982 in Vechta. Fachbuchhandlung für Psychologie, Frankfurt

HOWE J et al (Hrsg) (1992) Lehrbuch der psychologischen und sozialen Alternswissenschaft. Bd 4: Sterben – Tod – Trauer. Asanger, Heidelberg

KASTENBAUM RJ, AISENBERG RB (1992) The psychology of death (concise edition). Springer, New York

KASTENBAUM RJ (1984) Thanato-Psycholoie in den Vereinigten Staaten. Vergangenheit, Gegenwart und Zukunft. In: HOWE J, OCHSMANN R (Hrsg) Tod – Sterben – Trauer. Bericht über die 1. Tagung zur Thanato-Psychologie vom 4.–6. Nov. 1982 in Vechta. Fachbuchhandlung für Psychologie, Frankfurt

KÖNIG M (1992) Einstellungen und Ängste gegenüber dem Altwerden, Tod und Sterben. Diplomarbeit, Universität Wien

KRÖSL W, SCHERZER E (1973) Die Bestimmung des Todeszeitpunktes. Maudrich, Wien

KÜBLER-ROSS E (1969) On death and dying. Macmillan, New York

LÄNGLE A (1989) Die Wahrheit am Krankenbett. Krankenpflege-Journal 27, 7/8

LENSING H (1974) Das Todesproblem bei alten Leuten – eine kulturvergleichende Studie zwischen Altersheiminsassen in Österreich und in Amerika. Dissertation, Universität Salzburg

LÖWY EH (1995) Ethische Fragen in der Medizin. Springer, Wien New York

MANZ HG (1992) Das Verständnis von Ethik. In: AMELUNG E (Hrsg) Ethisches Denken in der Medizin. Springer, Berlin

MEERWEIN F (Hrsg) (1991) Einführung in die Psycho-Onkologie, 4. verbess Aufl. Huber, Bern

MEYER JE (1986) Der unheilbar Kranke und seine Familie. In: KISKER KP et al (Hrsg) Krisenintervention – Suizid – Konsiliarpsychiatrie. Springer, Berlin

MISSLIWETZ J, ELLINGER A (1992) Recht für Ärzte und Medizinstudenten. Manz, Wien

MUNNICHS JMA (1989a) Sterben und Tod. In: PLATT D et al (Hrsg) Handbuch der Gerontologie. Bd 5: Neurologie, Psychiatrie. Fischer, Stuttgart

MUNNICHS JMA (1989b) Sterbehilfe, Sterbebegleitung – Hintergründe und Bedingungen. In: KISKER KP, et al (Hrsg) Psychiatrie der Gegenwart. 8: Alterspsychiatrie, 3. neu gestaltete Aufl. Springer, Berlin

MUSCHAWECK-KÜRTEN P (1994) Sterben und Sterbebegleitung – Ein interdisziplinäres Gespräch. Schriftenreihe des Bundesministeriums für Familie und Senioren, Bd 28. Kohlhammer, Stuttgart

NULAND SB (1993) Wie wir sterben. Ein Ende in Würde? Kindler, München

PSCHYREMBEL (1994) Klinisches Wörterbuch, 257. neu bearbeitete Aufl. de Gruyter, Berlin New York

SCHICK P (1993) Todesbegriff, Sterbehilfe und aktive Euthanasie In: BERNAT E (Hrsg) Ethik und Recht an der Grenze zwischen Leben und Tod. Grazer rechts- und staatswissenschaftliche Studien, Bd 50. Leykam, Graz

SCHWEIDTMANN W (1992) Sterbebegleitung, 2. Aufl. Kreuz, Stuttgart

SEEBURGER G (1990) Einstellung zu Sterben und Tod in unserer Gesellschaft. Diplomarbeit, Universität Wien

SENN HJ (1991) Wahrhaftigkeit am Krankenbett. In: MEERWEIN F (Hrsg) Einführung in die Psycho-Onkologie, 4. verbesserte Aufl. Huber, Bern

SIMONTON OC, SIMONTON SM, CREIGHTON J (1995) Wieder gesund werden. Rowohlt, Reinbek

UEXKÜLL TH (1990) Psychosomatische Medizin, 4. neubearbeitete und erweiterte Aufl. Urban & Schwarzenberg, München

WEISMAN AC (1991) Psychiatrie und Thanatologie. In: FREEDMAN AM et al (Hrsg) Psychiatrie in Praxis und Klinik. Bd 6: Psychiatrische Probleme der Gegenwart II. Thieme, Stuttgart

WINAU R, ROSEMEIER HP (1984) Tod und Sterben. de Gruyter, Berlin New York

WITTKOWSKI J (1990) Psychologie des Todes. Wissenschaftliche Buchgesellschaft, Darmstadt

# Sachverzeichnis


Abhängigkeit (Def.) 341
Abhängigkeitskrankheiten *337*
  Auslöser 341
  Motivationsarbeit 342
  Prävention 345
  Therapie 344
  Verlaufskriterien 340
ADAS 364, 366 (Tab)
ADL-Skalen 68, 137f
Ängstlich-paranoide Syndrome 312
Affektive Psychosen *304*
  Endzustände 305
  Residualzustände 307
Akathisie/Tasikinesie 273, 436
Akinese 207
  akinetische Krisen 225
Aktivierungsprogramm 490
Aktivitätstheorie 112, 525
Akuter Verwirrtheitszustand *160*
  Behandlung 161
  Pathogenese 162
Alkoholismusformen 338
Alkoholprobleme *337*
Altenheim 12
Alter 1, 28
  Nachteile 110
  Vorteile 109
Altern 4, 28
  Allgemeines 1
  gesellschaftliche Probleme 74
  neurobiologische Aspekte 19
  pathologisches 388
Alterungsprozeß 29
  pathologisch 15
  physiologisch 5
Alterungszeichen 6f
Alzheimer's Disease Assessment Scale 364, 366
Amantadinen 247
Ambulante Altenhilfe *500*
Angst-Syndrome 148
Angsttherapie 463
Anticholinergika 230, 280f
Antidepressiva 280, *423*
  atypische 426
  Dosierung 429
  Indikation 429
  Wirksamkeit 429
Anxiolytika 431
Apallisches Syndrom 521
Apoptose (siehe auch Zelltod) 46
Arbeitsgeschwindigkeit 31
Atrophie *29*, 169, 258, 389, 391, 406, 408
Aufklärung 518
  Aufklärungsgespräch 520
  Aufklärungsziele 521
Aufmerksamkeitsstörungen 159
Autoimmunkrankheiten 47
Autotoleranz 46

Ballismus 249
Basalganglien-Störungen 261
Benton-Test (BT) 376
Benzodiazepine (BTD) 431
Berufliche Veränderung 74f
Betreuung 496
  Familien 496
  Pflegeheim 503
Beurteilungs-Skala für geriatrische Patienten 367
Beurteilungs-Skalen 364
Bewegungsstörungen *202*, 335
Bildgebende Diagnoseverfahren *405*
Blepharospasmus 267
Bradykinese 207
Bradyphrenie 209
Brief Cognitive Rating Scale 370
Brief Psychiatric Rating Scale 367
Bursaäquivalent 44

CCT 391, 405f
Cephalisationsindex 5
Charakterneurosen 315
Chorea Huntington (CH) *251*
  Neurologische Symptomatik 253
  Neuroanatomie und Pathophysiologie 260

Chorea Huntington (CH)
  Neuropathologie 257
  Pathochemie 259
  PET und SPECT 412
  Psychiatrische Störungen 255
Chorea-Syndrom *251*
Choreoatheose 263
Circadiane Rhythmen 328
Clinical Global Impression-Scala 367
Creutzfeld-Jakob (CJD) 191

DAT (siehe Demenz)
Decarboxylase-Hemmer (DCH) 224
Defizitmodell 481
Delir (Def.) *158*, 173
  Behandlung 161
  Differential-Diagnose 160
  Pathogenese 162
Delirantes Syndrom *140*
Dementielle Erkrankung 362
Dementielles Syndrom 134
Demenz vom Alzheimer-Typ 39, *163*, 170, 174
  CCT 169
  Differential-Diagnose 170
  EEG 170, *388*, 397
  Neuropathologie 176
  PET 409, 410
  SPECT 170, 408
  Therapie 175
Demenz-Syndrom 157, 362
Depressive Erkrankung 362
Depressive Pseudodemenz *138*, 172, 184f, 350, 362
Depressives Syndrom *144*, 311
Desorientierungs-Stadien 474
Disengagement-Theorie 64, 525
Disuse-Hypothese 8
Dopamin 217
  DA-Agonisten 228, 229 (Tab)
Dyskinesien 211, 275, 436
  medikamentös ausgelöste 271
  Spätdyskinesien 276
  Therapie 232
Dystone Syndrome 265
Dystones Fuß-Syndrom 269
Dystonien 211, 267, 271, 275
  Spätdystonien 276, 277
Dysthymien 147

EEG und EP *384*
  Mapping 397
Einsamkeit 107
Einschlaflatenz 330, 331
Epilepsie 194
  Behandlung 196
  Persönlichkeitsveränderungen 198
Epitope 45
Ergotherapie 506
Erotik *121*
Essentieller Tremor (ET) 247
Euthanasie (Def.) 516
Extrapyramidale Störungen 272 (Tab)

Familie (Def.) *86*
  Aufgaben 97
  Stellung 96
  Wandel 87
Familientherapie 465
Faszikulation 21
Fehlertheorie 5
Freezing 210, 225
Fremdbeurteilungs-Skalen 363f
Functional Assessment Staging-Test 371

Gedächtnisstörungen 37, 159, 167, 362, 391
Gedächtniszellen 45
Gehirn 7f
  Histogenese 20
  Morphogenese 19
  Organogenese 19
  Tod 516
Geriatrie (Def.) 3
Geriatriezentrum 508f
Geriatrische Depressions-Skala 368f
Geriatrische Tagesklinik 502
Gerontopsychiatrische Untersuchung *347*
  Anamnese 351
  Gespräch 347
  körperliche 353
  neurologische 354
  psychopathologischer Befund 349
Gerontokratische Ordnung 11
Gerontologie (Def.) 3
Gesprächstherapie 458
Gestalttherapie 459
Global Deterioration Scale 369f
Gruppentherapie 466
Gültigkeit (Validität) 361

Hachinski-lschämie-Skala (HIS) 182, 371
Hamilton-Rating Scale for Depression 372
Hirndurchblutung 406
Hirnleistungen 26, 31
Hirnnerven *354*
Hirnorganische bedingte Leistungsstörungen 135
Hirntod 517
Hospitalismus-Syndrom 8
Hospiz 517
Humanistische Psychotherapieverfahren 458
Humorale Regulation 46
Hydrocephalus 188, 243

Hyperkinesien 262
Hypersomnie 332
Hypnotika 431
Hypochondrische Zustandsbilder 312

IADL-Skalen 137f
Ich-Bildung 27
  Identität 40, 474
  Integrität 472
Immunabwehr *44*
Immunologisches Gedächtnis 45
Immunregulation 46f, 51
Immunsystem 43, 47
  Altern 48f
Individualtod 517
Informationsverarbeitung 27, 31, 34, *37*, 394, 402
  Geschwindigkeit 387, 391, 399
Intelligenzabbau 35
  Defekte 37
  Entwicklung 34
  Forschung 34
  Messung 34
  Störungen 159
  Struktur 34
Intelligenz, fluide 26, 60
Intelligenz, kristallisierte 34f, 60, 62
Interventionsgerontologie 467

Klonale Selektion 45
Kognition 26f, *32*, 58
  Abbau 38, 55, 176
Kognitive Triade 462
Koma (Def.) 517
Kompetenz 32f
  in Alltagsfertigkeiten 67
Kortikobasale Degeneration (KBD) *238*
Kurzeitgedächtnis *37*, 134f, 349, *472*, 476

L-Dopa 206, 224
  Syndrom 210, 225
  Therapie *224*
Langzeitgedächtnis 61, 135, 474, 476
Lebensabschnitte 3
Lebensaufgaben 475
Lern- und Gedächtnisleistungen *58*
Lewy-Körper-Demenz (LKD) 235
Lithium 307

Manisches Syndrom *147*, 185
Medikamentenprobleme *337*
Mehrfachwahl-Wortschatz-Intelligenz-Test 377
Meige-Syndrom 268
Menschenwürde 518
Milieutherapie 492
Mini-Mental-Status (MMSE) 373f (Tab)
Mißbrauch (Def.) 339
Monoaminoxidase-B-Hemmer 227
  reversible (RIMA) 428
Morbus Alzheimer – siehe DAT und Demenz vom Alzheimer-Typ
Morbus Pick 185
  EEG 389
Morbus Wilson 188
  EEG 389
Motorische Störungen 254
MRI 405, 406
Multi-Infarkt-Demenz 174, *179*
  Behandlung 183
  Differentialdiagnose 181
  EEG *389*, 397
  Neuropathologie 180
  Typ Binswanger 182
Multisystem-Athropie (MSA) 239f (Tab)
Myelinsation 22

Netzwerktheorie 47
Neurasthenische Symptome 146
Neuro-Endokrinium 47f, *51*
Neuroglia *22*
Neuroleptika (NL) 434
  Dosierung 438
  Indikation 438
  Syndrom, malignes 436
  Wirksamkeit 438
Neurolues 190
Neuromelanin 217
Neurotische Erkrankungen 314
Non-Rem-Phasen 329
Nootrope Therapie 440
Nootropika 440
  Pharmakodynamik 394
Nürnberger Alters-Beobachtungs-Skala 373, 375
Nürnberger Alters-Inventar (NAI) 378 (Tab)

Objektivität (Test) 361
Organisch bedingte Psychosen *156*
Organische Psychose (Def.) 156f
Organischer Persönlichkeitswandel 134
Organisches Psychosyndrom 134, 158
Orgasmus 122

P 300 (oder P 3) 91, 394, 396, 398, 400f
Paar- und Familientherapie 465
Palliativstation 523
Pallidum-Degeneration (PD) 242
Paranoid-halluzinatorische Syndrome *150*
Paraphrenie *293*, 308
Parkinson-Syndrom *204*
  Diagnose 219, 221 (Tab)
  Krankheit 205
  medikamentöse Formen 243
  Neuropathologie 212

Parkinson-Syndrom
  Pathobiochemie 214
  Pathogenese und Ätiologie 217
  Pathophysiologie 215
  PET, SPECT 220f, 412
  Plus-Syndrome 234
  Therapie 223
    Anticholinergika 230
    Apomorphin 230
    DA-Agonisten 228
    L-Dopa 224
Paroxysmale Kinesie 210
Patientenrechte 519
Pensionsfinanzierung 79
Persönliche Konstrukttherapie 456, 465
Persönlichkeitsveränderungen 9, 63, 131
PET 405
Pflegeheime 505
  Betreuung *503*
Pharmako-EEG/EP-Mapping 394
Phobien 149
Physiotherapie 506f
Plaques 177f
Plastizität 32, 36
Plutchnik Geriatric Rating Scale 373
Präsenile Demenzen 183
Programmtheorie 5
Progressive supranukleäre Lähmung 236
Pseudoanfälle 195
Pseudoparkinson-Syndrom 436
Psychische Veränderungen 54
Psycho-cerebrale Kohärenz 9
Psychoanalytische Psychotherapie 456
Psychodiagnostische Testverfahren 362, 365
Psychodrama 459
Psychogene Störungen 310, 313
Psychoimmunmodulation 48
Psychometrie *360*
  Diagnostische Hinweise 361f
  Grundlagen 360
  Meßverfahren 362
  Testverfahren 365
Psychomotorik 56
Psychopathologische Syndrome *129*
Psychopharmako-Therapie *421*
Psychoreaktive Erkankungen 316
Psychosomatische Erkrankungen 321f
  Behandlungsmöglichkeiten 323
  psychotherapeutische Intervention 324
  Ursachen 323
Psychosomatische Störungen *318*
  Definition 318
  Dekompensation 311
  Diagnose 323
Psychosozialer Dienst 501f
Psychotherapeutische Ansätze 492
  Betreuung 507
Psychotherapie *455*
  Methoden 455

Reaktiv-depressive Syndrome 312
Realitätsorientierungs-Training (ROT) 463
rCBF (regional-cerebraler Blutfluß) *405*
Rehabilitation *480*
  Aktivierungsprogramme 490
  Definition 481
  Formen 488f
  neuropsychologische Ansätze 494
  psychosoziale Aspekte 490
  psychotherapeutische Ansätze 493
Reliabilität (Test-Zuverlässigkeit) 361
REM-Phasen 329
Remotivation 491
Resensibilisierung 491
Resozialisierung 491
Restless-Legs-Syndrom 335
Revitalisierung 492
Rezeptor-Studien 413
  Chorea Huntington 416
  Multisystem-Atrophie 416
  Parkinson 415f, 222f
Rigor 207
Rigor-Akinese-Typ 213, 215f, 263

Sandoz Clinical Assessment Geriatric Scale 378f, (Tab.)
Scheidungen 100
Schizoaffektive Psychose 291
Schizophrene Psychosen *291*
  Endzustände 297
  organische Grundlagen 298
  prämorbide Persönlichkeitseigenschaften 299
  Spätschizophrenie *293*
  Theorien 292
  Therapie 299
Schlaf *328*
  Änderungen 330
  Apnoe-Syndrom 334f
  EEG 329, 332 (Tab)
  Effizienz 332
  Stadien 329
  Störungen 333f (Tab)
Sekundärer Krankheitsgewinn 321
Selbstbild 66
Selbstwert 479
Serotonin-Wiederaufnahmehemmer 426
Sexualität *121*
  bei psychisch Beeinträchtigten 124
Sinnerleben 526
Somatisierung 320

Sozialarbeit 507
Soziale Isolation 107
Soziale Sicherung 75
Soziotherapeutische Verfahren 467
SPECT 405
Sprachstörungen 167
Sterbebegleitung 516, *527*
Sterbehilfe (Def.) 516
Sterbende 525
Sterbeprozeß 525
Strukturiertes Interview zur Diagnose der Demenzen – SIDAM 376
Subakut sklerosierende Panencephalitis 192
Sucht (Def.) 338
Suicid 528
Syndrom-Kurz-Test (SKT) 378f (Tab)
Syndromanalyse 151

T-Zellsystem 51
Tagespflegeheim 503
Tardive Dyskinesien 276, 436
Testverfahren 363, 364
Tetrazyklische Antidepressiva 426
Thanato-Psychologie 514
Thymus 44
  Atrophie 48f
  Involution 49f
Tod und Alter 13f
  Bedeutung 523
  Krankheit und Tod 514
  psychologischer Tod 516
  soziale Tod 520
Toleranz 339
Torticollis 268
Tranquilizer 431
Trauern 527
Tremor 208
  Tremor-Dominanz-Typ 213, 215f
  Tremortherapie 232
Trizyklische Antidepressiva (TAD) 423

Vakzination 45
Validation 459, *471*, 493
  Grundlagen 473
  Grundsätze 475
  Techniken 476
  Ziele 476
Validität (Test-Gültigkeit) 361
Vaskuläre Demenz
  MRI 410
  SPECT 411
Vasodilatatoren 444
Vergangenheitsbezug 474f
Verhaltenstherapie 460, 493
  Interventionen bei Depressionen 462
  Interventionen bei hirnorganischem Abbau 463
Verwirrtheit 140, 472f
Vier-Säulen-Konzept 82
Vitaminmangel-Demenz 186
Vulnerabilität 129, 292, 298

Wahnbildung 145, 150
Wahrhaftigkeit *518*
Wahrheitsbegriff 519
Weisheit des Alters 39
Wernicke-Encephalopathie 186
Wohngemeinschaften 503

Zärtlichkeit 122
Zahlen-Verbindungs-Test (ZVT.G) 380
Zeitverwirrtheit 473f
Zell-Grau-Koeffizient 21, 30
Zelltod (siehe auch Apoptose) 21f, 217
Zentralnervensystem
  Änderungen 20
  Entwicklung 16
Zytokine 47f

*Springer-Verlag*
*und Umwelt*

ALS INTERNATIONALER WISSENSCHAFTLICHER VERLAG sind wir uns unserer besonderen Verpflichtung der Umwelt gegenüber bewußt und beziehen umweltorientierte Grundsätze in Unternehmensentscheidungen mit ein.

VON UNSEREN GESCHÄFTSPARTNERN (DRUCKEREIEN, Papierfabriken, Verpackungsherstellern usw.) verlangen wir, daß sie sowohl beim Herstellungsprozeß selbst als auch beim Einsatz der zur Verwendung kommenden Materialien ökologische Gesichtspunkte berücksichtigen.

DAS FÜR DIESES BUCH VERWENDETE PAPIER IST AUS chlorfrei hergestelltem Zellstoff gefertigt und im pH-Wert neutral.